津沽中医名家学术要略

（第三辑）

主编　张伯礼

中国中医药出版社
·北　京·

图书在版编目（CIP）数据

津沽中医名家学术要略．第三辑/张伯礼主编．—北京：中国中医药出版社，2017.1

ISBN 978－7－5132－3596－9

Ⅰ.①津…　Ⅱ.①张…　Ⅲ.①中医学－临床医学－经验－天津市－现代　②中医师－介绍－天津市－现代　Ⅳ.①R249.1　②K826.2

中国版本图书馆 CIP 数据核字（2016）第 204661 号

中国中医药出版社出版

北京市朝阳区北三环东路 28 号易亨大厦 16 层

邮政编码　100013

传真　010 64405750

三河市潮河印业有限公司印刷

各地新华书店经销

开本 787×1092　1/16　印张 47.5　彩插 1　字数 1141 千字

2017 年 1 月第 1 版　2017 年 1 月第 1 次印刷

书　号　ISBN 978－7－5132－3596－9

定价　158.00 元

网址　www.cptcm.com

社长热线　010 64405720

购书热线　010 64065415　010 64065413

微信服务号　zgzyycbs

书店网址　csln.net/qksd/

官方微博　http://e.weibo.com/cptcm

淘宝天猫网址　http://zgzyycbs.tmall.com

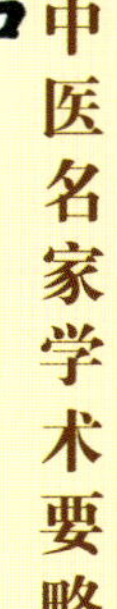

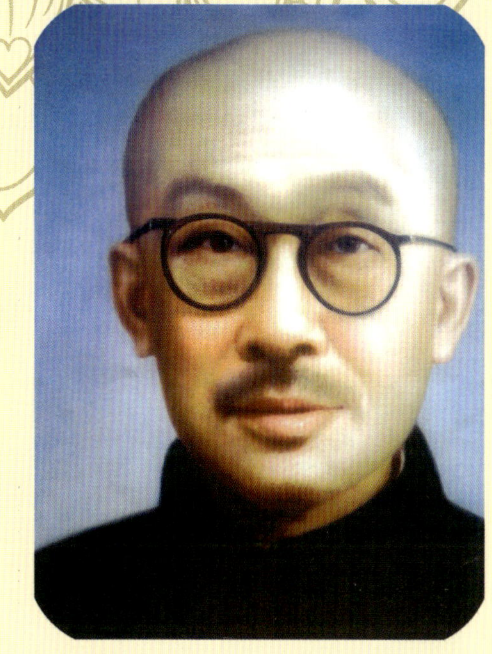
杨达夫

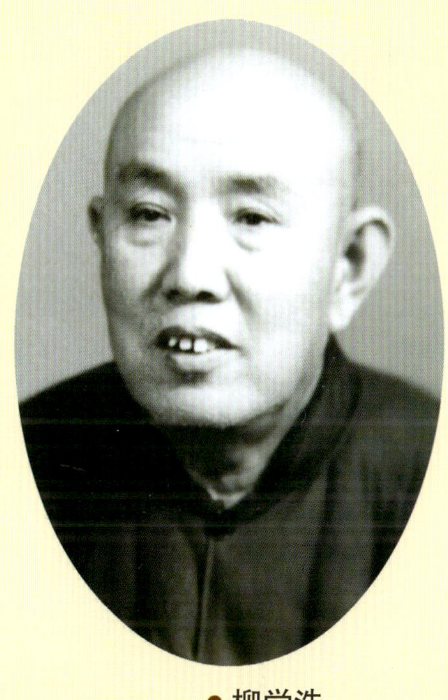
柳学洙

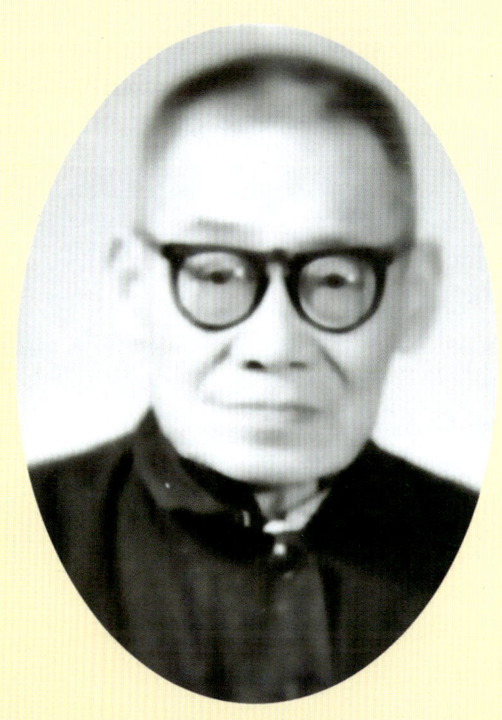
曹公寿

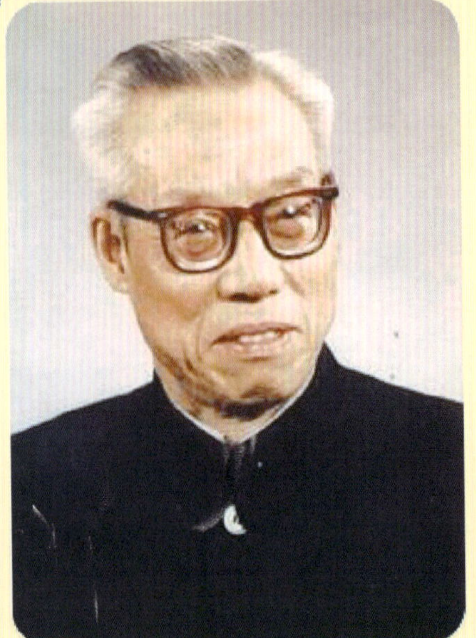

谷济生

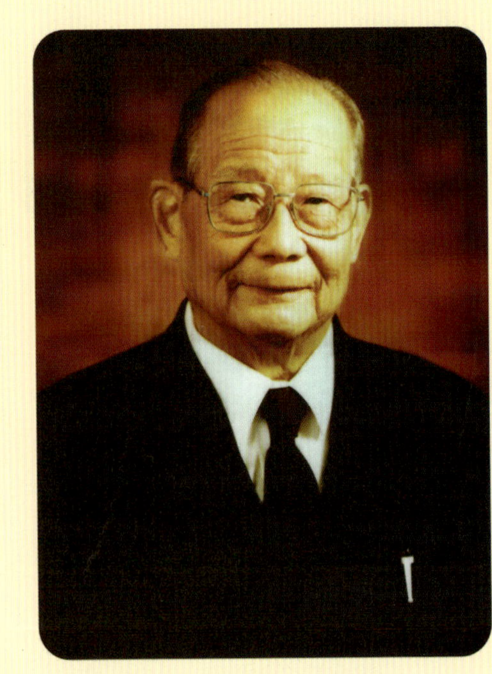

尚天裕

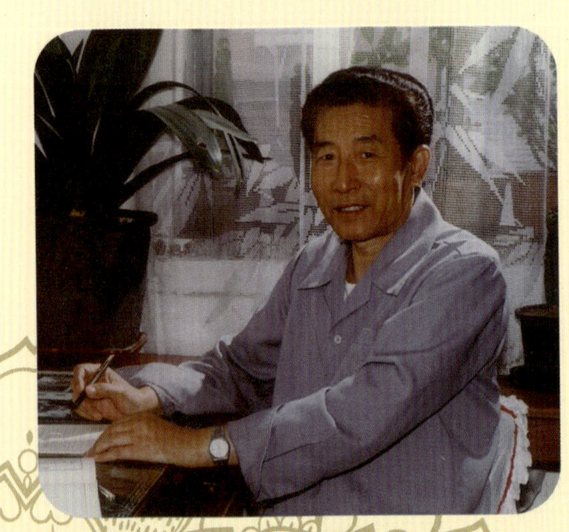

李振华

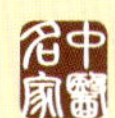

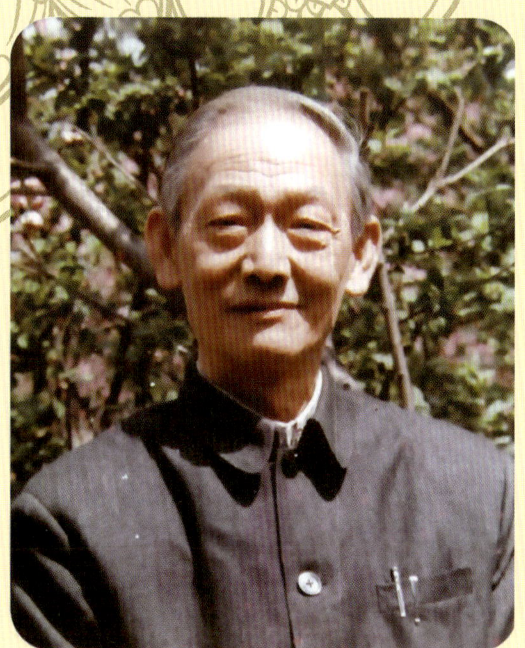

刘宝奇

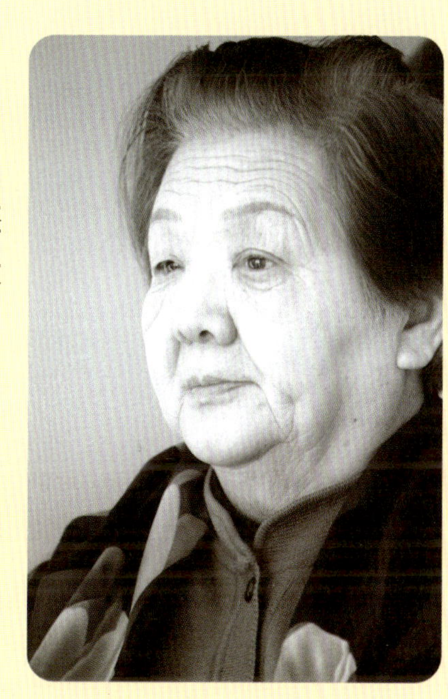

张丽蓉

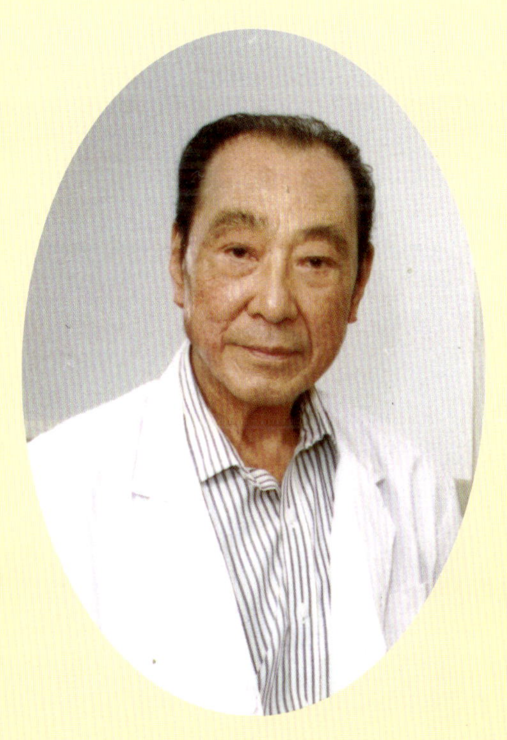

王今达

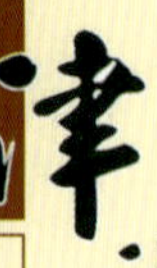

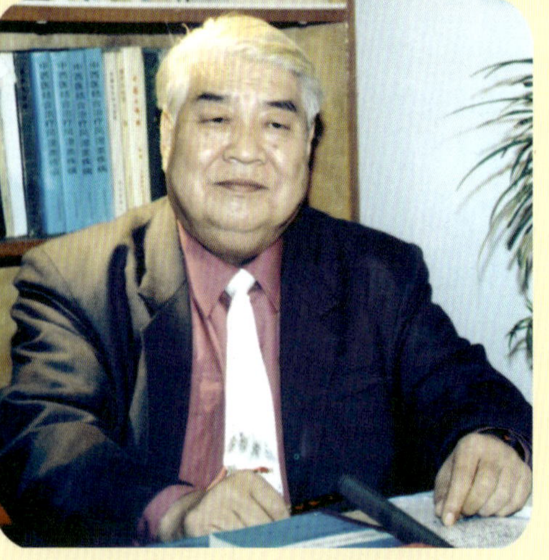

王兆铭

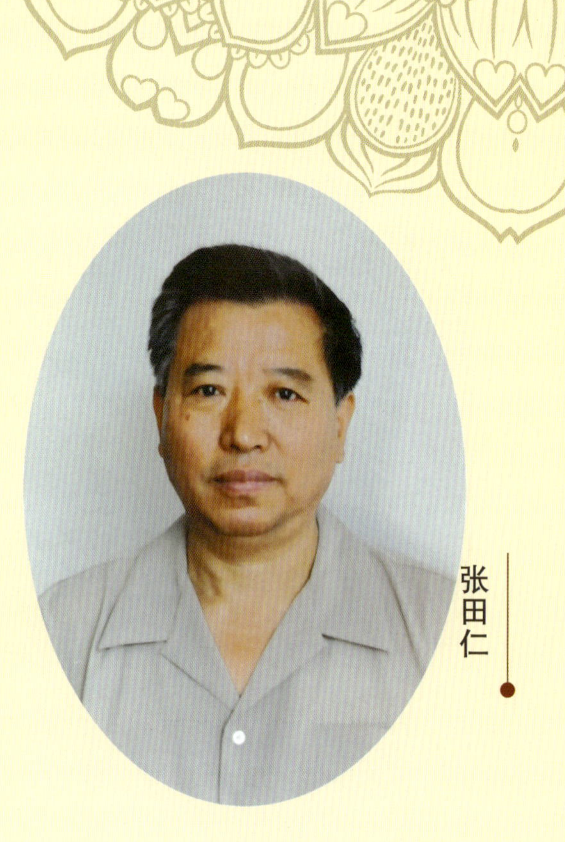

张田仁

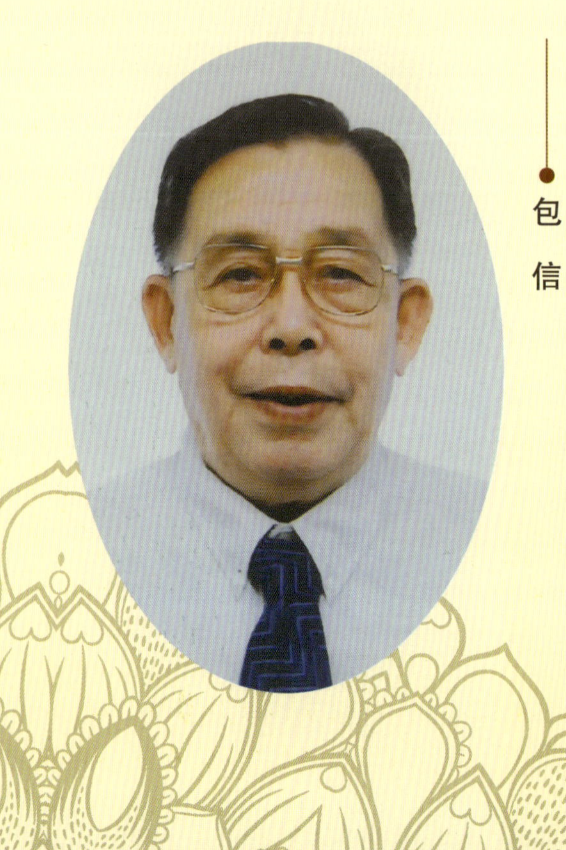

包信

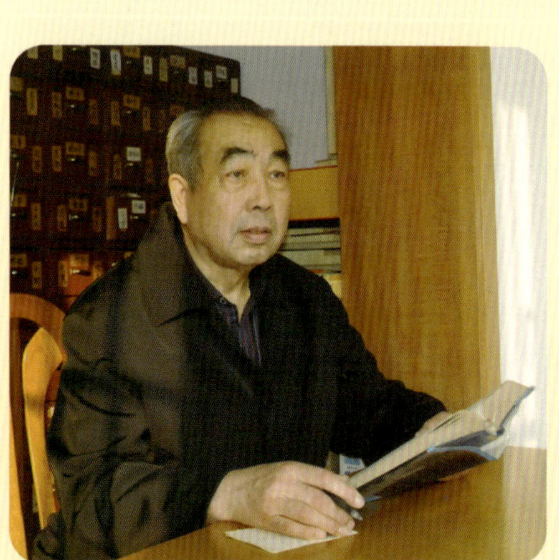

马元起

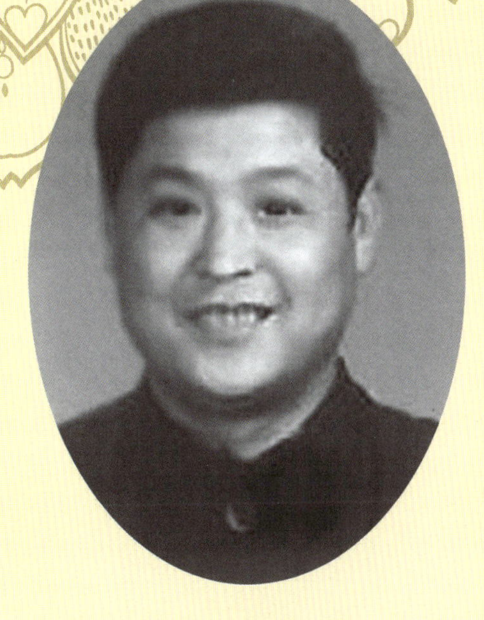

马连珍

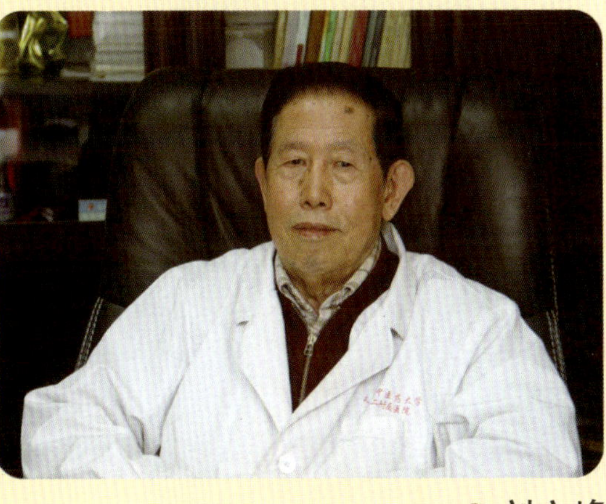

刘文峰

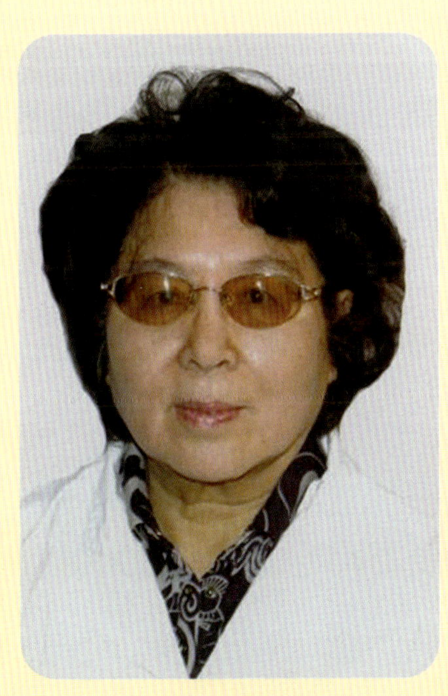

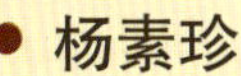

杨素珍

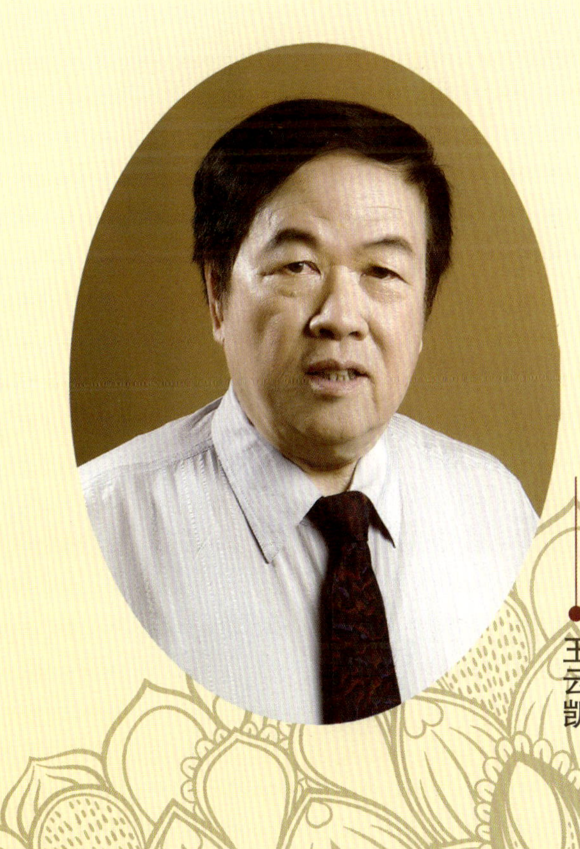

王云凯

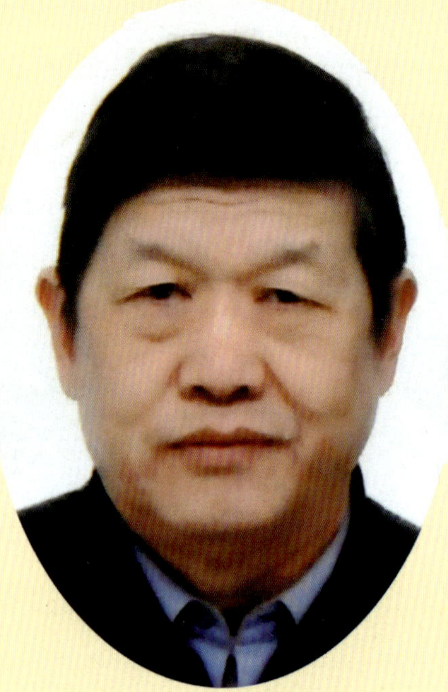

张俊富

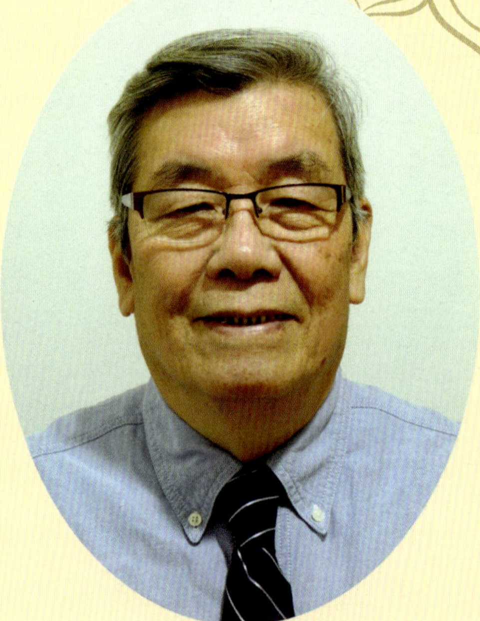

李慧吉

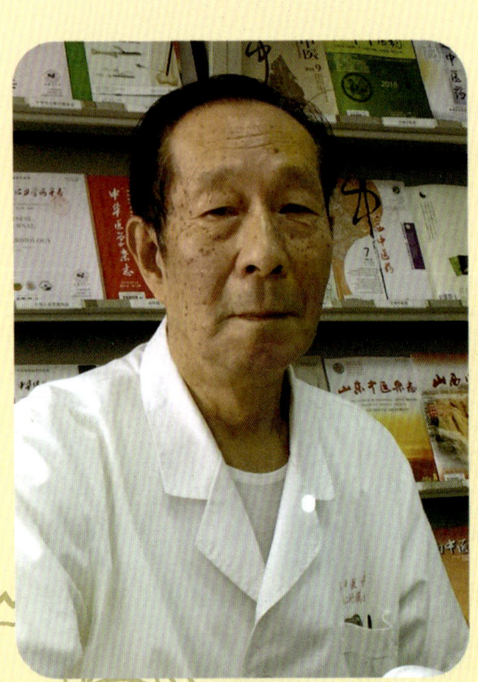

邓鹤鸣

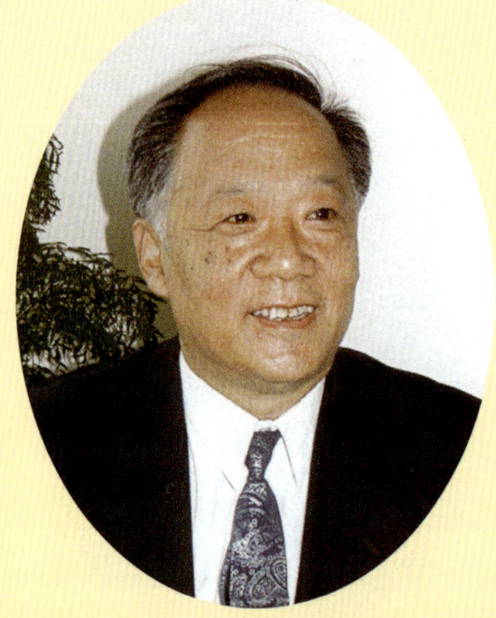

栗锦迁

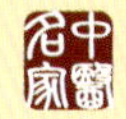

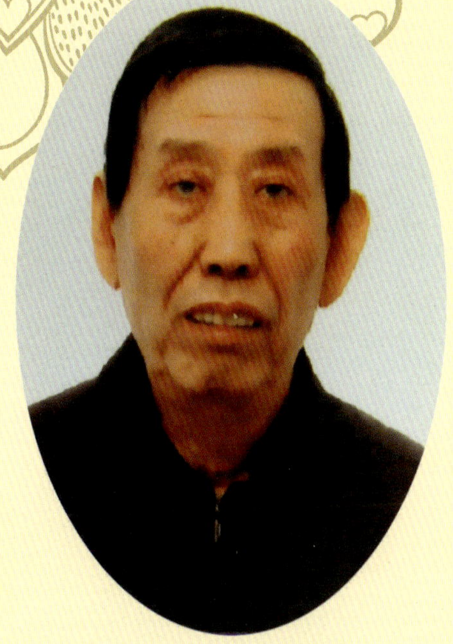

李志道

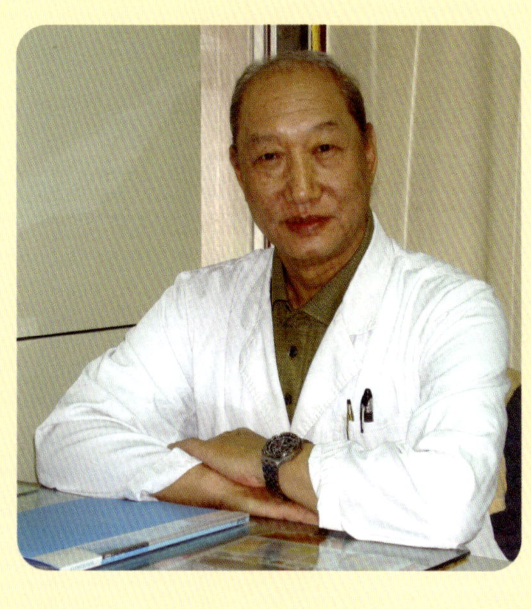

武连仲

吴仕骥

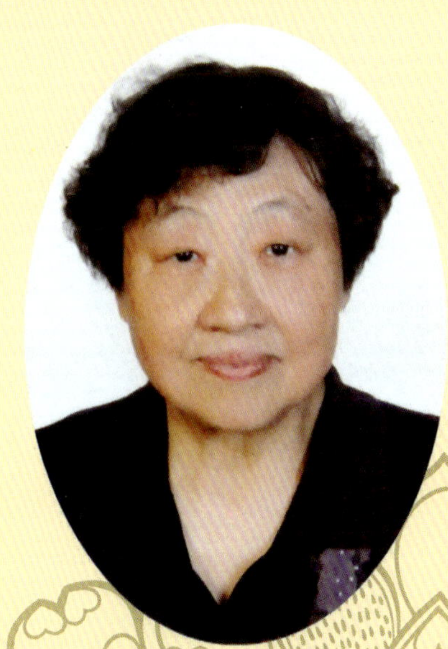

杜文娟

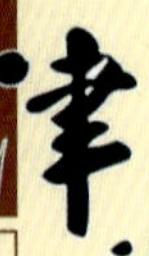

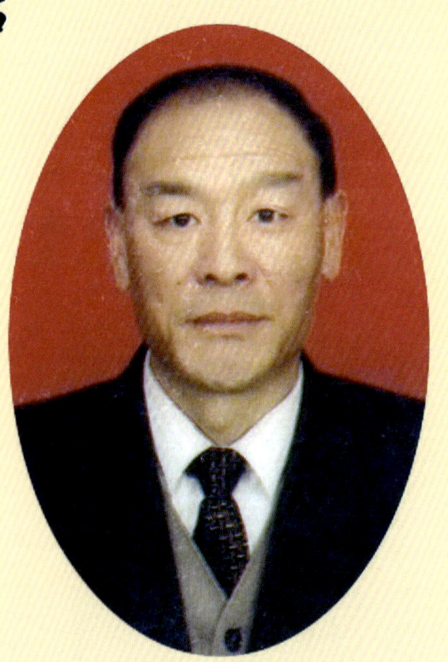

李永成

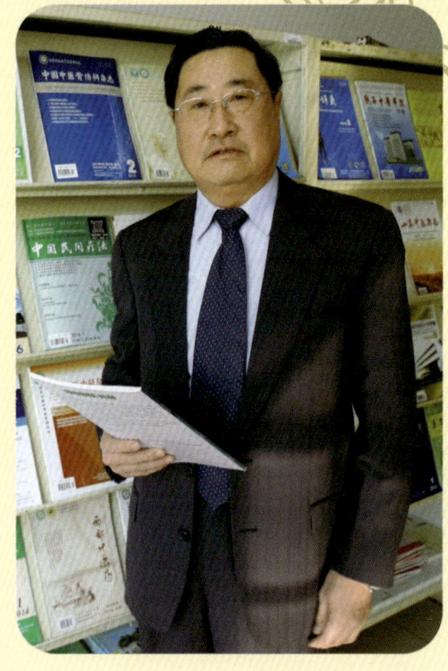

张庚扬

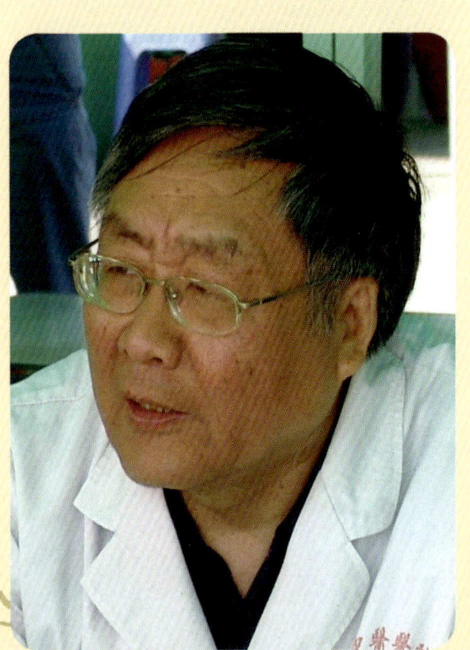

吴炳忠

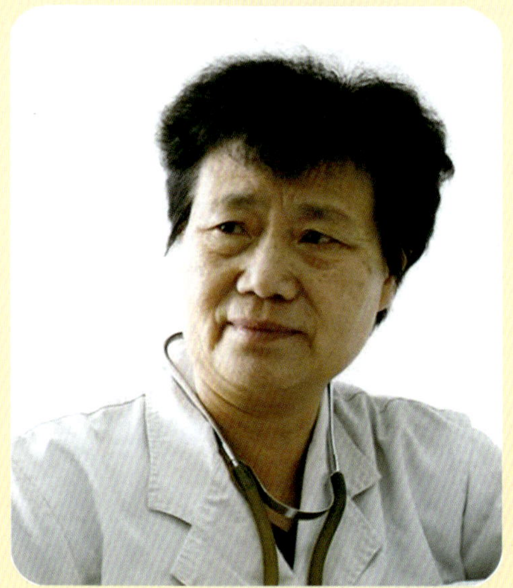

孙兰军

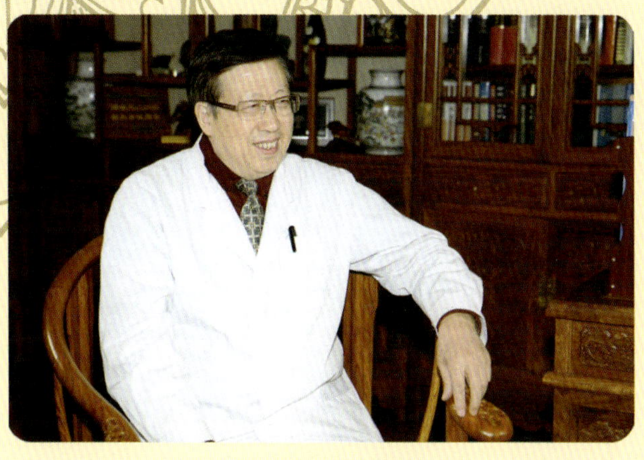
崔乃强

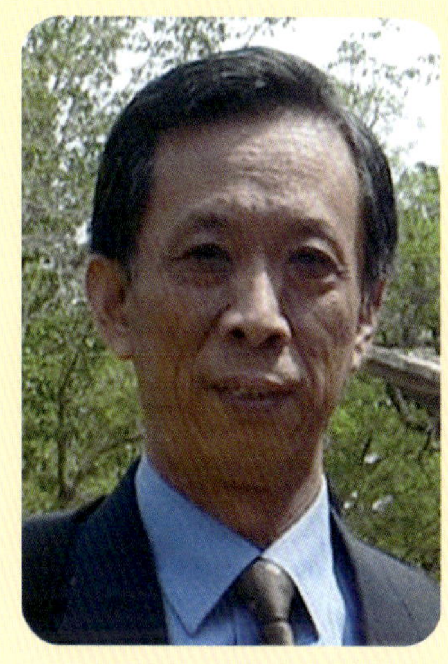
高克俭

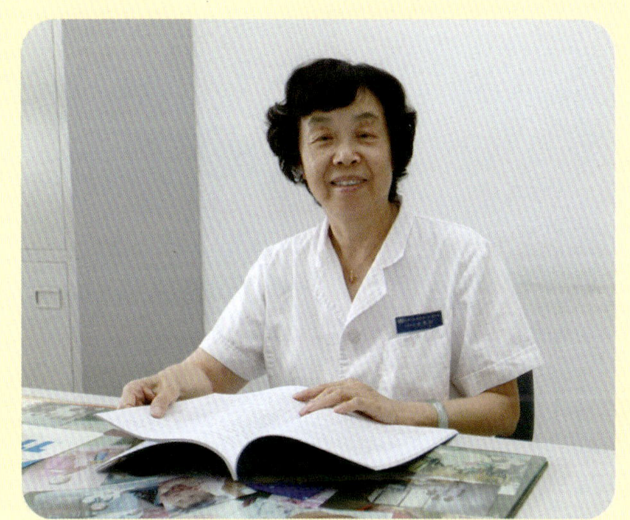
金季玲

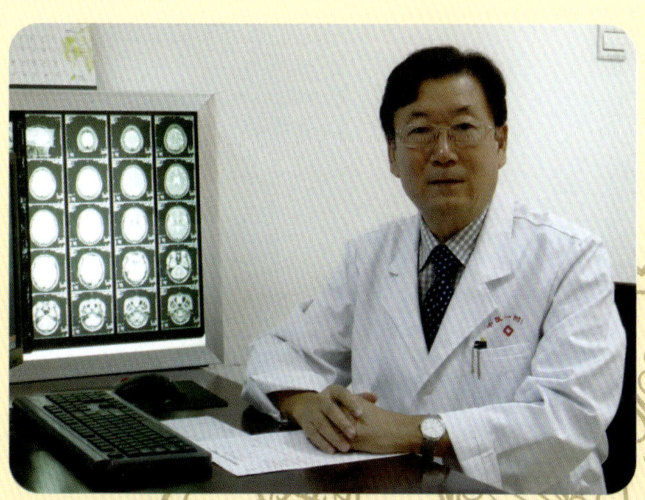
韩景献

《津沽中医名家学术要略·第三辑》专家委员会

主任委员 张伯礼

委　　员 （按姓氏笔画排序）

于铁成　王永炎　石学敏
田芬兰　阮士怡　肖照岑
吴仕骥　吴咸中　张大宁
张柏林　张洪义　陈宝贵
林立军　唐　方　黄文政
韩　冰　戴锡孟　魏玉琦

秘　　书 吴仕骥（兼）

《津沽中医名家学术要略·第三辑》
编写委员会

《津沽中医名家学术要略·第三辑》
编辑委员会

序 一

中医药作为我国独具特色的卫生资源，与西医药共同担负着维护和增进人民健康的重要使命，是中国特色医药卫生事业不可或缺的重要组成部分；中医药作为我国原创的医药科学，是我国具有自主创新潜力的重要领域；中医药作为我国优秀文化的瑰宝，蕴含着丰富的人文科学和哲学思想，是我国文化软实力的重要体现；中医药作为有效防治疾病的手段，其对疾病的认知方法和治疗理念顺应当今健康观念的深刻变化和医学模式的深刻变革，顺应21世纪医学发展的新趋势和医界医药市场的新需求，展示出了强大的生命力和广阔的发展前景。

任何学术进步和学科发展都离不开继承和创新，都是在继承前人理论和实践经验的基础上发现新问题、总结新经验、创造新理论，使之不断完善和发展。中医药也不例外。实践证明，如果没有扎实的继承，中医药理论和实践发展将成为无源之水，无本之木，更谈不上进步和创新。因此，必须把继承作为一项十分重要的基础性工作，抓实抓好，抓出成效。

天津是我国重要城市，历史上中医名医辈出。清末民初以来，天津中医界在秉承中医传统理论与实践基础上吸纳现代医学思想和技术，在中医药现代化和中西医结合领域取得了丰硕成果，形成了津沽中医的一大特色，涌现出一批名医。20世纪50年代天津中医学院成立以来，一贯重视教学、科研与临床工作，培养了大批优秀中医药人才，为天津以至全国中医药事业的发展作出了积极贡献。

在建校50周年之际，天津中医药大学系统整理津沽中医名家学术思想和经验，尤其是对老一辈津沽中医名家学术思想和经验进行了抢救性整理。这是天津中医药大学开展中医药学术继承工作的重要内容，是繁荣中医药学术的重要举措，可资为全国老中医药专家学术经验继承工作参考借鉴。

衷心希望天津中医药大学以建校50周年为契机，认真总结经验，不断加大教育教学改革力度，不断完善人才培养的体制、机制，大力实施“三名三

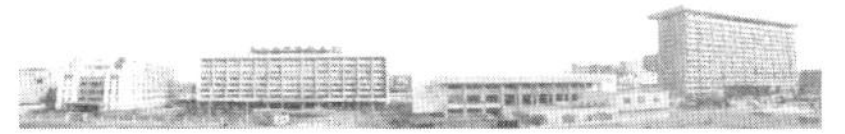

培”工程，培养名教师、创建名学科、建设名院校，培养能够运用中医药理论整体思维、辨证论治的合格人才，培育能够坚持以人为本、大医精诚、医德医风好的合格人才，培训能够深入基层、心系百姓、运用中医药服务群众的合格人才，为促进中医药事业发展作出新的更大的贡献。

王国强

中华人民共和国卫生部副部长

国家中医药管理局局长

2008年9月26日

序　　二

天津中医药大学重视中医学术传承与创新，拟将津沽中医名家学术思想和主要临床经验汇集整理，编纂成册，辑为丛书，此举难能可贵，其深远影响功在千秋，令吾辈学人赞赏，值得兄弟院校效仿。

古往今来贤哲名医均是熟谙经典，勤于临证，发皇古义，创立新说者。津沽名医中医大家其治学溯本求源，古为今用，兼通文史。所谓勤求古训，融汇新知，以唯物主义史观学习易经易道，提高悟性指导临床诊疗工作。真可谓“善于用意，即为良医”。第一辑录载的学院式精英，诸位学长力主传承创新，基本功坚实，遵循厚积薄发、厚今薄古治学常理，重视临床思维与方法学的创新，在取得若干鲜活的诊疗经验的基础上，凝聚提炼学术的闪光点，以锲而不舍的精神宏扬中医药学的原创优势，堪称国医楷模。还有中西医结合的开拓者与从事中医教育管理的专家。各位先晋在西学东渐还原论盛行的年代，毅然学习中医药学，禀承继承是基础，创新是归宿的原则，以国家民族的需求和促进我国医学科学发展为己任，坚持立足中医药学理论实践为本体，融汇与链接西医学的现代技术，津沽名医大师铸就了中西医结合的卓越成就，在国内外产生了重大的影响。

我幼年成长在天津市，时值上世纪三四十年代，北京、上海名医不定期莅临津门应诊，同时天津又是中药材与饮片的集散地和对外出口的商埠，地缘因素形成了津沽医家中西医沟通与津内外、国内外交流的渠道，这种开放的意识，潜移默化地促进了医学的发展。中医药行业于明清两代时地域性学派各具特色优势，诸如江苏的孟河学派，安徽的新安学派，代有传人，形成了自身鲜明的风格，可资借鉴。晚近承蒙天津中医界各位师长的厚爱，市政府邀聘我为科技顾问，本不敢当，然应尽其责。建议在编纂《津沽中医名家学术要略》的基础上，进一步研讨津沽学派的形成过程，创新成果与发展愿景，为系统传承中医名家的学术思想，推动学科学术与健康产业的繁荣进步，造福民众作出新奉献。

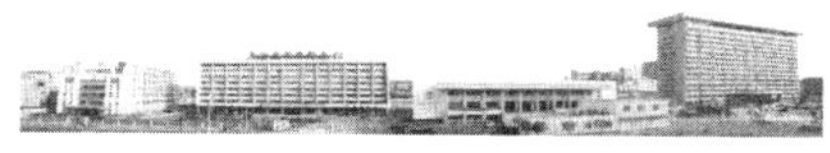

上世纪初叶西学东渐，仁人志士高举科学民主旗帜，破除封建的三纲五常，无疑推动了社会进步。本世纪已是东学西渐，刻下全球兴办孔子学院，面向东方寻求科学与社会发展的思想与方法。当今科学与人文的融合已成为时代的主题。医学的目标是以现代科技的成就体现人文的关怀。医学科学需要融入系统复杂性科学，以系统论为指导的还原分析，同时要与人文科学结合。值得提出：中医的形象思维与普适的逻辑思维相结合，进而完善成为具有创造功能的新思维将引导着中医学科发展的方向。目前，中医药事业迎来了良好发展的机遇期，吾辈学人深感责任重大，理当鞠躬尽瘁。感怀惴惴之仁心，愿与津沽师长学人互相勉励和合共进。谨致数语，爰为之序。

王永炎

中国工程院院士

中国中医科学院名誉院长

2008 年 6 月

前　言

《津沽中医名家学术要略》（以下简称《要略》）第三辑即将付梓。本辑收录了33位名家，包括已故的老专家和当今的中医学术精英。其中一部分名家是“文革”前医学院校培养的毕业生，毕业后又大多在临床上随老中医学习，师授徒承，因而能将院校教育和师承教育的优势集于一身。他们博采众长，善学思变，刻意求新，成为津沽中医界的中坚力量，对中医药事业的传承发展发挥了重要作用。他们的成才之路，对于现在中医药人才的教育培养是很好的启示。

2015年10月，中国中医科学院屠呦呦研究员荣获2015年诺贝尔生理学或医学奖，喜讯鼓舞国人，更激励中医药同道努力传承创新，致力于解决当前生命学科难题。时代需求也为中医药发展提供了历史性机遇，要抓住机遇，迎接挑战，更要练好内功！传承创新是中医药发展的动力和中医药进步的主要途径。中医人要以锐意进取的精神，集思广益，同心协力，脚踏实地地做好自己的事情，对此我们责无旁贷。我们愿以此与同道共勉！

《要略》已出版两辑，受到各方好评，被赞誉：“为天津中医药发展树碑立传，推动中医药事业发展功德无量。”这是对编辑人员的最大鼓励和褒奖。我们以荟萃名家经验、弘扬中医学术为宗旨，将继续做好《要略》的编辑出版工作，为中医药事业的传承发展再做贡献。

应当说明的是：①本书名家排列以出生日期先后为序。②根据出版要求，论文收录以50篇为限，署名截至第三作者。③将时任卫生部副部长、国家中医药管理局局长王国强和中国中医科学院名誉院长王永炎院士为《要略》第一辑撰写的序言录于本辑卷首，以便读者了解《要略》编辑、出版的缘起。④《要略》辑数序列不代表诸位名家的学术地位，在此特别予以强调。

本辑编写期间，我校中医学专业七年制李霄、张颖和中医传承班郭燕玲诸位同学协助打印文稿，特此致谢。

由于编者水平所限，书中不妥及疏漏之处在所难免，伫候广大读者补充完善、批评指正。

张伯礼

于天津中医药大学南院

二〇一五年十二月

目录

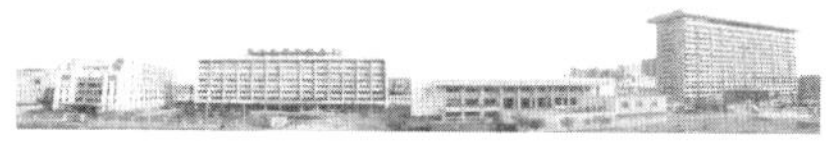

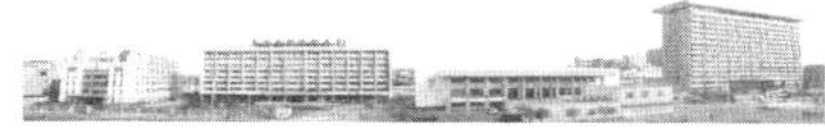

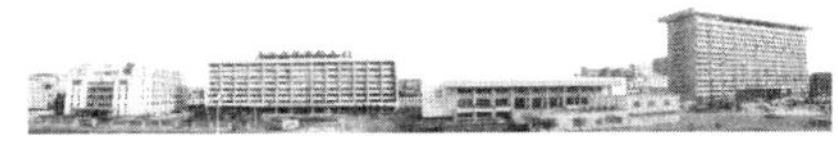

杨 达 夫

名家传略

一、名家简介

杨达夫（1897—1966）名焕文，字达夫，男，汉族，江苏省泰兴县人，中国农工民主党党员，卫生技术一级中医师，著名中医学家。毕生致力于中医事业的发扬光大，对于温病学造诣尤深。1958 年遵照中央卫生部的指示，天津市卫生局确立其为名老中医，并经名老中医推荐，由卫生局确认指派学术思想、临床经验继承人。

杨老生前任天津医学院（天津医科大学前身）中医教研室主任，天津医学院附属医院（天津医科大学总医院前身）中医科主任，兼任中华医学会内科学会常务委员，中华医学会天津市分会理事，天津市中医学会副会长，天津市中医学术研究委员会主任委员，天津市卫生局中医考试审查委员会委员、处方鉴定委员、国药成药复查委员、中医进修学校董事、南开医院顾问，中国农工民主党中央委员，天津市第三至六届人大代表，河北省第二、三届政协委员等。

二、业医简史

（一）学习经历

1. 家学渊源

杨达夫出身于书香之家，曾祖杨君实、祖父杨泳恩乃学界耆宿，名重当时；父杨如侯讳百城，清代廪生，长于国学，尤精于医，与丁甘仁、张锡纯、张山雷同代，被誉为全国四大名医。

杨如侯先生肄业于南菁书院。清末废科举，兴新政，泰兴创办学校，先生受邀讲授国学。1909 年受聘于山西“法政学堂”讲授国学，著有《文体》《伦理》等书。1912 年任山西省警务处卫生科技正，著有《辨证比较表》若干卷。1919 年在杨如侯等人的倡导下，晋督阎锡山创建“中医改进研究会”，阎亲任会长，设医校，创办《医学杂志》，聘先生担任理事兼《医学杂志》编辑主任、医校教授。众所周知，此时中医事业正值困难时期，阎氏此举无疑是对中医的保护和扶持，因此全国许多名医纷纷“云集太原，悬壶应诊、办学授课、著书立说、传承和发扬中医学术。由于名家主编，地方政府支持，《医学杂志》吸引了全国诸多名家积极撰稿，当时社会影响较大，对中医的发展起到了促进作用。这些医家学术思想和临床经验具有极高的参考价值和研究价值。撰文量较多的作者，有杨百城（如侯）、时逸人、杨星垣、杨焕文（达夫）、张锡纯、沈仲圭、周小农、张山雷、

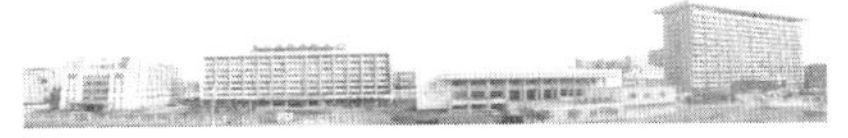

赵意空、费泽尧等”（见民国时期山西医学杂志核心著者生平与著述）。

杨如侯先生国学底蕴深厚，而尤精于小学。虽满腹经纶，而绝无抱残守缺门户之见，当时海禁已开，欧美先进科学技术输入我国，先生观察时势，知非研究科学不足以利国利民，遂潜心研究科学，增加新知识，如物理、化学、电学、光学等诸多新科学，都亲自试验。西医解剖、生理、病理、诊断及西药，无所不详。杨氏认为中医长于气化，西医精于体像，应相互取长补短，是我国较早提出中西医结合，利用现代科学技术发展中医的倡导者，对发展中医事业产生了积极影响。1925 年，先生利用他在中医界所处的地位和社会影响，积极向教育部上书，是要求政府将中医列入学校系统“议案”的最力者之一，但终未实现，成为先生的一大遗憾。同时其医学成就也获得了医学界同仁的一致肯定，被医林誉为“仲景替人”、民国早年“医林四大家”之一。张锡纯曾荐其著作曰：“以西法求实验，当读先生《灵素生理新论》；以中法求气化，当读先生《灵素气化新论》。”并对杨如侯先生的学识、医术、医德给予极高的评价：“道貌蔼然太古春，天人合撰笔通神。内经精义融中外，仲圣而今有替人。莫道书生无相才，经纶小试亦安怀。慈悲大众恒河数，前度如来今又来。”父辈先进的学术思想和科学态度以及精湛医术对杨达夫的成长影响巨大。

2. 求学之路

1897 年 5 月 20 日杨达夫生于江苏省泰兴县西门北草巷。他 6 岁入私塾，8 岁入小学，15 岁入中学，辛亥革命后县中学停办。1913 年考入南京两江优级师范学堂，两年后该校解散，时其父在山西任职，随侍前往。1915 年考入山西大学预科，试辄前茅，升入采矿冶金系，1919 年毕业。当时对品学优秀学生有奖励制度，杨达夫被选中，保送留学美国，因父亲年迈，遂罢留学之念，而后对于自己在采冶之学未能深造引为终生遗憾。离校后，杨达夫步入社会，除在山西省教育厅任教育月刊编辑外，兼任省财政厅科员、太原斌业中学英文教员，历时两年。因学非所用，常郁郁寡欢，时见表弟陈航慈在日本北里研究所留学西医，患斑疹伤寒，父亲用西法诊断、中医药辨证治疗应手而愈。既用古法，又兼采科学，思之中医实有至理合乎科学，遂决心随父习医，以期能以医术济世。

3. 步入医界

杨达夫学医具有一般人不可得的优越条件：

第一，出身于世代读书的家庭，具有坚实的国学功底，为学习中医学打开了方便之门。

第二，家学渊源，父亲是全国四大名医之一，又兼医校教授，亲自指导。

第三，家中藏书甚丰，加上医校图书馆馆藏医书很多，为他提供了很好的学习条件。

第四，接受过现代高等教育，精通英语，眼界开阔，知识范围广，容易接受新鲜事物，具有科学头脑，分辨能力强。

第五，个人的勤奋与才干。

自 1921 年 1 月至 1926 年 12 月，杨达夫随父习医侍诊六年。其尊父教“欲治医学，非从《内经》入手，参合西说，分门别类，纂成一套有系统之学科不可”，认真学习《内经》，并协助父亲整理抄写著作，积之三年，《灵素生理新论》完成初稿，杨达夫担任校对绘图，出版之后，风行一时。欧美、日本学者亦多函购，更增加了他对中国医学研究之

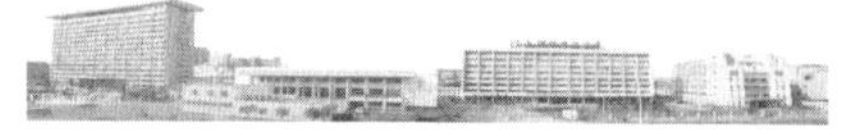

兴趣。其志既坚，攻读亦异常人，时惧不能承续父业，尽发家中藏书，悉心研究，不遗余力。其学既博，其见亦远，盖以提高中医学为己任，每有心得即命稿论医，为时所称。时任山西中医改进研究会主事杨阶三见而喜之，1924 年聘其任医学杂志编辑、中医传习所教师及医师。1926 年任中医改进研究会理事。1927 年杨达夫继承父职，与海内中医名流文字往来，声气相通，医名渐著。1928 年秋，赴京应诊，顺道来津看望张锡纯先生。张氏与其父杨如侯因学术研讨、经验交流惺惺相惜，文字往来频繁而交厚，力邀杨达夫来津执业，遂于同年 9 月来津服务。由张锡纯介绍，天津中医学会会长陈泽东开欢迎会，邀其作学术讲演，与天津中医界同道遂多相识。同年，天津卫生局举行第一次中医师考试，聘请杨达夫任考试委员，以后历次连任。1931 年，整理编撰出版《杨氏医学丛书》。

1949 年秋，天津市人民政府卫生局举行中医师考试，杨达夫被聘为考试审查委员。1950 年除个体诊所之外，先后与邮电工会、人民银行等单位建立特约医疗关系，诊务繁忙，日诊少则四五十人，多则近百人。天津中医师公会成立时，其担任中医学术研究会主委，兼任医疗纠纷处方鉴定委员、中医进修学校及传染病预防班董事。1954 年 1 月，受命组建天津总医院（天津医科大学总医院前身）中医科，任主任，带领全科同志致力于西医综合性医院的中医药治疗工作。1955 年在西医同道的协助下，建立起中医病房。

1963 年天津中医医院（天津中医药大学第一附属医院前身）院长陆观虎病逝，上级欲调杨达夫接任院长（当时天津市卫生技术一级中医师只有两人，即陆观虎、杨达夫），杨以年老体弱为由婉拒。党号召西医学习中医，他亲自给西医授课，讲解《黄帝内经》《温病学》，而后又与“西学中”的同志创立中西医结合病房。杨老长期进行中西医结合治疗的研究工作，并任天津南开医院（全国中西医结合研究基地）顾问，虽身兼多职，但工作一贯认真负责，以其丰富的临床经验，使许多疑难病证得到了正确的诊治，挽救了不少人的生命，在群众中享有很高的声誉。其行医四十余年，秉承先辈遗风，诊资收入或置医籍，或施药饵，或资助他人，两袖清风。无论显者窭人，所求必应，不求报谢，急病人之所急，常曰“救人如救火”，医德昭著，自奉甚俭而慷慨济人，毫不吝惜，处世接物，慈祥和让，严于律己，宽以待人，蔼然有长者之风。他一生好学，手不释卷，治学严谨，学而不厌，诲人不倦，激励后学刻苦学习，做到“接力竞赛”，将来为国家为人民多做贡献，培养造就中医人才尤多。杨达夫先生一生继先人之业而有所光大，为后学之楷模而不自矜，堪为中医现代化之先驱者，一代宗师。

（二）为医之道

1. 谦虚敬业，医德为先

杨老为人谦恭礼让，从不妄议他人长短，总是看别人长处、优点，且严于律己，每天上班，从不迟到。一年秋季的一天，雨下得很大，马路积水没膝，医院的汽车没有去接他，但 8 点钟杨老准时乘三轮车上班来了。大家都说：“您这么大年纪了，雨下得这么大，还来干什么。”他说：“上班怎么能不来呢！”虽属小事，但可以看出杨老的敬业精神。

杨老对同事、领导都非常尊重。凡科内重要事情都向院领导请示，事后汇报。当时医院实行院长查房制，每周一次的院长查房，杨老均陪同从始至终。当时杨老已近古稀之年，患有肺气肿，走路多了有些喘，院长关怀他，不让他陪同，但他从不以年高体弱为

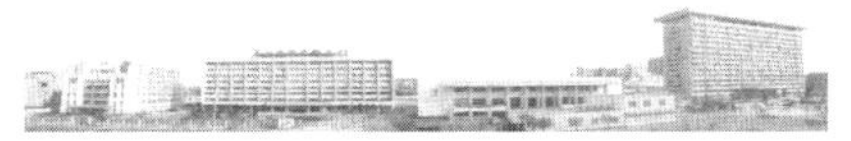

由，必陪院长查完房，听取领导指示，布置完工作，方肯离去。而且杨老每周还亲自查房一次，为青年医师分析病情，传授经验。

杨老廉洁奉公，从不接受患者馈赠。有一次元旦，一个患者送来一块年糕，学生开门后，此人将年糕放在学生手里通报姓名就走了。杨老很严肃地说："我从来不收受礼品，赶紧送还人家。"但来人已不知去向。他思绪良久后说："医德很重要，我们是帮人于危难之时，不应收礼品，医德对一个医生来说与生命一样重要，今后要特别注意！"又有一次，一位瘫痪患者慕名请杨老出诊。病家考虑杨老年纪大了，预先租车来接。杨老说路又不远，坚持不坐，病家只好将车辞掉。在回来的路上，他说："病人有病，已很困难，再花车钱，更增加了负担。我们安步以当车，心里不是更舒坦么？"

杨老的夫人还讲过一段经历，20 世纪 30 年代，杨老曾给曹锟诊病。病愈后，曹锟三次赠金条以示感谢，杨老均予以婉拒，并告之曰："只收诊费，其他不受。"后曹锟说："君子不爱财。你是读书人，我送一部书给你，总可以吧。"最后，曹锟送杨老一部古书为谢，杨老不好再推辞。

2. 工作认真，一丝不苟

杨老要求病历书写要整洁规范，处方要字字清楚。他说："医生的工作是非常细致严肃的，字要写得让别人认得，不得潦草。病人来看病，对医生抱着极大的期望，一张好的处方，病人可能保存终生。如果我们潦潦草草，字写得不清楚，别人认不得，怎么敢吃你的药呢？"有一次杨老为郭沫若夫人于立群诊病，杨老开完处方，郭老看后说："你开的处方，我很信任，因为你字写得很工整，说明你很认真。有些大夫字写得很潦草，我都不认得，是绝不敢用的。"一张处方，字虽不多，但寄托着患者的希望和信任，令门生引以为戒。

还有一次，杨老写了一篇文章，经学生校录后送给朱宪彝校长审阅，因将"恩格斯"的"格"错写成了"克"，朱校长改正了。事后，杨老说："朱校长那么大的学问，看文章还那么仔细，一个错字都能看出来，你们年轻人要好好学习这种一丝不苟的精神。世界上任何事情，如果没有认真负责的态度，将一事无成。"

3. 育人有方，循循善诱

根据杨老的意见，天津市卫生局为他指派了学术思想和临床经验继承人。初始，他即对学生说："我有感于党对中医事业的关怀，才收下你这个门人。我过去是从来不收门人的，要求做我的门人多着哩，我所以不收门人是因为教学生有二难：一难是常因学生坏了老师的名声，有些学生学了本领，不是济世救人，而是作为谋取钱财的手段，人家提起来，这是某人的学生，岂不坏了老师的名声；二难是教来教去教成了仇人，因为管束不严，误人子弟，管束严了就会成为仇人。有此二难，所以我不教学生，你是我唯一的一个，我要求得可严，你要注意。"

由于与杨老朝夕相处，学生耳闻目睹了他的高风亮节。20 世纪 60 年代初，杨老参加河北省召开的学术会议。会议上有一位年青中医渴望拜杨老为师，杨老虽未接受，但以后常有书信求教。后来此人在当地也小有名气了，收受病人钱财，名声不太好，杨老得知后，立即与其断绝关系，不再往来。

杨老常命稿论医，学生协助做校录工作多在夜间进行，他鼓励学生说，"做医生不比

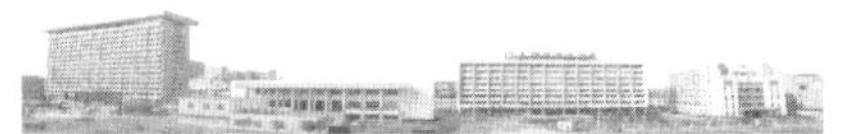

其他行业，最需吃苦，要学习新知识，要总结经验。我像你这个年纪也和你一样，协助先父整理文稿，每晚饭后写三千字。校录的过程，也是学习的机会，写一遍胜过读十遍，还可以练字。”经过一年多的努力，《集注新解叶天士温热论》付梓出版，他在送学生的一本书上题词“继承我的学术思想，做到接力竞赛”，既有鼓励，又含厚望。

杨老经常提醒学生要“谦虚谨慎，忠诚老实”，曾多次督促学生阅读《马援戒兄子严敦书》一文，希望他能效文中的“龙伯高”，“敦厚周慎、口无择言、谦约节俭、廉公有威”，并令其以“刻鹄不成尚类鹜者也，画虎不成反类狗者也”为题，写一篇启迪思想修养的文章。杨老看后批示“有所颖悟，尚欠深度，身体力行，后必有成。”

三、主要贡献

（一）整理编撰《杨氏医学丛书》

杨达夫的父亲杨如侯先生是力主中医现代化、中西医结合的先驱。早在上个世纪20年代前后，他发表了大量有关这方面的论文，与同代名医张锡纯等人遥相呼应。他的这些先进的学术思想和临床经验由杨达夫先生继承，编撰成《杨氏医学丛书》，除《灵素生理新论》为再版外，其余于1931年在津出版。内容具有时代气息。

1.《灵素生理新论》

这是一部我国较早的由中医编著的中西医结合的医学著作，以《内经》为基础，旁采历代名医学说，讲解人体自受生之始及生后的构造和机能，结合西医的解剖学、生理学加以阐述。全书分24章，301节，附生理构造图134张，20余万言。

2.《灵素气化新论》

本书以《内经》有关内容为经，以电、光、热、力四种科学为纬，旁及天文、地理、历法、数学之术，阐述中医学脏腑功能活动、气血津液输布、中气升降机枢开阖等理论。

3.《温病讲义》

本书收集我国历代名家温病学说以及西医急性传染病，如鼠疫、白喉、肠伤寒、斑疹伤寒、霍乱、痢疾等疾病的临床表现、诊断方法，具体到每个症状的辨证，无不详悉。

4.《五色诊钩元》

“望而知之谓之神”，望诊为四诊之首，本书是专论望诊的著作。史载仓公受业于公乘阳庆五色诊病知人生死，因古籍失传，后世遂无望诊专书，故从《内经》有关望诊的内容说起，参以历代名医学说，结合科学原理以及西医的有关内容，阐述望诊以及色脉合参之法。

5.《医学新论》

本书是将古今医籍分门别类、折从西法编纂而成，使其成为有系统之学科，分为通论、生理、病理、诊断、治疗方法、杂论等。

6.《脑病新论》

本书汇通中西，讲述脑的生理、病理、症状以及脏腑辨证论治方药等，涵盖现今神经内科的内容。

（二）中医进入综合性医院的开拓者

1. 创立全国首个综合性医院中医科

现在全国各个医院都能见到中医的身影，这些身影大都是1956年以后出现的。1956

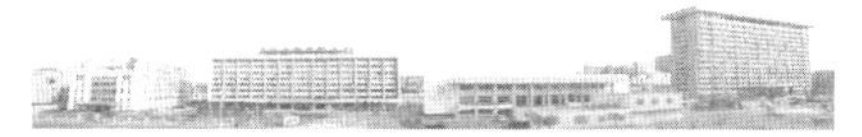

年，随着社会主义改造高潮的到来及贯彻中医政策，全国各地医院纷纷建立中医科。在这之前的1954年，中医进入综合性医院的滥觞在天津总医院，而这一创举的开拓者是杨达夫先生。

天津总医院的前身是天津中央医院，1946年建立，由来自北京协和医院、齐鲁医学院、辽宁医学院、北大医学院、贵阳医学院等国内著名医学院校以及海外留学归国的医学专家组成。该院名医璀璨，临床实力雄踞全国一流，是我国北方地区颇负盛名的综合性医院。让中医进入综合性医院，选择在天津市总医院作为实验是有其深远意义的。一方是传统特色明显，一方是现代科技突出，这是一种中西文化的碰撞，是传统与现代的交融，极具开创性的挑战。受命之初，他就意识到了若想成功，关键是人才，因此，他力邀董晓初、邢锡波、杨浩观、田效诚、赵恩俭、刘云鹤等10余人，既考虑到技术力量的搭配合理，又有年龄结构的考量。技术力量上，既有一流的中医专家，杨达夫、董晓初，又有中坚力量，邢锡波、杨浩观、田效诚、刘云鹤，还有青年才俊赵恩俭及武实斋、王松延、陈志敏、孙振沪等，可谓老中青相结合。由于前期准备工作充分，加上领导大力支持，工作进展顺利。很快，中医门诊量达到每日300人次以上，针灸门诊量达到每日120人次以上。各科疑难病症邀中医会诊，中医诊断疗效也会参照西医各种理化仪器检查客观指标。中西医相互包容，相互借鉴，关系融洽，积蓄经验。中医科在综合性医院站稳了脚跟，初试获得成功。1956年随着社会主义改造高潮的到来和中医政策的贯彻，大批中医走进医院，天津总医院中医科迎来了全国各地的参观者，一时誉扬大江南北。1956年，董晓初调至天津中医医院（天津中医药大学第一附属医院前身，1955年建院）任内科主任，杨浩观调至天津第一医院任中医科主任，同年阎伯五、王士相、张彦钊、梁宝玺调入。1957年天津中医学院（天津中医药大学前身）成立，调邢锡波任教务处副处长，同年李今垣调入。1962年天津南开医院成立急腹症研究所（全国中西医结合基地），调赵恩俭任副所长兼中医科主任。1965年调李今垣至天津中医学院第二附属医院内科工作。这些人后来都成为我市乃至全国有影响的中医专家。

2. 创建全国第一个综合性医院中医病房

经过了一年的磨合，中医已完全融入了现代化医院之中。在此基础上，1955年创建的全国第一家综合性医院中医病房，在西医专家石毓澍、朱德民先生的协助下制定了一整套中医病房管理制度。赵恩俭为全国第一个中医科住院医师。制定了全国第一份“中医首次病程志”格式，内容除了患者基本情况外，突出了望、闻、问、切以及辨证论治等具有中医特色的内容，包括西医的简要查体，显示出中西医结合的性质，沿用至今已经50余年，被我市及全国许多兄弟单位借鉴，影响深远。

天津总医院中医科的成功创立，为我国中医界树起了一面旗帜，一时参观学习、进修人员连绵不断，经验传播到全国各地，为中医的兴旺发展作出了突出的贡献，具有里程碑的意义。1958年杨达夫领导的中医科受到了卫生部的嘉奖——“为发扬中医学做出突出贡献”。

（三）中西医结合的先驱

1. 中西医的初步结合

中医病房建立以前，部分中医在疾病的诊断上，已逐渐应用西医的理化仪器检查。

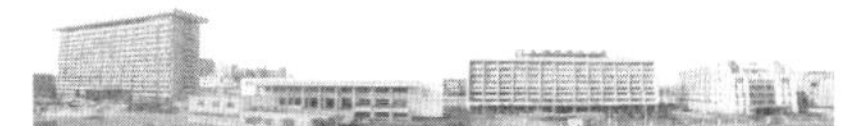

1955 年，中医科病房建立以后，其管理引入西医病房管理方法：每一个入院患者除认真书写首次病程记录外，都必须进行血、尿、便常规，肝功能、肾功能、胸片的检查。根据疾病的需要，有针对性的增加确定诊断的检查，做出中西医诊断，出院时复查，以评价疗效。

病房管理分三级查房制：科主任杨达夫，每周查房一次；主治医生每日查房；科住院总负责全病房的统筹安排及协助危重病人的抢救和全院各科会诊；住院医生具体负责每个患者，病房管理规范。

第一期西医学习中医班毕业后，又在中医病房开设中西医结合病房，收治了许多温病（急性传染病）患者，如病毒性肝炎、斑疹伤寒、肠伤寒、肺炎、绦虫病、阿米巴痢疾、猩红热等。以温病学说为指导，中医治疗为主，中西医结合治疗，使治愈率提高，病床使用率加快。虽然现在看起来，对传染病的管理并不那么严格规范，只能采取床边隔离，医务人员穿隔离衣的办法，但在当时的条件下，只能做到这一点，也从没发生交互感染的案例，证明了中西医结合的优越性。

2. 中西医从协作到合作

天津总医院中医科自 1954 年成立，经历了中西医从互不了解到互相包容协作的过程。中医在许多方面的优势，如整体观、辨证论治的特色引起许多西医有识之士的注意，并开展了对某些疾病的合作治疗与研究工作，成立了多个中西医协作组，共同处理内科糖尿病继发病、儿科发热腹泻、妇科子宫出血、脑系科中风后遗症、神经衰弱等。采用西医诊断，中医药辨证治疗的方法，都取得了很好的效果。此后为进一步开展中西医合作，医院又将多名有经验的中医分派到多个西医科室开展合作，如赵恩俭到内科、王士相到儿科、刘云鹤到外科、阎伯五到妇科、田效诚到脑系科，这些措施都促进了中西医结合工作的发展。

（四）老年医学研究的先行者

新中国成立以后，天津市委、市政府和河北省委、省政府的领导同志及社会贤达的医疗保健工作多安排在总医院。杨达夫每周亲自出两次门诊。这些中老年人，或因战争年代伤残，或操劳过度，或年老体衰处于亚健康状态，或多发老年病。杨老敏锐地感觉到这是一批特殊的群体，单纯的药物治疗，未必收到好的效果。鉴于《黄帝内经》中有许多有关摄生的内容，有利于养生防老，于是他从上世纪 60 年代初便着手这方面的理论与实践研究，并亲自到天津市养老院及市民家中走访了 100 多位 70 岁以上（最大者 105 岁）的老人，进行总结。他从人类的正常寿命，衰老的原因及精神、劳动、起居、饮食、性情、遗传、药物、气功等诸多方面阐述了其与健康长寿的关系，以及老年病的发生和预防。当时，尚没有“老年医学”这一称谓，也鲜有研究者。50 余年后的今天，老年医学已成为一门独立学科，蓬勃发展，而今，我们不得不赞叹这项工作的开拓者——具有前瞻性的杨达夫先生。

（五）开创中医抗癌治瘤的研究

癌瘤是严重危害人体健康的疾病，其致死率在心脑血管病之后，居第二位。癌瘤的发病原因至今不明，大多数学者认为与饮食习惯、情志因素、大气污染、化学刺激、慢性炎症、病毒感染及遗传等因素有关。目前的治疗方法有手术切除、化疗、放疗、生物治疗、

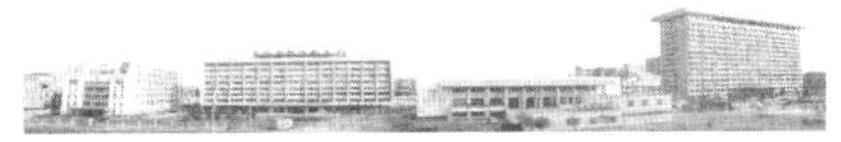

中医药等五种。中医药做为有效方法之一已被公认。杨达夫是最早开展这项研究工作的中医学者之一。1958 年杨达夫首先在天津总医院创立中医癌瘤科，开展中医对癌瘤的病因、发病机理、临床辨证分型、中药临床治疗的观察研究。其收治的患者有两种：一为癌瘤晚期的患者，已失去手术治疗和化疗、放疗的机会；二是癌瘤患者化疗、放疗后的不良反应。对于癌瘤晚期患者，中药治疗大都可以做到减轻痛苦、延长寿命、提高生存质量的效果，个别亦有治愈的病例。因病例数较少，虽无统计学上的意义，但也是一缕曙光。对于减轻放疗、化疗的不良反应，中医药的疗效是肯定的。杨达夫对癌瘤的研究工作达 8 年之久，所积资料甚多，惜皆毁于“文革”。

（六）温病学的成就

杨达夫先生弱冠受叶氏之学于先君，终生致力于温病学说的研究，1931 年，刊印先父遗稿《温病讲义》，1957 年先后发表《温病的定义和分类》《温病学的发展》《温病辨证论治的一般规律》《温病的病理机制和发病规律》等论文，将温病学中的主要问题进行了论述。

1963 年，他根据多年的治疗经验和研究心得，以叶天士《温热论》为基础，汇集各家注解，复采录各医院和本人医案，编著成《集注新解叶天士温热论》一书，以证明叶氏学说的实用价值，贯彻百家争鸣、理论联系实际和中西医结合的精神。这对于西医学习中医和进一步研究中医学温病学说的广大中医工作者都有很大的参考价值。

学术思想

杨老终生为发扬中医学而笔耕不辍，诚如先生所言：“余承先人之余绪，窥医学之门径，驽钝不才，谨守继承，未足以言发扬也。然庭训师传，言犹在耳，执经问难，历历于心，加以门诊、病房医疗实践，系统观察，悉心体会，诚有得于心，应之于手，宣之于口，笔之于书者，不甘自馁自弃也……上自性命修养之道，下至方术一技之长，悉已所知，尽情一吐为快。”遗憾的是 1966 年“文革”之难，杨老病逝，大量文字资料散失被毁而无从补救。现仅就吉光片羽之领悟，侍诊聆听之语，信笔记录之理解，以及既往帮助师翁整理文稿笔记之研究，对其学术思想、临床经验之体会，整理总结于后。

一、思考探索，发扬中医

杨老曾说：我国有中医和西医两种医学体系，是在特有的历史条件下形成的。中医学术是祖国宝贵的文化遗产的组成部分。它的学术思想是先代劳动人民和疾病作斗争的经验积累，结合当时的哲学思想、自然科学，客观地观察周围的一切，来体察人类的生理机能和病理变化，所以它是实质的、自发的辩证法和唯物论。虽然在几千年的发展过程中，或多或少的掺杂了些许唯心思想，但是并不妨碍其体制。西医是现代医学，紧跟时代的发展潮流，尤其近百年来，随着自然科学的飞速发展，得到相应的发展和提高。它掌握现代医疗知识，运用现代医疗设备，同样积累了与疾病作斗争的经验。

由于中医学过去受历史条件的限制，得不到自然科学的滋溉和培养，缺乏现代的、系统的科学理论和方法。因此，研究中医学的任务是艰巨的，也是极其复杂的，不能企图简单地以西医的观点和方法来研究中医，必须利用现代科学成果，将现代物理学、化学、生

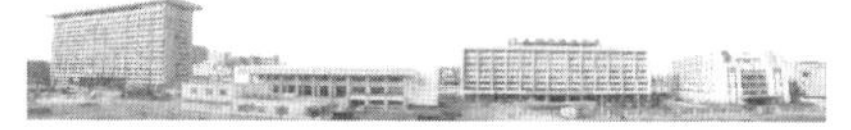

物学、气象学、电子学、信息学等用于研究，才能逐步地解决中医的研究问题。以科学方法整理它的理论，总结它的经验，使它与现代医学科学合流，建立起一套新的医学理论和诊疗技术，成为我国独创、特有的新医学，为人类的卫生保健事业做出贡献。

二、挖掘《内经》，发皇古蕴

杨老说：《内经》是中医理论的主要源泉，它吸收运用《内经》时代的哲学思想，以朴素的唯物论和自发的辩证法为指导，结合天文、气象、历史、数学、地理等社会科学和自然科学的宝贵经验，解析人体的生理、病理现象，突出了整体观念，在中医病因病机学说、诊断（特别是关于脉学一项）、治则、养生、治未病等方面都有精辟的论述，内容极其丰富，为中医学奠定了基础，历来被奉为中医经典之首，亦作为中医学者的必修课。《内经》有宝贵的科学内容，但这些内容在两千多年前不可能达到系统化和明朗化，故需要进一步研究证实。作为中医学者研究《内经》，就是要挖掘其深刻的内涵并发扬之。

杨老一生怀有诚心诚意和百折不挠地献身于中医理论研究的决心，以发扬先贤的成就为己任，特别是在将《内经》理论运用于指导中西医结合的诊治及对老年医学、预防医学的研究方面独具匠心。

（一）挖掘《内经》在解剖学上的成就

《灵枢·经水》说："若夫八尺之士，皮肉在此，外可度量切循而得之，其死可解剖而视之。"可见早在《内经》前已有解剖实践。在《骨度》《经筋》《脉度》《本脏》《胃肠》和《平人绝谷》等篇内，对于脏腑之坚脆、大小、长短、纳谷之多少皆有数字记载。如《内经》记载食道长度一尺六寸，小肠、回肠和广肠共长五丈六尺八寸；现代人体解剖发现食道长 25cm，小肠和结肠共长 925cm，两者依照比例计算，非常接近，证明《内经》记载的解剖有相当的准确性。这为中西医结合提供了生理学的理论契合点。

（二）挖掘《内经》在血液循环学说方面的成就

人体血液循环的发现，是医学上一个重要的成就，它将陈旧的医学观念引导上了科学的途径。在欧洲哈维（1578—1657）最先发明血液循环在 17 世纪，可是《内经》在两千年以前就已经对血液循环做了正确的描述。如《素问·五脏生成》说："诸血皆属于心。"《素问·脉要精微论》说："脉者，血之府也。"《灵枢·营卫生会》说："人受气于谷，谷入于胃，以传于肺，五脏六腑，皆以受气，其清者为营，浊者为卫，营在脉中，卫在脉外，营周不休，五十而复大会。阴阳相贯，如环无端。"《素问·经脉别论》说："食气入胃，浊气归心，淫精于脉，脉气流经，经气归于肺，肺朝百脉，输精于皮毛。"以上略举几段经文，可见古人已认识体循环、肺循环与淋巴循环、心脏与脉管的关系、心与肺的关系，其成就是十分巨大的。此理论为指导中西医结合治疗心脑血管病、血液病等提供了理论基础。

（三）挖掘《内经》在中枢神经生理及高级神经活动方面的成就

《内经》虽然以心为君主之官，神明出焉，但并不是不知脑的作用。《灵枢·经脉》说："人始生，先成精，精成而后脑髓生。"并以脑、髓、骨、脉、胆、女子胞为奇恒之府。《灵枢·海论》并说："脑为髓之海，其输上在于其盖，下在风府……髓海有余，则轻劲多力，自过其度；髓海不足，则脑转耳鸣，胫酸眩冒，目无所见，懈怠安卧。"就以上经文可以看出先贤对脑的重视程度，并且指出脑髓的作用。古代是以心脏搏动为标记，

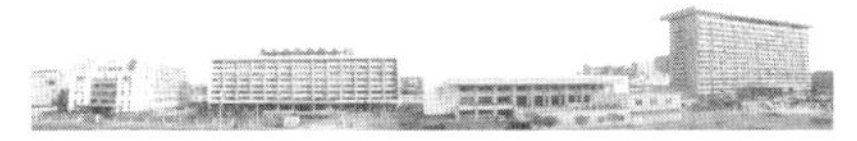

而揣度脑髓的机能。

关于情绪的表现，则以化气言之，如《素问·阴阳应象大论》曰："天有四时五行，以生长收藏，以生寒暑燥湿风；人有五脏化五气，以生喜怒悲忧恐。"人在大自然中和周围环境密切接触，情志时刻在活动变化，若虽动而有节制则无妨，若过动妄动则精神上受到刺激，就会影响生理变化而发生疾病。如《素问·举痛论》说"怒则气上，喜则气缓，悲则气消，恐则气下，惊则气乱，思则气结"，《素问·阴阳应象大论》又有"喜伤心，怒伤肝，思伤脾，忧伤肺，恐伤肾"等说法，这都说明七情偏盛与人体内脏有密切关系。

关于睡眠与梦的表现，《灵枢·口问》说："卫气昼日行于阳，夜半则行于阴。阴者主夜，夜者卧。"这是以阴阳学说、唯物主义思想解释醒与睡的具体表现。《素问·脉要精微论》中说："是知阴盛则梦涉大水恐惧；阳盛则梦大火燔灼；阴阳俱盛则梦相杀毁伤；上盛则梦飞，下盛则梦堕；甚饱则梦予，甚饥则梦取；肝气盛则梦怒；肺气盛则梦哭；短虫多则梦聚众；长虫多则梦相击毁伤。"

（四）挖掘《内经》在内分泌学上的成就

《素问·上古天真论》云："女子七岁，肾气盛，齿更发长；二七而天癸至，任脉通，太冲脉盛，月事以时下，故有子；三七肾气平均，故真牙生而长极；四七筋骨坚，发长极，身体盛壮；五七阳明脉衰，面始焦，发始堕；六七三阳脉衰于上，面皆焦，发始白；七七任脉虚，太冲脉衰少，天癸竭，地道不通，故形坏而无子也。丈夫八岁肾气实，发长齿更；二八肾气盛，天癸至，精气溢泻，阴阳和，故能有子；三八肾气平均，筋骨劲强，故真牙生而长极；四八筋骨隆盛，肌肉满壮；五八肾气衰，发堕齿槁；六八阳气衰竭于上，面焦，发鬓颁白；七八肝气衰，筋不能动；八八天癸竭，精少，肾藏衰，形体皆极。则齿发去。"男女青春期，具有天癸至的说法，当然系指性激素而言，所以内分泌的发明应归功于《内经》。1855 年法人彭兰德发明内分泌，则后于《内经》甚远。

关于妇人无须的解释，《灵枢·五音五味》说："今妇人之生，有余于气，不足于血，以其数脱血也，冲任之脉，不荣口唇，故须不生焉。"下文论宦官与天宦之无须，亦指出伤其冲脉，或冲任不盛。古人虽未指出性腺的作用，但提出冲任之脉，值得我们进一步探索。

（五）挖掘《内经》在老年医学方面的成就

老年医学是研究机体衰老的机制和老年疾病的临床预防、治疗以及老年人的心理、营养、康复等的学科。老年医学是临床医学中的一个新的分支学科，我国目前的划分标准是 45～59 岁为初老期、60～89 岁为老年期、90 岁以上为长寿期。

杨老从上个世纪 60 年代初在工作中意识到老年医学应作为一个新课题进行单独的研究。联系到《内经》有关摄生的丰富内容，杨老说，人从胚胎时期经过幼年、少年、青年、壮年、老年以致死亡，有一定的规律，应该学会控制这一规律，以便能够延长生命，延缓衰老和死亡，使人们更加健康愉快的生活。

"生就意味着死。"这是唯物辩证法，是任何人也改变不了的客观规律。《素问·上古天真论》云："余闻上古之人，春秋皆度百岁，而动作不衰；今时之人，年半百而动作皆衰者，时世异耶？人将失之耶？"这就是说人既有生，必然有衰老和死亡，为何不能活到生命的正常期限？能不能推迟早衰和死亡的时间呢？《内经》中有许多关于养老防老方面

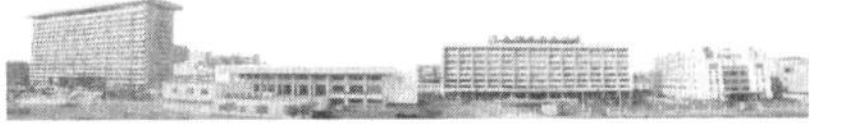

的论述。

1. 天年

何谓天年？也就是人类正常的寿命。《素问·上古天真论》曰：“故能形与神俱，而尽终其天年，度百岁乃去。”所谓百岁，据王冰注：“《灵枢经》曰：人百岁五脏皆虚，神气皆去，形骸独居而终矣。以其知道，故年长寿延年。度百岁，谓至一百二十岁也。”《尚书·洪范》曰：“一曰寿，百二十岁也。”是以一百二十岁为人之天年。那么怎样才能达到天年呢？《素问·上古天真论》说：“法于阴阳，和于术数。”“虚邪贼风，避之有时，恬淡虚无，精神内守，病安从来。”这是指出预防因素。又说：“食饮有节，起居有常，不妄作劳。”“形与神俱。”这是指出养生因素。又说：“美其食，任其服，乐其俗，高下不相慕。”“嗜欲不能劳其目，淫邪不能惑其心。”“适嗜欲于世俗之间，无恚嗔之心，行不欲离于世，举不欲观于俗，外不劳形于事，内无思想之患。”是指出社会因素。这三种因素又各有发展，由预防而发展为医药治疗，由养生而发展为修心养性，唯社会因素和自我素质修养尤为重要。

2. 衰老的形成

人从青春少年一直到白发苍苍的老年，依照一定发展规律而逐渐变化着。《灵枢·天年》谓：“人生十岁，五脏始定，血气已通，其气在下，故好走。二十岁，血气始盛，肌肉方长，故好趋。三十岁，五脏大定，肌肉坚固，血脉盛满，故好步。四十岁，五脏六腑十二经脉，皆大盛以平定，腠理始疏，荣华颓落，发颇斑白，平盛不摇，故好坐。五十岁，肝气始衰，肝叶始薄，胆汁始灭，目始不明。六十岁，心气始衰，苦忧悲，血气懈惰，故好卧。七十岁，脾气虚，皮肤枯。八十岁，肺气衰，魄离，故言善误。九十岁，肾气焦，四脏经脉空虚。百岁，五脏皆虚，神气皆去，形骸独居而终矣。”

西医学认为生命是以蛋白质为物质基础，以新陈代谢为基本条件，以神经系统活动为主导力量。一切破坏生命物质基础，影响生命基本条件和紊乱生命主导力量的条件或因素，都有促进衰老的作用。

衰老现象正是身体各个器官系统功能衰退的改变造成的，而中医把这些系统分属于五脏，认为衰老变化的枢纽在于“神气”的盛衰。所谓神，是指人体内一切生命的主宰者。《素问·灵兰秘典论》说：“心者，君主之官，神明出焉。”《素问·宣明五气》说：“心藏神。”神即人的精神意识思维活动的表现。神是由精气所生。《灵枢·本神》说：“生之来，谓之精，两精相搏，谓之神。”在神形成之后，需要得到后天五谷之精的不断滋养，故《灵枢·平人绝谷》说：“故神者，水谷之精气也。”《素问·六节藏象论》又云：“五味入口，藏于肠胃，味有所藏，以养五气，气和而生，津液相成，神乃自生。”只有不断的得到水谷之精的补充，神气才能进行正常的生理功能活动，因此，神的衰退也是脏腑功能衰退的表现。现代医学认为衰老有两大因素：一者为先天性因素，即基因的程序支配衰老的进程；二者为后天因素，即内外环境（理化、生物和机械因子）的损伤、微小损伤的持续积累导致机体功能减退或丧失以致衰竭。二者可相互印证。

3. 精神修养与长寿

古人将精神活动分属于五脏，《素问·宣明五气》说：“五脏所藏，心藏神，肺藏魄，肝藏魂，脾藏意，肾藏志。”所谓魂、魄、意、志皆神的类属。《灵枢·本神》说：“随神

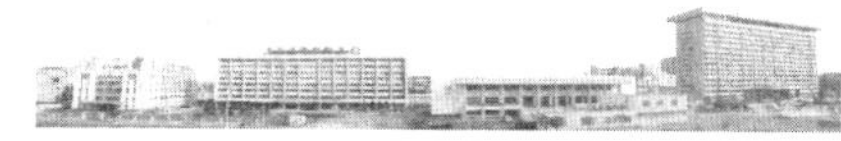

往来者谓之魂，并精而出入者谓之魄，所以任物者谓之心，心有所忆谓之意，意之所存谓之志，因志而存变谓之思，因思而远慕谓之虑，因虑而处物谓之智。”这些皆是神的体现，也就是现代医学所谓的高级神经活动。下文又说：“故智者之养生也，必顺四时而适寒暑，和喜怒而安居处，节阴阳而调刚柔，如是则僻邪不至，长生久视。是故怵惕思虑者则伤神，伤神则恐惧流淫而不止。因悲哀动中者，竭绝而失生。喜乐者，神惮散而不藏。愁忧者，气闭塞而不行。盛怒者，迷惑而不治。恐惧者，神荡惮而不收。心怵惕思虑则伤神，神伤则恐惧自失，破䐃脱肉，毛悴色夭，死于冬……”此又言精神得养则长生久视，精神失养则情志伤感而致死亡。现代医学亦已证明精神与衰老的关系。精神修养是长寿的保证。

4. 劳动、性情、嗜好与长寿

《素问·上古天真论》：“春秋皆度百岁，而动作不衰。”将长寿与动作并提，事实证明许多长寿的人，一生从事体力劳动（包括脑力劳动），不但保持着健康的身体，而且才思敏捷。华佗说过：“人体欲得劳动，但不当使极耳，动摇则谷气消，血脉流通，病不得生，譬犹户枢不朽是也。”（《三国志·方技传》）孙思邈也说过：“人欲劳于形，百病不能成。”（《保生铭》）因此，劳动有益于健康，有益于长寿。

人性情不同，嗜好各异。老人孤寂独守，易于抑郁伤感；投其所好，则精神有所寄托，亦修养一法。偏好欣赏把玩，怡情悦性，免其劳倦、咨嗟，足以提高其情绪，亦可使各种生理功能活跃起来。至于酒醴烟茶亦为多数人所好嗜，对于养生有利有不利，凡属不利者，应加以戒制。如《素问·上古天真论》说的“以酒为浆，以妄为常，醉以入房，以欲竭其精”，等于自残。

5. 遗传与长寿

人的生命是得之先天，又依赖于后天的滋养以发育成长。《灵枢·大年》说：“以母为基，以父为楯；失神者死，得神者生也。黄帝曰：何者为神？岐伯曰：血气已和，营卫已通，五脏已成，神气舍心，魂魄毕具，乃成为人。”所以寿命的延续与父母遗传有密切关系，生命的寿夭也是遗传的某种特性。

（六）挖掘《内经》在预防医学方面的成就

1. 食疗的成就

《内经》论病，从整体出发，提倡一方面祛除病邪，一方面扶助正气，并认为在一定程度上，正气能代偿体内损失和改善机体的失调。《素问·脏气法时论》说：“毒药攻邪，五谷为养，五果为助，五畜为益，五菜为充，气味合而服之，以补精益气。”《素问·六节藏象论》：“草生五色，五色之变，不可胜视，草生五味，五味之美，不可胜极。嗜欲不同，各有所通。天食人以五气，地食人以五味。五气入鼻，藏于心肺，上使五色修明，音声能彰。五味入口，藏于肠胃，味有所藏，以养五气，气和而生，津液相成，神乃自生。”这说明一切药物的性质都有所偏，唯五谷、五果、五畜、五菜是气味中和养人之品。药物的偏性虽能攻邪，也能损害人体，药物是含有毒性的。毒有大小，病有轻重，中病即止，要把药物和食物结合起来。食物能直接帮助生理功能，增强药物疗效，以防止疾病的发展和促进体力的恢复。以后逐渐发展，便有《食疗本草》和《饮膳正要》等书出现，形成中国的食疗医学。

2. 起居饮食与养生

起居是养生的一个重要部分，《内经》提出“起居有常”，王冰注谓“起居有常，以调其神”。《素问·四气调神大论》更具体指出：“春三月，夜卧早起，被发缓形，见于发陈之时，且曰以使志生；夏三月，夜卧早起，无厌于日，见于蕃秀之时，且曰使志无怒，使气得泄。秋三月，早卧早起，与鸡俱兴，见于容平之时，收敛神气，且曰使志安宁，以应秋气。冬三月，早卧晚起，去寒就温，见于闭藏之时，且曰使志若伏若匿，若已有得。”

饮食可以营养身体，但宜保持适当规律。《内经》主张“饮食有节”，又说“饮食自倍，肠胃乃伤”，“膏粱之变，足生大疔。”从这些经文来看，人的饮食首宜定时定量，或定时适量，戒暴饮暴食，忌多食肥甘，方合乎养生之道。

朱丹溪著《茹淡论》说：“味有出于天赋者，有成于人为者。天之所赋者，若谷、菽、菜、果，自然冲和之味，有养人补阴之功，此《内经》所谓味也。人之所为者，皆烹饪调和偏浓之味，有致疾伐命之毒。”其所主张茹淡，推崇果蔬菜果，贬斥烹饪调和偏厚之味，深合于现代科学验证。实践亦证明，在足够的营养基础上应力求淡薄。

3. 气功锻炼、药物与长寿

气功是古代吐纳引导之术，为我国人民长期实践中不断改进和发展的养生方法之一。气功分动功和静功两种，又有动静结合，称为性命双修。练动功时，如熊走鸟飞，要使筋骨强健。《素问·异法方宜论》：“其病多痿厥寒热，其治宜导引。”也就是华佗所说“人身常动摇，则谷气得消，血脉流通，病不能生”。练静功是守意入静，练精气神，即《素问·上古天真论》提到的“恬淡虚无，真气从之”和“呼吸精气，独立守神”的意义。至于动静结合是既有静坐不动讲求“意”和“神”的专一，又有抬头、伸筋、活动肢体等动作，是综合吐纳导引。但不管是何种派别，都是通过呼吸来锻炼的，所以可统称为气功。

杨老说：“人要长寿，本不甚难，法亦平庸，大都为人所深悉，但皆忽而不察，知而不为，这正符合所谓中和之道。”《内经》提出：“饮食有节，起居有常，不妄作劳，形与神俱。”年老之人血气已衰，视听不聪明，手足不灵活，身体劳倦，头困昏眩，宿痰时发，或秘或结，不可无药饵以调理之，但当用中和之药以治之，然后以食医之法以调之。不可猛施汗下，在老人汗之则阳气泄，吐之则胃气逆，泻之则元气脱。再者，老人以药饵养生，首要辨其体质之阴阳，阳虚补阳，阴虚补阴，这种平凡的方法，可以获得不平凡的成效。

三、研究温病，阐发新解

杨达夫先生祖籍苏南，乃温病学崛起及鼎盛发展之地，加之早年受父辈之学的影响，其终生致力于温病学研究。他对位居清代温病学四大家（叶天士、薛生白、吴鞠通、王孟英）之首、被誉为温热大师的叶天士的著作倍加关注，倾注了大量心血。杨老广集研究整理叶天士代表作《温热论》的诸家注释，并阐发个人见解，著成《集注新解叶天士温热论》，对叶氏的学术思想、温热学说的形成、卫气营血和三焦辨证、卫气营血辨证与六经辨证的关系，以及辨舌验齿、辨白瘖等温病的独特诊法加以剖析论述，对后学影响极大。现将杨达夫先生在温病研究方面的学术思想简述如下。

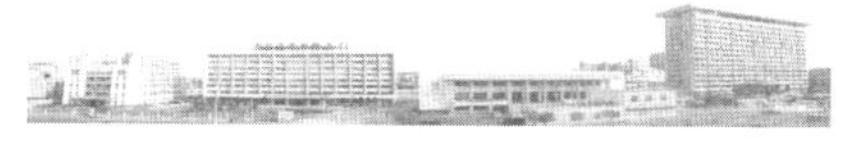

（一）重视舌诊

温病诊舌，较候脉更为重要。叶天士之《温热论》记载舌诊颇详，后贤复加以阐发。何廉臣著有看舌十法，辨舌十法，察色八法，及验舌决定生死二十则。杨老认为："凡病在经在络，何脏何腑，表里阴阳，寒热虚实，皆可于舌诊之。盖病菌侵入人体，神经系统与消化系统所受影响皆呈现于舌。至素禀之强弱虚实，又可一望而知。虽然我们不能只凭舌诊一部分而对整个疾病做出诊断，但舌对整个疾病的反应是临床有力的证据。有人诊病或遗忘诊舌，或仅诊舌苔而不问舌本，皆非也，我们不可不深究也。"

杨老临床上非常重视舌诊，尤其在诊治温热病时，更加重视观察舌苔的变化，他说："舌诊在温热病的诊断上占有重要的地位，既可辨别病邪的深浅，又可以测知津液的存亡与神经的损害，这种直观的观察，殊有宝贵的临床实用价值。"

（二）温病治法

杨老说："集先贤的经验，对温病的治疗原则应该是开始用辛凉解表，继则清透气热，或苦寒直折里热，终用甘寒或配咸寒以滋阴养液，此为一定之法则也。但尚需注意，温病初期解表虽用辛凉之剂，但当避寒凝之品，恐遏邪反不宜解。叶氏透风于热外，渗湿于热下，这种孤立分化法，应当细加研究。世人一闻温热之名，即乱投寒凉，反使表邪内闭，其热更甚，越治而越病重，至死不悟。继以清透气热，即用辛寒、苦寒或者甘寒之剂以清热除烦，止渴生津，虽同是清热之功，但性质不同，各有其适应证，又不容倒置。终须滋阴养液，仍以存阴为第一要义，但生地、元参用之不当，则有寒凉堵塞、湿热胶结之害，切宜斟酌尽善。"

1. 汗法

温病邪在卫分需用汗法，所谓辛凉解肌，辛温发汗。解肌即是发汗，只是温病发汗与伤寒汗法，有所不同。伤寒是外寒重而里热轻，故必用辛温发汗，以宣阳透表；温病是里热重而外感轻，故必用辛凉解肌以救阴清热，所以在温病治法有风温禁汗、暑温禁汗、湿温禁汗等，禁汗之例甚多。杨老说："所谓禁汗，系指用辛温燥烈之品强发其汗，而非指辛凉解肌之正汗。盖温病在发高热时消耗大量体液，既要注意大汗重劫其津液，更要防止高热皮肤干燥无汗，使大量体液劫夺于内，热毒无由排出体外，造成热淫于内的现象。所以辛凉解肌是正确的方法。"叶天士《温热论》说："温邪则热变最速，未传心包，邪尚在肺。肺主气，其合皮毛，故云在表。在表初用辛凉轻剂，夹风则加入薄荷、牛蒡之属，夹湿加芦根、滑石之流。或透风于热外，或渗湿于热下，不与热相搏，势必孤矣。"这是辛凉解肌的方法。以后吴鞠通根据叶氏之法，制成银翘散、桑菊饮之类，而传用于世。

温热病有汗自出及体液不足、汗不得出的现象，吴鞠通在这方面作了解释说："其有阳气有余，阴精不足，又为温热升发之气所铄，而汗自出，或不出者，必用辛凉以止其自出之汗，用甘凉甘润培养其阴精为材料，以为正汗之地。"杨老说："这是以辛凉清里热以止其自出之燥汗，甘凉甘润以培养体液，为正汗之资源。又有急下存阴，则热退汗收，亦温病汗法中不可不知的方法。兹将温病宜汗诸证列举于下：发热恶寒、无汗、头项痛、背痛、腰痛、肩背痛、膝胫痛、周身肢节痛。"

因温邪热变最速，又有温病汗不厌迟之说。杨老说："温病汗不厌迟之说，是指禁用麻、桂、羌、防等辛温误汗之意；而辛凉解肌，皮肤潮润方是疾病顺象。亢热无汗是逆象。读者应认清其意义所在。”又说：“温热家忌麻、桂、羌、防甚是，柴、葛尚可用之，桂枝在冬月恶寒过甚时用之，麻黄诚宜忌，伤寒误汗证，大抵指此而言。”

温病过程中还可能发生战汗症状。战汗系病人将汗未汗之时，先做振振战栗之状，战止发热，然后汗出，与发汗、自汗、盗汗均不相同。此系正邪互相交争的过程，因其正邪交战后汗出，故名战汗。杨老说：“战汗之发生，系因热性病毒久留不解，而水份营养损耗，欲汗不能，所以病人皮肤干枯如鳞甲，或因下后病毒将溃未溃，或因服养阴药而阴液已生，应该蒸汗驱毒，但未蒸汗，总由正气已虚，不能马上驱除毒素外出，若正邪相搏，病毒将要被驱除的时候，如施以强壮的复脉汤，因势利导，则马上战汗而毒除。身体衰弱的人，再助以人参，则自能战汗而解。体强壮者，令其安静，自能汗出神清而解。”

战汗与虚脱不同，脉象是诊断上的主要之点，各家各有所论。杨老通过临床体验认为“汗出肤冷与肤冷汗出”并不是措词关系，一为邪气消退，一为邪去而正亦亡，察之不可不细。所谓“邪始终在气分流连，恰似西医所谓稽留热，而热度骤退似包括战汗透邪之症，可见中西医理相得益彰”。

2. 清法

仲景立白虎汤为清阳明无形燥热，亦为温热门中起死回生之要方。杨老临床灵活运用，随证加减用处甚多。如：胃液枯涸者，加人参生津，名曰白虎加人参汤；身中素有痹气者，加桂枝以温经通阳，名曰桂枝白虎汤；胸痞身重者，加苍术以理太阴之湿；寒热往来者，加柴胡以散半表半里之邪；其他痞满证则加厚朴；血虚者则加生地；精虚者则加枸杞；有痰者则加半夏；下痢，发热苔黄者，可合白头翁汤；伏气营阴亏损，舌绛热渴者，可合犀角地黄汤；清下胃腑结热者，可用白虎合承气汤；大汗脉虚，不热不渴者，可合生脉散；倘大汗，小便短而热，舌绛苔黄者，可加生地、玄参。总之，白虎为达热出表之剂。表未解遂用石膏，有冰伏之虞，但在此种情况，仲景有大青龙汤主散表寒而兼清里热，有麻杏石甘汤主清肺热而兼散肺邪，配合之妙，开人智慧甚多。若表里俱热，而有表邪不解，又当如何？如按吴鞠通汗不出不可与之禁忌，则里热无从透达，所以俞根初有新加白虎汤足以弥补这一缺陷。新加白虎汤辛凉甘寒，清解表里三焦，主治高热烦渴，皮肤隐隐见疹，溺短赤，热甚则咳血昏狂。以石膏甘寒救液为君，外清肌腠，内清脏腑；臣以芦笋化燥金之气，透疹瘖而外泄，益元通燥金之郁，利小便而不泄；佐以竹叶、桑枝通气泄热；使以荷叶、陈米，清热和胃。妙在石膏配薄荷拌研，既有分解热郁之功，又无凉遏冰伏之弊。这样，白虎汤的加减更灵活，应用更广泛矣。

3. 下法

温病下法与伤寒下法不同，素有伤寒下不厌迟，温热下不厌早之说。杨老说：“伤寒在下其燥急，温热在下其郁热；伤寒下之宜猛，温热下之宜轻；伤寒里证当下，必待表证全罢；温热不论表邪罢与不罢，但兼里证即下；伤寒上焦有邪不可下，必待结在中下二焦方可下；温热上焦有邪亦可下，必待结在中下二焦始下，则有下之不通而死者。唯湿温证攻下切宜慎重，下之则洞泄，润之则病深不解。”

杨老根据多年临床经验，将宜下诸证及其症状列举于下：

急下证：舌干，舌卷，舌短，舌生芒刺，舌黑干，苔燥，鼻如烟煤，胸腹满痛，狂，沉昏，发热汗多，身冷，呃逆。

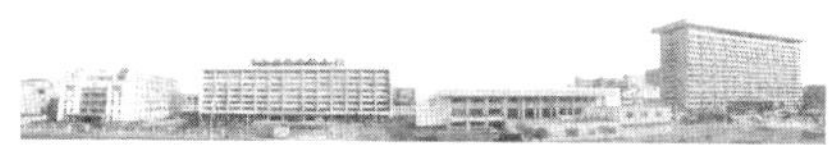

当下证：苔黄，谵语，善忘，多言，协热下利，头胀痛，烦躁。

缓下证：苔淡黄，微渴，大便闭，小便黄赤，潮热。

杨达夫先生认为：温病下证多属邪热结聚胃腑，适用寒下，但有轻重缓急之分。一般来说，温病下法忌用苦燥，故使用大小承气汤较少，使用调胃承气汤机会较多。《温病条辨》所论述的新加黄龙汤、宣白承气汤、导赤承气汤、牛黄承气汤、增液承气汤分别浅深轻重，各有不同适应证，皆有至理。

下法常用的大承气汤有破棺丹之称谓，古来救人无数。温邪伤人，热毒弥漫三焦，外解不得，而转成里结。里结何在？胃与肠也。阳明证又当分在经在腑：身热，汗自出，不恶寒反恶热，口渴，脉洪大数，阳明经证也，应当清里；若热邪入腑，痞、满、躁、实、坚五者全见，则宜攻下。杨老说："这是一定之理，而有世人治温者，仅知重用白虎，不敢尝试承气，其实用之得当，承气原有破棺之名。用之失当，白虎亦彪悍莫测。要有真知灼见，方能手到春回也。"又说："然吾之推崇承气，以其有急下存阴之功，而温病又以存阴为第一要义，证象一见，用之不容稍缓。若犹未备，卒使硝黄，祸不旋踵，猛浪者流，不可以引此说也。斩关夺门之将，岂可轻使之哉。"

4. 湿温的治法

湿温病缠绵难愈，辨证尤需仔细，杨老说："湿温一病在上焦如伤寒，在下焦如内伤，在中焦或如外感，或如内伤。至人之受病，亦有外感，亦有内伤。要在初起时不误认为伤寒，妄用表散，末期勿误认为虚劳，妄行呆补，切须认识湿温为半阴半阳性质，反复变迁，甚为复杂。要分清其偏湿偏热，以淡渗利湿、苦寒清热、芳香化浊开窍为治疗原则。"

温病以温热、湿热为两大纲，温热多夹湿，湿温为湿热合气，所以化湿一法，在温病中应用频繁。化湿有淡渗、温燥、苦降、辛开、芳香、化浊诸法。杨老说："这些方法皆以孤立分化热邪、湿邪。一面清热，一面化湿。早用甘寒，最易恋邪；恣用苦寒，又易化燥。热结者，自当清利。阴竭者，不可淡渗。总要斟酌尽善，庶无遗憾。"

治疗湿热常用开泄、苦泄两法：

（1）开泄：适用于苔白不燥，或黄白相兼，或灰白不渴，为湿邪尚盛；或邪郁未伸，或素属中冷，虽脘中痞闷，宜开泄宣通，以达于肺，如叶天士之杏、蔻、橘、桔，或王孟英之轻则橘、蔻、姜、薤，重则枳实、连、夏，或三仁汤、宣痹汤、三香汤，皆宜于湿温证。

（2）苦泄：适用于湿渐化热，心下痞，按之痛或自痛，口苦或呕恶，大便秘结或泄泻，小便短赤，舌苔黄或浊，宜小陷胸汤或泻心汤。此法以苦寒清热为主，少佐香燥之药，达到辛开、苦泄、燥湿、清热作用。若湿热相等，则宜清热化湿。此中自有分寸，更应注意的是不可见热多而早用甘寒，如果误投，最易恋邪而发生变化。

5. 温病斑疹的治疗

斑疹之发，多由于热郁于肺胃，营血热灼，透于肌表。从肌肉出者为斑，点大成片，平摊于皮肤之上，斑如锦纹，视之有形，扪之不碍手；从血络出者为疹，其头隐隐，或见琐碎小粒，形如粟米，高于皮肤之上，抚之触手。在出现部位上，以胸腹为多。斑疹有轻重之不同，发斑偏于胃而近于里，发疹偏于肺而近于表。因此在治疗上，前人经验是：

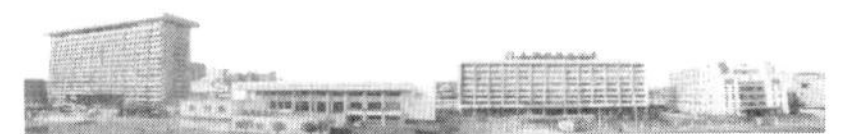

“斑宜清血，勿宜提透；疹宜透泄，勿宜补气。”斑和疹虽然都属营分之热，而疹尚介于气营之间，故清营之中还需参以清气。斑则由营分兼血分，故于清营之中必须参以凉血。如果斑疹齐见，治以化斑为主，而凉营清气之品仍不可少。但斑疹欲透之时，切不可早用凉泻，否则使邪热遏伏，不能外透，必致变证丛生。更不可用升提壅补之品，造成吐、衄、厥逆、狂乱等坏证。西医以为斑疹是热性病毛细血管中毒充血的现象。中毒充血较轻，呈散在性的叫疹；中毒较深，融成一片的叫斑。有很多热性病都可发斑发疹，最常见的如麻疹、猩红热、斑疹伤寒之类。此外，斑疹不独见于热性病，如血液病出血、紫癜症和肝硬化、肾炎晚期所见出血点，即所谓阴斑、虚斑，又当别论，其治法亦不同于温热病。

温病斑出热不解，胃津亡也。叶天士说：“主以甘寒，重则如玉女煎。”王孟英解释说：“言为玉女煎之石膏、地黄同用，以清未尽之热，而救已亡之液，邪已入营，故变白虎加人参法而为白虎加地黄法，不曰白虎加地黄，而曰玉女煎者，以简洁为言耳。”杨老认为：“证候至此，气营俱病而热甚，尚有犀角地黄合白虎法，不仅白虎加地黄也，白虎合地黄为清热滋阴起见，加入犀角以治斑，面面俱到而无遗患，余临证多用之。”

6. 温病善后及再复

温病之后调理，要以养阴为主。所以《温病条辨》指出，在上中焦有清燥、益胃、增液等汤，在下焦有“复三甲五汁”等法，但此仅言其常也。

杨老说：“有一种阳虚体质的人，热病一退，旧日亏象即露，又不可固执养阴之说，而灭其仅存之阳火，所以又有建中、桂枝、半夏汤等法，当细心体察。如阳气素虚，或误伤凉药之用，或病愈后嗽稀痰而不咳，彻夜不寐者，半夏汤主之，饮退则寐。舌滑食不进者，半夏桂枝汤主之。温病解后，脉迟身凉如冰，冷汗自出者，桂枝汤主之。温病愈后，面色萎黄，舌淡不欲饮水，脉迟而弦者，小建中汤主之。皆为阳虚主法也。”

温病再复，杨老说：“温病有三复：食复、劳复、自复也。食复者消导可愈，但油腻煎炒之物胶固不化，危险实大。劳复不必大费气力，即梳洗沐浴亦能复证，轻者静养自愈，重者要大补以调其营卫，和其脏腑，待其表里融合方愈。至病后无故自复即余邪未尽，仍按前法治之。”

（三）温病舍脉从症之说

温病有舍脉从症之说，系指薛生白论湿温热病所言“湿热之证，脉无定体，或洪或缓，或伏或细，各随证见，不拘一格，故难以一定之脉拘定后人眼目也。”杨老说：“此言为阳极似阴、阴极似阳之脉象而言，并非病属温病就一概不以脉为凭也。”

（四）对伤寒、温病两派之争的看法

中医学中有伤寒与温病两大学派，两者的争端历千百年，至清代最为激烈。温热家遂将温病与伤寒对立起来，执古方不足以治今病，以非难伤寒；伤寒家以温病家不遵守六经法则，斥为离经叛道。两大学派争论不休。杨老说：“这些争论有属于学术性质的，亦有属于思想性质的，我们若能用辩证唯物论和历史唯物论的观点分析一下，排除门户异己、厚古薄今之成见，不难理解。伤寒温病同是治疗外因热性病的经验和理论，又同是从整体观念出发，以辨证论治为原则。伤寒为温病奠定了基础，温病学说又是在《伤寒论》的基础上进一步发展，两者是矛盾的统一，门户之争是不必要的。虽然还有些问题，我们一时还不能分析的完全正确，但是医学是个实际问题，先贤们的争议，要通过实践反复印证，才能明辨是非，这正是我们深入挖掘，仔细探讨的方向。”

例如高热不退进入气分，伤寒谓之阳明证，分为经证和腑证，有白虎、承气二法；温病亦称为阳明证，亦用白虎、承气。这是相同点。但于下法，温病辨证投方更为细密，例如在承气汤的基础上随证加减，有新加黄龙汤、宣白承气汤、导赤承气汤、牛黄承气汤、增液承气汤等。高热引起神昏谵语者，伤寒只有下法；而温病有清热解毒、芳香开窍法，如清宫汤、牛黄丸、紫雪散、至宝丹之类，有起死回生之效，足补伤寒之未备。伤寒清热方有白虎汤、黄芩汤、小柴胡汤之类，温病则有治气血两燔之法，如玉女煎去牛膝加元参、清营汤。虽清热之原则相同，而方剂之组成又不相同。热性病最易伤阴，伤寒养阴之方仅有黄连阿胶汤、猪肤汤，而温病则有加减复脉汤、大小定风珠、护阳和阴汤、益胃汤、五汁饮、牛乳饮等，较仲景时代更为完备，所以温病学是在《伤寒论》的基础上进一步发展起来的。

四、探究癌瘤病因病机

癌瘤又称新生物、占位病变。杨老认为，天下有形之物，多来自无形。阳化气，阴成形。气与形是相连的，气聚则形存，气散则形无。人身阳气充沛，布达周身，则疾病不生，否则阴邪凝聚，就产生有形的病变，积聚癥瘕也。所以《金匮要略·水气病脉证并治第十四篇》说：“大气一转，其气乃散。”张洁古说：“壮人无积，虚人则有之。”故癌瘤系全身性疾病的局部表现，是经络脏腑中的气血阻滞瘀塞，气虚是关键。气虚则不能支撑于内，升降失司，脏腑经络气化运行迟钝，血液流行不得统制，津液升降不分清浊，体内隐藏毒素失于控制，或复受外邪侵袭，七情感伤，体内痰湿、瘀血、滞气、败精、湿浊结聚，再以某经之虚，某部之刺激较甚，癌瘤即可能发生于某经某部。故癌瘤以老年多发，即老年气虚之故。癌瘤的形成以机体隐伏的毒素为主要因素，内伤和外感为次要因素。机体内伏的毒素主要来源于遗传。

癌瘤的病因病机可图示如下：

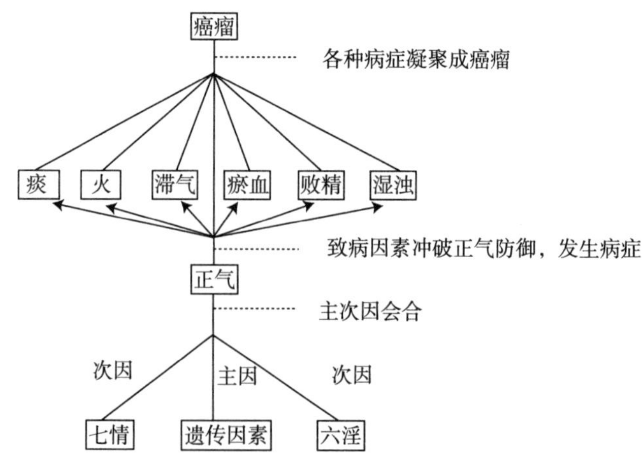

临证经验

一、温病祖方——清瘟败毒饮治验

余师愚之父染疫，为群医所误，余氏奔丧归家，视诸方皆治伤寒之法，思其病必得另有治方，深究本草，得之石膏性寒，可表肌热，又能泻实热，非此不足以治热疫，遂遇此证重用石膏，直入肺胃，以治热疫，功用甚大，即著有《疫疹一得》。后为王士雄收入《温热经纬》一书，并附以己意。余氏曰："首用败毒散去其爪牙，继用桔梗汤同为舟楫。"热疫之毒，一经升提发表必定加剧，余氏非不知之，但仍要找出古人论说，以明己说之有据，与吴鞠通之引用桂枝汤，是要找古说以装门面，犯同一错误。赖有王士雄、汪谢诚的批评，杨老颇有同感。

清瘟败毒饮，是温病之祖方，杨老验之临床，感觉颇有价值，认为此方适用于一切温病表里俱盛之证，见狂躁心烦、呕吐、咽痛、身热吐血、发斑出疹、黑紫痧痘、唇焦舌烂、鼻孔如煤、神昏谵语者。凡此热淫于内，非此重剂，不足以清其根源。处方：生石膏18～60g，栀子6g，赤芍3g，玄参9g，鲜生地9g，黄芩6g，连翘9g，丹皮3g，黄连4.5g，知母9g，甘草1.5g，桔梗6g，鲜竹叶1.5g，犀角（冲服）0.9g。若辨明是疹，可去黄芩、桔梗、甘草，加僵蚕9g，蝉蜕4.5g，羚羊粉（冲服）0.6g，或加葛根6g。隐隐见点，则加大青叶9g，地龙9g。有湿者去生地、玄参。大便燥去黄连，加酒军（开水泡服）3g。神昏谵语者，加紫雪散或安宫牛黄丸。目不交睫，加夜交藤24g。呕吐者，加藿香9g，竹茹9g。

二、小柴胡汤运用经验

小柴胡汤为伤寒少阳证主方，治诸病寒热往来，古人云价值千金，应用甚为广泛。杨老说："然用之不当，贻害亦甚大。"

此方主治系胸胁间发生的症状，故称少阳病之主方。少阳经脉循胁肋，在腹阴背阳两歧间，所以凡胸胁二腔交界部之脏器组织发生病证，皆可以本方主治。杨老在临床体会："小柴胡汤之脉象，应当中取弦细，若伤寒之浮紧、中风之浮缓均不可与。其舌诊，当系淡红痿弱之舌，淡白者间也有之，赤红与白糙则非小柴胡汤之适应证。况仍当以胸胁苦满为正证主治，临床鉴别尤为重要，胸胁苦满与'结胸'及'痞'有所差别。心下部膨满，而硬有疼痛者，名为结胸，以大陷胸汤主之。心下部膨满，而有自发痛，然不坚硬，且无压痛，名曰为'痞'，以半夏泻心汤主之。而'胸胁苦满'其义有二：一系触诊时觉肋骨弓有抵抗物，一系肋骨弓下部有填满之自觉困闷状况，可投此方。"

三、暑温证治

（一）阳暑

证候：头痛，身热不恶寒，面垢，气粗似喘，体重身软，精神倦怠，小便短赤，或见恶心呕吐，腹泄，汗出口渴，舌苔黄厚，脉浮数无力。

病因：烈日之下，长途奔走，或田野劳动，或素来体虚，过度劳累以致热邪伤身。

病机：动而得者，谓之阳暑。因受暑热，热蒸津液，故身热汗出、面垢、口渴引饮、小便短赤。暑邪客于头部则头痛，热伤肺气，则气粗似喘。暑热夹湿，故现体重，或见呕

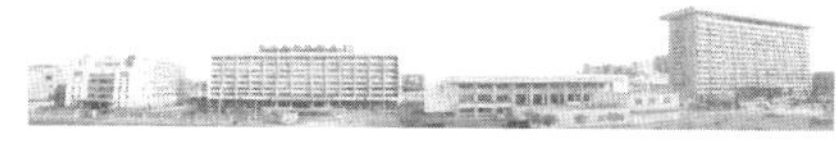

吐泄泻。

治法：清气泄热。

方药：白虎汤加减。西洋参、生石膏、知母、甘草、山药、黄连、麦冬、竹叶、荷叶、茯苓、生扁豆、银花、连翘。

（二）阴暑

证候：身热背寒，烦渴身重，肢体拘急，手足微冷，面垢无汗或自汗，呕吐或吐利并作，舌苔黄或白黄，脉虚。

病因：暑日贪凉，感受风寒之邪，或内伤生冷瓜果。

病机：静而得之者，谓之阴暑。阴暑的病机在于暑气内伏，而外为风寒闭之。寒束肌表，热气无从发泄，则身热背寒，肢体拘急，手足微冷。因热耗津液，故现烦渴。又暑常夹湿，故现身重，呕吐或吐利并作。

治法：解表散寒，化湿除暑。

方药：新加香薷饮加减。香薷、银花、扁豆花、厚朴、连翘、黄连、竹茹、陈皮、藿梗、佩兰、茯苓、滑石、甘草。

（三）暑厥

证候：突然昏倒，不省人事，身热面垢，抽搐，自汗或无汗，呕吐或吐泻并作，四肢厥冷，脉滑数或洪大。

病因：炎热暑天，体阴受伤，又过于劳苦，遂使元气大损，心火暴甚，或素来体虚之人，稍事劳动，元气更伤，暑邪趁虚而入。

病机：暑热伤心，神明扰乱，故现突然昏倒，不省人事。心火旺，煽动肝风而抽搐。内热不得外泄，阳气不能达于四肢，故身热而肢冷。暑热夹湿伤脾，乃有呕吐或吐泻并作。

治法：清心开窍，宜中西医结合治疗。

方药：安宫牛黄丸或者紫雪散鼻饲，待苏醒后应辨证治疗。

四、肠伤寒与湿温

肠伤寒是由伤寒杆菌所致的疾病，其临床特点主要是稽留热、身重、身痛、脉弦、玫瑰糠疹、食欲不振等，与中医学之湿温证相类似，故将肠伤寒列入湿温范畴之内，甚至有人名之为湿温伤寒。

肠伤寒的病因是湿热，病机在脾胃，湿性黏腻，湿聚热蒸，不易转化，因此发病缓慢、病程较长为其特点。治疗上不外芳香化浊、苦寒清热、淡渗利湿、芳香开窍、育阴息风诸法，但须随时注意湿热之轻重，分别主次，才能用之得心应手。杨老的经验是：

（一）分化湿热的治法

首先要认清湿热轻重的比例。湿胜者，当以芳香渗利为主，佐以苦寒清热，或苦温燥湿（必舌苔白滑而腻者方可用苦燥之药）；热盛者，则以苦寒清热为主，芳香渗利为辅。在湿热夹杂的情况下，重点在于分化湿热，渗湿于热下，不与热相搏则孤立易解。在早期一般常用鲜芦根、滑石、佩兰、豆豉、豆卷、连翘、金银花、郁金、冬瓜仁、薏苡仁等，重则石膏、栀子、黄芩、黄连，或藿香、厚朴、茯苓、半夏、柴胡、葛根亦间使用。麻黄则为禁忌。于湿邪未化之时，绝不能用滋腻阴柔之品以伤阳气，并忌猛汗、猛攻，以免伤阴伤肠。总以轻灵通透，达到表里双解为原则。

（二）透表宣里的治法

在分化湿热后，患者或汗出津津，或出现白痦，是湿热欲解之象，治疗上一方面继续分化，一方面甘濡清气透痦，常用鲜芦根，参以蝉衣、荷叶、神曲等，使病邪完全透达。在临床病例中，多半可见白痦。杨老说："如前用药时时照顾阴津，痦出之后，不用苦燥温升以耗伤气液，则白痦可视为由气分而解的需见症状，很少有白如枯骨的阴象。所以整个治疗过程中，一直贯彻宣透湿热的原则。"他认为："湿邪郁闭在内，或闭塞三焦，蒙蔽心包，都可造成神志的改变，轻则表情呆板迟钝，重则昏聩谵妄，而宣透分化是解决湿热主要矛盾。"

（三）维护真阴的治法

湿温病维护阴液是非常重要的，所谓"养得一分阴液，即有一分生机"。杨老治疗本证，初期用豆卷、苡仁、冬瓜仁、芦根、竹茹等滋养轻剂，中期用白虎玉女煎，晚期用增液、复脉，或甘濡清润，或清热护津，或急下存阴，始终维护津液。伴湿邪凝聚，很少用温燥耗液，但他又反对早用生地、玄参以助湿恋邪，谓用之失当，则湿热固结不解，延长病程。

（四）开窍醒脑的治法

湿温邪入心包，神昏谵语，甚至热邪燥固，大便秘结，循衣摸床，是危重阶段，治疗时着重芳香开窍，清醒神志。杨老说："温热家用犀羚、紫雪、牛黄丸、至宝丹等是其进步的方法。湿热弥漫之际用紫雪，神昏谵语用至宝，肠胃热结用牛黄丸。"他曾用单味安宫牛黄丸冲服，挽回湿温危急重症。又以芦根煎汤送服紫雪散，治愈湿温患者。但不到湿热胶结之期，不轻施此类香窜之剂，以防开门揖盗。他又特别注意辨别神志昏迷的原因是否由于兼夹证，如夹痰、夹水、夹食、夹血、夹气等，则先清其夹邪，使湿热无所依凭，自易疏解。

（五）亡阳急救的治法

温热证以存阴为第一要义，湿温证同样如此。但晚期亡阳之变，险象陡生，存亡呼吸之间，当立时急救。这种变化的骤然发生，多由邪去正衰或肠部出血。所以杨老在治疗用药中期即忌攻下，晚期必以扶正。湿温晚期，腹痛或者肠出血，腹部鼓起，腹痛剧不可忍，宜立即手术。术后有腹胀高烧、大便自流者，杨老用建中清热，继用清热通便。杨老曾与西医同道合作，手术与中西药物一同使用，挽救了 5 名此类患者的生命。

（六）与斑疹伤寒证异同

斑疹伤寒亦属于中医湿温病的范畴。肠伤寒之病源在肠中，以肠出血、肠穿孔、腹膜炎为最大危险；斑疹伤寒之病源在血分，最大危险在毒素入营分，侵及脑部。两者的鉴别，在中医以症状和斑疹的形色及病程的久暂区分，现代医学则以验血及菌种来区别，更为具体。在辨别卫气营血上两者相同，用药轻重先后缓急有所不同，证相类而症不同。杨老对斑疹伤寒的治法，以攻下涤肠、清热解毒、透斑扶正、清心定痉诸法，简捷有效。

（七）黄芩治疗肠伤寒的药理分析

黄芩为清凉解热药，《本经》谓其主治诸热、黄疸、肠澼、泻痢等。《别录》谓其疗痰热，胃中热。《日华子诸家本草》谓其主天行热疾。《珍珠囊》谓治肺中湿热，泻肺火。

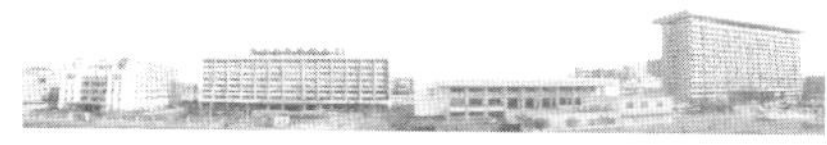

《本草纲目》谓治风热，湿热。东垣谓其除风热，清肌表之热。元素更说黄芩之用有九：泻肺热一也，上焦皮肤风热风湿二也，去诸热三也，利胸中气四也，消痰膈五也，除脾经诸湿六也，夏月须用七也，妇人产后养阴退阳八也，安胎九也。以上古人的经验皆说明本品有解热的作用，所以苏颂说："张仲景治伤寒心下痞满，泻心汤四方皆用黄芩，以其主诸热，利小肠故也。"但仲景用黄芩有"三耦"，邹澍曰："仲景用黄芩有三耦焉：气分热结者，与柴胡为耦（小柴胡汤，大柴胡汤，柴胡桂枝干姜汤，柴胡桂枝汤）；血分热结者，与芍药为耦（桂枝柴胡汤，黄芩汤，大柴胡汤，黄连阿胶汤，鳖甲煎丸，大黄䗪虫丸，奔豚汤，王不留行散，当归散）；湿热阻中者，与黄连为耦（半夏泻心汤，甘草泻心汤，生姜泻心汤，葛根黄芩黄连汤，干姜黄芩黄连人参汤）。以柴胡能开气分之结，不能泄气分之热，芍药能开血分之结，不能清迫血之热，黄连能治湿生之热，不能治热生之湿。譬之解斗，但去其斗者，未平其致斗之怒，斗终未已也。故黄芩协柴胡，能清气分之热，协芍药，能泄迫血之热，协黄连，能解热生之湿也。"（《本经疏证》）

据现代药理学研究，黄芩主要成分为黄酮类化合物。1926 年日本人柴田氏报告含有黄碱素 $C_{16}H_{12}O_5$，与葡萄糖醛酸。刘绍光 1935 年药理实验证明，此药有解热作用。1950 年刘国声中药抗生力研究说："其根浓煎 100%，在培养基础上，能抑制白喉等十二种细菌繁殖。"又据现代药理研究，黄芩稀释 1280 倍，还有抑制伤寒菌作用。在机体药力作用的问题上，研究还不多，杨老推测伤寒的病理变化在小肠部分，药物能直接对局部起到抑菌的作用。另外服此药后，经血液循环而达到局部，作用于伤寒杆菌，是否有提高机体的抗病能力等疗效，有待进一步研究。

五、秋燥论治

（一）燥金主气

秋凉西方肃杀，感之者病多凉燥，较冬日风寒为轻，所以沈目南说："燥属次寒，感其气者，亦必先从太阳皮毛而入。所以身热微头痛，洒淅恶寒，皆太阳经现症。遵《内经》燥淫所胜，治以苦温，佐以甘辛之法，主用香苏散（香附、紫苏、陈皮、甘草）加味，以通上焦，上焦得通，凉燥自解；若犹痰多，便闭，腹痛者，则用五仁橘皮汤加瓜蒌、薤白、紫菀、前胡辛滑以利气机；终用归芍异功散加减，归身、白芍、党参、茯苓、炙草、广皮、金桔辅大枣，气血双补以善其后。"

秋天晴暖，秋阳以曝，温燥之证反多于凉燥。喻嘉言谓《内经》"诸气膹郁，皆属于肺；诸痿喘呕，皆属于上"二条指燥病言，更属于肺之燥。遵《内经》"燥化于天，热反胜之"之旨，亦以甘寒为主，发扬《内经》燥者润之之法，自制清燥救肺汤，用桑叶、石膏、甘草、人参、胡麻仁、阿胶、麦冬、杏仁、枇杷叶。痰多加贝母、瓜蒌，血枯加生地黄，热甚加犀角、羚羊角或牛黄。

（二）燥病证治

凉燥犯肺，初期头痛、身痛、恶寒、无汗、鼻塞状类风寒，惟唇燥、咽干、干咳、胸满、气逆、两胁窜痛、皮肤干痛，舌苔白薄而干，治以杏苏散加减：杏仁、苏叶、前胡、紫菀、沙参、桔梗、麦冬、百部、厚朴、淡豆豉、甘草。

温燥伤肺，初起头痛身热、干咳无痰、气逆而喘、咽干痛、鼻干、唇燥、胁肋满痛、心烦口渴，苔薄白而燥，边尖俱红，治以桑杏汤加减：桑叶、杏仁、贝母、栀子、生石

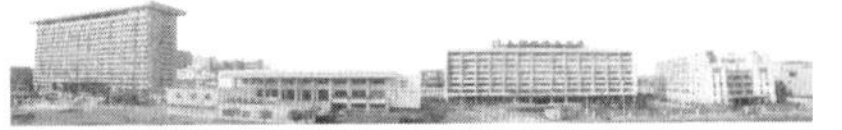

膏、枇把叶、生甘草、麦冬、瓜蒌。

燥在血脉，多营阴不足而生风，宜滋燥养营，用生熟地、当归、白芍、秦艽、防风、生甘草、黄连、元参、知母、黄柏、山药、山萸肉、枸杞、苁蓉。

燥在阴分，多手足痿弱，养阴药中必加黄柏以坚之，黄柏、龟板、熟地、知母、牛膝、白芍、锁阳、当归身、虎骨、炮姜。痿而厥冷加附片。

脾虚肾燥必须润燥合宜，始克有济。其阳虚多湿，湿伤肾气而燥者，阴凝则燥也，治宜温润，金匮肾气汤（熟地、山萸肉、山药、芡实、苁蓉、肉桂、附子）温化肾气，以渗湿润燥，肾气化则阴凝自解；终与地黄丸（熟地、炮姜、五味子、半夏、粟米、苍术）脾肾双补以善后。

阴虚多火，湿热耗肾而燥者，阴竭则燥也，治宜清润知柏地黄汤（熟地、山药、泽泻、芡实、川连、知母、黄柏）滋养阴液，以坚肾燥脾，肾阴坚则液竭可回；终与补阴益气煎去升、柴加砂仁，石莲补中填下以善后。

肺燥肠热则用阿胶黄芩汤（阿胶、杏仁、黄芩、桑皮、白芍、生甘草、车前子、甘蔗）清润肺燥以坚肠。

胃燥肝热，则用清燥养营汤去归、橘，加龙胆草、川柏、白薇清润胃燥以泻肝风。动风瘈疭者，加羚羊角；大便燥结者，加风化硝。

六、癌瘤的治疗

对于癌瘤的患者，杨老特别重视诊断的确切，除临床症状外，他特别注意各项理化、影像检验，对病理诊断尤为重视。观察疗效，以期信而有征。

（一）癌瘤的治疗原则

基于对癌瘤病因病机的认识，杨老说：癌瘤治疗原则，以补益正气为本。喻嘉言用“桂附理中”以治痞块，张锡纯制“参赭培气汤”治噎膈，皆属有效。杨老自制“补益消癌汤”（黄芪、人参、当归、龙眼肉、银花、生地、生地榆、贯众、三七、大蓟、蒲公英、杜仲、川芎），治子宫颈癌亦相当满意，皆从补益正气着手。

杨老认为附子为治癌圣药：附子禀雄壮之质，有斩关夺门之能，引补气药通行十二经，以追复消失之元阳；引补血药入血分，以滋养不足之真阴；引温热药达下焦，以驱除在里之冷湿。其辛温通阳，离照当空，阴翳自消，是斡旋大气之要药，以之治癌，甚为合法。如《圣济总录》的附子丸：附子（炮裂，去皮、脐），菖蒲（米泔浸一宿，锉，焙），矾石（熬令汁枯），蓖麻子仁（研），松脂（研）各30g，杏仁（去皮、尖、双仁，炒）60g，染胭脂15g。在治噎膈严重呕吐时，用“附子理中”，疗效甚佳；但是在晚期癌瘤阴液绝伤殆尽之际，须斟酌耳。

（二）食道癌的治疗

杨老认为食道癌属中医“噎膈”范畴。中医所论“膈”的病状，包括西医所谓“食道扩张”“食道狭窄”“食道憩室”“食道痉挛”以及“食道癌”等。《内经》有“三阳结，谓之膈”一语，张仲景在《金匮要略》中始提出反胃的名称，后世对噎膈、反胃、关格又有不同的论述：饮食之际，气忽阻塞，下咽时如有物梗塞之状者，名曰噎；心下格拒，饥不能食，或食到喉间不能下咽者，名曰膈；食下良久复出，或隔宿吐出者，名曰反胃；粒米不能食，渴喜饮水，饮之少顷即吐出，复求饮复吐，大小便秘，名曰关格。关者

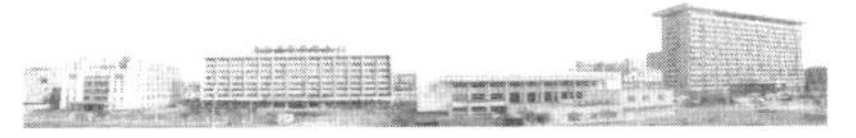

下不得出，格者上不得入，这些症状《内经》以“膈”一字概括之，简而明确。

食道癌的症状是由吞咽困难开始，继而食物逆流，二便艰涩，所以应将噎嗝、反胃、关格诸证联系起来，以探讨古人对本病的理论和经验。朱丹溪认为“夫反胃即噎膈，噎膈乃反胃之渐”，又说“噎膈反胃名虽不同，病出一体”。

噎膈一证，多因喜怒悲忧恐五志过极，或纵情嗜欲，或恣意酒食，以致阳气内结，阴血内枯而成。在《素问・阴阳别论》有“一阳发病，少气善咳，善泄，其传为心掣，其传为膈”和“三阳结，谓之膈”的记载，严用和解释说：“阳脉结谓之膈。盖气之与神并为阳也，逸则气神安，劳则气神耗。倘或寒温失宜，食饮乖度，七情伤感，气神俱扰，使阳气先结，阴气后乱，阴阳不和，脏腑生病，结于胸膈则成膈气，留于咽嗌则成为噎。”杨老认为，食道癌的病因与情志因素有关，其病机为气机不畅，正气先虚，邪气聚结于胸，久而成形，治以张锡纯“参赭培气汤”（潞党参六钱，天门冬四钱，生赭石八钱，轧细，清半夏三钱，淡苁蓉四钱，知母五钱，当归身三钱，柿霜饼五钱，服药后含化，徐徐咽之）为主方，再根据临床表现不同，辨证加减。

临床治疗严重吞咽困难、滴水不下之症，采用噙化丸：百草霜、雄黄、硼砂、沉香、柿霜等共为细末，乌梅水浸，去核取肉和丸，如弹子大，朱砂为衣，噙化。对硬化型、溃疡型无效。

（三）犀黄丸治瘤

“犀黄丸”是《外科全生集》的方剂，有活血化瘀、解毒消痈的功效，主治乳岩、石瘿、瘰疬、痰核、流注、肺痈、肠痈、失荣、横痃等。杨老说：这些病证包括肿瘤在内。殷墟甲骨文里所发现的病名即有“瘤”在内。《说文》《尔雅》上说：肿是痈，瘤是留，肿瘤因血流聚所生。瘤是息肉，瘤肬二病，似同实异。与肉偕生为肬，病而渐生为瘤。这些记载认为息肉赘肬是癌前期病变的过程，与西医是很接近的。《灵枢・刺节真邪》曰：“虚邪之入于身也深，寒与热相搏，久留而内著，寒胜其热，则骨疼肉枯，热胜其寒，则烂肉腐肌为脓。”并叙述了筋瘤、肠瘤、昔瘤等肿瘤的名称。《灵枢・水胀》所述肠覃、息肉、石瘕明白指出女性生殖器肿瘤，因此可明了中医学对肿瘤发生发展的认识和治疗原则。后世更有“瘤者留也，随气凝滞，皆因脏腑受伤，气血乖违，非正气结肿，乃五脏瘀血、浊气、痰滞而成”的理论。杨老在临床上采用犀黄丸治瘤，收到疗效。

七、肺痈治疗经验

肺痈，西医谓肺化脓症。杨老说：“肺痈发病诱因可以归纳为三：一是感受风邪，所谓风邪指不净之气侵入肺中而辗转成病；二是夹湿热，痰涎垢腻，蒸淫于肺所致；三是平素嗜酒过多。大凡病之初，毒脓未成，以清热解毒为主，用麻杏石甘汤主之，但需分清偏热偏寒，方可投药。偏热则多用石膏，少用麻黄；偏寒则多用麻黄，少用石膏。病入气分，当复加清里热药。病入营分，以人参白虎汤、犀角地黄汤、生脉散治之。脓已成，除清热外，还需托脓，以千金苇茎汤与桔梗甘草汤主之。功用即在清热排脓。”

八、心绞痛治疗经验

心绞痛系心血管系统疾病，其原因为冠状动脉硬化。中医论此证多根据心痛、胸痹的理论，以心气不足而致气滞血凝为原因，治疗主方有炙甘草汤、生脉散、三甲复脉汤等，参活血化瘀之品，但对复发问题尚未能解决。杨老在临床上以西洋参、血琥珀、三七等

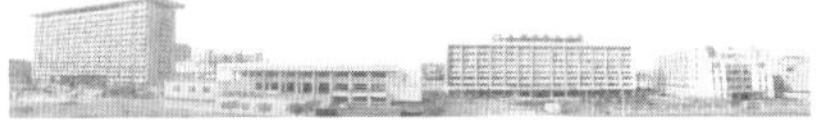

分，为散剂，日服1.5～3g，可预防发作。西洋参益气生津，琥珀散瘀通经，三七散活血定痛，药味平和，服用简便。

九、再生障碍性贫血治疗经验

再生障碍性贫血，相当于中医的虚劳、亡血，是一种大虚之证。阴阳五脏皆虚，其结果多是虚极出血而死亡。杨老根据中医理论，将再生障碍性贫血分为阴虚型、阳虚型、阴阳两虚型三型。

阴虚型：阴虚阳必亢，以出血、发热为主要症状。病势的发展呈急性，主要关系的脏器为肺（包括气）、肾（肾阴）。治则滋阴凉血，以肾为主。肾主水，为先天，水虚则精血竭，水不制火则虚阳亢越。用药如犀角、地黄、白茅根、牡丹皮、侧柏、玄参、银花之类。虽然这类凉血药在药理上有抑制白细胞作用，但在火势燎原、急则治标情况下，用之尚无妨，不过不能在热毒已控制的形势下过用多用，以免损伤中焦生发之气。

阳虚型：阳虚阴必盛，症状以夺火、夺精、夺气为主，病势的发展呈慢性。主要关系的脏器为脾、肾（肾阳）。治则温肾健脾，以脾为主。脾为后天之本，食气入胃，脾经化汁，上奉心火，变化而赤，血始由生，所以治血必治脾，仲景炙甘草汤、建中汤及归脾汤皆此义也。脾经化水，下输于肾，又赖肾之阳气蒸腾而上，所以又当温肾。用药如黄芪、白术、鹿茸、肉桂、人参等。

阴阳两虚型：介乎以上两者之间，可以为亚急性型，也可以为两者之末期现象。治疗用药可斟酌两型之间。

在治疗急性期，必用汤剂，以其荡涤驱邪作用较强；在慢性期，可用丸剂，以和缓图治，从容调养。

十、慢性肝炎的分型与治疗

根据慢性肝炎的临床表现，杨老分为“肝热血滞型”与“脾虚肝郁型”两大类。

肝热血滞型：临床表现为右胁痛，上腹胀满，纳呆体倦，肝大，舌质红，苔黄，大便干燥，脉弦而有力。肝功能化验：一般转氨酶高，蛋白倒置。治疗宜用茵陈蒿汤、膈下逐淤汤、丹栀逍遥散之类，能使转氨酶明显下降。

脾虚肝郁型：临床表现为两胁疼痛，食欲不振，脘闷纳少，心跳气短，倦怠乏力，大便溏泄。肝功能化验：白蛋白降低，转氨酶升高。治疗宜用胃苓汤加党参及疏肝之品补正化瘀，可使白蛋白得以提高。

关于胁痛症状，西医谓右为肝区痛，左为脾区痛；中医谓左为肝火或气，右为脾湿与食，有所谓左属肝，右为肝移邪于肺之说。总之胁肋为肝胆之部位。治疗以肝为主，但有虚实之分。实证用香附、豆蔻、青皮、枳壳之类固能见效，但虚证若专事疏泄，肝阴愈耗，病安得愈？杨老临床常用一贯煎、逍遥散及滋水清肝饮化裁，使肾水濡养肝木，肝气得舒，肝火渐熄而痛自平。药用：沙参、石斛、白芍、木瓜、甘草、茯苓、柴胡、橘红、橘络及逍遥散加西洋参。

黄疸古人分为阳黄、阴黄两类。阳黄的症状系巩膜及皮肤黄染，黄色鲜明，食欲不振，全身无力，肝区不适或腹胀，小便色黄，大便秘结，其脉象多为弦数，舌苔白腻或微黄。其肝功能化验多见血清胆红素增高。治宜茵陈蒿汤、茵陈栀子柏皮汤。

阴黄的症状系巩膜及皮肤黄染，黄色晦暗，脘痞纳少，胁痛腹胀，大便溏泄，神疲畏

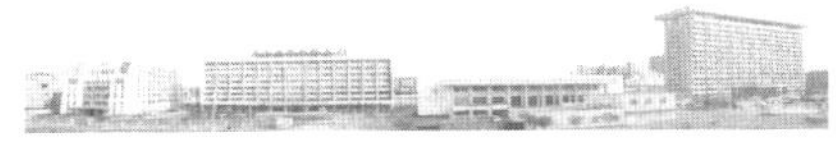

寒，脉多沉迟或弦细，舌淡苔腻。其肝功能化验多见血清胆红素增高，白蛋白降低，转氨酶升高，治宜茵陈术附汤、香砂六君子汤、逍遥丸化裁。癥块（肝脾肿大）加鳖甲。

十一、癫痫治疗经验

《内经》所论癫痫是一种病。膀胱足太阳所生病曰“痔疟狂癫疾”，又说“重阴为癫”。后世有五痫之分，不过因其声音而立名，具体的记载始于《千金方》，该书论风癫说：“风癫，发时眼目相引，牵纵反急强，羊鸣，食顷方解……”这里所说的癫也就是痫证。后世诸家多有著述。如王肯堂《证治准绳》说：“痫病仆时，口中作声，将醒时吐涎沫，醒后又复发，有连日发者，有一日三五发者。”《景岳全书》说：“癫病多由痰气。凡气有所逆，痰有所滞，皆能壅闭经络，格塞心窍，故发则眩晕僵仆，口眼相引，目睛上视，手足搐搦，腰脊强直，食顷乃苏。此其倏病倏已者，正由气之倏逆倏顺也。”《张氏医通》说：“痫证往往生于郁闷之人，多缘病后本虚，或复感六淫，气虚痰积之故。盖以肾水本虚不能制火，火气上乘，痰壅脏腑，经脉闭遏，故卒然倒仆，手足搐捻，口目牵掣，乃是热盛生风之候。”可见中医学对本病已有深刻认识和详细观察。

杨老认为，癫痫患者由于体气本虚，复感六淫，气虚不能化痰，阴虚不能制火，火盛痰壅，经络闭遏，遂成此证，治法应以补肾为本，豁痰为标。用张景岳“五痫神应丸”稍作调整，治疗此证，收到良效。

处方：白附子15g，清半夏6g，胆南星60g，白矾30g，皂角60g，僵蚕45g，乌梢蛇30g，全蝎6g，蜈蚣半条，远志30g，冰片1g。

上药共研细末，加姜汁10滴，竹沥水10mL，配水丸，每日服3次，每次9g。

十二、痛经治疗经验

经期腹痛谓之痛经。妇女患此证者，十居三四，杨老考其原因约有十种：

（一）先天虚寒

由本体阳气衰弱，胞宫阴寒，则经血凝滞，不能畅行，经血涩少，四肢厥冷，脉沉迟。

（二）外感风寒

由经期外感风寒或内伤生冷，则冲任失调，经血不畅。腹痛拒按，经血成块，形体恶寒，脉象沉紧。

（三）寒湿

寒湿客于子宫，则血因寒而凝，气因湿而滞，遂致经水阻滞。色如豆汁，小腹胀痛。

（四）湿热

湿热蕴于子宫，则子宫内膜发炎肿胀，一受经血之冲动，遂发生剧烈疼痛，其所下经血必臭秽异常，赤白混杂，脉象滑数。

（五）气郁

情志抑郁，则肝气阻滞，瘀血内结，少腹撑痛。

（六）血虚

荣血衰少，行经时血液缺乏，腹部空痛，痛而喜按，经后尤甚。

（七）食阻

经期食酸咸过度，血得酸则收凝，得咸则涩，阻于子宫，不通则痛。

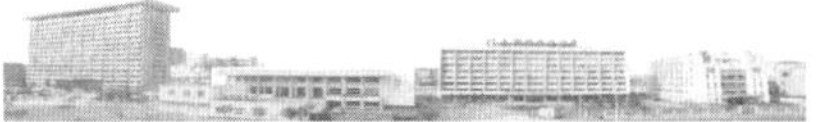

（八）经阻

经期不慎，误犯房事，精子窜入子宫，被管壁瘀滞，少腹刺痛，痛不可忍，甚则二便不通。

（九）瘤肿

子宫或输卵管中生长息肉，经血不得畅行，前者俗称子宫瘤。

（十）缺陷

先天发育不全，输卵管狭窄，阴道细小，遂为经期腹痛，在月经初潮即患此证。

根据上列十种原因，杨老自拟“痛经丸”。药物组成：香附、乌药、生姜、艾叶、人参、白术、茯苓、甘草、当归、川芎、熟地、白芍、半夏、陈皮。

本方香附为血中之气药，乌药直达肾间，故能调气解郁，散结理滞，通经化瘀，针对妇女一切月经病，尤妙在辅以四物之养血，四君之益气，二陈之化痰，故久服而使月经畅通，易于受孕养子。治经期腹痛，疏畅气机。月经后期并能疏肝解郁，化瘀消瘤，确有奇效。

十三、烧伤的中医治疗

中医对烧伤烫伤的治疗有悠久的历史。早在公元3世纪晋代葛洪《肘后方》、4世纪刘涓子《鬼遗方》，已有烫伤、灼伤的处方记载。公元6世纪《诸病源候论》进一步对烧伤的治疗提出理论，认为不宜以冷水、冷物外治，以免热气内攻。唐代《千金方》继承了唐以前的经验，提出了辨证的方法治疗。唐以后对于烫伤、烧伤的治疗方法日多，并受《千金方》的启发，除了外治法之外，开始重视内服药的治疗，认识到烫伤烧伤对全身的影响而进行整体治疗。

杨老认为烫伤、烧伤的原因不离于热。热伤皮肤，当面积很小的时候，不足为害。当烫伤、烧伤面积较大或很大的时候，对人体就产生很大的伤害。从中医五脏相关学说来看，皮毛与肺相表里，肺为里，皮毛为表，皮毛烫伤、烧伤首先及肺，这与温病“温邪上受，首先犯肺”的机理相同。又“诸痛痒疮皆属于心”，烫伤烧伤大痛伤心，甚至神昏闷绝。热极伤津，必伤血分，加之血热迫血妄行，故易引起内部出血。皮肤为热所伤，人身水分必外出以自救，企图将热毒排出体外，故初起必肿，创口水液外渗。

烫伤烧伤既属于火热一类疾患，治疗首先要防止火毒内攻。再者本病除热之外，还有毒，肌肉腐烂，外毒时有内攻可能。同时本病的演变，除了如温病的入营入血之外，更有由于两邪相加，正气不支，不足以抗邪，而出现邪盛正虚现象。杨老治大面积烧伤时，见其火毒太甚，遂用寒凉直折，以白虎、犀、羚、牛黄为主，但高热不能速退。后悟到火郁发之之理，参用芦根、茅根、薄荷等表药，遂很快退热。杨老在第一中心医院、第三医院、254医院及医学院附属医院皆有很多病例治愈。“火郁发之”是治疗明言。

临床辨证分轻重二型。

（一）轻型

小面积一二度烫伤、烧伤，单以外用药治之，可收到良好效果，通常用以下二方治之：

1. 四黄膏

药味组成：黄芩、黄连、黄柏、大黄、芙蓉叶、泽兰叶各30g，共为细末，以香油

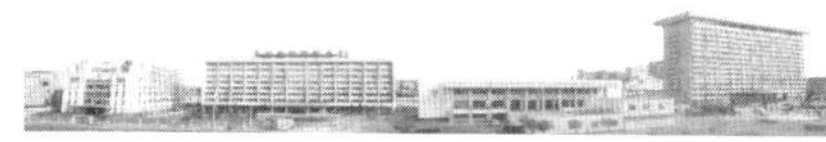

1000g，黄蜡120g加温熔化后，待油凉，再加上述药末搅拌均匀成膏外用。适用于新、久损害面积小的烧伤烫伤，尤以初期最为合适，具有清热、止痛、消炎之效。即便局部水泡已破者，亦可有效。对因放射线治疗所致一二度烧伤亦有良好效果。

2. 黄连地榆粉

药味组成：黄连、生地榆各等分，共研细末，可用香油或鸡蛋清调成糊状外敷。对较大的伤面也适用，具有较强的消炎、止痛、收干的功用。

（二）重型

大面积二度或三度烧、烫伤，以中西医合作综合治疗为好。

中药治疗除外用膏剂外，可根据临床表现分为四个证型辨证论治。具体情况在医案中介绍。

十四、养阴清肺汤治白喉

许多文献上将白喉分为三种类型：一是外感实证，二是内伤虚证，三是内伤实证，因此有白喉忌表或忌清凉表散的区分。杨老说："古人将白喉、喉痧两证混淆不清，所以有人说北方多白喉，南方多喉痧，其实这两种病症状上虽有些相同，而根本是两种病，辨别清楚得到确诊是有一定规律可循的。临床上我遇到白喉，壮热甚重的，常用麻杏石甘汤与养阴清肺汤复方。还有义膜不退的，常用羚羊角、大青叶、萝卜、海蜇皮（泡淡）煮水，服用后即退。养阴清肺汤治白喉，临床有特效。此方对于热毒炽盛、一团燥火之证最为适宜。若一见喉痛，不问其有无湿邪，一味寒凉过强，贻害亦大。"

十五、常用经验方

常用经验方，是杨老治疗各种疾病使用的方药，例方是部分临床有显著疗效的处方记录。剂量按原剂量一钱等于3g换算。需要说明的是，杨老行医的年代，中药材大多是野生自然生长，与现在大多为人工种植不同，用量仅作参考。

（一）解热类

【第一方】感冒，流行性感冒，各种传染病之前驱期。

药品：桑叶6g，菊花9g，连翘9g，银花9g，芦根15g，豆豉9g，郁金6g，竹茹6g。

功用：解表清热。

咳嗽咽痒：选用牛蒡子9g，枇杷叶9g，浙贝母9g，冬瓜仁9g，炒薏米9g。

食欲不振：选用佩兰6g，焦稻芽9g，鸡内金9g。

头痛：选用蔓荆子6g，莲子心6g。

风湿身痛：选用钩藤9g，桑枝12g，竹沥水12g，天竺黄9g，石菖蒲6g。

小便短赤：选用滑石12g，通草6g，或六一散15g。

咽痛：选用金果榄9g，金灯6g，大青叶9g，牡丹皮6g。

夹滞：选用炒莱菔子6g。

伤暑：选用青蒿6g，鲜荷叶15g，炒栀子6g，六一散15g。

伤湿：选用茯苓12g，通草3g，厚朴6g，豆卷9g。

口渴：选用天花粉9g，石斛6g。

衄血：选用郁金6g，白茅根15g。

【第二方】各种热性病高热期，体温39℃以上，有汗，口渴，甚则神昏谵语。

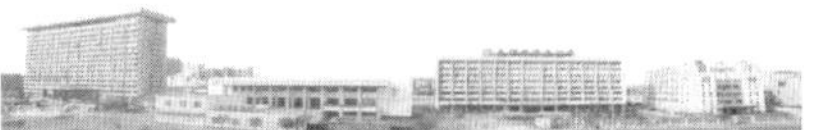

药品：鲜生地 30g，鲜茅根 30g，生石膏 15g，知母 9g，连翘 9g，牡丹皮 9g，竹叶 9g，赤芍 9g。

功用：清热解毒。

四肢抽搦，神志不清：选用羚羊角（冲服）0.6g，犀角（冲服）0.3g，石菖蒲 6g。

卫气不足，心脏衰弱：选用西洋参 6g。

参用药品：黄芩、黄连、栀子、玄参、天花粉、玉竹。

【第三方】慢性消耗性虚热，痨热。

药品：青蒿 6g，生鳖甲 9g，地骨皮 9g，黄芩 9g，生地 15g，白薇 6g，牡丹皮 6g，赤芍 6g。

功用：解热，强壮。

咳嗽：参考镇咳第三方。

心悸气短：参考强心第二方。

参用药品：丹参、知母、桂枝。

【第四方】疟疾，回归热及其他间歇性发热，先寒后热。

药品：常山 6g，草果 6g，银柴胡 6g，黄芩 9g，清半夏 9g，桂枝 3g，白芍 9g，生石膏 12g。

功用：解热，杀灭疟原虫。

食欲不振，胸闷，呕吐：选用神曲 6g，佩兰 6g，陈皮 6g，谷芽 9g，枳壳 6g。

久病身体衰弱：选用人参 6g，白术 6g。

参用药品：鳖甲、知母、槟榔、青蒿、厚朴、青皮。

【第五方】天花化脓、麻疹、白喉、猩红热等所致咽喉肿痛，糜烂，发斑，丹毒，败血症，中耳炎，鼻蓄脓症，溃疡性口内炎。

药品：紫花地丁 9g，紫草 6g，银花 10g，连翘 9g，玄参 9g，赤芍 9g，牡丹皮 6g。

功用：清热解毒，消炎。

痘疹未出者：参阅第 1 方。

高热发斑：选用鲜生地 15g，鲜茅根 15g，天竺黄 9g，生石膏 15g，大青叶 9g，板蓝根 9g，犀角（冲服）0.3g，羚羊角（冲服）0.6g。

口渴：选用天花粉 9g，竹叶 6g，知母 9g。

咽痛：选用牛蒡子 6g，浙贝母 9g，马勃 6g，射干 6g，桔梗 6g，甘草 6g。

便秘：选用大黄（后下）3g，枳实 6g。

【第六方】热性传染病高热，神识不清，谵语，烦躁，惊痫不眠。

药品：退热用紫雪散，神昏用局方至宝丹，神昏便结用安宫牛黄丸。

功用：清热镇痉，清醒神志。

【第七方】妇人经期或经期前后颜面潮红发热，烦躁，耳鸣，心悸，恶心，呕吐，食欲不振，四肢倦怠，神情不安。

药品：柴胡 6g，当归 9g，白芍 9g，白术 6g，茯苓 9g，甘草 6g，牡丹皮 9g，栀子 6g。

功用：补血镇静，解热止汗。

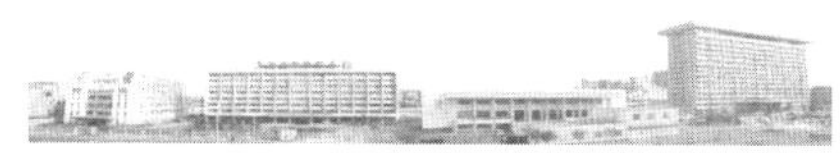

（二）利尿类

【第一方】尿路感染引发尿痛，尿急，尿频。

药品：海金沙 9g，车前草 9g，茯苓 9g，土茯苓 24g，滑石 12g，甘草 6g，黄柏 6g，泽泻 9g，旱莲草 9g。

功用：利尿，消炎。

尿道痛：选用制乳香 6g，制没药 6g，琥珀粉（冲服）3g。

尿血：参考止血第 1 方。

参用药品：扁蓄、猪苓、石韦、瞿麦、通草、竹叶、银花。

【第二方】肺水肿、腹水、肾性水肿、心脏性水肿小便较少。

药品：茯苓 9g，泽泻 9g，白术 6g，冬瓜皮 12g，冬葵子 12g，车前子（包煎）12g，旱莲草 9g，大腹皮 9g，桔梗 3g，薏仁米 12g。

功用：利尿，强心。

喘促：选用葶苈子 12g，桑白皮 9g。

腰痛：选用杜仲 12g，续断 9g。

强心：选用附子 6g，人参 6g。

参用药品：麻黄、韭菜籽、葫芦、椒目、二丑。

【第三方】各种原因引发的黄疸。

药品：茵陈 9g，赤小豆 12g，栀子 6g，茯苓 9g，猪苓 9g，冬瓜皮 12g，黄柏 6g。

功用：利胆，利尿，消炎。

发热：选用白茅根 15g，竹叶 6g，生石膏 18g。

口渴：选用天花粉 9g，石斛 6g。

呕吐：选用黄连 6g，吴茱萸 3g，姜半夏 6g，竹茹 6g。

便秘：选用大黄 3g，枳实 6g。

食欲不振：选用鸡内金 9g，生谷芽 9g，生麦芽 9g，陈皮 6g。

腹痛：参考镇痛第三方。

四肢厥冷，脉沉细者：选用附子 3g，干姜 3g。

（三）止咳类

【第一方】急性或慢性气管炎，百日咳初起。

药品：炙前胡 6g，炙白前 6g，炙紫菀 6g，杏仁 6g，陈皮 6g，枇杷叶 9g，桔梗 6g。

功用：镇咳祛痰。

痰多：选用清半夏 9g，海浮石 15g。

音哑：选用蝉蜕 3g，凤凰衣 3g。

久咳：选用川贝母 6g，五味子 6g。

参用药品：苏子、款冬花、远志、橘红。

【第二方】肺炎，喘息，支气管扩张。

药品：炙麻黄 3g，杏仁 6g，生石膏 9g，甘草 3g，葶苈子 3g，大枣 5 枚，炙前胡 6g，炙白前 6g，炙紫菀 6g，清半夏 6g。

功用：镇咳定喘，祛痰解热。

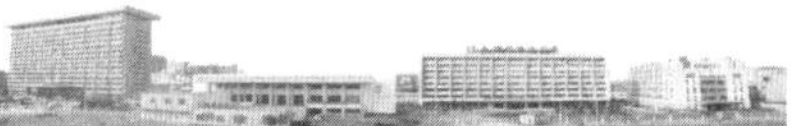

痰多：选用旋覆花（包煎）6g，海浮石 9g。

发热口渴：选用鲜生地 9g，鲜芦根 15g，知母 6g，竹叶 3g。

咽喉痛：选用射干 6g。

正气不足：选用西洋参 6g。

喘甚：选用五味子 6g，细辛 3g，桑白皮 9g，地骨皮 9g。

参用药品：橘红、川贝母、苏子、枇杷叶、冬瓜子、沙参、麦冬。

【第三方】肺结核，肺脓疡，支气管炎咯痰经久不愈及咯吐脓血。

药品：炙白前 6g，炙百部 6g，冬瓜子 12g，杏仁 6g，苏子 6g，桔梗 6g，阿胶珠 9g，冬虫夏草 9g，沙参 9g。

功用：镇咳，祛痰，扶正。

身体衰弱：选用西洋参 3g，百合 15g，胡桃肉 6g。

喘促：选用葶苈子 9g，大枣 5 枚，五味子 6g，细辛 3g。

吐脓多：选用生黄芪 9g，生薏米 15g，川贝母 9g，浙贝母 9g。

日晡潮热：参考解热第 3 方。

咯血：参考止血第 1 方。

自汗盗汗：参考止汗第 1 方。

泄泻：参考止泻第 1 方。

（四）健胃类

【第一方】食道炎、胃炎、胃下垂、胃扩张、食道癌、胃癌、胃酸过多、胃酸缺乏等引发的消化不良，食欲不振等。

药品：厚朴 6g，生麦芽 9g，生谷芽 9g，陈皮 9g，枳壳 6g，鸡内金 9g，薤白 6g，桔梗 6g。

功用：促进消化。

胃痛：选用白芍 9g，茜草 9g，乌药 9g，红花 6g。

胃痞闷：选用苏梗 6g，砂仁 3g，瓜蒌 9g，枳实 6g。

吞酸嘈杂：选用炒萸连 6g。

胃酸缺乏：山楂 6g，乌梅 6g。

吐血，呕吐，便秘：参用各类方剂。

参用药品：龙胆草、佛手、神曲、莱菔子、白术、茯苓、稻芽、佩兰、桃仁、玳玳花。

【第二方】食道狭窄、食道痉挛、贲门幽门痉挛、膈膜痉挛、神经性呕吐等所致呃逆，呕吐，吞咽困难。

药品：柿蒂 6g，白蔻 3g，旋覆花（包煎）6g，代赭石 12g，砂仁衣 4.5g，枳壳 4.5g，牛膝 9g，炒黄连 3g，桔梗 4.5g。

功用：健胃，镇痛，镇痉。

胸痛：选用白芍 9g，丹参 9g，高良姜 3g，茜草 9g。

参用药品：荷叶蒂、丁香、竹茹、白扁豆、藿香、苏梗、荜茇、干姜。

【第三方】慢性肠胃炎所致食欲不振，泄泻，呕吐等。

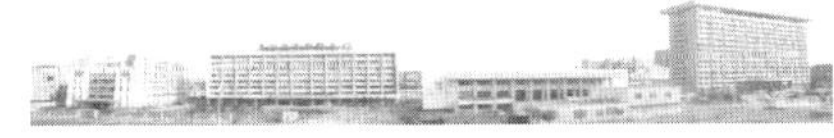

药品：人参6g，茯苓9g，甘草6g，陈皮6g，半夏6g，木香6g，砂仁3g。

功用：健胃，镇吐，止泻。

胃胀：选用枳实6g，厚朴6g。

吞酸嘈杂：选用吴茱萸1.5g，黄连3g。

食欲不振：选用神曲6g，麦芽9g，山楂6g，莱菔子6g，黄连3g。

【第四方】急性肠胃炎，发热，头痛，呕吐，泄泻，胸腹胀满。

药品：藿香6g，厚朴6g，半夏10g，茯苓9g，滑石12g，黄连6g，炒薏米9g，陈皮9g，砂仁3g，佩兰6g，神曲6g。

功用：消炎，镇吐，止泻。

（五）强心类

【第一方】心衰，四肢厥冷，汗出，体温下降，浮肿，呼吸困难，脉细微。

药品：附子3g，干姜9g，肉桂6g，人参6g。

功用：强心。

汗多：选用黄芪9g，五味子6g，浮小麦24g。

【第二方】心气不足，贫血，心悸，气短，眩晕，头痛，睡眠不佳。

药品：柏子仁9g，生地9g，夜交藤9g，远志6g，西洋参4.5g，白蒺藜9g。

功用：强心，补血，安眠。

失眠：选用北秫米12g，酸枣仁9g，磁朱丸1付入煎。

汗多：选用黄芪9g，白芍9g，龙骨12g，牡蛎12g。

晡热：选用白薇6g，丹皮9g，青蒿6g，鳖甲9g。

便秘：选用当归9g，火麻仁9g，肉苁蓉9g。

眩晕：选用紫石英12g，紫贝齿12g，枸杞9g，女贞子9g，桑椹9g，菊花6g。

参用药品：山萸肉、黑芝麻、阿胶、龙眼肉。

【第三方】心悸，气短，慢性肠炎，泄泻，胃腹疼痛，久泻不止，四肢厥冷。

药品：附子3g，干姜6g，人参6g，白术6g，甘草6g。

功用：强心，止泻，健胃。

（六）滋补类

【第一方】贫血，面色萎黄，产后、病后头晕目眩，体弱神倦。

药品：熟地9g，首乌15g，当归9g，枸杞子15g，沙苑子9g，西洋参3g，白术4.5g，阿胶9g，益智仁9g，茯苓9g。

功用：补血，健脑。

失眠：选用茯神9g，远志6g，酸枣仁9g。

心悸：选用柏子仁9g，龙眼肉6g。

自汗盗汗：选用生黄芪9g，龙骨12g，牡蛎12g，浮小麦24g。

遗精：选用龙骨12g，牡蛎12g，山萸肉9g，芡实9g，白果6g，莲须6g，菟丝子9g，金樱子9g。

头痛：选用川芎6g，菊花6g。

便溏：选用补骨脂9g，山药6g，莲肉6g，去益智仁、枸杞、当归。

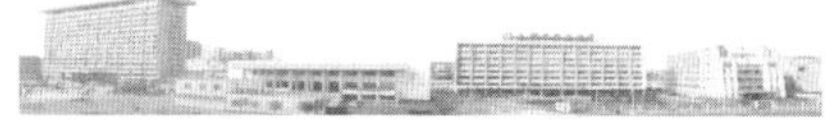

便秘：选用肉苁蓉 9g，火麻仁 6g。

参用药品：鹿茸、黑芝麻、覆盆子、巴戟天、黄芪、胡芦巴。

遗精例方：生熟地各 12g，山萸 6g，龙骨 9g，牡蛎 9g，何首乌 9g，白芍 9g，益智仁 6g，金樱子 9g，菟丝子 6g，茯神 6g，远志 6g，莲须 9g，生白果 5 枚，旱莲草 6g，杜仲 9g。

【第二方】贫血，肺结核，肠结核，弱视症，夜盲症，遗精及一切衰弱之食欲不振，便溏，盗汗自汗，羸瘦萎黄。

药品：人参 6g，白术 9g，茯苓 9g，甘草 6g，熟地 9g，当归 6g，黄芪 9g，肉桂 3g，五味子 6g，远志 6g，陈皮 6g，龙眼肉 6g，山药 6g，阿胶（烊化）6g。

功用：补气血，强心，止汗，健胃强壮。

参用药品：山茱萸、木香、酸枣仁、丹皮、泽泻、附子、升麻、柴胡。

【第三方】贫血，心悸，衰弱。

药品：柏子仁 9g，枸杞子 9g，麦冬 6g，当归 9g，菖蒲 6g，茯神 9g，元参 9g，生地 9g，甘草 6g。

功用：强壮清凉，镇静解热。

例方 1：半夏 6g，竹茹 6g，枳实 6g，北秫米 9g，丹参 9g，白术 6g，沙参 9g，川贝母 6g，茯苓 9g，藿梗 6g，甘草 3g。

例方 2：丹参 9g，当归身 9g，菟丝子 9g，益智仁 9g，山药 9g，沙苑子 9g，山茱萸 9g，白芍 9g，牡丹皮 6g，生地 9g，酸枣仁 9g，泽泻 9g。

【第四方】贫血，神经衰弱之头痛，眩晕，睡眠不安，心悸气短，食少面白，多汗，健忘，恐惧，易疲劳。

药品：地黄 9g，当归 9g，柏子仁 9g，人参 6g，酸枣仁 9g，远志 6g，茯苓 9g，五味子 6g，天冬 6g，麦冬 9g，牡丹皮 6g，元参 6g，桔梗 6g。

功用：安神镇静，清凉解热。

例方 1：何首乌 9g，阿胶（烊化）6g，生地 9g，龙齿 12g，酸枣仁 9g，远志 6g，灯心 1 撮，丹参 9g，磁石 12g，牡蛎 12g。

例方 2：参身须各 6g，白芍 9g，龙齿 12g，橘络 6g，菊花 9g，生石决明 24g，茯神 9g，黑芝麻 9g，法半夏 6g，丹参 9g，夜交藤 9g，龙眼肉 6g。

【第五方】遗精，滑精，小便频数。

药品：沙苑子 9g，白蒺藜 9g，芡实 9g，莲须 9g，龙骨 12g，牡蛎 12g，莲子 9g，天冬 6g，熟地 9g，人参 6g，黄柏 6g，砂仁 3g，甘草 6g。

功用：强壮收敛。

例方 1：何首乌 9g，茯神 6g，穞豆衣 9g，石斛 6g，白芍 9g，橘络 6g，莲须 6g，川贝母 9g，生龙骨 12g，生牡蛎 12g，山药 6g，牡丹皮 6g。

例方 2：生地 9g，龟板 9g，山药 6g，牡丹皮 6g，山茱萸 9g，沙苑子 9g，党参 9g，茯神 9g，黄柏 6g，白术 6g，菟丝子 9g，旱莲草 9g，紫河车 6g。

例方 3：人参 3g，白术 6g，茯苓 9g，甘草 3g，陈皮 6g，麦冬 6g，五味子 3g，神曲 6g，麦芽 9g，黄柏 6g。

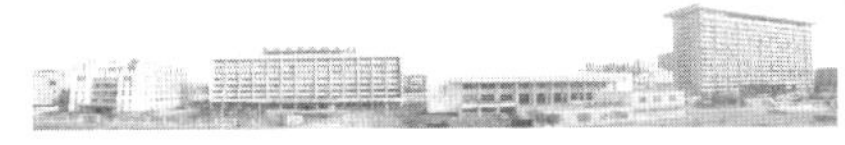

例方4：桑螵蛸9g，生龙骨12g，肉苁蓉9g，五味子6g，芡实9g，茯神9g，酸枣仁9g，金樱子9g。

【第六方】身体衰弱，下肢无力，行走不便，潮热。

药品：龟板9g，熟地9g，知母6g，牛膝6g，白芍9g，锁阳9g，当归9g，陈皮6g，干姜3g，虎骨9g。

功用：强壮，镇痛，补血。

例方1：西洋参3g，茯苓9g，旋覆花（包煎）6g，火麻仁9g，法半夏6g，陈皮6g，苏子6g，竹茹6g，枳实6g，炙甘草3g，海蛤壳12g，桑叶6g，瓜蒌6g，薤白6g，生姜2片。

例方2：生地9g，川芎3g，小茴香6g，苍术6g，当归身9g，吴茱萸3g，元胡6g，白芍9g，炙甘草3g，香附6g。

例方3：当归9g，白芍9g，牛膝6g，元胡6g，枳壳6g，丝瓜络6g，川楝子6g，小茴香6g，沉香3g，白术6g，橘核6g。

例方4：当归身9g，丹参9g，香附6g，丝瓜络6g，玫瑰花3g，橘络3g，白芍9g，川芎6g，茺蔚子6g，杜仲9g，茯神9g，桑叶6g。

例方5：吴茱萸3g，黄连3g，冬瓜皮9g，橘络6g，白芥子4.5g，青皮6g，丝瓜络6g，姜半夏6g，厚朴6g，竹茹6g，大腹皮6g，枳壳6g。

例方6：银柴胡6g，白芍9g，炙甘草3g，枳实6g，川楝子6g，元胡6g，郁金9g，沉香3g，砂壳4.5g，茯苓9g，陈皮6g，麦芽9g。

例方7：白芍9g，川楝子6g，吴茱萸3g，黄连3g，茯神9g，法半夏6g，北秫米12g，旋覆花（包煎）6g，降香4.5g，瓦楞子12g，川贝6g，竹茹6g，乌药4.5g。

例方8：白术6g，茯苓9g，白芍6g，乌梅3g，川楝子6g，陈皮6g，使君子9g，鹤虱6g，雷丸9g，花椒3g。

（七）镇痛类

【第一方】颜面神经痛，三叉神经痛，头痛，偏头痛，耳痛。

药品：川芎4.5g，白蒺藜9g，僵蚕4.5g，菊花9g，苦丁茶6g，蔓荆子4.5g，桑叶6g，白芍6g，连翘9g。

功用：镇静，清热。

参用药品：辛夷、藁本、生地、细辛、龙胆草、牛膝、大黄、阿胶、何首乌、熟地、黑芝麻、天麻、升麻、黄芩、羌活、生石膏、薄荷。

【第二方】胸胁疼痛，如肋软骨炎、胸胁神经痛、肋膜炎等。

药品：白芍9g，柴胡4.5g，丹参6g，橘叶6g，桃仁6g，杏仁6g，旋覆花（包煎）4.5g，降香4.5g，瓜蒌18g，薤白6g，生甘草3g。

功用：镇痛，健胃，通经。

胸腔积液：选用冬瓜子12g，冬葵子9g，赤小豆9g，茯苓9g，麻黄3g。

参用药品：当归、红花。

例方1：旋覆花（包煎）6g，白芍9g，焦槟榔6g，厚朴4.5g，香附4.5g，乌药6g，元胡6g，川楝子6g，白蔻4.5g，砂仁衣3g。

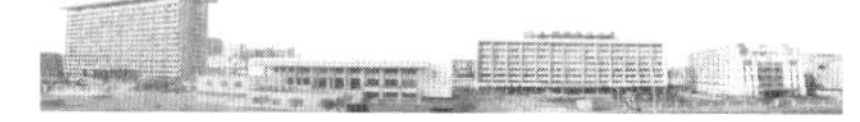

例方2（水丸）：香附30g，乌药18g，元胡15g，川楝子15g，白芍4.5g，郁金15g，白芥子15g，莱菔子15g，苏子15g，制乳香7.5g，旋覆花4.5g，神曲60g。水泛为丸，每日服3次，每次6g。

【第三方】消化系统一切疾病及子宫、输卵管、卵巢、睾丸疾病引起的腹痛，疝痛。

药品：香附9g，乌药4.5g，元胡6g，川楝子6g，白芍9g，当归9g，丹参9g，川芎9g。

功用：镇痛，健胃。

小腹痛，疝痛：选用橘核6g，荔枝核6g，山楂核6g。

腰痛：选用杜仲9g，续断6g。

参用药品：红花、小茴香、吴茱萸、茜草、肉桂、苍术。

【第四方】关节及四肢疼痛。

药品：白芍9g，桂枝3g，桑枝24g，当归9g，金毛狗脊15g，松节9g，防己9g，地龙6g。

功用：镇痛，祛风湿，利关节。

久痛：选用附片3g，虎骨6g。

参用药品：桑寄生、豆卷、秦艽、川芎、姜黄、功劳叶、木瓜、海枫藤、天仙藤、海桐皮、路路通、羌活、独活。

例方1：桑枝12g，海枫藤9g，防己6g，赤芍9g，五加皮9g，丝瓜络6g，路路通6g，木瓜9g，当归尾6g，薏苡仁12g，忍冬藤15g，威灵仙9g，茯苓皮9g，制乳没各4.5g，松节9g。

例方2：白术6g，防己6g，秦艽6g，当归尾6g，党参9g，牛膝6g，威灵仙9g，黄柏6g，薏苡仁12g，豨莶草9g，木瓜9g，牡丹皮6g，忍冬藤12g，桑寄生12g。

例方3（脊柱痛、肩胛痛）：牡丹皮6g，钩藤12g，姜黄6g，归尾6g，橘红6g，天竺黄6g，薏苡仁12g，桔梗6g，忍冬藤12g。

例方4（痛风）：羚羊角（冲服）0.3g，生地9g，薏苡仁12g，防己6g，天竺黄6g，生石膏15g，川贝母6g，牡丹皮9g，芦根12g，桑枝9g。

例方5（痛风）：当归尾9g，防己6g，赤茯苓9g，姜黄6g，薏苡仁12g，黄连4.5g，牡丹皮9g，豨莶草12g，丝瓜络6g，牛膝6g，生石膏18g，五加皮9g，忍冬藤15g。

例方6（痛风）：当归9g，生地9g，白芍9g，防己6g，茯苓皮9g，玄参9g，牡丹皮9g，丹参9g，牛膝6g，白术6g，桑枝12g，木瓜9g，冬瓜仁9g，薏苡仁12g，忍冬藤15g，天仙藤9g。

例方7（产后痛风）：桑枝15g，泽兰9g，丹参12g，茯神9g，杏仁6g，防己6g，炒荆芥6g，远志6g，浙贝母9g，夜交藤9g，白薇6g，秦艽6g，红花6g，冬瓜仁12g。

例方8（足麻而痿）：生虎骨9g，秦艽9g，五加皮12g，当归9g，生地9g，牡丹皮9g，薏苡仁15g，茯苓皮12g，知母6g，续断6g，桑枝15g。

例方9：党参6g，白芍9g，陈皮6g，牡丹皮9g，杜仲12g，桑寄生9g，何首乌9g，丝瓜络9g，虎骨9g，木瓜9g，当归9g，金毛狗脊9g。

【第五方】疝痛。

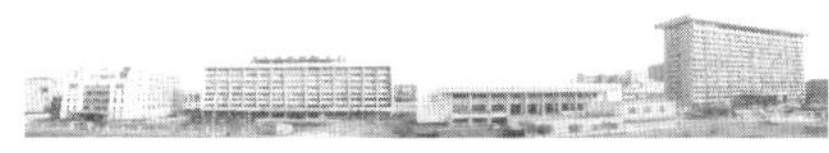

药品：元胡9g，肉桂6g，橘核9g，昆布6g，海藻6g，川楝子9g，枳壳6g，桃仁6g，厚朴6g。

功用：镇痛。

寒凝：选用吴茱萸3g，附片3g，小茴香6g，蜀椒3g。

水肿：选用泽泻9g，猪苓9g，防己6g，萆薢9g。

气滞：选用青皮6g，香附9g，乌药6g，木香6g。

血瘀：选用川牛膝9g，牡丹皮9g，当归尾9g，赤芍9g。

外邪触发：选用制乳香4.5g，制没药4.5g，橘叶6g，山楂6g。

例方1：当归尾6g，川楝子9g，小茴香6g，元胡9g，橘核9g，青皮6g，丝瓜络6g，枳壳6g，白芍9g，桂枝4.5g，荔枝核9g，路路通6g。

例方2：乌药9g，香附6g，当归9g，白芍9g，山楂6g，橘皮6g，赤茯苓9g，泽泻9g，猪苓9g，木香6g，甘草4.5g，白术6g。

例方3：橘核9g，海藻6g，昆布6g，川楝子9g，桃仁6g，厚朴6g，木通3g，枳实6g，桂心3g，木香6g，附片3g。

例方4：橘核9g，荔枝核9g，桂枝4.5g，赤白芍各9g，川楝子9g，炒黄连4.5g，桃杏仁各6g，制乳没各4.5g，柴胡6g，元胡9g，小茴香6g，当归9g，川芎4.5g，生熟地各9g，砂仁3g，山楂核9g，炙甘草4.5g。

例方5：萆薢9g，吴茱萸3g，乌药9g，炒栀子6g，木香6g，薏苡仁12g，猪苓9g，泽泻9g，小茴香9g，橘核9g，荔枝核9g。

【第六方】头痛，头晕，四肢麻木，身痛。

药品：天麻6g，牛膝6g，杜仲9g，当归9g，生地9g，羌活6g，独活6g，玄参9g，附子3g。

功用：镇痛，镇痉。

例方1（肝经头痛）：生石决明18g，白芍9g，稆豆衣9g，天麻6g，茯神9g，瓜蒌皮9g，枳实6g，竹茹6g，陈皮6g，菊花6g，白蒺藜9g，钩藤（后下）9g，沙蒺藜9g。

例方2（痰湿郁络头痛）：天麻6g，陈皮9g，胆南星6g，茯苓9g，半夏6g，瓜蒌9g，枳壳9g，苏子4.5g，莱菔子6g。

【第七方】经行不畅，妊娠及产后腹痛。

药品：制乳香4.5g，制没药4.5g，元胡9g，白芍9g，当归9g，香附6g，藁本6g，肉桂3g，白芷6g，牡丹皮9g，白薇6g，白术9g，赤石脂9g，甘草6g。

功用：镇痛，健胃，虚性发热。

例方：茯苓9g，人参3g，艾叶3g，川芎6g，鳖甲9g，沉香4.5g，肉桂3g，五味子4.5g，益母草9g，生地9g，紫河车9g。

（八）镇痉类

破伤风、脑膜炎、癫痫等发生之痉挛，搐搦，项背强直，角弓反张，牙关紧闭。

药品：紫石英15g，紫贝齿24g，桑枝18g，钩藤（后下）9g，灵磁石15g，石菖蒲4.5g，天麻4.5g，胆南星4.5g，白芍9g，僵蚕9g。

功效：镇静，镇痉，镇痛。

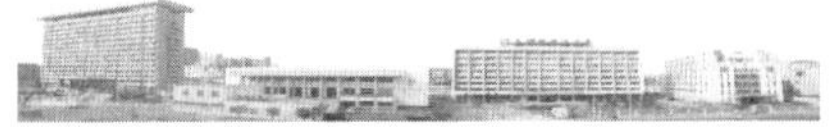

失眠：选用北秫米 15g，半夏 6g。

头痛：选用川芎 9g，白蒺藜 9g。

参用药品：蝉蜕、桑叶、菊花、地龙、旋覆花、代赭石。

（九）止血类

【第一方】衄血，吐血，咯血，尿血。

药品：生地 15g，白茅根 15g，大小蓟各 9g，阿胶珠 9g，赤芍 9g，牡丹皮 9g。

功用：促使凝血。

衄血：选用川军炭 4.5g，炒栀子 6g，连翘 9g，牛膝 6g。

吐血：选用旋覆花（包煎）6g，代赭石 12g，藕节炭 15g。

尿血：选用血余炭，9g，琥珀末（冲服）3g。

尿浑浊者：选用银花炭 9g，黄柏 9g，滑石 12g，蒲黄炭 6g，海金沙 9g。

参用药品：龙骨、牡蛎、侧柏叶、茜草、鹿角胶、龟板胶。

【第二方】肠出血，痔核出血。

药品：生地炭 9g，茅根炭 9g，地榆炭 9g，银花炭 9g，血余炭 6g，陈皮炭 6g，侧柏炭 9g，柿饼炭 9g。

功用：消炎，收敛，凝血。

赤痢者：选用白芍 9g，黄芩 6g，炒黄连 4.5g。

例方 1（便硬，下血，痔坠）：西洋参 3g，橘皮 6g，阿胶（烊化）6g，生地 9g，川贝母 9g，麦冬 6g，椿根白皮 6g，炙甘草 3g，杏仁 6g，白芍 9g，地榆炭 9g，莲房炭 6g。

例方 2：黄连 4.5g，槐角 6g，槐花 6g，枳实 6g，防风 6g，香附 6g，粉甘草 4.5g，木香 6g，陈仓米 9g。

例方 3：生地 9g，山药 6g，山茱萸 6g，黄连 4.5g，茯苓 9g，牡丹皮 6g，知母 6g，玄参 9g，槐角 9g，当归 9g，黄芩 6g，黄柏 6g，泽泻 9g，皂角 6g，天花粉 9g。

【第三方】崩漏，月经不调，月经前期。

药品：龙骨 15g，牡蛎 15g，艾叶 4.5g，山茱萸 12g，生地炭 9g，桑螵蛸 9g，阿胶珠 9g，鹿角胶 9g，莲房炭 9g，五倍子 9g。

功用：凝血，收敛。

腰酸痛：选用杜仲 9g，续断 6g。

贫血：加西洋参 3g，龟板胶 9g，熟地 9g。

参用药品：香附、海螵蛸、黄鱼鳔、黄芩炭、升麻炭、芥穗炭、牡丹皮炭、赤芍、龟板、黄柏、白芍。

例方 1：当归身 6g，白芍 4.5g，地黄炭 12g，阿胶珠 6g，艾炭 4.5g，牡蛎 12g，制鳖甲 9g，牡丹皮炭 4.5g，贯众炭 9g，血余炭 6g，鲜藕 30g。

例方 2：党参 9g，炙黄芪 9g，当归身 6g，白芍 4.5g，阿胶珠 6g，炒杜仲 6g，续断 6g，酸枣仁 9g，白术 6g，龙眼肉 6g，藕节炭 6g。

例方 3：党参 9g，炮姜炭 3g，龙骨 12g，棕榈炭 9g，莲房炭 6g，侧柏炭 6g，阿胶珠 6g，白芍 6g，血余炭 6g，杜仲 9g，茯神 9g，陈皮 6g，香附 6g。

例方 4：当归身 18g，升麻炭 3g，芥穗炭 4.5g，白芍 9g，柴胡 4.5g，熟地 9g，砂仁

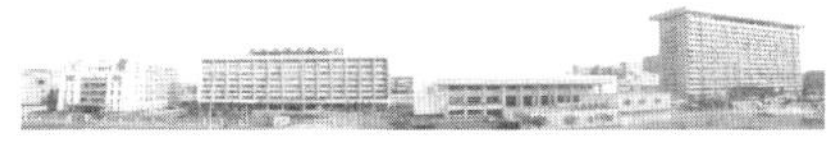

3g，何首乌12g，沙蒺藜15g，杜仲9g，续断9g，远志6g，党参9g，酸枣仁9g，山茱萸12g，阿胶9g，龟板9g，柏子仁9g。

例方5（血小板减少紫斑症）：人参6g，生黄芪12g，当归身6g，茯神9g，酸枣仁6g，龙眼肉6g，远志4.5g，白术6g，生地12g，阿胶9g，牡丹皮6g，木香3g。

例方6：龙骨9g，牡蛎9g，紫贝齿30g，生地18g，白芍9g，白薇9g，黄柏炭3g，槐花炭18g，女贞子18g，阿胶9g。

例方7：阿胶珠9g，艾叶炭3g，生地15g，当归身6g，白芍9g，棕榈炭9g，海螵蛸6g，枸杞子9g，杜仲12g，丹参9g，牡丹皮6g，牡蛎12g。

（十）驱虫类

肠内寄生虫（蛔虫、蛲虫、绦虫）。

药品：使君子9g，川楝子4.5g，乌梅4.5g，木香4.5g，黄连4.5g，乌药4.5g，焦槟榔4.5g。

功用：驱虫，止痛，健胃。

腹痛：选用白芍9g，当归9g。

食欲不振：选用鸡内金9g，麦芽9g，谷芽9g，陈皮6g。

呕吐：选用半夏6g，茯苓9g。

贫血：选用生地9g，阿胶6g，何首乌9g。

参用药品：雷丸、鹤虱、百部。

（十一）泄下类

【第一方】一时性便秘，肠管狭窄及粪球阻塞之大便闭结。

药品：大黄9g，元明粉9g，枳实6g，瓜蒌24g。

功用：促进肠蠕动。症候较轻或身体欠强壮者以风化硝易元明粉。

胸闷：选用薤白6g，厚朴6g，桔梗6g。

食欲不振：选用陈皮6g，焦三仙各6g。

发热谵语：选用鲜芦根15g，鲜茅根15g，竹叶6g，薄荷6g，菖蒲6g。

参用药品：莱菔子、槟榔、番泻叶。

禁用：①有肠出血倾向。②腹腔炎症剧甚者。③妇女经期或妊娠期。④高龄、贫血、衰弱者慎用。

【第二方】慢性便秘。

药品：皂角9g，火麻仁9g，枳实4.5g，钩藤18g，桔梗4.5g，郁李仁9g，桃仁6g，当归9g，肉苁蓉9g。

功用：润肠通便。

腹胀：选用大腹皮9g，苏梗6g，厚朴6g，陈皮6g。

呕逆：选用半夏6g，砂仁壳3g，豆蔻壳3g。

参用药品：川军、风化硝、莱菔子、苏子、槟榔。

例方1（肝旺，便秘，纳少，腹胀）：阿胶9g，牛膝6g，柏子仁9g，酸枣仁9g，龟板9g，肉苁蓉9g，茯神6g，石斛6g，当归9g，黑芝麻9g，白糯米6g。

例方2（腹胀，呃逆，呕吐）：旋覆花（包煎）4.5g，青皮6g，干姜3g，代赭石12g，

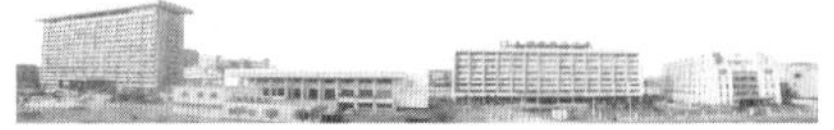

黄连4.5g，吴茱萸1.5g，竹茹6g，陈皮6g，枳实6g，川楝子6g，酸枣仁9g，厚朴6g，郁金6g。

例方3（大便坚硬、球形，嗳气，食欲不振）：桃仁6g，冬瓜仁9g，皂角6g，郁李仁9g，大黄3g，降香3g，郁金6g，枳实3g，生地9g。

例方4（腹胀、小便不利、大便3～4天一次、干结）：当归9g，肉苁蓉9g，郁李仁9g，生地9g。

例方5：火麻仁9g，白芍9g，枳实6g，大黄3g，厚朴6g，杏仁6g。

例方6：火麻仁9g，郁李仁9g，柏子仁9g，松子仁9g，桃仁6g。

（十二）止泻类

【第一方】急性肠炎、痢疾所致腹鸣，泄泻。

药品：车前子（包煎）9g，血余炭9g，黄连3g，五谷虫9g，姜厚朴4.5g，泽泻9g，赤芍9g，茯苓9g，炒银花12g。

功用：消炎，利尿，吸着。

呕吐选用：半夏6g，藿香6g。

食欲不振：选用山楂10g，神曲6g，枳实6g。

里急后重：选用槟榔9g，枳实6g。

腹痛：选用木香6g，元胡9g。

便中混血：选用生地炭9g，地榆9g，白头翁9g，秦皮6g。

久痢不止：选用附片3g，炮姜3g。

【第二方】慢性肠炎，肠结核，久泻。

药品：黄连9g，白术4.5g，诃子肉9g，肉豆蔻4.5g，莲肉9g，米壳9g，茯苓9g，炒薏苡仁12g，五味子3g，五倍子9g。

功用：收敛，减缓肠蠕动，利尿。

体弱选用：人参3g，补骨脂9g，升麻6g，赤石脂9g，干姜3g，附片3g，肉桂3g，血余炭6g，陈皮炭6g，陈仓米9g，山药6g，车前子（包煎）15g。

例方1：人参3g，菟丝子9g，杜仲9g，小茴香6g，补骨脂9g，莲肉9g，黄芪9g，茯苓9g。

例方2：党参9g，山药9g，白芍9g，煅牡蛎12g，生甘草4.5g，杜仲9g，大枣5枚，白术6g，附片3g。

例方3：熟地9g，山茱萸6g，莲肉6g，炙草4.5g，炮姜3g，白术6g，五味子6g，肉豆蔻6g，补骨脂9g。

例方4：人参3g，白术6g，茯苓9g，山药6g，莲肉9g，白扁豆9g，桔梗6g，砂仁3g，炒薏苡仁12g，桔梗6g，泽泻9g，陈皮6g，石榴皮炭9g。

（十三）镇吐类

胃炎，神经性呕吐等。

药品：旋覆花（包煎）4.5g，代赭石9g，清半夏9g，干姜1.5g，黄连1.5g，吴茱萸1.5g，怀牛膝9g，白扁豆18g，厚朴4.5g，砂壳4.5g。

功用：镇吐，健胃。

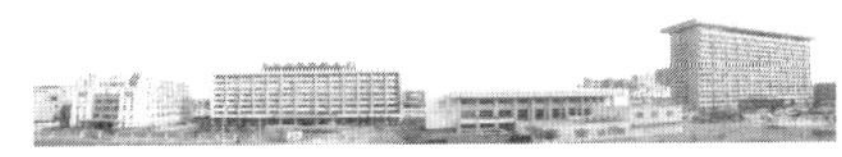

妊娠恶阻：去牛膝、代赭石，选用白术 9g，黄芩 6g，白芍 9g，竹茹 6g。

参用药品：陈皮、檀香、白豆蔻、竹茹、高良姜。

例方：黄连 4.5g，瓜蒌 9g，陈皮 6g，竹茹 6g，干姜 3g，旋覆花（包煎）6g，代赭石 12g，清半夏 9g，枳实 6g，茯苓 9g，枇杷叶 9g，甘蔗汁 10 滴。

（十四）止汗类

神经衰弱、肺结核等发生的自汗盗汗。

药品：龙骨 15g，牡蛎 15g，浮小麦 24g，生黄芪 9g。

功效：收缩汗腺。

肺结核咳嗽：参考镇咳类。

贫血、神经衰弱：参考强心类。

参用药品：白术、五味子、五倍子、白芍、阿胶、麻黄根。

（十五）催经类

因精神因素、营养障碍贫血以致经常衍期行经。

药品：旋覆花（包煎）4.5g，降香 4.5g，牡丹皮 6g，香附 9g，桃仁 6g，当归 6g，阿胶 9g，菟丝子 9g，赤芍 6g。

功用：催经，补血，止痛。

贫血：选用熟地 9g，龟板 9g，鳖甲 9g。

腹中有硬块者：选用瓦楞子 12g，海浮石 9g，三棱 6g，莪术 6g，穿山甲 6g。

发热：参用解热剂。

参用药品：玫瑰花、月季花、泽兰、元胡、川芎、牛膝、鸡血藤、大黄、红花、莪术。

（十六）降压类

【第一方】动脉硬化、高血压之头痛，眩晕，耳鸣，面红，精神亢奋不眠及中风后半身不遂，语言障碍，口歪眼斜。

药品：紫石英 15g，灵磁石 15g，怀牛膝 12g，桑枝 15g，桑叶 6g，白蒺藜 9g，僵蚕 4.5g，节菖蒲 4.5g，地龙 9g，旋覆花（包煎）6g，代赭石 12g。

功用：降血压，镇静，镇痛。

头痛：选用茺蔚子 6g，菊花 9g，天麻 6g，川芎 4.5g。

便秘：选用大黄 4.5g，火麻仁 9g，桃仁 9g，杏仁 9g。

四肢痛：选用防己 6g，白芍 9g，桂枝 4.5g，天仙藤 9g，海风藤 9g。

四肢麻木：选用全蝎 4.5g，豨莶草 9g。

参用药品：蒲黄、龙胆草、白薇、阿胶、蝉蜕、钩藤、夏枯草、生石决明。

例方 1：紫石英 15g，旋覆花（包煎）6g，磁朱丸 1 丸，紫贝齿 24g，代赭石 12g，半夏曲 9g，晚蚕沙 9g，皂角 9g，冬青子 9g，远志 9g，茯神 9g，夏枯草 9g，白薇 6g，白蒺藜 9g，僵蚕 4.5g，枳实 4.5g，丹参 12g，天麻 4.5g，菊花 6g。

例方 2（手指麻木不仁）：当归身 9g，党参 9g，枸杞 9g，桑寄生 9g，麦冬 9g，桑椹 9g，阿胶（烊化）6g，牡丹皮 9g，白芍 9g，女贞子 9g，半夏 6g。

例方 3（眩晕，肢体麻木，高血压）：茯神 9g，白芍 9g，桑枝 12g，桑寄生 12g，怀牛

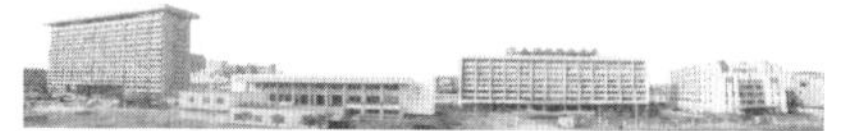

膝6g，山药12g，木瓜6g，丝瓜络6g，冬瓜仁12g，薏苡仁9g，石斛9g，竹茹6g，橘红6g，橘络6g，旋覆花（包煎）6g，半夏6g，生石决明15g，石菖蒲6g，郁金4.5g，砂仁3g，玫瑰花4.5g。

【第二方】中风，手足运行不利，口眼歪斜。

清半夏6g，枳实6g，橘红6g，郁金9g，菖蒲6g，赤白芍各9g，远志9g，僵蚕6g，白蒺藜9g，胆南星6g。

功用：通经活络，恢复肢体功能。

例1：半夏6g，天竺黄9g，旋覆花（包煎）6g，代赭石12g，节菖蒲9g，胆南星6g，天麻9g，茯神9g，竹茹3g，钩藤9g。

例2：参须9g，半夏9g，远志6g，郁金9g，石菖蒲6g，天麻6g，天竺黄6g，胆南星6g，橘红6g，僵蚕6g。

例3：天麻6g，钩藤9g，白术9g，白附子6g，当归9g，半夏6g，菊花9g，全蝎4.5g，胆南星9g，陈皮6g，竹茹6g。

【第三方】高血压，耳鸣，眩晕，神志不宁，便秘。

药品：当归9g，龙胆草6g，芦荟6g，黄连4.5g，黄芩6g，黄柏6g，炒栀子6g，青黛3g，木香6g。

功用：降血压，清热。

例方1：生石决明24g，白芍9g，穞豆衣9g，半夏6g，天麻3g，茯神9g，枳实3g，竹茹6g，陈皮6g，白蒺藜6g，菊花6g，钩藤（后下）9g。

例方2：何首乌9g，生石决明24g，当归身9g，瓜蒌皮6g，羚羊角粉（冲服）0.3g，白蒺藜9g，穞豆衣9g，茯神9g，橘红6g，石菖蒲6g，菊花6g。

例方3：羚羊角粉（冲服）0.3g，麦冬6g，茯神9g，酸枣仁9g，远志6g，龟板9g，菊花6g，生地9g。

例方4：熟地9g，远志6g，茯神9g，酸枣仁9g，龟板9g，龙眼6g，麦冬9g，五味子6g。

例方5：菊花6g，防风6g，枸杞9g，茯神9g，半夏6g，天麻6g，白芍9g，桂枝3g，磁石12g，陈皮6g，白蒺藜9g，郁金6g，桑叶6g。

（十七）目疾类

【第一方】结膜充血，视力障碍，羞明，流泪，眼疼痛。

药品：鲜生地15g，鲜茅根15g，生石决明18g，草决明9g，密蒙花9g，赤芍6g，谷精草9g，茺蔚子9g，车前子（包煎）9g，桑叶9g，蝉蜕4.5g，菊花9g。

功用：清热，止痛，消炎。

头痛：选用薄荷6g，川芎6g，蔓荆子9g。

便秘：选用大黄4.5g。

参用药品：夜明砂、枸杞、龙胆草、木贼、牛膝、连翘、黄芩、白蒺藜、僵蚕、女贞子、何首乌、青葙子。

例方1：薄荷6g，蝉蜕3g，当归尾3g，连翘6g，谷精草9g，菊花9g，桃仁6g，红花3g，牡丹皮6g，夜明砂9g，薏苡仁9g，陈皮4.5g，枳实4.5g。

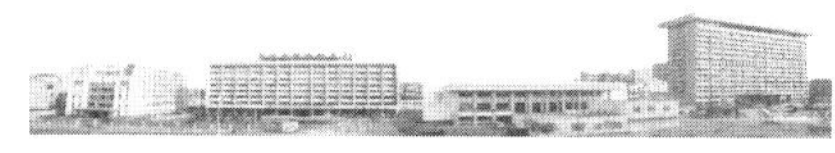

例方2：薄荷6g，苏叶3g，半夏9g，陈皮4.5g，茯苓9g，苏子3g，菊花9g，谷精草9g，夜明砂9g，桃仁9g，薏苡仁9g。

【第二方】视力障碍，头痛，头胀，云翳。

药品：石斛6g，天冬6g，菟丝子9g，人参3g，茯苓9g，菊花6g，山药6g，麦冬6g，熟地6g，肉苁蓉6g，青葙子6g，生地6g，羚羊角粉（冲服）0.3g，草决明9g，五味子6g，桃仁6g，白蒺藜9g，川芎3g，黄连3g，防风3g，枳实4.5g，牛膝6g。

功用：强壮，消炎，镇痛。

（十八）皮肤病类

痤疮，湿疹。

药品：鲜茅根15g，鲜生地15g，荆芥穗4.5g，桑叶9g，蝉蜕4.5g，茯苓9g，赤芍9g，桃仁12g，杏仁，12g，连翘9g。

功用：清热，消炎，止痒。

皮肤痒痛：选用防风6g，白蒺藜9g。

参用药品：牡丹皮、忍冬藤、赤小豆、当归、马齿苋、生石膏、地肤子。

例方：萆薢9g，金银花9g，土贝母12g，甘草梢4.5g，白鲜皮9g，连翘9g，防己6g，莲子心4.5g，蒲公英12g，滑石15g，茯苓皮9g，薏苡仁12g，赤小豆9g。

（十九）外科病类

乳疮及一切肿毒。

药品：山慈菇9g，银花6g，蒲公英9g，桔梗6g，制乳没各4.5g，当归9g，三七4.5g，穿山甲9g，皂角6g。

功用：解毒，镇痛，排脓，止血。

瘿瘤：选用海藻6g，昆布6g，牡蛎12g。

已溃者：选用生黄芪9g，鹿角9g。

疼痛：选用白芍9g，血竭3g，甘草4.5g。

参用药品：白芷、浙贝母、赤小豆、阿胶、马齿苋、生地、玄参。

例方：青陈皮各6g，元胡9g，木香4.5g，川芎9g，当归9g，茯苓9g，乌药9g，白芍9g，浙贝母9g，甘草9g。

（二十）瘿瘤类

药品：海藻6g，昆布12g，僵蚕9g，白术9g，白芥子9g，牡蛎12g，陈皮6g。

功用：消瘿。

例方1（乳核）：瓜蒌9g，连翘6g，川象贝母各6g，橘核3g，香附9g，川楝子6g，元胡6g，牡丹皮6g，赤芍6g，蒲公英12g，忍冬藤12g，丝瓜络9g。

例方2（腮腺炎）：夏枯草9g，莲子心6g，龙胆草3g，制乳没各4.5g，马勃9g，金果榄9g，瓜蒌6g，枳实6g，厚朴3g。

例方3（情志不遂，闭经，瘰疬）：柴胡3g，茯苓9g，当归6g，白芍9g，牡丹皮4.5g，炒栀子4.5g，生牡蛎9g，薄荷1.5g，半夏6g，昆布6g，海藻6g，白芥子6g。

例方4（瘰疬红肿）：夏枯草9g，山慈菇6g，牡蛎6g，海藻6g，昆布6g，桔梗6g，玄参9g，天花粉9g，白芥子6g。

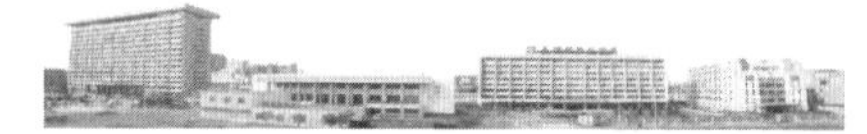

例方 5（瘰疬，闭经）：生鳖甲 9g，青蒿 9g，银柴胡 3g，白芍 9g，当归 9g，牡丹皮 6g，菊花 9g，川芎，4.5g，海藻 6g，夏枯草 9g。

例方 6（乳核）：瓜蒌 9g，王不留行 9g，香附 9g，制乳没各 4.5g，薄荷（后下）9g，连翘 6g，菊花 15g。

（二十一）糖尿病

糖尿病之喜饥、喜渴、多尿。

药品：花粉 12g，石斛 12g，生地 9g，沙参 9g，天冬 9g，芡实 12g，猪胰子 1 条，鸭胰子 1 条。

功用：清热，止渴。

四肢酸痛：选用桑寄生、白芍、桔梗、金毛狗脊。

腰痛：选用杜仲、续断。

身体虚弱：参用健壮类。

高热神昏者：参用解热类。

继发眼病：参用眼科类。

医案选介

一、风温

黄某，男，51 岁，1962 年 4 月 25 日初诊。

主诉：发热 3 天，咳嗽，吐粉红色痰 2 天。

病史：患者 3 天前贪凉饮冷后发热恶寒，头痛身痛，腹中不适，呕吐泄泻。1 天后吐泻止，但仍发热恶寒，头痛，身痛，咳嗽，吐粉红色痰，不思饮食，尿黄便秘。

体格检查：体温 39.9℃，脉搏 80 次/分，呼吸 18 次/分，血压 116/80mmHg。发育正常，营养中等，体位自如。神志清醒合作，巩膜无黄染，全身皮肤无黄染、皮疹、出血点、蜘蛛痣。浅表淋巴结不肿大。头颅器官正常，咽红，气管居中。胸部无异常，叩诊清，两肺呼吸音清晰，未闻啰音。心界不大，心音规律，未闻杂音。腹软，肝、脾未扪及。膝反射正常，病理反射未引出。脉象弦滑，舌苔白腻。

化验：血红蛋白 129g/L，红细胞 456 万/mm^3，白细胞 6750/mm^3，中性粒细胞 64%，淋巴细胞 36%。胸片：右下肺炎。

中医诊断：风温。

西医诊断：肺炎。

辨证：外邪束表则发热恶寒，头痛，身痛；邪热壅肺则咳嗽；邪热伤及肺络，迫血妄行，则痰中带血；溲黄、便秘主热证；脉弦滑，主实，主热；舌苔白腻，主表主痰。故本证是表邪未解，热邪壅肺之证。

治法，解表清热，宣肺止咳。

处方：麻杏石甘汤加味。

麻黄 1.5g，生石膏 15g，杏仁 9g，甘草 6g，黄芩 9g，银花 15g，连翘 9g，浙贝 9g，芥穗 4.5g。

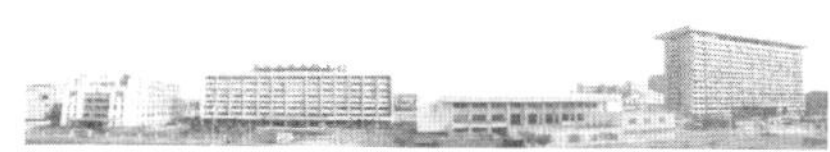

3剂。

二诊：1962年4月28日。体温37.5℃～38℃之间，午后为甚，汗出，头晕无力，咳嗽，痰中带血，胁痛，脉沉滑，舌苔白，表邪有退却之象。原方去芥穗。4剂。

三诊：1962年5月2日。体温38℃左右，咳嗽，痰中带血，头晕乏力，胁痛，脉弦滑数，苔白腻，是痰热未清，宜清热化痰。

处方：鲜芦根15g，白茅根15g，连翘9g，银花15g，桔梗6g，甘草6g，冬瓜仁12g，炒薏米15g，滑石12g，茯苓12g，半夏曲9g，砂仁3g。

3剂。

四诊：1962年5月5日。昨日自觉良好，外出屋檐下，坐时感身冷，后复发热，体温40℃，头晕恶寒无汗，口苦心烦，脉弦滑数，舌苔白腻。此乃复受风寒之故，表寒外束，郁热不宣，宜大青龙汤。

处方：麻黄3g，桂枝3g，生石膏24g，杏仁9g，黄芩9g，甘草3g，生姜3g，大枣5枚。另紫雪散（冲服）3g。

3剂。

五诊：1962年5月8日。服药后汗出热减，体温38℃，仍身痛，头晕，口苦，咽痛。原方加麦冬9g，金灯9g。3剂。

六诊：1962年5月11日。汗出热退，体温37℃左右，口渴头晕，无力，稍咳，白黏痰，食少，夜卧不宁，脉细数，舌苔白。热病之后，气阴两伤，继清余热，兼扶正气。

处方：西洋参6g，芦根30g，银花24g，连翘9g，滑石15g，杏仁9g，浙贝母9g，黄芩6g，沙参9g，麦冬9g，炒麦芽、炒稻芽各9g。

3剂。

七诊：1962年5月14日。体温正常，头晕，乏力，食少，夜卧不安，脉弦细，舌红苔白。大热之后，正气未复，宜育阴清热，前方西洋参加至9g，加北秫米15g，半夏9g。3剂。

八诊：1962年5月17日。体温36.5℃，头晕，乏力，便干，脉弦细，舌苔白。热病之后，阴液未复，继予滋阴养液善后。

处方：沙参9g，阿胶（烊化）9g，麻仁9g，白芍9g，钩藤（后下）15g，菊花9g，生牡蛎9g，石斛9g，半夏9g，北秫米15g。

连服5剂，诸症若释。

【按】风温为新感温病。温邪上受，首先犯肺，肺合皮毛，故初起见发热、恶寒、头痛、身痛之表证。又患者贪凉饮冷，寒邪直中，故有呕吐、腹泻，但很快吐泻止，而主要表现为肺卫的病变，所以初诊用麻杏石甘汤，辛凉宣解以驱邪外出，病情顺利好转。后病人复感风寒，外寒里热，以大青龙汤而解。温病以保护阴液为第一要义，后期以养阴清热善后。

本例患者初期从表证开始，故为新感温病，时值春季，故为春温。又患者初起颇似伤寒袭表中里证，但很快吐泻停止，而表证犹在，并出现咳嗽、痰中带血之肺的证候。以后始终留恋在肺，且经久不移。正如叶天士所云："伤寒多有变证，温热虽久在一经不移，以此为辨。"因此，本证并非伤寒。

病经多日，邪热耗气伤津，气阴两伤，“热病救阴犹易，通阳最难，救阴不在血，而在津与汗，通阳不在温，而在利小便。”常谓温病忌补，而杨老认为，所谓忌补，当忌温补，而不忌清补。西洋参甘凉，补气生津，如《伤寒论》人参白虎汤（此处人参为野党参，张锡纯对此有精辟论述）。杨老在治疗温病气虚，正不胜邪时，常用西洋参扶正祛邪，取得良好效果。

二、春温

病案 1

李某，男，19 岁，工人，住院号 118996，1962 年 3 月 24 日急诊入院。

主诉：发热 10 天。

病史：患者 10 天前开始发热，体温逐渐升高，曾服解热剂治疗不效，发热恶寒，头痛，有汗，口渴，食欲不振，疲乏无力，尿黄，便秘。

体格检查：体温 40.8℃，脉搏 88 次/分，呼吸 20 次/分，血压 110/80mmHg。发育正常，营养中等，体位自如，急性病容，精神恍惚，表情呆滞。查体合作，皮肤无黄染，胸腹部皮肤可见散在玫瑰疹。全身浅表淋巴结无肿大。头颅器官正常。巩膜无黄染，双瞳孔等大、等圆，对光反射存在。甲状腺不肿大，气管居中。胸廓对称，叩诊清，双肺呼吸音清晰，未闻啰音。心界不大，心音规律，心率 88 次/分，未闻及杂音。腹部平坦柔软，肝脏未扪及，脾于肋缘下一横指处，质软，无触痛。无移动性浊音，肠鸣音正常。双下肢不肿。生理反射存在，病理反射未引出。脉象弦数，舌红苔薄白。

化验：血培养伤寒杆菌（+）。

中医诊断：春温。

西医诊断：肠伤寒。

辨证：时值春令，伏邪外发，虽有恶寒、苔薄白，但汗出，表证当解，而高热口渴、溲赤便秘、舌红、脉弦数是里热炽盛，冬伤于寒，春必病温之春温证，当以清里热为主。

治法：苦寒直折里热。

处方：黄芩 120g，煎汤 400mL，分 6 次分服。

服药 7 日，体温恢复正常。后黄芩 60g，30g，18g，分别煎汤 300mL，分 3 次服，各观察 2 日，体温正常，嘱节制饮食，出院。

病案 2

张某，女，16 岁，农村学生，住院号 117967，1962 年 2 月 13 日急诊入院。

病史：家属代述，患者高烧 10 日，恶寒无汗，口渴耳聋，神昏谵语。

体格检查：体温 40℃，脉搏 90 次/分，呼吸 22 次/分，血压 100/70mmHg。发育正常，营养中等，急性病容，神志不清，谵妄，查体不合作。皮肤无黄染、皮疹、出血点、蜘蛛痣。浅表淋巴结不肿大。头颅器官正常，巩膜无黄染，双瞳孔等大、等圆，对光反射存在。甲状腺不肿大，气管居中。胸廓对称，叩诊清，两肺呼吸音清晰，未闻啰音。心界不大，心音规律，心率 90 次/分，未闻杂音。腹部平坦，柔软，肝未触及，脾可触及，质软。无移动性浊音，肠鸣音存在。双下肢不肿。生理反射存在，病理反射未引出。脉象滑数，舌苔黄腻。

化验：肥达试验，1962 年 2 月 15 日，“H”1∶640，“O”1∶320；副伤寒“A”

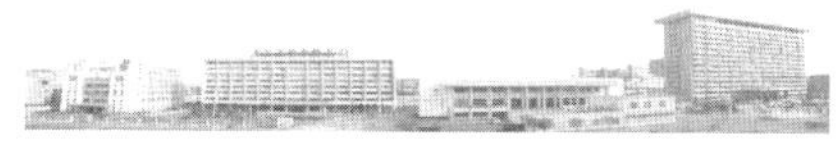

1∶40；“B”（－）。1962 年 2 月 28 日，“H”1∶1280，“O”1∶80，副伤寒“A”1∶40；“B”（－）。

中医诊断：春温。

西医诊断：肠伤寒。

辨证：发热无汗、口渴是伏热外透，脉滑数、舌苔黄腻、耳聋、神昏谵语、舌苔黄腻是湿热熏蒸，蒙蔽清窍，热炽湿甚。

治法：苦寒清热，淡渗利湿。

处方：三仁汤加减。

滑石粉 15g，竹叶 6g，厚朴 9g，薏苡仁 18g，清半夏 9g，白豆蔻 6g，茯苓 6g，豆豉 9g，藿香 6g。

另黄芩 30g，煎汤 300mL，分 3 次服。

服药 3 付后，体温降至 37.5℃左右，至第 6 日体温恢复正常。

【按】以上两例，病人经化验检查，均确诊为肠伤寒，其治疗特点在于主要应用单味“黄芩汤”，或在辨证论治基础上重用黄芩。春温乃属伏气温病，即《内经》所言“冬伤于寒，春必病温”。伏气温病以里热为主，若有表邪，属新感引动伏气，其治疗原则为“辛凉以解新邪，苦寒以清里热。若无表邪，可苦寒直折里热”。“有一分恶寒，便有一分表证。”前例虽发热恶寒，但有汗，表明表邪已解，故只用黄芩煎汤清除里热。第二例发热，恶寒无汗系表未解，口渴、脉滑数、舌苔黄腻是里热炽盛，并夹湿邪，故以三仁汤加藿香、豆豉解表清热化湿，重用黄芩清里热。

三、暑入心营（产后中暑）

孙某，女，25 岁，农民，住院号 68930，1956 年 8 月 8 日急诊入院。

病史：家属代述，患者于 1956 年 7 月 31 日顺产一男婴。产后 6 日，因天气炎热，室温过高，因而发热胸闷。次日症状加重，于同年 8 月 8 日来津就诊。妇科急邀杨老会诊，收住中医科病房。

体格检查：体温 40.3℃，神志昏迷，烦躁不安，颜面潮红，全身布满痱子，瞳孔两侧大小相等，但缩小，颈无强直，心肺（－）。脉象濡数，舌红苔白腻。

化验：白细胞 11200/mm^3，中性粒细胞 88%。淋巴细胞 12%。

中医诊断：暑入心营。

西医诊断：产后中暑。

辨证：患者产后阴血大去，天气酷热，高热神昏，脉象濡数，舌苔白腻，乃暑邪直犯心包。

治法：急宜清暑开窍。

处方：鲜佩兰 9g，鲜薄荷（后下）9g，鲜藿香 9g，鲜荷叶 9g，菊花 9g，钩藤（后下）9g，丹皮 9g，竹茹 9g，香薷 6g，厚朴 6g，黄芩 6g，益元散（包煎）15g，犀角粉（冲服）0.9g。

1 剂。另加飞龙夺命丹 2 付，分 2 次化服。

二诊：1956 年 8 月 9 日。服药后神志略清，体温 39℃～40℃，晨轻暮重，烦躁，恶露少许，再予清暑安营。

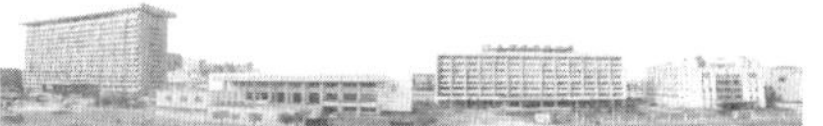

处方：生石膏9g，佩兰9g，泽兰9g，豆豉15g，连翘9g，银花9g，茯神9g，石菖蒲9g，石斛9g，麦冬9g，益元散（包煎）15g，犀角粉（冲服）0.6g，羚羊粉（冲服）0.6g，珍珠粉（冲服）0.6g，牛黄（冲服）0.3g，麝香（冲服）0.15g。

2剂。另牛黄清心丸1丸，化服。

三诊：1956年8月11日。体温降至37.6℃，神志清醒，倦乏思眠，血亦止，脉濡，舌苔白干，暑邪已去，神志清醒，阴液已伤，改用清暑养阴、利湿化浊之品。

处方：大豆黄卷15g，鲜石斛15g，泽兰9g，佩兰9g，茯神9g，赤芍9g，鲜荷梗9g，半夏曲6g，竹茹6g，大腹皮4.5g，厚朴4.5g，枳壳4.5g，盖元散（包煎）15g。

连服3剂，体温恢复正常，痊愈出院。

【按】新产妇人，阴血去多，暑热直犯心包，昏迷而死者极多，其原因：一则不知居处卫生，对产室紧闭窗户，幕以帷帘，环侍多人，因而致病；二则不察天时之不同，人体之各异，拘于生化汤及蔗糖、黄酒成方，动辄杀人；三则遇产后中暑辄用冰袋、风扇寒凉强遏，热邪内闭亦多致死。此案治以清暑开窍，透解化瘀，既病情需要，石膏、生地、犀、羚、牛黄亦所不禁，总当辨证清晰，法度严谨，活人多矣。

四、热入心营（重型脑炎）

病案1

王某，男，12岁，学生，住院号130629，1963年9月4日急诊入院。

病史：家属代述，患者头痛头晕，呕吐2天，双目失明7小时，神志不清4小时。

患者入院前2天轻度头痛头晕。1天前头痛头晕加剧，食欲不振，走路不稳，喷射性呕吐十余次，呕吐物为食物及水，下午来我院途中两目失明，晚10时神志逐渐不清，骚动不安，曾连续出现两眼球偏向右侧，口做咀嚼动作，面部肌肉抽搐3～4次，每次2～3分钟。病后有尿，2日无大便。

体格检查：体温39.7℃，脉搏80次/分，呼吸18次/分，血压170/110mmHg。发育正常，营养中等，急性病容，神志不清，烦躁不安，查体不合作。皮肤无黄染、出血点、皮疹、蜘蛛痣。全身浅表淋巴结不肿大。头颅器官正常，眼睑无浮肿，巩膜无黄染，球结膜稍充血，双瞳孔等大、等圆，对光反射存在。两唇沟对称，无变浅，耳鼻未见分泌物，牙关禁闭。颈部有抵抗，甲状腺不肿大，气管居中。胸廓对称，叩诊清，两肺呼吸音清晰，未闻啰音。心界不大，心音规律，心率80次/分，未闻杂音。腹部平坦，柔软，肝未触及，脾可触及，质软。无移动性浊音，肠鸣音存在。双下肢不肿。腹壁反射、提睾反射、膝跟反射存在，但均较迟钝。柯宁氏征双侧（+）。

化验：白细胞22200/mm^3，中性粒细胞84%，淋巴细胞16%。

西医诊断：高烧昏迷原因待查（流行性乙型脑炎、脑脓肿?）。

入院次日，神智更加昏迷，烦躁呈狂躁状，心率时而出现二联律，病情甚为危险，急邀杨老会诊。

初诊：1963年9月5日。痰涎满口，手足末梢微凉，烦躁异常，扬手掷足，神志昏迷，瞳孔微斜，口噤，壮热无汗，小便尚有，大便二日未行。右脉数大，左脉滑数，舌苔白。

中医诊断：热入心营。

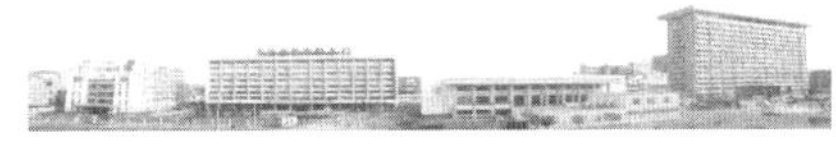

辨证：邪热内闭，不能开透。

治法：辛凉解肌，芳香开窍。

处方：鲜芦根 30g，生石膏 18g，薄荷（后下）6g，菊花 9g，钩藤（后下）15g，清半夏 9g，佩兰 9g，桑枝 12g，桑叶 6g，六一散（布包）9g，石菖蒲 6g，郁金 6g，竹沥水（兑入）9g，姜汁（兑入）5 滴。

1 剂，鼻饲。安宫牛黄丸 1 丸化服。

二诊：1963 年 9 月 6 日。仍深度昏迷，高热不退，体温 39.7℃，血压 160～170/110～120mmHg，颈抵抗，心率 100～120 次/分，两肺有痰鸣，柯宁氏征双侧（+）。晨 8 时一度抽搐，当时心率 200 次/分，脑电波检查“全脑病变，符合脑炎诊断”。大便 4 次，棕色稀便，大便潜血“强阳性”，四肢厥冷。下午 8 时，体温 38.2℃，血压 130/110mmHg，心音弱，左肺鼾音，瞳孔散大，对光反射消失，脉象虚滑，舌苔白。此乃热闭心包，肝风内动，正不胜邪之危象，急以人参白虎汤、羚羊钩藤汤、局方至宝丹三方化裁救之。

处方：西洋参 6g，生石膏 24g，鲜芦根 30g，清半夏 9g，天竺黄 9g，忍冬藤 30g，连翘 15g，钩藤（后下）15g，菊花 9g，鲜荷叶半张，六一散（布包）9g，羚羊粉（冲服）1.2g。1 剂，鼻饲。局方至宝丹上下午各 1 丸，化服。

三诊：1963 年 9 月 7 日。仍深度昏迷，体温 38.6℃，血压 130/90mmHg，瞳孔较昨日略小，直径约 5mm，对光反射未恢复，颈抵抗，四肢肌肉紧张，肺部鼾音，呃逆连声，四肢逆冷，脉滑无力，舌苔白。依前法。

处方：西洋参 6g，生石膏 24g，清半夏 9g，橘皮 6g，炒竹茹 9g，钩藤 9g，菊花 6g，六一散（布包）9g，鲜荷叶半张，羚羊粉（冲服）1.2g。2 剂，鼻饲。局方至宝丹、苏合香丸各 1 丸，分二次化服。

四诊：1963 年 9 月 9 日。病情较前略稳，但仍未清醒，体温 38.3℃，已不再打嗝，瞳孔散大及对光反射恢复，时有咳嗽，两肺仍有鼾音，颈抵抗，四肢已有痛觉，血压 130/70mmHg，脉细，但较前有力，舌苔白。体温虽有下降，正气亦有转复，病情虽有好转，但神志仍未清醒，再以清热涤痰，芳香开窍。

处方：西洋参 6g，生石膏 24g，清半夏 9g，石菖蒲 6g，郁金 6g，天竺黄 9g，丹皮 9g，钩藤（后下）15g，菊花 9g，鲜芦根 30g，竹沥水（兑入）12g，姜汁（兑入）5 滴，六一散（布包）9g，鲜荷叶半张，犀角粉（冲服）0.6g，羚羊角粉（冲服）0.9g。1 剂，鼻饲。局方至宝丹上下午各 1 丸化服。

五诊：1963 年 9 月 10 日。体温 37℃，但仍未苏醒，血压 110/70mmHg，脉细，舌苔白。邪热虽退，神志未复，着重涤痰开窍。

处方：鲜芦根 30g，佩兰 9g，藿香 9g，桑枝 15g，忍冬藤 15g，石菖蒲 9g，郁金 9g，天竺黄 9g，清半夏 6g，橘红络各 6g，带心连翘 9g，六一散（布包）9g，鲜荷叶半张，西洋参 3g，生石膏 9g，茯苓 15g，紫雪散（冲服）3g。

1 剂。鼻饲。

六诊：1963 年 9 月 11 日。神志虽未清醒，但病情已大有好转，有吞咽、四肢屈伸动作，对刺激亦有感觉，但二日来无大便，颈仍有抵抗，生理反射迟钝，脉细，舌苔白。已

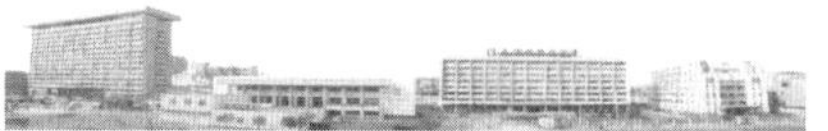

渐脱险，着重开窍醒神，兼清余热。

处方：鲜芦根 30g，佩兰 9g，忍冬藤 15g，带心连翘 9g，茯神 15g，石菖蒲 9g，郁金 9g，清半夏 9g，天竺黄 9g，橘红络各 9g，六一散（布包）15g，鲜荷叶半张，竹沥水（兑入）12g，姜汁（兑入）5 滴，紫雪散（冲服）3g。1 剂。鼻饲。安宫牛黄丸，上下午各 1 丸，化服。

七诊：1963 年 9 月 12 日。病情较昨日减轻，四肢均能活动，有吐痰及伸舌动作，大便一次，为正常便，颈仍抵抗，原方继服 1 付。鼻饲。

八诊：1963 年 9 月 13 日。患者自昨日能谈话，但思考问题较迟钝，视物仍不清楚，原方去安宫牛黄丸，再服 1 付。鼻饲。

九诊：1963 年 9 月 14 日。神志清醒，能正常对话，脉细，舌苔白。患者已进入恢复期，继续清热化痰。

处方：鲜芦根 30g，佩兰 9g，忍冬藤 9g，带心连翘 9g，郁金 9g，石菖蒲 9g，茯神 15g，天竺黄 9g，橘红络各 6g，鲜荷叶半张，竹沥水（兑入）12g，姜汁（兑入）5 滴，六一散（布包）15g，紫雪散（冲服）3g。

服上药两剂后，诸证若释。复以清热祛痰剂调理善后，痊愈出院。

病案 2

张某，男，28 岁，工人，住院号 131469，1963 年 10 月 2 日急诊入院。

主诉：发烧 3 日。

病史：患者 3 天前自觉受凉后开始发热，呈持续性，伴有恶寒、头痛、身痛、四肢酸痛，恶心、喷射性呕吐两次，内容为胃中未消化食物。2 天来未进食，常吐黄色苦水及黏液，两眼发胀。一日来头痛加剧，有尿，大便 3 日未行。

体格检查：体温 38℃，脉搏 88 次/分，呼吸 20 次/分，血压 100/60mmHg。发育正常，营养中等，急性病容，神志清醒，痛苦表情，呻吟不止。体位自如，查体合作。全身皮肤无黄染、出血点、蜘蛛痣。右下腹部麦氏点处有一 6cm 手术瘢痕，左侧颈部可触及活动性淋巴结 2 枚。头颅器官正常，巩膜无黄染，结膜微充血，双侧瞳孔等大、等圆，对光反射存在。颈部稍有抵抗，咽微红，扁桃体不大，甲状腺不肿大，气管居中。胸廓对称，叩诊清，两肺呼吸音清晰，未闻啰音。心界不大，心音规律，心率 88 次/分，未闻杂音。腹部平坦，柔软，肝未触及，脾可触及，质软。无移动性浊音，肠鸣音存在。脊柱四肢无畸形，双下肢不肿。生理反射存在，柯宁征双侧（+）。

化验：白细胞 15550/mm^3，中性粒细胞 83%，淋巴细胞 17%。

西医诊断：无菌性脑炎、结核性脑膜炎？

入院后病情逐渐加重，急邀杨老会诊。

初诊：1963 年 10 月 9 日。患者体温 40℃，神志时清时昏，颈抵抗。10 时许四肢突然抽动 1～2 分钟，痰声辘辘，两肺鼾音，牙关紧闭，四肢末端发凉，呼吸停止，经吸痰后呼吸恢复，继则呃逆频频。脉象细滑数，舌苔白黄腻。

中医诊断：热入心营。

辨证：热深厥深，内风已作。

治法：辛凉透邪，芳香开窍。

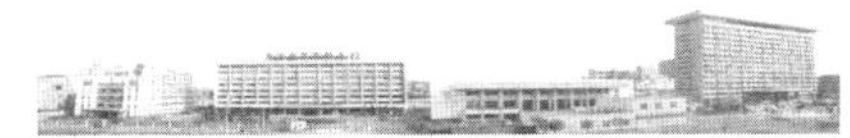

处方：鲜芦根30g，佩兰9g，藿香6g，生石膏24g，清半夏9g，陈皮6g，竹茹6g，菊花9g，钩藤（后下）15g，生石决明24g，六一散9g，荷叶6g，石菖蒲6g，远志6g，紫雪散（冲服）3g，苏合丸、局方至宝丹各1丸，化服。

1剂，鼻饲。

二诊：1963年10月10日。人工冬眠，体温36.5℃，脉108次/分，呼吸28次/分，血压126/80mmHg。瞳孔极小，对光反射甚微，脉细数，舌苔白黄腻，再拟清热解毒、芳香开窍剂，恢复神志。

处方：西洋参6g，生石膏18g，鲜芦根30g，清半夏9g，天竺黄9g，忍冬藤15g，连翘15g，钩藤（后下）15g，菊花9g，橘皮6g，竹茹9g，竹沥水（兑入）12g，姜汁（兑入）5滴，紫雪散（冲服）3g，局方至宝丹、苏合香丸各1丸，化服。

1剂。鼻饲。

三诊：1963年10月11日。人工冬眠下体温35.5℃～35.9℃，脉搏100次/分，血压120～140/80～90mmHg。鼾声，咳出粉红色及黄色痰。前方再服1剂。鼻饲。

四诊：1963年10月12日。停止人工冬眠，体温37℃，脉搏100次/分，呼吸24次/分，血压120～140/80～90mmHg。痰多，呃逆频频，四肢厥冷，但有活动，稍显有知觉，脑脊液检查找到“阴性双球菌”，脉象滑数，舌苔黄腻。痰热闭塞心窍，宜清热化痰，芳香开窍。

处方：鲜芦根30g，清半夏9g，天竺黄9g，生赭石9g，橘皮6g，竹茹6g，连翘15g，金银花藤各15g，钩藤（后下）15g，石菖蒲6g，远志6g，菊花9g，竹沥水（兑入）12g，姜汁（兑入）5滴，紫雪散（冲服）3g，苏合丸、局方至宝丹各1丸，化服。

2剂。鼻饲。

五诊：1963年10月14日。体温37℃～38℃，神志不清，痰多，黄白痰，大便4次，黏溏便极腐，脉细滑数，舌苔薄黄腻。依法再服1剂。鼻饲。

六诊：1963年10月15日。体温38℃左右，痰仍多，神志逐渐清醒，欲言，呃逆，脉细滑数，舌苔白。依法再服3剂。鼻饲。

七诊：1963年10月18日。体温37.5℃，神志清醒，思虑颇多，脉细滑数，舌红苔白。大热之后，津液亏损，余热未清，继清余热，安神宁心。

处方：青蒿9g，胡黄连3g，朱茯神4.5g，菊花9g，钩藤（后下）9g，生石决明24g，炒枣仁9g，柏子仁9g，远志6g，鲜芦根24g，炒稻芽9g，益元散9g。

3剂。

八诊：1963年10月21日。体温正常，头晕少寐，便干，脉细滑，舌红中黄苔。热病之后，阴液未复，宜养阴安神。

处方：沙参9g，生地9g，木香6g，生石决明24g，钩藤（后下）9g，菊花9g，朱茯神15g，夜交藤12g，炒枣仁12g，柏子仁12g，远志6g，白芍12g，北秫米15g，甘草3g。

服药3剂，痊愈出院。

【按】以上两例都是重型脑炎患者，在中西医密切合作积极抢救下，均获痊愈。在抢救过程中，西医展现了支持疗法、鼻饲给药的优势，中医展现了辨证论治、恢复神智的优势。

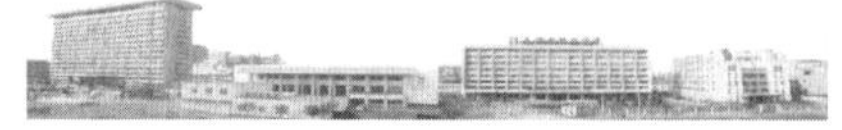

两例患者都属热入心营、肝风内动的危重证象，前者以热为主，治以清热通透、芳香开窍为主，治疗过程中出现正不胜邪的情况，及时加入西洋参补气生津，达到扶正祛邪的目的；后者为痰热蒙蔽心窍，治以清热涤痰开窍恢复神志，达到驱邪扶正的目的。后期皆以恢复阴液善后。

五、湿温

病案1

杨某，男，36岁，职员，1931年9月9日初诊。

病史：发热1周，教会医院诊断为“肠伤寒”，服药1周，病势未退。

初诊：体温40℃，痰多，谵语，间有撮空，小便深红短少，大便秘结。脉象洪数，舌苔黄腻而厚。

中医诊断：湿温。

西医诊断：肠伤寒。

辨证：高热稽留不解，病于秋季，湿热当令，湿温病也，湿邪未透，痰湿素盛。

治法：清热涤痰，开窍安神。

处方：鲜芦根30g，丝瓜络6g，竹茹6g，豆豉6g，焦栀子6g，连翘6g，金银花12g，厚朴花6g，苏子6g，小木通3g。以陈萝卜、海蜇皮煎汤代水，并送服紫雪散3g。

1剂。

二诊：1931年9月10日。脉滑实，舌短谵语、撮空均有好转。痰仍多，小便赤红，大便稀黑，体温39.2℃。

处方：生石膏24g，浙贝6g，芦根24g，丹皮6g，焦栀子6g，连翘9g，花粉9g，竹茹6g，小木通3g。海蜇皮、陈萝卜煎汤代水，送服紫雪散3g。

3剂。

三诊：1931年9月13日。体温上午38.4℃，下午回升至39.2℃，痰多欠利，夜微有谵语。继服原方加瓜蒌9g，枳壳6g，竹沥水12g兑入。

2剂。

四诊：1931年9月15日。上午微烦躁，继而汗大出，脉转细弱，嗜睡，连进滋阴清热化痰药而先烦躁继汗出，是正邪交争。病已13日，乃战汗之象，体温降至36℃以下，以其体质素虚，恐正不胜邪，急以扶正。

处方：西洋参15g，浓汤频服。而后汗敛神清，其病若释。

五诊：1931年9月16日。体温36.2℃，小便不通，遂导尿一次。

处方：西洋参6g，橘红络各6g，浮小麦15g，远志6g，竹茹6g，茯神9g，糯稻根须6g，朱灯心1撮。

2剂。

六诊：1931年9月18日。体温36.3℃，舌红少苔，气微短，痰多易吐。能食米粥4次，藕粉2次。继服原方加冬瓜仁9g，杏仁6g，炒薏苡仁9g。观察二日无变化，温证已愈。

【按】此证温邪失于透解，留恋气营之间，先后服辛凉解肌、甘寒清热、滋阴化痰、芳香开窍剂，战汗而解。战汗本不宜补，但正气虚弱，洋参甘寒生津扶气，故服之汗敛而

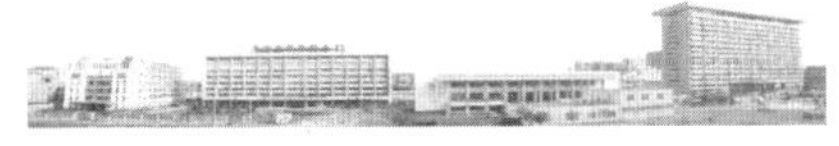

神清。是战汗后虚弱者，并不禁清补，唯决不能温补尔。

病案2

陈某，女，18岁，农民，住院号116005，1962年11月12日初诊。

病史：家属代述，患者20天前开始发热，伴恶寒，头痛，耳聋，口渴，便溏。曾服用牛黄解毒丸，大便转溏而热不退，食少，腹部不适，近2日精神恍惚，继而神昏谵语。

体格检查：体温39℃，脉搏90次/分，呼吸20次/分，血压120/80mmHg。发育正常，营养中等，急性病容，神志不清，查体不合作。全身皮肤无黄染、出血点、蜘蛛痣。浅表淋巴结不肿大。头颅器官正常，巩膜无黄染，结膜微充血，双侧瞳孔等大、等圆，对光反射存在。咽微红，扁桃体不大，颈部无抵抗，甲状腺不肿大，气管居中。胸廓对称，叩诊清，两肺呼吸音清晰，未闻啰音。心界不大，心音规律，心率90次/分，未闻杂音。腹部平坦，柔软，肝未触及，脾可触及，质软。无移动性浊音，肠鸣音存在。脊柱四肢无畸形，双下肢不肿。生理反射存在，病理反射未引出。脉象滑数，舌苔黄白腻。

化验：肥达氏试验“H”1∶1280，“O”1∶640。血培养：伤寒杆菌（+）。

中医诊断：湿温。

西医诊断：肠伤寒。

辨证：湿热互结，失于清透，热入心包。

治法：辛凉清化，芳香开窍。

处方：鲜芦根30g，生石膏15g，连翘15g，银花15g，竹茹6g，石菖蒲6g，郁金4.5g，豆豉9g，栀子9g，滑石12g，竹叶6g，紫雪散（冲服）3g。

1剂。

二诊：1962年11月13日。汗出热势减轻，体温38.3℃，神智稍清醒，亦能张口伸舌，但二便仍不能自理，胸部出现白痦，为数不多，脉象滑数，舌质红苔薄白糙。湿热已有外透之势，拟柴葛解肌汤加减以托邪外出。

处方：柴胡9g，葛根9g，连翘12g，银花12g，蝉蜕4.5g，豆豉12g，栀子9g，佩兰9g，鲜芦根24g，生石膏24g。

1剂。

三诊：1962年11月14日。白痦已出数批，神志已清醒，体温正常，舌光红无苔，脉象细数。原方去柴胡、葛根，加鲜生地15g，鲜石斛9g，以滋养营阴。

1剂。

四诊：1962年11月15日。神志清醒，体温正常，脉细数，舌淡红少苔。拟甘寒养阴以清余热。

处方：鲜生地18g，石斛9g，连翘9g，银花9g，佩兰9g，鲜芦根24g，滑石12g，焦稻芽15g，炒薏苡仁12g，通草3g。

服3剂痊愈出院。

【按】本例患者经化验检查证实为湿温肠伤寒，初期失于通透，热传心包，神志昏迷，经辛凉清透、芳香开窍治疗后，汗出，白痦多次显现，而热退神清。白痦的出现是湿热外透之象，白痦发生的原因有两种：一为湿热之邪逗留气分，失于清泄，郁久而成白痦；一为温热夹湿，误用滋阴，致汗出不彻，湿郁热蒸。本例患者属于前者。

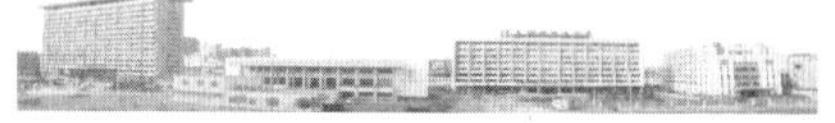

病案3

王某，女，18岁，农民，住院号115997，1962年10月6日急诊入院。

病史：家属代述，高热7日，自服退热剂，大汗出而不解，转为神昏，牙关紧闭，手足厥冷，二便失禁。

体格检查：体温39.9℃，脉搏92次/分，呼吸20次/分，血压110/80mmHg。发育正常，营养中等，神志不清，查体不合作。全身皮肤无黄染，胸腹部可见散在赤疹，隐而不透。浅表淋巴结不肿大。头颅器官正常，颜面红赤，巩膜无黄染，双侧瞳孔等大、等圆，对光反射存在。牙关紧闭，双鼻唇沟对称。甲状腺不肿大，气管居中。胸廓对称，叩诊清，两肺呼吸音清晰，未闻啰音。心界不大，心音规律，心率92次/分，未闻杂音。腹部平坦，柔软，肝未触及，脾可触及，质软。无移动性浊音，肠鸣音存在。脊柱四肢无畸形，四肢端厥冷。生理反射存在，病理反射未引出。脉象滑细数，舌质红苔白而腻。

化验：肥达氏试验“H”1∶80，“O”1∶80。血培养：伤寒杆菌（+）。

中医诊断：湿温。

西医诊断：肠伤寒。

辨证：高热1周，汗出而不解，病发于秋季，湿热当令，黏腻之邪其来也渐，其去也迟。再痰浊交相酝酿，舌质红苔白腻，肠胃湿热之邪胶固甚深，身现赤疹，隐而不透，邪热深陷心包，以致昏厥。表既不解，又不可下，惟有清化宣泄，芳香开窍，以冀邪热外达，神志清醒。

治法：辛凉通透，芳香化浊开窍。

处方：生石膏15g，淡豆豉9g，焦栀子9g，连翘15g，金银花15g，石菖蒲6g，郁金6g，鲜芦根30g，滑石12g，薄荷（后下）3g，紫雪散（冲服）3g。

2剂。

二诊：1962年10月8日。仍高热神昏，体温39.7℃，口内多痰，大便溏泄，日3～7次，色黑，舌质红，苔白腻，脉细数。为湿热内侵营血，劫伤阴络，而大便下血。

处方：鲜生地30g，鲜石斛12g，生石膏24g，葛根9g，淡豆豉15g，连翘12g，川黄连3g，通草3g，鲜芦根30g，滑石12g，佩兰12g，羚羊粉（分2次冲服）1.2g。

1剂。

三诊：1962年10月9日。热势稍减，体温38.1℃，已见白痦，神志仍不清，大便如前，脉象、舌苔如前。原方加透痦托斑之品。

处方：蝉蜕4.5g，鲜生地30g，石斛12g，生石膏15g，葛根15g，淡豆豉15g，连翘15g，川黄连3g，黄芩6g，鲜芦根30g，通草3g，滑石15g，佩兰9g，广郁金6g，羚羊粉（冲服）0.9g。

1剂。

四诊：1962年10月10日。热度大减，体温37.1℃，但白痦出而不爽，神志仍不清，不语，脉细数，舌苔白厚垢腻。仍宜清热育阴透痦。

处方：鲜生地24g，金石斛12g，生石膏15g，葛根6g，淡豆豉6g，连翘15g，金银花15g，鲜芦根30g，蝉蜕4.5g，荷叶6g，广郁金4.5g，炒神曲6g，紫雪散（冲服）3g。

1剂。

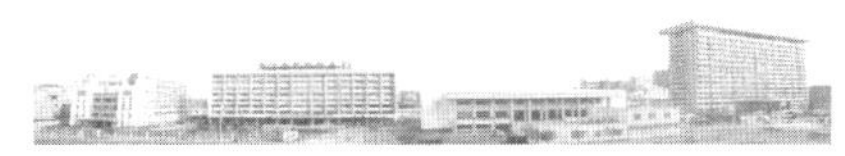

五诊：1962 年 10 月 11 日。身热已退，体温 37℃，仍神昏，但较前进步，能张口，二便不能自理，大便转黄色，口有痰涎流出，舌质淡红苔白厚腻，脉细滑数。是热邪虽减，痰浊蒙闭仍甚，宜涤痰开窍，使湿热无所依附。

处方：鲜芦根 30g，佩兰叶 6g，天竺黄 9g，半夏曲 9g，石菖蒲 6g，广郁金 6g，竹茹 6g，金石斛 12g，滑石粉 12g，橘红 6g，金银花 15g，连翘 15g，木通 3g，紫雪散（冲服）3g。

1 剂。

六诊：1962 年 10 月 12 日。痰涎仍盛，呻吟连声，神志仍未清醒，舌质淡红，苔白而腻。痰浊蒙蔽心包，继以芳香开窍，清化痰湿。

处方：鲜芦根 24g，佩兰 6g，藿香梗 6g，清半夏 9g，天竺黄 9g，石菖蒲 6g，广郁金 6g，竹茹 6g，金银花 9g，连翘 9g，橘红 9g，茯神 9g，远志 4.5g，竹沥水（兑入）12g，生姜汁 5 滴，紫雪散（冲服）3g。

1 剂。

七诊：1962 年 10 月 13 日。痰涎已少，仍有呻吟，大便二日未解，舌苔白厚而腻。舌质淡红，脉沉细而滑，治以芳香开窍，佐以通泄。

处方：鲜芦根 24g，连心连翘 15g，金银花 12g，忍冬藤 12g，钩藤（后下）15g，竹茹 9g，金石斛 12g，木香 9g，石菖蒲 6g，广郁金 6g，焦稻芽 9g，黄连 3g，六一散 12g。安宫牛黄丸（化服）1 丸。

2 剂。

八诊：1962 年 10 月 15 日。神志清醒，诸恙若释，脉细数无力，苔薄白。继清余热。

处方：鲜芦根 24g，连翘 9g，莲子心 9g，鲜生地 24g，石斛 15g，竹茹叶各 9g，天竺黄 9g，菊花 9g，钩藤（后下）15g，石菖蒲 6g，焦稻芽 9g，六一散 9g，丹皮 9g，灯心草 1.5g。

连服 3 剂，痊愈出院。

【按】本例为湿温肠伤寒，热入心营，则昏迷动血，高热汗出不解。对于温病的辨证论治方法，叶天士说："卫之后方言气，营之后方言血。在卫汗之可也，到气才可清气，入营犹可透热转气……入血就恐耗血动血，直须凉血散血。"但临床上病证发展往往不能将各个阶段截然分开，常常卫气、气营、营血同现，因此治疗时亦应随证而变。本例初诊是气营同现，宜辛凉开泄，清营开窍；后营血同现，宜清营凉血开窍。又患者舌苔厚腻，痰涎壅盛，湿热夹痰，故重用涤痰开窍，始豁然而愈。温病夹邪（如痰、水、食、血等实邪）必先清其夹邪，温邪始易透解。

病案 4

王某，男，24 岁，工人，住院号 116217。1962 年 10 月 23 日初诊。

病史：患者入院前 10 天开始发冷发热，周身乏力，食欲大减，呕吐不止，腹痛腹泻，日 4～5 次，水样便。入院前 1 日始腹痛剧烈，腹硬拒按，急诊入院，西医诊断为肠伤寒肠穿孔，当即手术缝合肠壁。术后 5 天，高热不退，腹胀不减，大便自流，急请杨老会诊。

体格检查：体温 39℃，脉搏 94 次/分，呼吸 20 次/分，血压 110/70mmHg。发育正

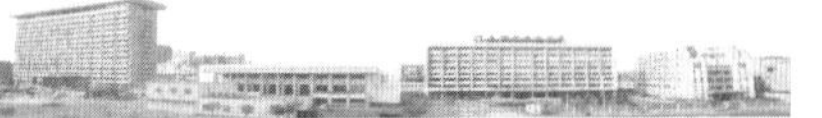

常，营养中等，神志清醒合作，痛苦病容。全身皮肤无黄染、出血点、蜘蛛痣。浅表淋巴结不肿大。头颅正常，巩膜无黄染，双侧瞳孔等大、等圆，对光反射存在。甲状腺不肿大，气管居中。胸廓对称，叩诊清，两肺呼吸音清晰，未闻啰音。心界不大，心音规律，心率94次/分，未闻杂音。腹部腹带保护未查。四肢无畸形，四肢端厥冷。生理反射存在，病理反射未引出。脉细滑数无力，舌红苔薄白。

中医诊断：湿温，热入血分。

西医诊断：肠伤寒，肠穿孔。

辨证：术后5天，高热腹胀，大便自流，脉细滑数无力，舌红苔薄白。是邪热尚盛，中气已虚。

治法：补中益气，清热解毒。

处方：生黄芪15g，银花15g，连翘15g，白芍12g，生牡蛎12g，苏梗4.5g，大小蓟各6g，滑石9g，竹叶6g，灯心1撮。

3剂。

二诊：1962年10月26日。腹胀已消，大便成形，精神好转，唯仍有低热，体温37.5℃，脉浮滑细，舌苔薄白。余热未清，拟清热解毒以肃余邪。

处方：鲜芦根15g，银花30g，连翘15g，大腹皮9g，黄芩6g，知母6g，焦稻芽9g，厚朴4.5g，枳壳4.5g。

3剂。

三诊：前方连进3剂，热退，食欲增加，脉象弦数，舌红苔薄黄。仍以前方3剂，病愈出院。

【按】本例患肠伤寒肠穿孔，由于及时手术，挽救了生命。术后中医药调理使患者机体迅速恢复，两者结合，相得益彰，充分显示出中西医结合的优越性和生命力。杨老曾参与救治此类患者5例。

病案5

宋某，男，21岁，学生，住院号健499，1962年2月19日初诊。

主诉：发热3天。

病史：患者发热前曾于澡堂洗澡。3天前发热恶寒，头痛身痛，汗出，口渴，胸闷，食欲不振，尿短赤，大便4日未解。曾自服银翘解毒丸2次，未效。1天前腹痛，呕吐，胸腹背部及四肢出现红疹。

体格检查：体温40.6℃，脉搏80次/分，呼吸20次/分，血压120/80mmHg。发育正常，营养一般，神志清醒合作，体位自如。全身皮肤无黄染，胸腹背部及四肢散在红疹。浅表淋巴结不肿大。头颅器官正常，面红，巩膜无黄染，双侧瞳孔等大、等圆，对光反射存在。双鼻唇沟对称，甲状腺不肿大，气管居中。胸廓对称，叩诊清，两肺呼吸音清晰，未闻啰音。心界不大，心音规律，心率80次/分，未闻杂音。腹部平坦，柔软，肝未触及，脾可触及，质软。无移动性浊音，肠鸣音存在。脊柱四肢无畸形，四肢厥冷。生理反射存在，病理反射未引出。脉象洪滑，舌红苔厚。

化验：血红蛋白136g/L，红细胞479万/mm^3，白细胞5950/mm^3，中性粒细胞69%，淋巴细胞31%。外裴试验1∶40，1962年2月23日，1∶80，1962年2月17日1∶640。

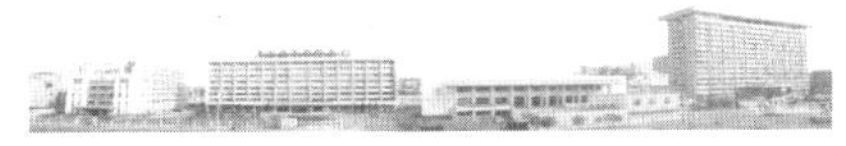

中医诊断：湿温。

西医诊断：斑疹伤寒。

辨证：新感温邪引动伏气，表证未解，侵及气营。

治法：辛凉解肌，透营清气。

处方：生石膏24g，广角9g，山栀9g，黄芩9g，鲜芦根30g，牛蒡子9g，大青叶9g，银花15g，连翘9g，蝉蜕3g，丹皮9g。

1剂。

二诊：1962年9月20日。体温39℃～40℃，晨轻暮重。前方加赤芍9g，神曲9g，紫雪散3g（冲服）。1剂。

三诊：1962年9月21日。恶心汗出，热势略见减轻，一度降至38.6℃后又回升至39.6℃，脉洪大，舌红苔薄白，未再出现斑疹。是伏热未解，再以化斑透邪。

处方：生石膏30g，鲜芦根30g，大青叶9g，牛蒡子9g，金银花15g，连翘15g，竹茹9g，赤芍9g，丹皮9g，砂仁1.5g，犀角粉（冲服）0.9g。

1剂。

五诊：1962年9月22日。体温恢复正常，自觉无不适，原方再服1剂。

六诊：1962年9月23日。体温正常，夜有汗出，鼻干流血，脉象和缓。乃病后余热未尽，继养阴清余热。

处方：鲜芦根15g，桑叶9g，生白芍9g，黄芩6g，青蒿6g，麦冬9g，炒稻芽9g，石斛9g，竹茹9g，滑石9g。

3剂。痊愈出院。

【按】本例患者经化验检查确诊为斑疹伤寒，与肠伤寒同属中医湿温病，但两者证相类而症不同。肠伤寒之病源主要在于肠部，最大之危险在于肠出血；而斑疹伤寒之病源主要在于血液，最大之危险在于毒素入脑。肠伤寒之病程较长，约4周；斑疹伤寒病程较短，仅为2周。肠伤寒最易伤肠，宜食流质，至第二周亦不宜用攻下药，第三周则更忌用攻下剂；斑疹伤寒初期即可攻下，以清涤肠垢，至第二周有积者亦不忌攻下，第三周转愈时，更不忌攻下剂。再斑疹伤寒应用凉血药，愈早愈重愈好。

六、烧伤

赵某，火碱厂工人，住天津第一中心医院，因病情危重，邀请杨老会诊。

第一阶段：患者烧伤面积89.5%，多为Ⅲ度烧伤，高热40℃左右，神志濒于昏迷。脉象滑数，舌红苔白干。

中医诊断：烧伤。

西医诊断：烧伤。

辨证：火热之邪外伤肌肤，内侵营血，正气受损。

治法：扶气和血，清热解毒定痛。用白虎汤合犀角地黄汤加减，佐以安宫牛黄丸，外用黄连地榆粉，香油调敷。

处方：原皮参9g，金银花30g，连翘8g，佩兰6g，藿香梗6g，生石膏60g，黄连6g，穞豆衣9g，冬瓜皮15g，大生地15g，玄参12g，六一散15g，鲜芦根30g，鲜茅根30g，羚羊粉（冲服）1.2g，犀角粉（冲服）0.9g。

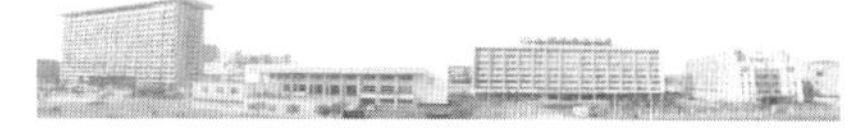

第二阶段：患者呕恶，腹泻腹胀，脉细，舌红苔白。是火毒侵及消化道，治疗以健脾清热，用藿香正气散合清肠饮加减。

处方：藿香6g，清半夏6g，广陈皮6g，川连6g，厚朴6g，白扁豆15g，广木香6g，金石斛9g，竹茹6g，黄芩6g，神曲6g，滑石15g，生甘草6g。

第三阶段：患者气血衰弱，外伤恢复迟缓，脉细，舌红苔白，有趋于衰颓现象。治疗以健中解毒，使营卫畅通，良肉皮肤容易成长。

处方：生黄芪15g，野山参6g，当归9g，稻芽9g，陈皮6g，天花粉12g，金银花24g，生甘草6g，茯苓9g，紫草15g。

第四阶段：患者已入恢复期，脉细，舌红苔白，炉烟虽熄，灰中有火，故补虚生肌之中，仍须参以清凉解毒。

处方：金银花15g，连翘12g，原皮参6g，牡丹皮12g，生山药12g，生苡仁15g，龟板15g，生地15g，当归12g，赤芍12g，白薇12g，川连6g，黄芩6g，佩兰6g，竹茹6g，生甘草6g，夏枯草12g，生谷麦芽各9g，鸡内金9g。

以上四类方随证斟酌采用，并参以牛黄丸、至宝丹之类成药。

【按】杨老应用上述方法，参与我院、第一中心医院、254医院等多名烧伤患者的救治工作，取得了满意疗效。虽属外伤，仍突出了辨证论治的特色。

七、癌瘤

病案1

宋某，男，35岁，工人，1958年10月21日初诊。

主诉：癌症转移，西医建议中医药治疗。

病史：患者自1954年开始上腹不适，1956年发生泄泻、腹痛，大便4～6次/日，曾服用中西药治疗不愈。1958年10月初因咽干，声音嘶哑，左颈部淋巴结肿大，来我院内科诊治。全消化道检查未见异常。胸部X光检查："符合两肺转移癌"。

化验：1958年10月21日，左颈淋巴结病理：转移癌。

辨证：脉证合参，此乃脾肾阳气素虚，气机不畅，运化失调，气血瘀滞成癌。

治法：健脾补肾，软坚散结。

治疗经过：采用四神丸、海藻散坚丸、黄芪建中汤、地榆槐角丸、参苓白术散、化核丸、海螵蛸雄黄粉加减治疗4周，腹痛、腹泻好转，大便减少至2～4次/日，但仍为稀便。同年11月17日内科再次进行左淋巴结病理检查，诊断同前。

继续应用前法治疗，1959年1月10日胸片复查："符合两肺转移癌"，最后确诊为"肺癌、淋巴结转移"。

仍用前法治疗半年，病情逐渐好转，声音嘶哑消失，左侧颈部淋巴腺肿块消减，食欲增进，精神体力亦佳，惟大便仍有时稀，伴腹痛，每日大便2～3次。于1959年5月恢复半日工作，1960年做轻工作，后依前法断续治疗至1962年。1967年7月随访，病人仍健在，并恢复原司炉工作。

病案2

徐某，男，51岁，工人，1959年2月16日初诊。

主诉：阴茎癌，不愿手术切除。

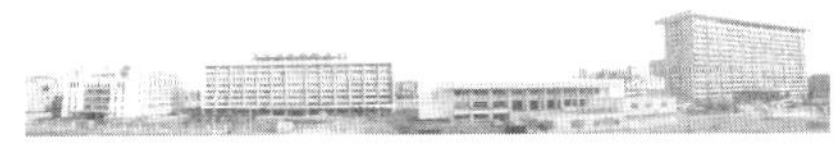

病史：患者1959年初发现阴茎包皮内有乳头状肿物，至同年2月，冠状沟上面、下面及右侧皆有肿瘤长出，呈乳头状。西医建议半切除，患者不同意。当时肿物已破溃，流臭水，疼痛不堪触及。脉象弦滑，舌苔黄腻。

化验：病理示"鳞状上皮癌Ⅰ级，尚无明显侵润"。

辨证：湿热之毒败露。

治法：清热解毒，消瘀化瘤。

处方：土茯苓24g，金银花15g，紫草根15g，龙胆草12g，夏枯草12g，贯众24g。煎水送服犀黄丸1丸。每日2次。

另苦参60g，煎水冲洗患处，外擦消癌散。

治疗5月后，溃烂处已不流臭水，伤口日渐愈合，后改服连翘败毒丸，每日2次，每次1丸。仍以苦参汤冲洗，身体日渐强壮。至1961年秋季，每月复诊，不断服前药，溃烂基本愈合。1967年7月随访，患者健在。

【按】以上两例患者均有病理证实，又经北京协和医院鉴定，并请胡正详教授复查，确定原诊断无疑。

论　　著

一、论文

[1] 杨达夫译．婴儿之看护法．医学杂志．1921，(2)：108－111.

[2] 杨达夫．论阴阳．医学杂志，1926，(29)：29－30.

[3] 杨达夫．论中国五形生人与西国四质生人说异而理同．医学杂志，1926，(31)：25－26.

[4] 杨达夫．中国医学沿革概论．医学杂志，1926，(32)：19－20.

[5] 杨达夫．论病因．医学杂志，1926，(34)：39－40.

[6] 杨达夫．论命门．医学杂志，1927，(38)：30－32.

[7] 杨达夫．论西医新生气说即中医所谓之元神．医学杂志，1927，(38)：32－33.

[8] 杨达夫．论清代之医派．医学杂志，1927，(38)：21－24.

[9] 杨达夫．采药杂录．医学杂志，1927，(39)：61－65.

[10] 杨达夫．吐白血之研究．医学杂志1927，(39)：35－36.

[11] 杨达夫．实验生理学上疑迷之解释．医学杂志，1927，(39)：22－24.

[12] 杨达夫．医易同源论．医学杂志1927，(40)：45－58.

[13] 杨达夫．问诊法．医学杂志，1927，(40)：15－16.

[14] 杨达夫．论中风．医学杂志，1928，(41)：22－23.

[15] 杨达夫．解颅证之研究．医学杂志，1928，(41)：38－40.

[16] 杨达夫．肝藏魂肺藏魄解．医学杂志，1928，(41)：25－26.

[17] 杨达夫．小儿变蒸之研究．医学杂志，1928，(42)：37－39.

[18] 杨达夫．论少阳厥阴二经之作用与光之关系．医学杂志，1928，(42)：17－29.

[19] 杨达夫．中西医论痰之异同．医学杂志，1928，(42)：35－37.

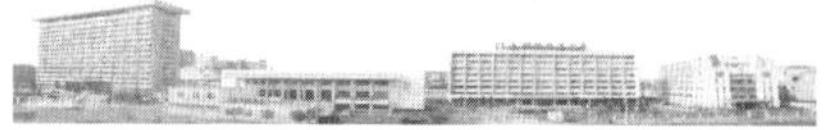

[20] 杨达夫．论十二经脉循环以大动静脉干为主．医学杂志，1928，(42)：25－26.

[21] 杨达夫．论奇经八脉．医学杂志，1928，(43)：24－26.

[22] 杨达夫．论日光疗法．医学杂志，1928，(43)：19－21.

[23] 杨达夫．狂癫痫之研究．医学杂志，1928，(43)：33－36 (44)：31－34.

[24] 杨达夫．妊妇摄养法十则．医学杂志，1928，(44)：28－31.

[25] 杨达夫．论古代制方之意旨．医学杂志，1928，(44)：20－22.

[26] 杨达夫．雁北各县时疫治疗之商榷．医学杂志，1928，(45)：25－26.

[27] 杨达夫．中西医于热之诊断．医学杂志，1928，(45)：53－62.

[28] 杨达夫．民族主义与中华医药．医学杂志，1928，(46)：27－28.

[29] 杨达夫．论人体血液以赤色为要素．医学杂志，1928，(46)：37－38.

[30] 杨达夫．温热方剂篇．医学杂志，1928，(46)：55－57.

[31] 杨达夫．惊悸辨治．医学杂志，1929，(47)：38－42.

[32] 杨达夫．梅毒为民族衰颓之原因说．医学杂志，1929，(47)：28－29.

[33] 杨达夫．筋经为神经说．医学杂志，1929，(48)：42.

[34] 杨达夫．论改进中国医药之方法．医学杂志，1929，(48)：29－31.

[35] 杨达夫．取缔医士感言．医学杂志，1929，(49)：24－25.

[36] 杨达夫．卫为淋巴液说．医学杂志，1929，(49)：42－43.

[37] 杨达夫．魂魄解．医学杂志，1929，(51)：58－59.

[38] 杨达夫．精气初皆本于脾胃说．医学杂志，1929，(51)：60－61.

[39] 杨达夫．工厂卫生十二要．医学杂志，1929，(51)：60－67.

[40] 杨达夫．卫生警察十二要．医学杂志，1929，(52)：38－45.

[41] 杨达夫．中国运动术．医学杂志，1930，(53)：51－53.

[42] 杨达夫．澡堂卫生十二要．医学杂志，1930，(54)：55－60.

[43] 杨达夫．从史记扁鹊传谈到 X 光透视法．天津中医药，1950，(3)：22.

[44] 杨达夫．黄帝内经介绍．江西中医药，1955，(9)：26－30.

[45] 杨达夫．中医学在妇产科学上的贡献．江西中医药，1955，(12)：13－17.

[46] 杨达夫，邢锡波，董晓初，等．天津市总医院中医治疗经验介绍．中医杂志，1956，(1)：21－23.

[47] 杨达夫．喘病的类型和效方寒喘丸的研究．江西中医药，1956，(2)：26－33.

[48] 杨达夫．中医对结核病的认识和疗养．江西中医药，1956，(5)：26－29.

[49] 杨达夫．中药的煎法和服法．护理杂志，1956，(3)：68.

[50] 杨达夫．温病学说的发展．江西中医药，1957，(5)：40－42.

[51] 杨达夫．温病辨证论治的一般规律．江西中医药，1957，(9)：6－10.

[52] 杨达夫．温病的定义和分类．江西中医药，1957，(11)：28－34.

[53] 杨达夫．温病的病理机转和发病规律．江西中医药，1958，(1)：52－57.

[54] 杨达夫．关于食管癌中医分型论治的刍议．天津医药杂志，1961，(6)：359－361.

[55] 杨达夫．要根据病证的轻重权衡药物的轻重．天津医药杂志，1962，

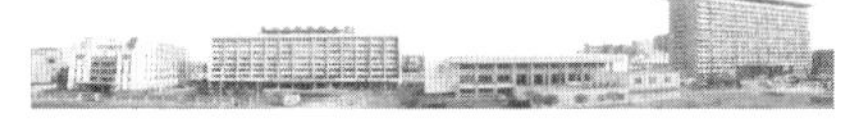

(11)：50.

二、著作

[1] 杨达夫（杨如侯，稿）．灵素生理新论．太原：山西大国民印刷厂，1924.
[2] 杨达夫（杨如侯，遗稿）．灵素气化新论．天津：天津评报馆，1931.
[3] 杨达夫（杨如侯，遗稿）．温病讲义．天津：天津评报馆，1931.
[4] 杨达夫（杨如侯，遗稿）．五色诊钩元．天津：天津评报馆，1931.
[5] 杨达夫（杨如侯，遗稿）．医学新论．天津：天津评报馆，1931.
[6] 杨达夫（杨如侯，遗稿）．脑病新论．天津：天津评报馆，1931.
[7] 杨达夫．集注新解叶天士温热论．天津：天津人民出版社，1963.

【整理者】

周德湘 男，1942 年生，入室弟子，毕业于天津中医学院，任职天津医科大学总医院，主任医师。

刁嚣 女，1987 年生，再传弟子，北京大学医学部博士研究生在读。

施干权 男，1978 年生，再传弟子，毕业于重庆大学，热爱中医，随师学习。

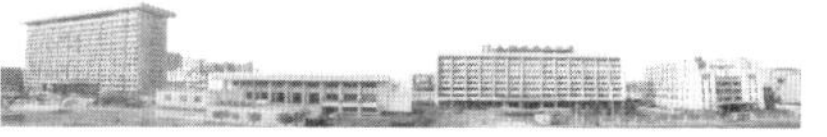

柳　学　洙

名家传略

一、名家简介

柳学洙（1906—1988），字溥泉，号医海一沤，天津市武清县人，为新中国成立后天津市武清县首位中医主任医师。历任武清县政协委员、人大代表，县人大常委会副主任，县医院副院长。曾任天津市人大代表、天津市中医中药鉴定委员会委员，1979 年、1980 年被评为天津市劳动模范。

二、业医简史

先生幼年失怙，15 岁立志学医。1927 年考取天津警察厅颁布的医士资格证书。1929 年由赵云青、孙雨亭二君引荐拜中西汇通学派大家张锡纯先生为师，成为其关门弟子，跟师 3 年，直至张师去世，对张锡纯的著作《医学衷中参西录》领悟极深。1939 年就读陆渊雷先生之国医函授班，此间又与兰溪医校张山雷先生过从甚密，曾受赠《中风斠诠》一部。先生在三位老师指点下，学业益进，医术愈高。

先生早年忙于诊务，无暇写作，仅存少量资料也已散佚，晚年经回忆由弟子陈宝贵整理，先后写出《产后发热证治辑要》和《诊余漫笔》两书。后由北京中医学院任应秋教授推荐，并给予题笺为《医林锥指》。

先生行医六十余载，经验极其丰富，一生潜心阅览历代医案，尤喜孟英之书，手不释卷。民国时期县内瘟病流行，以清瘟败毒之剂治愈多人。

先生医德高尚，谦虚谨慎，淡泊名利，待人诚恳，一生奉行勤俭节约。其居室名“恕庵”，用以自勉。对病者不分贫富贵贱，无论风雨寒暑，咸往应诊，晚年重病在身，仍不拒求诊者。律己法身，拒收患者馈礼，推辞不下，照价折款托人送归。先生还谨遵业内行规，从不诋毁同道以抬高自己，常向同道虚心请教。

先生早年曾任教于县中医学校，其对学生言传身教，严格要求，谆谆教诲，声随影附者百余人。晚年收陈宝贵为入室弟子，对于学生、弟子等学有成就者尤为高兴，曾在给弟子陈宝贵出师书中写道：“该生踏实认真，对于中医经典著作苦心钻研，总结临床医案，获效处予以剖析所以有效之原理，于疑似间一点即透，举一反三，助予整印了《产后发热证治辑要》及《诊余漫笔》两书，喜其深得要旨。昔马俶晚年得尤在泾对人言，吾今得一人胜得千万人矣……余不敢望马、尤二先哲之项背，然情事颇相似，故并记之。”并

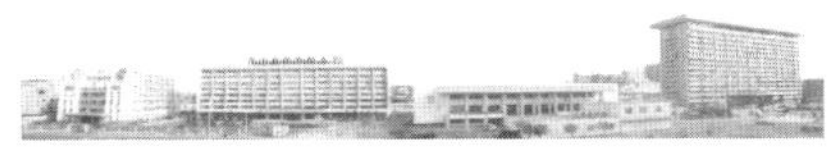

赋诗一首："保健从来重养修，《素》《灵》遗产几千秋。吾侪朝夕勤研讨，皕载芳踪羡马尤①。"给学生赵振发的诗中写道："返约多由博览生，存精剔伪好论评。嗣真②以德③名垂久，端自艰辛砥砺成。"可见其提携后人之真诚。此外，先生还喜吟咏，好诗词，常与同道以诗唱和，著《医林杂咏》存世。

三、主要贡献

先生一生从事中医临床和教学工作，学验俱富，在脾胃病、咳喘病、肾病、外感病、高血压、产后发热、滑胎、崩漏、小儿泄泻等疾病方面都积累了丰富的经验，常经方、时方、民间验方并用，并汲取诸家之长，以药少效高而著称于津沽。

（一）传道授业，悬壶济世

先生早年执教于县中医学校，是当时深受学生欢迎的老师之一。先生读书很多，博闻强记，讲课引经据典，理论联系临床，课堂气氛生动有趣。带教过程中，学生们也多愿意跟先生实习。由于先生门诊患者多，疗效高，医患关系融洽，又常给学生讲习，所以每次实习之后，学生们常觉收获良多。先生常谦虚地说："自己只是一普通大夫，并不比别人高明多少，应该多向古人和同辈学习。"由此可见先生之精神境界，医界同仁也极赞誉先生之高尚品德。

先生自行医始一直勤诊不倦，即使晚年重病在身，身体衰弱也坚持出诊，并说"与患者约好今日诊病，如不去，恐失信于人"，先生之信誉由此可知。先生平易近人，和蔼可亲，视患者如亲人，受到一致赞誉。先生行医六十余载，治愈无数，医术超群，但从不以此而自骄。常谓医理精深，自己还未探冰山之一角，仍应继续努力。先生之谦虚精神值得吾辈学习。

（二）中西汇通，代有传人

先生拜师于中西汇通大家张锡纯先生。当时，张师在天津东门内悬壶，柳先生随师侍诊。师在诊治之余，常传授临证经验。先生聆听教诲之后，收获颇多。如治孟某感寒头痛咽痛用麻附细辛汤，即在聆师教诲后而施之，奏效如鼓应桴。《医学衷中参西录》是张师毕生心血之结晶，先生对其领悟极深。先生仁心济世，临证多年，学验俱富，其临床经验及学术思想对津门地区也有一定影响。先生又将自己毕生之学传于弟子们，其中尤以陈宝贵教授最为突出，很受先生赞赏。先生使中医大业薪火相传，后继有人，令人钦佩。

（三）耄耋之年，笔耕不辍

先生一生勤勉克俭，视中医事业为毕生之生命。早年先生发奋学习，虚心向名师请教，夯实了中医基础，诊病过程中也积累了丰富的经验。先生晚年仍笔耕不辍，总结自己经验以便留给后人，记录了工作中的大量医案，还写有很多医话和心得体会，这种精神确是现在医生学习的榜样。先生去世前几年由于患有心衰、高血压等病，水肿非常严重，时常头晕，无法亲自写作，由弟子陈宝贵整理，著有《产后发热证治辑要》《诊余漫笔》《医林锥指》等，为其主要经验的总结。

---

① 马尤：即马俶（音 tì）、尤在泾，均为清代名医。尤在泾为了深造，又就学于马俶。

② 嗣真：即元·赵嗣真，著《活人辨疑》。

③ 以德：即宋·赵以德，著《金匮衍义》。

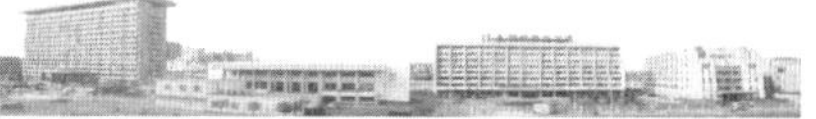

学术思想

一、重视经典，讲求实效

先生注重经典之学习，受张锡纯先生影响，尤重《内经》《伤寒》及《金匮》诸书，对其重点章节皆能背诵，并能熟练应用。带教过程中，先生常督导弟子及学生学习经典功课，谓经典基本功扎实，才能有“源头活水”，诊病用方才能应用自如。另外，尤喜读孟英之书，对其医案医论亦深有研究。先生更重视疗效，认为没有疗效，讲得再好也是“纸上谈兵”。有时为了观察疗效，常数次到病家回访，可见对疗效之重视。

二、滑胎从“肾”“脾”论治

前人安胎，说法各一，如张飞畴从证论治，王孟英从肝论治，秦天一从肝、脾、胃三脏论治，张景岳认为滑胎多系气血不足所致。而张锡纯先生则主张滑胎应主要从“肾”论治，治滑胎不能只看母体之强弱，还要注意胎儿是否发育正常，治疗时，既要治母，也要顾子。先生继承张师之观点，又根据临证中遇到的具体案例，认为滑胎主要是因为“肾”“脾”两脏之虚所致，强调滑胎从“肾”“脾”论治，在张师寿胎丸的基础上加减，治愈了很多滑胎患者。

三、脾胃病善用“风药”，虚损病重视调补

先生治疗脾胃病，非常重视风药的运用。风药具有祛风胜湿、升发脾阳、调肝理脾的功效。依据这些功效，先生治疗脾胃湿盛证，常加藿香、佩兰、防风等药，治清阳不升证，常加升麻、葛根等药，治肝脾不调证时，常加柴胡、防风等药，都收到了很好的疗效。

虚损一病，世医以大补为多，有的虽云调补，但也是补不得法。先生认为虚损应以“调补”为主，重点在于调补脾胃。脾胃为后天之本，气血生化之源，人体后天之营养来源皆赖于此。脾胃调和，后天得养，人体四肢百骸皆得以充，虚损渐得以痊。如果呆补、蛮补，脏腑本就虚弱，常有虚不受补，反致胀满等副反应。先生治疗虚损病，常用健脾益气、益胃养阴之法，从调补脾胃着手，以小剂开始，颇有疗效。

四、补肾七法

肾为先天之本，五脏六腑皆给养于肾，人体脏腑、四肢百骸的正常活动，无不赖此为动力，以此为源泉。《难经》云：“脐下肾间动气者，人之生命也，十二经之根本也。”《素问·上古天真论》曰：“肾脏衰，形体皆极。”所以，补肾法是补虚中治病求本的一个主要方法。

柳先生用补肾法治愈临证验案很多，分于各病种中。如失音案、滑胎案、乳少案中皆有用补肾法而治愈者。临证中，其弟子陈宝贵根据柳先生运用补肾法的经验，总结出温肾、助肾、益肾、固肾、纳肾气、滋肾、回阳七种治法。

（1）温肾法：适用于肾阳不足，症见形寒肢冷、腰膝酸软、阳痿不举及肾虚水泛等。常用附子、胡芦巴、肉桂、茴香、巴戟天、仙灵脾等药。

（2）助肾法：用于肾气不足，症见腰膝酸软、周身乏力、精神不振、遗尿等。常用益智仁、杜仲、川断、胡桃肉、狗脊、鹿角片等药。

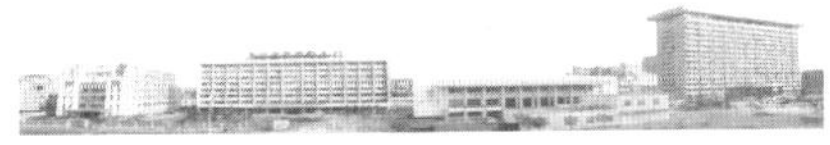

（3）益肾法：适用于肾阴阳两虚，症见头晕、耳鸣、脱发、齿摇、不育等。常用菟丝子、沙苑子、紫河车、冬虫夏草等药。

（4）固肾法：适用于肾气不固，症见遗精、遗尿、带下、大便滑脱不禁等。常用芡实、金樱子、煅龙骨、煅牡蛎、莲子、山茱萸等药。

（5）纳肾气法：用于肾不纳气，症见咳喘倚息、呼多吸少等。常用补骨脂、紫石英、胡桃肉、蛤蚧、龙骨、黑锡丹等药。

（6）滋肾法：用于肾阴不足，症见腰膝酸软、头晕、健忘、五心烦热、潮热盗汗、颧红、咽干、舌红少苔、脉细数等。常用二地、二冬、知母、枸杞、龟板、鳖甲、黑芝麻、女贞子等药。

（7）回阳法：适于真阳暴脱，大汗淋漓，四肢厥逆，脉微欲绝。常用附子、干姜、人参、葱白等药。

临证经验

一、产后发热

1957年夏，酷暑炎蒸，产妇死于中暑者时有所闻。柳先生痛于此，诊余乃将先贤有关产后中暑及产后发热疾病的论述辑为一篇，名之曰《产后发热证治辑要》。上至汉·张仲景《金匮要略》，下至民国及新中国成立后一些名医著作，其论述精辟者，多所采择。在该篇中，对《金匮要略·妇人产后病脉证并治》、《女科经纶·产后发热章》、产后中暑、产后温病、胎产病医案抄、胎产病论治文摘六方面在按语中进行了分析，且列有产后发热证的证候、治则及方药，并参以己见，供同道借鉴。

先生认为产后气血多虚，若患病，应首先照顾到虚弱的一面，然后再查明其致病原因，给以对证药物。其枚举众多病案，重点指出，产后虽然气血亏虚证多，然不可拘泥于产后亏虚，一概补虚，若遇实证，则犯虚虚实实之戒矣。故遇到实证，在审慎同时，应根据病因，或下，或清，或汗，或化瘀，放胆用药。如体虚苟患实邪，亦属虚中实证，祛邪即安正，所谓急则治其标也。不尔邪不祛则更伤正，姑息养奸，反致延误。只要认证准确，施治对证，至必要时，虽汗下攻破等剂在所不忌，但勿过剂。如《金匮要略·妇人产后病脉证治》治郁冒解后，发热胃实者宜大承气汤；治腹痛恶露不尽，脉微实，便闭，日晡烦热更甚，食则谵语，至夜愈，宜大承气汤；治腹痛，枳实芍药散不愈，为有瘀血著脐下，宜下瘀血汤；中风发热面赤，喘而头痛，用竹叶汤。此皆汗下攻破之剂，为不尽拘泥产后虚弱之明证。经曰："有故无殒，亦无殒也……大积大聚，其可犯也，衰其大半而止。"因此可知，治病应据证用药，不可尽拘于产后虚也。

二、外感病

外感病临证以感冒较常见，现代医学大致分"普通感冒"与"流行感冒"两种，中医学则主要分为感冒风寒与感冒风热。六淫致病，也多有合并其他病邪的，故又有夹食、夹痰、夹气者。体弱的人患感冒，还应分别其为阴虚或阳虚，气虚或血虚。感冒虽是小恙，治疗宜细心辨析，不可模棱两可给药。不然，就会延长病程或变生他病。

感冒用药方面，属于风寒者，宜用辛温药发汗，少佐辛凉；属于风热者，宜用辛凉药

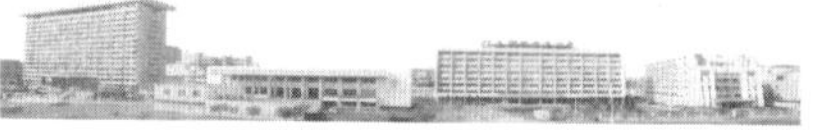

清解，配少量辛温，一方面助其发散解表，另一方面防止寒凉太过。二者必须划清界畔。因湿者宜化湿，因暑者宜清暑，因燥者宜润燥，燥又有凉燥、温燥之不同。其夹食、夹痰、夹气者，多为平素即有食滞、痰浊或气郁，又为外邪所侵，治疗时则宜于解表剂中加入消食、化痰、理气类药物。另有不发热，舌象与脉象均无明显变化，风寒或风热的症状都不典型，而患者感到头晕头痛、身酸鼻塞，或较重的鼻流清涕、咳嗽喉痒，宜按其现有症状而给以感冒通治法。

三、咳嗽

咳嗽为肺系疾患主要症状之一。本证之出现，有因外邪侵袭，肺卫受邪，肺气宣肃失常而发生者，有由于其他脏腑有病，传至肺脏而为咳嗽者。

新咳有痰者，属外感，治宜随时解散；无痰者，是火热，治宜清之。久咳有痰者，燥脾化痰；无痰者，清金降火。盖外感久则郁热，内伤久则火炎，俱宜开郁润燥。《医宗必读》曰："自表而入者，病在表，宜辛温以散邪，则肺清而咳愈。自内生者，病在阴，宜甘以壮水，润以养金，则肺宁而咳愈。大抵治表者，药不宜静，静则留连不解，变生他病，故忌寒凉收敛……治内者，药不宜动，动则虚火不宁，燥痒愈甚，故忌辛香燥热。"《景岳全书》云："外感之邪多有余，若实中有虚，则宜兼补以散之。"临证中，当详辨其病因病机而施治。

咳嗽发病原因不一，或由外感，或由内伤，或实或虚，或虚实夹杂。故治疗时审清病因病机而给药，多可速愈。临证时，外感咳嗽用药应本"外证药不宜静"的原则，内伤咳嗽用药应本"内证药不宜动"的原则。先生还引同乡张宗周先生治劳损咳嗽经验："内伤咳嗽，病程较长，多有消化不良、纳食呆滞等脾胃虚弱症状，主张用甘淡平补一类的药，而不考虑用峻补，因峻补往往引起壅滞，招致中满，反而影响食欲。"治疗咳嗽依据以上方法，加减化裁，多能收效满意。

四、高血压

高血压是一种常见病，多属于中医学的"头痛""眩晕""肝火""中风"等范畴。《素问·至真要大论》载："诸风掉眩，皆属于肝。"《灵枢·海论》曰："髓海不足则脑转耳鸣，胫酸眩冒。"认为本病的眩晕与肝肾有关。《千金翼方》指出："肝厥头痛，肝火厥逆，上攻头脑也。""其痛必至巅顶，以肝之脉与督脉会于巅故也……肝厥头痛必多目眩晕。"说明头痛、眩晕是肝火厥逆所致。《医学发明》又提出患本病的年龄多在四十岁以后，元气亏虚，或由于喜怒忧思损伤元气，因而发病；《丹溪心法》认为"无痰不眩""无火不晕"，指出痰与火也是引起本病的一个原因。总之，其病因不外精神因素、饮食不调、内伤虚损等。在各种因素的作用下，使人体阴阳失调，肝肾阴虚，肝阳上亢，上盛下虚，而见头痛头晕、耳鸣失眠等症；肾阴亏损不能上济于心而见心悸、健忘、失眠等症；病久不愈，阴损及阳，还可致阴阳两虚。阳盛又可化风化火，肝风入络而致四肢麻木，甚至肢体不用；肝火上冲则面赤易怒；风火相煽，炼液为痰；肝阳暴亢，血随气逆，夹痰夹火，横窜经络，扰动心神，蒙蔽清窍，而发中风昏厥。柳先生据临证体会，常辨证分型如下：

（一）阴虚阳亢

此型最为常见，主要表现为头晕头痛，脚轻，耳鸣健忘，五心烦热，心悸失眠，舌质

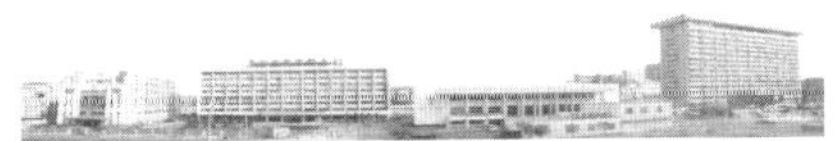

红，苔薄白，脉弦细而数。

治法：育阴潜阳。

方药：大补阴丸合二至丸加减。

熟地 15g，知母 10g，黄柏 8g，龟板 15g，女贞子 15g，旱莲草 15g，龙齿 15g。

（二）阴阳两虚

主要表现为眩晕头痛，耳鸣心悸，动则气急，腰酸腿软，失眠多梦，夜间多尿，筋惕肉瞤，舌淡苔白，脉弦细。

治法：助阳育阴。

方药：金匮肾气丸加减。

熟地 20g，泽泻 10g，山萸肉 10g，丹皮 10g，茯苓 10g，肉桂 6g，附子 6g（无山茱萸，可用枸杞子或五味子代之）。

（三）阴血不足

主要表现为头晕，心慌，面色萎黄，周身乏力，唇甲色淡，舌质淡，脉细弱。多见于产后高血压，有些患者只表现血压高，乳少，舌淡，脉细等。

治法：养血育阴。

方药：二至丸合四物汤加减。

女贞子 18g，旱莲草 18g，熟地 15g，当归 10g，白芍 12g，沙参 15g，龟板 15g，阿胶 10g，茺蔚子 15g，夏枯草 10g。

（四）痰湿壅盛

主要表现为头晕，头痛，头重，胸闷，心悸，食少，呕恶痰涎，苔白腻，脉滑。

治法：祛痰化湿。

方药：芎辛导痰汤。

川芎 6g，细辛 3g，陈皮 10g，半夏 10g，茯苓 10g，枳实 8g，胆星 4g，甘草 10g。

（五）肝火亢盛

主要表现为头晕头痛，急躁易怒，面红目赤，口苦，惊悸，便秘，尿赤，苔黄干糙，脉弦。高血压患者多见。

治法：平肝泻火。

方药：镇肝息风汤。

牛膝 10g，生龙骨 15g，生白芍 10g，天冬 10g，生麦芽 10g，生赭石 12g，生牡蛎 15g，元参 10g，川楝子 10g，青蒿 10g，甘草 10g。

加减应用：血压高顽固不降者，宜加生龙骨至 30g，珍珠母 30g，菊花 15g，白蒺藜 12g，钩藤 12g。胆固醇高者，可加功劳叶 12g，茺蔚子 15g，夏枯草 10g，焦山楂 15g。脉压差小者，可加生地 15g，山楂 15g，丹参 15g。动脉硬化明显者，可加龟板 15g，枸杞子 15g，天冬至 12g。

五、痹证

痹证是由于风寒湿邪侵袭人体，而致气血运行不畅，引起肌肉、关节疼痛酸楚，重者还出现麻木及关节肿胀或屈伸不利等一系列症状。它包括了现代医学的风湿性关节炎、类风湿性关节炎、劳损性腰背痛、痛风、腰椎间盘突出、增生性脊椎炎、多发性神经炎、坐

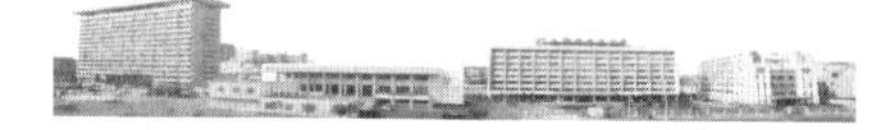

骨神经痛及脉管炎的早期症状，在治疗时收效较慢。

痹证内因为气血不足，营卫不调，腠理空虚，外因为风寒湿邪乘虚侵袭，流于经络，以致气血闭阻不通，不通则痛，所以有人说“痹者，闭也”。大抵治法为：祛风除湿，通络散寒。以羌活、独活、苡仁、透骨草、伸筋草、秦艽、宽筋藤等为常用药。由于人体质不同，或受外邪有异，所以治疗时又有所侧重。

临证用药：偏于寒胜，疼痛剧烈，遇冷加重的痛痹，非平淡之药所能胜任，须用草乌、川乌辛散温通，逐风邪，除寒湿。麻黄、附子、细辛有时亦不可少。偏于湿胜，肢体肿胀重着的着痹，宜以祛湿为主，用苍术、苡仁、猪苓、木瓜等健脾利湿，辅以羌活、细辛等祛风药。关节红肿热痛的热痹，宜清热利湿宣痹，其中防己、苡仁、蚕沙、茵陈、忍冬藤为不可少之药。对于气血亏虚之体，易受外邪侵袭，须以参、芪、归益气补血，扶正祛邪。对于肝肾亏虚，风寒内侵，筋骨酸软无力、疼痛者，常以补肝肾、强筋骨的寄生、川断、杜仲、狗脊、枸杞为主药。对于血瘀者，活血祛瘀为其治疗大法，活络效灵丹较常用（当归、丹参，乳香、没药）。另外，亦有气郁痹痛，应在治痹证常法中加入理气解郁之品。若痹证日久，寒湿滞留于经络，可用乌梢蛇搜剔经络久伏之邪。历节风，据其症状和病机，亦属于痹证范围，为痹证中最重的一种。据临证所见，有风寒外袭者，有风湿外侵者，有气血虚而复为风寒侵袭者，有肝肾亏而更受寒者，有因劳动汗出当风而后即病者，有气郁而复感风湿者，湿热胜者有之，瘀血者间有之。除对症用药外，不论哪一类型的痹证，方中加入透骨草则取效更速。

六、小儿泄泻与百日咳

（一）小儿泄泻

小儿腹泻四季常有，但以夏秋多见。因小儿脏腑娇嫩，形气未充，稚阴稚阳，五脏六腑成而未全，全而未壮，易虚易实，易寒易热，外易为六淫侵袭，内易为饮食所伤，脾胃受损而发泄泻。临证中柳先生常用如下经验方加减应用，每多有效。

处方：藿香 3g，乌梅 4g，扁豆 5g，通草 2g，槟榔 2g，甘草 4g。

方解：方中藿香芳香化浊，醒脾开胃，为主药；扁豆健脾，乌梅酸能生津收敛，二药为辅；通草分利二便，槟榔行气导滞，为佐；甘草甘缓和中，为使。诸药配伍，共收健脾化湿止泻之功。

加减用药：兼有食滞者加炒麦芽 6g，内金 3g；兼有外感者加银花 5g；湿重者加苡仁 6g；久泻不止者加赤石脂 3g；脾肾阳虚者加补骨脂 3g，肉桂 1.5g。

（二）百日咳

百日咳是小儿常见的呼吸道传染病，以阵发痉挛性咳嗽、咳后有鸡鸣声为特征，中医称“顿咳”，每日可发作数次甚则数十次。病程较长，顽固难愈，故称“百日咳”。中医认为本病主要是外感风寒，肺失清肃，痰浊阻滞气道，以致咳嗽阵作，咳后吐白痰黏沫。治疗时应着重宣肺散寒，泻肺祛痰，使肺能宣发肃降，痰浊得以消除而咳嗽可止。柳先生以麻黄、杏仁、细辛、百部、葶苈子、甘草等六味药为基本方，治疗百余例患儿，取得了较满意的疗效。大部分患者服七八剂可愈，轻者二三剂即愈。只有少数病程长，病情较重者需长时间治疗。其药物用量见下表。

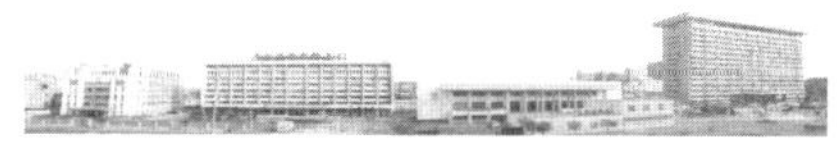

药物用量表

用量 药品 年龄	麻黄	细辛	其他
1~3岁	1~3g	0.5~1g	3~5g
4~6岁	3~4g	1~1.5g	5~7g
7~10岁	4~6g	1.5~2g	7~9g

医案选介

一、温病

病案1

时某，男，45岁，某街人。1941年3月初诊。

发热自汗，咳嗽频作10余日，痰黄带有血点，呼气腥秽。咳重即倚坐喘息，久之始能平卧，口干咽燥思饮，胸膈闷痛。曾服荆、防类解表药，地、冬类甘凉润剂，效皆不著。舌微红而干，苔黄，脉滑数略浮。

诊断：感受风温，侵于肺络。

治法：清肺化痰，解毒逐秽。

处方：苡仁30g，冬瓜仁15g，杏仁10g，鲜芦根30g，鲜藕20g，银花15g，蒲公英20g，鱼腥草20g，川贝母10g，嫩桑叶10g，北沙参12g，生石膏60g。

取3剂，每日1剂，水煎服。另，犀黄丸6g，每次3g，一日2次。

二诊：肌肤已不似初诊之灼热，咳喘减少，痰血不见，气秽微闻。前方石膏之量减半，又服4剂。

三诊：口干咽燥不显，略进饮食，胸次豁朗。石膏之量再减，犀黄丸之量减半。

后又诊二次，皆以甘平甘寒药养阴益胃，遂愈。

【按】治风温病药宜辛凉，用辛温则助其燥，凉润药用之过早，反使热伏不解。徐洄溪有外邪未解之嗽慎用麦冬之诫。诚能于叶香岩、吴鞠通、何廉臣诸家著作中探索治法，则捷径即在目前，不复走弯路矣。

病案2

陈某，男，47岁，某村人。1958年初诊。

发热20余日不解，头重汗出，胸脘满闷，时有呕恶，不思食，口干不欲饮，身酸重，口中微甜，大便黏滞不爽，小便赤黄。舌赤，苔白腻，脉濡数。

诊断：湿温外感，气机不畅。

治法：清利湿热，宣畅气机。

处方：苡仁20g，通草10g，滑石15g，藿香10g，佩兰10g，白蔻5g，青蒿10g，白薇10g，生地10g，元参10g，丹皮8g，厚朴8g，枇杷叶10g，栀子10g，淡豆豉10g。

取3剂，每日1剂，水煎服。

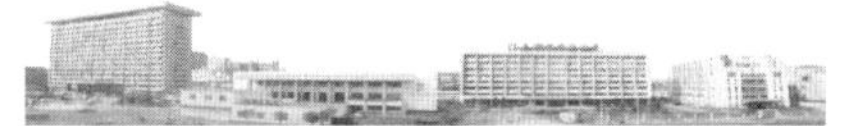

二诊：头身重渐轻，周身得彻汗。原方减青蒿、丹皮，再服3剂。

三诊：诸证俱减，舌已不红，腻苔渐去，头微重，睡眠不稳。

又拟下方：菊花10g，连翘15g，佩兰10g，黄芩10g，厚朴10g，炒栀子10g，竹茹10g，苡仁10g。

水煎服，日1剂。又取3剂。药后痊愈。

【按】湿热久羁不退，故延之二十余日。因其舌腻，故知为湿热，口甜亦是湿热之征。舌红则是邪入营中，故以化湿清营而愈。

病案3

庞某，男，12岁，某村人。1928年初诊。

患者症现面赤、高热，神糊寐少，直视惊呼，且时爬起向窗上奔窜，大渴引饮。脉洪大，舌赤苔黄。

诊断：气营两燔，肝风内动。

治法：清营解气，凉肝息风。

处方：生石膏（先煎）60g，生地15g，川连5g，栀子6g，桔梗6g，黄芩6g，丹皮6g，知母6g，赤芍10g，元参10g，连翘12g，甘草6g，竹叶6g，乌犀角（锉末冲）6g。

水煎服，每日1剂。

服2剂，得汗，躁扰渐安，神识渐清。减原方剂量，调理十余日，热尽退，遂愈。

【按】如此重病，如此处方，时柳先生仅行医三年，自问无确切把握。其伯父适请李香和先生来，诊毕，索方谛视，谓用师愚法甚善，惟羚羊角清肝息风胜于犀角，当易之。彼时乡村不重视会诊，遂于二人学识有所轩轾。香和先生为天津名中医李子良翁高足，学习叶香岩氏著作极有心得。余方庆的良友，悠悠之口，一笑置之。

病案4

李某，男，40岁，某村人。1939年仲夏初诊。

患者因下井清淤挖泥，续而发热。某医见其有腹痛，茎短囊缩，且续娶未久，疑为夹阴伤寒，投散寒剂；其家还延某巫，亦与燥热药；更有以治阴寒之土验方，捣生姜取汁，由尿道吸入者，均未验。延至十余日，邀余诊视。症见面赤，气粗，头汗出，高热谵语，神识时清时昧，口渴引饮，小便赤短，茎短囊缩，腹不坚硬。舌赤僵木，苔黄燥，脉洪大有力。

诊断：温病邪传气分，更有传营之势。

治法：清营透气。

处方：生石膏60g，知母9g，生地15g，丹皮9g，菖蒲9g，郁金9g，滑石12g，竹叶9g，紫雪丹6g，青蒿9g。

取2剂，每日1剂，水煎服。

二诊：药后热减神清，周身得汗，茎囊恢复。再服4剂。

三诊：证大减，原方去石膏、知母、青蒿、紫雪丹，加白菊、沙参、麦冬养阴。因曾由尿道吸入姜汁，小腹不时感到胀坠，更加丝瓜络、槐米炭，服数剂。三星期后，能步履外出矣。

【按】张山雷先生辑《病理学读本》，引陆九芝《夹阴伤寒论》作书后云：“热病纠

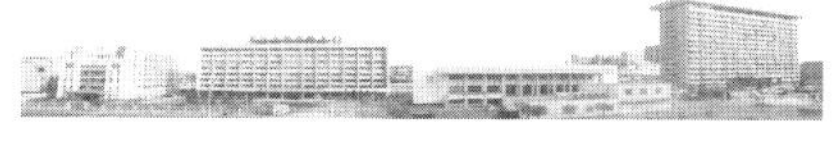

缠，颇有茎短囊缩见证，尤易为俗子误认作少阴之虚。即有明知是热病者，亦必谓肾阴已竭，诿为不治。不知热壅于上，气升火升，上而不降，尽有茎为之短，囊为之缩，而尚非真阴告匮，不可救药者。清之降之，泄之通之，药一入口，而神志即醒，茎舒囊弛……”温病在火热炽盛时，偶有出现茎短囊缩者，此症不常见，且最易与阴寒相混淆，稍一疏忽，便会寒热倒置。其阴寒为男女同床后感寒，男性有茎短囊缩，女性则有外阴向上缩瘪者，但必兼有肢体厥冷，舌淡脉微等。今患者一派热象，极与张山雷先生之论同，且服如许燥热治寒药而不效，则不应再为假寒所蒙蔽矣。

病案5

陈某，男，19岁，某庄人。1980年5月22日初诊。

头面俱肿已两天，面部发红，肿处既痒且痛，发热。脉大，舌红。

诊断：热毒聚于头面。

治法：清热解毒，兼以化湿。

处方：银花20g，连翘20g，公英15g，地丁15g，蚤休10g，牛蒡子10g，蝉衣10g，僵蚕6g，藿香8g，滑石10g，甘草10g。

取2剂，水煎服，每日1剂。

二诊：5月26日。头面之肿大消，亦不发痒。前方加茵陈10g，通草8g，桑叶10g，服3剂。

三诊：5月29日。头面之肿全消，脉缓，舌转淡红，再服2剂。愈。

【按】大头瘟相当于今之“颜面丹毒”，治法多用李东垣之“普济消毒饮”与吴鞠通之“普济消毒饮去升麻柴胡黄芩黄连方”。柳先生治此病，亦用大队解毒品如银花、连翘、公英、地丁、蚤休，辅以达表透络之蝉衣、僵蚕、牛蒡，芳香化浊之藿香，淡渗利湿之滑石，亦收良效。

二、咳喘

病案1

李某，女，47岁，某庄人。1977年12月12日初诊。

两个月来，咳嗽喘促，痰味发咸。身面俱胀，尿频。脉沉细。尿常规检查，红细胞0~2，白细胞偶见。

诊断：溢饮。

治法：发表化饮，温肺止咳。

处方：麻黄6g，细辛4.5g，杏仁6g，葶苈子9g，苡仁18g，附子3g，白术6g，五味子6g，蛤粉12g，陈皮9g，紫菀9g。

取3剂，每日1剂，水煎服。

二诊：12月15日。肿见消，喘轻，仍咳嗽，痰多色白，质黏味咸。食后及睡前咳嗽加重，舌尖赤痛。原方加果榄6g，南星6g。取3剂，每日1剂，水煎服。

三诊：12月19日。肿已全消，喘大减，尚有少量稀白痰。原方再取3剂，每日1剂。痊愈。

【按】小青龙汤治溢饮，见《金匮要略》“饮水流行，归于四肢，当汗出而不汗出，身体疼重，谓之溢饮”。“病溢饮者，当发其汗，大青龙汤主之，小青龙汤亦主之。”本方

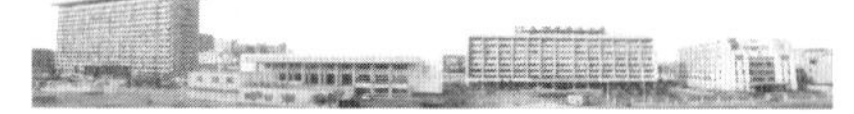

以麻黄、细辛、附子、杏仁、葶苈子辛温宣肺，化水饮；五味、紫菀、蛤粉敛肺温肺，止咳喘，蛤粉并治久咳面肿；白术、苡仁、陈皮、南星健脾化湿祛痰。后加果榄治舌尖痛。久积之水气，得温散宣化，遂收肿消、喘止、痰去之效。

病案 2

王某，女，31 岁，某村人。1973 年 2 月诊。

咳嗽喘急，吐白色涎沫。纳少，身面俱肿，腹胀，尿短。产后 5 个月，乳汁不足。舌润，脉细。

诊断：脾肾阳虚，寒饮阻肺。

治法：温补脾肾，通阳化湿。

处方：麻黄 6g，细辛 3g，桂枝 3g，半夏 9g，云苓 6g，五味子 6g，干姜 3g，白芍 6g，生龙骨 15g，葶苈子 9g，薤白 6g，党参 9g。

水煎服，每日 1 剂。

服 2 剂症大减，又服 5 剂而愈。

【按】此案属脾肾阳虚，水湿不化而致寒饮阻遏肺气，以小青龙汤加茯苓、葶苈子、薤白通阳化湿利水，党参益气，龙骨纳气。病程尚浅，药后获效亦速。

病案 3

杨某，女，54 岁，某村人。1973 年 4 月 9 日初诊。

喘咳不得卧，吐白痰，头痛，嘈杂，口黏。脉滑，舌苔薄腻。

诊断：湿痰阻肺。

治法：健脾祛湿化痰。

处方：麻黄 6g，杏仁 9g，细辛 3g，半夏 9g，陈皮 9g，干姜 1.5g，白蔻 9g，银花 15g，苡仁 30g，冬瓜仁 12g。

取 3 剂，每日 1 剂，水煎服。

二诊：4 月 11 日。喘大减，已能平卧，尚觉气短食少，原方加太子参 9g。取 2 剂，每日 1 剂。咳喘全止。

【按】此为脾气虚而湿不化，湿痰阻肺，故喘咳不得卧。头痛、嘈杂、口黏乃脾为湿困，失于健运。方中麻黄、细辛、杏仁、干姜、陈皮、半夏宣降肺气，化湿祛痰。白蔻、苡仁、冬瓜仁芳辛淡渗，使在上之湿得开，在中之湿得利。后加太子参以补气健脾。另，银花可以消炎，有利于咳喘证的痊愈。

三、痹证

病案 1

吴某，女，56 岁，某村人。1974 年 1 月 30 日初诊。

腰腿痛，只能弯曲走路，不能直立，少气懒言。舌质淡，脉沉细。病已 3 个多月。

诊断：痹证。气虚血亏，经络痹阻。

治法：补益气血，通经活络。

处方：黄芪 15g，当归 9g，透骨草 12g，秦艽 9g，川乌 6g，丹参 9g，桃仁 6g，鸡血藤 12g，细辛 3g。

水煎服，每日 1 剂。

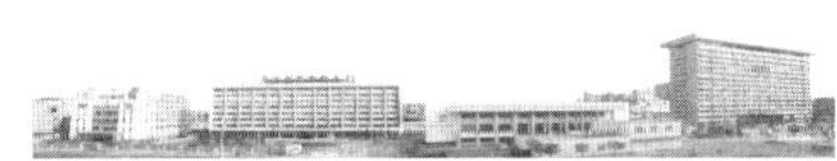

二诊：2月13日。服上方12剂，痛已减。再加黄芪15g，当归3g，透骨草12g。水煎服，每日1剂。

三诊：2月21日。又服7剂，痛止，能直立走路。上方再取5剂，隔日水煎服1剂，以巩固疗效。

【按】患者气血亏虚，又为寒邪侵袭，用黄芪、当归补气血，川乌、细辛驱寒邪，透骨草、鸡血藤、秦艽、桃仁、丹参养血活血通络。

病案2

霍某，男，43岁，某庄人。1977年1月10日初诊。

腰痛牵及右腿，受寒加重，腰弯不敢直立，膝向内弯曲，脚跛行，已半年。食、睡均可。舌淡红，脉沉细。天津某医院诊为“腰椎骨质增生”。

诊断：痹证。肝肾亏虚，寒邪阻络。

治法：补益肝肾，祛寒活络。

处方：小红参（单煎）9g，鹿茸片（含服）1.5g，黄芪30g，当归15g，秦艽18g，麻黄9g，附子9g，细辛6g，骨碎补30g，狗脊24g，熟地30g，川断24g，透骨草18g，乳没各9g，香附9g，鹿角胶12g，桂枝6g，阿胶24g，苁蓉15g，菟丝子15g。

水煎服，每日1剂。

上方服30剂，痛减七八，右腿膝关节已直立，脚亦不跛，腰已不弯。原方加功劳叶24g，枸杞子30g，虎骨9g，共为细末，炼蜜为丸，每丸重9g，一日3次，每次1丸，白水送服。1月后痊愈。后来，其弟也患肾亏腰痛，服此丸药亦愈。

【按】腰痛腰弯半年久，加之脉沉细为肝肾亏虚。受寒加重，为有久寒。全方以补益肝肾、祛寒活络立意，疗效满意。

病案3

王某，女，22岁，某庄人。1973年8月22日初诊。

四肢大关节热痛，伴有头晕，脘满纳呆，泛酸。舌淡红，苔黄稍腻，脉滑数。

诊断：湿热痹证。

治法：散风祛湿清热。

处方：苡仁30g，防己18g，枳壳9g，忍冬藤18g，桑枝30g，青风藤15g，老鹳草15g，茵陈15g，草蔻9g，半夏9g，苍术9g。

取3剂，每日1剂，水煎服。

二诊：8月25日。痛减，纳增，头已不晕，舌苔转薄白。原方再取3剂。共服药10余剂而愈。

【按】热痹诊断关键是关节红肿热痛。治疗湿热痹证，以清利湿热为主，佐以通络之品。对于病久者，应适当加入通阳药方可。

病案4

李某，女，20岁，某庄人。1977年1月11日初诊。

腿痛两年多，近半年又脊背痛，拘紧发沉，气短，食可。舌淡红，脉沉滑。

诊断：痹证。气虚血滞，经络痹阻。

治法：益气行血，通经活络。

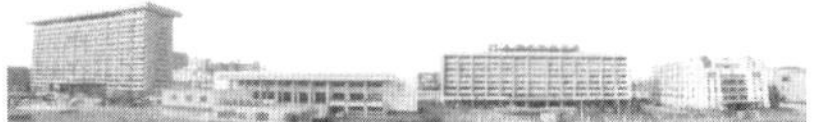

处方：当归 9g，丹参 9g，乳香 9g，没药 9g，黄芪 9g，葛根 9g，鹿角片 9g，苡仁 15g。

水煎服，每日 1 剂。

共服 10 余剂，逐渐痊愈。

【按】大凡治痹，久病治络，此案用《医学衷中参西录》的“活络效灵丹”随证加减治愈。

病案 5

尹某，女，29 岁，某村人。1978 年 1 月 23 日初诊。

3 年来四肢关节肿痛，开始时游走不定，近半年全身各关节皆痛，夜间疼痛更甚。手指屈伸不利。口干，食可，二便正常。舌质淡红，苔薄白，脉稍弦。

诊断：历节风。

治法：祛风散寒通络。

处方：透骨草 18g，老鹳草 18g，苡仁 30g，防己 12g，伸筋草 18g，宽筋藤 18g，乌蛇 3g，蜈蚣 1 条，玉竹 12g，陈皮 9g，鸡血藤 12g，皂刺 15g。

水煎服，每日 1 剂。

此方共服 50 余剂，遂愈。

【按】历节风又名历节、白虎风、白虎历节、痛风等，其病最早载于《金匮要略·中风历节病脉证并治》中。症见关节肿痛，游走不定，痛势剧烈，屈伸不利，昼轻夜重。历节也是痹证的一种，病因病机与痹证相同，可按痹证辨证论治。

四、脘腹痛

病案 1

韩某，男，46 岁，某村人。内科住院病人，1979 年 3 月 11 日邀诊。

胃脘痛，食甚少，体瘦弱，脉细，舌正。住院近 1 月，内科诊为胃溃疡。

诊断：胃痛。脾胃虚弱。

治法：温中健脾，佐以益胃。

处方：党参 10g，白术 10g，云苓 6g，甘草 10g，玉竹 10g，石斛 10g，黑芝麻 12g，肉桂 4g，藿香 6g，砂仁 6g，甘松 10g，荷叶 10g，三七粉（冲服）3g。

取 3 剂，水煎服，每日 1 剂。

二诊：3 月 13 日。痛减，又服 3 剂。

三诊：3 月 16 日。舌苔黄腻。上方去砂仁，加白蔻 10g，取 3 剂。

四诊：3 月 19 日。又取上方 5 剂。

五诊：3 月 24 日。食欲增，舌淡红，脉沉弦。上方去茯苓、白蔻。取 3 剂。

六诊：4 月 5 日。上方又服 5 剂，痛已止。再取上药 7 剂，带药出院。

【按】此证已治近 1 个月，效不显，故商于中医。中医治此亦多宗制胃酸，保护溃疡。本案以四君健脾；参以玉竹、石斛、黑芝麻润胃；复以肉桂温运，砂仁、甘松、藿香芳香止痛，醒脾开胃；三七粉活血养血，对溃疡有良效。甘味温中，少加温运，取甘能缓中之意。昔人有以炙甘草汤治腹痛者，其旨可以深思。此证经治 1 月余，痛不复发，故带药出院。

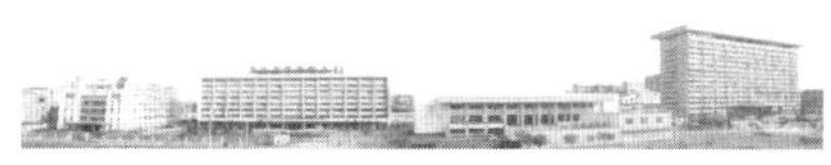

病案 2

张某，女，16 岁，渔坝口人。1978 年 11 月 12 日初诊。

患阵发性腹痛、呕吐已 2 年。痛作前，全身发冷。自述腹内有硬块，但按之腹虽硬板，但未触及肿物。肠鸣屡作。每 20 余天发作一次，腹痛发作时呕吐食物及绿水，不痛时如常人。身体瘦弱，精神倦怠。舌尖红，苔薄白，脉正常。

诊断：腹痛。饮停胃肠。

治法：温中化饮。

处方：干姜 5g，细辛 3g，吴萸 5g，半夏 10g，桂枝 5g，白芍 6g，槟榔 8g，甘草 5g，茯苓 5g。

水煎服，每日 1 剂。

共服 7 剂，痊愈。半年后随访，未再复发，体重增加，精神健旺。

【按】此乃寒饮蓄于肠胃，有许叔微饮癖（见《普济本事方》）之象。以有表寒，故吐时发冷。饮蓄久则吐。胃病及胆，故吐后带有绿沫。久吐脾伤而瘦弱，精神萎顿。因家中贫寒，未作钡餐造影，姑以上法疗之。方中茯苓、槟榔化饮，吴萸、细辛、干姜辛开，桂枝、白芍、甘草和荣。7 剂遂愈。以年纪轻，无许叔微病重，故不以治许氏法与之。

病案 3

邵某，女，23 岁，某村人。1978 年 6 月 22 日初诊。

从去年秋季发病，至今已半年余。呕吐溢酸，大便不整。腹胀不痛，时有肠鸣。舌正，脉缓。

诊断：寒饮留于胃肠。

治法：温中散寒化饮。

处方：半夏 10g，茯苓 10g，干姜 6g，吴萸 3g，白芍 10g，川连 2g，槟榔 6g，甘草 6g。

2 剂吐止，又服 2 剂痊愈。

【按】证属寒饮。方中半夏止吐为主，合以干姜、吴萸增其散寒之力，茯苓、槟榔消水行气，川连伴吴萸可以制酸。

病案 4

赵某，女，60 岁，某村人。1978 年 12 月 17 日初诊。

脘胀腹满，呕吐绿水，尿少，大便亦少，面浮肿。苔稍腻，脉沉滑。

诊断：脾虚积饮。

治法：健脾温中化饮。

处方：厚朴 10g，槟榔 10g，半夏 12g，枳壳 10g，白术 10g，草蔻 6g，吴萸 6g，茯苓 15g，莪术 10g，莱菔子 10g，猪苓 10g。

取 1 剂，水煎服。

二诊：12 月 18 日。药后吐止。再取上方 1 剂，诸症愈。

【按】此案属脾虚积饮，故脘腹作胀，时而呕吐，尿量减少，颜面浮肿。主以白术健脾，茯苓、猪苓消饮，半夏止吐，厚朴、槟榔、莪术、莱菔子理气化痰，吴萸、草蔻散寒温胃而取效。

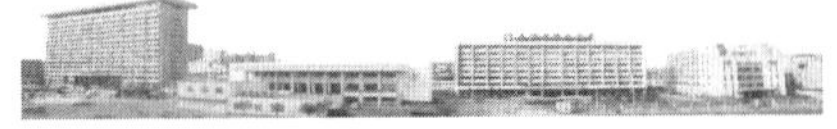

五、黄疸

病案 1

韩某，女，27 岁，南蔡村公社某大队人。1979 年 9 月 18 日初诊。

胃脘胀满，恶心，厌油腻。发热，身倦乏力，纳呆，口干。面目色黄如橘，溲黄赤，大便调。舌淡红，苔黄稍腻，脉滑。内科诊为急性传染性黄疸型肝炎，邀中医会诊。

诊断：湿热黄疸。

治法：清利湿热。

处方：茵陈 30g，佩兰 10g，郁金 10g，板蓝根 30g，滑石 10g，槟榔 10g，焦山楂 12g，竹茹 10g。

取 3 剂，每日 1 剂，水煎服。

二诊：9 月 22 日。食欲增，脘满减，仍腹胀，胁痛。查肝功能：麝香草酚浊度实验 8 单位，谷丙转氨酶 538 单位，黄疸指数 50 单位。原方加郁金 2g，枳壳 10g，川朴 10g，取 5 剂，每日 1 剂。

三诊：9 月 28 日。诸症减轻，又连续服上方 15 剂。

四诊：10 月 15 日。黄已退净，无自觉症状，查肝功能，各项均正常。再取 5 剂，隔日 1 剂，以巩固疗效。

病案 2

张某，女，31 岁，北蔡村公社某大队人。1980 年 3 月 18 日初诊。

面目鲜黄，尿如浓茶，身痒，发热，腹胀纳呆，厌油腻，时有恶心，周身乏力，右胁胀痛。舌略红，苔黄腻，脉滑。查肝功能：谷丙转氨酶 604 单位，黄疸指数 50 单位。

诊断：湿热黄疸。

治以：清热利湿退黄。

处方：茵陈 15g，板蓝根 30g，郁金 10g，佩兰 10g，滑石 10g，苡仁 20g，连翘 15g，槟榔 10g，金钱草 10g，甘草 10g。

取 5 剂，每日 1 剂，水煎服。

二诊：3 月 23 日。药后黄稍退，每日下午脘满较重，原方加藿香 10g，陈皮 12g。取 7 剂。

三诊：3 月 21 日。诸症已消，查肝功能：谷丙转氨酶 126 单位，黄疸指数 10 单位。再取上方 5 剂。

四诊：4 月 6 日。已无症状，取药 5 剂。

五诊：4 月 17 日。两次查肝功能均正常，取原方 3 剂配成丸药，每丸 10g 重，1 日 2 丸。痊愈。

病案 3

王某，男，23 岁。1973 年 2 月 26 日初诊。

口苦，右肋疼，脘满，呃逆，食少，尿黄，睛黄。脉沉缓，苔稍腻。尿胆红素（+）。

诊断：黄疸。脾虚湿盛。

治法：健脾祛湿，利胆退黄。

处方：茵陈 30g，郁金 9g，佩兰 10g，板蓝根 20g，苍术 15g，猪苓 12g。3 剂，每日 1

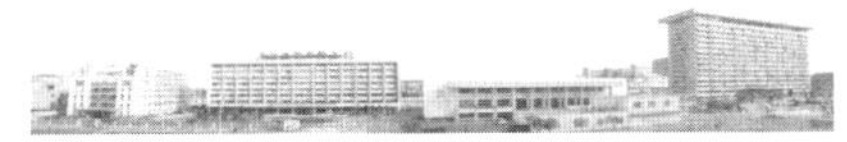

剂，水煎服。

二诊：3 月 4 日。前方又服 3 剂。

三诊：3 月 8 日。腹痛，便溏，尿黄，脉缓，舌淡。

处方：茵陈 30g，炒栀子 9g，郁金 9g，猪苓 12g，藿香 12g，草果 9g，半夏 12g，苍术 15g，槟榔 12g，良姜 9g。

3 剂，日 1 剂，水煎服。

四诊：3 月 16 日。近 3 天食增，脘满，加川朴 9g。

【按】黄疸多由感受时邪或饮食不节所引起。湿热或寒湿内阻中焦，迫使胆汁不循常道而发病。《金匮要略》说："黄家所得，从湿得之。""诸病黄家，但利其小便。"柳先生治疗湿热黄疸，常用经验方茵佩郁蓝汤加减治疗，疗效很好。方药组成：茵陈 20g，佩兰 10g，郁金 10g，板蓝根 30g。张师寿甫先生曰：茵陈"善清肝胆之热，兼理肝胆之郁，热清郁开，胆汁入小肠之路毫无阻隔也"。故方中以茵陈为清热利湿退黄之主药，板蓝根清热解毒为辅药。上二药用量较大，一般 20～30g，重症还可加量，小儿酌减。佩兰芳香化浊，健脾醒胃，除脘闷呕恶；郁金入肝、胆二经，行气解郁，利胆退黄。此二药为佐使。四味共用，具有显著的清热利湿退黄作用。上三案皆用茵佩郁蓝汤加减而取效。

胸满腹胀者可加槟榔 10g，焦山楂 10g，厚朴 10g；腹满便秘者加大黄 8g，栀子 6g；胁痛者，重用郁金，再加丹参、生麦芽；湿盛加苡仁 20g，滑石 10g；呕吐加半夏 10g，竹茹 10g。阴黄者见肤色暗晦，肢体逆冷，本方加附子 6g，干姜 6g；小便不利加猪苓 10g，泽泻 10g，桂枝 10g。胆结石之黄疸，可加金钱草、海金沙、鸡内金等。

六、眩晕

病案 1

刘某，女，38 岁，某村人。1973 年 9 月 9 日初诊。

半年来失眠严重，有时彻夜不眠。耳鸣，头旋，呕逆。舌苔白滑，脉虚。

诊断：眩晕。痰浊上扰。

治法：祛痰为主，安神为辅。

处方：橘红 9g，半夏 9g，茯苓 9g，南星 6g，细辛 4.5g，甘草 6g，礞石 1.5g，丹参 18g，白芍 9g，旋覆花 9g，苍耳子 9g，朱砂 1.5g。

水煎服，每日 1 剂。

10 剂后，晕渐止，睡渐安。共服药 30 余剂，诸症皆愈。

【按】此案属痰眩而兼不寐。二陈、南星、旋覆花、礞石化痰坠痰，苍耳、细辛通阳，丹参、白芍养心敛阴，朱砂安神。前人论眩晕，惟"痰晕"证见头眩、呕吐，或有耳鸣。《东医宝鉴》说，痰晕为"痰盛呕吐，头重不举"。又"天麻半夏汤治风痰旋晕欲吐"。《鸡峰普济方》云："头眩欲呕，心下温温，胸中不利，但旋转。此由痰饮，饮聚上乘于脑，三阳之脉不得下行，盘郁于上。"综合诸说，痰晕当以眩晕、呕吐或耳鸣为主证。此案以"芎辛导痰汤"为基础方，随证加减。芎辛导痰汤出《证治准绳》，由川芎、细辛、陈皮、茯苓、半夏、枳壳、甘草、生姜 8 味药组成。

病案 2

许某，女，57 岁，某村人。1973 年 1 月 22 日诊。

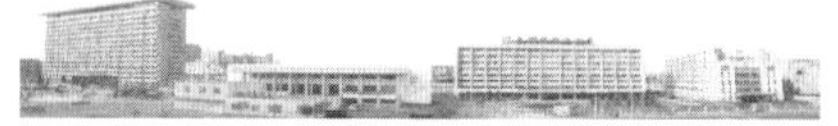

头晕旋转，泛恶已两个月。身疲乏力，胸闷不畅，时有嗳气，不寐，耳鸣。舌淡无苔，脉细缓。自述因着急而诱发此病。

诊断：眩晕。阳虚气滞。

治法：益气温阳，解郁化痰。

处方：黄芪 9g，党参 9g，当归 9g，桂枝 6g，川芎 6g，柴胡 6g，橘红 9g，半夏 9g，南星 9g，茯苓 9g，生龙骨 12g，木香 9g，甘草 6g。

水煎服，每日 1 剂。

服 10 余剂，痊愈。

【按】此案属虚晕，因阳虚而头晕，复因忿怒，宜解郁与补气并用。《三因极一病证方论》云："喜怒忧思，致脏气不行，郁而生涎，涎结为饮，随气上行，伏留阳经，亦令人眩晕，呕吐，眉目痛，眼不得开。"方中用参、芪益气，当归养血，桂枝、川芎、柴胡升阳，柴胡又兼解郁，橘红、半夏、南星化痰饮，茯苓、龙骨安神，木香利气散结。

病案 3

于某，女，46 岁，菜村人。1974 年 10 月 20 日初诊。

平素体弱，生育较多，家务繁重，积日操劳，忧虑成疾，遂致头眩晕，呕逆，耳鸣不寐。多食善饥，多尿（查尿糖阴性）。齿痛，时有少量鼻衄，身浮肿。停经 4 个月。舌尖红，苔白薄滑腻，脉弦细。

诊断：眩晕。脾肾阴虚，肾阳亦虚。

治法：补肾健脾。

处方：熟地 30g，山药 24g，覆盆子 15g，桑螵蛸 15g，益智仁 6g，女贞子 24g，旱莲草 24g，紫石英 12g，磁石 18g。

取 3 剂，每日 1 剂，水煎服。

二诊：10 月 26 日。多食多尿减，继服原方。

三诊：11 月 9 日。月汛复至，头晕减，鼻衄止，偶有牙痛。前方加鹿角片 15g，龟板 12g，秋石 3g，细辛 3g，太子参 12g。隔日 1 剂，水煎服。

四诊：11 月 22 日。腰痛，头晕，尿多，牙痛皆减。偶见咳嗽，出汗。饮食已正常。

另拟方：熟地 30g，桑螵蛸 15g，鹿角片 15g，龟板 12g，秋石 9g，芡实 30g，肉桂 6g，紫石英 12g，果榄 3g。

水煎服，隔日 1 剂。

五诊：12 月 27 日。诸证悉愈。遂用七宝美髯丹、大补阴丸，每日各 1 丸，服 2 周以巩固疗效。并嘱其再发头晕、牙痛，可服芎菊上清丸 6g。

【按】《灵枢·海论》云："髓海有余则轻劲多力，自过其度。髓海不足，则脑转耳鸣，胫酸眩冒，目无所见，懈怠安卧。"《灵枢·经脉》云："督脉实则脊强，虚则头重高摇之。"此案属虚晕之脾肾两虚证。患者平素肾虚，髓海不足，复有忧思，中气郁结，则眩晕必著。故首方以熟地补肾，山药补脾，覆盆子、桑螵蛸、益智缩尿，女贞子、旱莲草益肾养心，磁石、石英重镇安神，旱莲草且能止衄血。后加鹿角补督脉，龟板补任脉（此说见《临证指南医案》），秋石入肾，又止衄血，细辛通少阴、止牙痛、去眩晕。又加肉桂温补肾阳，且引虚火归元；果榄清齿痛。后以美髯丹、大补阴丸作善后调理而痊愈。

病案4

张某，女，25岁，某村人。1973年5月25日初诊。

头重眩晕，脘满呕恶，纳呆，嗳气，口中泛溢甜味。月经正常。苔白薄腻，脉沉滑。

诊断：眩晕。湿痰上扰。

治法：健脾化湿。

处方：藿香9g，佩兰9g，苡仁15g，通草6g，枇杷叶12g，建曲12g，香附9g，香橼12g，玫瑰花6g。

取6剂，每日1剂，水煎服。

初服3剂，头晕减，脘满略舒，口甜稍退。又服3剂，脘爽纳增，口已不甜，眩晕亦不显著，能参加生产劳动。

【按】此案属眩晕之湿痰上扰证。叶香岩《温热论》云："舌上白苔黏腻，吐出浊厚涎沫，口必甜味也，为脾瘅病。乃湿热气聚与谷气相搏，土有余也，盈满则上泛，当用省头草（即佩兰）芳香辛散以逐之则退。"本案口中泛甜，以佩兰为主，辅以藿香芳香辛散化湿；苡仁、通草淡渗利湿；枇杷叶清肃肺胃，降逆止呕；香附、香橼、玫瑰花、建曲辛香开结，和气快膈。

七、补肾法治验

病案1

杜某，男，49岁，杨村某街人。1979年5月11日初诊。

病人患急性肾小球肾炎1月余，由内科转中医治疗。现症：面色少华，倦怠乏力，心烦少寐，腰背痛，下肢酸软，足踝稍肿，舌胖有齿痕，脉细无力。

化验室检查：尿常规示白细胞2～3个/HP，红细胞2～3个/HP，蛋白（+）。

西医诊断：急性肾小球肾炎。

中医诊断：肾虚兼血虚。

治法：益肾养血。

处方：女贞子15g，旱莲草15g，沙参20g，白茅根15g，沙苑子15g，阿胶10g，石韦12g，益母草15g。

取1剂，水煎服。

二诊：5月12日。腰酸略轻，他证不减，加菖蒲10g，取1剂。

三诊：5月13日。腰背酸，发沉。原方加鹿角片12g，枸杞子10g。取3剂，每日1剂。

四诊：5月17日。诸症皆减，口鼻发干，上方加沙参5g。取3剂，每日1剂。

五诊：5月20日。查尿常规（－），腰背已不痛，但觉乏力，原方加肉苁蓉10g。连服10剂。三次查尿常规均正常，随访1个月，未反复。

【按】急性肾小球肾炎后期多见肾虚证，须益肾养血善其后。黄芪、山萸、山药可降尿蛋白，旱莲草、小蓟可治疗尿中红细胞，腰膝酸软者可用鹿角片、阿胶以补精益髓。本患者腰背酸重，几次服药未见显效，加鹿角片服3剂后而病情大有转机，又10剂而愈。鹿角片能通督阳，鼓舞肾气。

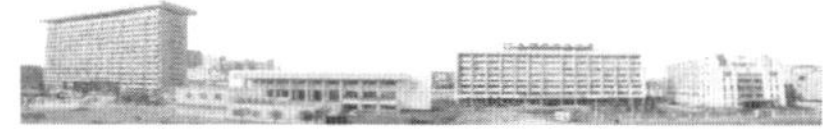

病案 2

刘某，男，46 岁，县某局职工。1978 年 10 月 14 日初诊。

患者近半年来多食、多尿，身体肥胖，周身乏力，腰膝酸软，口干渴，舌红无苔少津，脉细。

化验室检查：糖尿（+++），空腹血糖 300mg%。

西医诊断：糖尿病。

中医诊断：消渴。肾阴虚。

治法：益肾养阴。

处方：何首乌 20g，黄精 15g，山药 10g，熟地 30g，山萸肉 10g，肉桂 3g，高丽参 5g，麦冬 15g，桑螵蛸 12g，覆盆子 12g，益智仁 5g。

每日 1 剂，水煎服。

共服药 40 余剂，三次查尿糖阴性，症状消失。后为巩固疗效，加金樱子、五味子、配成水丸，每次 10g，1 日 2 次，连服 3 个月。

【按】本案以肾阴虚为主，方中多用益肾养阴药。《石室秘录》曰："消渴之证虽为上、中、下，而肾以致渴，则无不同也。故治消之法，以治肾为主，不必问其上、中、下之消也。"方中用人参、肉桂，盖仿景岳"善补阴者，必于阳中求阴，则阴得阳升而泉源不竭"也。治疗消渴病，于补肾剂中加入桑螵蛸、覆盆子、金樱子、五味子等涩敛缩泉之品，疗效更好。

病案 3

袁某，女，30 岁，北郊某大队人。1973 年 4 月 19 日初诊。

两足跟痛半年，头晕，少寐，多梦，听力差，食后胀满。舌质淡，脉细。

中医诊断：足跟痛（脾肾两虚）。

治法：补肾健脾。

处方：熟地 12g，骨碎补 12g，枸杞 9g，山药 9g，菖蒲 9g，砂仁 9g，菊花 9g，龙骨 12g。

每日 1 剂，水煎服。

二诊：5 月 25 日。上方服 30 余剂，头晕大减，听力增，睡眠好转，饮食正常，足跟痛略减。上方去龙骨、菊花，又服 15 剂，足跟痛基本消失。

【按】足少阴肾经起于足趾下面，斜向足心和内踝下方，沿下肢内侧后缘上行，贯脊，入属于肾，络膀胱。肾虚可出现下肢痿软、足跟痛等证。

病案 4

汪某，男，47 岁，机场干部。1979 年 3 月 15 初诊。

自述患高血压 7 年，现头晕，失眠，两腿酸软，腰背发凉，小便清长，语言无力。舌淡有齿痕，苔薄白微黄，脉细弱。血压 170/110mmHg。

西医诊断为：高血压。

中医诊断：眩晕。肾阳不足。

治法：补肾助阳。

处方：鹿角片 10g，寄生 15g，川断 10g，沙苑子 10g，首乌 15g，阿胶 8g，白芍 10g，

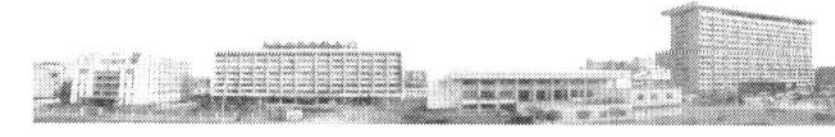

龙骨 15g，独活 10g，磁石 10g。

取 3 剂，每日 1 剂，水煎服。

二诊：3 月 19 日。腰痛发凉好转，血压 142/98mmHg。病有转机，上方再加胡芦巴 8g，取 3 剂。

三诊：3 月 22 日。睡眠好，上方加菟丝子 10g，取 5 剂。

四诊：3 月 27 日。症状消失，血压 134/96mmHg。食欲稍差。上方再加龟板 10g，草蔻 3g，石英 12g，取 10 剂。血压维持在 130/90mmHg 上下，精神振作，已恢复正常工作。

【按】本案患者属肾阳不足，方中鹿角、川断、寄生、沙苑子、石英、菟丝子补肾阳，阿胶、白芍、首乌、龟板益肾阴，此仿景岳“善补阳者，必于阴中求阳，则阳得阴助而生化无穷”之意。

病案 5

魏某，女，25 岁，县招待所职工。1973 年 9 月 25 日诊。

患者妊娠 7 个月，因闪挫而腰痛，腹坠，阴道出血 2 天。舌红，脉稍数。

中医诊断：胎漏。肾虚。

治法：补肾保胎。

处方：寄生 12g，菟丝子 12g，杜仲炭 12g，川断 9g，阿胶 9g，生地 9g，党参 12g，草蔻 3g。

取 2 剂，每日 1 剂，水煎服。

二诊：9 月 27 日。昨日下午血止，脉已不数。上方加山药 12g，连服 3 剂，症状全无。到 11 月下旬顺产一男孩。

【按】胎漏一证，无论月份大小，漏血不止而脉数者，难保。若药后漏血虽未止但脉数转缓者为有望。血止脉缓则胎固无忧。保胎之法很多，但总以固肾为主，因肾主系胎，肾虚则胎元不固。

病案 6

王某，女，28 岁，杨村某厂工人。1972 年 4 月 1 日初诊。

流产后 1 周，手足抽搐，面色无华。舌淡，脉微细。

诊断：肾虚肝风内动。

治法：补肾养血。

处方：熟地 15g，枸杞子 12g，菟丝子 12g，功劳叶 9g，党参 18g，当归 12g，阿胶 9g，桂圆肉 12g，秦艽 9g，草蔻 6g。

取 3 剂，每日 1 剂，水煎服。

二诊：4 月 4 日。手足搐搦稍好转，上方加鹿角胶 9g，再加熟地 15g，党参 12g，阿胶 6g，每天 1 剂，连服 12 剂而愈。

【按】肾主系胎，流产伤肾，水不涵木，以致肝风内动，手足搐搦，治以益肾养血获效。

八、失音

病案 1

杨某，女，43 岁，某大队人。1971 年 1 月 4 日初诊。

失音半个月，咽喉不红不肿不痛，略觉气弱形疲。脉细缓。

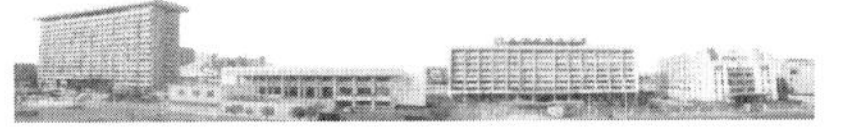

诊断：失音。肺阴亏虚，阳亦不足。

治法：滋阴润肺，兼以温阳。

处方：生地 20g，麦冬 12g，元参 10g，白芍 10g，丹皮 6g，贝母 6g，甘草 3g，杏仁 6g，麻黄 6g，附子 6g，细辛 4g。

取 3 剂，每日 1 剂，水煎服。

二诊：1 月 12 日。音稍出，稍有脘满，疲乏。加细辛 1g，阿胶 10g，熟地 20g，当归 10g，陈皮 10g。取 6 剂。

三诊：2 月 16 日。音已恢复正常，大便稍干。去贝母、丹皮、杏仁，加苁蓉 20g，阿胶 5g，又 3 剂而瘥。

【按】气弱形疲属阳不足，二诊即加养血之当归、生地、阿胶与健胃之陈皮。三诊加苁蓉增液润便。

病案 2

张某，男，50 岁，某县财税局干部。1974 年 12 月 2 日来初诊。

从二月间失音，对面讲话，几不可闻。咽发涩，喜饮水。舌虚胖有齿痕，稍有薄黄苔。脉沉细。某医院诊为“声带功能性失音”。

诊断：失音。肾阴阳两虚。

治法：益肾阴，温肾阳。

处方：地黄 30g，山萸 12g，枸杞 30g，五味子 10g，麦冬 10g，阿胶 10g，龟板 10g，苁蓉 12g，丹皮 6g，麻黄 6g，附子 6g，细辛 6g，人参 6g。

每日 1 剂，水煎服。另阿胶每日 15g，烊化服。

二诊：12 月 23 日。服药 20 剂后，音略出，但欠亮。前方加枸杞 10g，菟丝子 12g，菖蒲 12g。取 30 剂。

三诊：1975 年 1 月 29 日。音稍振，韵仍带干涩，谈话时间稍久，即又嘶哑。前方停服，改用下方：鹿胶 10g，熟地 30g，枸杞 30g，山萸 12g，人参 10g，五味子 15g，麦冬 15g，远志 6g，菖蒲 10g，附子 10g，肉桂 6g，苁蓉 20g，麻黄 6g，细辛 9g。5 剂，每日 1 剂。

四诊：2 月 26 日。自述 12 月 23 日以来服药 30 剂，喉润而爽，音尚嘶嗄。服 1 月 29 日方，感到胸中如有气振动上涌，继而发音正常，不复时亮时嗄矣。小其剂继服，以巩固疗效。

【按】肾阴不足不能滋养咽喉，肾阳不足不能祛寒化饮，故声哑矣。此案用补肾法得效。

病案 3

孙某，男，46 岁，某地区财政局干部。1973 年 11 月 7 日初诊。

声音嘶哑，时轻时重，上午略轻，下午即重，已两年。咽发干，喜饮水，饮水多，尿亦多。脉虚大，舌面涩而不润。某医院诊为“声带肥大，闭锁不全”，“尿糖阴性”。

诊断：失音。肾阴阳两虚。

治法：阴阳双补。

处方：熟地 25g，山萸 10g，山药 10g，巴戟 10g，枸杞 12g，党参 10g，麦冬 6g，五味子 6g，苁蓉 10g，麻黄 3g，附子 3g，细辛 3g。

3 剂，每日 1 剂，水煎服。

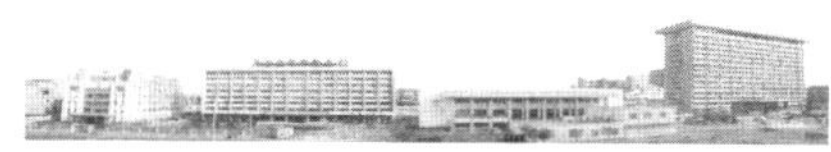

二诊：12月8日。药后觉喉咙轻松，又服3剂。

三诊：12月12日。药后饮水多、尿多及声音嘶哑均无大改变。前方加熟地5g，山萸4g，山药4g，枸杞5g，阿胶12g，女贞子20g。5剂。

四诊：12月18日。由天津某医院检查过，其结果为“声带稍厚，闭合好，光滑。会厌喉面稍外突，光滑，未见肿物”。尿仍多，渴已减，声大朗。前方去党参，加人参6g，服至30余剂，1974年底来院，谓一年内谈话自然，声音未再嘶哑。

【按】声之根在肾，肾津上济之功减低，故咽干喜饮水以自润。肾阳不足，温煦化气无能，故饮水多，旋即由尿排出。诊为肾阴肾阳俱虚，以河间地黄饮子加减收功。

九、痛经

病案1

朱某，女，27岁，某厂工人。1977年9月29日初诊。

经期腹痛，经血有块。结婚4个月，婚后腹痛加重。恶心，食可。经期准，现经后7天。舌淡有齿痕，脉沉滑。

诊断：痛经。瘀阻胞宫。

治法：化瘀温经。

处方：当归9g，川芎6g，赤芍9g，桃仁9g，红花9g，香附9g，胡芦巴9g，川楝子6g，半夏9g，甘草6g。

取3剂，水煎服，每日1剂。

二诊：10月2日。加党参12g，细辛1.5g，服3剂。

三诊：10月6日。再取上方3剂。后以成药坤顺丸、得生丹调理而愈。

病案2

李某，女，24岁，未婚，某庄人。1977年8月22日初诊。

经期腰腹痛，腿痛。月经色紫有块，恶心呕吐。舌淡红，脉滑。

诊断：痛经。气滞血瘀。

治法：理气活血。

处方：红花9g，茴香12g，枳壳9g，半夏9g，甘草6g，当归12g，川芎9g，元胡9g，香附9g，桃仁9g。

3剂，水煎服，每日1剂。

二诊：8月28日。月经净，腹痛、呕吐止，舌淡苔白。原方加益母草9g，去茴香，3剂。

三诊：9月17日。腰痛，带下量多，舌淡红，脉细滑。

处方：当归12g，川芎9g，香附9g，骨碎补18g，芡实12g，莲须12g，川断12g，益母草6g。

取3剂。共服药15剂，腰腿已不痛，带止。月经正常。

【按】痛经为妇科常见病，大约不出气滞、血瘀、受寒等原因。由气虚有热而痛经者，则极少见。治疗多以理气、活血，温经为主。上举二案，方中所用凉药，是为反佐温药过热而设。

十、崩漏

病案1

阎某，女，40岁，某村人。1938年诊。

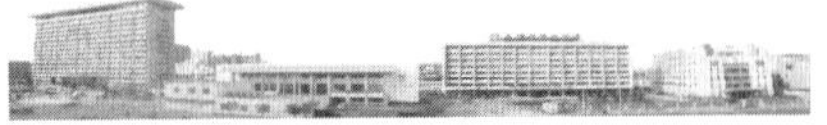

月经来如潮涌，大下血后仍淋漓不绝，病已三日。面色晄白，气息极微，昏馁如睡，头上汗出。唇舌淡白，脉细欲绝，几不能扪及。由家属代诉病情。

诊断：气虚崩漏。

治法：益气养血止血。

处方：先与吉林参15g，随煎徐服，两小时后患者能慢慢睁眼，汗稍敛，脉稍起。继服下方：

人参9g，箭芪30g，生山药24g，净萸肉24g，阿胶（烊化）12g，煅龙骨18g，煅牡蛎18g，棕榈炭12g，海螵蛸12g，艾炭6g，五味子6g，三七粉（两次冲服）9g。

次日，血止神清，能自述所苦。再给上方加减善后。

【按】用固冲法治愈崩漏，尚有多案，或加猬皮、没石子。在补气固摄疗效不显时，可加入柴胡升提。方内海螵蛸或可代以赤石脂，本草载其止泻涩肠，观察多人，未发现大便干燥。

病案2

韩某，女，34岁，社员。1977年6月3日诊。

月经期准，但量多，持续10~15天。经来时腰痛，腹痛，血色深有血块，此次20余天未止，口干。舌赤，苔黄腻，脉滑。

证属：瘀血崩漏。

治法：活血祛瘀。

处方：当归9g，川芎6g，五灵脂9g，蒲黄炭9g，元胡9g，桃仁6g，鹿角胶9g，小茴香9g，甘草6g。

取3剂。每日1剂，水煎服。

二诊：6月7日。血未止，仍有血块，腹痛口干。上方加黄芪15g，山药15g，贯众炭9g，去鹿角胶（患者嫌其味劣）。取3剂。

三诊：6月10日。昨天下午血止。白带较多，腹有时痛，加血竭6g。取2剂。

数月后来告曰：月经已正常。

【按】血黑和有血块，腹痛，诊为瘀血，用归、芎、灵脂、蒲黄、元胡、桃仁化瘀，茴香温下，鹿角胶养血。继而加黄芪、山药补气，贯众止血，血竭止痛。

十一、滑胎

病案1

果某，女，30岁，某庄人。1972年8月9日初诊。

流产数胎，腰痛乏力，舌淡，脉细。现妊娠2个月。

诊断：滑胎。肾虚。

治法：益肾固胎。

处方：菟丝子30g，阿胶15g，杜仲炭18g，川断18g，寄生30g，砂仁6g。

上方共为细末，炼蜜为丸，重9g，每天1丸，温开水送服。服至280天，生一男孩。

病案2

王某，女，36岁，某村人。1970年6月21日初诊。

已流产两次，现妊娠3个月，见血。左脉滑有力。

诊断：胎漏。肾虚。

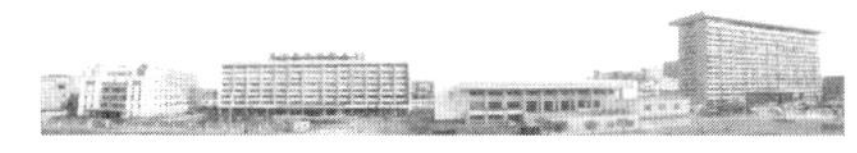

治法：补肾安胎。

处方：菟丝子15g，桑寄生15g，阿胶9g，川断9g，杜仲15g。

水煎服，每日1剂。

3剂后血止。又以上方配蜜丸，每丸9g重，每日1丸。服至7个月后停药，足期产一男孩。

病案3

曹某，女，28岁，某庄人。1972年8月15日初诊。

流产四次，体甚弱。每到怀孕六七个月即流产，今又怀孕3月，来诊要求保胎。

诊断：滑胎。脾肾两虚。

治法：健脾补肾。

处方：菟丝子30g，桑寄生30g，杜仲炭30g，川断30g，阿胶24g，党参18g，砂仁9g。

共轧细面，炼蜜为丸，每丸9g，每日1丸，服药7个月，足期产一男孩，甚健壮。

病案4

陈某，女，29岁，某庄人。1973年4月26日初诊。

流产数胎，腰背酸痛，带下量多，经治疗后，腰痛、带下已愈。现又怀孕，要求保胎。

诊断：滑胎。肾气不固。

治法：补肾安胎。

处方：菟丝子120g，桑寄生60g，川续断60g，阿胶60g。

上方共为细末，炼蜜为丸，每丸9g，每日2丸，服药7个月，足月产一女孩。

【按】滑胎以肾虚者为多，故景岳谓“肾以系胞”，肾虚则不能荫胎。临床中柳先生用张师寿甫先生创制之“寿胎丸”，治因肾虚而致之滑胎，屡用屡验。其药物组成：菟丝子120g，桑寄生60g，川续断60g，真阿胶60g。先将前三味轧细，水化阿胶，和为丸，0.3g重（干足0.3g）。每服20丸，开水送下。气虚者加人参60g；大气陷者，加生黄芪90g；食少者加炒白术60g；凉者加炒补骨脂60g；热者加生地60g。方中重用菟丝子为主药，而以续断、寄生、阿胶诸药辅之。凡受妊之妇，于两月之后徐服一料，必无流产之弊。

此外，治疗一般胎动、胎漏（即先兆流产），我们亦以“寿胎丸”为基础方，再根据病情，或清热、或养血、或补气，加减用药，多能取效。胎动漏血，脉静者易治，脉数者难疗。药后脉由数转静者尚可治愈。

十二、产后病

病案1

王某，女，30岁，本县某学校教师。1980年7月29日初诊。

患者产后10天，腹大膨隆，甚于产前。面浮黄，唇淡。尿少，一昼夜排尿一次。妇科诊为“腹水原因待查”。经使用速尿等利尿剂治疗3天，腹水不减。遂邀中医会诊。患者自述产程较长（一天两夜），产时室内较冷，产后腹不减小，反而渐大。恶露未净，便秘，无腹痛。舌淡，脉细缓。

诊断：寒袭子宫。

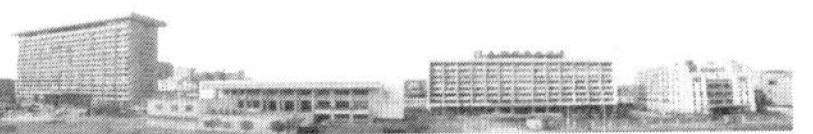

治法：补气利水，暖宫散寒。

处方：茯苓10g，泽泻10g，猪苓10g，白术10g，桂枝6g，黄芪10g，益母草12g，白芍10g，细辛3g。

取1剂，水煎服。

二诊：7月30日。药后尿增，服药时自觉腹内发热，热则欲解小便，仍便秘。再拟前法，宜加补气润便之品，上方加党参15g，当归15g，车前子（布包）10g，黄芪5g，枳壳5g。取2剂，每日1剂。

三诊：8月18日。家属来院代述病情，服上2剂药后，尿量大增，腹水全消。大便每日一次，不干。今已产后28天，恶露未尽，量多色紫，腹不痛，食欲好，乳汁不足。改生化汤法加减：益母草10g，当归10g，川芎2g，桃仁2g，炮姜4g，黄芪10g，甘草6g。水煎服，每日1剂。3剂遂愈。

【按】本案属产后腹水证，治本患者，盖仿《金匮要略·妇人妊娠病脉证并治》第三条附子汤温脏法也。服中药时，未用西药利尿剂。

病案2

孙某，女，36岁。1927年诊。

妊娠5个月，因负重而坠胎，出血过多，昏厥数次。时值盛夏。柳先生为用大剂回阳止血药治愈。血亏气弱之体，尚未完全恢复，初冬又患温病，始而发热、自汗恶风，继而壮热烦躁，口干渴，思饮冷水。少寐易醒，脘闷纳少，大便微溏，经水先期而至。自述精神恍惚，看一人如数人，面红气促。舌赤少津，苔薄黄，脉沉数有力。

诊断：气营两燔。

治法：清气敛阴，和营透卫。

处方：生石膏30g，知母15g，党参15g，生地15g，元参12g，白芍10g，丹皮10g，生山药15g，石斛10g，旱莲草12g。

另，白茅根90g，煮水代汤煎上药。取2剂，每日1剂。

二诊：热稍退，不思冷饮，便溏转稠，经水量亦减少。又服2剂。

三诊：热仅下午稍高，睡眠稳，思食稀粥，月水已净。原方石膏量减半，去茅根。再取2剂。

四诊：热全退，舌红转淡红，脉细而数。不时震颤，心悸动。热邪稽留十余日，本属阴虚，又为热烁。再用三甲复脉法，辅以温润滋填，补其久亏之气阴。

处方：西洋参10g，生龟板20g，生鳖甲20g，生牡蛎20g，女贞子30g，旱莲草30g，桑椹30g，生山药30g，山萸肉20g，霍石斛30g，枸杞子30g，大熟地30g，石菖蒲20g，砂仁10g，阿胶20g，鹿角胶15g。

真蜜收膏，每次服二茶匙，开水冲服。1日3次。

患者病后头发全部脱落，两个月后始萌新发。

【按】此案属产后病温证，用清气敛阴、和营透卫之法治愈。又热病后头发全脱者，曾不少见。肾者，其华在发，热灼其阴，故头发脱落。病后以滋肾益阴法调理，都能长出新发。

病案3

李某，女，32岁，某大队人。1964年夏诊。

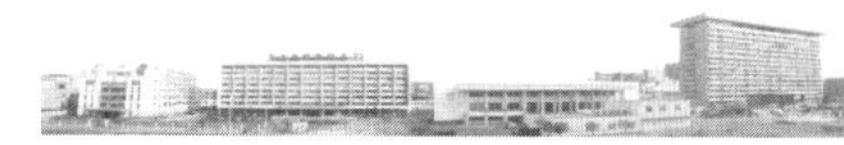

产后身热自汗已6日，口渴，不食，不寐。小腹痛，不喜按，恶露量少而色紫。舌绛，脉滑数。用青霉素治疗3天后转来中医科。

诊断：产后营阴大亏，暑热外侵，内陷血室。

治法：养阴解暑化瘀。

处方：鲜生地（捣汁，冲）30g，白芍10g，沙参10g，鲜石斛10g，阿胶6g，青蒿6g，归尾6g，泽兰6g，丹参6g，茺蔚子6g。

另，鲜苇根60g，鲜荷叶1张，二味煮水，代汤煎药，每日1剂。

服2剂，恶露畅，腹痛减，热退，继与养血和胃药而愈。

【按】患者小腹痛，不喜按，恶露量少而色紫，虽未至搏结不通，已有搏结之象。营阴既亏，暑邪未解，宜养阴、解暑、化瘀三者兼顾。遂选生地、白芍、沙参、鲜石斛、阿胶以养阴，青蒿、鲜苇根、鲜荷叶以解暑，泽兰、归尾、丹参、茺蔚子以化瘀结。

病案4

韩某，女，33岁。1964年3月诊。

产后发热，20余日不退，体温每日早晨38℃，下午39℃。面色潮红，头上汗出，时发眩晕。口渴思饮，胸脘满闷，纳呆泛恶，食后嗳气频频，大便不爽。睡少易醒，惊惕不宁。恶露已净，乳汁甚少。舌色淡红，舌根苔黄白腻，脉沉数。

诊断：产后阴血不足，风热外袭。

治法：清营增液，透邪外达。

处方：丝瓜络40g，荷梗40g，鲜茅根40g。三味先煎，用汤代水煮下药。

鲜生地15g，沙参12g，麦冬10g，鲜石斛15g，丹皮10g，丹参10g，青蒿10g，山楂10g，竹茹10g，莱菔子8g。

取2剂，每日1剂，水煎服。

二诊：药后体温上午37℃，下午38℃，睡稳，胸爽。加炒谷芽10g，再服2剂。

三诊：纳增，嗳气减，乳仍少。上方鲜茅根、丝瓜络、荷梗各去30g，不另煮水代汤，与他药同煎。又取2剂。

四诊：体温已正常，去青蒿、丹皮，加桑椹10g，黑芝麻10g。服4剂，食增乳足而愈。

【按】本案属产后温病，他医曾用十全大补、人参养荣补益气血，生化汤化瘀，热势不减，则是以温治温，犯实实之戒矣。盖其所用之方都为温补，不能退阴虚外感之发热，反增胸脘之满闷。阴血虚，热邪更易入营，故少寐不宁。舌根苔腻乃燥药烁津成痰，以致胸脘满闷而食少泛恶。宜清营增液，透邪外达，疏利气机，开豁痰浊。恶露净而无小腹胀痛，为无瘀也，毋庸化瘀。

十三、外科病

病案1

魏某，女，42岁，大顿邱公社某大队人。1978年12月16日初诊。

患者2个月来由于着凉而致左手发凉疼痛，以拇、食、中三指为甚。开始先角化变紫，指甲增厚，然后逐渐发黑坏死，指尖枯萎，疼痛难忍，夜不能寐。来我院外科就诊，诊断为血栓闭塞性脉管炎，转中医科治疗。

诊断：脱疽。

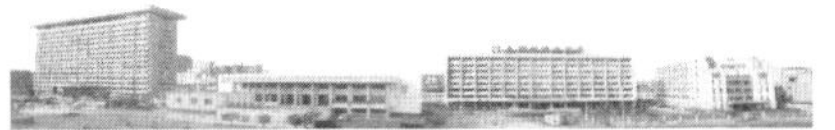

治法：温阳通脉，散寒止痛。

处方：熟地 30g，麻黄 2g，白芥子 6g，甘草 6g，鹿角片 10g，炮姜 3g，肉桂 3g。

水煎服，每日 1 剂，取 5 剂。

二诊：12 月 25 日。药后痛减，手指觉温。纳差，疼痛牵及腕肘。原方去肉桂，加麻黄 1g，桂枝 6g，附子 4g，陈皮 10g。取 10 剂，每日 1 剂。

三诊：1979 年 1 月 4 日。手指黑皮已脱掉，恢复正常颜色，疼痛大减，仍稍觉凉。取上方 5 剂，隔日 1 剂。

四诊：1 月 23 日。手指完全恢复正常，功能复原，舌质淡红，脉细和缓。但仍觉手指末稍发凉，腕部疼痛，上方再加桂枝 2g，附子 2g，当归 10g。取 5 剂，隔日 1 剂。

【按】中医学认为，四肢为诸阳之末，得阳气而温。由于寒邪外迫，阳气不能达于四末，寒邪深袭络脉，气血运行不畅。血遇寒邪而凝涩不通，日久肢体失其濡养，导致干枯坏疽。血栓闭塞性脉管炎属中医学的“脱疽”“十指零落”等范畴。《灵枢·痈疽》中说：“发于手足，名脱痈，其状赤黑，死，不治；不赤黑，不死。”其病因多由寒冷所伤，寒湿下受，以致经络痹阻，血行不畅，阳气不达，四末之筋骨肌肉不得充养，遂发本病。可用阳和汤治之，本案即用阳和汤加减而取效。此外还有因过食膏梁厚味、辛辣炙烤，以致肠胃机能失调，火毒内生，或房劳伤肾，邪火烁阴，阴虚火旺，导致火毒蕴结，气血凝滞而发本病，此则不为阳和汤主治。

病案 2

曹某，女，21 岁，某大队社员。1976 年 12 月 26 日初诊。

两乳硬结已一年半，曾往各地医治。抗生素类使用殆遍，中草药剂服用更多，疗效不佳，近半年来疼痛加重。硬结在乳头下寸许处，大小 10cm×6cm，稍高出于皮面。右乳肿处有切开后疤痕，向胸骨侧有一溃口，排出稀薄脓水，久未长平。疼痛频频发作，两胁亦时发胀痛。夜寐不安，食欲尚可，二便调，月经按月来潮。面色发白，唇淡，舌淡红，脉促。病痛日久，疮口久不愈合，疼痛日加。从体态来看，虽非败证，亦颇险恶。幸胃气尚好，脉虽促而不数，犹可徐图一治。

诊断：阳虚寒凝。

治法：温阳散寒。

处方：熟地 30g，麻黄 1.5g，鹿角胶 9g，炮姜 3g，白芥子 6g，肉桂 3g，甘草 6g，元参 9g，香附 6g。

水煎服，每日 1 剂。

又，小金丹，每日 1 瓶，1 日 2 次。犀黄丸，每日 9g。

服药 5 天后，疮口流出少量鲜血，加阿胶 9g 即止，疼痛大减。20 剂后，疮口逐渐结痂，长出新肌肉芽，其根盘渐软，疼痛基本消失。有时因胁痛，方中加入些元参、香附、乳香、没药、麦冬。

1977 年 1 月 21 日来诊，脉现数象，舌苔见薄白，舌根苔微黄，阳和汤中加苡仁 15g，橘叶 9g，取 5 剂。舌苔退，脉转平。

2 月 10 日疮口结痂脱落，未再溃脓。停药后两个月无不适感，而能参加劳动。

【按】肿起缓慢，平塌散漫，属于阴疽；溃后久流稀脓，新肌不长，为气血亏虚，颇似《医宗金鉴·外科心法要诀》中之“乳中结核”及“乳岩”。其云：“由于肝脾两伤，

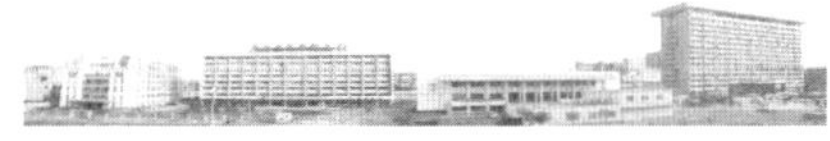

气郁凝结而成。”又云：“坚硬岩形引腋胸……时流污水日增疼……已成败证药不灵。”《外科证治全生集》论阴疽云：“初起之形，阔大平塌，根盘散漫，不肿不痛，色不明亮，此疽中最险之证……夫色之不明而散漫者，乃气血两虚也。患之不痛而平塌者，毒、痰凝结也。治之之法非麻黄不能开其腠理，非肉桂、炮姜不能解其凝结。此三味酷暑不可缺一也。腠理一开，凝结一解，气血能行，行则凝结之毒随消矣。”又论乳岩治法曰：“其初起以犀黄丸，每服三钱，酒服，十服全愈。或以阳和汤加土贝母五钱，煎服，数日可消。”

十四、五官科病

病案 1

王某，女，48 岁，陈咀公社某大队社员。1975 年诊。

自述头痛时作，痛处感到灼热。眼痛，左目已不能视物，右目视物浑糊不清，目珠干涩，两眼痛与头痛同时发作。舌质淡红少津，略有薄黄苔，脉细无力。月经如期来潮，饮食与二便均正常。天津某医院诊为“慢性青光眼，右眼底动脉硬化，眼底出血”，左目做过手术两次，视力未能恢复。

诊断：肝肾阴虚。

治法：养肝血，益肾阴，息风活血。

处方：当归 9g，川芎 6g，白芍 9g，丹参 15g，熟地 15g，女贞子 15g，枸杞 12g，草决明 15g，茺蔚子 12g，白蒺藜 12g，夏枯草 12g，蕤仁 9g。

水煎服，每日 1 剂。

10 剂后，头即不痛，右目视力好转，左目虽不能视，但痛亦止。共服 50 余剂，右目视力基本恢复正常，参加生产劳动矣。

【按】眼科病所历不多，青光眼更少见到。文献载：青光眼当属中医学的“绿风内障”。本案为内因虚证。初治此患者时，反复思考，肝开窍于目，目得血而能视，患者早有头痛，时作时止，考虑为肝风上扰，而肝风则由肝阴虚而动。目珠干涩，乃肝肾之阴不足，不能上济于目。舌面不润，是津液亏乏。用四物汤、丹参养血，重用熟地，配以女贞、枸杞滋益肾阴而生津液，草决明、茺蔚子活血明目，白蒺藜平肝息风，夏枯草、蕤仁清疏肝经虚火，竟而收功。

病案 2

李某，女，24 岁，某屯人。1974 年 6 月 5 日诊。

左目内眦胬肉，视物不清，每于行经前 10 天加重。时有听钝。舌淡红，脉滑。

诊断：风热上攻于目。

治法：清热散风活血。

处方：当归 9g，川芎 6g，赤芍 12g，茺蔚子 12g，密蒙花 9g，丹皮 9g，白蒺藜 12g，草决明 15g，菊花 12g，木贼 12g，桃仁 9g。

水煎服，每日 1 剂。

2 剂后胬肉渐退，变薄，视物清晰。又服 15 剂，胬肉基本退净，听力正常。每于经前左内眦微红，再服 10 剂，愈。

【按】我县已故高占奎先生，以眼病误于药，几至失明。遂攻眼科，治验颇多。其经验谓暴发火眼，眼胞红肿，血丝攀睛，眼珠胀痛，宜与解毒活血，稍参辛凉，或辛温散

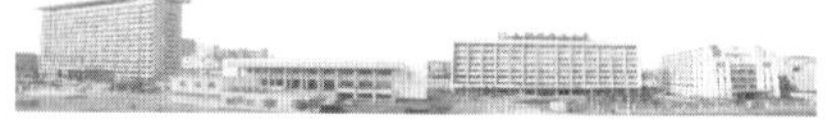

风。胬肉多且磨痛者，加宣泄肺气，慎勿骤与大苦寒剂，因其冰伏能致云翳久久不退，甚至终生不愈。

论　　著

一、论文

[1] 柳学洙口述，陈宝贵整理．忆张锡纯先生并浅谈其学术特点．中华全国中医学会张锡纯学术思想讨论大会宣读．1986.

二、论著

[1] 柳学洙著，陈宝贵整理．诊余漫笔．武清：天津武清县卫生局，1982.

[2] 柳学洙者，陈宝贵整理．产后发热证治辑要．武清：天津武清县卫生局，1982.

[3] 柳学洙著，陈宝贵整理．医林锥指．天津：天津科学技术出版社，1984.

[4] 柳学洙著，陈宝贵整理．医林杂咏．武清：运河文学编委会，1989.

[5] 柳学洙著，陈宝贵整理．医林锥指．修订版．北京：中国中医药出版社，2013.

【整理者】

陈宝贵　1949 年生，男，教授，主任医师，博士生导师，全国老中医药专家学术经验继承工作指导老师，中国中医科学院博士后合作导师，柳学洙先生亲传弟子。现供职于天津中医药大学附属武清中医院，从事临床、教学与科研工作。

寇子祥　1983 年生，男，医学博士，主治医师，毕业于天津中医药大学，师从陈宝贵教授。现就职于天津中医药大学附属武清中医院，在陈宝贵全国名老中医工作室主要从事中医临床和名老中医经验继承与整理工作。

陈慧娲　1972 年生，女，副主任医师，全国第三批老中医药专家学术经验继承工作陈宝贵教授学术继承人。现就职于天津中医药大学附属武清中医院，在陈宝贵全国名老中医工作室主要从事中医临床和名老中医经验继承与整理工作。

张美英　1978 年生，女，医学博士，主治医师，毕业于天津中医药大学，师从陈宝贵教授。现就职于天津中医药大学附属武清中医院，在陈宝贵全国名老中医工作室主要从事中医临床和名老中医经验继承与整理工作。

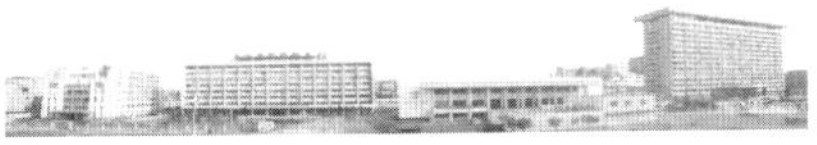

曹公寿

名家传略

一、名家简介

曹公寿（1915－1996），男，天津人，中共党员，教授。出身于书香之家，其祖父曹剑秋（1878－1914）早年毕业于天津北洋水师学堂，学习轮机机械，与我国海军宿将萨镇冰有师生之谊，又和南开大学校长张伯苓为同期同学，两人友谊尤深，常相往来。曹剑秋既懂机械工程，又通外语，对其后人影响颇深。曹公寿教授自幼苦读名著，研习书法，尤其崇尚岳飞书法，终生以围棋为嗜好，如醉如痴，在京津高教围棋联赛屡获佳绩，曾任天津市棋协副主席。

曹公寿教授医德高尚，医术精湛，为人正直善良，乐于助人，受到学生和患者的爱戴。与天津名医赵恩俭教授、阮士怡教授友情甚笃。

二、业医简史

曹教授1936年始，习医于刘梦甲先生，1941～1943年就读于古今人创办的天津国医学社，毕业后考取中医师资格，业医济世。新中国成立后任河北区天纬路联合诊所副所长，1958年受聘于天津中医学院，任内经教研组副组长，1969年随天津中医学院迁往石家庄，任河北新医大学中医基础教研室主任，1980年起任天津中医学院中医基础教研室主任，直至1987年退休。退休后受聘于天津名中医诊所，为患者诊疗疾病，解除痛苦，且常效如桴鼓。

三、主要贡献

曹公寿教授在天津中医学院和河北新医大学工作期间，主要教授《内经》《难经》和《中医基础理论》等相关课程，对《内经》和刘完素的《素问玄机原病式》有较深入研究，分别于1982和1983年编著《灵枢经校释》，主编《素问玄机原病式（注释本）》。

学术思想

曹教授的学术思想是在师授与自学的基础上，通过长期教学与医疗实践逐步发展形成的。突出之处有以下两个方面：

一、通腑以安脏

（一）“通腑安脏”治法的提出

“通腑安脏”是指对某些五脏病证，单纯或配合运用通腑的方法，以使脏气安和的一

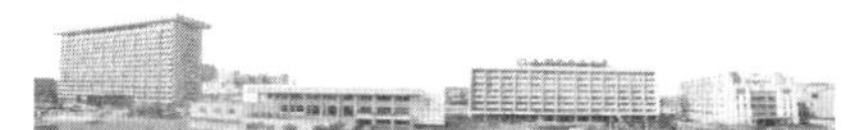

种治疗方法。这一治疗方法是《黄帝内经》医学理论与后世临床实践相结合并不断发展的产物。

纵观汉代以前的医学理论，已经蕴含通腑以安脏的治疗思想。如《素问·通评虚实论》指出“五脏不平，六腑闭塞之所生也”，《素问·标本病传论》提出“中满”“小大不利”无论为本为标皆归首治之列。《素问·汤液醪醴论》亦提出对“五脏阳以竭”之水肿，用开鬼门、洁净腑、去菀陈莝之法以“疏涤五脏”。而《伤寒论》少阴三急下法，《金匮要略》大黄䗪虫丸等均体现出此法之应用。药学专著，则从药性理论方面加以论证。如《神农本草经·下经·草》谓大黄“荡涤肠胃，推陈致新”，故能“安和五脏”。

金元医家在理论和临床上发展了通腑以安脏的治疗思想。以张子和为代表，倡导祛邪安正学说，认为“陈莝去而肠胃洁，癥瘕尽而荣卫昌”（《儒门事亲·凡在下者皆可下式十六》），即使“五积在脏，有常形属里”（《儒门事亲·攻里发表寒热殊涂笺十二》），亦宜以苦寒之药涌而泻之。“虽泻而无损于脏腑，乃所以安脏腑也。”（《儒门事亲·疟非虚寒及鬼神辨四》）

明清时期，通腑以安脏的治疗思想进一步深化。柯韵伯认为“三阴皆得从阳明而下”，“阳明又是三阴经实邪之出路也”（《伤寒来苏集·伤寒论翼》）。王孟英说：“温热病之大便不闭为易治者，以脏热移腑，邪有下行之路，所谓腑气通则脏气安也。”（《温热经纬·陈平伯外感温热篇》）在治疗上，吴又可通腑逐邪治疫，活人甚众；吴鞠通立宣白承气、导赤承气等方，脏腑并治，通腑安脏。周学海集前贤精华，明确提出“五脏受邪，治在六腑”（《读医随笔·少阳三禁辨》）的治疗大法。

新中国成立以来，医者对脑卒中、尿毒症、乙脑、重肝、肺部疾患、精神分裂症等，属于中医中风闭证、热厥邪盛、暑温邪陷、温邪扰血、癫狂等病证者采用通腑治疗，进行大量临床与实验研究，取得一定成果。

大量文献和临床表明，正确运用通腑法不仅可以使腑气通畅，而且可以使脏气安和，故将“通腑安脏”作为一种治疗方法提出，并从中医基础理论角度探讨其科学内涵、治疗规律，使之进一步较好地指导临床，具有一定意义。

需要说明的是，通腑有广义、狭义之分。广义的通腑是指根据“六腑以通为用”的特性，对六腑采取各种疏导措施，使之畅达的方法；狭义者仅指通利胃肠腑气。本文指前者。

（二）通腑安脏的理论基础

脏与腑在组织结构上的多途径联系及其在阴阳、表里、藏泄、守使、升降等方面的统一，构成了互根互用、互相影响的有机整体，是通腑安脏的理论基础。

脏腑联系的物质基础是：经络和三焦两大系统是脏腑组织相联系的物质基础，并通过气血津液的输布运行将五脏六腑联结成不可分割的统一整体。

脏腑联系的表现形式是：

1. 表里相合

经脉的相互络属构成了心与小肠、肺与大肠等特定脏腑的表里联系，经气的交通使它们在生理上相互协作和促进，在病理条件下是相互影响。

2. 气化相通

五脏六腑皆借三焦气化相通，精、气、血、津液、神是脏腑联系的纽带。三焦通畅布

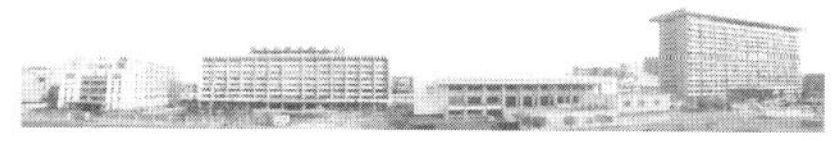

达，五脏六腑则能密切相合。故前人云："观三焦妙用而后知脏腑异而同，同而异，分之则为十二，合之则为三焦……焦者元也，一元之气而已矣。"（《医学入门·卷一·脏腑》）

以三焦为途径的气化相通，不仅揭示了五脏六腑的整体相关性，而且在一些特定的脏腑之间构成类似表里相应的特殊配合关系。具体内容如明·李梴《医学入门·卷一·脏腑》注引《五脏穿凿论》所说"心与胆相通""肝与大肠相通""脾与小肠相通""肺与膀胱相通""肾与三焦相通"，这是脏腑相关的又一重要内容。

（1）心与胆相通：着重体现在神志活动上的相辅相成。胆腑病变，常导致心神的改变。

（2）肝与大肠气化相通：主要在于气机的升降协调。肝气郁结影响大肠传导则成"气秘"，痢疾腹痛亦与肝失疏泄有关。大肠腑气不降又可使肝气不条达，以致急躁易怒、失眠多梦等。

（3）肺与膀胱气化相通：主要在于水液代谢方面的配合。肺失宣降不能通调水道，可致尿少、尿闭、水肿，如《金匮要略》所载之"肺水证"；若膀胱水腑不利，也可使湿浊上凌，以致肺气上逆。

（4）脾与小肠气化相通：表现在水谷精微运化方面的配合。在病理条件下，如湿热蕴脾，交阻下迫，影响小肠之分利，则致小便短赤，大便黏滞不爽；而小肠中寒，又常困遏脾阳，以致寒湿内积。

（5）肾与三焦气化相通：主要在于气和水的敷布方面。如果肾病不能气化，则三焦决渎失职，津液的输布和代谢障碍，致"腹气满，小腹尤坚，不得小便，窘急，溢则水，留即为胀"（《灵枢·邪气脏腑病形》）。若三焦壅滞，秽浊不得外泄，影响肾之水火升降，也可出现一系列危证。

3. 雌雄输应

《素问·金匮真言论》"阴阳表里内外雌雄相输应"的理论，揭示了脏腑间"交相授受"（《黄帝内经素问集注》张隐庵注文）、"转输传送而相应"（《吴注黄帝内经素问》）的物质代谢规律。腑输精于脏，脏行气于腑，维持脏腑阴阳气血的动态平衡。此外，腑"受五脏浊气"，还指容受五脏在气化活动中产生的废浊之气，所以"魄门亦为五脏使"（《素问·五脏别论》）。

4. 阴守阳使

"阴守阳使"抽象地说明了脏腑机能相互为用的特性。《素问·阴阳应象大论》曰："阴在内，阳之守也；阳在外，阴之使也。"五脏为阴主守，以守藏精气为贵，所谓"五脏者，中之守也"（《素问·脉要精微论》）。六腑属阳为使，以传化畅通为用，恒动不息，犹如使役。黄元御说："五脏阴也，而阳神藏焉，非五脏之藏，则阳神飞矣；六腑阳也，而阴精化焉，非六腑之化，则阴精竭矣。"（《素灵微蕴·卷一·藏象解》）可见脏腑一体，守使互用。

5. 升降相因

"升降出入，无器不有。"脏腑相对而言，五脏主升，六腑主降，但脏气之升，赖腑气之降，腑气之降，又赖脏气之升，两者相互依存，相反相成。脏气不升或腑气不降，都将破坏这种平衡协调，所谓"出入废则神机化灭，升降息则气立孤危"（《素问·六微旨大论》）。且五脏升中有降，六腑降中有升，更难曲尽其中奥妙。

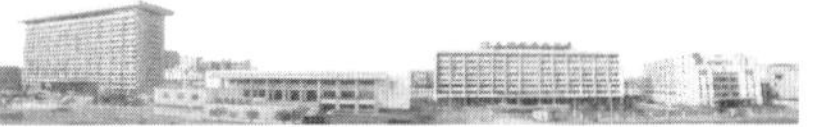

脏腑生理上的整体相关，决定了在病理条件下，即使无特殊关联的脏腑之间，也能出现程度不同的相互影响，所谓“十二官者，不得相失”（《素问·灵兰秘典论》），“失则气不相使而灾害至矣”（《类经·藏象类》）。若五脏功能失调，可通过经络、三焦途径病及六腑。如《素问·疏五过论》曰：“五脏菀熟，痈发六腑。”反之，六腑传化通降失职，则可导致浊邪犯脏之病变。

以心而言，不仅与小肠及胆腑相互影响，且与胃及大肠密切关联。《灵枢·厥病》有“厥心痛，腹胀胸满，心尤痛甚，胃心痛也”的记载。临床也常见到饱餐、酒后突发真心痛，甚则卒死者。大肠腑气不通，痰火浊热上扰心神或闭塞心窍，亦可发为癫狂、中风等证，或其病理变化加重。《痧胀玉衡·痧证发蒙论》云：“若夫痧之深而重者，胀塞肠胃，壅阻经络，直攻手少阴心君，非悬命于斯须，即将危于旦夕。”

外感热病，上焦肺热壅盛，常传入中焦胃腑，胃失和降，也可影响肺气的肃降，如《素问·评热病论》说：“不能正偃者，胃中不和也。正偃则咳甚，上迫肺也。”

肾脏有病，每及大肠。《灵枢·五邪》指出：“邪在肾……腹胀腰痛，大便难。”《素问·调经论》也说：“志有余腹胀飧泄”。从临床上看，肾病日久不能化气行水，秽浊毒邪无以外泄则趋于大肠，致腹胀、便溏不爽，甚则导致传导功能减退，便秘不行。大肠病亦可及肾，如阳明大实，燥热亢极，久则必耗肾液，致成“少阴急下证”。以肾、胆而言，有同逆之病理。《素问·阴阳别论》说：“二阴一阳发病，善胀，心满善气。”王冰注云：“肾胆同逆，三焦不行，气蓄于上故心满，下虚上盛故气泄出也。”

肝与胃、膀胱，脾与大肠、膀胱、三焦等腑临床所见均有不同程度的病理关联，在此不逐一阐述。

如上可见，六腑失于正常通降，邪热、疫毒、瘀血、痰浊、水饮、宿食、燥屎等蕴积壅塞，可涉及五脏，所谓“腑气不通则脏气不安”。反之，五脏邪实内盛（或本虚标实）亦常及六腑，腑气通畅，则邪有出路，脏气可安。这种脏腑间在病理上相互影响的整体观，正是“通腑安脏”治法确立的重要依据。

（三）通腑安脏法的临床运用

根据脏腑相关的生理病理基础，可从不同的途径和方法疏通六腑，从而使五脏功能及气血津液的运行恢复常态。

1. 通表里相合之腑，以安五脏

（1）泻火腑以清心：清利小肠，可“导心经之热从小肠而出”，以治疗心火下移小肠、小肠之热上炎及心所致的多种证候。对邪陷心经，内蒸包络，但小肠火热证不明显者，亦多奏功。所谓“小便清通者，包络心经之热悉从下降，神气即清矣”（《重订通俗伤寒论·六经方药·清凉剂》）。此法以导赤散的运用可为例证。

（2）利胆腑以疏肝：中焦湿热蕴蒸肝胆或肝胆热毒瘀滞，可通过利胆以疏肝经湿热或瘀热毒邪，促进肝脏疏泄条达之功能的恢复。大小柴胡汤就体现了这种治法。柯韵伯云：“令木邪直走少阳，使有出路，所谓阴出之阳则愈也。”（《伤寒医诀串解·厥阴篇》）

（3）通大肠以降肺：通下大肠之腑可泻肺热，逐痰饮，降气平喘止咳。张仲景厚朴大黄汤、葶苈大枣泻肺汤都是这种治法的具体运用。《幼幼集成·哮喘证治》载牛黄夺命散（黑牵牛、大黄、枳壳），用“治胸膈有痰、肺胀大喘”。喻昌治肺痈云：“清热必须涤其壅塞，分杀其势于大肠，令浊秽脓血，日渐下移为妙。”（《医门法律·肺痿肺痈门》）

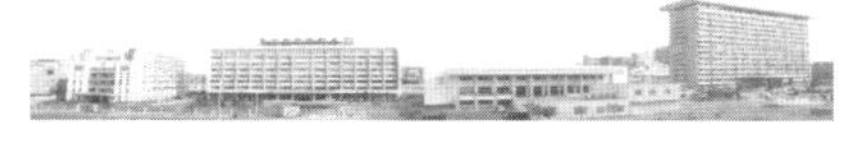

目前临床治疗各种肺炎、支气管哮喘、肺脓肿，抢救肺性脑病、呼吸窘迫综合症等，凡中医辨证属实邪闭肺者，用通下法均可取得良好效果。

（4）降胃腑以运脾：适用于饮食劳伤，胃气壅滞，脾失健运之证，方如保和丸。叶天士称此法为“疏腑养脏”法(《临证指南医案·卷七》)。

（5）利膀胱以泻肾：通利膀胱，可导出肾中湿浊、邪热，以助肾阳之气化，益肾阴之化源。如五苓散之用。孙思邈尝以车前、木通、滑石、瞿麦等治疗“肾热”病证，后世谓“泻膀胱即所以泻肾，沟渎既清，水泉不竭，肾精自然充足”（《银海指南·卷二·膀胱主病》)。王旭高治疗“肾风”病证，明确提出“用五苓通膀胱，导出肾中之邪”(《环溪草堂医案·膨胀水肿》)，是运用这一治法的典型例证。

2. 通气化相通之腑，以安五脏

（1）通胆腑以宁心：通利胆腑可宁心安神。适用于胆腑痰热上扰于心所致的癫狂等病变。方如温胆汤、小柴胡汤之辈。临床治疗精神病，根据“癫狂之由，皆是痰涎沃心，故神不守舍，理应温胆”（《增补内经拾遗方论·癫狂》）之说，以温胆汤等加味，取得满意疗效。

（2）泻大肠以清肝：通下大肠可清肝火，使之从大便而解。方如龙荟丸、泻青丸等。邪毒壅遏大肠累及于肝者，推荡大肠也可和血宁肝。如疫毒痢早期加用复方大黄汤、桃仁承气汤，可防止邪毒内陷，引动肝风。即使已经动风伤血者，下后也往往是热去厥回，风息肝宁。

（3）利小肠以理脾：脾与小肠之治密不可分，但小肠主分利，水液由此而渗于前，糟粕由此而归于后，所以无论是湿热蕴脾或寒湿困脾，实质上都是通过分利小肠为治。前者在于清利，如甘露消毒丹，后者在于温渗，如胃苓散，总使脾湿分利于前，则无泻痢之患。

（4）畅三焦以利肾：宣畅三焦，通利水道，有利于肾脏化气行水功能的恢复。如用三仁汤、疏凿饮子等治疗湿热蕴滞或水气壅阻三焦所致之水肿等病症。

3. 据病邪病势，以安五脏

如前所述，五脏病变可疏通与其表里相应或气化相通之腑，以使脏气安和。曹教授认为，这仅构成通腑安脏治法的一般运用规律。由于五脏六腑整体相关，在一些特殊的病理变化条件下，也可根据病邪性质、疾病部位以及病机变化趋势等脏腑相互影响的具体情况，因势利导，疏通无特殊关联之腑，以安和五脏。

以疏通大肠腑为例，不仅可治疗肺、肝的病变，还可安和心、肾等脏。如用礞石滚痰丸荡涤实热，攻逐伏匿之痰，可治疗痰热蒙闭心神之癫狂。用三化汤等通下痰浊瘀热，可开窍醒神，治疗中风之实闭。再从治“尿毒症”看，中医辨证属肾阳虚惫，不能化气行水，以致秽浊泛溢三焦，上犯脾胃，内攻心肺，浸渍肝肾而出现的一系列危重证候，用附子大黄汤等温阳通腑，可由大肠直开秽浊毒邪外出之路，从而改善病情或延长患者的生命。通下大肠尚用于治疗重症脑炎、心肌梗塞等多种五脏的危重证候，也常获得截变救危的显著功效。

通降胃腑以宁心泻肺，通利膀胱水腑治疗肝胆病变等法，亦为临床常用。

在治疗疾病过程中，不仅可运用疏通一腑的方法以安和脏气，而且可两腑或数腑并通。如重症肝炎，病由湿热毒邪内侵肝胆，化火动风，甚则邪陷心包，病起则全身急剧发黄，肚腹胀大，二便不利，神昏谵语，死亡率高。治疗上必须清热解毒与利胆、利尿、通

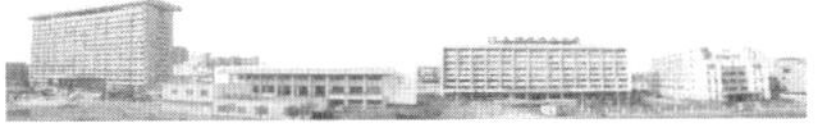

下大肠并举，才能使湿热毒邪下行，分消于前后。张仲景茵陈蒿汤即蕴此意，现代临床用“茵栀黄”静注、口服大承气汤加味治疗，使重症肝炎的存活率明显提高，或使病情有效改善。

综上可见，曹教授认为，通腑安脏法疗效确凿，经得起重复验证，有规律可循，有临床指导意义。其作用机理，主要在于调理气机、逐瘀活血、清泻邪热、荡涤痰浊、祛湿利水、排毒除秽，通过调节人体六腑气机之降而调整五脏气机之升，通过六腑排出各种病理产物而消除对五脏之损害，通过促进六腑之“传化”而保证五脏之“藏精”，因势利导，推陈出新，安和五脏。

4. 正确理解和运用通腑安脏法需注意的问题

（1）通腑安脏以辨证论治为准绳：五脏疾病错综复杂，治法众多，通腑安脏法只是基于脏腑间整体联系而提出的从治腑以疗脏病的一种方法，是脏腑辨证的具体体现。必须在熟谙五脏疾病一般辨治规律的基础上，进一步体会脏腑在病理条件下的特殊联系。腑病有传脏的趋势，脏邪需从腑出，腑气通降有利于脏气安和，这种脏腑动态平衡与系统相关的观点，是通腑安脏的前提和依据。通腑毕竟有伤正的一面，在治疗中应根据病情的轻重缓急、脏腑的机能状态，权衡利弊，顾护正气，适可而止。

（2）结合辨病，先证而治，是通腑安脏法的特效应用：运用通腑安脏法应以辨证论治为纲，但对一些特殊病因或特定病理变化的疾病，亦可结合辨病，先证而治，从而早期截断病邪，缩短病程，提高疗效。姜春华教授说：“看病不仅要从有处着眼，还要从无处推想，要无者求之，以此测彼，求知未知，这样才能掌握主动。”临床实践证明，在肺炎、肾衰、尿毒症、重症肝炎、流行性出血热等病变的一定阶段，治疗上可不必拘泥于有无腑气不通征象，在正气尚可支持，没有骤变等情况下，径用通腑，祛邪外出，扭转病势，以安和五脏。

曹教授认为，通腑安脏法是《内经》理论与后世临床实践相结合并不断发展的一种治法。脏腑的阴阳、表里、藏泻、守使、升降的对立统一整体观是其立论依据。五脏病变时，一般可疏通与其表里相应或气化相通之腑，在特殊病理条件下，亦可根据病邪、病机、病势等具体情况，疏通无特殊关联之腑，旨在通过调整、运化、疏通、消导等作用，使五脏功能及气血津液的运行恢复常态。通腑安脏的理论研究有着广阔的前景，腑亦不限于“六”，如奇恒之腑虽“藏而不泄”，然而活血化瘀、醒神开窍等亦是通法。随着科学的进步，关于通腑安脏在理论、临床、实验等方面的深入研究，必将推动中医学的发展。

二、心的功能以“火”（心阳）为用

曹教授在研究《内经》《素问玄机原病式》《景岳全书》《类经》等医著的过程中，对其中有关“火”的理论进行了深入探讨。因心的特点是“以火为用”，所以曹教授对心脏与火的关系尤为重视，并以其理论指导临床。

（一）“心为火脏”的含义

1. “心为火脏”的理论渊源

早在隋代，杨上善《黄帝内经太素》中即有“肝为木脏，……心为火脏”之说。尔后明清诸贤诸如张景岳、张志聪、陈修园、唐容川等也有此论，溯其渊源，实出自《内经》。

心在上焦，居于阳位，为阳气至盛之脏。以阳脏居于阳位，所以《素问·六节藏象

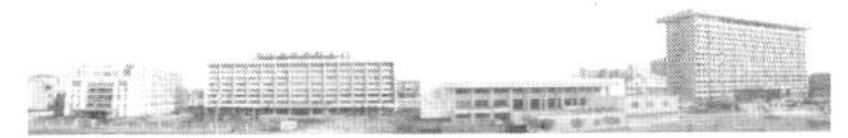

论》说："心者……阳中之太阳，通于夏气。"《素问·五运行大论》云："其在天为热，在地为火，在体为脏，在脏为心。"张介宾阐发经旨曰："南方暑热，火之性也。心为火脏，其气应之。"（《类经·藏象类》）

"心为火脏"的提出是古代医家对心脏属性和功能特点的高度概括。然而，由于历史局限，并未使这一理论得以发扬光大。曹老认为，心藏神、主血脉等一系列功能活动，无不是"火"气化作用的结果。"火"的气化太过或不及，必然影响神志与血脉等正常的功能活动。实际上，千百年来"心为火脏"的理论始终指导着中医临床。因此，正确认识、理解和评价这一理论是十分必要的。

人身之火根于先天，源出于肾间命门。肾为水火之脏，命火为水中之火，故火虽根于肾下，必上至于心而后旺，阳虽根于肾，必上至于心而后旺，如何梦瑶谓肾"本水之宅也，而阳根于阴，则火生焉"，心"火之宅也，至其宅而后旺，故从其旺而属于心也。其心为君火，肾为相火"（《医碥·杂症》）。所以说：肾为阳气之根，心为阳气之主。火是人体阳和之气，也称为生理之火，是维持生命活动的原动力。分而言之，五脏六腑皆有此气，而各司其职，"脏腑各有君相"（《景岳全书·传忠录》），合而言之，"君火凝命于心，为十二官禀命之主"（《医学读书记·通一子杂症辨》），故凡血脉之所及，脏腑百骸皆得君火之温养，故谓"心主一身之火"（《近代名医学术思想经验选编·陈良夫专辑》），为一身阳气之所系。明代医家王肯堂明确指出："心是主火之脏，阳乃火也，气也，故凡五脏六腑表里之阳皆心脏主之，以行其变化。"（《证治准绳·杂症》）

一身之火至心而旺，由心所主，并与夏气相通，所以称心者"阳中之太阳"。以其为阳中之太阳，所以对维持人体生命活动起至关重要的作用，并体现在心脏功能的各个方面。

2. 火有邪正之分

中医学中关于火的论述名目繁多，如少火、壮火、君火、相火等，不一而足。但究其类别，不外邪正两端。言其正者，即指生理之火。生理之火是具有温煦、生化作用的阳气，故李中梓说："火者，阳气也。"（《内经知要·阴阳》）以天人相应的整体观而论，万物生化在于阳，人之有生也在于阳，所谓"火，天地之阳气也"（《类经·阴阳类》），"在天在人不可一日而无"（《医旨绪余·相火篇》）。日为天上之火，阳光普照，施育万物。人身阳和之火，实为生命之化源，君火、相火即是，如何梦瑶所说："君火、相火皆吾身阳和之正气，而不可无。"（《医碥·杂症》）

所谓邪火，即病理之火。邪火的形成或由外邪从阳而化，或因内伤七情，五志化火，或阴虚不能制阳，而水亏火旺等。虽然邪火病因来自多端，而究其根源，皆由阳和之火失常，致其偏盛或偏衰，"失其正则为邪"（《医碥·杂症》）。

心为火脏是从生理方面立论的。心为君主之官，心脏主乎生化之火名为"君火"，亦称"心火"。一般言心火者多指病理之火，但在中医理论中仍不失其生理意义，如"心火下降，肾水上承""心肾相交，水火既济"等。章虚谷则明确指出："人之心火名为君火。"（《医门棒喝·六气阴阳论》）可见君火与心火名虽异，而其意则基本相同。只有心火上炎、下移、内炽、不足等，方为病理之火。

总之，人身之火有常变之异，从而有邪正之分、利害之别。所谓"阳和之火则生物，亢烈之火反害物"（《类经·阴阳类》）。凡生化之火不可无，也不可衰，衰在阳气虚，生

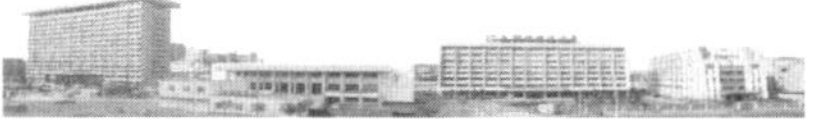

化失权；火失其和，亢而为害，烁液伤精，此火不可有，尤不可甚。

3. 君火与相火

以心火与命火相对而言，则有君火、相火之称。二者因其所在脏腑不同，功能有别，名称亦异，但实为一身阳气之划分。相火根于肾，位于下，为先天之基础；君火属于心，明于上，为火的后天运用。心本乎肾，君源于相。“君火之变化于无穷，总赖此相火栽根于有地。”（《景岳全书·传忠录》）相火也必须通过君火才能化育神明，正如何梦瑶所说：“肾位于下，输其火于心，以为神明之用，犹相臣竭其才力，以奉君出治，故称相。”（《医碥·杂症》）君火为脏腑经脉禀明之主，相火必须在君火之统帅下而不妄动。简言之，相火安位于下，则君火宣明于上，相强则君亦强。君火以相火为根基，相火以君火为统帅。

肝肾同居下焦，肝肾之阴悉具相火。相火借肝之疏泄，释放于三焦，注入于心，资助君火。肝疏泄相火，上助君火，是木火相生的具体体现。所以秦伯未说：“火明则神志清朗，这是木火相生的主要关系。故木不生火的心虚证多见意志萧索，神情荡澹不收，补肝以养心，又当偏于温养。”（《谦斋医学讲稿·五行学说在临床上的具体运用》）因相火源于命门，寄于肝胆，游于三焦，所以肾、肝胆、三焦功能正常与否，关系到相火之疏布，君火之盛衰。

生理上，君明相位，相辅相成，相得益彰；在病理方面，君相之间亦常相互影响。如肝肾阴虚，相火妄动，每易上扰于心，“相火炽，则君火亦炎”（《景岳全书·杂症谟》），心君不宁，心动则相火翕然而起，可见遗精、梦泄等证。若君火不足，不能暖光下照，“君火衰，则相火亦败”（《景岳全书·杂症谟》）。也有因脾胃气衰，元气不足，或喜怒忧恐损耗元气，元气既伤，相火失养，妄动而离位上乘，引动心火者，故李杲说：“心火者，阴火也，起于下焦，其系系于心，心不主令，相火代之。”（《脾胃论·饮食劳倦所伤始为热中证》）此所谓阴火即下焦离位之相火，故以补中益气汤补元气以降阴火，平心火。

（二）“心为火脏”的作用

五脏同主“藏精气”，而诸脏又各具特性。藏象学说以“火”象作为心脏功能活动的概括，实质上是指心脏的功能特性属于火的气化。气化作用于内，征象反应于外，这就是藏象学说的要旨所在。

1. 火主动，化育神明

神与生俱来，虽分属五脏而总统于心，故谓心主神明，为君主之官。火为人体生命活动的动力，“造化生息之机，不能不动，第不可妄动”（《医旨绪余·相火篇》）。心者君主之官，“非气化无以出神明”（《轩岐救正论·医论》）。心脏气化之力，依赖于心火之动。火动于心，则神明出焉；火之气化以成血液，以濡养心神。火主动，血主静，动静相合，神有所见。若只有血之养，而无火之动，则无以化育神明，故经云“阴阳者神明之府也”。张介宾则深有体会地说：“凡变化必著于神明，而神明必根于阳气。此火化气则无气不至，此火化神则无神不灵……阳之在上则昭明，故君火以明。”（《景岳全书·传忠录》）

君火以明，如离照当空，五官治而万类盛。所谓“明”，即火之象，是心神主导下功能活动的表现，所以说“火动于心以为神明之用，明，以功能言也”（《医碥·杂症》）。

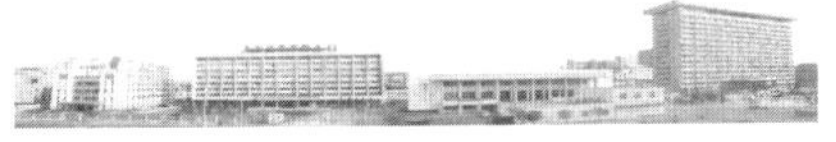

人的聪明智慧、视听言动等生理现象都是“神明”的体现，如“耳目清听视达谓之明”（《淮南子·精神训》）。故唐宗海说：“心为火脏，烛照事物，故司神明。”神明，“即心中之火气也”（《血证论·脏腑病机论》）。因此，火动中节，气化如常，则神明心神得其化育，主明则下安；若火妄动或火衰动微，则心神因之而动乱昏昧，故主不明则十二官危。

“阳气者，精则养神。”（《素问·生气通天论》）火具温煦之性，有温养心神的作用。火气温和，则心神得养；火衰则神怯，火亢则神乱。心火居于上，如日之明，以昭天道，失其所则折寿而不彰。人之有生不离乎阳，阳已去阴虽存，而生命夺矣；人之有生即有神，神有所主则生机有序，若失其神，虽形具而神亡，生命也将终止。可见，神与阳气是人体生命活动的征象，与生共存。神之“内主一身，外役群动”（《素问经注节解·内篇》），全赖火之化育与温养，所以尤在泾说“心肺脾胆肝肾之能变化出入者，皆禀心之君火以为主”（《医学读书记·通一子杂论辨》）。

2. 火主化，成血通脉

早在《素问·阴阳应象大论》《素问·五运行大论》中就有“心生血”之说，后世不断阐发者不乏其人。如清初名医张石顽说：“气不耗，归精于肾而为精；精不泄，归精于肝而化清血；血不泄，归精于心，得离中之火，而化真血。”（《张氏医通·诸血门》）张志聪又说：“血乃中焦之汁，流溢于中以为精，奉心化赤而为血。”（《侣山堂类辨·辨血》）说法虽异，其理则同，所谓“心生血”，实际上是强调心之君火在血液生成过程中的重要作用。

人身之血液源于先天，受养于后天，而成之于心。肾为先天之本，主藏精，肾之精转赖心火，以化赤为血，故曰肾属水。“水交于火也，变为赤色，即奉心火之化而为血也。”（《中西汇通医经精义·血气所生》）脾胃为后天之本，气血生化之源，而脾胃所化生的水谷精微必须上注于心才能化赤为血，所谓“食气入胃，脾经化汁，上奉心火，心火得之，变化而赤，是之谓血”（《血证论·阴阳水火气血论》）。可见，先天和后天之精之所以能化为血液，都离不开心火的气化作用。

总之，血液的生成是一个复杂的过程，是脏腑间相互协调共同作用的结果。其中心脏的作用，是通过阳之气化，使先天、后天之精化赤成血。血之色赤为火之色，心为火脏，阳气隆盛，“心生血，乃秉火气之化，故血色赤”（《中西汇通医经精义·五脏所属》）。人体之“精、髓、血、乳、汗、液、涕、泪、溺，皆水也。而血色独红者，血为心火之化”（《医碥·杂症》）。心之阳气，上煦胸臆，下暖肾水，阴阳既济，行其气化之职，始能化赤成血。心阳不足，反失其化，则血无以成，则其色淡；心火过盛，煎熬阴血，则血色紫暗。所以心阳的气化作用是血液生成过程中的重要环节。

心阳温煦化赤以成血，同时又是血液运行的动力，故《素问·五脏生成》云“诸血者皆属于心”。心脏行血之功取决于心阳温通之作用。心阳动而中节，血液流行不止，环周不休。若心火过盛，动而无制，迫血外溢，发为吐血、衄血等出血疾患，或积于体内为瘀血；心阳不宣，鼓动无力，血行涩滞，则见心悸、怔忡、胸痹、心痛、脉结代等病症；君火暴衰，血脉骤闭，发为真心痛者，危在旦夕，故《灵枢·厥论》云“真心痛，手足青至节，心痛甚旦发夕死，夕发旦死”。

脉为血之府，由心而发，心为沟通百脉之源头，故全身血脉由心所主。心阳隆盛，温

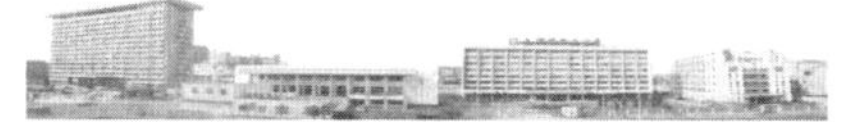

养血脉，使脉道通畅，血行无阻，所以黄元御指出：“脉络者，心火之所生也，心气盛则脉络疏通而条达。”（《四圣心源·天人解》）心阳虚衰，或阴寒过胜，脉失温养则缩蜷。缩蜷则脉道不通，血行受阻。可见，血脉得心阳温养，与心脏协调一致，是血液正常运行的保障。

3. 阳加于阴，蒸津化汗

津液与血同源于水谷精微，津液注于脉中是血液的重要组成部分，心阳蒸化阴血渗于脉外则为津。所以心阳宣通，温运血脉，也有助于津液的输布。心阳不足，不仅行血无力，也因其无以蒸化而易停痰留饮，故有“心水”“心生痰”之说。心阳若蒸化津液于体表则为汗，正如《素问·阴阳别论》所说：“阳加于阴谓之汗。”汗之外泄，又有助于散发心脏余热，故夏月“暑伤心”者，《素问·热论》有“暑当与汗皆出勿止”之训。又因津血同源，血汗互化，血液充盈则汗化有源，血虚津亏则无以作汗。故《灵枢·营卫生会》说：“夺血者无汗，夺汗者无血。”张仲景告诫人们“衄家不可发汗”，“亡血家不可发汗”。心主一身之火，又主血脉，火之盛衰，血之盈亏，均能影响津液的正常排泄。因此，临床上对汗证的治疗当重视调理心之阳气与阴血。

如仲景对伤寒表证的治疗，无汗用麻黄汤，有汗用桂枝汤，二方“均主桂枝以宣心阳”（《中西汇通医经精义·五脏所属》）。心阳得宣，蒸津化汗，则邪随汗出而病瘳。戴思恭提出：“若服诸药欲止汗固表里，并无效验，药愈热而汗愈不收，只理心血。”（《证治要诀·汗病证治》）所以说“汗者心之液，故其为病，虽有别因，其原总属于心”（《杂病源流犀烛·诸汗源流》）。

4. 火涵于血，而役于神

“心者……阳中之太阳”（《素问·六节藏象论》），化神、生血、通脉，为生命之枢要。而阳气之功能所以能正常发挥，不离乎阴血的涵养和心神的调节。五脏之中，心为阳气至盛之脏。阳之性，行而不止，散而不聚，而阴为阳之府，阳之集聚赖阴血之内守，方不致于流散无穷。此即所谓“火为阳，而生血之阴，转赖阴血以养火，故火不炎上”（《血证论·阴阳水火气血论》）。如血虚，火失其制，则虚火上炎而为病。故火与血的关系，是阳化阴、阴涵阳这一根本规律的具体体现。

阳气为神的内在动力，而神“为动静之主”，人体气血周流不息，脏腑气机升降有序，皆以神为主宰。心神为君火之主而役其动，神安则火动有节，神乱则火动失节，所以李梴说“神静则心火自降”（《医述·医学溯源》）。神处心而役火之动，使其动而中节，合主一身之火，其理即在于此。又如柯琴说：“心者主火，而所以主者神也。”（《删补名医方论·卷二·天王补心丹》）

总之，心之阳气如离照当空，烛照事物，五官治而万类盛。心脏功能之所以发挥，全赖阳气之隆盛，则不失为主火之脏。而“太阳”之气之所以不至过盛，动而有节，不仅离不开血的涵养和神的调节，同时也需要其他脏腑的协同作用。其中肾水制约心火之生理尤为重要，因心为阳脏，而独阳不成，必当以阴为基础。火受水制，如生化无穷，所谓“亢则害，承乃制，制则生化”（《素问·六微旨大论》）。

（三）“心为火脏”理论对临床的指导意义

心为主火之脏，心藏神、主血脉的功能是以火为动力而实现的。掌握心脏这一特点，对临床辨证施治有着重要的指导意义。

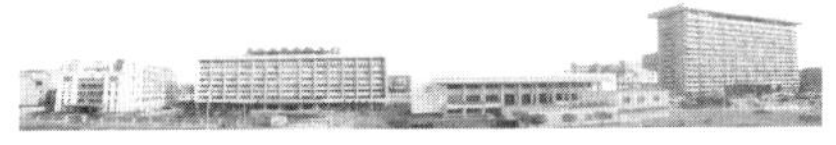

1. 掌握辨证纲领

心为火脏，此火不可盛，亦不可衰。凡外感温热或风寒湿邪从阳化火，犯扰及心，则心火亢盛为病。“五志过极，皆为热甚。”（《素问玄机原病式·火类》）人之五志虽分属五脏，而总由心主，所以五志过极化火生热，多自心生。故张子和说：“五志所发，皆从心造。凡见喜、怒、悲、惊、恐之证，皆以平心火为主。”（《儒门事亲·九气感疾更相为治衍》）火性炎上，因而他脏火盛每易上扰，引动心火。又因“心为君主之官，一身生气所系，最不可伤”（《景岳全书·杂症谟》），凡神劳体倦，误汗过汗，或耗伤阴血，虚火上炎，或心阳虚损，甚则心火衰微。火之盛衰，必然引起心脏功能紊乱，故经云“心其畏寒”（《素问·五常政大论》），“心恶热”（《素问·宣明五气》）。

心脏生理之火主要体现在心藏神、主血脉功能协调上。即心火的气化作用正常，则心神清明以主宰十二官，心血流畅以滋养诸脏腑。表象于外，则见面色红润光泽，舌体灵活，舌质红润，脉搏和缓有力，肢体温暖，神志清明。在病理条件下，如心火亢盛，则心烦，失眠，甚则狂乱谵语、吐血、衄血；心火偏衰，则胸痹，心痛，口唇青紫，神志昏迷，脉微欲绝；若火衰神浮，则悸动不安，虚烦躁扰。因此，以辨析心火之盛衰为纲，是临床立法选方的基础，是治疗心藏神、主血脉功能失常所致疾病的重要环节。

2. 明确立法主旨

根据心脏功能以火为用的特点，临床上在调整阴阳气血时，以调整火之盛衰为立法之旨，尤其治疗危重病证，应首先辨析火之虚实。本着“虚火宜补”“实火宜泻”的原则选方用药，以促进火与神、血之间保持动态平衡。具体运用主要有如下几法：

（1）清心泻火：适用于心火亢盛，扰乱神明，迫血妄行的病变。

心火亢盛，扰乱神明，症见心中烦热、失眠、怔忡，甚则狂躁谵语，嬉笑不休，多选用朱砂安神丸。方中朱砂寒凉质重，既能清心火，又能安心神；黄连清心火以安神；当归、生地养血滋阴，补其被耗之阴血；“更佐甘草以泻心”（《删补名医方论·朱砂安神丸》）。诸药合用，火得清则神自安。如一患者因所愿不随，愁思不解而伤心神，致使心火上炎，往见怪异，惊恐骇惧。以本方为主治疗，连服20剂，康复如常。

心火亢盛，迫血妄行，见吐血、衄血等出血疾患，多选用泻心汤。方中黄芩辅助黄连以清心火；血证火气太盛，最恐伤阴，故用大黄逆折而下，既能平腾溢之火，又能存行将耗散之阴。方名泻心，实则泻火，泻火即止血。如仲景所云：“心气不足，吐血、衄血，泻心汤主之。”（《金匮要略·惊悸吐衄下血胸满瘀血病脉证治》）《经方发挥·泻心汤》记载，赵明锐先生用本方治疗吐血、衄血、咯血等而屡验。如一建筑工人，于盛夏时在暴日下劳动，饱受暑热，忽患咯血，血色鲜红，用中药凉血之品、西药止血之剂治疗数日，咯血量不惟不见，反而增多。其脉实大，舌赤，赵老遂投以泻心汤。服二剂后，咯血减其大半，再服二剂而愈。

心与小肠相为表里，开窍于舌，所以心经火盛下移小肠，则小便短赤、尿痛，上炎于舌，则口渴、口疮、舌赤，甚则舌体糜烂疼痛。宜以导赤散治之。本方之用在于清心利水而不伤阴，使邪热由小便而出。名“导赤”者，取其引导心火下行之意。

清心泻火法是《内经》“实则泻之”和张介宾“实宜泻火”（《景岳全书·杂症谟》）法则的具体运用。心有主血脉、主神明的生理功能，与小肠、舌等有特殊的组织联系，虽同属心火亢盛之证，其临床表现又有所侧重。因此，在清心泻火法指导下，选方用药不尽相同，但总以平亢盛之心火为目的。

（2）温阳益火：适用于心阳虚、心火衰所致血行不畅，神失所养的病证。

心火不足，阳虚阴盛，鼓动无力，则血行不畅，甚则瘀滞不行。心脉阻滞，则胸痹而痛，故温阳益气以治本，活血化瘀以治标。方如健心灵（桂枝、黄芪、丹参、川芎）、冠心通（桂枝、党参、降香、红花）等。心火暴衰，血脉骤闭，突然心痛欲死，口唇青紫，神志昏迷，汗出肢厥，脉微欲绝，可选用独参汤、保元汤等方，温阳益火以固脱。

心火不足，神失化育、温养，而神衰不振，甚则昏谵，宜扶阳益神。若阳衰，神失所持而浮越于外，心悸，失眠，躁扰不宁，甚或惊狂，宜扶阳助火以安神。如《伤寒论》64 条云："发汗过多，其人叉手自冒心，心悸欲得按者，桂枝甘草汤主之。"桂枝"助君火之气"，与甘草合用，有辛甘合化、温复心阳之功，故喻之为温复心阳之祖方。

（3）滋阴降火：适用于阴虚火旺，扰乱心神之证。

心主血脉而藏神，为火之宅，但火之归于宅有赖于心血之充养。因思虑过度等耗伤阴血，则虚火上炎，神不得安，而失眠、心烦、健忘、口舌生疮，舌红少苔。因"火不降为病者，滋心之阴，阴气足，火气随之而降"（《吴医汇讲》），故以滋阴降火为法，治以天王补心丹。方中生地用量独重，取其滋阴血以清热，使心神不为虚火所扰；玄参、天冬、麦冬助生地黄滋阴液以降虚火；丹参、当归补血养心，与远志等药合用，共成滋阴降火之剂。诸药之用专于补心，故劳心之人宜常服。

（4）调神宁火：适用于心火亢盛或阴虚火旺扰乱心神等证。

神能役火，为火之主宰。心神失调，则五志均能化火；心火过旺，复扰心神。所以慎情志可以保心神，调心神可以宁心火。故曰："澄其心则神自清，火自降，是火降由于神清也。"（《审视瑶函·前贤医案》）调神宁火法多与清心泻火、滋阴降火等法同用，是非药物治疗的一种心理疗法。尤其是心火失调所致神志失常的病证，在辨证用药的同时，注意情志调养，避免有害刺激，则神清火宁，其病易于康复。调神宁火法的运用也蕴含着未病先防、既病防变的思想。

综观临床治法，曹教授认为，无外治形与调神两大类，两者相互为用。但无论治形，还是调神，总以调整心火的偏盛偏衰为主旨，促使火气和平，化血行血，宁神怡志，而生机旺盛。

3. 提示用药法度

对于心火偏盛、偏衰的治疗，除因证立法，依法选方外，根据心脏功能特点和脏腑相关的理论，临床用药应把握以下几点：

（1）通利小肠以清心：心脏通过小肠导火下行于膀胱，以保证心火气化过程的正常进行。临床上，心经火盛，也可酌加通利小便之品，如木通、灯心草、栀子等，导火由小便排出。也有"心脏实热为患，用芩连枳实诸寒药而不降，反用导赤散泻小肠而愈"（《金匮钩玄·卷一·火》）者，正如朱震亨所谓"小便降火极速"。

（2）益肾以宁心：心火得命门之助则化源不绝，故心火虚衰多心肾并治。如回阳救逆之参附汤，方中附子大辛大热，虽通入心肾二经，尤善温助命门之火。心火虚衰者用之，则温阳益火，强壮心肾，复脉敛神，裨阳复阴通，血脉通畅，神即清明。

（3）治火以生血：血液的化生离不开心火的气化作用，故治血虚宜调治心火。血虚用大剂滋阴养血之品或健脾益胃以助气血化生之源，本为常法。更因"血不自生，须得

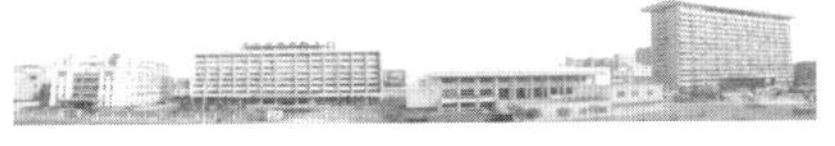

生阳气之药乃生，阳生则阴长，血乃旺矣”（《本草发挥·草部》）。故于补血方中稍加温阳助火之味，则阴得阳生而泉源不竭。如炙甘草汤用桂枝，人参养荣汤用远志、肉桂，以补心火，助其化血。此时，用热药而量轻，并有大剂养血滋阴药相伍，刚柔相济，阳生阴长，生化无穷。故唐容川告诫人们：“补血而不得生化之源，虽用归、地，千石无益。”（《血证论·阴阳水火气血论》）

（4）清心火宜兼润兼清：因“血虚则火盛”（《血证论·脉证死生论》），“补血而不清火，则火终亢而不能生血”（《血证论·阴阳水火气血论》），故滋阴养血方中也应酌加清火之品。所谓清火，非若苦寒直折，而是甘凉、咸寒，兼润兼清，清火而不伤阴。如四物汤用白芍，天王补心丹用丹参，炙甘草汤用麦冬等，皆为清火而设。由此可见，血虚补火、泻火虽异，而助血之化生则一。

（5）调整心火以平为期：心为阳中之太阳，因其恶热，若无阳虚火衰见证，且不可浪用大剂桂附类壮阳益火之品，又因“温热之效速，于一二剂间便可收功”（《景岳全书·杂症謨》），故用之者，必须严密注意病情变化，中病即止，不可过用。若阳复太过，从阳化热，反耗阴血，当转为救阴。阳有余，更施阳治，则阳愈炽而阴愈消。大凡心火亢盛，元气本无所伤，可苦寒折之，火退即止，反之则必伤元气。所以纪昀明确指出：“偏伐阳者……偏补阳者……初用皆可收功，积重不返，其损伤根本则一也。”（《阅微草堂笔记·滦阳消夏录》）

根据心脏功能以火为用的特点，临床上无论何种疾病，只要反映心火偏盛或偏衰的病理基础，都可根据辨证求因、审因论治的原则，消除或改善因火之盛衰所致之证。然而，火之盛衰不仅导致血行失常，神明动乱，也易引起外邪感袭，盘踞阳位，或湿蕴不化，痰浊水饮萌生，气血往来受阻，而继发血流不畅，或闭扰神明的病理变化。故临床上调整心火时，应因时、因人制宜，灵活化裁，随证酌加理气开郁、通阳散寒、化痰逐瘀之品。知常达变，方为妙用。

临证经验

由于曹教授在中医基础理论上造诣颇深，因此，在临床实践中，能从整体观念出发，脉证合参，辨因论治，形成了自身的诊疗特点。

一、坚持理论与实践相结合

曹教授中青年时代，主要研读陈修园的《南雅堂医书》。他认为陈修园的论述多是理论与临床并重，功于实用。在陈氏学术思想的启发下，曹教授逐步树立了理论联系实际的治学观点，强调理论与实践相统一。这一观点对于提高中医理论及高等教育的教学质量，具有十分重要的意义。如对遗精症，一般多从肾虚不藏、阴虚火旺等因论治。但曹教授认为，由于情志不遂，肝郁化火以致遗精者颇多。因为肝主疏泄，具有舒发情志、调畅气机的作用，如肝木条达，气机升而不陷，则有助于肾水升腾而精关得固，不致失禁下遗。故曹教授提出“肾主闭藏”与“肝司疏泄”二者间存在着相反相成的关系，对于情志抑郁的遗精患者，曹教授先用加味逍遥丸等方化裁，以疏肝解郁为前导，继投补肾固精、滋阴清火等方药治之，常取得显著疗效。又如他认为“宗气积于胸中”（《灵枢·邪客》），宗气虽来自天气和谷气两个方面，但以胃中化生的谷气为主。也就是说，谷气充则宗气强，谷气少则宗气弱。据此而论，宗气积于胸中，所以能支持肺行呼吸，贯心脉行气血，均与胃气的供养有关。若脾胃虚，宗气化源不足，常导致心肺气虚，出现呼吸气弱、语言无力、心悸神衰等临床表现，治宜黄芪建中汤，使脾胃健运，宗气得以斡旋，心肺气虚自愈。另外，阳明胃热上蒸胸中，宗气盛满，不得宣发，以致肺热气喘。治用生石膏，入胃清热，釜底抽薪，使宗气平，肺热自清，气得肃降，喘促自止。正如李东垣所说："石膏，足阳明药也……邪在阳明，肺受火制，故用辛寒以清肺气。"（《本草纲目·石部》）所以说，宗气虽积于胸中，而其盛衰多与脾胃密切相关。

曹教授这种理论联系实际的教学方法，使学生们深受启发，认为这样学习中医理论，遇到具体问题有径可寻。

二、四诊合参，尤重脉诊

曹教授基于《灵枢·本神》"心藏脉，脉舍神"理论，认为人的生命活动所以有节律性，是"心神"作用的结果。换言之，人体有节律性的功能活动，是"心神"作用的表现，神由心所主，依附于脉，随血脉而遍布全身，二者如影随形，可分而不可离。大凡各种客观刺激因素都能够引起"心神"感应性的变化，从而反应出各种不同的脉象。所以曹教授认为望、闻、问、切四诊虽均为诊察疾病之重要手段，但脉诊尤为重要。至于临床偶有"舍脉从症"的病例，总属个别的权宜之计，而"平脉辨证"是在望、闻、问三诊基础上，医生通过切诊进一步分阴阳，识表里，辨虚实，为"治病求本"提供了客观依据。因此曹教授一贯重视平脉辨证，多取良效。

三、经方时方并重，因证而施

曹教授在陈修园"时方固不逮于经方"（《时方妙用·小引》）遵经守古的思想影响下，曾有崇信经方、忽视时方的倾向，后来通过临床实践，进一步认识到经方虽有桴鼓之效，但不能尽愈诸病。唐宋以后，时方层出不穷，补充了经方之不足。因此，曹教授指出中医方剂学体系的形成，经方是基础，时方为发展，不应偏废。若能经方与时方化裁并用，相得益彰，疗效更佳。他临证之时，或用经方，或用时方，用之得当，都能取效愈病。

医案选介

一、精神分裂症

病案1

李某，男，25岁，未婚，银行职员。

曾因恐吓而致精神失常，已发病数月，经治疗无效。于1978年夏就医于曹教授。

患者面色苍白，神情痴呆胆怯，若有畏惧之状，时自言自语，失眠，健忘，宿有失精病史，舌淡，脉象沉涩无力。

病候分析：此病由恐惧所得，《素问·举痛论》说"恐则气下"，受恐可使气陷于下，加之宿有失精，说明肾之阳气已虚，固摄失职。火衰则神怯，以致面色苍白，神情若有畏惧之状等。精神痴呆，自言自语，病近于癫。其脉沉涩无力，正是气陷火衰，鼓动无力之征象，病属阴证之列。

立法处方：益气补火，强壮神志。方以补中益气汤、归脾汤化裁，加肉桂、益智仁、

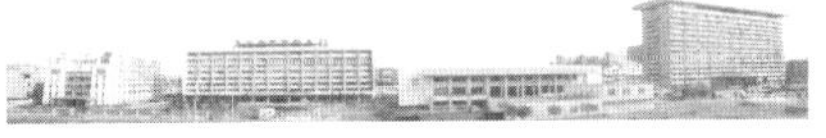

菖蒲等药治疗。此方之旨在于升提阳气，以起沉涩之脉，随着脉象日趋和缓而获痊愈。

病案 2

王某，女，25 岁，未婚，回族，工人。

某机械厂职工，因婚姻所愿未遂，以致精神失常，久治无效，于 1977 年求诊。

患者体质壮实，面色红润，带有怒容，举止躁动不安，所答非所问，胡言乱语，不避亲疏，闭经数月，脉象弦滑有力。

病候分析：此患者病起于所愿未遂，郁怒伤肝。肝藏血，性喜条达而恶抑郁。今郁怒伤肝，肝失疏泄，气郁化火。火盛则气逆善怒，甚至神志错乱，言语善恶，不避亲疏。肝气郁滞，不能行血，冲任不通则经闭不行，蓄血于内，故易发狂，躁动不安。其病在厥阴经脉，为血分郁热，火扰神志之阳证，故脉弦滑有力。

立法处方：凉血破瘀，清火宁神。治以桃仁承气汤化裁，药用桃仁、郁金、丹皮、赤芍、当归、香附、大黄、黄连、栀子、龙胆草、青黛等调治 10 余剂，脉象复常，病获痊愈。

【按】以上 2 例都是神志失常的病证，但其脉象迥异，一是沉涩无力之脉，一是弦滑有力之脉，可证二者虚实、寒热之别。因此，治疗时一为益气补火，补益心神，一为凉血破瘀，清火宁神，其病均获痊愈，殊途同归。脉诊之重要性由此可见一斑。

二、不寐

杨某，男，50 岁，石家庄市某厂工人。

不寐月余，医治无效，经人介绍来诊。

患者身体健壮微胖，面色红赤，但浊滞不鲜明，头晕，目不得瞑，月余不寐，兼见低热不退，胸脘烦满。舌苔黄腻，脉象沉滑而数。

据患者主诉，先因饮食不节引起上吐下泻，西医诊断为“急性胃肠炎”，当时服用“氯霉素”等西药，吐泻止。随后发为头晕、不寐、低热、烦满之症。既往无高血压史。曾用中西药治疗，均未见效。

病候分析：通过此病成因及治疗过程，曹教授认为，饮食不节为本病起因，服西药吐泻虽止，但湿热秽浊未尽，蕴积于胃肠，故见胸脘烦满，低热不扬，舌苔黄腻；痰热中阻，胃失和降，浊气上蒸，发为昏晕，甚至阳盛不能入阴，而见目不得瞑、彻夜不寐之症。脉见滑数正是宿滞痰热之征象，乃《素问·逆调论》所谓“胃不和则卧不安”之例。

立法处方：立清利痰火湿热，降气和胃大法，以半夏秫米汤加导痰汤化裁治之。方中半夏降气祛痰，开泄荡滞，为主药，佐以导痰利气之品并加用大黄，以泻阳明之热，黄连以清心火，胆草苦降以泄肝胆之湿热。患者服用此方，不过数剂，即可目瞑入睡。

【按】半夏秫米汤出自《灵枢·邪客》，导痰汤出自宋·严用和《济生方》，二方合用，降气和胃，利痰清热，其效甚著。方中秫米有“益阴气而利大肠”，“大肠利则阳不盛”之效，所以能引阳入阴而治不寐。

三、丹毒

刘某，男，51 岁，某机械公司党委书记，于 1976 年秋求诊。

患者身体魁梧，较胖，气粗声壮，面赤目肿，皮肤红若涂丹，小腿红肿疼痛，间有溃破之处，黄水浸淫，肢体壮热，发病已十余日。心中烦热至极，渴不思饮，下午病情加重，二便滞下不爽，舌红苔黄腻，脉象滑数有力，曾经西医药治疗无效。

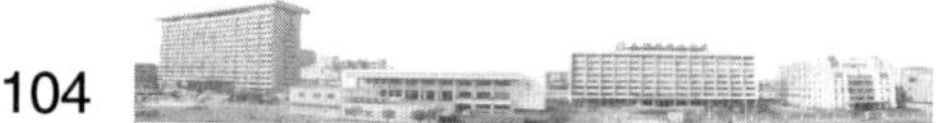

初诊印象：病属湿热内蕴，血分火郁，发为丹毒。

立法处方：清热利湿，凉血活瘀，解毒消肿，以龙胆泻肝汤去当归、柴胡，加赤芍、丹皮、紫草、青黛、银花、连翘、防风、防己、马齿苋等治疗。

复诊病候分析：服上药 3 剂，红肿大消，痛止，惟身热不退，联系《灵枢·本脏》“肺合大肠，大肠者，皮其应……视其外应，以知其内脏，则知所病矣”的论述，分析病情，可知此患者湿热蕴积过甚，大肠传导瘀阻，故外应皮肤，发为丹毒，观其身热下午加重，而且大便不爽，舌苔黄腻，正是病在阳明之见症，故投小承气汤以泻阳明之邪热，佐以赤芍、地丁凉血化瘀之品。服药二剂，便通泻，脉静身凉，而获痊愈。

【按】此病例先用龙胆泻肝汤治疗，是以时方清热利湿，收到消肿止痛之效。但病本在于大肠瘀阻，故后用经方小承气汤，清泻阳明之邪热，其病霍然而愈。

此外，曹教授在临床上还扩大了经方与时方的应用范围。如仲景用当归四逆汤治疗血虚寒厥，而曹教授却用其治疗血虚四肢麻木、肌肉消瘦之证。又如医者多以通幽汤治疗噎膈，曹教授却以之治疗证属下焦瘀血之子宫肌瘤等。

论　　著

一、著作

［1］河北医学院（曹公寿参编）. 灵枢经校释. 北京：人民卫生出版社，1982.

［2］曹公寿，宗全和. 素问玄机原病式（注释本）. 北京：人民卫生出版社，1983.

【整理者】

张国霞　女，1956 年生，医学博士，教授，硕士研究生导师。现任天津中医药大学中医基础理论教研室主任，主要从事中医基础理论藏象学说、病因病机与证候研究，以及中医药国际交流等项工作。

李晓君　女，1956 年生，教授，硕士研究生导师。北京中医药大学中医基础理论教研室教师，主要从事中医基础理论和中医药高等教育研究。

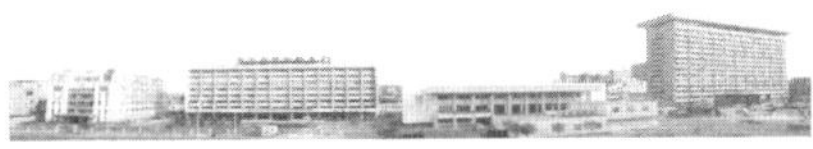

谷 济 生

名家传略

一、名家简介

谷济生（1917—2009），字嘉荫，男，汉族，河北省玉田县人。曾任天津市第一医院主任医师、中医科副主任，天津市肝病研究所顾问，兼任天津市河北区科协副主席、河北区卫生医药学会副理事长。1991 年被国家人事部、卫生部、国家中医药管理局确定为全国第一批 500 名老中医药专家学术经验继承工作指导老师之一，享受首批国务院颁发的政府特殊津贴。

二、业医简史

谷济生先生的祖父谷庆祥是清朝的武秀才，其父谷文珏（焕章）是清朝末科秀才，曾任玉田县高等小学校长、县政府秘书等职。当时谷家的经济状况并不富裕，所以谷济生十三四岁时到北京，开始在商家当学徒，自己打工谋生，不幸得了重病，在亲历了疾病的痛苦和打工的辛酸之后，他决心另寻出路。1932 年恰逢名医施今墨先生创办的中国北方地区第一所正规的中医学院“华北国医学院”成立不久，谷济生在亲友的资助下投考该校并被录取，从此走上了学习中医、治病救人的道路。

经过 4 年正规的学院教育，谷济生于 1936 年从华北国医学院毕业，不久即回到家乡担任玉田县医院院长。1948 年末辗转来到天津，悬壶津门。1956 年受聘于天津市第一医院，在该院从事医疗和培养年轻医生工作，直至 1987 年 12 月退休，其后又被医院“返聘”，在天津市第一医院兢兢业业工作了近四十年。

三、主要贡献

（一）创建中医科和中西医结合肝病研究所

谷济生先生自 1956 年调到天津市第一医院，主持创建了中医科，并介绍学长杨浩观先生加入。虽然他创建了中医科，但是他非常谦虚，考虑到杨老年纪较大，就推让请杨老任科主任，而自己担任副主任。杨浩观是山东省牟县平人，和谷先生为同校同届毕业生。两人在第一医院中医科共事达数十年，共同经历了中医科辉煌的日子，也度过了“文革”的难熬岁月。两人都是天津市屈指可数的中医专家，在领导的支持和他们的努力下，天津市第一医院中医科医护人员最多时近 40 人，设有内科、妇科、针灸科、痔漏科等科室，除了门诊外，还常参与病房会诊，并且在综合医院率先成立了中医病房。谷先生是天津市第一家中西医结合肝病研究所主要创建人之一，他既从事临床医疗，又开展科研，还培养学生，工作十分繁忙，为中医科和肝病研究所的建设与发展做出了重要贡献。

（二）医术精湛，善治急难重症

谷济生先生就学于名医施今墨，努力钻研医术，精心掌握治病要诀，毕生致力于中医内科、妇科临床，治疗脾胃、肝胆、妇科疑难重症疗效显著。

在华北国医学院即将毕业时，他遇到一个病例：北京一家大买卖铺的掌柜不幸患了重病，高热不退，昏迷不醒。开始是外感发热不适，医生看到患者有几房妻妾，以为是房事过度，病属虚证，屡屡进补，结果病情益重，以至汤水不进，数日未大便，延医数位诊治，均无疗效。家属见病情危笃，已为其准备后事。此时有人推荐了年轻的谷医生，先生认为是“大实有羸状”，当务之急是通下，于是处以大承气汤加味，嘱其家属急煎缓服，并告之曰：如能排便即有望。患者服药三个时辰后得以苏醒，重获新生。

1958 年，天津东货场发生了严重的火灾。由于是化学药品仓库失火，许多工人中毒。东货场靠近第一医院，所以大部分患者被送到该院抢救，情况十分危急。在这种情况下，谷济生先生提出以“活羊热血”为中毒者解毒，争取了宝贵的抢救时间，挽救了阶级兄弟。为此《天津日报》发表长篇通讯，特别以浓重笔墨报道了这件事，使谷先生誉满津城。

谷先生主张学中医要早临床、多临床，理论和实践相结合，注重发挥中医整体观和辨证论治的优势，研究中医辨证的微观指标，走中西医结合的道路。他善治疑难大病，上世纪 50 年代初即开始临床肝病研究，积累了丰富经验。1978 年，和学生共同创制“慢肝宁”等系列肝炎方剂，进行临床观察和实验室研究，治愈率达 72.5%，成果获 1987 年天津市卫生局科技进步一等奖；“肝炎灵治疗慢性活动性肝炎对 HBV 复制的研究”课题获天津市科技进步三等奖；“哮喘速效胶丸的临床及实验研究”获 1987 年天津市科技成果三等奖；《退热抗感冲剂的临床及实验研究》获天津市首届中青年科技论文竞赛一等奖。有 20 余篇论文在国际国内学术会议上宣读或全国性杂志上发表。先生研制的“慢肝宁胶囊”以很少的费用转让，他却说：“只要有益于社会就好。”

谷济生先生学验俱丰，医术精湛，品德高尚，富于同情心，对患者无论贵贱亲疏都一视同仁，耐心诊治，对许多职工、护工，有求必应。谷先生生活简朴，但是帮助患者却从不吝惜，常常急患者之所急。例如他曾经将儿子从青海购买给家中自用的珍贵药品麝香无偿赠予患者。其为人不言美，不隐恶，诚信笃行，众誉“咸被德泽”。

学术思想

一、力主中医现代化

谷先生师承一代名医施今墨，深受施氏学术思想影响，主张中西医结合，力主中医现代化。他赞同辨证与辨病相结合的形式，认为西医病名确切，有据可查，中医虽有病名，却比较笼统，缺少客观指标。所以他在临床上一般是先确定诊断，在辨病的基础上再辨证论治。如在肝病的科研中，他强调要有全国统一的诊断标准，所有科研病例必须符合诊断标准，然后辨证治疗，他说：“这样的科研结果中医承认，西医也承认，才是过得硬的科研。”先生主张中医现代化的思想是非常坚定的，他认为中医必须现代化，如抱残守缺，不进则退。他对“中医化”和“越纯越好”的思想持批评态度，认为中医现代化的捷径是中西医结合。因为中西医研究的对象都是人，有共同之处，结合起来比较客观。至于如何结合，先生认为可以从单个病种开始，逐渐向理论深化。

二、强调保存“胃气”

强调保存“胃气”是谷先生学术思想中的一个重要特点。他认为：若正强邪实，祛邪就是保护胃气。对于久病正衰，主张“大积大聚，衰其大半则止”。先生认为药性本偏，使用稍有不当，或伤阴，或伤阳，胃气首当其冲，胃气一绝，危殆立至。所以，保存一分胃气，便多一分生机。他在治疗慢性肝炎时，强调清而不寒，补而不滞，滋而不腻，十分重视五谷调养的重要性，每嘱患者以小米、山药粥调养，多收到开胃健脾的疗效。

三、四诊合参，尤重望诊

在临床上，谷先生非常重视辨证论治，主张四诊合参。他指出：“中医治病以望、闻、问、切为四要领。望者，察病人之色也；闻者，听病人之声也；问者，究致病之因。三者既得，然后以脉定之，故曰切，切者合也。诊其脉浮、沉、迟、数，合于所望、所闻、所问之病，如其合也，则从证从脉两无疑义，以之立方选药，未有不丝丝入扣者。否则舍脉从证，或舍证从脉，临时斟酌，煞费匠心矣。”他反对以切脉故弄玄虚。指出：“切脉乃诊断方法之一，若舍其他方法于不顾，仅凭切脉，或仗切脉为欺人之计，皆为识者所不取。”

在四诊当中，先生尤其重视望诊。他认为有诸于内，必形于外。望诊为四诊之首，通过望神、色、形、态，即可窥见内脏之病症，预见病之吉凶。先生常说：“神色是气血的外荣。”在急性心肌梗死的治疗中，他非常重视神色的观察。如急性心肌梗死，他认为无论舌色淡白晦暗与青紫晦暗都为逆证，淡、红、绛者多顺证。紫暗而枯，是心血瘀滞，肝肾败绝，真脏色见，故多危重。他指出：急性心肌梗死神识不乱，两眼明亮有神，为气血未败，预后良好；若精神不振，目光晦暗，反应迟钝，语言低微，为精气衰败，心神失守，病势危重，预后则危。面色青而润者气血未败，为顺证；面色晦暗枯槁，色黄白青黑者精气已败，为逆证。

四、遵从经典，辨证施治，多用施氏对药

谷先生在长期的临床工作中，始终遵从经典理论，案头除了每期的中医杂志外，还常读《金匮要略》和《伤寒论》。用药有经方，更多的是根据辨证施治选药，多用对药。如常用鲜藿香与佩兰叶、防风与防己、代赭石与旋覆花、陈皮与半夏、半夏与生姜、海风藤与络石藤、白芍与甘草、苍术与白术、桔梗与杏仁、柴胡与黄芩等，其中既有经方的浓缩，又有经验的总结，故而疗效很好。

临证经验

一、治疗肝病经验

（一）肝病分型宜简不宜繁

1. 肝郁气滞型

症见胁痛腹胀，纳呆乏力，苔薄白，脉弦。治以疏肝解郁法。常用药为柴胡、白术、

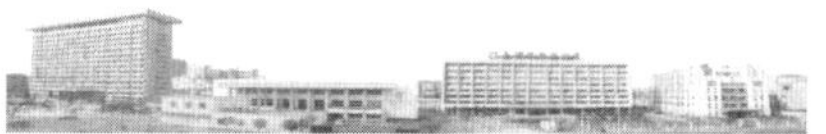

白芍、枳壳、丹参、郁金、鸡骨草、垂盆草、当归、香附、甘草等。

2. 湿热未尽型

除上症外，尚有口苦心烦，尿黄，黄疸，舌红苔厚腻，脉滑数。治以清热利湿法。常用药为茵陈、栀子、苡仁、白蔻仁、厚朴、菖蒲、丹参、郁金、鸡骨草、垂盆草、黄芩、柴胡等。

3. 肝郁脾虚型

除肝郁气滞症状外，尚有肢乏体倦，腹胀便溏，舌淡胖有齿痕，苔白，脉弦缓。治以益气健脾法。常用药为党参、白术、茯苓、甘草、香附、柴胡、补骨脂、肉豆蔻、五味子、山药、苡仁、丹参、郁金、鸡骨草、垂盆草等。

4. 肝肾阴虚型

症见头晕目眩，腰酸腿软，五心烦热，面色晦滞，舌红少苔，脉细数。治以滋肝补肾法。常用药为沙参、党参、麦冬、枸杞子、当归、川楝子、生地黄、首乌、丹参、郁金、生鳖甲、生龟甲、生牡蛎、鸡骨草、垂盆草等。

5. 肝郁血瘀型

症见面色晦滞，肝大或肝脾均大，赤缕红丝，朱砂掌，舌质暗红，脉涩。治以活血化瘀，益气软坚法。常用药为柴胡、当归、赤芍、旋覆花、红花、丹参、茜草、王不留行、黄芪、党参、水红花子、生鳖甲、生牡蛎、鸡骨草、垂盆草等。

（二）辨证和辨病论治相结合

辨证论治是中医的优势，也是中医的一大特色。在慢性肝炎的治疗中辨证论治对改善症状、恢复肝功能是一个非常重要的手段，确实取得了一些临床效果。然而在实际工作中，有时也存在无症可辨的病例，如转氨酶单项持续升高，无自觉症状，舌脉也无变化，单靠中医手段就无证可辨，必须采用一些有效的降酶药物。再如 HBsAg 无症状携带者，既无症状，也无体征，谷先生根据现代医学关于 HBsAg 无症状携带者主要是免疫功能受抑制，不能清除病毒所致的原理，以补气温肾等法能改善免疫功能的报道，运用黄芪、桑寄生等组方治疗，取得一定疗效。

（三）研究中药方剂的作用机理

1981 年开始对治疗肝炎的疏肝解郁法、清热利湿法、舒肝健脾法、滋肝补肾法、活血化瘀法进行动物实验，通过实验了解五法对慢性肝炎的不同作用机制，并结合大量的临床，总结出五个协定处方，用于临床取得显著疗效。

二、治疗不育不孕症经验

（一）不育症

谷先生在诊疗中常遇到因精子少、活力低及伴有阳痿而不能生育的患者，他根据多年经验总结出两种类型治法：

身体夙健，性生活正常，惟婚后两年以上不育，精液常规精子少、活力低者，予自拟育麟汤。每日 1 剂，连服 1 ~3 个月，多获愈而育。

生熟地黄各 15g，砂仁 10g，枸杞子 15g，五味子 10g，沙苑子 10g，韭菜子 10g，菟丝子 15g，楮实子 10g，金樱子 10g，覆盆子 10g，女贞子 12g，车前子 10g，益智仁 15g，山萸肉 10g，淫羊藿 15g。

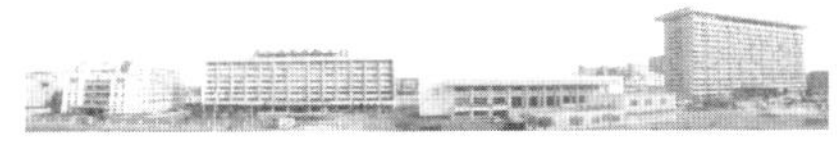

夙体较差，肾阴阳俱虚，婚后性生活无度，举而不坚，轻度阳痿早泄，精子少，活力低下，婚后两年以上不育者，予自拟滋阴助阳育麟丸。每日早晚各服10g，淡盐汤送下，多连服1～2料后而育，在用药期间宜减少或禁止性生活。

鹿胎膏30g，五味子20g，蛇床子30g，覆盆子25g，枸杞子30g，菟丝子30g，鹿角胶30g，淫羊藿30g，海参（连肠子）60g，海马30g，人参20g，鹿茸15g，山萸肉30g，淡苁蓉45g，天冬30g，麦冬30g，黄柏20g，知母20g，阳起石30g，生地黄30g，熟地黄30g，砂仁15g，茯苓30g，怀山药30g，怀牛膝30g。炼蜜为丸，每丸重10g。

（二）不孕症

谷先生对女性夙体尚健，仅月经参差，妇科检查无异常，婚后性生活正常，两年以上不孕，情志抑郁不舒者，恒予加味逍遥丸、得生丹，每日各服一剂，连服1～3月后而孕者颇多。

医案选介

一、慢性肝炎

病案1

李某，男性，36岁。初诊日期：1991年6月28日。

主诉：胁腹胀痛、尿黄、乏力半年。

现病史：因腹胀，两胁胀痛，头胀，口渴，恶心，干呕，乏力半年，谷丙转氨酶159.6U/L，乙型肝炎表面抗原（－），乙型肝炎核心抗体（＋），血糖7.22mmol/L（正常4.4～6.66mmol/L），曾在外院延医屡治，效果不佳，肝功能持续异常，血糖升高到9.94mmol/L（正常3.9～6.11mmoL/L），尿糖（＋＋＋），遂收入院治疗。

入院后主诉：胸脘痞闷，两胁胀痛，右胁尤甚，烦躁易怒，口渴乏力，失眠多梦，饮食尚可，尿黄，大便正常。

体格检查：皮肤巩膜无黄染，腹软，肝脾未及。舌质红，苔薄白略黄，脉缓。

肝穿刺病理提示：慢性迁延性肝炎伴脂肪肝。

中医诊断：胁痛。

西医诊断：慢性乙型迁延型肝炎，糖尿病。

辨证：肝郁气滞，阴血不足，横逆犯胃。

治法：疏肝解郁，养血柔肝。

处方：醋柴胡10g，醋香附10g，枳实10g，杭芍药10g，甘草10g，木香6g，丹参20g，郁金10g，川楝子10g，元胡10g，砂仁10g，枸杞10g，山药15g，炒苍白术各10g，丹皮10g，炒枣仁（打）30g。

水煎服，每日1剂。

二诊：服药两周后，诸症悉减，胁胀痞闷消失。继服前方，减枳实、川楝子、元胡、木香等药，酌加沙参30g，麦冬10g，生地黄10g，女贞子10g，生黄芪45g等益气养阴。

治疗月余，肝功能恢复正常，血糖降至8.36mmol/L。又守方治疗月余，血糖降至5.86mmol/L，谷丙转氨酶及白蛋白/球蛋白比值均正常。体重由71.5kg下降到67.5kg，

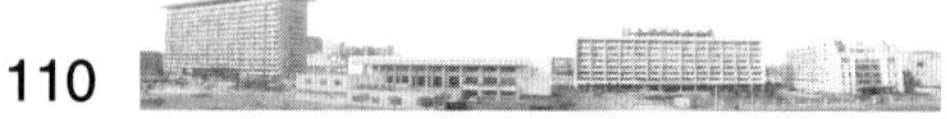

病愈出院。

病案 2

邓某，男，54 岁。初诊日期：1984 年 9 月 15 日。

主诉：复发性恶心，厌油，乏力 5 天。

现病史：5 年前患黄疸型肝炎，治愈后未再复发。住院前 5 天突然恶心，厌油，不欲食，胸胁胀满，口干口苦，乏力，尿赤，便秘。

体格检查：皮肤巩膜黄染，色鲜明，腹软，肝大，在肋下 3cm，脾未及。舌质红，苔黄厚腻，脉弦滑有力。

实验室检查：谷丙转氨酶 550U/L，胆红素 232.6μmol/L，麝香草酚浊度试验 13.6U，白蛋白/球蛋白比值 3.14/3.35，乙型肝炎表面抗原 1∶1024。

中医诊断：肝瘟。

西医诊断：慢性乙型肝炎。

辨证：肝胆湿热。

治法：清热利湿，疏肝解郁。

处方：茵陈 30g，大黄 10g（后下），栀子 10g，泽泻 10g，茯苓 10g，苡仁 30g，丹参 30g，郁金 10g，鸡骨草 30g，垂盆草 30g，苍白术各 10g。

水煎服，每日 1 剂。

服药 3 周后黄疸明显消退，胆红素 100.9μmol/L，舌苔转薄白。肝穿刺，病理提示：肝细胞水样变、气球样变及嗜酸性变，门管区及间质大量炎细胞浸润，肝细胞内胆色素，胆管扩张，小胆管胆栓。继续治疗两个月，肝功恢复正常，再次肝穿刺，肝细胞炎性浸润及变性坏死均明显减轻，瘀胆消失，治愈出院。

病案 3

崔某，男，43 岁。初诊日期：1990 年 2 月 29 日。

主诉及现病史：患慢性乙型肝炎 5 年，平素无自觉不适。于入院前 1 个月出现倦怠乏力、头晕目涩、腰膝酸软、两胁隐痛，自觉手足心发热，心烦失眠。

体格检查：皮肤巩膜无黄染，腹软平坦，肝脾未及，腹水征（-），舌红少苔，脉沉细。

实验室检查：谷丙转氨酶 170U/L。乙型肝炎表面抗原、乙型肝炎 e 抗原均阳性，乙型肝炎 e 抗体阴性。

中医诊断：肝瘟。

西医诊断：慢性乙型肝炎。

辨证：肝肾阴虚，肝失所养，阴虚生热，虚火上炎。

治法：滋补肝肾，养血柔肝。

处方：沙参 30g，党参 30g，麦冬 10g，生熟地黄各 15g，枸杞 10g，首乌 10g，当归 10g，丹参 30g，郁金 10g，酸枣仁 15g，柴胡 10g，白芍 10g，三七（冲）3g，鸡骨草 30g，垂盆草 30g。

水煎服，每日 1 剂。

1 月后查肝功能，谷丙转氨酶 29.3U/L，天冬氨酸转氨酶 24.2U/L，麝香草酚浊度试

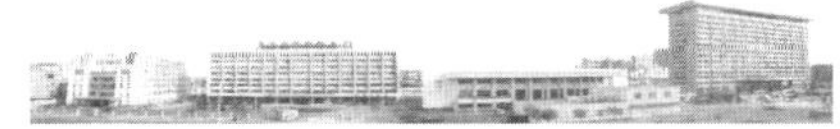

验 16.2U/L。病毒复制指标乙型肝炎 e 抗原转阴，抗 - 乙型肝炎 e 抗体转阳。后又服原方药制成冲剂，巩固治疗 3 月余，调理收功。出院后随访两年，未复发。

病案 4

郭某，男，36 岁。初诊日期：1991 年 3 月 26 日。

主诉：腹胀，尿少两个月，腿肿两周。

现病史：患慢性肝炎 3 年，于入院前两个月自觉腹胀，食后胀甚，食少纳呆，伴肝区隐痛，体倦乏力，便溏，每日三四次。在外院曾服中药治疗无效，两周前又出现腿肿，以“肝硬化腹水”收入住院。

体格检查：神清消瘦，面色萎黄，巩膜皮肤无黄染，腹膨隆、胀大，腹水征（++++），腹壁可见轻度静脉曲张，肝脾触及不满意，双下肢肿（+），可见肝掌及蜘蛛痣。舌淡胖，边齿痕，苔薄滑，脉沉缓。

实验室检查：谷丙转氨酶 48U/L，白蛋白/球蛋白比值 26.8/33.1，乙型肝炎表面抗原（-）。B 超提示：肝硬化，腹水形成。

中医诊断：鼓胀。

西医诊断：肝硬化失代偿期。

辨证：脾肾阳虚。

治法：益气健脾，温肾利水。

处方：党参 30g，黄芪 30g，苍白术各 15g，云茯苓 20g，甘草 10g，山药 15g，柴胡 10g，升麻 10g，丹参 30g，郁金 10g，泽泻 20g，猪苓 15g，泽兰 30g，汉防己 30g，牛膝 20g，淫羊藿 10g，干姜 6g。

水煎服，日 1 剂。

服药 1 周后尿量明显增多，体重减轻 5kg，大便正常。继续服原汤药 3 周后腹水消失，症状悉减，无腹胀、腿肿，饮食增加。服药 3 月余，谷丙转氨酶正常，白蛋白上升到 35.20g/L，球蛋白下降至 27.90g/L。又住院调理，巩固治疗两月余，康复出院。

病案 5

王某，56 岁，男，工人。初诊日期：1984 年 3 月 9 日。

主诉：黄疸、大便色白 1 周。

现病史：素患慢性肝炎 15 年，近五六年肝功能正常，病情稳定。于 1984 年 2 月中旬开始食欲不振，恶心呕吐，乏力。住院前 1 周发现肝功能异常，皮肤瘙痒，大便灰白，有黄疸而收入院。入院后黄疸进行性加深，颜面及皮肤呈黄绿色，血胆红素 331.7μmol/L，高胆红素血症（>10mg）时间持续 49 天。B 超提示：肝剑突下 2.8cm，脾肋下 7cm。舌质紫暗，苔黄腻，脉弦涩。腹腔镜检查诊为瘀胆型肝炎；经强的松试验性治疗诊为肝内瘀胆；经用激素及清热解毒、利湿通腑药治疗，黄疸持续不退，第 3 周胆红素上升为 436.1μmol/L，且胸部布满痤疮，皮肤有抓搔痕迹。B 超示：肝剑突下 5.5cm，脾肋下 7.2cm，故递减激素量，改用中药。

中医诊断：黄疸。

西医诊断：原发性胆汁瘀积性肝硬化。

辨证：肝郁血瘀，瘀血阻络。

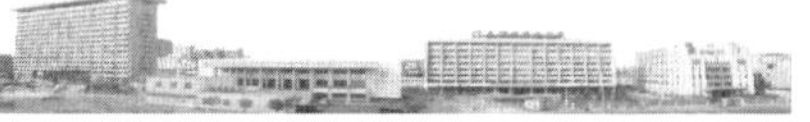

治法：活血化瘀，凉血解毒。

处方：生地黄 30g，砂仁 10g，赤芍 100g，栀子 10g，桃红各 10g，郁金 10g，丹参 10g，大黄 10g（后下），当归 10g，王不留行 15g，川芎 10g，牛膝 10g，柴胡 10g，茵陈 30g。

水煎服，日 1 剂。

服药两周，黄疸明显消退；治疗第十周，胆红素 < 17.1/μmol/L，黄疸指数 6U/L，肝功能恢复正常，诸症消失，肝脏回缩至剑突下 1cm，脾脏肋下 1cm，治愈出院，随访至今未复发。

【按】慢性乙型肝炎的病因为湿热毒邪深伏血分。肝藏血，其病位在肝，肝失疏泄，故肝郁气滞为慢性肝炎最常见的病理变化。湿为阴邪，易伤阳气，中阳被阻，脾气不运，因此脾虚也是慢性肝病的重要病理变化。热邪久居势必伤阴，更由于慢性肝炎多见脾虚病理变化，食欲不振，水谷摄入减少，肾精化源不足，导致肾阴不足。谷老认为“湿热是慢性肝炎的起动因子，病位在肝，影响到脾、肾，病及气血阴阳”，以清热利湿、疏肝解郁、益气健脾、滋补肝肾、活血化瘀治疗往往可取得显著效果。根据谷老经验研究的治疗慢性乙型肝炎的五个协定处方，治疗慢性肝炎 356 例取得显著疗效，其临床治愈率为 72.5%。经动物试验发现，这五个处方均有保护肝细胞、防止肝细胞坏死、预防并治疗肝纤维化、调整免疫功能的作用。

二、不育症

病案 1

张某，男，30 岁。初诊日期：1985 年 3 月 10 日。

主诉：婚后 3 年不育，自觉无其他不适。其妻体健，妇科检查正常。

体格检查：舌淡红，苔薄白，脉沉两尺较弱。

实验室检查：精液颜色乳黄，量 8mL，精虫活动率 10%，精虫计数 73×10^{9} 个/L。

中医诊断：不育症。

辨证：肾精不足。

治法：补肾助阳。

处方：生熟地黄各 15g，砂仁 10g，枸杞子 15g，五味子 15g，楮实子 10g，金樱子 10g，益智仁 15g，沙苑子 10g，韭菜子 10g，菟丝子 15g，覆盆子 10g，女贞子 12g，车前子 10g，山萸肉 10g，淫羊藿 15g。

水煎服，每日 1 剂。上方偶有加减，3 个月而育。

病案 2

张某，男，34 岁。初诊日期：1983 年 10 月 28 日。

主诉及病史：婚后 6 年不育、早泄，轻度阳痿，平素稍劳则腰酸腿软。其妻妇科检查正常。

体格检查：形体较弱。舌淡，苔薄，脉沉细。

实验室检查：精子计数 65×10^{9} 个/L，精子活动率 10%。

中医诊断：不育症。

辨证：肾阳虚衰，肾精不足。

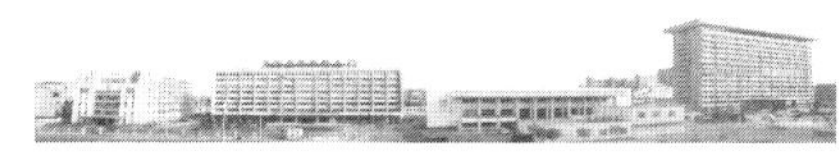

治法：补肾填精助阳。

处方：以育麟丸治之。

鹿胎膏30g，海参（连肠子）60g，海马30g，人参18g，鹿茸15g，紫河车30g，鹿角胶30g，巴戟天24g，肉苁蓉45g，补骨脂18g，山萸肉30g，天麦冬各30g，知母24g，黄柏24g，生熟地黄各30g，砂仁15g，茯苓24g，菟丝子30g，枸杞子30g，覆盆子24g，蛇床子30g，五味子18g，山药30g，阳起石30g。

共研细面，炼蜜为丸，每丸10g，每日早晚各服1丸。

服两料后，育一男婴。

【按】根据中医学肾藏精，为先天之本，藏元阴元阳，是生育生殖之源，人体生命之本的理论，谷老认为精子的生成依赖肾阴的滋养和肾阳的温煦。有无生殖能力，完全取决于肾中真阴真阳的盛衰。动气属火，为阳；精液属水，为阴。根据阴阳学说，将附睾、前列腺、精囊的分泌物视为阴中之阴，精子则为阴中之阳。精子又可分阴阳，即精体为阴——阳中之阴，精子存活率为阳——阳中之阳。根据阳化气、阴成形的理论推断，精子数目的多少，受肾阴的影响较大；存活率的高低，由肾阳的盛衰来决定。由于肾阴肾阳互相依存、互相制约，阴损及阳，阳损及阴，最终形成阴阳两虚证，这在临床也是屡见不鲜的。且无阳则阴无以生，无阴则阳无以化，故治疗精子数少，从补肾壮阳着手，创育麟汤和滋肾助阳育麟丸，取得显著疗效。

三、慢性肾炎

病案1

刘某，女，40岁。入院日期：1978年1月28日。

主诉：心悸胸闷，纳呆，少尿1周。

现病史：患者8年前患急性肾炎，经常浮肿、头晕，但始终坚持工作。于入院前1周阵发心悸胸闷，心前区疼痛，少尿，纳少，腹胀，有时咳嗽咯痰。发病以来无发热及呕吐，由门诊收住内科。血压140/110mmHg，神清，消瘦病容，贫血貌，颈静脉轻度怒张，心界向左下扩大，心尖区可闻Ⅲ级收缩期吹风样杂音及舒张期隆隆样杂音，两肺呼吸音略粗。腹软，肝肋缘下2.5cm，轻触痛，腹水征（-），下肢肿（++）。尿蛋白（+++），红细胞（+），白细胞（2~4），可见颗粒管型。二氧化碳结合力27.4mmol/L，尿素氮10.2mmol/L。血色素95g/L，血浆白蛋白29.2g/L，球蛋白25.8g/L。心电图示左室肥厚；胸透示左室、左房肥厚，以左室为著。西医诊断：①慢性肾炎；②尿毒症；③肾性高血压；④高血压性心脏病。入院后即给予强心利尿降压治疗。2月17日给结肠透析，每日500mL。2月21日病情恶化，恶心呕吐严重，不能进食，尿少，每日约300~400mL，血压为200/120mmHg，二氧化碳结合力22.4mmol/L，尿素氮12.5mmoL/L，即请谷老会诊。

会诊：2月21日。患者形容消瘦，面色㿠白不华，精神萎靡，蜷卧嗜睡，恶心呕吐，不思饮食，稍饮则吐更频，小便短少，大便正常，气短心慌，舌质淡苔白，脉沉弦细。

中医诊断：水肿。

辨证：脾肾阳虚，水毒上泛，肝肾阴亏，肝阳上亢。

治法：补肾健脾，平肝潜阳，降浊解毒。

处方：附片10g，生大黄15g，小蓟30g，赤芍15g，当归18g，白术12g，云苓15g，水牛角（先煎）60g，钩藤（后下）30g，羚羊角粉（冲）1.5g，夏枯草 30g，车前草 30g。

每剂两煎约 200mL，分三四次服。

上方加减连服药 20 余剂，病势逐渐好转，患者已能下地活动，食眠均佳，尿量增多，步入康复阶段。

病案 2

陈某，男，36 岁，工人。入院日期：1970 年 10 月 16 日。住院号 100271。

主诉：3 天来尿少，腿肿无力。

现病史：患者于 10 月 13 日发现少尿，双下肢浮肿，疲乏无力。入院检查：尿蛋白及颗粒管型。来我院门诊，收住内科病房。

既往史：自幼患哮喘，无肾炎及其他传染病史。

入院查体：体温 37.2℃，血压 128/90mmHg。一般情况好，皮肤巩膜无黄染，眼睑无明显水肿；颌下有一淋巴结，如黄豆大小，可活动，无压痛；颈软，咽部无充血，扁桃体未见肿大；胸廓对称，心脏正常，两肺散在干鸣；腹软，腹水征（-），肝脾未及；肾区无叩痛，双下肢浮肿（+）。

实验室检查：尿蛋白（++），红细胞（+ ~ +++），白细胞（++），有颗粒管型；血非蛋白氮 33.77mmol/L，胆固醇 10.4mmol/L，血浆白蛋白 15.1g/L，球蛋白 31.8g/L。

西医诊断：肾病型肾炎。

治疗经过：入院后即给予一般对症治疗，10 月 26 日开始予强的松 5mg，每日 3 次。11 月 3 日改为每次 10mg，每日 3 次。11 月 8 日为每次 10mg，每日 4 次。11 月 26 日改为每次 5mg，每日 4 次，后逐渐停用。至 12 月 11 日，强的松已服 1275mg，肾病未能缓解，尿毒症加重，血非蛋白氮上升到 107.18mmol/L，胆固醇 12.12mmol/L，且发生严重的肺内感染，病势危笃，延请谷老会诊。

一诊：12 月 11 日。患者面色㿠白，精神萎靡，形体消瘦，纳呆厌食，恶心呕吐，尿少便溏，咳嗽气促，腰酸腿软，面浮肢肿，时有谵语，脉弦近数，舌质绛苔白。

中医诊断：水肿。

辨证：脾肾阳虚，肺热伤津。

治法：健脾补阳，滋阴润肺。

处方：黄芪皮 20g，生熟地黄各 12g，猪茯苓各 12g，泽泻 12g，丹皮 10g，枸杞子 10g，白芥子 10g，冬瓜子 20g，冬葵子 12g，杭芍 10g，附片 6g，白术 10g，生姜 3 片，甘草 6g，炒鸡内金 10g，建曲 12g，白茅根 30g。

水煎服，每付两煎约 200mL，分两次服。

二诊：1971 年 1 月 12 日。上方加减服月余，尿毒症改善，非蛋白氮 28.01mmol/L，尿蛋白（++），白细胞（++ ~ +++），红细胞（+ ~ +++），患者因长期卧床，臀部发生褥疮并发感染，精神萎靡，情绪低沉，拒绝饮食及治疗。诊其脉细数无力，舌质淡白微腻，内服药以健脾补肾为主，兼以控制褥疮之品，外用生肌散敷疮面。

处方：生地黄 25g，茯苓 12g，泽泻 10g，丹皮 10g，山茱萸 12g，肉桂 3g，附片 10g，车前草 30g，黄柏 15g，大小蓟各 30g，沉香曲 10g，鸡内金 10g，当归 15g。

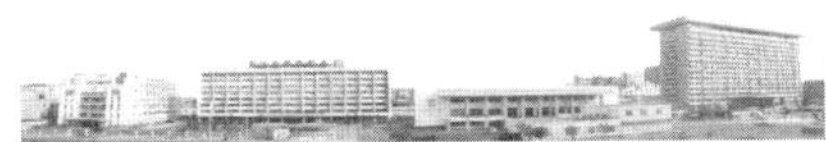

水煎服，日 1 剂。

三诊：1 月 16 日。服药后症状好转，惟自汗出，晚上盗汗，脉细数，舌质淡苔白。治法以扶正为主。

处方：生黄芪 25g，生熟地黄各 15g，猪茯苓各 15g，泽泻 12g，丹皮 10g，山药 30g，山茱萸 12g，牛膝 12g，车前草 30g，旱莲草 30g，附子 10g，肉桂 3g，黄柏 15g，当归 30g，连翘 30g，白芍 12g。

服上方后病况日趋好转，原方略加减，至 4 月 6 日病情稳定。尿蛋白（-），白细胞（0～+），遂带中药 10 剂出院。经随访 8 年，肾病痊愈，尿常规化验始终正常，血非蛋白氮及胆固醇正常，迄今正常工作。

【按】肾功能不全是全身性的疾患，反映机体的正气不足。正气不足则逐邪之力降低，使尿中废物不能充分排泄，少尿、无尿乃肾阳不足。由于“阳主开，阴主藏”，阳衰则不开，不开则不排泄。“阳损及阴”，阳损必然导致阴伤，而“阴主藏精”，精气不能收藏而漏泻，以致蛋白等物丢失。鉴于以上病机，非峻补肾阳不能扶其肾功能，解其危机，非顾肾阴不能助其机体之修复，精藏则正复，正复则精藏。谷老曾用大量附子、肉桂、黄芪以救其阳，用大量黄精、玉竹、生熟地黄、山药、山茱萸、石斛以补其阴，俾阴平阳秘，肾功能恢复。谷老在使用附子、肉桂补阳药时不受血压高低的限制，他认为肾炎尿毒症患者之所以出现高血压，主要是阴阳失衡，所以调整阴阳即可降压，绝不可一味潜镇。

四、无脉症

阎某，女，46 岁。入院日期：1978 年 4 月 23 日。

主诉：左侧肢体无力，口角右歪 1 个月。

现病史：患者半年来阵发性头晕，入院前 1 个月行走时突然摔倒，10 分钟后缓解，即感左侧肢体无力，口角右歪。至某医院脑系科检查，诊为“脑干缺血，无脉症”。后收入本院内科治疗。

体格检查：左臂血压为 90/60mmHg，右臂测不到血压。口角右斜，伸舌偏左，右颈动脉搏动弱，左上下肢肌力 4 级，左上肢快速上举时有缺血症状——微绀。双桡动脉搏动消失，双足背动脉搏动微弱。未引出病理反射，生理反射存在。

西医诊断：无脉症，主动脉弓综合征，脑干缺血。

入院后即给予地塞米松、地巴唑、芦丁、维生素 C 等治疗，疗效不著。3 月 2 日请谷老会诊，检查寸口无脉，趺阳脉微，口角右斜，伸舌偏左，左侧上下肢活动差，头晕，舌质暗红色，苔白腻。

中医诊断：中风。

辨证：阳气不足，阴寒阻络，络脉瘀阻不通。

治法：温阳通脉，养血散寒。

处方：以当归四逆汤合通窍活血汤加减。

当归 30g，桂枝 15g，杭芍 15g，赤芍 15g，细辛 4.5g，桃仁 12g，红花 15g，川芎 10g，黄芪 30g，白花蛇 1 具，全蝎 10g，附子 10g，甘草 15g，麝香 0.06g（冲），葱白 3 寸。

每日 1 剂，分早晚两次服。另：大活络丹，每晚服 1 丸。

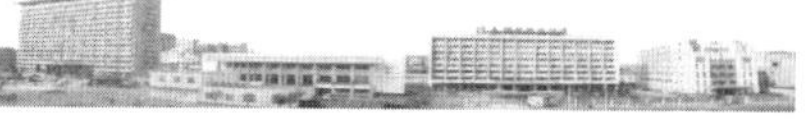

上方药服至3月23日，头已不晕，能下地活动，舌质淡，苔白，中心略厚，寸口脉已能摸到，趺阳脉较明显。于上方加入大金钱蛇6g，土鳖虫15g，制马钱子0.9g（冲服）。至3月28日，双侧肢体活动度一致，双侧均能测到血压，趺阳脉较前更加明显，带药出院。两周后门诊复查，病情稳定，继续服中药治疗以善后。

【按】无脉症为主动脉弓的头和臂部分支的慢性进行性动脉炎，且常为闭塞性的。其特点为桡动脉、臂动脉、颈动脉和颞动脉的搏动消失。临床有头和上肢缺血的表现，其病因迄今未明确，可能与风湿、梅毒、结核病及动脉硬化等有关。中医学虽然无“无脉症”这一病名，但中医古典医籍中不乏类似记载，如《素问·举痛论》说：“经脉流行不止，环周不休，寒气入经而稽迟，泣而不行，客于脉外则血少，客于脉中则气不通。”《中藏经》曰：“血痹者……其脉寸口结，脉结不利，或如断绝是也。”所论的病机和无脉症相类。谷老认为此病为阳气不足，寒邪阻滞经脉，气虚推动营血运行无力所致。

治疗无脉症，一要祛寒解滞，使用大量辛热之剂助阳通脉，如本案用附子、桂枝、细辛、葱白等。二要益气行血，如黄芪、甘草、当归补气行血。现代医学认为黄芪、甘草都含有糖皮质激素，有抗胶原病的作用，在本病的治疗中是很重要的药物。三要活血化瘀，用当归、川芎、桃仁、土鳖虫等，加入麝香，取其性味香窜，无处不到，帅诸药入微小动脉，有开窍启闭之功，更加白花蛇、金钱蛇及全蝎以助通脉之力。复加马钱子治手足麻痹、半身不遂，提高延髓呼吸中枢和血管运动中枢的兴奋作用。治疗前后呼应，辨证辨病相结合，药随症变，取得较满意的疗效。

五、过敏性紫癜

谢某，男，17岁。入院日期：1978年3月22日。

主诉：脐上阵发腹痛12天，皮肤瘀点8天。

现病史：患者于10天前吃大肉饼后，腹痛呕吐，经对症治疗无效，于1周前腹痛加重，皮肤四肢有出血点，双踝关节痛，在当地医院治疗无效，来我院求医，收入院治疗。

体格检查：神清。左上肢有点片状出血，压之不褪色，色鲜红；右上肢及两下肢有散在陈旧性出血点。淋巴结不肿大。心肺正常，腹软，肝不大，脾肋下可及。

实验室检查：血红蛋白110g/L，血小板238×10^9/L，肝功能、血沉、出凝血时间正常，大便潜血（++++），蛔虫卵（+），钩虫卵（+）。

西医诊断：过敏性紫癜。

患者在县医院每天输氢化可的松200mg，共8天。入院后又给氟美松0.75mg，每日3次；促肾上腺皮质激素25mg，静脉点滴。配合止血药，病情未控制，出血点渐多，呕吐咖啡样物，呕吐物潜血（++++），柏油便潜血（++++），尿中潜血（++++），病势危笃，延请谷老会诊。

初诊：3月30日。查患者肢体遍布红斑，斑色鲜艳，面色㿠白，舌质淡，苔白，脉虚弦数。自诉口渴烦躁，喜冷饮，自汗。

中医诊断：紫斑。

辨证：血热肌衄。

治法：清热解毒，凉血止血。

处方：犀角地黄汤加味治之。

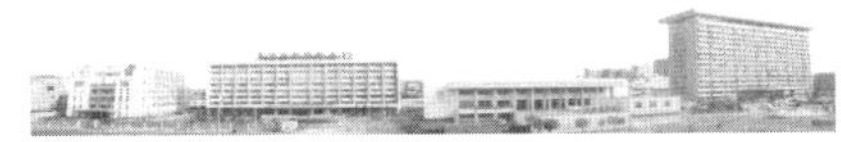

广角 15g（先煎），生地黄 30g，丹皮 6g，杭芍 15g，茜草根 30g，紫草 30g，黑栀子 10g，侧柏叶 15g，棕炭 10g，三七粉 3g（冲），白术 15g，炙草 15g，大枣 7 枚。

每日 1 剂，分早晚两次服。

另方：使君子 150g，炒黄微香，每日 50g 嚼服，以驱蛔虫。

上方服 6 剂后，病情稳定，呕吐及黑便已止，脉虚弦数，便蛔虫三四条，舌质淡，苔白，拟上方去棕炭、侧柏叶，加生石膏 30g，牛膝 15g，银花 30g，连翘壳 15g，黄芪 30g。又服 30 剂，皮肤黏膜未见新鲜出血点。大便潜血阴性。

【按】谷老常用犀角地黄汤化裁治疗各种血证。方中犀角有清热解毒凉血之功，但物稀而价昂，可用广角或水牛角代之，剂量要大，煎煮时间要长，或以生石膏、升麻代之；生地黄滋阴凉血，有消炎及促进血液凝固的作用；芍药有镇惊镇痛、增加血流量、减小血管阻力的作用；丹皮清热凉血，有抗菌作用；加侧柏叶、栀子、棕炭、茜草、银花、连翘壳、三七以加强凉血止血解毒之功。值得讨论的是，本例患者一派血热之象，不见红绛舌而反见淡舌。谷老在分析病情时指出：血热见红绛舌为其常，本案患者因消化道、泌尿道、皮肤出血，造成血亏，血之与气如影随形，血亏岂有不伤气之理，故症见舌淡、脉虚、面色皖白、自汗出，遂于清热凉血方中加入黄芪、甘草、大枣、白术补气之品，处方谨慎周到。

六、急症

病案 1

商某，男，65 岁。初诊日期：1936 年盛夏。

主诉：高热半月，神昏谵语两天。

现病史：高热半月伴汗出口渴，曾数延名医诊治，病反加重，危在旦夕，言明“死马当活马治”，死而无怨。与家属详询病因之际，得知其因无嗣，新纳妾半年，前医多以其年高体弱而以育阴清热之法为治，均效果不佳。经友人介绍，先生往诊。

体格检查：神昏谵语，形体消瘦，抚之体若燔炭，体温 40.8℃，汗大出，口唇干红，呼吸气促，虽水米未进，脉却洪数。

中医诊断：温病。

辨证：患者年高，阴伤于内，又感温热之邪，阳明气分热盛。

治法：清热益气生津。

处方：人参白虎汤加味。

生石膏 120g（先煎 30 分钟），知母 12g，粳米 30g，甘草 10g，金银花 30g，连翘 15g。水煎待凉灌服。西洋参 15g 单煎，频代茶饮。

药进 1 剂后即热退苏醒。再服生石膏减为 30g，两剂而痊。

病案 2

张某，男，10 岁。初诊日期：1939 年暑期。

主诉：发烧 5 日，抽搐痉厥 1 天。

现病史：发烧 5 日，至第六日病情突变，高烧达 40.6℃，同时抽搐痉厥，急延先生往诊。

体格检查：神昏抽搐，病童两目上视不识人，角弓反张，牙关紧闭，喉中痰声辘辘，

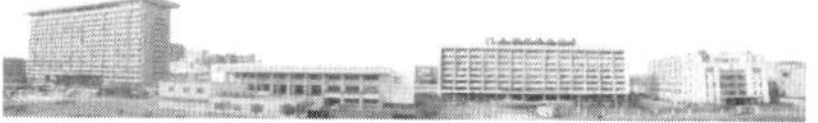

脉象洪滑数急。

中医诊断：暑瘟（中暑）。

辨证：暑热动风，痰热上扰清宫。

治法：涤痰息风。

立即将病童之牙撬开，以纳鞋底之针锥木柄塞于上下齿间，再取较硬之鹅翎一支，蘸生桐油于喉间探吐。顿时，吐出如胶状之痰数口，反复探吐约 1 小时之久，痰吐殆尽，角弓反张已完全消失，抽搐止，神识亦清。10 岁之子竟吐浓痰满盆，满座皆惊奇不已。再以安宫牛黄丸 1 粒调服。后经调理而愈。

病案 3

张某，男，8 岁。初诊日期：1938 年春季。

主诉：突然高热，旋即惊厥抽搐 1 天。

舌脉：舌红苔黄干，脉弦数。

中医诊断：急惊风。

治法：先针人中无反应，再针十宣放血，当三棱针刺右手第 5 指放血时见左手指微动，针至左手第 4 指放血时患儿哭出而搐止，体温下降，以后又十宣放血一次，兼刺曲池、合谷、风池而病愈。

【按】中医治疗急重症手段很多，针刺、涌吐等法在古医著中记载很多。治疗急重热性病的关键在于认证准确，方法迅捷，截断有力。针刺与探吐法方法简便，易于掌握，效果迅速，符合简便验廉的指导思想，尤其是在求医购药不便之乡村，值得重视。

七、不寐

霍某，男，61 岁。初诊日期：1990 年 12 月 9 日。

主诉：彻夜不寐已半年余。

现病史：工作繁杂，更兼分配房屋之事难于平衡，初则日夜烦心，甚则彻夜不寐，已半年余，口苦晕眩，脑力不济，住院治疗曾服多种西药，迄今无显效。

体格检查：血压 120/80mmHg，舌质红，苔薄黄，脉沉弦。血脂偏高。

中医诊断：不寐。

辨证：心阴久耗，肝肾阴亏，虚火上扰，神不归舍，本虚标实。

治法：滋阴潜降，安神益智。

处方：以黄连阿胶汤、心肾交补丸(《罗氏会约医镜》) 化裁。

焦远志 10g，节菖蒲 10g，太子参 20g，大生地黄 20g，柏子仁 10g，炒枣仁 30g（打），云茯神 15g，五味子 10g，麦门冬 10g，夜交藤 30g，野百合 30g，当归 10g，夏枯草 12g，川黄连 10g，真阿胶 10g（烊化），白蒺藜 12g，生龙牡各 30g（包，先煎），生磁石 30g（包，先煎）。

生鸡蛋黄两个，搅，兑水煎服，7 剂。

二诊：头晕明显减轻，可入睡两三个小时，自觉脑子灵活些，脉弦，舌质稍红，纳差。前方去夏枯草，加鸡内金 10g，水煎服，14 剂。

三诊：诸症悉减，脑力灵活，可睡 5 个小时左右，梦不多，惟活动后觉乏力。治以滋阴潜降、益气增智法，配丸剂长服。

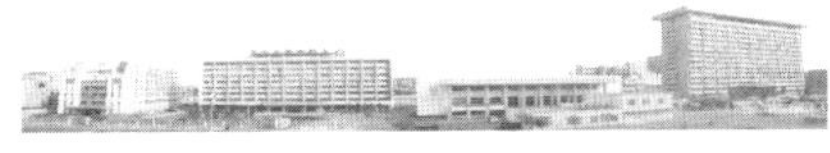

处方：大生地黄90g，节菖蒲90g，远志肉90g，云茯苓90g，生晒参45g，天麦冬各90g，五味子90g，当归90g，炒枣仁120g，野百合90g，沙苑子90g，首乌90g，生山楂90g，广郁金60g，丹参90g，陈皮45g，山茱萸肉90g，陈阿胶90g，夏枯草60g，赤芍90g，生龙牡各90g，生磁石120g。

上药共为细末，炼蜜为丸，每丸重10g，早晚各2丸。随访半年，入睡及睡眠均好，脑力充沛。

【按】《杂病源流犀烛》云："劳心之人多不寐，年高之人多不寐，虚烦之人多不寐。"张景岳亦说："凡人以劳倦思虑太过者，必致血液耗亡，神魂无主，所以不寐。"更有严重者，可以转为肝风内动、中风之候。谷老以黄连、阿胶等滋阴清热，配介石类潜镇降火，疗效称善。野百合入心肺二经，不仅润肺止嗽，《日华子本草》还说它"安心，定胆，益志，养五脏"，配合酸枣仁、远志治疗神衰心烦失眠效果亦佳，为谷老治不寐常用药。

八、甲状腺瘤

卢某，男，60岁。初诊日期：1989年10月7日。

主诉：左侧甲状腺肿大，约2.5cm×2.5cm，已8月余。近来劳累后感吞咽不适，烦躁。

体格检查：结喉左侧肿块如鸽蛋大，随吞咽上下活动，表面光滑，中等硬度，无红肿，压之微痛。舌边有瘀斑，苔薄微黄，脉弦。

中医诊断：肉瘿。

西医诊断：甲状腺瘤。

辨证：肝气郁结，痰湿阻络，久而成瘿。

治法：疏肝理气，软坚化痰。

处方：生石决明、生龙牡各30g（布包先煎），夏枯草15g，山慈菇10g，野菊花10g，紫花地丁10g，大贝母10g，青连翘10g，广郁金20g，醋柴胡10g，醋青皮10g，赤白芍各20g，炮甲珠10g，炒桃仁10g，海藻10g，大刀豆20g。

水煎服，每日1剂。

二诊：1989年10月21日。上药进退14剂后，肿块减小，压之不痛，烦躁也减轻。胃纳欠佳，脉弦。宗前方意减苦寒碍胃之品，加和中健胃之药继续治疗。

处方：生龙牡30g（布包先煎），夏枯草15g，山慈菇10g，广郁金10g，赤白芍各15g，炮甲珠10g，大贝母10g，云茯苓15g，炒白术10g，紫丹参30g，海藻20g，昆布10g，小金丹1丸。

服上方药约60剂，其间外感内热皆因症治之，但基本方未变。至1990年2月瘤已完全消失。

【按】甲状腺瘤中医称瘿瘤，主要由于肝郁化火，灼液成痰，气、血、痰交阻凝结而成。谷老常用醋柴胡、广郁金、青陈皮疏肝理气；夏枯草、海藻、昆布、生龙牡、石决明、浙贝母清肝化痰，软坚散结；山慈菇、川连、野菊花、紫地丁等解毒消肿，止痛，防止癌变。用药时要防止过于破气伤气，故用顾护胃气之茯苓、白术等。成药除小金丹外，还可加用内消瘰疬片。疗程较长，应注意守方权变。

九、痛经、不孕症

景某，女，26 岁。初诊日期：1971 年 4 月 3 日。

主诉：痛经 6 年，婚后 3 年未孕。

现病史：初潮较迟，经少略痛，后因下乡受寒，经至则小腹绞痛硬冷，腰酸不支，且经行不畅，至第四五日下黑血及整片子宫内膜，排出后疼痛方缓解。近一年来痛经每至昏厥，须注射“杜冷丁”才能缓解，因而视行经为畏途。另同房时小腹疼痛。末次月经为 1971 年 3 月 15 日。

诊查：刻下四末冷。舌质色淡，边有瘀点，苔薄白，脉沉软尺无。

中医诊断：痛经，不孕症。

西医诊断：内分泌失调，子宫内膜异位症。

辨证：先天肾虚，更兼寒邪客于胞宫，气血滞凝。

治法：温经化瘀止痛，培补肾元，标本同治。

处方：以《金匮要略》温经汤化裁。

炒吴茱萸 10g，肉桂 10g，乌药 10g，生黄芪 15g，当归 12g，川芎 10g，赤芍 10g，丹皮 10g，牛膝 12g，苏木 10g，菟丝子 15g，狗脊 15g，淫羊藿 15g，阿胶 12g（烊化），砂仁 4.5g。

10 剂，水煎服，日 1 剂。

二诊：1971 年 4 月 14 日。经尚未行，药后觉小腹略暖，腰酸减，脉如前。因经期将至，上方加桃仁泥 10g，元胡 12g（打），细辛 3g，茺蔚子 12g。7 剂，水煎服。

三诊：1971 年 4 月 26 日。20 日月经来潮，痛经稍减；经色较红，量较以前增多，仍下片状内膜；腰酸腿软。沉疴日久，难以速去。经期已过，前方去桃仁、茺蔚子，加炮附子 6g，香附 10g。14 剂，水煎服。灸足三里、三阴交、关元穴，每日 1 次。嘱快行经时服 14 日方 7 剂。

四诊：1971 年 5 月 26 日。本次月经 5 月 21 日来潮，痛大减，血量较多，色红有瘀块，子宫内膜呈碎片状，腰酸减。同房腹已不痛。脉沉弱。嘱患者经后服温经养血方（4 月 26 日方），经前经期服温经化瘀方（4 月 14 日方）。坚持穴位艾灸。

五诊：3 个月后喜报已怀孕，停药。后顺产一男婴。

【按】痛经是妇科的常见病。此例痛经十分典型。患者月经初潮迟，量少，四末不温，腰酸，尺脉弱，皆先天肾阳不足之征，后因寒邪客于胞宫，气血凝滞，不通则痛。该证本虚标实，先生标本兼顾，平时注重温经养血，培补肾阳，行经时则加桃仁、苏木、茺蔚子、元胡活血化瘀止痛，兼用艾灸温补通络，共奏扶正祛邪之功。

论　　著

一、论文

[1] 韩康玲，乐锦锽，谷济生，等．慢性活动性肝炎的治疗（附 184 例疗效分析）．天津医药，1980，(10)：615 −617.

[2] 中国人民解放军第 254 医院传染科，石油工业部管道局职工医院传染科，天津

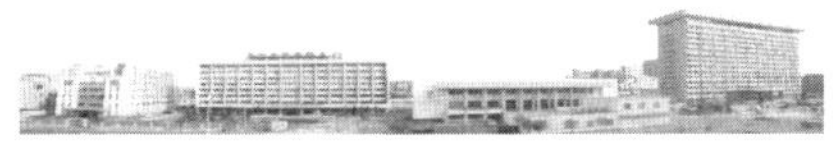

市第一医院肝病研究室，等．肝复丸治疗迁慢肝炎 106 例疗效观察．天津医药，1980，(1)：37－38.

［3］韩康玲，冯文章，谷济生，等．慢肝Ⅰ号方治疗肝炎的实验研究（－）．天津医药，1982（1)：42－45.

［4］韩康玲，冯文章，谷济生，等．益气健脾方治疗慢性肝损伤的实验研究．中医杂志，1982（7)：77－78.

［5］韩康玲，冯文章，谷济生，等．滋肝补肾慢肝 3 号方治疗实验性慢性肝损伤的研究．中草药，1983，14（11)：22－25.

［6］韩康玲，谷济生，王培生，等．181 例慢性肝病辨证论治疗效分析．中西医结合杂志，1983，3（5)：274－276.

［7］韩康玲，谷济生，王培生，等．慢性肝病中医辨证分型与临床化验及组织学病理检查的关系．天津医药，1983，(10)：613－615.

【整理者】

张俊富　男，1940 年 4 月生，毕业于天津第二医学院，谷济生弟子，学术继承人，天津市第一医院、天津市肝病研究所主任医师，天津中医药大学硕士生导师，天津市名中医，全国第五批老中医药专家学术经验继承工作指导老师。

谷世喆　1944 年生，谷济生长子，北京中医药大学教授、博士生导师，国家级名老中医，全国老中医药专家学术经验继承工作指导老师。

谷世宁　1945 年生，谷济生次子，高级工程师。

尚 天 裕

名家传略

一、名家简介

尚天裕，男，1917 年 12 月 25 日出生，2002 年 7 月 17 日逝世，汉族，山西省万荣县人，中共党员，九三学社社员，中国中医研究院骨伤科研究所主任医师、教授、博士生导师，中国中西医结合骨折疗法的创始人。曾任天津骨科研究所所长，从事中西医结合骨伤科研究工作，1975 年遵照周恩来总理的指示，从天津调到北京，任中国中医研究院副院长，创建骨伤科研究所，任所长，并兼任天津市骨科研究所所长。曾担任九三学社中央委员，第五、六、七、八届全国政协委员，国务院学位委员会学科评议组成员，中华中医药学会常务理事，中国中西医结合学会常务理事，骨伤科专业委员会主任委员，《中华骨科杂志》和《中国骨伤》杂志主编。曾 7 次被评为天津市、北京市劳动模范，1979 年被评为全国劳动模范，1980 年被评为卫生部优秀党员，1986 年被评为中国中医研究院优秀教师。1988 年荣获世界文化协会授予的“爱因斯坦科学奖状”，1999 年获“中国接骨学最高成就奖”，2001 年获“中西医结合贡献奖”。

二、业医简史

尚天裕出生于一个普通的农民家庭。祖父是清末秀才，饱读诗书，尤喜医书，年轻时开始坐堂行医，晚年悬壶乡里，诊脉看病，为乡邻解除病痛。尚天裕兄弟四人，从小都跟着祖父读“四书”“五经”。尚天裕天资聪颖、沉静好学，深得祖父喜爱，伴侍祖父左右，观察祖父如何诊病开方抓药，渐渐地懂得了一些诊病处方的门道。

1930 年尚天裕离开家乡来到运城读初中。高中毕业后正赶上“七七”事变，抱病报考大学，考入当时流亡在西安的东北大学工学院，边学习边治病。不久华北失守，平津大学南迁，尚天裕教授毅然弃工学医，考进西安人学医学院。

1944 年毕业于西北医学院（现西安医科大学），毕业后留校作外科助教。1947 年随我国著名外科专家万福恩老师赴南京陆海空军总医院工作，任外科住院总医师。新中国成立前夕，医院迁台，尚天裕教授则辗转北上，到天津市立第一医院任外科主治医师。1951 年，他参加了抗美援朝医疗队，在艰苦的环境中，出色地完成繁重的医疗任务，并获得模范工作者称号。回国后调往天津市人民医院，在方先之教授的指导下，从事骨科工作，先后任主治医师、副主任医师、主任医师及天津骨科研究所所长。

20 世纪 50 年代初期，他分管创伤工作，天天和骨折患者打交道，尽管有现代的外科技术、严格的无菌操作及骨折的解剖对位，但骨折的愈合并不理想。1956 年，他参加天

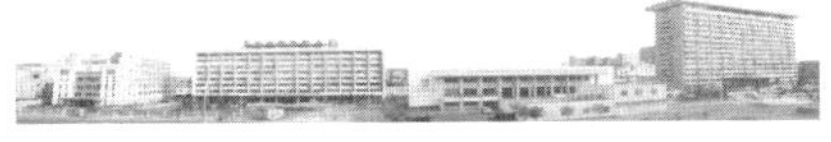

津市第一期西学中班，开始接触中医治疗骨折的方法。1958 年他开始用现代科学知识和技术研究中国传统医药学的规律，探索具有我国特色的骨折治疗方法。尚天裕教授曾到全国 8 个省市，向 10 多位中医正骨专家学习。这些老中医的独特疗法和神奇疗效使他大开眼界。他在实际中体会到，必须要走中西医结合的道路，中西医互相学习，取长补短，只有这样，才能不断创新，找到治疗骨折的合理方法。此后，中西医结合治疗骨折在全国各级医院得到了广泛的应用，几十万例的病历随访结果显示，骨折愈合快，功能恢复好，患者痛苦少，医疗费用低。

尚天裕教授在半个多世纪的医学生涯中，为中西医结合工作做出了巨大贡献。他以严格的治学作风，严谨的科学态度，不断进取的奋斗精神，经过几十年的努力，使中西医结合治疗骨折的范围不断扩大，治疗效果不断提高，骨折愈合的理论研究达到了一个新的水平。从治疗新鲜骨折到陈旧骨折，从治疗关节外骨折到关节内骨折，从治疗四肢骨折到躯干骨折，从治疗闭合性骨折到开放性骨折，都有了新的实践经验和理论。

三、主要贡献

1964 年 4 月，由方先之、尚天裕主持的科研工作，经国家科学技术委员会组织专家鉴定会，获中西医结合治疗骨折发明奖，建议全国推广应用。中西医结合骨折疗法被医学院校广泛采用，编为教材。《中西医结合治疗骨折》这一专著在国内多次再版印刷，并被翻译成英、德、日文向国外发行。我国医学领域有五个方向处于世界领先地位，即显微外科、烧伤、针麻、急腹症、骨折。尚天裕教授的中西医结合治疗骨折就是其中一项。该成果于 1978 年获国家科学大会奖，同年获卫生部医学科学技术大会奖。

1975 年，周恩来总理在病中指示卫生部举办“骨折与关节损伤”学习班，先后在中国中医研究院举办了 6 期全国性的学习班和 3 期国际学习班，主要由尚天裕教授任教。1977 年，在党中央、国务院的直接关怀下，创立了中国中医研究院骨伤科研究所，尚天裕教授出任所长。这是我国第一所为临床学科设立的专门研究机构，为骨伤科学的健康发展提供了有力的组织保障。

在尚天裕教授的主持下，1980 年中国中医研究院骨伤科研究所成为我国首批中西医结合骨伤学科硕士学位授予单位，1984 年成为首批中西医结合骨伤学科博士学位授予单位。尚天裕教授在中西医结合治疗骨折这一研究方向上共培养了医学博士 14 人，硕士 47 人，从多学科、多层次、多角度、多方法对骨折治疗的临床和基础进行了深入研究，承担了 4 项国家自然科学基金、4 项国家中医药管理局基金。获国家级科技进步奖 4 项，省部级科技进步奖 10 项。共发表骨伤科论文 171 篇。主编及参编著作 34 部。

尚天裕教授在不断追求和创造中走完了他的人生之路，他的一生是为我国中西医结合骨伤科学事业发展不懈努力、艰苦奋斗的一生，是无私奉献、忘我工作的一生，是承前启后、不图名利、甘为人梯的一生。他是中西医结合治疗骨折的创始人和奠基者、著名骨伤科学家、杰出的中西医结合学者。他永远是我们学习的良师，是我们做人的楷模。他所开创的中西医结合治疗骨折的学术思想和学术体系，将流芳百世、熠熠生辉。

学术思想

一、中西医结合治疗骨折的基本原则

尚天裕教授从我国的实际情况出发，突出中医特色，按照肾主骨、肝主筋、活血化瘀、祛瘀生新、脆骨成骨、动静结合、内外兼治、骨肉相连、筋能束骨、祛腐生肌、煨脓长肉等学说，利用现代科学技术，将中西医两者之长有机地结合起来，在新的骨折治疗原则的指导下，经过大量临床实践和不断总结，逐渐形成一套具有中国特色的骨折新疗法，其具体措施为手法复位，局部固定，功能锻炼及内外用药。

复位、固定、功能锻炼和内外用药是处理骨折的四项基本步骤。但是，怎样复位，如何固定，何时锻炼，用什么药物，是治疗的关键。尚天裕教授从五十年代后期学习中医，吸取中医的精华，以中医治疗骨折的基本理论为基础，贯彻了动静结合（固定与运动结合）、筋骨并重（骨与软组织并重）、内外兼治（局部与全身治疗兼顾）、医患合作（医疗措施只有通过病人的主观能动性才能发挥作用）的治疗原则。

（一）早期无损伤（或少损伤）的正确复位

肢体是以关节为枢纽，以骨骼为支架，以肌肉为动力而进行运动的。当肢体受到强大暴力或因肌肉强力收缩而造成骨折后，骨折段因受到外力作用和肌肉牵拉而移位，肢体因失去骨骼的支撑作用而不能正常活动。因此，在治疗骨折时，首先要进行复位，把移位的骨折段重新对位，以恢复骨骼的支架作用。骨折对位越好，支架越稳固，肢体功能恢复越顺利。

尚老强调，有时为了达到解剖学对位，过多地采用切开复位内固定，把闭合性骨折变为开放性，剥离了骨膜，破坏了骨折部的血运，损伤了骨折断端的自身修复能力，骨折延迟愈合及不愈合的现象也日见增多。事实上，绝大多数骨折，正确地运用手法，是可以达到解剖和近似解剖的满意对位的。在骨折的复位中，应贯彻以下具体原则：

1. 骨折复位是骨折移位的反过程

肢体遭受内外作用力发生骨折，因外力的继续作用和抵止于骨折断端肌肉的牵拉，骨折发生移位，在断端间产生各种畸形，因此在骨折复位前，必须首先了解外力的性质、大小、方向、局部软组织损伤程度及肌肉对骨折段的牵拉作用，弄清骨折移位时所经过的途径，而后选择合适的手法，将移位的骨折断端沿着原来的移位途径倒返回来，骨折才会顺利地得到复位。

2. 综合复位与分解复位综合施用

骨折后，在断端之间产生的各种移位如重叠、旋转、成角及侧方移位，如果能采用一种方法，将整复各种移位的力量综合在一起，进行复位，就是综合复位。如一般的桡骨下端骨折，骨折不粉碎，关节面完整者，采用牵抖复位法，不但骨折复位，随同骨折移位的伸屈肌腱亦随之回到肌腱沟内；反之，骨折粉碎，关节面骨折，就只能采取分解复位法，先矫正旋转及桡尺侧移位，再矫正掌背侧移位，而后舒理肌腱及韧带，使软组织亦回复原位。

3. 急性复位与慢性复位相结合

骨折应该争取早期一次完全复位，这样有利于骨折早期愈合。但有些骨折一次难以完

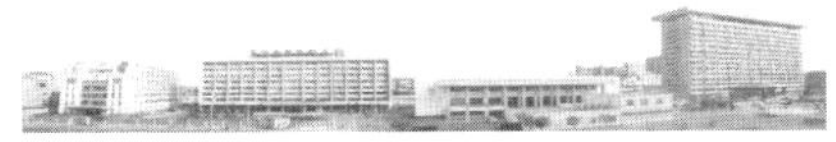

全复位者，现在采用局部外固定及早期功能锻炼相结合的办法，利用肢体练功活动所产生的内在动力，通过夹板纸压垫外固定装置，可以将残余移位逐渐复位，甚至有些早期不能复位的骨折，特别是一些陈旧性骨折重叠畸形较大，为避免肢体短缩，再骨折后可采取慢性复位的办法，能取得满意的效果。

4. 整复与固定相结合

中西医结合疗法可以将骨折的复位、固定和功能锻炼有机地结合起来，整复中即有固定，固定了就可活动，在活动中可以继续整复，不能一次整复的，可以分段整复，分期固定。如多节骨折，先将移位较少的一段整复固定，而后再整复移位较大的另一段。三踝骨折也是一样，先整复固定内外踝，然后再整复固定后踝。也有的骨折是先固定后整复，如儿童前臂青枝骨折。这样交替操作，把整复与固定密切结合起来，可以避免过去整复固定骨折时顾此失彼的情况。

（二）不包括关节的局部外固定

中医从整个肢体的功能出发，在骨折固定后，强调功能活动。骨折整复后，用夹板固定骨折局部，骨折部的上下关节仍能活动，所用的外固定用具质轻，而且具有一定弹性，借着药膏的柔韧粘着力和布带的约束力，外固定物和骨折部的肢体紧密地贴在一起，肢体活动时，外固定物随着肢体一起动，活动时由骨折远段肢体重力对骨折部所产生的剪力，大部分被骨折部的上下关节所吸收；同时，还利用肌肉收缩活动所发生的内在动力和骨折部所放置的纸垫压力，通过夹板的杠杆力，作用到骨折断端，可以保持骨折在整复后的位置，对复位稍差、遗留有轻度成角和侧方移位的骨折，还可以逐渐矫正。当上下关节活动时，与骨干纵轴相一致的伸屈肌肉一张一弛，使骨折两端持续接触，紧紧嵌插，增强其生理应力，产生压电效应，促进骨折愈合及新生骨痂的塑形改造。

局部外固定的原则是：

（1）骨折整复后再移位，主要是受肢体重力和肌肉牵拉力的影响，因此在进行固定时，必须根据具体骨折再移位的倾向及力的大小，以力量相等、方向相反的外固定力来抵消骨折再移位的倾向力，做到防患于未然。

（2）局部外固定不是在肢体表面平均加压，而是在骨折要移位的部位加放纸压垫，利用肌肉收缩活动所形成的三点挤压外固定力来抵消肢体内部骨折再移位的倾向力。

（3）对有的不稳定性骨折必须加用牵引力（骨牵引、皮牵引及肢体悬吊牵引）来防止骨折重叠移位。

（4）通过外固定装置把肢体放置在一定位置，让患者进行有控制的活动，就可以把因肢体重力和肌肉牵拉力造成骨折移位的消极因素转化为维持对位和矫正残余移位（成角及侧移位）的积极作用。

（三）及时恰当的功能锻炼

整复和固定只是为骨折愈合创造了有利条件，骨折能否迅速愈合，关键在于活动。功能锻炼是骨折治疗的一项重要措施。中西医结合治疗骨折，采用局部外固定，把整复、固定和功能锻炼三个阶段密切地结合起来，在“固定与活动相结合”的原则下，固定是从肢体能活动的目标出发，而活动又以不影响骨折部的固定为限度，坚强有效的固定是肢体能活动的基础，而合理的活动是加强固定的必要条件，活动不但能保持住骨折端在整复后的位置，同时对于骨折断端的残余成角及侧方移位，还可以在固定中逐渐得到矫正。因此，功能活动不仅是骨折治疗的目的，而且是骨折治疗的重要手段。功能活动从骨折整复固定后即开始，并贯穿于整个治疗过程中。功能锻炼应坚持以下具体原则：

(1) 功能锻炼必须以保持骨折对位、促进骨折愈合为前提。因此，功能锻炼是一种有目的、有选择、有节制的活动，必须根据具体骨折加以分析，什么样的活动对骨折有利，应加以发挥；反之，则要加以控制。一般来讲，能使骨折断端紧密接触、互相嵌插的活动是有利的，凡能引起骨折断端旋转、成角、分离的活动都是不利的。

(2) 功能锻炼必须以恢复和增强肢体固有生理功能为中心。例如下肢的固有生理功能为负重，因此，下肢骨折在功能锻炼时要保持踝关节背伸，股四头肌收缩，其目的就是恢复肢体负重功能；上肢的固有生理功能为握物，因此在上肢进行功能锻炼时要紧握拳头，只有这样才能保持骨折断端稳定，有利于功能锻炼及恢复。

(3) 功能锻炼是治疗骨折的一项重要措施，应从骨折整复固定后开始，并且贯穿全部治疗过程，必须依据骨折愈合的临床过程和骨折断端的移位稳定程度，循序渐进，活动次数由少到多，活动范围由小到大，负重力量由轻到重，逐渐发展，不断加强，直至功能恢复为止。

(4) 功能锻炼要在医护人员的指导下进行，必须首先做好患者的思想工作，要把练功方法教给患者，使患者既有战胜疾病的信心，又掌握了正确的练功方法，才会取得骨折愈合与功能恢复齐头并进的效果。

(四) 必要的内外用药

在骨折愈合机制方面，国内外学者进行了许多研究，但骨折到底怎样愈合，目前有些问题尚不清楚。

传统中医以四诊八纲为根据，综合患者的全身和局部证候辨证施治，采取早期消肿化瘀、中期接骨续筋、后期强筋健骨三期用药。从临床观察和动物实验来看，除个别报告外，多数人认为内服药有促进骨折愈合的作用。外用药比内服药简单，从临床观察来看，外用药确有消肿止痛、增强固定等物理作用，但少数人可有皮肤过敏反应。

尚天裕教授综合中西医结合的理论，提出并且践行的骨折治疗微创理念，已成为中西医结合治疗骨折的基本准则：

(1) 骨折多是由外伤造成的，除个别情况外，患者的身体在伤前是健康的。因此，不要把骨折患者视做普通患者，应积极地创造条件，让其尽快地恢复或接近正常人的生活。

(2) 肢体是人体的运动器官，骨骼是人体的支架，是活动中的杠杆，接受应力与负重是其生物性能。任何违反肢体生理功能，剥夺骨骼生物性能的措施都是有害的。

(3) 骨组织有强大的再生及塑形改造能力。治疗骨折时应该为患者创造有利条件，不要伤上加伤，干扰和破坏骨组织的自身修复能力。

(4) 对骨折的整复、固定只是为骨折愈合创造了条件，骨折能否较快地愈合，关键在于活动。功能活动不仅是治疗骨折的目的，也是促进骨折愈合、治疗骨折的重要手段。

(5) 治疗骨折是目的，而所采取的措施都是针对软组织的。“骨肉相连，筋能束骨”。骨折移位是被动的，而肌肉收缩活动是主动的。在骨折愈合以前，骨折断端间的活动是绝对的，而固定只是相对的。对骨折愈合不利的活动，要通过人的意志加以控制，使骨折断端的不利活动减低到最低的限度，而对骨折愈合有利的适动，要尽情发挥，以保持骨折断

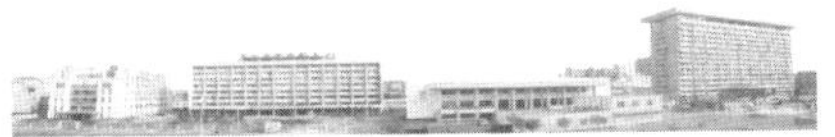

端持续接触，紧密嵌插，产生压电效应，可促进骨折愈合及新生骨痂的塑形改造，提高新生骨的抗折能力。

（6）医疗的对象是人而不是物，从表面上看来，是医生给患者治疗疾病，实际上医生只能是按照疾病发生、发展的客观内在规律，为患者战胜疾病创造有利条件。任何医疗措施须通过患者机体的内在因素和主观能动性才能发挥作用，不应该将患者置于被治的地位。要治病首先要治人，人是物质的，也是精神的，人固为一部机器，然而人究竟是万物之灵，有意识，能思维，富感情，善适应，为最自动化的有机整体。在一定的条件下，患者的精神状态和主观能动性对疾病的发生、发展及转归起着关键作用，因此患者才是治疗的主力。

（7）骨折的愈合，骨组织的再生，一般是由断裂骨骼周围的软组织形成骨痂，将骨折断端“焊接”起来，恢复骨骼的支架作用，而后按照骨组织的生物性能去塑形改造，逐渐恢复正常骨质结构，一般将这种方式称为间接愈合。动物实验证明，在特定的条件下，骨折解剖对位及坚强内固定，骨折处的间隙很小。骨折断端的哈佛氏（Havers）管可以直接增生，经由活的皮质骨跨过坏死的骨折断端架桥直接愈合，这称为直接愈合，但由于坚强内固定产生应力代替，骨质疏松萎缩，愈合慢，质量差，易于再骨折。目前，国内外对这两种愈合方式仍在争论。问题是采用哪种方式骨折愈合得快，患者少受痛苦，骨折愈合得坚固，不怕再骨折，又不遗留骨折病。尚天裕教授主张间接愈合方式。

（8）骨折治疗大体上分为手术疗法、非手术疗法和介于二者之间的有限手术疗法（半侵入），都各有其适应症。应根据具体骨折情况、设备条件、技术能力和个人经验辨证施用。多数学者认为，假若非手术疗法能取得手术疗法同样的效果，还是以非手术疗法为宜。人们应做那些非做不可的手术，而不要做那些想做或能做的手术。手术要损伤骨折部的血运，减低骨折的自身修复能力，把闭合性骨折变成开放性骨折，总会发生一些合并症，带来一些不良后果。在我国现有的条件下更应慎重，一切从患者的利益出发，为患者服务，而不是相反。因此，尚教授采用非手术的手法复位、小夹板固定的疗法。

二、中西医结合治疗骨折的学术创新与 CO 学派

以 Muller 为首的欧美骨科学者创立了 AO（ASIF）学派，他们提出的“解剖对位、广泛坚强固定、完全休息”的学术观点在 20 世纪 60 年代以前风靡世界骨科界。尚天裕教授融中国传统医学和西方医学之精华为一体，以生物力学为主要试验手段，以 5 万余病例为临床实践依据，改变了骨折治疗的传统模式，提出了一系列骨折治疗和骨折愈合的新观点，著有《中国接骨学》，确立了中国 CO（Chinese Osteosynthesis）学派的形成。

中西医结合骨折疗法创造性地提出了以内因为主导的“动静结合”（固定与运动相结合）、“筋骨并重”（骨折愈合与功能恢复同时并进）、“内外兼治”（整体治疗与局部治疗兼顾）、“医患合作”（医疗措施需通过患者的主观能动性才能发挥）的骨折治疗新原则，使骨折治疗发生了质的飞跃，在学术理论上发生了革命性的变化。在此治疗原则的指导下，又对四肢骨干骨折、关节内骨折、脊柱骨折等制定了具体的治疗方法。

随着生物力学、材料力学、分子生物学等各种边缘学科与骨科医学界的相互渗透，骨折治疗的概念和方法发生了悄悄的革命。尚天裕教授勇于创新，应用高新技术和先进学科经验，通过大量临床实践，对骨折的治疗形成了一套系统的理论和方法。这套理论和方法不但为国人所普遍接受，且国外著名的学者包括 AO 学派的倡导者美国的 Sarmiento 在其

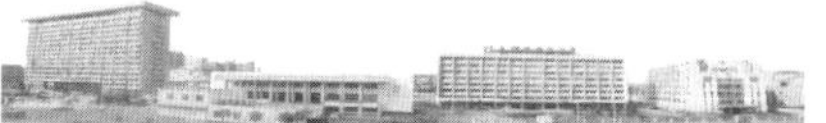

学术思想形成中，亦逐渐地融入了“动静结合”的理论。近30年来的临床报道中，甚至对骨折内固定的设计和应用也愈来愈多地考虑“动静结合”“弹性固定”的原则。尚天裕教授的骨折疗法还被收入骨折治疗的国际权威专著《FRACTURE》一书中。

尚天裕教授所倡导的“中国接骨学”被命名为CO学派（Chinese Osteosynthesis），其理想的骨折治疗方法是：维持最理想的骨折对位直至骨折愈合，适应不同愈合时期骨折端的应力状态要求，不干扰骨折处的髓内外血运，患者在整个治疗过程中过着正常人的生活，收到骨折愈合与功能恢复齐头并进之效。

三、尚天裕教授的哲学思想

尚天裕教授回顾中西医治疗骨折的历史，调查国内外的概况，重新认识了人体的生长发育规律，运用唯物辩证法和历史唯物论的观点对中医百家和西医各派的学说和方法进行了比较鉴别，看到了古今中外医学的联系和区别、各自的长处和缺点，认识到在骨折治疗中存在着“动与静”“筋与骨”“内与外”“人与物”四对矛盾，也就是中西医和西医各学派争论的焦点。

如果在“广泛固定、完全休息”治疗原则的指导下，处理骨折势必强调固定，忽视活动；着重对骨折的处理，轻视软组织在骨折治疗中的作用；重视损伤局部，忽视整体；只想借外力来整复、固定骨折，而忽视了肢体本身的内在固定力和人在治疗中的主观能动作用。其结果是：束缚或限制了伤肢及整体的功能活动，影响或破坏了肢体本身的内在固定力，减低或损伤了骨折部的自然修复能力，增加了患者的肉体痛苦及精神负担，约束了人在治疗中的主观能动作用。

中医治疗骨折主张“动静结合”。在具体措施上，只固定骨折局部，不包括上下关节，固定后肢体都能活动，也就是说“动中有静，静中有动”。鼓励有利的动，限制不利的动。全身、患肢和骨折断端都要动静结合。在骨折愈合以前，动是绝对的，静是相对的，绝对固定是难以实现的，而且是有害的。

“对立统一规律是宇宙的根本规律。”在骨折治疗中，固定和运动同样重要，骨折愈合与功能恢复应相辅相成，局部与整体需要兼顾，外力只有通过患者机体的内在固定力才起作用。在这四对矛盾中固定与运动是主要矛盾，而后者又是各对矛盾的主要方面。尚天裕教授按照对立统一的辩证关系提出了以内因为主导的“动静结合”（固定与运动相结合）、“筋骨并重”（骨折愈合与功能恢复同时并重）、“内外兼治”（局部治疗与整体治疗兼顾）、“医患配合”（医疗措施与病人的主观能动性密切配合）的骨折治疗新原则，从而打破了长期以来“广泛固定，完全休息”的传统观念。

尚天裕教授认为，在骨折治疗中，不能强调一方而忽略了另一方，双方互相矛盾而斗争，又彼此联系而依存。固定必须从肢体能活动的目标出发，而活动又要以不影响骨折部的稳定为限度。有效的固定是肢体能活动的基础，而合理的活动又是加强固定的必要条件。因此，在处理骨折时应首先弄清矛盾双方对立统一的辩证关系和相互依赖的必要条件，根据具体骨折的病理、生理变化，选择合适的固定形式和练功术式，解决好固定与运动这对主要矛盾，再加上其他一些必要措施，骨折才可顺利愈合，肢体功能才可满意地恢复。在新的治疗原则指导下，可以创造性地、有目的地把中西医的精华有机地进行结合，向纵深发展。如掌握矛盾对立转化规律治疗陈旧骨折，利用内因外因的辩证关系治疗脊柱骨折等。这样由新鲜骨折到陈旧骨折，由四肢骨折到躯干骨折，由骨干骨折到关节内骨折，由闭合到开放感染性骨折，治疗范围逐渐扩大，疗效更进一步提高。

1970年，在第一次全国中西医结合会议上，周恩来总理说："对小夹板外固定治疗骨折，我很感兴趣，这是辩证法，它说出了真理。固定与运动，局部与整体，内因与外因，两个积极性都要发挥……"

四、尚天裕教授的医学人文理念

尚天裕教授从医学人文学角度出发，重视人在治疗中的主观能动作用，强调要治病首先要治人。在治疗骨折过程中，他强调"医患合作"，充分调动患者的积极性，让患者本人治疗自己的骨折。如股骨干骨折，通过固定和患者有节制的活动，对骨折对位不利的肌肉动作加以控制，而对骨折对位有利的肌肉动作加以发挥，这样，大腿肌肉多、肌张力强就可以转化成为维持骨折对位或促进骨折自动复位的有利作用。股骨干粗长，杠杆作用力大，其机械性生物适应性也强。一般斜面、螺旋、粉碎性骨折，在股骨髁上牵引，夹板、纸压垫固定下，通过患者及时的功能锻炼，骨折多可以满意地自动复位。又如脊柱椎体压缩骨折"自身复位法"，就是利用背伸肌的收缩活动来进行骨折复位的，只要将正确的练功方法教给患者，患者坚持锻炼就可以达到治疗目的，使骨折复位。

尚天裕教授治疗骨折，重视患者的积极作用和人的软组织在骨折治疗中的作用，不能只想借助外力来整复、固定骨折，把人的肢体当作一般"用具"来修理，从而忽视了肢体本身的内在固定力和人在治疗中的主观能动作用。同时，在治疗中不要增加患者的肉体痛苦与精神负担，要充分发挥人在治疗中的主观能动作用和骨折局部的自然修复能力，达到不增加局部损伤而将骨折复位，不妨碍肢体活动而进行骨折固定，使患者在骨折治疗期间能过着接近正常人的生活，把骨折的复位、固定和功能锻炼有机地结合在一起，克服了过去将三者机械分开所产生的弊端，从而使骨折愈合和功能恢复，无论从速度及质量上都能达到比较理想的结果。

尚天裕教授洞察国内外治疗骨折的原则和方法，从医学人文学角度出发，创造性地提出以人文学为主导的中西医结合骨折疗法。他认识到，骨折是常见多发病，不是什么疑难大症，各种疗法都可取得一定效果。多数骨折就是不加治疗，也可愈合，但要遗留残疾。他引用现代骨科奠基人之一 Robert Jones 爵士早在1921年所说过的，功能是矫形外科医师的目标，他的专业是了解并选用最好的方法去获得功能。Clay Ray Murray 曾提出一个设想，即用道德的办法将骨折复位，把骨折固定而不要影响肢体的活动，让患者在治疗期间过着接近正常人的生活。现代多数学者如 Robert Leach 等也一致认为，让患者早日出院，恢复正常人的生活，获得正常功能。这就说治疗骨折要以最大的安全、最小的负担、最高的疗效、最好的功能去保护劳动力。

尚天裕教授站在患者的角度，用通俗易懂的语言让患者理解我们是怎样治疗骨折的，多次强调骨折固定不要影响肢体的活动。他多次引用 Clay Ray Murray 提出的理想骨折疗法："用仁慈无损伤的办法让骨折对位，将骨局部固定而不要影响关节的活动，让患者在骨折愈合期间能生活得像正常人一样。"为了让患者明白治疗的道理，他按照 Girdle stone 的语言说："骨头是树苗，它的根扎在软组织中，接骨者应该像园丁，而不是泥瓦匠、木匠和铁匠。"为了说明坚强钢板弹性模量高于密质骨弹性模量所产生的应力遮挡，他用拟人的手法模拟骨与钢板的对话。"骨说：接骨板你在那里，我还能干什么？接骨板说：有我替你顶着，你就休息吧！"这些高深的医学学术和专业理论，在尚天裕教授与患者接触中，普及的范围很广。

临证经验

一、整复手法

尚天裕教授在总结蔺道人《仙授理伤续断秘方》正骨五法和吴谦《医宗金鉴·正骨心法要旨》摸、接、端、提、按、摩、推、拿正骨八法的基础上，结合西医学知识，通过临床实践，总结成十大整复手法，可以灵活的运用于各部位骨折，获得满意的整复效果。

1. 手摸心会

手摸心会为施行手法前的必要步骤。触摸时先轻后重，由浅及深，从远到近，两端相对，确实了解患者肢体内骨折断端的方位，把X线片上所显示的骨折断端移位方向和患者肢体实际情况结合起来，在复位者的头脑中构成一骨折移位的立体形象，达到“知其体相，识其部位，一旦临证，机触于外，巧生于内，手随心转，法从手出”的目的。

2. 拔伸牵引

拔伸牵引主要是克服肌肉抗力，矫正重叠移位，恢复肢体长度，是整复中的重要步骤。肢体先保持在原始方位，沿着肢体纵轴由远近骨折端对抗牵引。用力要轻重适宜，持续稳准，引导变位的骨折断端分开。按照“欲合先离，离而复合”的原则，为下一手法作好准备。

3. 旋转回绕

旋转回绕主要矫正骨折断端间的旋转与背向移位。旋转手法施用于牵引过程中，以远端对近端，使骨干轴线相应对位，旋转畸形即自行矫正。回绕手法多用于骨折断端间有软组织嵌入的股骨干和肱骨干骨折，或背对背移位的斜面骨折。应先加重牵引，使骨折端分开，嵌入的软组织常可自行解脱；然后放松牵引，术者两手分别握住远近骨折段，按原来骨折移位方向逆行回绕，导引骨折断端相对。可从骨折断端相互触碰音的有无和强弱来判断嵌入的软组织是否完全解脱。

4. 屈伸收展

屈伸收展主要矫正断端间成角畸形。靠近关节的骨折容易发生成角畸形，这是因为短小的近关节侧的骨折段受单一方向的肌肉牵拉过紧所至。此类骨折单靠牵引不但不能矫正畸形，甚至牵引越重，成角越大。对单轴关节（肘、膝）附近的骨折，只有将远侧骨折段连同与之形成一个整体的关节远端肢体，共同牵向近侧骨折段所指的方向，成角畸形才能矫正。对多轴关节（如肩关节、髋关节）附近的骨折，一般有三个平面上的移位，复位时要改变几个方向，才能将骨折复位。

5. 成角折顶

肌肉发达的横断或锯齿状骨折，如重叠移位较多，单靠牵引不能完全矫正时，可改用折顶手法。这是一种比较省力的手法。折顶时，术者两手拇指抵压于突出的骨折一端，其他四指重叠环抱于下陷的骨折另一端，两手拇指向下用力，挤按突出的骨折端，加大骨折端原有成角；依靠手指感觉，估计骨折远近断端的皮质已对顶相接，然后骤然反折，此时环抱骨折另一端的四指将下陷的骨折端持续向上提，而拇指仍然用力将突出骨折端向下

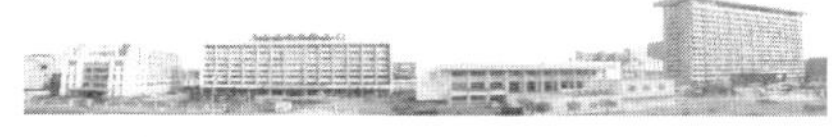

按，在拇指与四指之间形成一种剪力。

6. 端挤提按

重叠、成角及旋转移位矫正后，侧方移位就成为骨折端的主要畸形。对侧方移位，可用拇指直接用力，作用于骨折断端迫使就位。以人体中轴为界，内外侧移位用端挤手法，前后侧移位用提按手法。整复时，手术者一手置于上骨折段，另一手握住下骨折段，或左右挤按，或上下端提，使“陷者复起，突者复平”，则“断端复续”。

7. 夹挤分骨

凡两骨并列部位发生骨折，如前臂桡尺骨折、胫腓骨骨折等，骨折端都因骨间膜的收缩而相互靠拢。整复时，两手拇指及食、中、环三指应由掌背侧夹挤骨间隙，使骨间膜紧张，靠拢的骨折断端分开，上下骨折段相互稳定，并列双骨折能像单骨折一样一起复位。

8. 摇摆触碰

经过以上手法，一般骨折即可基本复位。但横断或锯齿状骨折的骨折断端间可能仍有裂隙。为了使骨折面紧密接触，手术者可用两手固定骨折部，助手在维持牵引下，稍稍摇摆下折段，待骨折端的骨擦音逐渐消失后，骨折断端即密切吻合。骨折发生于骨骺端松坚质骨交界处，在骨折复位后可用手掌轻轻叩击下骨折段的下端，使骨折断端紧密嵌插，骨折即更加稳定。

9. 对叩捏合

本法适用于分离性或粉碎性骨折。用两手手指交叉合抱骨折部，双手掌对向叩挤，把分离的骨块挤紧、挤顺。粉碎骨块可用拇指与其他四指对向捏合。踝部、肱骨髁间骨折叩挤时可稍用力，而粉碎性骨折捏合力不可过大。要保护仍然相联系的骨膜和其他软组织，否则会使碎骨块游离，影响愈合。

10. 按摩推拿

按摩推拿主要是调理骨折周围软组织。沿着肌肉、肌腱、血管、神经的行走方向，用推拿按摩手法，顺骨捋筋，使扭转曲折的肌肉、肌腱等软组织舒展通达，达到散瘀舒筋的目的。

二、局部外固定

为了保持骨折在整复后的位置，必须固定，但固定势必限制肢体的活动。活动是保持肢体功能、促进血液循环、增强物质代谢、加速骨折愈合的重要因素，但也影响固定。因而，如何解决固定与活动的矛盾，正确处理两者间对立统一的辩证关系，是治疗骨折的关键。

通过临床反复实践，尚天裕教授认识到固定和活动在骨折治疗上同样重要，不能强调一方面忽略另一方面。他创造性地提出中西医结合夹板局部外固定。这是一种积极能动的固定，可以满足上述要求。

局部外固定是从肢体的生理功能出发，根据肢体运动学的原理，通过布带对夹板的约束力、纸垫对骨折断端防止或矫正成角畸形和侧移位的效应力、肢体肌肉收缩活动时所产生的内在动力，使肢体内部动力因骨折所致的不平衡重新恢复到平衡，而且是一种动力平衡，以适应肢体的生理要求。

尚天裕教授在众多木板、竹帘、纸壳、牛皮、杉树皮等外固定材料中，通过力学试验，选择具有弹性、韧性、可塑性、能吸潮、透 X 线的柳木制成适合各部骨折使用的夹板，可以稳固地将骨折保持在整复后的位置。同时，根据骨折部位、类型、骨折整复后的稳定程度和骨折再移位的规律，在局部外固定形式上，制定了夹板局部外固定、超关节夹板固定、夹板局部外固定或超关节夹板固定合并骨牵引、平衡牵引架结合夹板固定、竹帘或木板分骨垫固定、骨盆兜、木板鞋等，结合平垫、塔形垫、梯形垫、高低垫、抱骨垫、葫芦垫、合骨垫、分骨垫等。

夹板与压垫的适应证如下：

（1）夹板局部外固定：适用于一般骨干骨折。如肱骨、桡尺骨、胫腓骨及桡骨下端等骨折。

（2）超关节夹板固定：适用于关节面完整的关节内骨折或接近关节的干骺端骨折。如肱骨外科颈、肱骨髁上、粗隆间、股骨髁上、胫骨上端等骨折。

（3）夹板局部外固定或超关节夹板固定合并骨牵引：前者适用于骨折部软组织多、肌张力强的股骨干骨折及不稳定的胫腓骨骨折，后者适用于关节面已遭到破坏的关节内骨折。如肱骨髁间骨折、踝关节粉碎骨折。

（4）平衡牵引架结合夹板固定：可用于粗隆间骨折、股骨干及胫腓骨骨折。

（5）竹帘或木板分骨垫固定：适用于掌骨、跖骨干骨折。

（6）骨盆兜：用于骨盆骨折。

（7）木板鞋：用于跖跗骨骨折脱位。

（8）平垫：用于平坦部位骨折，如骨干部骨折。

（9）塔形垫：用于关节凹陷处（如肘关节、踝关节等）骨折。

（10）梯形垫：用于肢体斜坡处（如肘后、足踝部）骨折。

（11）高低垫：用于锁骨及整复后固定不稳的桡尺骨骨折。

（12）抱骨垫：呈半月状，用于鹰嘴及髌骨骨折。

（13）葫芦垫：用于桡骨小头处骨折。

（14）合骨垫：用于下桡尺关节分离骨折。

（15）分骨垫：用于并列的桡尺骨、胫腓骨骨折。

三、用药

为什么外用中药治疗感染开放性骨折具有明显效果？尚天裕教授对此进行了抑菌试验。他发现外用中药对伤口内常见较顽固化脓菌如金黄色葡萄球菌、绿脓杆菌等均有抑制作用，有的敏感甚至极度敏感，能抑制那些顽固的致病菌；有些非致病菌存在，并不影响伤口愈合。进入伤口内的细菌是各种各样的，细菌之间有的相互斗争而消长，有的相互依赖而共存。

中医在长期的临床实践中，根据伤口内脓汁的性质、气味、颜色，辨证用药，可改变伤口的局部环境。产生一些脓汁（伤口内的分泌物，并非西医所指的脓）并不是坏事，对伤口来说，它是一种营养物质，可以使肉芽创面新鲜，促使伤口生长。在换药过程中发现骨面上可以长出肉芽，称“骨的肉芽岛”。骨肉芽岛互相融合并与伤口周围的肉芽相连，覆盖骨面，当肉芽平整后于它的中部再长出“皮岛”。这些不寻常的现象，在用西药换药时从未发现过。

通过临床观察和抑菌试验已证实外用中药的疗效，一些中药能促进细胞增生，增强创面抗感染作用，加速创面血液循环，是促进创面愈合的重要因素，符合中医“煨脓长肉”

的理论。其科学原理在于中药对巨噬细胞有很强的激活作用，使这种细胞的数量显著增多并定向移动，聚集在炎症部位，逐渐增强的吞噬能力可以消灭、排除抗原物质，起到消炎作用。

这一事实说明，中医学治疗感染的方法，是基于调整机体功能和调动防御机制，与西医只强调药物杀菌的观点形成鲜明的对比。中西医结合能使调动机体功能与外部杀菌相辅相成，殊途同归。

医案选介

一、中药治疗腰椎压缩骨折

孟某，男，41 岁，工人。住院号 3076，1987 年 8 月 29 日初诊。

主诉及病史：患者自诉 1987 年 8 月 29 日 9 点在家粉刷墙壁时从 3 米高扶梯上坠落致腰部疼痛，伴功能障碍，遂就诊于我院急诊。X 线片示腰第一椎体压缩骨折，急诊以“L1 椎体压缩骨折”收入我科。刻下症：腰部疼痛，活动受限，双下肢无疼痛，无麻木感，纳少腹胀，大便干燥，小便不利。

诊查：腰部疼痛，活动受限，L1 椎体棘突、椎间及椎旁压痛（+），叩击痛（+），双下肢放射痛（-），双下肢坐骨神经行程压痛（-）。双足各趾背伸力正常，双小腿及足背皮肤感觉正常，双膝腱反射（++），病理反射未引出。X 线：L1 椎体压缩骨折。舌紫暗，苔薄白，脉涩弦。

诊断：骨断筋伤，L1 椎体压缩骨折。

辨证：气滞血瘀。

治法：活血化瘀，利尿通便。

方药：复元活血汤加枳实、没药、车前草。3 剂，水煎 200mL，分 2 次服。

二诊：1987 年 9 月 1 日。服药后脉症如故，予原方 7 剂。

三诊：1987 年 9 月 8 日。腰部疼痛症状缓解，大便通畅，小便不畅，舌质淡紫，苔薄白，脉弦细，治以接骨续筋汤：

当归 12g，赤芍 12g，生地 12g，红花 6g，川断 12g，骨碎补 12g，狗脊 12g，枸杞子 12g，补骨脂 12g，牛膝 12g，没药 12g，自然铜 12g，甘草 6g。

7 剂，服法同前。

四诊：1987 年 9 月 15 日。腰部疼痛症状明显减轻，大小便通畅，腰酸腿软，腰部无力，舌淡胖嫩，苔薄白，脉沉细弱。X 线复查：椎体复位。以八珍汤加狗脊、枸杞子、川断、怀山药、独活、秦艽、牛膝。7 剂，服法如前。

五诊：1987 年 9 月 22 日。腰部疼痛、无力症状不明显。舌淡胖嫩，苔薄白，脉沉细弱。以上方剂量减半，继服 4 周，好转出院。

1988 年 1 月 18 日复查，脊椎无后突畸形，活动自如，无腰背痛。

【按】本例系 L1 椎体压缩骨折，属中医“骨断筋伤”。患者外伤跌扑，伤及腰部，早期气滞血瘀，不通则痛，舌紫暗，苔薄白，脉涩弦，故以活血化瘀为主。肾主骨生髓，中期治以补肾活血，接骨续筋。后期久卧伤气，气虚无力，易感受风寒，故用调养肝肾、补气益血、温经散寒之剂而获良效。

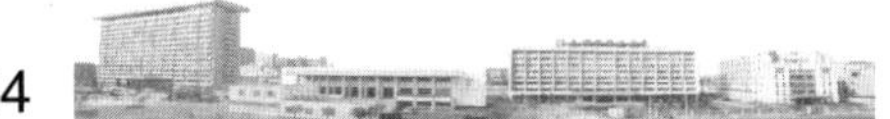

二、垫枕练功治疗腰椎压缩骨折伴关节突关节脱位

张某，女，29岁。住院号3112，1987年9月10日初诊。

主诉及病史：患者自诉1987年9月10日因汽车事故撞击致胸腰部疼痛，伴双下肢无力麻木，功能障碍，遂就诊于我院急诊。拍X线片示胸12、腰1椎体压缩骨折，伴右关节突关节脱位，急诊以“T12、L1椎体压缩骨折，L1右关节突关节脱位”收入我科。刻下症：胸腰部疼痛，双下肢无力，伴麻木感，纳少，大小便失禁。

诊查：胸腰部疼痛，活动受限，T12、L1椎体棘突、椎间及椎旁压痛（+），叩击痛（+），双下肢放射痛（+），双下肢坐骨神经行程压痛（+）。截瘫指数4级（运动1，括约肌1，感觉2）。X线：T12、L1椎体压缩骨折，L1右关节突关节脱位。舌紫暗，苔薄白，脉涩弦。

诊断：骨断筋伤，T12、L1椎体压缩骨折，L1右关节突关节脱位。

辨证：气滞血瘀。

治法：腰部垫枕练功。

方法：患者平卧硬板床，头部不用枕，以保持脊柱平直，在胸12、腰1椎体下垫以适当高度的垫枕以维持腰部正常生理曲度。治疗过程中，垫枕逐渐加高，最佳垫枕高度为15cm。嘱患者五点拱桥式练功：仰卧位，屈双侧肘、膝，以头、双足、双肘五点支撑，用力将腰慢慢拱起。

二诊：1987年9月24日。复查X线证实关节突关节复位，椎体膨胀复原达90%，去枕，嘱患者四点拱桥式练功。

三诊：1987年10月10日。截瘫平面基本消失。

继续四点拱桥式练功4周，患者好转出院。

1988年3月11日复查，患者感觉运动恢复，大小便能自控，生活完全能自理。

【按】本例系T12、L1椎体压缩骨折，L1右关节突关节脱位，垫枕配合练功治疗脊柱压缩骨折是以“动静结合”为指导思想，以背伸肌为主要动力，使骨折畸形矫正，并维持脊柱的生理弧度。早期在脊柱背侧垫枕，使脊柱背伸，利用躯干的重力保持前纵韧带和椎间盘纤维环的张力，使压缩的椎体张开，骨折畸形得以矫正。背伸肌肌力的加强好像形成一个有力的肌肉夹板，由于背伸肌可保持内在的动力平衡，不仅可使压缩椎体被拉开，而且断裂的椎体被衔接，一些前后脱位也逐渐复位，脊髓压迫随之解除。这种方法改善局部血运，促进血肿吸收，减少粘连，使腰背痛后遗症明显减少。

三、骨盆弹力夹板治疗骨盆骨折

王某，女，20岁，工人。1982年2月6日初诊。

主诉及病史：患者诉2小时前被汽车撞倒，左半身着地，车轮从左臀部压过，致腰臀部疼痛、肿胀，遂就诊于我院，拍X线示：双侧耻骨上下支骨折，左髂骨翼骨折，左骶髂关节脱位。急诊以“双侧耻骨上下支骨折，左髂骨翼骨折，左骶髂关节脱位”收入我科。刻下症：双侧骶髂关节部肿胀，以左侧为甚，活动严重受限，自发病以来无发热、咳嗽、咳痰等症状，纳可，小便调，大便未行。

诊查：腰部、臀部疼痛，活动受限，双侧骶髂关节部、双侧耻骨上支部肿胀，压痛（+），骨盆挤压试验（+），分离试验（+）。X线片示：双侧耻骨上下支骨折，左髂骨翼骨折，左骶髂关节脱位合并分离移位1.2cm，耻骨联合分离0.7cm。舌紫暗，苔薄白，脉弦涩。

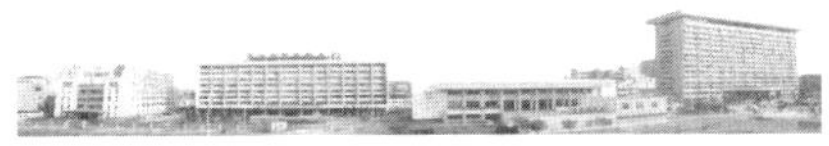

诊断：骨断筋伤，双侧耻骨上下支骨折，左髂骨翼骨折，左骶髂关节脱位。

辨证：血瘀气滞。

治法：行左侧胫骨结节牵引，重量7公斤。

二诊：1982年2月13日。耻骨部肿胀减轻，加用骨盆弹力夹板。

三诊：1982年2月20日。复查X线：各处分离移位已复位。

四诊：1982年3月15日。去牵引，带夹板下地练功。继用上法1周后去夹板固定。

伤后一年半来院复查，无不适，骶髂关节和耻骨联合部无压痛。X线片示：耻骨联合及骶髂关节分离移位均已恢复，骨折已愈合。

【按】本例系骨盆骨折伴左骶髂关节脱位，中医属“骨断筋伤”。骨盆弹力夹板疗法是通过弹力带伸长时产生的压力，作用在两侧夹板上，然后传达到两侧髂骨，继而使分离移位的骨折、脱位复位和固定。该疗法不需急症手法复位，不必手术，对于有手术禁忌症的患者可顺利治疗。

四、左旋多巴口服治疗骨折不愈合

于某，男，22岁。病历号13822，X线片号12105，1983年4月21日初诊。

主诉及病史：患者诉1年前因打球摔伤，右手腕撑地致右腕疼痛，功能障碍，遂就诊于合同医院，拍X线片示右腕舟状骨骨折，诊断为“右腕舟状骨骨折”，遂行右腕石膏外固定，腕痛症状缓解，但时有复发。为求进一步治疗就诊我院门诊。

诊查：右腕石膏外固定中，固定良好，打开固定查右腕未见畸形，鼻烟窝压痛（+），叩击痛（+），右手各指关节活动正常，上肢末端血运、皮肤感觉正常。X线示：右腕舟状骨骨折线清晰，骨端硬化。舌紫暗，苔薄白，脉弦涩。

诊断：骨断筋伤，右腕舟状骨骨折不愈合。

辨证：肝肾亏虚，气滞血瘀。

治疗：原石膏管型未去除，加用内治，口服左旋多巴。

二诊：1983年5月4日。复查X线：骨折端硬化带有吸收。

三诊：1983年6月24日。复查X线：骨折间隙变窄而模糊。

四诊：1983年9月12日。患者诉2周前自觉腕痛症状消失，自行去除石膏固定，上班工作。复查拍X线片，骨已愈合。

【按】本例系骨折不愈合，中医属“骨断筋伤”。肾主骨生髓，肌肉筋骨的强弱盛衰均与肾有密切的关系。儿茶酚胺系统包括脑、肾上腺素、去甲肾上腺素、多巴胺等，这一系统的功能与中医“肾”的功能有一定相似之处。且左旋多巴为常绿油麻藤的提取物，油麻藤具有活血化瘀、通经活络的功效，故选用左旋多巴口服达到治疗骨不连的目的。

五、压垫及夹板治疗肱骨干骨折

李某，男，23岁，工人。1959年3月16日初诊。

主诉及病史：患者诉3小时前因摔倒而致左肘部疼痛，肿胀活动受限，遂就诊于我院急诊。拍X线片示：左肱骨干下1/3斜型粉碎骨折，有明显移位。急诊以“左肱骨干粉碎性骨折”收入我科。刻下症：左肘部疼痛，肿胀，功能障碍。自发病以来无发热、头晕症状。纳可，二便调。

诊查：右肘关节周围明显肿胀，皮肤无破损，皮下可见明显瘀斑，左上臂远端周围压痛（+），左上肢纵向叩击痛（+）。左手各指关节活动正常，左上肢末端血运、皮肤感

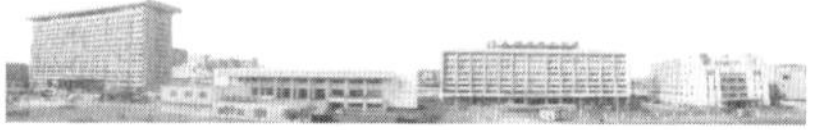

觉正常。舌紫暗，苔薄白，脉弦涩。

诊断：骨断筋伤，左肱骨干粉碎性骨折。

治疗：在臂丛麻醉及X光透视下进行复位。利用三个压垫间接挤压及竹帘外固定。

二诊：1959年3月19日。复查X线片：复位固定良好。嘱患者进行握拳锻炼。

三诊：1959年4月20日。复查X线片：骨折愈合。拆除外固定。

随访6周后肘关节伸屈功能基本恢复。

【按】本例系左肱骨干骨折，利用纸垫压、竹帘夹的方法，不但能保持骨折复位，并且患者握拳时肌肉收缩活动所产生的动力，通过骨折各部纸垫所承受压力大小的不同和竹帘的弹性，还可以使骨折部位遗留的侧移位和内外成角畸形逐渐恢复。因为内固定物和骨折部紧密相接，虽然固定的范围很小，固定物很轻，但是巧妙地利用了肢体肌肉的动力和力学原理，能起到积极的固定作用。

六、陈旧性骨折变成新鲜骨折，按新鲜骨折治疗

马某，男，35岁。1971年6月2日初诊。

主诉及病史：患者诉14个月前外伤致左大腿疼痛、肿胀，功能障碍，遂就诊于当地医院，拍X线片示：左股骨干骨折。经住院用牵引及石膏裤固定治疗，8个月前复查X线片：骨折畸形愈合，向外成角。左下肢短缩5.5cm，为求进一步治疗就诊于我院门诊，门诊以“左股骨干骨折畸形愈合”收入我科。

诊查：左下肢短缩5.5cm。左足各趾关节活动正常，左下肢末端血运、皮肤感觉正常。X线片：左股骨干骨折畸形愈合，向外成角。舌淡红，苔薄白，脉弦。

诊断：左股骨干骨折畸形愈合。

治疗：手术室麻醉下将骨折凿断，牵引6周。

二诊：1971年7月10日。复查X线：骨折逐渐自动复位。

三诊：1971年7月17日。嘱患者扶拐下地。

四诊：1971年11月12日。复查X线：骨折临床愈合，畸形矫正。肢体等长。

【按】本例系骨折畸形愈合。陈旧性骨折转化成为新鲜骨折，而后按新鲜骨折治疗，利用牵引来矫正重叠、成角、旋转畸形，使肢体的力线长度恢复正常。通过外固定装置对骨折处所形成的杠杆作用，利用患者练功活动时肢体内部所产生的动力，使侧方移位也得到矫正。

论　　著

一、论文

［1］尚天裕．中药对骨折愈合作用的实验研究．骨科通讯，1959，8（3）：244.

［2］尚天裕，吴之庆，方先之．怎样处理桡尺骨干双骨折．天津医药杂志，1959，5（1）：346.

［3］尚天裕．应用一种新型接骨钢板治疗股骨干骨折的初步经验．天津医药骨科通讯，1960，.6（4）：1.

［4］尚天裕．中西医结合治疗坏死化脓创面的经验总结．骨科通讯，1960，9（4）：131.

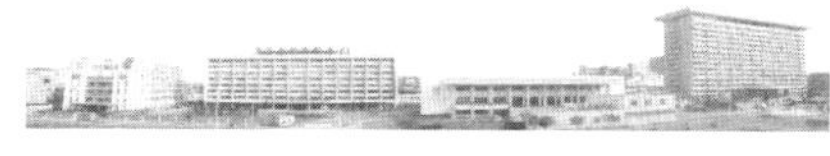

［5］尚天裕．中西医结合治疗骨折．光明日报，1961－10－9.

［6］尚天裕，周映清，顾云五．我们治疗骨折所应用的固定和运动的具体方法．人民军医，1962，3：6－9.

［7］尚天裕．中西医合作治疗肱骨干骨折（附153例病例分析）．天津医药杂志骨科副刊，1962，6（3）：140.

［8］尚天裕，顾云五，周映清，等．超关节夹板固定法治疗踝部骨折（附31例病例分析）．天津医药杂志（骨科副刊），1962，6（1）：84－89.

［9］尚天裕，周映清，顾云五．手法整复治疗陈旧性肘关节脱位（附11例病例报告）．天津医药杂志，1962，5（4）：283－285.

［10］尚天裕．中西医结合治疗骨折近况概述．健康报，1963－6－26.

［11］尚天裕．究竟应该怎样处理新鲜髌骨骨折．天津医药（骨科副刊），1963，7（1）：1.

［12］尚天裕．儿童肱骨髁上骨折固定方法及肘内翻发生机制与预防的探讨．天津医药骨科副刊，1963，7（4）：151.

［13］尚天裕，孟和．局部柳木夹板固定治疗骨干骨折的力学研究．天津医药杂志（骨科副刊），1963，7（4）：171.

［14］Shang Tianyu，et al. Treatment of tibia shaft fractures. Chinese Medical Journal，1964，(83)：419－424.

［15］尚天裕．小夹板局部外固定治疗胫腓骨折．中华外科杂志（增刊），1964：150.

［16］尚天裕．骨折治疗为什么要中西医结合．天津医药（骨科副刊），1965，9（2）：91.

［17］尚天裕．中西医结合治疗骨折的新方法．中医杂志，1965：8－11.

［18］尚天裕．中西医结合治疗骨折的新方法．人民日报，1965－10－22.

［19］尚天裕．四肢长骨骨折的诊断和治疗．中华外科杂志，1966，14（5）：327.

［20］尚天裕．中西医结合治疗处理桡骨骨折合并下桡尺关节脱位．天津医药（骨科副刊），1966，10（21）：144.

［21］尚天裕．中西医结合治疗脊柱骨折．天津医药，1973，1（2）：1.

［22］尚天裕．把陈旧性骨折变成新鲜性骨折，按新鲜性骨折治疗．天津医药，1973，1（1）：1.

［23］尚天裕．中西医结合治疗肱骨外髁骨折．天津医药杂志，1974，2（12）：620.

［24］尚天裕．胸腰椎压缩骨折的新疗法．中华医学杂志，1976，56（1）：22.

［25］尚天裕．中西医结合治疗大面积软组织开放损伤．天津医药，1976，4（11）：529.

［26］尚天裕．中西医结合治疗感染性开放骨折．天津医药，1976，4（10）：513.

［27］尚天裕．骨折疗效标准草案．天津医药（骨科副刊），1978，（试刊号）：30.

［28］尚天裕．中西医结合骨折新疗法．天津医药（骨科副刊），1978：8－12.

［29］尚天裕．中西医结合治疗骨折的新进展．中医杂志，1979，10：9.

［30］尚天裕．中西医结合骨折新疗法．明通医药，1979，166（10）：34.

［31］尚天裕．前臂桡尺骨干双骨折之治法．明通医药，1979，168（12）：14－16.

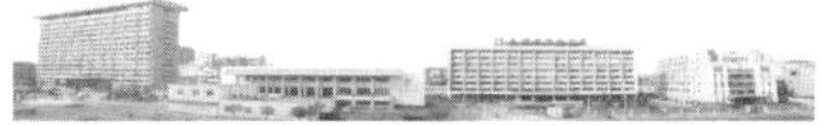

［32］尚天裕．自身练功治疗胸腰椎骨折．大众医学，1980，(5)：32.

［33］尚天裕，孟和，顾志华，等．肌肉内在动力对中西医结合治疗股骨骨折的机理探讨．中医杂志，1982，(6)：65－68.

［34］尚天裕．中西医结合治疗骨折的成就．中华骨科杂志，1982，1（3)：129－133.

［35］尚天裕．生肌象皮膏对开放损伤的作用．中华骨科杂志，1982，1（2)：124.

［36］尚天裕．急症的中西医结合治疗——骨折急症的中西医结合处理．中西医结合杂志，1983，3（1)：41－42.

［37］尚天裕．运动系统老年病的防治．体育报，1983－11－28.

［38］尚天裕．创中西医结合治疗骨折新路，为国争光（一）．中西医结合杂志，1985，7（5)：390－392.

［39］尚天裕．创中西医结合治疗骨折新路，为国争光（二）．中西医结合杂志，1985，8（5)：503－505.

［40］尚天裕．总结经验提高骨伤科中西医结合研究水平．中西医结合杂志，1985，5（7)：393.

［41］尚天裕．发展具有中国特色的新医学．中国骨伤，1987，(创刊号)：2.

［42］尚天裕．自动复位法治疗成人股骨干骨折．中国骨伤杂志，1988.

［43］尚天裕，李瑞宗．骨折愈合及其治疗原则．中华骨科杂志，1988，(8)：1.

［44］尚天裕．中西医结合治疗骨折与关节损伤的成就．中西医结合杂志，1988，(特集)：51.

［45］尚天裕．骨折论治．创伤杂志，1988，4（2)：65－67.

［46］尚天裕．中西医结合治疗骨折研究进展和建议．天津市卫生史志，1989.

［47］尚天裕．前臂双骨折及骨折合并上下桡尺关节脱位的治疗．中医骨科伤杂志，1989，(3)：1－2.

［48］赵勇，尚天裕．肌肉动力影响骨折愈合的历史与现状．中国中医药信息杂志，1998，5（1)：14－15.

二、著作

［1］尚天裕．中西医结合治疗骨折．北京：人民卫生出版社，1966.

［2］尚天裕．临床骨科学·创伤．北京：人民卫生出版社，1973.

［3］尚天裕．中西医结合治疗骨折临床经验集．天津：天津科学技术出版社，1984.

［4］尚天裕．中国骨伤科学·骨折与关节脱位．南宁：广西科学技术出版社，1989.

［5］尚天裕．尚天裕医学文集．北京：中国科学技术出版社，1991.

［6］尚天裕．中国接骨学．天津：天津科学技术出版社，1995.

【整理者】

赵勇　男，1962年4月生，主任医师，教授，医学博士，博士生导师。1988年师从于尚天裕教授，1993年毕业于中国中医科学院，获医学博士学位，现在中国中医科学院望京医院从事中西医结合骨科临床、科研工作。

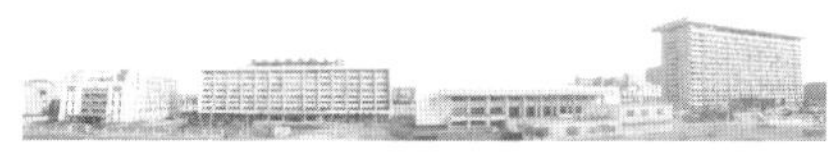

李振华

名家传略

一、名家简介

李振华先生，名钜镔，号醒斋，汉族，主任医师，天津市名中医。1922 年 4 月 14 日生于河北省文安县一个中医世家，自幼随其祖父学医，1941 年毕业于北京国医学院，师承京城四大名医之孔伯华、施今墨等，同年经天津市第四届中医考试合格，在津悬壶，时年 20 岁。2012 年 9 月病故，享年 90 岁。

新中国成立后，历任天津医院中医科主任，天津市卫生局中医处副处长，天津市中医医院院长、技术顾问，兼任天津市中医学会常委、副会长，中华全国中医学会内科学会常委，天津市卫生职工医学院中医部主任，天津市中青年授衔专家评议委员会委员，天津市新药评审委员会委员，天津市中医药研究所终身专家，天津市医学会医疗事故技术鉴定专家库成员，中华全国中医药学会理事，天津市人民政府咨询委员会委员，《天津中医》杂志副主编，天津市卫生系列高级职务评审委员会委员等。多年来，为振兴中医，在临床、教学、科研等方面做了大量工作。1990 年被卫生部、人事部、国家中医药管理局确定为全国老中医药专家学术经验继承工作指导老师。

先生医技精湛，医德高尚，治学严谨。在学术上勇于深入探索，善于独立思考，有自己独特的学术思想，并在临床上积累了丰富的经验。其疗效卓著，深得患者爱戴。先生中医理论深厚，强调辨证论治，处方用药精专，治疗内、妇、儿诸病均有建树，尤擅长治疗脾胃病，承东垣之说，重视后天之本的作用，临证倡燮理中焦、理气宽中之大法。对慢性胃炎、慢性非特异性溃疡性结肠炎有着深入的研究，并独具匠心，采用整体用药与局部灌肠结合治疗方法，总结出 1、2 号灌肠粉，并荣获天津市科技进步成果奖。其临床经验被辑入《当代名中医医案精华》《中华名医特技集成》等书中。曾主编《中医秘方验方汇集》和中医外科、针灸、正骨等专科教材，发表了《中医药治疗慢性结肠炎 310 例临床观察》等论文。

先生爱好广泛，尤擅长书法、国画，其书法作品曾获天津市卫生系统书法展览特等奖。

二、业医简史

（一）出生世家，不断求新

先生自幼受家庭的熏陶，对中医学产生了浓厚的兴趣。其曾祖父李大春、祖父李文熙

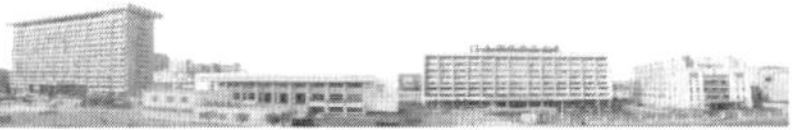

精通医术，除具丰富的临床经验外，更通晓中医四大经典及各家学说，济世活人，名闻遐迩。自1932年，先生在其祖父的指导下，熟读《内经》《难经》《伤寒论》与本草、脉学诸书。平日伺诊，耳提面命，尽得其传。他遵祖父“读书千遍，其义自现”的教诲，读诵经书，博闻强记，融会贯通。更遵祖父“熟读王叔和，不如临证多”的叮嘱，认为背熟的理论都应为临床服务，而临床实践才是检验诸说的唯一标准。他在侍诊中做了大量笔记，细心揣摩祖父的临证技巧，有难即问，从不满足已掌握的知识。由于他出生世家，又不断探求新知，故在年方十四五岁时，即日有求医者。

（二）研读经典，不囿古书

先生在原有中医理论基础上，1938年8月考入北京国医学院学习深造，于1940年8月毕业。在此期间精研《内经》、《难经》、本草、《伤寒论》、《金匮要略》等经典著作，认真领会施今墨、孔伯华等前辈的教诲。他认为经典著作反映了中医的学术渊源和传统思维方法，必须下硬功夫学习，但应注意以下几点：①中医经典多文辞古奥，言简意赅，一定要克服文字关，要一字一句的领会，不懂的一定查阅工具书，不能望文生义，随意解释。②在领会的基础上，应分析每篇每段的要旨，而不能死于句下。历来不少注家以经解经，以讹传讹。要在学习中善辨真伪，去伪存真，取精用弘。③学习要结合临床，在实践当中领会，不要从文字到文字，苦兜圈子，自圆其说。对某些说不通的，就暂且存疑，不要强辨释义，也不要随意否定。④在学习经典时，为了全面了解其意，应多方查证，吸取各家学说。不囿一家之言，择善而从。这样才不会出现一叶障目的偏见。⑤学习经典著作也有个博和约的问题。要在泛览经文的基础上深钻一些段落，对临床有密切指导意义的条文，要熟读强记，出口成诵。先生为研习古籍，做了大量细致的工作，他按病种将《内经》某些原文分类并做了校勘、选注和述旨，对临证颇有意义。如脾胃病患者经常表现出四肢乏力的症状，他认为这是清阳不能实四肢之故。先生将《内经》中谈到四肢不用的经文罗列在一起，逐条分析。其中《素问·太阴阳明论》说：“脾病四肢不用。四肢皆禀气于胃，而不得至经，必因于脾，乃得禀也。今脾病，不能为胃行其津液，四肢不得禀水谷气，气日以衰，脉道不利，筋骨肌肉皆无气以生，故不用焉。”学习了这段经文之后，对慢性胃病患者肢体乏力的问题，就昭然若揭了。以上五点，都是对我们学习经典的极好指导。

（三）实事求是，重在实践

先生为医谦虚谨慎，尊重事实，强调实践。他从不浮夸和言过其实，经常谆谆告诫我们：医学是一门科学，来不得半点虚假，并强调为医治学有四忌：①忌写文章空洞无物；②忌治病凑药敷衍；③忌科研弄虚作假；④忌教学照本宣科。他不仅这样育人，而且也身体力行。先生平日无用的话不说，无内容的文章不写，临证处方无效的药不用。先生反对空洞的教条主义的教学，强调教学要与实践相结合。中医的发展就是在实践 - 总结 - 再实践中发展起来的。要想掌握纯熟的中医诊疗技术，就要多参加临床实践。除此之外，先生十分重视中医的科研工作。认为不进行科学研究，就难以提高中医的水平，更谈不到发展中医。必须重视科研的科学性、系统性、先进性和实用价值。他认为不真实的科研成果对医学及人类的健康危害极大，对继承发展中医学也极为不利，必须努力纠正。

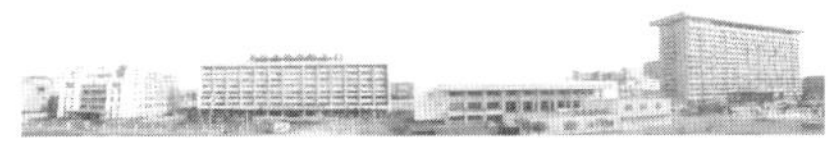

（四）热爱中医，奋斗不息

先生在中医事业上之所以能取得成功，关键在于他有一颗济世救民的心和顽强的拼搏精神。他从医六十余载，年逾古稀时，仍勤恳耕耘，坚持门诊，带徒传技，孜孜不倦。他常常教导我们，要想当好一名中医师至少应具备四个条件：第一要有较好的天资，具有进行独立观察、分析和思维的能力。第二要喜欢中医这门科学，要从内心热爱医生这一崇高的职业。第三要善于学习，努力钻研，真正钻进中医的知识宝库中去。第四要有一颗为人民服务的心和良好的医德医风。他直言不讳地说：“医生是不能患得患失的，想发财就不要作医生。”新中国成立后，中央号召振兴中医，当时先生从事中医的行政管理工作，为发展中医做了大量工作，他虽事务繁忙，但一刻也没忘记为患者治病，对病人非常耐心，关怀备至，每天有许多患者登门求诊，从不厌烦，并且不取分文。他非常关心中医事业的发展和后继人才的培养。先生认为中医专科有着极为丰富的内涵，应当下大力进行发掘，并利用现代科学方法进行整理研究，定能在医学领域中大放异彩。

三、主要贡献

（一）为中医事业的发展，勤恳耕耘，呕心沥血

新中国成立后，先生于1952年8月积极响应政府号召，由个体中医联合诊所调入天津医院中医科任科主任，多年来为天津医院中医科的管理总结了丰富的经验。1978年调入天津市卫生局中医处任副处长，为天津市中医药的发展奔波劳碌，为中医药的科研、教育、管理提出了很多积极的建议。1983年天津市恢复成立天津市中医院，先生亲自挂帅，任代院长，积极为市中医院引进人才、筹集资金，成立老年病、内、外、妇、儿、眼等科，并面向全市诚聘老中医专家应诊，为市中医院建设奠定了良好的基础。市中医院门庭若市，就诊患者络绎不绝的局面，先生功不可没。先生直到高龄养老在家还念念不忘医院的发展，2003年9月获得“中华中医药协会成就奖”。除此之外，先生还受聘担任天津市人民政府咨询委员会委员，在第五届任职期间，为政府制定政策和政策实施提供了宝贵的咨询建议，对天津市的经济和社会发展做出了显著贡献，于2005年11月获得“天津市人民政府咨询委员会献计献策荣誉证书”。

（二）为中医人才的培养，传帮带教，循循善诱

先生十分重视中医传帮带的教育，平日门诊总有弟子跟随学习，在天津中医医院培养的数十名医生已成长为骨干力量。当时，鉴于中医专科人才渐渐减少，已成失传之势，先生在职工医学院举办了中医外科、针灸、眼科、耳鼻喉科、皮肤科等培训班，有200余人学习结业，在各大中医院从事临床和科研工作，为中医学人才的延续起了很大作用。1980年5月先生因在继承发展祖国医药学工作中做出了杰出贡献，获得天津市卫生局的表彰。1991年，先生被确定为第一批全国老中医药专家学术经验继承工作指导老师，其对临床经验毫不保留，认真传教，循循善诱，经过三年的耐心培养，其弟子通过了卫生部的考核。

（三）为解决病患的痛苦，认真负责，一丝不苟

先生从十几岁随祖父诊病，行医几十年如一日，从不掉以轻心，总是认真负责，一丝不苟。有一次患者有事，打电话告知晚来，先生虽年迈，同事们均劝其下班，但先生执意要等，一直等了一个多小时，为患者诊疗后才下班，那位患者感动不已。先生看病诊脉均

一视同仁，耐心和蔼，且总怕加重患者负担，每每想患者之想，忧患者之忧，甚至为患者鸣不平。如某医院请先生任医学顾问，但药价昂贵，同时把内部配制的胶囊卖给患者，赚取高昂利润。先生向院长提出意见，后未被采纳，先生义愤填膺，毅然舍弃优厚的待遇，离开那家医院。先生每次看病，均闭目诊脉，然后耐心听患者讲述病情，望闻问切，辨证论治。先生认为应根据患者的不同体质、病因及其受邪部位，精确辨证，一病必有数症，若合之则为病，分之则为症，有病与症相应者，亦有病与症不相应者。对于症同而病异者，尤当明辨。并且，先生对患者有问必答，从不烦躁，因此得到患者的敬仰与爱戴，1992 年荣获第一批“国务院颁发的政府特殊津贴专家”的称号。

（四）为中医学术的创新，孜孜不倦，勇于探索

先生强调中医的继承必须保持和发扬中医特色，其实质是建立整体观念和辨证论治为主的思维方法。先生常说：“要努力提高中医的临床效能，并不断发展和创新。”他努力探讨中医和古代哲学及其他自然科学的关系，阐发中医学的内涵，强调用现代辩证唯物主义哲学思想和自然辩证法，并利用现代科学技术来研究中医，发展中医。先生学习中医，师古而不泥古，他认为《黄帝内经》虽为中医权威经典之作，但年代久远，将其视为金科玉律是不可取的，应该认真研究，取其精华，发扬光大。先生认为中医学派的争鸣是发展学术的动力，不应非议，但争鸣要在实践基础上，有的放矢，避免空谈。先生治病强调求本，重在脾胃。因脾胃为后天之本，脾胃一伤，五乱互作，滋其化源，实为补脾。故古人“有胃气者生，无胃气者死”之说，不无道理。先生在临床中，会根据人体整体观念及临床表现，脾肾兼治或兼顾其他脏腑。他大胆地运用“以静制动，以动启静”的治疗方法，并且对“通法”赋予了新的广泛的解释。先生研究慢性非特异性结肠炎几十年，总结了丰富的临床经验，其中“中医药治疗慢性结肠炎”获得天津市 1987 年度卫生系统科技进步二等奖、优秀科技成果三等奖。在科研方面，先生努力探索，“抗变态反应Ⅰ—Ⅳ号糖浆对过敏性鼻炎、支气管炎、哮喘的治疗研究”项目获 1993 年度天津市卫生局科技进步三等奖，“舒脉宁冲剂Ⅰ、Ⅱ、Ⅲ号治疗原发性高血压的研究”获 1993 年度天津市卫生局科技进步三等奖。

学术思想

一、继东垣学说，重脾胃气机升降

先生认为中焦脾胃气机升降正常与否对人体健康与疾病的预后转归至关重要。他认为脾胃病是临床中最常见的疾病，要想治好，必须掌握和了解脾胃功能的基本特点，要从如下几方面来认识脾胃。①脾胃是后天之本，气血生化之源，脾主运化，胃主受纳，水谷饮食进入胃后，经过“中焦如沤”的消化，形成气血，再经过脾的转输，营养周身。正所谓“中焦受气取汁，变化而赤是谓血。”②脾升胃降是脾胃的基本功能。在生理状态下，脾气上升，胃气下降。脾气主运化，是清气，脾健则运化有力，脾虚则运化失司。而胃气是下行的，只有这样，才能腐熟水谷，推荡水谷下行。反之，胃气上逆，浊气则随之而上，出现胃脘撑胀、嗳气、呃逆等症状。③胃喜润，脾喜燥。东垣云：“胃之不足，唯湿物能滋养。”胃燥则口干口渴，胃火上升，口舌生疮，故有清胃之说。如胃阴不足，则虚

火上炎，又有养胃阴之说。若脾湿不化，湿困脾土，则脾运失司，出现脘胀、腹泻、舌苔厚腻等症，治疗当以健脾燥湿为主。④脾胃本寒而标热。人类由于长期吃熟肉、热食，已经养成了喜暖畏寒的习惯。但当气候炎热、发热或纳呆不运时，即会蕴而发热，产生标热，反应为贪凉、喜冷饮，但这都是暂时的。故在治疗用药时，既要注意人体脾阳易虚，胃寒喜暖的本质，又要注意易生标热的一面。⑤脾属脏，藏精气而不泻；胃属腑，传化物而不藏。先生根据这一特点，在治疗中密切注意胃腑是否通畅。凡便秘要用通便药，纳呆要用消导药，使食不积，饮不停，同时注意使用理气下气之药，如莱菔子、槟榔等。

先生在治疗脾胃病时，从以上功能特点出发，强调燮理中焦，斡旋气机，并运用理气宽中之大法。此虽宗东垣之说，但不拘于东垣之法。先生在东垣一向注重脾胃阳气升发的基础上，创理气宽中汤，既可行气下气，又可理气升阳。这对调节脾胃的气机升降大有裨益，也是治疗脾胃病的关键所在。

先生对健脾有着独到的认识。他认为健脾应该理解为"强健"与"健运"脾气两方面内涵，并且强调健脾并非单纯指健脾益气，更重要的是健运脾气，简称"运脾"。所以健脾法实应包括补脾、归脾、温脾、运脾、升脾、醒脾、疏脾、调脾等诸法。前三种属补脾范畴，后几种属行脾范畴。

先生对于其他疾病的治疗，同样也考虑到脾胃这一后天之本在人体中的地位与作用。他时刻不忘顾护胃气，在胃"以通为补，以降为顺"的理论指导下，经常在群药中加入少量健脾和胃、行气宽中之品，虽药味不多，却能补气而不壅，滋阴而不腻，使脾阳不困，胃气不滞，维持了脾胃协调的正常功能。这样既能使患者易于吸收药物，也不影响其消化功能。这种治法充分体现了中医注重后天以及从整体论治的指导原则。先生在宗东垣重脾胃阳气的同时，也吸取了各家之长，特别是对叶氏养阴法及历代医家活血化瘀法治疗胃病，在临床中亦有广泛的运用。

二、释动静理论，延八纲辨证深义

先生深谙中医理论，对动静学说颇有研究，他将渊源于古代的动静学说验之于临床，使辨证更为细微。

在古代，人们通过"昼参日影，夜考极星"等方法，通过对宇宙星宿的不断观察，逐渐认识到宇宙间一切事物无不遵照一定规律在运动变化着。如白天日出，万物俱兴；夜晚日落，万物俱息。这就反映了昼为阳，主动；夜为阴，主静。同时古人运用以静观动、动中求静的方法，注意到天上各星宿均按照规定的轨道和速度运行不息，然而又会周而复始的循环，出现相对的静止。古人把实践中多方面的观察上升为理论，提出了阴阳五行学说及动静学说。如周敦颐所著《太极图说》是道教太极图与儒家"易说"的结合。其云："无极而太极，太极动而生阳，动极而静，静而生阴，静极复动。一动一静，互为其根，分阴分阳，两仪立焉。"亦指出了天地阴阳是由太极之一动一静而分立的。这说明了动静观早在《易经》中就有了体现。正如张介宾所说："易者，易也。具阴阳动静之妙。"

《内经》是我国现存最早的医学经典著作，它除了阐述医学理论，也反映了古人对天文、地理、人事的认识。其中对动静观也有明确的记载。如《素问·天元纪大论》说："所以欲知天地之阴阳者，应天之气，动而不息，故五岁而右迁。应地之气，静而守位，故六期而环会，动静相招，上下相临，阴阳相错，而变由生也。"近代名医任应秋先生在解释这段经文时说："动与静，统为物体运动的两种不同形式。即是说动固为动，静亦何尝不是动？"又如《素问·阴阳应象大论》中说："积阳为天，积阴为地。阴静阳躁，阳生阴长，阳杀阴藏。阳化气，阴成形。"其中静者，宁静也；躁者，躁动也。这就明确指出了动的性质属阳，而静属阴。阳化气为升动之态，而阴成形为凝静之变。动是永恒的、绝对的，而静是暂时、相对的。它们是相对的两方面。正如《增韵》中解释动静时说："动，静之对也；静，动之对也。"言简意赅地指出了二者的相对性。

先生常说："人体就像一个小宇宙，自身在不断地运动，同时也和大自然息息相关。"《素问·阴阳应象大论》说："清阳上天，浊阴归地，是故天地之动静，神明为之纲纪，故能以生长收藏，终而复始。"《素问·生气通天论》又说："阳气者，一日而主外，平旦人气生，日中而阳气隆，日西而阳气已虚，气门乃闭。"说明一日之中人体阳气在生长消藏，其中生隆皆为动之兴，而虚闭均是静之衰。一年之中又有春生、夏长、秋收、冬藏的周期性变化，这样有规律地阴阳消长、气化升降就形成了人体随着四时的变迁而生长壮老已的生命全过程。宋人朱熹说："静者，养动之根，动所以行其静。"阴精者，动之根也。阴精足盛，阳气方能充沛潜藏。而躁动则暗耗阴精，使虚阳上浮。故静养心神便可颐养阴精，使人之精力旺盛。正如庄子所说："静以养神，可以长生。"在老庄思想基础上，《内经》不但提出了"恬淡虚无，真气从之"，同时也指出了"形劳而不倦，气从以顺"，说明人体在生理上需要协调动静方能使气血和顺。以上均是动静观在中医生理及保健方面的体现。

先生认为动静和表里、寒热、虚实一样，属于阴阳对立的两方面，在辨证施治时，可以作为八纲的补充，也可以作为一种治则而运用于临床。善治者可于动中求静，亦可静中求动。"动静观"源于《易经》，先生在医学实践中，深得其旨，妙用"以静制动，以动起静"法则治疗疾病，实为对"动静观"在中医理论中之发展与临床应用之典范。

三、对中医"通法"的独特认识

中医把"通"作为方剂治法分类，最早记载于北齐徐之才《药对》中的"十剂"。然《医述》引徐之才论中云："通可去滞，通草、防己之属也。"可见当时"十剂"中的"通"是专指利水通淋法的。但是如果没有《医述》所论，谁都可以望文生义地给予这个"通"剂不同的解释。这说明"通"作为方剂治法分类中的一种是不够确切的。随着医学的发展，治法越分越细，"通法"就更显笼统，并容易和其他治法混淆。所以后世很少提及此法。鉴于此，先生认为"通"不宜作为治法提出。它可以作为一种原则性的治疗指导思想或是治疗后所达之目的。

中医认为要想五脏安和，必须气血流行，循环无端，并且七窍通畅，水道通调，六腑也要泻而不藏。而程国彭《医学心悟》八法之中，虽未提"通"法，却已寓"通"于其中了。正如清代医家高士宗所云："通之之法，各有不同。调气以和血，调血以和气，通也；上逆者使之下行，中结者使之旁达，亦通也；虚者助之使通，寒者温之使通，无非通之之法也。若必以下泻为通，则妄矣。"明确指出了"通"之含义的广泛。

先生以为，一般书刊文章中"通法"一词，从狭义上理解，大部分是指泻下，而这就不如说"下法"。从广义上理解，涵义就太多了，如通宣理肺、通经活络、通畅气机、通阳宣痹、通利水湿、通利三焦、通阳利水、通泄肾浊、滋肾通关、利水通淋、温通经脉、通经化瘀、通乳生津、通窍活血、通脑开窍等。以其中“通畅气机”法为例，与其说是通法，不如讲是理气法或调气法；再如“利水通淋”法，与其说是通法，不如讲“利水”法或“利湿”法更为具体明确，同时也不易和其他治法相混淆。

四、中西汇通，绝不失辨证规范

先生一贯主张中西结合，医药汇通，但在临证中绝不能失掉辨证规范。他通过几十年的临证，深刻体会到诊病必须辨证，治疗贵在权变。他曾回顾了一段行医中的小小弯路。1952 年他参加了中医进修学校学习，当时所学皆为现代医学知识，其指导思想是用西医改造中医。由于学习了一些西医理论，加上当时的影响，即在临床上试着针对西医的病名来用中药治疗，或根据分析出来的部分中药药理对号入座，如某药对某细菌有杀灭作用，即用此药来解毒消炎，或某药能降低转氨酶，即用此药治疗肝炎等。虽有时取得些疗效，但不理想或不彻底，也不持久，甚至对某些患者无效或有副作用。先生深入思考，与传统的中医治疗方法相比较，悟出了中医所以有生命力，是因为中医的理论包括其辨证思维方法极为科学。以后他虽参照西医诊断疾病，但仍运用中医的理法方药来治疗，疗效显著提高。先生认为现代医学知识可以参考，但决不能受其左右。另一个关键问题是需要把中医的诊断与辨证分型渐趋统一和标准化，以及利用现代科学方法研究提高它。人体患病的因素是复杂的，有内因和外因，而最重要的是内因。先生认为中医辨证论治所以疗效高，就在于不仅全面考虑内外因素，而且抓住了疾病的主要矛盾，这就是中医治病必求其本的思想。他举便秘和失眠二病来说明之：宣肺、滋阴、益气、温阳、理气、养血等法均可通便，而和胃、养心、温胆、平肝、补肾等法皆能安神，这种异曲同工之效就是中医的妙处，也是要发展研究之处。同时，治病要善于权变，一个方子绝不能治疗百病，也不能用一方治疗疾病的始终，应不断权衡分析。即使同一个患者、同一种疾病，也要根据每次应诊的主证、兼证的变化来改变立法处方，这样才能取得理想的疗效。此外尚有性别、年龄、职业、地域、情绪、气候、环境、服药等诸多因素，都应予以考虑。

五、养生思想

传统医学养生保健知识源远流长、博大精深，是全人类的宝贵财富。人类自古以来有一个共同的愿望，就是健康长寿。要达到这一目地，决非药物所能及，必须通过一定的养生保健方法。早在两千多年以前《内经》便有“不治已病治未病”之说，即未得病之前就去调理身体。先生越古稀之年，仍精神抖擞，身体健康，耳不聋，眼不花。他说：“两千年前的《素问·上古天真论》早有明示，‘其知道者，法于阴阳，和于术数’。老祖宗的这句话，使我一生受益匪浅。”先生根据中医“天人合一”的理论，提出“道法自然”是养生的关键所在。现从几个方面分述于下。

（一）*起居遵循规律，谨慎适应四时*

大自然四时气候变化万千，古人早已总结出了“春生、夏长、秋收、冬藏”的规律。这既是大自然变化的规律，也是人类为适应大自然而生存的规律。所谓起居养生，是指人们每天日出而作、日落而息的生活规律，以及居处的环境要符合“天人合一”“昼动夜静”“生、长、化、收、藏”的自然规律。早在两千多年前《内经》就谆谆告诫人们要“起居有常，不妄作劳，故能形与神俱而尽终其天年，度百岁乃去。”如若“以妄为常，醉以入房……起居无节，故半百而衰也。”此“节”字，即节制和节律之义。在服食、居室上要随意，“任其服，乐其俗，高下不相慕”，“所以能年皆度百岁而动作不衰者，以其德全不危也。”这就是说人们在衣、食、住、行方面要朴素大方，不去刻意追求，“志闲而少欲，心安而不惧，形劳而不倦”，只有掌握了养生之道，使人的真气不受损害，才能得以健康长寿。

关于一日中的起居，《内经》中讲：“平旦人气生，日中阳气隆，日西阳气已虚，气门乃闭。”人们一天的生活起居应该适应这一变化。可现代生活中，某些人偏偏背离这一规律，夜生活过于频繁，或是晚上玩电脑、打游戏，甚至彻夜不寐，这样既吸不到新鲜的空气，也不利于身心健康的发展。一般来说，先生从不睡懒觉，早上六七点钟起床，晚上十点半左右睡觉，也很少熬夜。先生认为，当太阳落山后，人的气门闭合，生命活动宜处于收敛的状态，所以不能过于兴奋和大量运动，反之，则不利于健康。又如《内经》中说：“春三月，此为发陈，披发缓行，广步于庭。以使志升。”这就是说，人的起居要做到身心与春季环境气候的统一。其他季节亦如此。

（二）饮食清淡卫生，多少随意适度

中国古代养生家非常重视和讲究饮食，所以始终把“节饮食”放在很重要的位置。“节”是节制，也有调节之义。老百姓常说的“病从口入”，就是告诫人们：很多病是吃出来的。不少长寿人饮食清淡，现代研究也证实了氯化钠可以促进动脉硬化。俗话说得好：“粗茶淡饭饱三餐，早也香甜，晚也香甜。”但究竟清淡到什么程度，要因人而异。“清淡”也包括少吃肉类，适当多吃些蔬菜、水果、谷类和粗粮。至于吃多吃少的问题，更要适度。清末两广总督张之洞有句名言：“少食真去病，无求便心安。”至于少到什么程度，一定要自己掌握好。

（三）心胸恬淡豁达，遇事泰然自若

清代著名书画家郑板桥的名言“难得糊涂”，在民间广为流传。这是对《内经》所言“恬淡虚无”的最好诠释。养生之道最讲“调情志”，心动则十二官摇，心情不好会影响全身五脏六腑的功能。因此凡事要豁达宽容，不要太计较。对物质生活的享受，也不要过于追求，事事要有乐观、知足的心态，顺其自然。

（四）性事顺其需求，决不刻意追求

性欲是人类繁衍后代的一种必然的生理需求，也是人类与生俱来的生理功能。这一点谁也不能回避。道家等养生学派主张禁欲，以保肾存精。先生不完全同意这种说法。我们知道，生活当中不少老夫老妻，银婚、金婚甚至钻石婚，他们恩爱一生，白头偕老，双双长寿。他们没有禁欲，但仍长寿，不易衰老。所以关键要掌握好“度”的问题。不要太过，要适可而止。两千多年以前人们就已认识到，“醉以入房，以欲竭其精，以耗散其真，不知持满，不时御神，务快其心，逆于生乐，起居无节，故半百而衰也。”其中所说的“务快其心”就是太刻意追求。

（五）情趣随其喜好，书画应为首倡

在当前节奏紧张的生活方式下，人们的身心健康均受到影响，情志得不到放松，心身性疾病日益增多。中国古代就有琴、棋、书、画的教育。人们在紧张的工作之余，弹弹琴，下下棋，写写字，画画画，完全可以放松心境，陶冶情操，磨练意志，转移和调节紧张的情绪，可以说是一种很好的养生方法。先生从十几岁就开始和父亲学书画，特别是书法，一生临池不辍。先生感觉它可以让人凝神定志，排除一切杂念，是一种非常好的养生方法。

（六）人世沧桑万变，处事不卑不亢

先生一生不善交际，处事平淡，不卑不亢。“文化大革命”时，先生被关进牛棚，受到红卫兵批斗，他既没有怕，也没有发牢骚，闹情绪，而是实事求是，不卑不亢。先生说：“没做亏心事，不怕鬼敲门。”终于盼到了粉碎“四人帮”，获得了新生。遇事坚强，处事沉着，适应人世间的沧桑万变，也应该说是一种养生之道。

临证经验

先生精通内科杂病，尤擅治疗脾胃病，同时旁通妇儿诸科。对于慢性胃炎、慢性结肠炎的治疗，疗效卓著。其临证用药精当，宁少勿滥。处方不过十二三味药，但配伍法度严谨。现从十二方面将其经验做一总结：

一、慢性胃炎的治疗经验

慢性胃炎一病发病率极高，多由平日饮食不节、寒温失调、肝气郁滞所生，先生根据症状表现，将其分为脾胃不调、脾胃气虚、肝胃不和及胃阴亏损四型。下面分型论述证治并说明其用药特点：

（一）分型论治

1. 脾胃不调型

此型主要表现为脾胃自身气机升降的紊乱。正常生理状态下，脾升胃降，升降相济，方能共同完成脾胃不断消化运转的功能。反之，不论哪一环节出现障碍，均会引起升降失常，或食滞不运，或湿热蕴结。故本型包含了升降紊乱、食滞胃脘及脾胃湿热三种证型，其治疗基本原则均为疏理气机、调和脾胃，或兼消食导滞，或兼清热利湿。

主证：食后胃撑胀，时有疼痛，或纳呆不运，或呃逆频作，或口苦泛呕，大便飧泄或不畅。舌苔白腻或黄腻，脉沉细或弦细略数。

治法：升清降浊，调和脾胃。

主方：陈皮 10g，厚朴 10g，枳壳 10g，砂仁 10g，苏梗（后下）10g，木香 10g，半夏 10g，沉香 10g，焦三仙各 10g。

加减法：在上方基础上，如呃逆频作，加旋覆花（布包）12g，代赭石（布包）15g；呕吐口干，加苇根 30g，生杷叶 15g；口苦心烦，加竹茹 6g，栀子 10g；气短乏力加太子参 15g，炒白术 10g；舌苔厚腻，加佩兰 10g，莱菔子 10g；食少纳呆，加鸡内金 12g，炒谷稻芽各 10g；脘痛引胁，加元胡 10g，炒川楝子 10g。

2. 肝胃不和型

本型多为长期肝郁不舒，木郁土壅，肝气过旺，克伐脾胃所致。因肝主疏泄，其气机不畅，直接影响了脾胃升降的正常功能。

主证：情绪抑郁，默默微烦，胃脘胀痛引胁，胸闷背痛，食后尤甚，嗳气方舒。或烧心嘈杂，或呕恶厌食。舌淡红苔薄白或薄黄，脉沉弦滑或弦细。

治法：疏肝和胃，调畅气机。

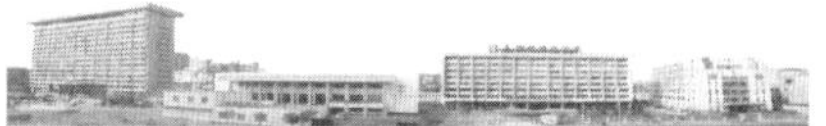

主方：柴胡10g，当归12g，白芍15g，郁金10g，陈皮10g，厚朴10g，佛手10g，香橼10g，半夏10g，茯苓15g，枳壳10g，砂仁10g。

加减法：胃中吞酸嘈杂，加吴茱萸6g，黄连6g；脘胁痛甚者，加川楝子10g，元胡10g；体虚气短者，加太子参15g，去厚朴，加厚朴花10g；嗳气频频者，加旋覆花（布包）12g，代赭石（布包）15g；呃逆甚者，加大刀豆20g；心烦急躁者，加栀子10g，豆豉10g；少腹胀甚者，加炒槟榔片10g，莱菔子15g。

3. 脾气虚型

本型主要表现为脾胃阳气不足，严重者可表现为脾阳虚，故本型囊括了脾气虚与脾阳虚两种证型。因胃主受纳，脾司运化，脾为胃行其津液，故脾虚则运化失司，转输无能，水饮与食物积聚，反过来又会影响胃的受纳与消化，进而导致脾胃升降失常。

主证：面色萎黄，倦怠乏力，饥饿或食后均可引起胃脘胀痛，喜按畏寒，遇寒则脘痛加重，食少纳呆，日渐消瘦。舌淡、胖大有齿痕，苔薄白，脉沉细。

治法：温阳健脾，宽中行气。

主方：炙黄芪20g，桂枝6g，炒白芍20g，陈皮10g，枳壳10g，砂仁10g，厚朴花10g，炙甘草6g。

加减法：四末欠温，中脘畏寒者，加荜茇10g，良姜10g；纳呆不食者，加焦三仙各10g，炒谷稻芽各10g；气虚怠惰者，加炒白术15g，党参15g；腹痛甚者，加元胡12g；腹泻者，加扁豆15g，茯苓15g；气短腹胀，有下坠感者加升麻6g。

4. 胃阴虚型

本型为胃阴本虚或他脏阴虚及胃。胃喜润而恶燥，胃无津濡润则燥而不降，消化传导失司。

主证：胃脘疼痛，饥饿时心下有嘈杂和烧灼感，食少脘胀，纳呆口干，或手足心热，或干呕厌食。舌红少津，苔剥脱或薄黄，脉弦细而数。

治法：养阴益胃，清化生津。

主方：沙参15g，麦冬15g，五味子10g，石斛12g，知母10g，女贞子15g，栀子10g，竹茹10g，苇根30g，陈皮10g，厚朴花10g，砂仁10g。

加减法：凡舌暗红少苔有瘀斑者，加丹参15g，桃仁10g；阴虚及阳，脘痛喜按者，加肉桂3g，元胡12g；大便偏干或秘结者，加元明粉10g；手足心热者，加生地15g，地骨皮10g。

（二）用药特点

1. 用药原则

先生认为脾胃居中，为上下升降之枢机。胃以降为顺，以运为补，脾虚则湿盛。慢性胃炎患者尽管证型有多种，但多表现为胃痛、脘胀、嗳气、呃逆等脾胃升降失常、中焦气机不调的症状，即《内经》所云："浊气在上，则生䐜胀。"在治疗用药上，多以辛开舒气、苦降燥湿为主，清化淡渗为辅。辛可升清，苦能降浊，正所谓辛开苦降之法。佐清化可防温燥之过，辅淡渗可助湿浊之除。据此，先生常用如下四法遣药治疗：

（1）理气机，调升降：多用陈皮、厚朴、枳壳、砂仁、苏梗等药。

（2）健脾气，疏肝胃：多用太子参、炒白术、茯苓、炒川楝、香附等。

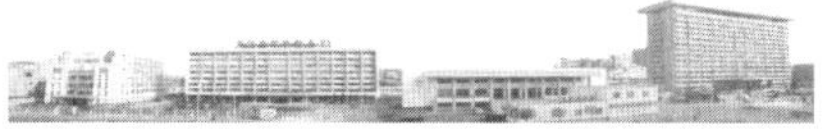

(3) 化湿浊，清蕴热：多用苍术、苡仁、半夏、栀子、竹茹、佩兰等。

(4) 助消导，生化源：多用焦三仙、莱菔子、鸡内金、沉香曲、炒谷稻芽、炒槟榔片。

2. 注意事项

根据脾胃脏腑的生理特点，先生在治疗用药上，十分注意以下几点：

(1) 远苦寒，少甘甜：凡属大苦大寒之药，如黄连、黄柏之类，均能直折肠胃之阳气，造成胃痛、脘胀，脾胃阳虚者尤应慎用，即使胃中有标热亦应少用。先生治疗胃有湿热吞酸者，亦用黄连，但如脾胃阳气素虚，多取左金丸之义，配吴萸以制其寒。一般情况用栀子、竹茹清胃中郁热即可。甘甜之药如甘草、大枣等，先生只有在气虚较甚，兼胃下垂或胃脘痛时，配黄芪、升麻等升举中气或配白芍，取芍药甘草汤之义，以缓急止痛。先生认为甘能助满益酸，对于胃中湿热、吞酸胀满者不宜使用。

(2) 忌燥热，勿损阴：胃喜润恶燥，凡辛燥大热之药，如附子、桂枝、干姜，最易伤阴劫液，使胃阴亏乏，凡无典型脾肾阳虚患者，先生多不使用。苍术、丁香等药辛燥走窜，亦有伤阴之弊，如无泛酸呕恶、舌苔厚腻之症一般不用，舌红少苔、口干唇燥之人更属禁忌。

(3) 勿滋腻，不壅补：先生认为脾胃之病最忌滋腻壅补，以免中枢不利，故生熟地、龟板等味厚滋腻碍胃之品很少应用。如口干欲饮者，可用鲜芦根，即便真正胃阴不足者亦选用沙参、麦冬等味薄者滋养胃阴。对于参、芪等补气药，只有脾胃气虚症状明显时方予应用。一般用太子参而不用党参，以防温燥，人参补气较猛，价格昂贵，故先生更不多用。他认为补气不当则使中焦壅满，应慎用。如欲应用需在补气药中少佐行气之品，以防滞塞。

(4) 慎攻伐，防伤气：胃为仓廪之官，气血生化之源，与脾相表里，故慢性胃病气血本身均多不足。脾虚使清阳不升，常出现四肢乏力之症，在用药中虽不能壅补，但更要慎用攻伐，如峻下、破血、行气力大的药品均能损伤人之元气，不在必要时是不用的。另外，先生认为治疗胃病不宜用大方，用药无论多么平和，均有一定偏性，量大则偏性亦甚，药物之间互相作用容易刺激胃腑，造成不良反应，克伤胃气。

先生治疗慢性胃炎，除运用上述治法外，尚注意化瘀药与炭药的使用。慢性胃炎病程长，多属久病入络，或阳虚血凝，或气虚血滞，或气滞血阻，此中医所谓“不通则痛”之理，胃镜检查中可见不同程度的糜烂、出血，或胃黏膜萎缩等，在治疗用药上，可随症加丹参、桃仁、红花、赤芍、灵脂、元胡、蒲黄等活血化瘀药物，及珍珠粉、白及等生肌之药，以舒通络脉，促进胃黏膜的再生。另外，慢性胃炎的一个最突出症状就是胃脘撑胀，一般情况下可用陈皮、厚朴、枳壳、苏梗。症状较明显者，可用腹皮、炒槟榔片、莱菔子等加强下气的力量。如更严重者，即可用炭药，除下气外，还可加强对胀气的吸附，如腹皮炭、陈皮炭、生军炭等，对于胃黏膜的糜烂、出血亦有裨益。

（三）兼病的治疗

临床中胃炎并不单纯是一种病，往往兼有多种胃病或其他脏器疾病。先生在辨证的基础上，抓住主病治疗，同时也考虑到兼病的用药。胃炎最多见的兼病为消化道疾病，如胃及十二指肠溃疡、胃下垂、胆囊炎、慢性结肠炎等，亦可继发贫血或兼其他脏器疾病。尽

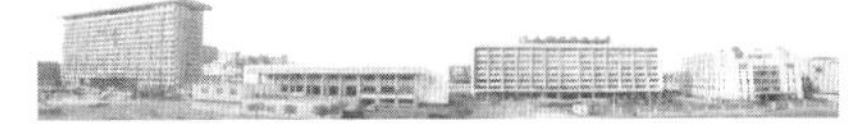

管患者病情复杂，兼患多种现代医学诊断的疾病，但在胃炎症状突出时，仍以综合辨证的方法治疗胃炎为主。如兼胃及十二指肠溃疡，有吞酸、胃烧灼感，可以在主方中加乌贼骨、白及、煅瓦楞；脘痛加炒白芍、元胡等药。如兼胃下垂，脘腹有下坠感者，可加炙黄芪、太子参、柴胡、升麻等药。如兼胆囊炎或胆结石，右胁下胀痛，可酌加炒川楝子、元胡、生内金、金钱草。如兼慢性结肠炎，有腹痛、腹胀、腹泻，可重用炒白术、炒白芍，肠鸣辘辘者加炒山药、芡实、扁豆等。如贫血、面色萎黄者加黄芪、当归补气养血。其他如兼有糖尿病，口干舌红，则加麦冬、玉竹、首乌、黄精等养阴生津；兼冠心病胸闷心痛者，加瓜蒌、薤白、丹参、葛根等宣痹通阳；兼肾炎腰痛者加桑寄生、补骨脂；浮肿加茯苓、泽泻等益肾利水。

慢性胃炎是一种发病率较高的疾病。历代中医文献中有胃痛、心痛、呃逆等病的记载，现代医学根据胃镜及胃黏膜活检，把它分为浅表性、肥厚性及萎缩性胃炎三类。先生认为慢性胃炎多具有病程长、反复性与复杂性三个特点。造成这三个特点的原因，主要与积年累月饮食无规律以及情绪不稳定有关，其发病与患病的时间均很长，同时人们每天均要摄入各种食物，使胃不断受到直接的刺激，患病部位不易修复，给治疗带来不便，稍有不慎，即行复发。同时随着人体体质的不同，该病证型的交错，兼病兼症的多样化亦给治疗带来了复杂性。这些既需要医生认证准确，能守方守药，又要灵活变通，随证化裁。而且，在治疗中要做好患者的工作，令其在饮食及情绪上密切配合。先生认为，本病只要辨证无误，治疗得法，患者配合，均能收到理想的效果。

二、慢性结肠炎的治疗经验

本病大部分为慢性非特异性溃疡性结肠炎，其诊断依据主要为慢性腹泻，反复发作，粪便中有血、脓和黏液，多次检验无病原体发现，结肠镜检查及X线检查显示结肠炎病变伴有溃疡形成。现代医学认为本病发病原因与精神创伤及自身免疫机能失调有关，但无良好的治疗方法。先生经过多年的临床研究与分型论治探讨，总结出灌肠与内服中药等一整套治疗规律并取得显著疗效，现仅将其分型论治经验及治疗特点介绍于下：

（一）分型论治

1. 热毒炽盛型

主证：发热或高热，便脓血，次数多，腹痛，里急后重。舌质红或绛，苔黄腻，脉滑数。

辨证：湿热蕴结大肠，郁久化为热毒。

治法：清热解毒，调气行血。

处方：炒银花30g，连翘20g，马齿苋30g，葛根15g，黄芩10g，黄连10g，木香10g，炒槟榔片10g，白芍30g，当归15g。

加减：贫血者，加阿胶10g（烊化），熟地20g；黏液多者，加云苓20g，炒苡仁20g；尿短赤者，加滑石、泽泻、竹叶。

2. 湿热蕴结型

主证：低热，便脓血，腹痛。舌红苔薄黄或黄腻，脉滑略数。

辨证：湿热蕴结大肠，脾阳阻遏，伤及血络。

治法：清热利湿，调行气血。

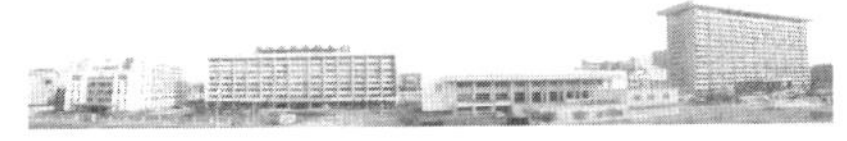

处方：白头翁 15g，秦皮 15g，黄芩 10g，川连 10g，马齿苋 30g，木香 10g，炒槟榔片 10g，炒白芍 30g，当归 20g。

加减：血多者，加地榆炭 15g，炒槐花 15g；脓多者，加白术 15g，茯苓 15g；腹胀者，加莱菔子 12g，枳壳 10g；纳呆者，加焦三仙各 10g，炒谷稻芽各 10g；恶心呕吐者，加半夏 10g，竹茹 10g。

3. 寒热凝滞型

主证：腹痛、腹泻或带脓血，腹胀或里急后重。舌暗红，苔白或微黄，脉沉细略滑。

辨证：寒热结滞大肠，气血损伤，脏腑失调。

治法：和解肠胃，行气导滞。

处方：当归 30g，白芍 40g，木香 10g，炒槟榔片 10g，焦山楂 10g，白术 15g，香附 10g，茯苓 15g，青皮 10g。

加减：腹痛甚者加白芍，用量可至 60g；寒重便脓者，加炮姜 10g，肉桂 10g；热重便血者，加马齿苋 30g，川连 10g，地榆炭 15g。

4. 肝脾不和型

主证：腹泻、腹胀，随情绪变化而加重，胸胁痞闷，嗳气，纳呆。舌淡红，苔薄白，脉弦细。

辨证：肝气郁结，横逆乘脾，脾失健运。

治法：疏肝理气，健脾祛湿。

处方：柴胡 10g，当归 12g，白芍 15g，白术 15g，防风 10g，陈皮 10g，扁豆 20g，枳壳 10g，木香 10g。

加减：腹痛甚者加白芍；大便次数多，炒白术加倍，另加米壳 10g，赤石脂 15g，石榴皮 15g；食欲不振，加焦三仙各 10g，炒谷稻芽各 10g；胁痛加元胡 10g，川楝子 15g；腹胀加莱菔子 12g，大腹皮 15g。

5. 脾胃虚弱型

主证：久泄，腹痛绵绵，脘腹胀满，肢疲喜暖。舌淡苔白，脉沉细无力。

辨证：脾阳虚衰，不能升发而下陷，气血生化无源。

治法：健脾养胃，益气止泄。

处方：党参 15g，炒白术 20g，炒白芍 20g，芡实 15g，扁豆 20g，炒山药 15g，石榴皮 15g，黄芪 15g，莲肉 12g，木香 10g，云苓 15g。

加减：腹泄次数多者，加米壳 10g，诃子 10g，赤石脂 10g；黏液多者，加炒苡仁 20g，云苓加倍；纳呆，加砂仁 10g，炒谷稻芽各 10g；有不消化大便者，加焦三仙各 10g，炒内金 10g；贫血者，加桂圆肉 15g，阿胶 10g（烊化）；腹胀者，加枳壳 10g，莱菔子 10g。

6. 饮湿困脾型

主证：久泄，时有水便，或不消化便，黏液多，脘闷腹胀，或肠鸣，纳呆。舌淡苔白腻或水滑，脉沉缓。

辨证：胃脘停饮，水泛为湿，湿困于脾，精华之气不能转输，合污下降。

治法：化饮祛湿，健脾益气。

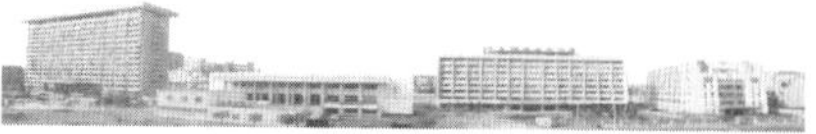

处方：苍术10g，云苓30g，白术30g，扁豆20g，黄芪15g，干姜6g，陈皮10g，木香10g。

加减：脘闷腹胀甚者，加大腹皮15g，莱菔子10g，川朴10g；腹痛者，加炒白芍20g；腹泄次数多者，加米壳10g，赤石脂15g，石榴皮15g。

7. 寒凝肠道型

主证：腹泄便多冷冻，腹部隐痛喜按，喜暖怕凉，肢体畏寒。舌淡苔白，脉沉细。

辨证：寒积大肠，阳气阻遏，脾失健运。

治法：温阳散寒，健脾祛湿。

处方：党参15g，白术15g，炮姜10g，肉桂10g，熟附片（先煎）10g，吴萸10g，云苓15g，炙甘草6g。

加减：大便次数多，加石榴皮15g，椿根白皮15g，芡实15g，米壳10g；里急后重者，加木香10g，炒槟榔10g；黏液多者，加扁豆20g，乌贼骨15g，倍茯苓；纳呆者，加砂仁10g，焦三仙各10g。

8. 脾肾阳虚型

主证：腹泄多在黎明前，腹痛便后缓解，腹部畏寒，四肢不温，腰疼腿软。舌淡苔白，脉沉细或沉缓。

辨证：迁延日久，损伤肾阳，命门火衰，不能温煦脾阳，阳衰则阴盛。

治法：温肾暖脾，固肠止泄。

处方：党参15g，白芍30g，当归12g，白术20g，补骨脂15g，肉蔻10g，吴萸10g，五味子10g，肉桂10g，米壳10g。

加减：大便次数多，加诃子10g，石榴皮15g，赤石脂15g；腰痛甚加川断12g，炒杜仲12g；纳呆加焦三仙各10g，炒谷稻芽各10g；黏液多加扁豆20g，云苓20g；胃寒加干姜10g；下元虚冷加熟附片10g；肢羸加仙灵脾12g。

9. 脾肾阴虚型

主证：大便不稀反秘，有黏液，腹部隐痛，口干，手足心热，或午后低热。舌暗红不润，苔白或微黄，脉细数。

辨证：郁久化热，暗伤阴精，或赤痢日久，伤血耗血。

治法：滋阴清热，益肾健脾。

处方：熟地30g，山药20g，枸杞子10g，山萸肉15g，云苓15g，白芍30g，当归15g，地骨皮15g。

加减：低热加丹皮12g，生地15g；血虚加阿胶（烊化）10g，大黑豆30g；便秘加麻仁15g，郁李仁15g，甚者加元明粉10g；口干喜饮加寸冬15g，石斛12g；气虚加黄精20g，太子参20g。

10. 阴虚湿盛型

主证：大便偏干，便前先便脓液，或粪周裹以黏液，腹隐痛或不痛，腹胀，口干不饮，舌红苔白腻，或苔微黄腻，脉细缓。

辨证：郁热伤阴，脾虚失于运化，湿滞大肠。

治法：滋阴健脾，益气祛湿。

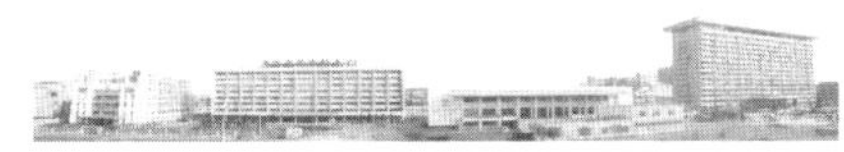

处方：熟地 20g，山萸 12g，白芍 15g，白术 20g，扁豆 15g，炒苡仁 30g，云苓 30g，泽泻 12g，木香 10g，乌贼骨 15g。

加减：腹痛加炒白芍 20g；腹胀加莱菔子 20g，大腹皮 15g；纳呆加焦三仙各 10g，炒谷稻芽各 10g；脘闷加川朴 10g，陈皮 10g。

以上各型中凡充血、水肿或有溃疡者均可同时给予结肠炎散灌肠治疗，便血多者予三白合剂。

（二）治疗特点

1. 抓住主要症状，掌握一般规律

结肠炎的主要症状是腹痛、腹泻、脓血便、黏液便，而且病程长久，缠绵难愈。先生抓住这些特点，认为本病的发病原因在于脾气本虚，或兼肝郁，或兼肾虚。中医认为“正气存内，邪不可干”，今正气虚乏，外界寒湿或湿热乘邪而入，或湿热内蕴，皆可致病。患病日久，更伤元气。抓住这一主要症状，同时掌握了它的一般规律，在用药上就有了方向。先生用炒白芍柔肝止痛，炒白术、炒山药健脾燥湿，茯苓、扁豆等淡渗利湿，黄连、马齿苋清热厚肠，木香行气除满，石榴皮、米壳固涩止泻。应该说这些是针对主症及其本质的核心药物。

2. 注意辨证分型，因人而异施治

本病虽主证突出并相似，然因人的体质各异，因而造成疾病的复杂性，形成许多不同的证型，先生将其分为以上十型，因人而异地分别进行论证，皆能取得较能满意的效果，体现了中医辨证思维的观点。

3. 内服灌肠结合，全身局部同治

先生认为本病既和整体正气有关（现代医学认为是免疫机能失调），又有局部的溃疡及炎症病变，而且在结肠内黏膜处，这样内服药只能起到健脾扶正作用，而不能起到直接作用，为了能更快地将药物作用于局部，使之尽快愈合，先生创制了灌肠散，较之用激素类西药灌肠疗效持久。灌肠散分Ⅰ号与Ⅱ号，其基本组成如下：

Ⅰ号灌肠散：用于结肠黏膜有溃疡或糜烂者。药用珍珠粉、象牙屑、青黛、元明粉、煅月石、白及、五倍子、乌贼骨、黄连等。

Ⅱ号灌肠散：用于结肠黏膜单纯充血水肿，有出血点者。药用珍珠粉、青黛、冰片、元明粉、煅月石、黄柏、黄连、孩儿茶、三七等。

上述药物研成细粉末，灌肠时加热水 80～100mL 混匀，38～40℃左右即可使用，每晚一次，30 天为一疗程。

4. 寒温药物并用，扶正驱邪兼顾

因为本病为慢性迁延性疾病，渐致病情复杂化，既有本虚寒，又有标湿热，所以先生往往既照顾到患者的脾胃阳虚，用健脾温阳之药以固本，又用苦寒之药治湿热以祛邪。这样，寒温药物合用，扶正与驱邪并治，更加体现了中医治病求本的原则。

5. 治疗结肠同时，注意其它脏腑

因为人体是一个以五脏为核心的有机整体，结肠属六腑，是传化物而不藏的，它与肺相表里，故有肺移热于大肠之说。同时有因肾阳不足导致脾阳虚，也有因本病患病日久，更伤精血阳气，而致其他脏腑虚弱，所以先生治疗本病时主张兼顾其他脏腑的病变，或同

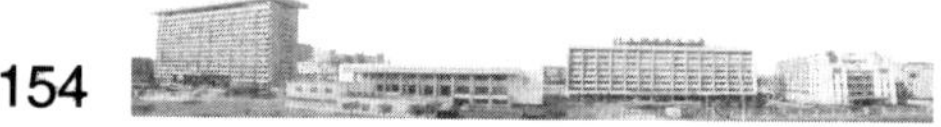

时给予治疗，更能体现中医的脏腑相关理论。

6. 药物治疗期间，调理饮食情志

中医认为本病发病原因和饮食不节、寒温失调、情志波动等有关，而现代医学认为和精神创伤或饮食过敏等因素有密切关系。先生除在药物治疗中注意调和肠胃、疏肝解郁外，还经常谆谆告诫患者要忌油腻、生冷、辛辣刺激物，要少吃蔬菜、水果等食物，对于肝脾不调者尚告知勿情绪激动，注意自身情绪的调整，反映了人与外界环境关联的思想。

（三）健脾固肠汤的应用

组成：炒白术 30g，炒山药 20g，炒白芍 10g，马齿苋 30g，云茯苓 20g，白扁豆 15g，芡实 15g，莲肉 10g，木香 10g，焦山楂 10g，炒六曲 10g，石榴皮 10g。

服用方法：每日 1 剂，水煎分 2～3 次服。

功能主治：健脾利湿，固肠止泻。主治腹泻腹痛反复发作，粪便中常夹脓血黏液。腹痛以左下腹为甚，或腹胀肠鸣，或里急后重。舌质淡红，苔薄白，脉沉细等。

应用要点：慢性非特异性溃疡性结肠炎属于脾气虚弱，运化失司，湿热内蕴，清浊不分而致者。

方解：本方以白术、山药健脾益气，燥湿止泻，为君；白芍柔肝止痛，马齿苋清热解毒，为臣；以茯苓、扁豆、芡实、莲肉健脾利湿；木香行气，焦山楂、六神曲消导积滞；石榴皮温涩以固肠止泻。

加减：病久面黄肌瘦，疲乏无力者，加炙黄芪 30g，党参 10g；纳呆脘闷，胃中嘈杂者，加枳壳、砂仁、厚朴各 10g；精神抑郁，胸胁苦满者，加柴胡、香附各 15g；腹痛重者，加元胡、五灵脂各 10g，并重用白芍 30g；大便中脓血较多者，加白头翁 15g，黄连 10g；夹有血多者，加地榆炭 10g，炒槐花 10g，银花炭 20g；黏液多者加薏苡仁 30g；腹泻次数频多者，加米壳 6g，秦皮 10g；若腹泻日久而致肾阳虚衰，腰酸膝冷，五更泄泻者，去马齿苋，加补骨脂 10g，制附片（先煎）10g。

三、慢性支气管炎的治疗经验

慢性支气管炎一病较常见，证情复杂多样，当需辨证论治。其中有虚实、表里、寒热、干湿等咳嗽的不同。虚咳多指久咳耗伤肺气，或素来体质虚弱，惟患咳嗽者，有气虚、血虚、阴虚、阳虚之不同，当分别辨证用药。实咳多为痰热壅肺之咳，有表邪入里化热壅肺而成，有肝火刑金而成，原因不一，治法各异。表咳即表证咳嗽，应注意以解表止咳为主。有风寒束肺者，有风热犯肺致咳者，前者多以杏苏散加味，后者多以桑菊饮加减。里病咳者多为内伤咳嗽，内伤咳嗽虚证为多，其中有五脏咳、虚劳咳，多用太子参、沙参、麦冬、茯苓、清夏、川贝、百合、百部等药治疗。亦有里实肺热痰壅咳嗽者，先生多用麻杏石甘汤、千金苇茎汤加减。寒咳与热咳是相对的两种咳嗽，均分表里。表寒咳先生常用通宣理肺汤加减，里寒咳多为寒饮所致，善用小半夏汤、二陈汤、甘草干姜汤合方。热咳为肺热炽盛、郁闭肺气，发为咳嗽，清肺热同时，宣发肺气，常用黄芩、浙贝、知母、栀子、芦根、石膏等药。干咳是肺阴虚或肺热炼阴所致之咳，多用养阴清肺汤或百合固金汤之类。湿咳亦为痰咳，是痰多湿盛、饮邪为患之咳，先生多以二陈汤加小半夏汤合方治疗。

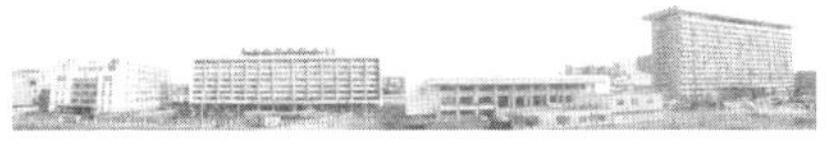

四、糖尿病的治疗经验

糖尿病中医称之为消渴病，主要是由于脾气不足，肾阴虚乏所致，表现为口干渴、喜饮、手足心热、乏力、腰痛等症状。先生常用以下经验方加减治疗。

主方：黄精 15g，首乌 15g，山药 30g，山萸肉 12g，玉竹 15g，麦冬 15g。

加减：气虚加黄芪 30g，肾阳虚加肉桂 10g，浮肿加茯苓 20g，血瘀加丹参 30g。

五、脑梗塞的治疗经验

脑梗塞属中医之中风病，严重者为偏瘫，有中经络、中脏腑之分。主要表现为气血瘀塞不通，也可表现为肾虚气血不足引起的眩晕、肢体活动无力。先生治疗多以益气化瘀、通络祛风为主。

主方：生芪 30g，当归 15g，川芎 10g，丹参 30g，红花 10g，地龙 15g，川牛膝 15g，鸡血藤 15g，山甲 10g，桑枝 30g，木香 10g，蜈蚣 3 条。

加减：肾虚腰痛加寄生 30g，杜仲 12g，怀牛膝 15g；腿痛加独活 10g，木瓜 10g，川牛膝 12g；上肢痛加高良姜 10g，姜黄 10g，羌活 10g，秦艽 10g；手麻加天麻 10g，路路通 10g；眩晕加生龙牡各（先煎）30g，生石决明（先煎）30g。

六、慢性肾炎的治疗经验

慢性肾炎多和肺热之咽炎、扁桃体炎有关。先生主张治疗要消除病原，可以清热解毒与补肾利水之药合用。

主方：白花蛇舌草 30g，连翘 15g，白茅根 30g，益母草 30g，萹蓄 15g，瞿麦 15g，生芪 30g，山药 30g，茯苓 15g，泽泻 12g，山萸肉 12g，寄生 30g，车前子（包煎）30g。

加减：血瘀加丹参 30g，三七（冲）6g；腰痛甚加炒杜仲 12g，川断 12g；肿甚加茯苓皮 15g。

七、癫痫的治疗经验

癫痫表现为短暂性意识丧失、抽搐、吐白沫，先生以为心肝有热，痰迷心窍。古人有无痰不生痫之说。治疗要注意平肝醒脑，化痰开窍。

主方：磁石（先煎）30g，生石决明（先煎）30g，黄芪 10g，黄连 10g，僵蚕 10g，全蝎 6g（研冲），郁金 12g，清半夏 10g，白芍 30g，太子参 15g，云苓 15g，菖蒲 15g，木香 6g，竹茹 10g，冰片 0.6g（冲）。

加减：痰多加胆星、浙贝、白芥子、橘红各 10g；抽搐甚，加蜈蚣 3 条。

八、崩漏的治疗经验

一般来讲崩漏治疗的步骤有三，即清源、塞流、复旧。有些人把此三步割裂开来，强调分步进行，先生在治疗中往往一方用三法，标本同治，可收全功。

主方：炙芪 30g，炒白术 20g，炒山药 20g，太子参 15g，生熟地各 15g，山萸肉 12g，煅龙牡（先煎）各 15g，阿胶珠 10g，地榆炭 12g，乌贼骨 15g，仙鹤草 15g。

加减：肾虚腰疼加寄生 30g，炒杜仲 12g，川断 12g；腹胀加乌药 10g，香附 10g；精血亏虚者加黄精 20g，首乌 20g，桂圆肉 10g；出血多者加芥穗炭 10g，藕节炭 10g；有瘀血块者加三七 6g（冲），茜草 10g。

九、不孕症的治疗经验

在排除男方问题后，如果女方是因月经不调，先天不足引起之不孕，可在调经补肾的

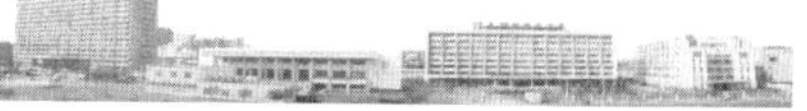

基础上，再根据兼症之不同辨证用药。

主方：熟地15g，当归15g，赤白芍各15g，川芎10g，菟丝子20g，川断15g，阿胶10g（烊化），丹参20g，杜仲12g，寄生30g，香附10g。

加减：心肺热盛者以四物加生地15g，黄芩10g，香附10g。待肺热除再以原方治疗。

十、习惯性流产的治疗经验

先生治愈了不少习惯性流产的妇女。这些患者大部分是先天不足、肾虚带脉不固，需要补肾固带；有些是因为胎热不固，就要清热固胎。先生常用以下方药治疗。

主方：炒白术20g，炒白芍15g，黄芩10g，寄生30g，熟地15g，炒杜仲15g，川断12g，菟丝子15g，苏梗10g，砂仁10g。

加减：内热甚加栀子10g，竹茹10g；气阴不足加玉竹10g，五味子10g；小腹胀加乌药10g，香附10g。

十一、更年期综合症的治疗经验

妇女在天癸竭乏之时，经水渐断，肝肾阴虚，表现为阴虚阳亢之症，如易汗、烦躁、腰酸乏力、手足心热、眩晕、面潮红，或心悸，憋气，夜寐不安，午后低热。先生治以滋补肾阴、平肝潜阳、疏肝解郁、温阳祛痰法，可收良效。

主方：知母10g，黄柏10g，生熟地各15g，山萸肉12g，仙灵脾10g，夏枯草15g，栀子10g，五味子10g，茯苓15g，生龙牡（先煎）各15g。

加减：气虚汗多者加生芪30g，浮小麦30g；眩晕耳鸣者加磁石（先煎）30g，钩藤（后下）15g，菊花12g；痰热盛加胆星10g，竹茹10g；气郁胁疼者加炒川楝子10g，香附10g，枳壳10g；夜寐不安者加夜交藤30g，炒枣仁30g；腰痛甚者加寄生30g，炒杜仲12g；心悸甚者加麦冬15g，太子参15g，珍珠母（先煎）30g，五味子6g；纳呆不食者加菖蒲10g，郁金12g。

十二、临床药物配伍经验

先生临床遣方用药主张首先要有正确的立法，没有正确的立法，就没有正确的选方遣药。立法在诊断之后，起到承上启下的重要作用，先生一贯强调“宁失其药，不失其法”之说，临床中往往可以发现不同医生诊治同一疾病，用药配伍组合虽不相同，但均收到良效，其原因就是用药异而立法同。在具体用药配伍上，先生主张要严谨精专，有法有制，不多用一味药。先生组方配药不是堆砌药味，而是根据病情，在辨证的基础上，按一定的组织原则，精选适当的药物，同时，先生主张“知犯何逆，随证治之”的灵活用药法。现将其使用方法简介如下：

部分曲类药物的使用经验：沉香曲导滞，温中下气。半夏曲导滞，止呕化痰。建曲导滞，解表发汗，对小儿不食效佳。神曲导滞，疏肝解郁。

部分梗类药物的使用经验：苏梗解表，宽中理气，既升散胃气，又降胃气，可起到斡旋中焦之气的作用。桔梗降气止咳，利咽祛痰，又有载药上行的作用，是一味既升又降的双向调节药。荷梗清热生津，理气解郁。藿梗祛湿解暑，理气止吐。以上4药配合可治梅核气。

炒稻芽配炒谷芽：炒稻芽可消导，并具有鼓荡胃气、疏肝解郁的作用。炒谷芽可消食导滞，治疗纳呆不食，胃气不运症。

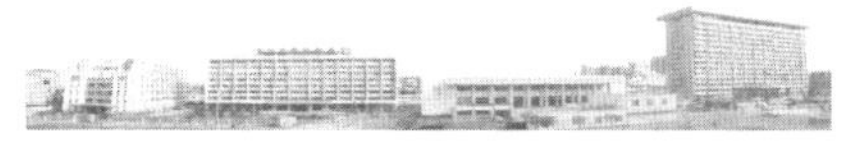

玉竹配夏枯草：玉竹养心之气阴，夏枯草清肝软脉，二药配伍可调节心律，治疗因心之气阴两虚引起的心律不齐症。

白茅根配炙远志：白茅根利尿强心，炙远志养心安神，二药同用可治疗心气虚衰，下肢浮肿者。

何首乌配黄精：何首乌滋肾养血，黄精养阴填精，二药同用对糖尿病肝肾阴虚者有养阴降糖之作用。

炒白术配炒山药：炒白术健脾气，炒山药补脾阴，二药同用可治久泻不愈，脾之气阴俱虚者。

水蛭配红花：水蛭破瘀行血，红花活血化瘀，二药配合更可加强化瘀血的力量，对脑梗塞中风及高黏血症有明显效果。

生枇杷叶配大刀豆：可治顽固性呃逆。

医案选介

一、泄泻

病案 1

吉某，男，33 岁，干部。病历号 55963。

腹痛，腹泻一年半。现症：大便每日 7～8 次，多则十余次，便脓血，里急后重，腹痛喜按，喜暖，恶心纳少，气短自汗，神疲乏力，面色萎黄无泽，形体消瘦，舌淡红苔薄白，脉沉细无力。多次用抗生素治疗无效，拟用中药治疗。

辅助检查：乙状结肠镜进入 30cm，于 25cm 处 3～8 点位置见肠黏膜糜烂；28cm 以下有充血水肿；自 28～10cm，有多处散在出血点。

病理报告：黏膜充血水肿，腺体增生，部分腺体萎缩，间质大量浆细胞浸润，符合结肠炎病变。

钡灌肠：乙状结肠肠壁轮廓不规则，呈大小不等之锯齿状改变，肠黏膜紊乱。

便常规检查：脓血便，脓细胞 20～22/HP，红细胞 9～12/HP。大便培养无致病菌。

治法：健脾益胃，调气补血。

处方：党参 15g，白术 20g，茯苓 20g，木香 10g，陈皮 10g，赤芍 10g，白芍 20g，当归 15g，秦皮 10g，黄连 6g，焦槟榔 10g，肉桂 3g。

另以结肠炎散 1 号保留灌肠。

服药半月，腹痛大减，诸症好转，但大便次数不减，灌肠只能保留 4 小时。汤剂中再加黄芪、米壳以益气涩肠。再服 10 剂，大便次数明显减少，软便，灌肠可保留 6 小时，余证均减，舌淡红苔薄白，脉沉弦。经 45 天治疗，大便日两次，腹痛及里急后重均除，食欲转佳，精神好转，舌红苔薄白，脉弦缓，灌肠可保留一夜，便常规检查无异常，复查乙状结肠镜，黏膜已恢复正常。出院后间断灌肠两个疗程。随访 3 年，未见复发，体重增加 5 公斤，复查钡灌肠已正常。

病案 2

白某，男，44 岁，工人。住院号 50868。

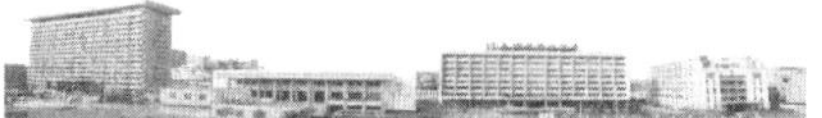

腹泻年余，反复发作，情绪激动时加重，曾多方医治无效。大便日行 3 ~ 4 次，便下脓血，里急后重，食欲不振，气短乏力，舌红苔薄白，脉弦缓。

乙状结肠镜检：进入 30cm，于 25cm11 点处，有 $3mm^3$ 大小之浅表溃疡；30 ~ 21cm 处，肠黏膜充血水肿；21cm 处充血明显，3 ~ 5 点处均有出血点。诊为溃疡性结肠炎。

便常规检查：脓细胞较多。便培养无致病菌。

治法：抑木扶土。

处方：痛泻要方加减。

白术 15g，防风 15g，当归 15g，杭芍 20g，陈皮 15g，香附 15g，柴胡 15g，茯苓 15g，莲肉 15g，山药 30g，黄芩 10g，木香 10g。

另以结肠炎散 1 号保留灌肠。

治疗 1 周后，大便日 1 次，气短乏力等症已除，食欲好转，舌红苔薄白，脉弦缓，便常规正常。5 周后复查乙状结肠镜，溃疡消失，仅有轻度充血水肿及少数散在出血点。半年后复查乙状结肠镜，已恢复正常。随访 4 年未复发。

病案 3

田某，女，31 岁。1991 年 3 月 13 日初诊。

两年来反复腹泻，日渐消瘦，面色萎黄，少腹胀满，左侧痛甚，大便时有脓性黏液，便后有下坠感。纳食减少，脘胁满闷。舌淡红，苔薄白，脉沉细。

纤维结肠镜检：发现结肠肝曲、脾曲肠管扩张，诊断为慢性非特异性溃疡性结肠炎。

证属脾虚湿盛，湿浊蕴结肠中。

治法：健脾化湿。

处方：健脾固肠汤加减。

炒白术 30g，炒白芍 20g，茯苓 15g，苡仁 30g，扁豆 15g，马齿苋 30g，制香附 10g，元胡 10g，五灵脂 10g，炒六曲 10g，木香 10g。

5 月 29 日复诊：以上方加减出入，服尽 20 余剂，腹胀痛明显减轻，大便仍有脓性物，并伴有身冷腰痛，于上方中去元胡、灵脂、香附，加补骨脂 10g，桑寄生 30g，肉桂 6g。14 剂。

6 月 26 日复诊：诸症明显好转，体重已较前增加，大便每日 1 次，成形，无脓液，再拟健脾祛湿、益气温肾之法巩固。

炙黄芪 15g，炒白术 15g，白扁豆 15g，炒山药 15g，炒白芍 15g，云茯苓 15g，新会皮 10g，大腹皮 15g，建莲肉 10g，台乌药 10g，缩砂仁 10g，广木香 10g，补骨脂 10g，肉桂 6g。

二、咳嗽

病案 1

湛某，男，67 岁，离休干部。1978 年 9 月 13 日初诊。

咳嗽两年，晨起咳嗽频作，咯吐多量白黏痰涎。罹泄泻之疾，大腹膨膨而胀，便下稀溏，日 2 ~ 3 次，口干不欲饮，纳差，舌淡红，边有齿痕，苔薄腻微黄，脉缓乏力。证属脾虚湿蕴，后天精微失奉，肺气因虚，母子之脏同病。

治法：肺脾两脏同治，益脾温中，利肺化痰。

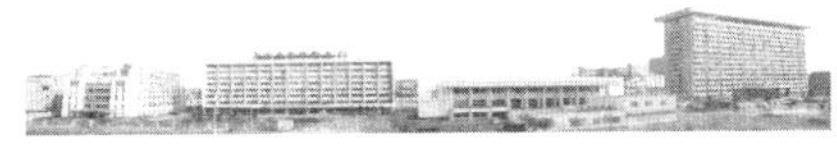

处方：野党参15g，炙杷叶10g，干姜4.5g，云茯苓15g，土炒白术15g，橘皮6g，白芥子6g，炙甘草3g，大枣2枚（去核），桂枝6g。

复诊：服药4剂后便泻好转，日一二行，腹胀有减，纳食渐增，晨起仍有咳嗽，咯吐痰涎仍多，原方干姜改为生姜2片，加清半夏6g，杏仁6g，炙冬花6g。继服6剂。

三诊：前药已进6剂，纳食转佳，大便日1～3行，咳嗽大为减轻，腻苔退薄，咯痰量少，脉缓乏力，诸恙渐平，湿浊渐化，治宜滋其化源，补肾健脾，补火生土以为善后。嘱其朝服人参健脾丸，晚服金匮肾气丸。

【按】此证乃属脾虚湿蕴，运化失司，肺脾同病之例。脾病为本而肺疾为标，故治予补脾利肺，标本兼治，终以补肾益脾之法而愈其疾。

病案2

徐某，男，51岁，工人。1978年12月6日初诊。

咳嗽数月，近日胸满气喘，动则尤甚，痰鸣息涌，咳吐白痰，且痰多白涎，不得平卧，难以入眠，口干不欲饮，纳差，腰膝酸软，肢凉乏力，腹胀便溏，小便频数，舌淡苔白，脉滑细数。

治法：温肾健脾，定喘止咳。

处方：野党参12g，生白术10g，云苓10g，熟地黄15g，陈皮10g，砂仁6g，紫菀10g，姜半夏10g，杏仁10g，怀山药12g，熟附片6g，肉桂4.5g，黑锡丹6g（包煎）。

复诊：服药4剂之后，胸次渐舒，咳喘俱减，已能入寐，咳痰亦少，原方已见效验，依前法，并嘱服四神丸，汤丸并进，力匡脾肾，以达定喘止咳之目的。

处方：原方4剂，日1剂。四神丸，日1丸，与汤剂共进。

三诊：服药4天后，咳喘渐平，已能安卧入寐，轻咳痰少，食纳转佳，肢凉转温，腹无胀满，小便仍频，便溏，脉缓滑乏力，舌苔薄白。再进人参健脾丸，晨服1丸，金匮肾气丸，晚服1丸。

【按】此证属脾肾阳虚无疑，其病虽以咳嗽为著，但证属肾病及肺。先生以治本为重，兼及于脾，辅以降逆定喘化痰，方用八味丸、健脾丸加减，肾脾得固，肺气自舒，咳喘遂得痊愈。

三、淋证

病案1

陈某，女，30岁，化验员。1981年6月1日入院。

尿痛1月。尿频、尿急，腰部酸痛。婚后1周，除尿频、尿急、尿痛外，出现肉眼血尿，历3天血尿消失，仍有小溲黄赤混浊，溺则艰涩刺痛，口渴喜冷饮，午后低热，纳差，腰痛较甚，大便尚可。舌红赤，苔微黄腻，脉沉细数。

尿常规检查：尿蛋白（++），脓球12～20/HP，红细胞（－），上皮细胞较多。

治法：清热凉血，利湿通淋。

处方：小蓟饮子加减。

小蓟30g，藕节30g，炒蒲黄10g，生地30g，木通10g，炒山栀10g，萆薢10g，瞿麦10g，萹蓄10g，淡竹叶10g，六一散15g。

嘱多饮开水。

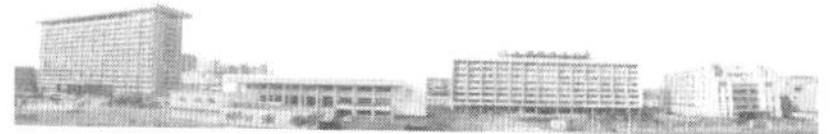

复诊：上方连进 6 剂，症情大见转机，尿痛已除，尚有尿频、尿急，已无低热，口渴渐减，舌淡红苔薄微黄，脉沉细略数。依前方进退之。

处方：小蓟 30g，藕节 30g，生地 15g，连翘心 10g，生山药 20g，滑石 10g，当归 10g，生甘草 6g。

4 剂。

三诊：服药后病情近愈，诸证悉平。惟昨日午后自觉腰部不适，小便次数较前有增，且有余沥不尽之感，溲不浑浊，亦无尿痛，舌淡红，脉沉细。由是观之，尚属余热未清，又因患者自觉病已将愈，自行加大了活动量，而致病情有所反复。

治法：清热凉血，利湿通淋。

处方：八正散合导赤散加减。

栀子 10g，连翘 12g，木通 10g，萹蓄 15g，滑石 15g，生地 12g，赤芍 10g，竹叶 10g，车前草 30g，白茅根 30g，甘草梢 6g。

四诊：上方服讫，诸症尽除，稍感腰部酸楚，下肢乏力，食欲转佳，舌淡红，苔薄，根部微黄，脉动沉细。查尿常规：蛋白（－），脓球 0～2，红细胞（－），上皮细胞 1～3。患者痊愈出院，嘱休息调养。

【按】此例患者因思劳过度，心脾暗耗，阴血遂损，心火亢盛，移热小肠，热迫膀胱，灼伤血络，血从阴络而溢于下，故致血淋。所见尿频，尿急，尿痛，口渴欲饮冷，小便黄赤、混浊，午后低热，舌赤，脉象细数，皆为阴虚火旺、气火炎灼之征，故先投以小蓟饮子清热凉血滋阴，并予清利膀胱蕴聚之湿热。服药 10 剂，诸症大减，但因余热未尽，复又过累，致使证情略见反复，再予八正散合导赤散以清余邪，药进 4 剂，病终告愈。先生辨证精细，遣方用药灵活、确切，平淡之中深蕴功力，堪为借鉴。

病案 2

辛某，女，40 岁，工人。1989 年 1 月初诊。

患者尿频，尿急，尿痛，低热。病逾 3 个月，经抗生素及中药清热通利等剂治疗，低热已退，余证仍未见缓解。尿常规检查，始终维持在蛋白（±～+），红细胞 5～10，白细胞 4～5。伴见腰酸痛，胫软乏力，手足不温，纳差。舌黯红苔白腻，脉沉细略滑。

治法：益肾健脾，清热利湿。

处方：生黄芪 30g，怀山药 15g，白术 12g，桑寄生 30g，山萸肉 15g，云茯苓 15g，连翘 15g，萹蓄 15g，泽泻 12g，仙灵脾 10g，滑石 12g。

7 剂。

二诊：进前方后诸症均减，尿检无大变化，唯食欲尚差，原方加炒谷稻芽各 10g，继服 7 剂。

三诊：连服 7 剂后，尿痛、尿急、尿频基本消失，腰腿酸软等症状大见好转。患者因服药有效，又自服两剂。诸症尽除，神旺体健，纳食倍增。尿常规检查，除有少量上皮细胞外，余无异常，后连做尿检 3 次，均属正常。

【按】本病初起当系湿热下注膀胱之热淋无疑，投清热通利之剂，亦无可非议，但病患迁延 3 月有余，已累及于肾，更兼久服苦寒之药味，愈损脾肾阳气，故尔出现腰酸痛、膝胫乏力、手足欠温、纳呆等症。但仍有尿痛、尿频等症状，舌苔白腻，脉滑，此为虚实

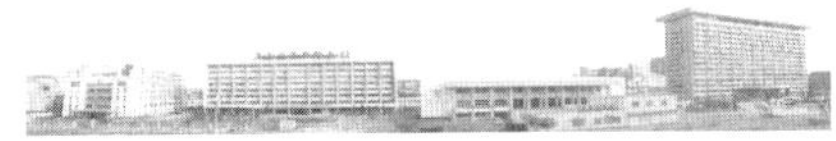

夹杂之证。先生毅然投以益肾健脾、清热利湿之剂，以治“本”为主，治“标”为辅，一诊而知，二诊近愈，三诊即告痊。

四、心悸、不寐

某男，59岁。门诊日期：1991年3月19日。

患者近日因单位分房问题争执生气，致心悸多梦，彻夜不眠，并时有手微颤抖之症，纳呆。心电图大致正常。舌质红，苔薄白，脉弦滑略数。

先生认为，此肝郁化火，阳气上亢，木火两燔，心神不宁所致动病，应以静制动，治当平肝潜阳，清热宁心，兼以行气和胃。

处方：龙齿30g（先煎），磁石30g（先煎），赭石20g（先煎），紫贝齿30g（先煎），茯苓15g，炙远志10g，炒枣仁30g，五味子10g，栀子10g，郁金12g，枳壳10g。

7剂，水煎服。

二诊：1991年4月19日。患者服药后失眠、心悸等症明显好转，纳可，大便秘结，舌脉同前，此动中有静，于原方中去磁石、赭石、贝齿、五味子，加木香、元明粉以行气通便，继服7剂。

五、郁证

患者，女，35岁。初诊日期：1991年3月19日。

1月前因与人争吵，致两胁及胃脘胀满，纳呆，胸闷憋气，周身乏力，卧床不起，时呕吐，呃逆，大便后下坠，有欲哭感。舌淡红，苔薄白，脉沉弦细。心电图正常，X光片诊为胃下垂，胃内有潴留液。

先生言肝失条达，气机郁闭，使气血壅塞，胃失和降，此属静病，应以动起静，治当舒肝散郁，活血行气，兼以消导之。

处方：柴胡10g，当归12g，白芍15g，郁金10g，陈皮10g，厚朴10g，赭石15g（布包），旋覆花12g（布包），法夏12g，茯苓20g，元胡12g，炒川楝12g，草蔻10g，焦三仙各10g。

7剂，水煎服。

二诊：1991年3月26日。服药后症状明显减轻，仍以原方进退，去草蔻，加苏梗10g，沉香曲10g。继服7剂。

【按】上两案为先生同日所诊之患者，两人病因相同，但症状各异，治法迥别。前案先生按动病辨证，运用了平、潜、清、宁等静法，取得显效。而后案以静病论证，运用了舒、散、活、行等动法治疗，亦获良效。前者因木克脾土，脾气不行而便秘，故于静药中加行气通便之品，于动中求静，使静不壅滞。后者因土壅木郁，胃气上逆而呕吐，故于动药中加降逆止呕之品，于动中求静，使动不浮越。足见动静两法如用之得当，可收桴鼓之效。

六、胸痹

某男，66岁。初诊日期：1991年4月24日。

患者经常自觉胸闷、憋气，心前区疼痛并有压迫感，每次发作持续数分钟，心率平日较慢，最低时53次/分。曾于天津某医院做心脏多普勒超声检查，发现左室容量负荷过重，心电图运动实验阳性，考虑主动脉硬化、冠心病。先生切其脉沉细略迟，观其舌暗

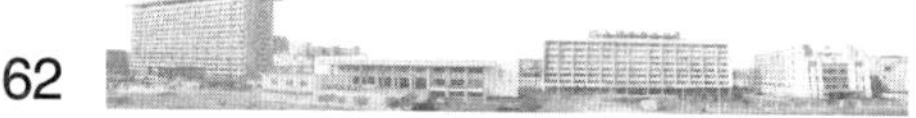

红，苔薄黄，诊为胸痹。

胸痹为心阳不展所致，属静病，治以动法起静，拟宣痹行气，温经活血，兼以软坚利湿，助三焦之通利。

处方：丹参30g，瓜蒌30g，薤白12g，清夏10g，桂枝6g，红花10g，川芎10g，降香10g，枳壳10g，陈皮10g，夏枯草30g，茯苓15g。

7剂，水煎服。

二诊：1991年6月5日。患者自述服药后症状明显好转，现胸闷憋气减轻，心前区已不疼痛，双下肢中度浮肿，少尿，舌淡红苔白腻，脉沉细略滑稍缓，仍属胸阳不展，三焦气化不利所致，宗苓桂术甘汤加味，以温阳活血，行气利水。

处方：茯苓20g，茯苓皮20g，桂枝10g，炒白术15g，丹参30g，川芎10g，红花10g，泽泻12g，猪苓12g，桑枝20g，寄生30g，麦冬12g，炙甘草10g。

7剂，水煎服。

三诊：6月12日。患者言双下肢浮肿已消，唯觉发胀，诸症明显缓解，心率70次/分，仍以前方进退，续服之。

七、心悸、眩晕

患者，男，64岁。初诊日期：1991年3月26日。

患者曾因脑动脉硬化、脑梗塞而致右侧肢体不遂，后经治疗好转。近日常觉烦躁而热，心悸，夜寐汗出。右侧肢体麻木如虫爬感，走路眩晕欲扑，下肢疲软无力，呈脑卒中后遗症步态。舌偏红，脉沉弦细数。

证属心肾阴虚，阳气浮越。汗为心液，阳加于阴，故夜间出汗不止。眩晕欲扑、汗出烦躁皆为动症。

治法：潜镇浮阳，收敛心气，滋肾潜阳。

处方：煅龙牡各30g（先煎），麻黄根15g，浮小麦30g，麦门冬15g，五味子10g，紫丹参20g，云茯神15g，细生地12g，粉赤芍12g，炒枣仁30g（打），桑寄生30g，夏枯草20g，山萸肉12g，明天麻10g，青竹茹10g。

7剂，水煎服。

二诊：1991年4月2日。患者眩晕、夜汗等症明显减轻，仍有心慌急躁，走路不稳，唇干舌红，效不更法，继循“以静制动”法则，原方加减。

【按】上两案分别为心脑血管疾病。前者为胸阳不展，痰血阻脉之胸痹迟脉证。先生运用以动起静的法则，以宣、通、活、行、利等动法治疗。因患者舌暗红，苔黄腻，故在群药之中加咸寒之夏枯草，既可软脉消坚，亦可清其郁热，防桂枝之温燥。复诊时又在温通利湿之方中加麦冬一味，以防其燥烈伤阴，充分体现了阴中求阳、静中求动之义。后者为中风后遗症，其症状无论是烦躁汗出，还是心悸不寐，无论是眩晕欲扑，还是行走晃动，甚至皮肤麻木虫爬感，皆为动象，先生抓住这一主要特点，准确地运用了“以静制动”的法则，采取了潜镇、酸收、清降、滋阴等静法，达到了止汗除烦、定悸止眩之目的，同时在诸药中加入桑枝、赤芍、丹参等少量通络行血之药以静中求动，防瘀滞之弊。

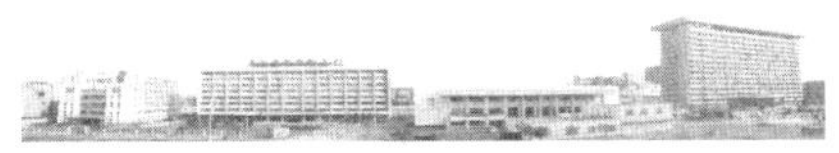

论　　著

一、论文

[1] 李振华．中西医结合治疗急性肠梗阻103例初步总结．天津医药，1974，(6)：271－273.

[2] 李振华．Ⅲ期矽肺合并肺脓疡．天津医药，1977，(11)：543－544.

[3] 李振华．关于中医“忌口”简答．天津医药，1979，(4)：161.

[4] 李振华．中医中药治疗慢性溃疡性结肠炎67例临床疗效观察．天津医药，1979，(9)：386.

[5] 李振华．休息痢治验（慢性结肠炎）．天津中医药，1986，(3)：4－6.

[6] 李振华．医案二则．天津中医药，1986，(6)：5－6.

[7] 李振华．医案三则．天津中医药，1987，(2)：2.

[8] 李振华．医案四则．天津中医药，1987，(6)：7.

[9] 李振华．中医药治疗慢性结肠炎310例临床观察．天津中医药，1988，(5)：7.

【整理者】

张定基　男，1945年生，主任医师，毕业于北京中医学院中医专业（大本六年）。1993年经卫生部审批，确定为李振华先生学术继承人，原在天津市中医医院从事临床工作，现已退休。

李鸿　1956年生，李振华先生之子，现供职于天津市中医药研究院。

刘 宝 奇

名家传略

一、名家简介

刘宝奇（1923—1996），字振英，男，汉族，天津市武清县人。教授，著名中医疑难病临床家。曾任天津中医学院金匮教研室主任。

二、业医简史

先父出身于中医世家。我家数代业医，到他这一辈是第六代。他曾跟我说过，祖上有当御医的。新中国成立前，先父在自家的药铺里边学医、边抓药，19 岁时开始挂牌行医。1953 年参加卫生部组织的全国中医师资格考试，获得证书后，即放弃私人开业，与业内同人成立“天津市八区新马路联合诊所”，任所长。后经动员调入天津市立中医医院（现天津中医药大学第一附属医院，原址在多伦道）。1957 年为筹建中医学院准备师资，各省市选调临床医师到江苏省中医学校（现南京中医药大学）组建教学研究班，天津派了 7 名人员，先父即在其中。1958 年毕业后，即由医院调入天津中医学院任教，曾讲授内经、金匮、中医内科学等课程。

三、主要贡献

（一）传道授业

天津中医学院成立之初缺乏师资，先父欣然同意组织安排，奉调到学院任教。为了搞好教学工作，他在讲授每一门课程前都认真备课，常常是废寝忘食地钻研教材、教学大纲和翻阅查找有关文献资料，撰写讲稿字斟句酌，仔细推敲。由于备课充分，讲课通俗易懂，重点突出，条分缕析，绝不照本宣科，且能联系临床，因而受到学生欢迎。他曾对我说过这样一件事：时任卫生部副部长郭子化来学院听课，领导推荐听他的课，部长感到很满意。

1969 年天津中医学院迁往石家庄，与河北医学院合并成立“河北新医大学”。两年后先父被派回天津带教点，半天给新医大学员讲课，半天临床带教。寒暑假期间，他为天津胸科医院等西学中班讲授中医基础理论和脏腑辨证等课程，并带实习，由于学验俱丰，深得学员好评。

1979 年天津中医学院开始招收研究生，先父是学院第一批硕士研究生导师。他培养研究生时，倾囊相授，不仅在理论学习方面悉心指导，而且亲自带他们上临床，讲解诊断要点、方剂运用和药物配伍等，并叮嘱说：学习与研究中医，必须理论联系临床实际。这

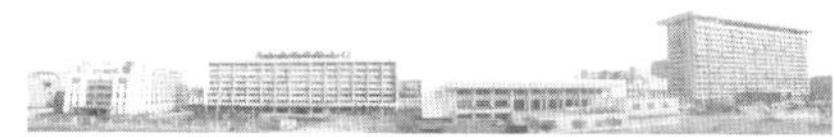

为学生们指明了从医治学之路的关键。先父从教30余年，辛勤耕耘，桃李芬芳，为中医教育事业做出了积极的贡献。

（二）解疾救苦

先父认为，一个医生，看的病人越多，说明他对社会越有用。由于他精心辨证，处方用药严谨，疗效颇高，口碑载道，医誉日隆。经过口耳相传，不仅亲朋好友、街坊邻居知晓，甚至我家周边很大一片区域的人也都知道有一个“刘大夫”，因此求医者络绎不绝。先父在医院门诊，常常因为病人多不能按时下班。工作之余，他还经常在家中义务应诊，即便在学院教研组办公室也有人候诊。对于前来就医的人，先父总是济人为先，不计功利，热情接待，细心诊治，让患者满意而归，可谓是德高医粹。

先父曾说：作为一名教师，一名医生，做好以上两件事也就心满意足了。

学术思想

一、学以致用

先父认为，学生在校学习几年毕业以后，大部分人是要从事临床工作的。因此，学习书本知识必须联系临床，否则只能纸上谈兵，将来到临床会茫然不知所措。因为中医理论是从临床实践升华的，所以除去讲课密切联系临床之外，课余他经常带实习，让学生直接接触患者，参与诊治疾病的具体过程。

二、注重继承

继承是发扬的基础，没有继承的发扬是无源之水、无本之木。中医学是一门传统医学，数千年来，出现了成百上千的著名医家，留下了大量的医学著作，这是前人留给我们的宝贵财富。就医籍而言，浩如烟海，汗牛充栋，毕一生之力也难尽读。先父从临床需要着眼，认为《医宗金鉴》与陈修园医书当为首选。家中传有一套《医宗金鉴》，先父特别强调学习这部书，其原因是这部书的作者都是医林高手，且此书“根据古义，而能得其变通，参酌时宜，而必求其征验。寒热不执成见，攻补无所偏施。”（《四库全书总目》）“此书条理清楚，议论平和，熟读是书，足以名世。”（徐灵胎）由于熟读《医宗金鉴》，1953年先父参加卫生部举办的全国中医师资格考试（以《医宗金鉴》为主要参考书），一举顺利通过。

陈修园是清代的医学大家，虽然尊经，但也“从众”。他的书深入浅出，由博返约，有画龙点睛之妙，高屋建瓴之势。

三、博采众方

方药是治病的“武器”，“武器”越完备，治疗效果越好。先父认为，经方固然要熟悉，时方也必须知晓。中医的方剂数量多如繁星，人之脑力有限，但是也要尽可能的多记。这就需要暇时勤于翻阅方书，感到有用的方子随时记下，并于临床验证。

有些方子并不见于名著或大家，但是效果很好。如有一本叫做《百试百验神效奇方》的小册子，书中有一张方子——偏风散：治半偏头痛。白当归，福珍酒洗，晒干，炒，四两；奎白芍，炒黄，四两；石膏，煨，四两；牛蒡子，炒，四两。上四味共为末，每服三钱，加黄糖一钱，卧时陈酒冲服，量饮取汗。先父用此方治疗偏头痛、三叉神经痛，随证加减，疗效很好。再如《中医验方汇选》（内科第一集）中的牙痛第二方，屡用屡效。余者尚多，不一而足。

先父认为，前人的成方尽管有时不能一味不变地使用，化裁运用也不要变得太多，前人的智慧在某些方面不一定比我们低。即便自己组织新方也必须用中医理论作指导。

方剂由药物组成，而“用药如用兵，选药如选将。”（《留香馆医话》）兵将有何能为，带兵者须了然胸中；药物的功效，为医者也应当掌握，才可灵活、恰当的使用。药物之功效，《中药学》讲义的记载不是很详尽。如荷叶，讲义谓其有清暑、升清、化瘀止血的作用，而《医学衷中参西录》青盂汤讲的就很细致：“荷叶禀初阳上升之气，为诸药之舟楫，能载清火解毒之药上头面，且其气清郁，更能解毒逐秽，施于疫毒诸证尤宜也。至于叶，宜取其浮水者，以贴水而生，得水面轻气最多，故善发表。如浮萍之生于水面，而善发汗也。”

有鉴于此，先父每于讲义之外的本草书籍以及医案、医话中择取古今医家的用药心得，随时记录以备临床应用。如从《本草备要》中摘得：“诃子，生用清金行气，煨熟温胃固肠（海鱼放涎凝滑，船不能行，投诃子汤，寻化为水，其化痰可知）。”“肉桂　宣导百药（辛则善散，热则通行）。”“枸杞子治嗌干消渴（昂按：古谚有云，出家千里，勿食枸杞。其色赤属火，能补精壮阳。然气味甘寒而性润，仍是补水之药，所以能滋肾、益肝、明目而治消渴也）。”

另外，药以类聚，同类药的鉴别使用也必须清楚。如三棱、莪术、桃仁、红花皆能活血，沉香、降香、檀香均可理气，应用时必须鉴别。

四、“拿来主义”

鲁迅《且介亭杂文》有一篇《拿来主义》，文中说：“中国一向是所谓‘闭关主义’，自己不去，别人也不许来。自从给枪炮打破了大门之后，又碰了一串钉子，到现在，成了什么都是‘送去主义’了……我只想鼓吹我们再吝啬一点，‘送去’之外，还得‘拿来’，是为‘拿来主义’……我们要运用脑髓，放出眼光，自己来拿。”

现在找中医看病的患者，大都经过西医的检查、诊断，吃过西药。就诊时，病人拿来许多化验、检查的单子，对此，先父认为不能采取“闭关主义”而拒绝察看。看不懂怎么办？中医走向世界，我们已经“送”去了，为什么不能“拿”来呢？1954 年他曾参加过中医进修西医班，但这么多年了，西医发展地很快，有些知识当时也没学过，况且现在春秋已高，系统学习已经不大可能，只能需要什么“拿来”什么。比如肝功能、肾功能、血糖等化验（正常）参考值及临床意义，心电图、X 光片等报告，以及一些病的西医诊断与常用药，都需要学习并尽可能掌握。为此，他曾买过一些有关化验诊断方面的书籍，西医内科学、西药方面的书籍也放在手头，随时翻阅——能“拿来”多少“拿”多少。其对现代医学包容、开放、学习的态度可见一斑。这也是先父在临床方面不固步自封且能有所创新的原因之一。

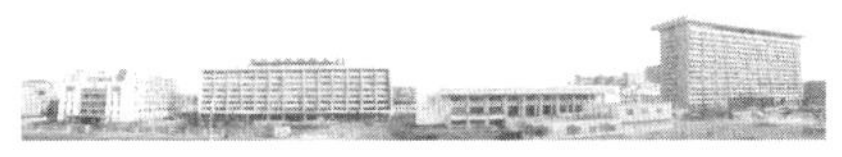

临证经验

一、哮喘

哮喘，《素问》中称为“喘鸣”，《诸病源候论》名为“呷嗽”，元朱丹溪称之为“哮”。《金匮要略》“咳而上气，喉中水鸡声，”即是哮喘的特征。

哮与喘是有区别的：“大抵哮以声响名，喘以气息言。夫喘促喉中如水鸡声者，谓之哮；气促而连属不能以息者，谓之喘。”（《医学正传》）“哮证多有兼喘，而喘有不兼哮者。”（《临证指南医案》华玉堂按）哮与喘合称，实际是哮证。民间所说“内不治喘，外不治癣”的“喘”，不是喘证，而是哮证。哮喘（哮证）为痼疾、难治之病，所以民间有如是的说法。

哮喘病相当于西医的支气管哮喘（喘息性支气管炎也包括在内）。一般冬季发作明显，甚者四季皆有发作。其发作时，先父以小青龙加石膏汤酌加杏仁、僵蚕、白芥子治之；缓解期间，以六君子汤加干姜、细辛、五味子治之；三伏时用《张氏医通》白芥子涂法外治。疗效甚佳，甚有未再发作者。

先父用小青龙加石膏汤治哮喘，最初是受《医学衷中参西录》从龙汤的启发。《医学衷中参西录》的原文是：“从来愚治外感痰喘，遵《伤寒论》小青龙汤加减法，去麻黄加杏仁，热者更加生石膏，莫不随手而愈。然间有愈而复发，再服原方不效者，自拟得此汤后，凡遇此等证，服小青龙汤一两剂即愈者，既服从龙汤一剂，必不再发。未全愈者，服从龙汤一剂或两剂，必然全愈。名曰从龙汤者，为其最宜用于小青龙汤后也。”张寿甫先生用小青龙汤化裁治外感痰喘，没有外感能否应用呢？

仲景书中，小青龙汤凡五见。《伤寒论》两条（二版《伤寒论讲义》第 40、41 条），《金匮》三条（二版《金匮要略讲义》痰饮篇第 23、35 条，妇人杂病篇第 7 条），小青龙加石膏汤一见（《肺痿肺痈咳嗽上气篇》第 14 条）。

小青龙汤的适应证是外寒内饮，妇人杂病篇曰：“妇人吐涎沫，医反下之，心下即痞，当先治其吐涎沫，小青龙汤主之；涎沫止，乃治痞，泻心汤主之。”条文只说“吐涎沫”，未尝提及外寒。何以“吐涎沫”？《金匮要略心典》曰：“吐涎沫，上焦有寒也。”《水气病篇》第二条：“上焦有寒，其口多涎。”由此可见“吐涎沫”是上焦有寒饮，故无表寒亦可应用。

小青龙加石膏汤的适应证是外寒内饮郁热（郁热表现为烦躁），故加石膏清热除烦。如果没有烦躁等明显热象，本方能不能应用？

试看治膈间支饮的木防己汤，原文并没有提及有热象，只不过“得之数十日”，有饮郁化热之势；而哮喘患者大多起病有年，郁热自然存在，用小青龙加石膏汤颇为对证。

僵蚕治哮喘，《瑞竹堂经验方・喘嗽门》有记载：“僵蚕汤治喘嗽，喉中如锯，不能睡卧。好末茶一两，白僵蚕一两，上为细末，放碗内，用盏盖定，倾沸汤一小盏，临卧，再添汤点服。”《串雅内编・卷之四・单方内治门》也有记载：“又方僵蚕七条，焙黄为末，米汤或茶酒下。”

白芥子治哮喘，如《韩氏医通》三子养亲汤。“因其味厚气轻，故开导虽速，而不甚

耗气，既能除胁肋皮膜之痰，则他处者不言可知。”（《本草正》）

《时方妙用·卷二·哮症》：“愚按：哮喘之病，寒邪伏于肺俞，痰窠结于肺膜，内外相应，一遇风、寒、暑、湿、燥、火六气之伤即发，伤酒、伤食亦发，动怒、动气亦发，劳役、房劳亦发。一发则肺俞之寒气与肺膜之浊痰狼狈相依，窒塞关隘，不容呼吸，而呼吸正气转触其痰，鼾齁有声，非泛常之药所能治。……若虚弱之人，宜用六君子汤料十两加贝母二两，共研末，以竹沥四两，生姜汁一两，和匀拌之，又拌又晒，以九次为度，每服三钱，开水送下。以竹沥，姜汁可以透窠囊也。然内之浊痰，荡涤虽为得法，又必于潜伏为援之处，断其根株，须用各家秘传诸穴灸法。如畏灸者，宜于夏月三伏中，用张路玉外贴药末。”

张路玉外贴药末，即《张氏医通》白芥子涂法。《张氏医通·卷四·诸气门下》喘（短气、少气、逆气、哮）：“冷哮灸肺俞、膏肓、天突，有应有不应，夏月三伏中，用白芥子涂法，往往获效。方用白芥子净末一两，延胡索一两，甘遂、细辛各半两，共为细末，入麝香半钱，杵匀。姜汁调涂肺俞、膏肓、百劳等穴。涂后麻瞀疼痛，切勿便去，候三炷香足，方可去之。十日后涂一次，如此三次，病根去矣。”因方中麝香价格昂贵或不易买到，先父认为亦可用鲍氏《验方新编》治哮吼妙法：“病发先一时，用凤仙花，又名指甲花，连根带叶，熬出浓汁，乘热蘸汁在背心上用力擦洗，冷则随换，以擦至极热为止。无则用生姜擦之。再用白芥子三两，轻粉、白芷各三钱，共研为末，蜂蜜调匀作饼，火上烘热，贴背心第三节骨上。贴过，热痛难受，正是拔动病根，务必极力忍耐，切勿轻易揭去，冷则将药饼取下，烘热再贴，一饼可贴二三日。无论病愈未愈，多备药饼换贴，不可间断，轻则贴一二日，重则贴三四日或五六日，永不再发。有人患哮吼四十余年，贴至数日断根，无论寒热虚实盐酱醋酒哮吼皆治，神验第一方也。药味不可加减，并治痰气结胸及痰喘咳嗽。”

关于六君子汤，《医学三字经·气喘第九》曰：“六君子，妙难言。”自注云：“六君子汤加五味、干姜、北细辛为治喘神剂。面肿加杏仁，面热如醉加大黄，此法时师闻之，莫不惊骇。能读《金匮》者，始知予言之不谬也。”同书咳嗽第四有：“姜细味，一齐烹，长沙法，细而精。”自注云：“《金匮》治痰饮咳嗽，不外小青龙汤加减，方中诸味皆可去取，惟细辛、干姜、五味不肯轻去。即面热如醉，加大黄以清胃热，及加石膏、杏仁之类，总不去此三味，学者不可不深思其故也。”

《医学从众录·卷二·喘促》有“虚喘方”：“加味六君子汤，治肺脾虚寒，痰嗽气喘。人参、白术炒、茯苓、半夏各二钱，陈皮、甘草炙、干姜各一钱，细辛八分，五味七分，水煎服。”

治哮喘为何不用射干麻黄汤，先父曾说《金匮》虽有“咳而上气，喉中水鸡声，射干麻黄汤主之”的条文，与哮喘很类似，但以药测证，射干麻黄汤中有调和营卫的生姜、大枣，且有长于止咳之紫菀、款冬花，用于喘息性支气管炎较为合适，因喘息性支气管炎经常咳嗽有痰，伴有感染。

二、高血压鼻衄

出血之病机有三：血热妄行，气不摄血，瘀血阻塞。视其所出之血的颜色、质地：血热妄行者，颜色鲜红、质地稠黏；气不摄血者，颜色淡红，质地清稀；瘀血阻塞者，颜色

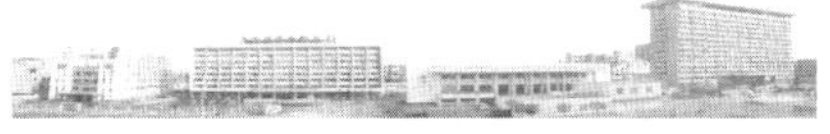

紫暗，有血块。高血压鼻衄属第一类，法当凉血止血。凉血止血方药甚多，先父每以三黄泻心汤加槐花、代赭石治之。1987 年在门诊，有一老干部高血压鼻出血，曾于某医院治疗，用止血针药不效，又以纱布条塞鼻孔压迫，而血从鼻咽经口而出。发病 2 天，出血甚多，院方欲用电灼止血，又恐患者年龄大、血压太高（200/105mmHg），难以容受，患者也不愿意接受，迟疑未作，于是由数人护送来看门诊，先父即以上方付之。1 剂，血减少，2 剂血止。当时我正在帮助写病历、抄方，问其所以，先父说：凡血热妄行治出血，一般凉血药止不住的，可用三黄泻心汤化裁治之。

三黄泻心汤出自《金匮要略》惊悸吐衄下血胸满瘀血病篇，被《血证论》列为所附第一方，解曰："心为君火，化生血液。是血即火之魄，火即血之魂。火升故血升，火降即血降也。知血生于火，火主于心，则知泻心即是泻火，泻火即是止血。得力大黄一味，逆折而下，兼能破瘀逐陈，使不为患。此味今人多不敢用，不知气逆血升，得此猛降之药，以损阳和阴，真圣药也。且非徒下胃中之气而已，即外而经脉肌肤，凡属气逆于血分之中者，大黄之性，亦无不达。盖其气最盛，凡人身气血凝聚，彼皆能以其药气克而治之，使气之逆者，不敢不顺。今人不敢用，往往留邪为患，惜哉！方名泻心，乃仲景探源之治。能从此悟得血生于心，心即是火之义，于血证思过半矣。"

槐花，《本草正》谓其能"清心肺脾肝大肠之火……止吐血衄血……"现代研究证明，槐花可作用于毛细血管，促进其致密性。

关于代赭石，《医学衷中参西录·赭石解》曰："治吐衄之证，当以降胃为主，而降胃之药，实以赭石为最效。""赭石性善降胃，而分毫不伤气分。"而且其建瓴汤、镇肝息风汤皆用代赭石，于此可知，代赭石既能止血，又能降血压，可谓一举两得。

三、风湿性心脏瓣膜病

此病二尖瓣、主动脉瓣发病者较多，由风湿性心脏炎引起，统称风湿性心脏病。上世纪 80 年代前先父接诊此病患者甚多，皆经西医明确诊断，因年龄及各种原因不愿接受手术治疗。不论狭窄或者闭锁不全，先父均按痰饮病治疗，常用方为苓桂术甘汤加生龙骨、生牡蛎。询其原因，曰：此类患者，其脉大多偏弦（即一手脉弦），《金匮要略》痰饮咳嗽病篇有言："脉双弦者，寒也，皆大下后善虚，脉偏弦者，饮也。"据此，按痰饮治之每获良效。由此可知，仲景所说，一言九鼎，精思善悟，必大有收益。

"病痰饮者，当以温药和之。"这是痰饮病总的治则，如何理解？魏念庭曰："言和之，则不专事温补，即有行消之品，亦概其义例于温药之中，方谓之和之，而不可谓之补之益之也。盖痰饮之邪，因虚而成，而痰亦实物，必可有开导，总不出温药和之四字，其法尽矣。"痰饮篇的方剂计有 16 张（包括附方外台茯苓饮），苓桂术甘汤最切近此治则。

加龙骨、牡蛎的原因，一是患者多有心悸、心神不安的表现，这两味药有安神、镇惊的作用。如《伤寒论》太阳篇的柴胡加龙骨牡蛎汤、《金匮要略》惊悸吐衄下血胸满瘀血病篇的桂枝去芍药加蜀漆牡蛎龙骨救逆汤中的龙骨、牡蛎皆取此作用。二是《神农本草经读》言："痰，水也，随火而生，龙属阳而潜于海，能引逆上之火、泛滥之水而归其宅，若与牡蛎同用，为治痰之神品。今人只知其性涩以止脱，何其浅也。"

医案选介

一、柴胡加龙骨牡蛎汤验案

（一）来源

1. 方剂组成

柴胡（四两）10～15g，龙骨30～50g，黄芩10g，生姜（切）6～10g，铅丹、人参10～20g，桂枝（去皮）6～10g，茯苓15～20g，半夏（二合半，洗）10g，大黄（二两）3～5g，牡蛎（一两半，熬）30～50g，大枣（六枚，擘）3～6枚。

上十二味，以水八升，煮取四升，内大黄，切如棋子，更煮一两沸，去滓，温服一升。本云：柴胡汤今加龙骨等。

先父根据文献记载和访问老药工，认为铅丹是漳丹，因为不是常用内服药，为了慎重，现以朱砂代替，用量一般1～1.5g。

本方为小柴胡汤去甘草加桂枝、茯苓、大黄、龙骨、牡蛎、铅丹。小柴胡汤的功能是和解表里，为少阳证的代表方剂，除了有和解表里的功能外，尚有通调上下的作用。如《伤寒论》原文第230条云："阳明病，胁下硬满，不大便而呕，舌上白苔者，可与小柴胡汤。上焦得通，津液得下，身濈然汗出而解。"

2. 适应证

《伤寒论》第107条："伤寒八九日，下之，胸满烦惊，小便不利，谵语，一身尽重，不可转侧者，柴胡加龙骨牡蛎汤主之。"完全合于本方的适应证，临床上尚不多见。但本方具有和解表里、通调上下、重镇安神之功能，如能灵活运用，临床上使用的机会还是很多的。

（二）验案介绍

1. 齘齿

某男，40余岁，河南省直机关干部。

主诉及病史：咬牙20余年，不分昼夜，入睡即咬，开始较轻，近些年来越来越重。醒后齿龈及下颌酸胀疼痛，并放射到头部。口中有腥臭感。牙已咬掉三四枚，余均松动。每于睡前齿间垫以海绵，很厚的海绵2～3天即被咬坏，不能再用。因恐惧不敢入睡，即或入睡，也时常惊醒。同时伴有头晕，胸满，烦燥易怒，口苦，口干，食欲不振，大便干燥。多年来，曾于省内外多家医院治疗，不效。既往一些医院认为是"蛔虫症"，曾多次服驱蛔药不效。一些医院诊断为"神经官能症""神经衰弱"，但服药无效。

检查：慢性苦闷病容。门齿（上三、下一）脱落，余者多数松动，齿龈紫暗充血。苔白腻，脉数。

大便常规检验：未见蛔虫卵。

分析：中医方书谓咬牙为"齘齿"，最多见的原因有二：蛔虫病、肠胃湿热（湿热循经上扰）。此患者第一个原因已被否定，第二个原因是存在的。苔白腻说明有湿，口苦口干、口有腥臭味、脉数说明有热。恐惧不敢入睡，时常惊醒是热邪上扰心神。同时，根据患者有口苦、口干，胸满，烦燥易怒，考虑病在少阳，故用柴胡加龙骨牡蛎汤试服。

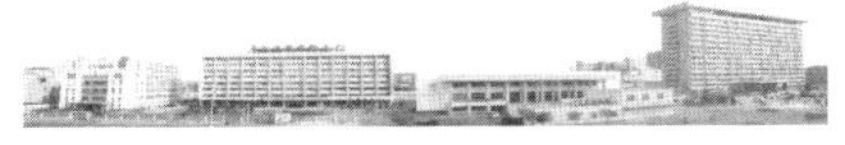

3剂。

用柴胡加龙骨牡蛎汤的小柴胡部分和解少阳，以治其口苦、口干，胸满，烦燥易怒；以所加的龙骨、牡蛎、桂枝、茯苓、大黄、铅丹（换成朱砂）重镇安神，解除其精神紧张，治疗其恐惧不敢入睡，时常惊醒，亦可清热燥湿。

二诊：患者很高兴，说这药可真解决问题，服第一付药就没再咬牙，现在已经安静地睡了3天觉了，20年都没有过。原方继续服用3～6剂。

三诊：患者说他吃了上次的药，已经六七天没再咬牙。准备回河南，如有反复，再来天津诊治。20剂。

咬牙是一种常见的病证，但本例患者病情之重、病程之长，还是第一次见到。此后，又有3例患者经人介绍来院求治，皆用本方治疗，疗效显著。

2. 神经性呕吐

某男，40岁，邯郸某机关领导干部。

主诉：四五月前突然胃痛呕吐，机关医务室按急性胃炎治疗，当时症状缓解，以后经常胃部隐疼，呕吐（多在饭后，量不多，仅吐一二口），食欲不振，嗳气，胸胁胀满，心悸，头晕气短，睡眠不佳，大便秘结。时间稍久，患者无意中发现整个舌头都青了。

此前曾在邯郸、石家庄、北京等地多家医院治疗，或诊为“慢性胃炎”“胃神经官能症”，或诊为“神经性呕吐”“瘀血原因待查”，疗效不明显。特意来津求治。

检查：舌青紫发黑，无苔，脉弦数。请朱元林老师和西学中大夫会诊，除上腹部有明显压痛和胀气外，心、肺、肝、脾及腹部均无异常。他们认为从现代医学考虑仍然属于“神经性呕吐”。

分析：首先肯定患者有瘀血，因舌青紫发黑。从整个病情分析，总的病机是肝郁气滞，肝郁逆犯脾胃，气滞导致血瘀。肝郁气滞则胸胁胀闷气短；肝邪犯胃则胃痛；胃失和降则嗳气、呕吐、食欲不振；郁久生热伤津则便秘；热扰心神则心悸失眠；清阳不升则头晕；气滞血瘀则舌质青紫。

治法：疏肝理脾，活血化瘀。

处方：随诊的西学中大夫有的提出用逍遥散加味，有的认为用血府逐瘀汤加味，最后，先父提出用柴胡加龙骨牡蛎汤试服。为了加强方中大黄导瘀血的作用，再加桃仁、红花。3剂。

二诊：上症均减。3天来只呕吐一次，胃不按已不痛。舌青紫变浅。继服3剂。

三诊：上症均消，已无所苦。舌质比正常者偏黯。本方继续服用3～6剂。另外，开血府逐瘀汤7剂，接续服用。

一年后，该患者因公外出，途经本市，特意到门诊道谢，说：“第二个方子（血府逐瘀汤）并没有吃，舌头颜色已正常了，至今没再犯病。”

此后，先父又在门诊观察了4例西医诊断为“神经性呕吐”的患者，因无瘀血征象，只用原方，未加桃仁、红花，都取得了疗效。

3. 胸锁乳突肌痉挛

某女，30岁，北戴河疗养院医务人员，1973年诊治。

主诉：头项右侧拘急，躯体亦随之右转，左颈项疼痛。胸胁胀满，烦躁，咽中异物感，食欲不振，善太息，尿黄，便燥。舌偏红，苔黄腻，脉弦数有力。

患病已3月余，因与同事发生口角而发作。

北戴河疗养院及天津某些医院西医诊为“胸锁乳突肌痉挛”“风湿性脑病”，经西医、中医、针灸治疗无效。

检查：患者形体略瘦，呈慢性苦闷面容。头向右侧牵引、抽动，身体随之右转，以一手按头顶、一手托下颏，以求制止抽动。舌略红，苔黄腻。

分析：“病机十九条”有言：“诸风掉眩，皆属于肝。”“诸转反戾，水液混浊，皆属于热。”“诸暴强直，皆属于风。”患者头向右侧牵引、抽动，系肝风内动之表现。颈部（胸锁乳突肌）为肝胆经脉所循。咽中有异物感，为痰气相搏结于咽喉（足厥阴肝经循喉咙之后，上入颃颡）。胸胁胀满，善太息，为肝郁气滞（足厥阴肝经“布胁肋”，足少阳胆经“从缺盆下腋，循胸，过季胁”）。尿黄，便燥，舌偏红，苔黄腻，脉弦数有力，均属内热的表现。故其病机为郁怒伤肝，肝气郁滞，郁久化热，热极生风。

治法：疏肝理气，镇肝息风。

处方：用柴胡加龙骨牡蛎汤加青皮、香附。3剂。

二诊：服药3剂后，病情明显好转。继服7剂。

后服药至20剂，症状消失。中间曾因生气有两次小的反复，服上方两三剂即缓解。为了巩固疗效，患者又要求服加味逍遥散10多剂。至今10多年，未再反复。并且在北戴河治愈多例类似病人。

此后先父又以本方治愈两例男性儿童，因顽皮在学校受到批评后，发生头向一侧偏转、抽动，口眼随即歪斜，且口中“吭吭”有声。均用本方3~5剂缓解，8~9剂痊愈。

4. 舞蹈病

某男，14岁，武清县城关公社学生，1972年8月诊治。

主诉：患者由其父背负而来。其父叙述：该学生平时不爱说话，因故挨打后，没有吃饭，夜间睡在窝铺，受寒而得病。表现为浑身乱动，鼻、口、眼也一起动，已经20多天，只有睡着了才“老实点”。说话不清楚，吃饭、喝水都得喂，走路摇摇晃晃，好像喝醉了似的。大便八九天一次。曾在廊坊地区医院、县医院治疗，中医诊断为“受风”，西医诊断为“舞蹈病”，治疗无效。

检查：四肢无意识地舞动，口眼不时抽动、歪斜，语言含混不清，体温略高，有汗，恶风（患者穿衣较多，一走动则身上起“鸡皮疙瘩”）。舌略红，苔白厚，脉弦有力。

分析：这个病例和前三个病例有两点不同：第一，这个病例动的部位涉及全身。第二，这个病例有表证（发热，汗出，恶风）。《素问·阴阳应象大论》说“风胜则动”，这个患者的四肢无意识地舞动，口眼不时抽动、歪斜等动象，和风胜有关系。是外风，还是内风？发热、汗出、恶风是外风（表虚证），从挨打、敢怒不敢言来看，和肝又有关系。据此，此病例当属内外合邪。既有风邪上扰清窍的口眼不时抽动、歪斜，语言含混不清，又有怒伤肝，肝不主筋，筋不能“束骨而利机关”的四肢无意识地舞动。

患者有表证（发热，汗出，恶风），又有里证（大便八九天不通），本应解表攻里，用防风通圣散，但是舌苔白厚，不黄不燥，解表攻里又恐外邪内陷，于是按照先表后里的原则，处以桂枝汤解肌祛风，加龙骨、牡蛎重镇潜阳息风。

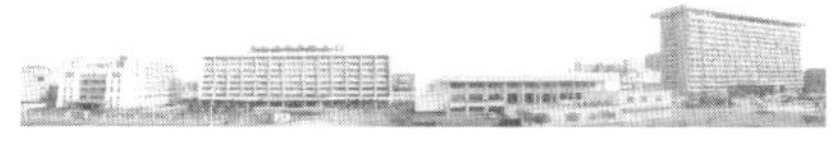

二诊：前方服用3剂后，表证（发热，汗出，恶风）已解，四肢无意识地舞动、口眼不时抽动、歪斜等有所减轻；但大便至此已10余日未解，当前里证为急。根据《素问·标本病传论》“小大不利治其标”的治疗原则，通大便为当务之急。用何方通便？承气汤类可否？患者舌苔白厚，虽无大便，但无所苦，不对证。先父考虑再三，认为柴胡加龙骨牡蛎汤较为适宜。因本方中有大黄可以通便，龙骨、牡蛎可以重镇息风而制动。《伤寒论》230条曰：“阳明病，胁下硬满，不大便而呕，舌上白胎者，可与小柴胡湯，上焦得通，津液得下，胃气因和，身濈然汗出而解。”程应旄注曰：“胁下硬滿，不大便而呕，是大柴胡汤证也。其用小柴胡汤者，以舌上白胎，犹带表寒故也。”据此可知，方中所含小柴胡汤部分也有通便作用。拟原方，大黄用三钱（另包），3剂。并嘱咐家属：如果大便每天超过一次，可自行减去一半用量。

三诊：大便已通（大黄未减量），每天一次。动的表现，只有两个拇指不时竖起，不时努嘴外，其他已消失。舌苔变薄，脉弦硬变和缓。原方大黄改用一钱。3剂。

四诊：恢复正常。原方继续服用，3剂。

类似病例尚有6例，均是经西医明确诊断为“舞蹈病”者。除以一例“风湿性关节炎”合并“舞蹈病”反复一次外，余者皆顺利治愈。

5. 神经性心动过速

某女，20岁，某厂民兵，1971年9月诊治。

主诉：由家属与厂领导陪诊并代诉。患者平时心跳不少于120次/分，重时可达200次/分。除心悸外，还善恐易惊（稍有异响身即抖动），夜间不敢关灯独睡，两眼发直，坐卧不宁，不思饮食，大便秘结。

因战备值夜班，同事开玩笑（用报纸作假面具）受惊吓而发病。病发已经数月，多次治疗不效。

查看其病例，或诊断为“神经衰弱”“神经官能症”，或诊断为“心动过速”“惊悸”。心电图报告：“窦性心动过速”。

检查：面部表情有恐惧感。舌略红，苔黄腻。脉滑数。

分析：《素问·举痛论》曰：“惊则气乱。”“惊则心无所倚，神无所归，虑无所定，故气乱矣。”患者病起于惊吓，导致气机紊乱，心无所倚，神无所归，虑无所定，从而出现心悸、善恐易惊、坐卧不宁等。故当以镇惊安神为治。

查阅患者以往所服的药物：西药有安宁、冬眠灵、鲁米那、胍乙啶等。中药有朱砂安神丸、二至丸、补心丹、磁朱丸、归脾汤等。因其舌略红，苔黄腻，脉滑数，考虑为胆虚痰扰证，用温胆汤加磁石、朱砂、龙骨、牡蛎、菖蒲、远志。3剂。

二诊：服上方后无效，大便仍未通。改用柴胡加龙骨牡蛎汤，3剂。

三诊：心率已低于100次/分，精神好转，睡眠安静。大便每日1次，略干。舌苔已由黄腻变为薄白，脉滑数。原方继续服用3～6剂。

间隔半月余，该患者陪同其女同事前来看病，说她的病已经痊愈。

6. 肝豆状核变性

某男，48岁，黑龙江五常县领导干部，1973年诊治。

主诉及病史：患者由家属三四人背负而来，带有多年积存很厚的“健康手册”。由当时实习的西学中学员重点摘录如下：患者于1969年底因脑力劳动过度出现头痛，失眠（有时彻夜不能入睡），继而头摇，手颤。此后，病情逐渐加重，全身颤动，不能自主，情绪波动时更明显。1970年在哈尔滨治疗，某医院诊为“动脉硬化性心脏病”，治疗无效。1970~1971年曾辗转于哈尔滨、北京、天津多家医院治疗，因疗效不好，1971年底去上海治疗。上海某医院诊为“帕金森综合征”“威金逊氏病”，用舒芬丙烷磺酸钠治疗一个多月，无效。后又去上海另一医院，诊为“肝豆状核变性”，用排铜药等治疗，无效。1973年7月又于上海某医院求治，用青霉胺治疗，依然无效。1973年8月来先父处诊治。

检查：四肢震颤、抽动，手足心热，语言含糊不清。舌红无苔，脉弦劲有力。血压约在160/100mmHg以上（因颤动，由两人扶持测试，不是太准确）。

分析：综合病情演变过程，患者因过度用脑损伤肾阴（肾藏精，主骨，生髓，脑为髓海），由于乙癸同源，进一步导致肝阴不足，不能荣筋，筋脉失养而出现四肢震颤、抽动动风等表现。其治宜滋阴柔肝息风。拟用《医学衷中参西录》镇肝息风汤加减进行观察。6剂。

二诊：患者服镇肝息风汤后，手足心热逐渐好转，舌质转淡，近乎常人，并长出薄白苔，但震颤、抽动无变化。据此，试用柴胡加龙骨牡蛎汤1~6剂。

三诊：用柴胡加龙骨牡蛎汤后，明显好转。继续服用6剂。

此后，患者每周来门诊一次，取药6剂（基本上用原方）。

七诊：患者扶栏杆自行上楼，穿衣、饮食、二便均能自理，同时可以握笔写信。因住旅馆诸多不便，又因天气寒冷（春节将至），准备回黑龙江家中治疗。临走时带四张处方：第一张是镇肝息风汤（有手足心热时服），第二张是柴胡加龙骨牡蛎汤（平时常服），第三、四两张是前二方配制丸药的处方。

患者离津后连续服汤药约30剂，后改用丸药，病情继续好转，并不断地介绍一些病人来津求治。1976年春节前亲笔写了一封很长的信，寄给先父表示问候。信中的字体很工整。他在信中说：只有精神紧张时有轻微颤抖，平时无任何不舒服的感觉，还能骑自行车走数十里地。

类似患者尚有四例，均经西医明确诊断为“肝豆状核变性”，用柴胡加龙骨牡蛎汤治疗，效果均很满意。后因地震失去联系。谁料1982年10月四个病人当中的一位（本市河北梆子剧团的画家），经多方询问找到家里。说地震失掉联系后，按原方服了一个阶段，随即上班了，除精神紧张时右手有轻度抖动外，平时可以正常书画。这次要求开一张方子，以便除根。

另外，本市某医院西学中的医生（曾随先父实习）来信说，曾用柴胡加龙骨牡蛎汤治愈一例“肝豆状核变性”的患者，方中的铅丹未改用朱砂，没有发现副作用，并询问善后调养方法。

7. 癔病

某女，42岁，黑龙江五常县银行干部，1974年10月诊治。

主诉：摇头数月，开始较轻，越来越重。因不住摇头以至于头晕眼花，睡眠不安。胸闷，气短，不思饮食，口干，口苦，小便黄，大便干。因生闷气后发病。曾在当地治疗，西医诊为“癔病”，中医诊为“摇头风”，吃药都没有效果。现由县里某领导介绍来津治疗。

检查：头不断左右摇动，目眦青，舌红，苔黄腻，脉弦数。

分析：患者有头不断摇动、目眦青的表现，以及生闷气的诱因，根据《灵枢·五阅五使》“肝病者，眦青”与《素问·阴阳应象大论》“怒伤肝”“风胜则动”，当属肝风内动。口干、口苦、头晕眼花、不思饮食又符合《伤寒论》“少阳之为病，口苦，咽干，目眩也”和“胸胁苦满，默默不欲饮食……小柴胡汤主之”的条文。因此，用柴胡加龙骨牡蛎汤当属对证，3 剂。

二诊：病情显著好转，嘱原方服 3～6 剂。

三诊：前方共服 6 剂，现在症状全部消失，准备带药回家。原方 6 剂。

类似病患尚有七八例，其中 3 例病已数年，3 例中有 1 例常年吃猪尾巴。余者病程短。无论患病时间长短，用本方均有疗效。

8. 颜面肌肉痉挛

某男，43 岁，本市某公司干部，1972 年诊治。

主诉：右侧面部肌肉跳动四五年。初起时偶有跳动，现在跳动连续不断。同时伴有头痛、头晕、耳鸣，心烦易怒，口干、口苦，睡眠不安，小便黄。几年来从未间断治疗，被诊为：颜面肌肉痉挛、高血压。但吃药、针灸、理疗效果都不好。

检查：右侧面部肌肉不时抽动，口眼向右侧歪斜。舌略红，苔黄厚，脉弦数有力。

分析：面部肌肉不时抽动、口眼歪斜，属动风之象。心烦易怒，口干、口苦，小便黄，舌略红，苔黄，脉弦数有力等为肝胆有热的表现。当以清肝胆之热、平息肝风为治。

因柴胡加龙骨牡蛎汤中的柴胡、人参、桂枝、生姜有温热升提作用，影响血压，开始用龙胆泻肝汤加生石决明、钩藤、全蝎、僵蚕。3 剂。

二诊：服上方效果不明显，改服镇肝息风汤。3 剂。

三诊：用上两方仍无明显效果，试服柴胡加龙骨牡蛎汤。3 剂（叮嘱患者，如有血压升高等不良反应可停药）。

四诊：服柴胡加龙骨牡蛎汤没有不良反应，面部肌肉抽动、口眼歪斜逐渐好转。原方继服 6 剂。

五诊：除每日偶有面部肌肉轻微抽动外，其他表现均已消失。原方再服 6 剂，以巩固疗效。

类似病例尚有 4 例，病情均比此例轻，径用柴胡加龙骨牡蛎汤，都取得了满意的疗效。

9. 脑震荡

某男，19 岁，学生，1974 年诊治。

主诉：其父代述，患者在劳动时开展竞赛，不慎甩掉铁锨头，连同泥土、石块全部砸在自己的头部。当即昏迷，抽风，呕吐。急送医院救治，诊断为“脑震荡”。至今已经 6 天，还未清醒。

检查：神志不清，肢体强直、抽搐，数分钟一次，不时呕吐。头部无破伤。脉弦，参伍不调（忽疾忽缓）。

分析：①发病与头部外伤、局部瘀血有关，当用活血化瘀的药物。②肢体强直、抽搐属肝风内动，应当考虑使用镇肝息风的药物。③呕吐是胃失和降，和胃降逆止呕药不可少。④昏迷，频频抽搐，呕吐，病势急迫，甘味缓急药物亦宜合入。

综合以上的思路，当予柴胡加龙骨牡蛎汤合甘麦大枣汤，出于以下几点考虑：柴胡加龙骨牡蛎汤中的半夏、生姜可以降胃止呕(《金匮》治呕吐的小半夏汤即此两味药)。柴胡加龙骨牡蛎汤中的龙骨、牡蛎、朱砂、茯苓可镇惊安神解痉，大黄能活血祛瘀。《珍珠囊补遗药性赋》曰："通秘结，导瘀血，必资大黄。"甘麦大枣汤有缓急作用。

2 剂，试服。并嘱患者家属小量频服，以防呕吐。

二诊：患者之父来门诊述说，第一剂药半夜即服完，抽风、呕吐已止，逐渐清醒。第二剂今天上午服完，开始进食，只是说头痛、头晕，周身乏力。予原方 2 剂。每日 1 剂，分两次服。

三诊：患者步行而来，家属和本人都很高兴，说只有轻微的头痛、头晕，乏力，余无不适。原方再服 2 剂。

数日后，其父陪同单位领导来门诊看病，说患者已完全恢复正常，没留任何后遗症。1981 年铁路局一位领导来看病，谈及此事时说：该子早已分配售票工作，很正常。

1974 ~ 1982 年应用本方治疗六七例脑震荡后遗症（头痛、头晕、恶心）的患者，皆有满意的效果。

10. 贲门痉挛

某男，35 岁，本市某局基建科干部，1976 年夏诊治。

主诉：从胸到胃脘胀满疼痛难忍（严重时捶胸捣墙），上下自觉阻塞不通，进食发噎，经常呕吐，睡觉时必须半卧，否则张口即吐。所吐之物为黏液和食物，量不多，臭如败卵。难受至极，必须用手指探吐，吐出大量食水，胀满疼痛才能暂时缓解。畏惧饮食，如吃也必须是热的。极度乏力，大小便都少。

起病 3 年余，曾多次到医院作上消化道造影，开始认为是"贲门癌"，后经观察及数次上消化道造影，诊断为"贲门痉挛"。一直不间断服药，但都无效。

检查：形体消瘦，面色萎黄。舌偏红，苔黄腻，脉沉弦。X 片示食管中上段极度扩张，下段明显狭窄。

分析：《医学三字经・心腹痛胸痹第七》云："痛不通，气血壅，通不痛，调和奉。"并自注曰："痛则不通，气血壅滞也。通则不痛，气血调和也。"高士宗云："通之之法，各有不同。调气以和血，调血以和气，通也；下逆者使之上行，中结者使之旁达，亦通也；虚者助之使通，寒者温之使通，无非通之之法也。若必以下泄为通，则妄矣。"《素问・举痛论》说："寒则气收。"本例患者喜热饮食说明有寒，"寒则气收"，故而出现贲门痉挛。其胸脘胀痛、发噎、上下不通的感觉均与饮食物停滞食道不能顺利入胃有关。因不时呕吐及入胃之饮食物少，所获得的水谷精微不足，自然形体消瘦，极度乏力。

考虑患者有寒，而"寒者温之使通"，当用温热药，予理中汤合吴茱萸汤。3 剂。

二诊：上方未能缓解病情。"寒者热之"，热药为何无效？仔细思之，患者舌偏红、苔黄腻，并非纯寒，且当下呕吐为急，"急则治其标"，不妨用柴胡加龙骨牡蛎汤，将方中生姜的用量加重，一面温以胜寒，一面止呕吐(《医宗金鉴・杂病心法要诀》谓"呕吐生姜为圣药”），而柴胡加龙骨牡蛎汤整体上有重镇安神解痉的作用。2 剂。

三诊：服 2 剂后，诸症有所缓解，又自行连续吃了 10 多剂。现在疼痛停止，胀满明显减轻。偶有呕吐、饮食发噎，夜能平卧，二便量增多，并且恢复了半日工作。患者要求两天吃一剂药（当时正逢地震，煎药不方便），予原方 10 剂。

先父除了应用柴胡加龙骨牡蛎汤治疗上述病证外，应用本方还治疗了癫证、痫证、小脑萎缩等病多例。其中痫证（西医的癫痫病）小儿多由惊吓、老年人多由情志抑郁诱发。经用本方可有延长发作间隔、缩短发作持续时间、减轻症状的效果。

个人体会，凡神经精神方面的疾病，属于热证、实证或偏热、偏实证，用其他药无效者，可用本方观察治疗。

二、炙甘草汤验案

（一）来源

1. 方剂组成

甘草四钱（四两，炙），生姜三钱（三两，切），人参五钱至两（二两），生地黄五钱（一斤），桂枝三钱（三两，去皮），阿胶三钱（二两），麦门冬五钱（半升，去心），麻仁三钱（半升），大枣十五枚（三十枚，擘）。

上九味，以清酒七升，水八升，先煮八味，取三升，去滓，内胶烊消尽，温服一升，日三服。一名复脉汤。

原方以水酒同煎，现不用酒。

2. 功能

益气补血，滋阴复脉，故又称复脉汤。

3. 适应证

伤寒，脉结代，心动悸。

先父认为，本方并不一定必须是伤寒病（外感病）“脉结代，心动悸”才能应用，凡由大汗、大吐、大下、大出血引起气血虚损，出现脉结代、心动悸，均可应用。曾用本方治疗“甲状腺功能亢进”，初用逍遥散及咸能软坚药海藻、昆布等，疗效不满意，有心律不齐时则用本方。治疗 20 余例，疗效比较满意，不仅对心律不齐有效，且对“甲亢”也有疗效。

大便不实者去麻仁；因“甲亢”病在上焦，病灶在上，故加桔梗三至五钱；性情急躁易怒者，加疏肝理气药香附、枳壳、青皮等；精神紧张、自汗、手颤、心悸，加龙骨、牡蛎各五钱至二两；甲状腺明显肿大者加黄药子三至五钱（王肯堂《证治准绳》中有黄药子酒治瘿的记载）。

（三）验案介绍

某女，29 岁，天津渔网厂工人，1978 年诊治。

主诉及病史：患者长期因家庭及单位琐事郁闷不舒，感觉咽部堵闷，去厂医务室看病，医生检查咽部不红，没有炎症，按“梅核气”治疗，给予“加味逍遥丸”“橘红化痰丸”。服药 20 多天，咽堵没有减轻，又发现颈部右侧肿大。经某医院检查，确诊为甲状腺功能亢进症，给予他巴唑等药物治疗。患者服药 1 个月后，病情未见缓解，于是来看中医。当时根据患者颈部肿大（不红），急躁易怒，舌红、脉弦细，结合西医甲亢的诊断，

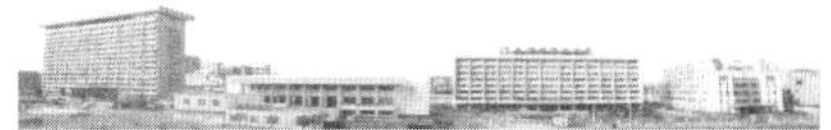

先父予炙甘草汤加香附、青皮、黄药子。3 剂后复诊，病情大见缓解，其后陆续服用原方一个月，已无明显不适，甲状腺素的数值已经正常。劝其心胸开阔一些，平素可用玫瑰花、玳玳花泡水代茶饮用。

先父用炙甘草汤治疗甲亢，是受一个病例的启发。1971 年在门诊带实习时，遇到一名甲亢患者，有炙甘草汤的适应证，用了炙甘草汤后，不但心悸、脉结代好转，甲亢也缓解，治疗一个阶段，两种病的表现基本消失。此后有意识地用本方观察了二三十例，均有满意的疗效。

三、防风通圣散验案

（一）来源

1. 组成

防风、川芎、当归、芍药、大黄、芒硝、连翘、薄荷、麻黄各半两，石膏、桔梗、黄芩各一两，白术、栀子、荆芥穗各二钱半，滑石三两，甘草二两。为粗末，每服一两，加生姜，水煎服，日二次。

现代用汤剂，其用量按原方比例酌减。

2. 功效

疏风解表，清热泻下。

3. 适应证

外有风邪，内有蕴热，表里俱实。

防风通圣散出自刘元素《宣明论方》，是一张很常用的方子，可用于治疗多种疾病。天津民间有“有病没病，防风通圣”的俗语。陈修园《医学三字经·医学源流第一》有“若河间，专主火，遵之经，断自我，一二方，奇而妥”数语，并自注“一二方，奇而妥”，曰：“如六一散、防风通圣散之类，皆奇而不离于正也。”其《时方歌括》所选 108 张方剂中就有本方（泄可去闭五十六防风通圣散），自注曰：“河间制此，解利四时冬寒、春温、夏热、秋燥正令伤寒。凡邪在三阳，表里不解者，以两许为剂，加葱、姜，淡豉煎服之，候汗、下兼行，表里即解……今人不解其妙，以河间过用寒凉，仲景《伤寒》初无下法，弃而不用，真可惜也。不知其法神捷，莫不应手取效，从无寒中痞结之变，即有一二不解者，非法之未善，则必传阳明故也。”杨栗山《伤寒温疫条辨》治疫十五方中“解散阴阳内外之毒无所不至”的增损双解散，就是本方化裁而成的。

（二）验案介绍

先父应用本方治疗 3 例皮肤病，兹举一例如下：

沈某，女，50 岁，1975 年夏诊治。

患者 1974 年赴京探亲，第二天全身出现少量红色皮疹，一二天后痒剧，某院曾诊断为“荨麻疹”。10 余日后疹遍全身，高热、痒甚，考虑“药疹”，但服脱敏药无效。回津后辗转多家医院，或诊为“湿疹”，或诊为“过敏性皮炎”，西药治疗无效。最后某院诊为“皮肤癌”。

当时周身皮肤及颜面鲜红，满布暗红丘疹，多数已融合，局部浮肿有水泡，两目红赤，高热无汗，口渴喜冷饮，剧痒，便秘，小便短赤，舌绛，苔黄腻，脉洪数有力。

此为表里俱实之热毒证，方以大剂防风通圣散加银花二两。3 剂后症减。开始时热见

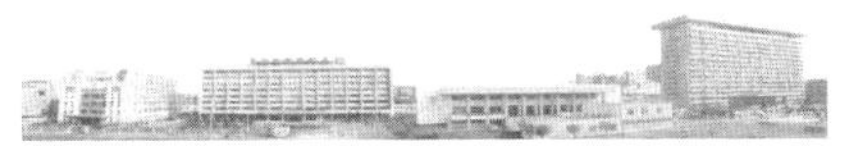

退，大便通，少许汗出，皮疹减少。后伤阴严重，舌光无苔，而改清热、凉血、滋阴。方用清营汤加滋阴药，40余剂后周身皮肤大片脱落，手足呈套状，头发、手足指甲全部脱换一新。

此后遇两例类似患者，但症较轻，经用本方治疗，很快痊愈。

后先父参考文献以及和西学中的医生讨论，认为该三例患者为现代医学所谓的剥脱性皮炎。

说明：以上医案从未正式发表，其相关内容曾经做过学术讲座，1976年天津市中医医院（现天津中医药大学第一附属医院）内部刊物《老中医经验选编》所载相关内容，系经过该刊编辑部剪裁的。

先父日诊数十人，而记载的医案甚少，加之1996年骤然离世，未及整理，现今留存更少，惜哉！

论　著

[1] 中医秘方验方汇集·第一集（先父系献方人）. 天津市卫生局，1956.

[2] 吴仕骥，刘宝奇.《金匮要略》水与气血病理相关论初探. 天津中医学院学报，1983，(2)：9-14，29.

[3] 吴仕骥，刘宝奇.《金匮要略》水与气血病理相关论初探（二）. 天津中医学院学报，1983，(3-4)：11-15.

[4] 刘宝奇."病痰饮者，当以温药和之"初探. 天津中医学院学报，1983，(3-4)：8.

【整理者】

刘国柱　1947年生，刘宝奇之子，天津中医药大学副教授。

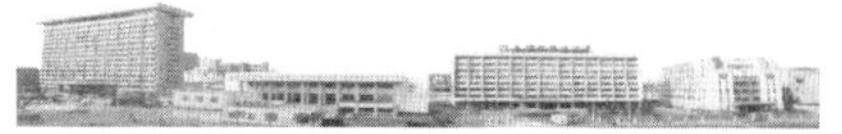

张　丽　蓉

名家传略

一、名家简介

张丽蓉（1924—2011），女，汉族，辽宁省新民县人，中共党员，主任医师，天津市中西医结合妇产科的开拓者、带头人。天津市中心妇产科医院中西医结合科的创业者、奠基人，享受国务院政府特殊津贴。曾任中国中西医结合学会四诊专业委员会主任委员、中国中西医结合学会妇产科专业委员会委员、天津市中西医结合学会理事、天津市中西医结合学会管理专业委员会委员、天津市中西医结合学会妇产科专业委员会主任委员。天津市中心妇产科医院中西医结合科主任。全国第二批老中医药专家学术经验继承工作指导老师。曾多次被评为市级劳动模范、先进工作者、“三八”红旗手。

二、业医简史

张丽蓉主任1952年毕业于天津市产科医专，毕业前就考取了卫生部医师资格。上世纪50年代末，她响应党的“西医学习中医”的号召，从天津中医学院“西医离职学习中医班”起步，加入中西医结合这支医疗队伍。她自幼就养成了坚毅果敢、倔强自信的性格，从不畏惧困难和险阻。她所走过的中西医结合道路是艰苦而又曲折的，她能在西医妇产科专家云集的天津市中心妇产科医院开辟创建中西医结合妇产科的医疗科研基地，体现了她的创新与创业精神。早在上世纪50年代后期和60年代初期，在下厂为女工医治妇科疾病和为农村妇女防治子宫脱垂的过程中，她充分体会到中医中药和针灸的良好效果，更坚定了走中西医结合道路的信心。在离职学习中医期间，她先后跟随古今人、顾小痴、董晓初及哈荔田等享誉津门的名老中医学习，博采众长，较全面地掌握了中医的基础理论与诊治方法，为其后来成为医术高超、科研硕果累累的专家奠定了坚实基础。

她从事妇产科工作50余年，始终奉行基础理论与临床实践相结合、医与药相结合、继承与借鉴相结合、多学科与多层次多方位相结合的理念，积累了丰富的临床经验，在不孕症、更年期诸症、妇科常见病等方面有独特的见解，使数以千计的不孕症患者喜得宝宝，让无数中年妇女安全平稳的度过更年期。她亲自主办和主持了两次全国的中西医结合妇产科的研讨班和学习班，还应邀赴前苏联、德国、美国、芬兰，以及中国台湾和香港等地讲学和学术交流。

三、主要贡献

张丽蓉主任从事中西医结合妇产科临床工作50余年，在妇科领域的常见病、疑难病

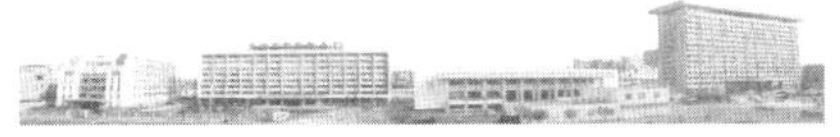

方面积累了丰富的临床经验。由她的验方研制并成功投放市场和临床的“更年安”“春血安”“血府逐瘀胶囊”“消结安”“痛闭安”“六仙安”“地锦袋泡剂”等中药制剂，不但在国内畅销，有的还远销海外。

她将自己多年积累的经验、成方、验方总结著书，先后出版了6部专著，被业内同道称之为“医学高产作家”，她还主持了九项科研项目（均为项目负责人），均获国家和市级科技成果奖。

其中“更年安”中成药研制获1982年天津市科技成果二等奖，1985年国家金龙奖。“电子计算机汉字系统对妇科九种疾病的辨证施治”获1983年天津市科技成果二等奖。“痛闭安”外敷新药获1984年天津市科技攻关奖。“中西医结合治疗更年期综合征的研究”获1986年天津市科技进步三等奖。“春血安”中成药研制获1987年天津市科技成果三等奖。“天津地区健康人舌象调查和实验研究”获1987年天津市科技进步三等奖。“中西医结合治疗外阴白色病损临床与实验研究”获1996年市局科技进步成果二等奖。“中西医结合治疗输卵管不通临床观察”获1997年天津市科技进步成果三等奖。“破瘀消癥法治疗巧克力囊肿”于2000年通过天津市卫生局科技成果鉴定。

学术思想

一、处理好局部病变与整体的关系

张主任认为，在人的机体中，各种功能活动都是在整体关系中实现的，因此在治疗妇产科疾病过程中，应注意从整体着眼来认识和把握局部性器质、功能的病变，以便明确诊断和治疗。

如在不孕症中女方局部病变的原因有子宫发育异常、输卵管异常、卵巢异常等，对此，不仅要从局部治疗上采取相应的措施，而且要与其他脏腑功能联系起来考虑，给予整体治疗。中医学提出：“肾为封藏之本，精之处也”，“肾司生殖”。所以不孕症除了同生殖器官的器质与功能异常有关外，还同全身状况特别是肾有关，故在治疗中予以滋肾益气、补血、调节肾气平衡，使许多不孕症患者获得治愈。

二、处理好疾病的共同规律与不同个体症状差异的关系

每种疾病都有其基本规律，但在不同患者身上，或在同一患者病情发展的不同阶段，又表现出不同的特点。在诊断治疗中能否处理好共性与个性的关系，是治愈的关键之一。

如习惯性流产辨病多属于生殖器官异常，辨证则多为肾气衰弱，经脉失养，这是习惯性流产的共同机理。但为什么有的患者常在怀孕第二月流产，而有的患者又不同呢？这就说明还有某种特殊性。中医学的“随月经养”学说提供了非常重要的线索。“随月经养”学说指出：妊娠的不同月份由不同的经脉滋养胎儿，如一月肝经养，二月胆经养，三月心经养，四月三焦养，五六月脾胃养，七月肺经养，八月大肠经养，九月肾经养，并强调逐月不能针灸其经，针后胎必堕。这就启示我们：习惯性流产因为该经有病不能养胎。所以针对妊娠的不同月份，结合经脉养胎的具体情况，针药并用，补其经脉，调其平衡，就可能使胎元得固，免于流产。

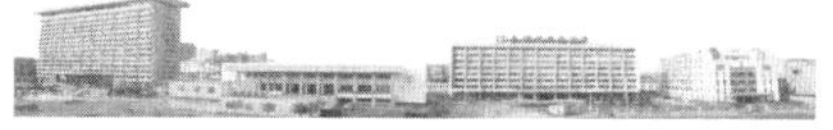

三、处理好机体内双向反应间的关系

机体反应的双向性，表现为外向与内向，兴奋与抑制，亢进与减退。这种双向性在调节功能、免疫功能中表现最为突出。从神经—体液调节到器官、组织的自身调节，都是双向性的。双向性的存在，表明人体是在运动中保持相对平衡的。在治疗疾病时，张主任注意认识并利用了这个规律。如按“随月经养”理论所指出的，在不同月份养经的穴位，在流产时针后可以保胎，引产时，针各养经的同样穴位，用强刺激手法，又可以起到引产作用。再如，在妊高征的治疗中，以滋阴潜阳、调节平衡提高疗效，为治疗妊高征开辟了新路。

临证经验

一、更年期综合征的治疗经验

女性更年期综合征是妇女将届经断之年，肾气渐衰，冲任亏虚，精血不足，阴阳俱虚，不能濡养温煦其他脏器，而出现种种症状。根据“急则治其标，缓则治其本”的原则，张丽蓉主任总结多年经验，将其归纳为阴虚阳亢型、气滞血瘀型和痰湿内阻型，治法用药如下：

（一）滋阴潜阳，镇静安神

以熟地、山萸肉、山药、茯苓、泽泻、丹皮、首乌、元参、麦冬等滋阴补肾，夜交藤、磁石、珍珠母镇静安神。出汗多者加浮小麦、生牡蛎，心烦甚者加栀子、合欢花，头晕明显加石斛、桔梗、甘草，头痛加蔓荆子、白芷、菊花。中成药更年安就是根据上述验方精心筛选药味，合理配伍研制而成。

（二）活血化瘀，除烦安神

以柴胡、桔梗、枳壳、甘草疏肝行气解郁，桃仁、红花、牛膝、当归、赤芍、川芎、生地养血活血化瘀，镇静除烦。失眠加琥珀；焦虑抑郁重者加夜交藤、何首乌、大枣；心烦加栀子、淡豆豉；心悸加丹参、远志；纳差，胃脘胀闷加玫瑰花、玳玳花。

（三）祛湿化痰，健脾和胃

以陈皮、半夏、茯苓、甘草行气燥湿化痰，补脾和胃，竹茹、枳壳清热除烦，理气宽中，合欢花、厚朴花解郁安神，开郁化湿。腹胀加大腹皮、莱菔子，心悸加远志、柏子仁，痰迷心窍加南星。

二、不孕症的治疗经验

女子不孕与肾、冲任脉功能密不可分。《内经》云：“肾者主蛰，封藏之本，精之处也。”肾气旺盛，真阴充足，任脉通，太冲脉盛，则月事以时下，即能生育。若肾阳不振，真阴亏耗，或因气滞血瘀，痰湿内阻，冲任不足，均难摄精成孕。肾阳虚和肾阴虚均可引起不孕，但临床以阳虚多见。肾阳不足，命门火衰，不能化气行水，寒湿注于胞中，以致宫寒不孕。体质素虚，肾阴不足，或失血伤津，冲任空虚，血少不能摄精成孕。阴虚火旺，内热血枯，亦难摄精成孕。由于情志不畅，或怒后伤肝，肝气郁结，气血不通，亦不能摄精成孕。素体肥胖，痰湿内生，气机不畅，月经失调，躯脂丰满，阻塞胞宫，则不能成孕。治则用药如下：

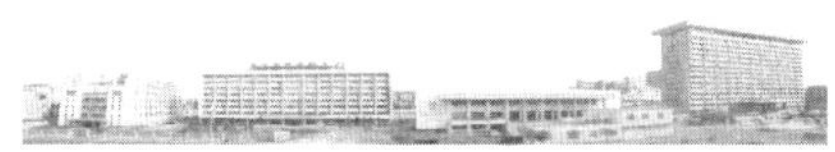

（一）肾虚

1. 肾阳虚：温肾助阳。以熟地、泽泻、茯苓、山萸肉、山药滋阴填精，附子、肉桂、淫羊藿温肾助阳以化阴，何首乌、枸杞子补益肝肾，元参、麦冬、丹皮养阴清热，佐附子、肉桂大辛大热使不过热。

2. 肾阴虚：滋阴益肾。以熟地、泽泻、茯苓、山药、山萸肉、丹皮滋阴补肾，桑寄生、川断补肝肾，强筋骨。

3. 肾阴阳两虚：滋阴助阳，阴阳双补。熟地、泽泻、山药、丹皮、山萸肉、茯苓滋阴补肾；附子、肉桂、淫羊藿温肾助阳；首乌、枸杞子补肝肾，益精血；车前子清热渗湿，牛膝补肝肾，利水下行，两药合用清肝肾经之热，牵制附子、肉桂的大辛大热。

（二）气滞血瘀

疏肝理气，化瘀通络。以柴胡疏肝解郁为主药；当归、白芍养血柔肝，配白术、茯苓、甘草健脾和胃；丹皮、栀子凉血散瘀，清热除烦；橘叶疏肝行气；桂枝温通经脉。

（三）痰湿内阻

燥湿化痰，佐以活血。以陈皮、半夏、茯苓、苍术燥湿化痰，健脾理气；枳壳、香附、当归行气活血；红花、益母草活血祛瘀调经。

三、外阴白色病变的治疗经验

外阴白色病变是以外阴瘙痒、疼痛及外阴流水为主症，妇科检查可见外阴皮肤黏膜变白或并发萎缩、干裂、炎性渗出等体征。临床需要与外阴白癜风鉴别。最终确诊要依靠病理学检查。轻型：外阴皮肤发白区比较局限，无明显干裂及萎缩，有时伴有轻度的外阴炎。中型：外阴皮肤发白区范围局限或较广，伴有轻度萎缩、干裂或中度外阴炎。重型：外阴皮肤发白区范围弥散，伴有明显干裂、萎缩，或合并严重外阴炎、溃疡。中医学将该病归纳为“阴痒”范畴，认为本病产生的内因为脏腑虚损，肝肾功能失常，外因湿热或湿热生虫，虫毒侵蚀所致。临床上将本病分三期：I 期为外阴变白，瘙痒，外阴无萎缩，弹性好。II 期见外阴变白，痒甚或剧痒，大小阴唇萎缩，黏膜粗糙，弹性差。III 期见外阴变白，外阴痒甚或奇痒难忍，并有萎缩，可见皲裂或外阴溃疡等。另外有的患者由于外阴皮肤萎缩、变薄、变脆并发生皲裂，小阴唇萎缩，阴蒂与皮肤黏膜粘连。阴道口和/或尿道口狭窄，引起性交和排尿困难。该病的治法用药如下：

轻型及部分中型在门诊治疗，以外用洗药为主；重型及部分中型患者应住院，内服、外用中药及针灸等综合治疗。治疗后，重型转中型或中型转轻型者，出院后在门诊继续治疗。

（一）外洗药物处方

洗方 I 号：淫羊藿、鹿衔草各 30g。水煎熏洗，多用于轻型病例。

洗方 II 号：淫羊藿、鹿衔草、蝉蜕各 30g。水煎熏洗，多用于中、重型有瘙痒的病例。对上述洗药过敏或伴有白癜风者改用老鹳草 60g，水煎熏洗。

外阴流水者，在原方中加苍术、白鲜皮各 30g。外阴部潮红有炎症者，在原方中加金银花 30g，蒲公英 15g 熏洗，洗后外敷玉红膏（成分：当归 60g，白蜡 60g，甘草 45g，血竭 12g，轻粉 12g，紫草 6g，麻油 500g，白芷 15g）。

外阴白斑熏洗后无炎症者，外敷覆淫鹿软膏（成分：覆盆子、淫羊藿、鹿含草各等量，共研细末，鱼肝油调成软膏）。

（二）内服滋阴补肾的药物

何首乌 24g，川断 12g，寄生 12g，菟丝子 30g，枸杞子 12g，元参 10g，麦冬 10g，丹皮 10g，地骨皮 10g，益母草 30g，覆盆子 10g，必要时可加红花 10g，女贞子 10g，旱莲草 10g。

四、功能失调性子宫出血治疗经验

功能失调性子宫出血，属中医学崩漏范畴。崩漏是指不规则的阴道出血，骤然大量出血称崩，血量不多、淋漓不断称漏。二者可以相互转化，久崩则气血耗损，可能成漏；久漏不止，病势日进，也可成崩。因其病理基本一致，临床常并称崩漏。治则用药如下：

（一）肾阳虚

温补肾阳止血。以熟地、丹皮、泽泻、茯苓、山萸肉、山药、首乌滋补肾阴。附子、肉桂、淫羊藿温肾补阳。艾炭、炮姜炭温经止血。

（二）肾阴虚

滋阴补肾止血。以生熟地滋补肾阴，山药补脾固肾，山萸肉温补肝肾，泽泻渗泻肾浊，茯苓淡渗利湿，丹皮清泻肝火，何首乌补肾阴，川断补肝肾、止崩漏，寄生滋阴、补肝肾，海螵蛸固涩止血，茜草凉血止血。

（三）肾阴阳两虚

阴阳双补止血。以熟地、泽泻、茯苓、山药、山萸肉、牛膝、丹皮、首乌滋补肾阴，附子、肉桂、淫羊藿温补肾阳，黑芥穗升提耗散之气止血，杜仲炭、地榆炭补肾，收敛止血。

（四）脾虚

补脾摄血，引血归经。以党参、黄芪、白术、甘草补脾益气，木香理气醒脾，远志、酸枣仁、龙眼肉、当归养心安神，海螵蛸、茜草固涩止血。

（五）血热

凉血止血。以黄芩、黄连、黄柏清热泻火，栀子清热凉血，元参、麦冬养阴清热，女贞子滋补肾阴，旱莲草益肾阴、凉血、调经，海螵蛸、茜草固涩止血。

（六）血瘀

活血化瘀，理气止痛。以赤芍、川芎、桃仁、红花活血化瘀，当归活血调经，枳壳、桔梗理气，牛膝活血通络，五灵脂、蒲黄活血行瘀，散结止痛。

（七）痰湿内阻

燥湿化痰，佐以止血。以苍术健脾燥湿，香附理气调经，陈皮理气燥湿，半夏、南星燥湿化痰，茯苓健脾利湿，甘草和中补脾，橘红理气化痰，红花、益母草活血化瘀，淫羊藿温肾除湿，菟丝子补肾益精。

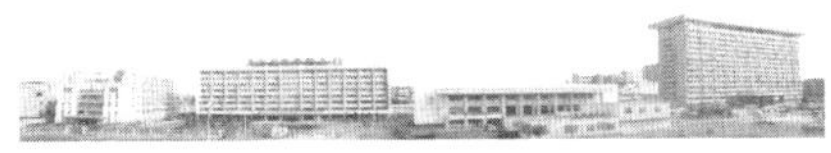

医案选介

一、更年期综合征

病案 1

邢某，女，47 岁。1983 年 2 月 17 日初诊。

主诉及病史：烦躁易怒，委屈哭泣，厌世 3 年余。患者 1980 年因调资问题生气而发病。抑郁不乐，烦躁易怒，委屈哭泣，胸闷，心悸，气短，失眠，健忘，纳呆，甚则悲观厌世，曾服 2 瓶敌敌畏自杀，经抢救脱险。于 1983 年 2 月 17 日由门诊收入院治疗。

心理测定：艾森克性格测定：内向不稳定型。IUNG 自我评定抑郁症量表积分：68 分，为中度抑郁。生活事件：1959 年大学毕业，1961 年因患类风湿病退职 14 年。1980 年调资时，因退职期间不算工龄，未能调资。

检查：甲皱微循环：有轻度瘀血。脉图：弦颤。尿雌三醇：0. 3555mg/24 小时。

舌红苔少，脉弦滑数。

西医诊断：更年期综合征，更年期忧郁状态。

中医诊断：绝经前后诸症。

辨证：郁怒伤肝，肝阴暗耗，肾水不足，阴虚阳亢。

治法：滋阴补肾，佐以安神。

方药：生熟地 30g，茯苓 15g，泽泻 10g，丹皮 10g，女贞子 15g，旱莲草 15g，豆豉 10g，栀子 10g，郁李仁 10g，夜交藤 30g，磁石 30g，珍珠母 30g，远志 10g，丹参 30g。

每日 1 剂。

更年安 6 片，每日 3 次；复方丹参片 3 片，每日 3 次；安定 5mg，每晚 1 次。

针灸：水沟、内关、太溪、百会、列缺、太冲、膻中、关元、气海。耳穴：子宫、心、交感、内分泌。每日 1 次。

1983 年 2 月 28 日二诊：治疗 10 天，食欲增加，睡眠转好，气短及烦躁明显减轻，舌红苔薄，脉弦细。原方加鸡内金 10g，玉竹 10g。同时针对病情进行心理治疗，请单位领导协助，给予精神上的劝解和安慰，长两级工资。

1983 年 3 月 14 日三诊：共服原方 24 剂，患者烦躁易怒、心慌气短、胸闷纳呆等症状明显好转，精神状况好，心情开朗，已不哭泣，舌红少苔，脉沉细。为巩固疗效，继续服用原方而愈。

【按】“七情”为更年期综合征主要病因之一，表现为心身同病。运用心理学对更年期综合征进行治疗是非常必要的。根据该患者的具体情况，向单位领导交代病情，协助我们做思想工作，解决了多年来悬而未决的工资问题，使患者如释重负，通过心理—生理调整，改善症状。

病案 2

王某，女，49 岁。1983 年 8 月 17 日初诊。

主诉及病史：头晕、乏力、出汗、烦躁欲死、失眠两年余，近两周加重。一年前患者因恚怒出现彻夜不眠，目直发呆，多疑，语无伦次，头晕，肢软等症。继而出现月经紊乱、提前、量少，曾就诊于某医院中医科、某医院脑系科，均排除脑神经疾患。精神病院怀疑是精神分裂病、神经官能症，予泰尔登、冬眠灵、礞石滚痰丸等药。精神稍有好转，但每逢经期、经前出现烦躁，语无伦次等症。本月因生气症状加重，乘家中无人之机，欲上吊自杀，被家属发现未遂。夜间再次服冬眠灵自杀未遂。次日来我院门诊治疗，服中药汤剂及西药多虑平、舒乐安定，症状有所缓解，由门诊收入院。

心理测定：艾森克性格测定：内向不稳定型。IUNG 自我评定抑郁定量表积分：79 分，为中度抑郁。生活事件：因调资问题与同事纠纷。

检查：激情素水平：轻度影响。甲皱微循环：袢顶及静脉有瘀血现象。脉图：弦滑。

舌质暗红，苔白，脉弦滑数。

西医诊断：更年期综合征，更年期忧郁状态（重度）。

中医诊断：绝经前后诸症。

辨证：情志不遂，肝气郁结，气滞血瘀。全身气机失调，心神逆乱则见烦躁、语无伦次、目直发呆等；阳不交阴，以致难以成寐。

治法：活血化瘀，疏肝理气。

方药：血府逐瘀汤。

当归 10g，生地 10g，桃仁 10g，牛膝 15g，川芎 10g，柴胡 10g，赤芍 10g，甘草 6g，桔梗 10g。

每日 1 剂。

更年安 6 片，每日 3 次；复方丹参片 2 片，每日 3 次；安定 1mg，每晚 1 次；多虑平 50mg，每日 3 次。

针灸：列缺、内关、神门、足三里、太阳、三阴交、太溪、风池、水沟、承浆、少海。每日 1 次。

1983 年 9 月 5 日二诊：服药 12 剂，自觉症状比入院时明显好转，头脑较前清楚，不胡思乱想，精神好，自杀的念头消失，夜梦多，头晕乏力，大便不成形，痰多，舌红苔腻，脉沉。处方：陈皮 10g，半夏 10g，茯苓 15g，甘草 6g，枳壳 10g，竹茹 10g，生龙骨 30g，生牡蛎 30g，牛膝 15g，丹参 30g，砂仁 10g，厚朴 10g，郁金 10g，柴胡 10g。

1983 年 9 月 12 日三诊：服药 6 剂后，大便正常，痰少，头晕，肢软，舌淡红，苔薄白，脉沉弦。处方仍以活血化瘀为主：桃仁 10g，红花 10g，当归 10g，白芍 12g，川芎 10g，枳壳 10g，柴胡 10g，牛膝 15g，甘草 6g，桔梗 10g，郁金 10g，远志 10g，夜交藤 30g。

1983 年 9 月 17 日四诊：服上方 6 剂，患者精神好，睡眠好，头晕消失。

【按】本例患者精神症状较重，且有自杀倾向，单纯中医治疗，很难在短期内奏效，故在治疗开始时采用中药、针灸，配合舒乐安定和多虑平抗焦虑，抗抑郁，以加强疗效。待病情好转时逐渐减少西药用量以致完全不用。由于采用了中西药结合的方法，患者很快恢复了健康。

病案 3

陈某，女，47 岁。1983 年 4 月 5 日初诊。

主诉及病史：头晕、烦躁、潮热、易哭 4 年余。患者自 1980 年开始，每值月经期前

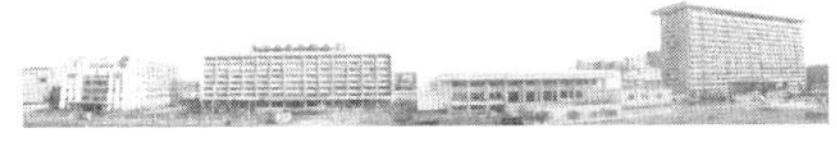

后即出现烦躁易怒，摔打物品，感情不能控制，心慌憋气，胸背痛，四肢麻木，失眠，偶见潮热，有突然昏厥现象。曾在某卫生院就医，服用大量西药，无明显疗效。后经中药治疗，自觉症状好转，但停药后复发。1983 年 3 月多次昏厥。做心电图诊为：窦性心动过速。2 日前，因生气症状加重，由门诊收入院治疗。

心理测定：艾森克性格测定：内向不稳定型。IUNG 自我评定抑郁定量表积分：65 分，为中度抑郁。生活事件：因其父被打成右派，工作受到影响。

检查：尿雌三醇：0. 145mg/24 小时。激情素水平：轻度影响 1 次，中度影响 1 次。甲皱微循环：轻度瘀血。

舌暗淡，苔少，脉沉细缓。

西医诊断：更年期综合征，更年期忧郁状态。

中医诊断：绝经前后诸症。

辨证：肝郁脾虚。

立法：疏肝健脾，安神祛痰。

方药：温胆汤加减。

陈皮 10g，半夏 10g，茯苓 15g，甘草 6g，竹茹 12g，枳壳 10g，厚朴 10g，磁石 30g，珍珠母 30g，夜交藤 30g，合欢花 30g，柴胡 10g，郁金 10g。

每日 1 剂。

针灸：曲池、内关、内池、太溪、太阳、印堂、阳陵泉、三阴交、肾俞、委中、太冲。每日 1 次。

治疗 9 天，精神与睡眠好转，无烦躁委屈和哭泣现象，腰背痛也减轻。舌红苔少，脉沉细略弦。治以补肾为主：淫羊藿 10g，巴戟肉 10g，远志 10g，磁石 30g，珍珠母 30g，山药 10g，山萸肉 10g。经治疗后痊愈出院。

【按】肝为刚脏，体阴而用阳，性喜条达而恶抑郁。每值经期，气血下聚于血海，致肝血不足，疏泄失常，故经期前后症状加重，情绪不能自制；肝气不舒，脾失健运，肝气挟痰浊上壅心胸，阻塞清窍，则突然昏厥。治疗应肝脾并治。方中枳壳、厚朴理气降逆，竹茹、半夏、陈皮、茯苓燥湿祛痰，夜交藤、磁石、珍珠母、合欢花镇惊安神，柴胡、郁金理气解郁。

二、不孕症

病案 1

王某，女，31 岁。1985 年 10 月 5 日初诊。

主诉及病史：已婚 2 年余，不孕。患者 17 岁初潮，月经周期错后，周期 2 ~ 3 月，行经 2 ~ 3 天，并且月经量少，用纸半包，经期腹部隐痛，近半年来出现闭经，需注射黄体酮才来月经。1985 年 7 月诊刮病理："小点分泌期子宫内膜，部分前在增殖"。曾测基础体温，呈低温单相。平素气短，纳食好，二便正常，有时腰痛，末次月经 1985 年 9 月 15 日其爱人查精液常规：活动率 85%，余项正常。

妇科检查：外阴已婚未产型，阴道通畅，宫颈光滑，穹窿空虚，子宫体水平位，稍小，活动，双附件阴性。

舌淡暗，苔薄白，脉沉细弱。

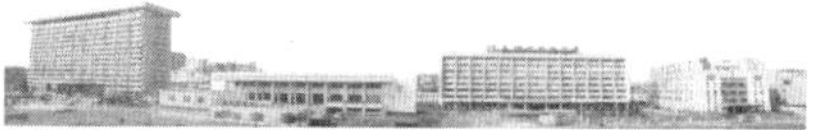

西医诊断：原发不孕症。

辨证：患者初潮较晚，先天肾气不足，精血不充，故月经错后，行经量少；肾虚精血亏虚，冲任脉虚，胞脉失养，不能摄精成孕，故无子。

治法：益肾助孕，滋养冲任。

方药：调助汤。

熟地 30g，何首乌 20g，枸杞子 10g，玄参 10g，麦冬 10g，丹皮 10g，益母草 30g，附子 10g，肉桂 10g，覆盆子 10g，菟丝子 15g。

6 剂。

1985 年 10 月 12 日二诊：患者于 10 月 5～7 日肌注黄体酮，每日 20mg，无不适，又给予上方 6 剂。

1985 年 10 月 19 日三诊：患者于 1985 年 10 月 13 日月经来潮，带经 2 天血净，月经量较以前增多，用纸 1 包，无经期腹痛，无腰痛气短。仍给予调助汤 12 剂益肾补精血。

1985 年 11 月 2 日四诊：末次月经 1985 年 10 月 13 日，现正值经前期，给予调助汤加桃仁 10g，红花 10g，淫羊藿 10g，巴戟天 10g，6 剂。

1985 年 11 月 16 日五诊：停经 33 天，基础体温单相，低温 35.7℃，症见腰痛，有时腹痛，舌暗红苔薄白，脉沉细。改用活血化瘀，佐以助阳，方用桂枝茯苓汤加味。

桂枝 10g，茯苓 15g，赤芍 10g，桃仁 10g，丹参 15g，香附 15g，莪术 15g，当归 10g，王不留行 10g，淫羊藿 10g，巴戟天 10g。

6 剂。

黄体酮 20mg，每日 1 次肌注，连注 3 天。

1985 年 11 月 23 日六诊：服中药 1 剂后基础体温上升，渐呈双相，又服调助汤 6 剂。

1985 年 12 月 14 日七诊：停经 2 月余。基础体温高相 27 天，末次月经 1985 年 10 月 13 日，有恶心呕吐，有时腰腹痛。舌淡红，苔白脉细滑。当日尿妊娠试验阳性，故改用益肾安胎法，以安胎饮加味。

川断 12g，寄生 12g，杭芍 12g，甘草 6g，菟丝子 15g，黄芩 10g，白术 10g，杜仲炭 15g，香附 10g，钩藤 10g，竹茹 10g，炙杷叶 10g。

6 剂。

黄体酮 20mg 肌注，每日 1 次，连续 7 天。

嘱患者继续来诊服用安胎中药，减少活动，注意休息。1986 年 4 月 12 日追访，已孕 6 个月，早孕经过顺利。

【按】患者结婚近 3 年不孕（男方精液常规正常），基础体温单相，在 36℃以下，揭示卵巢功能低下，无排卵。曾诊刮示：小点分泌期子宫内膜，部分前在增殖。妇科检查提示子宫稍小。患者初潮较晚，平素腰痛气短，由月经后错，经期量少渐至闭经，需肌注黄体酮才来月经。像这样分泌功能低下的不孕症，先采用益肾助孕法，后改用活血化瘀法，治疗 2 个月，共服中药 42 剂而成功妊娠。分析病例，认为益肾促孕对本病有促进，而活血化瘀助孕则是关键。

病案 2

李某，女，32 岁。1991 年 12 月 20 日初诊。

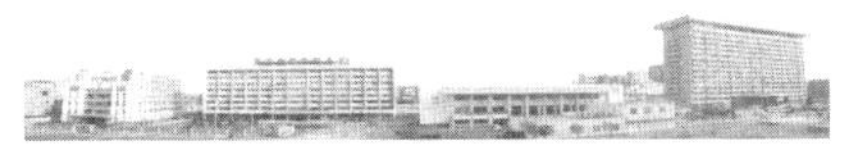

主诉及病史：已婚6年未孕。初潮15岁，月经周期28~35天，行经2~5天，量少，经期少腹疼痛，怕冷，乳房经常胀痛。1987年行诊刮术，病理回报：子宫内膜分泌欠佳。于1991年12月20日来诊，末次月经1991年10月13日。

妇科检查：外阴已婚未产型，阴道通畅，宫颈轻度糜烂，子宫体前位，正常大小，双附件阴性。

舌淡暗，边有瘀斑，脉弦涩。

西医诊断：原发不孕症，分泌欠佳。

中医诊断：不孕症（寒凝血瘀型）。

辨证：寒邪入侵胞宫，血为寒凝，瘀血内停，胞脉受阻，冲任不通而不能成孕。

治法：温经散寒，活血化瘀，益肾助孕。

方药：经期服用少腹逐瘀汤加减，7剂。方如下：

小茴香6g，炮姜6g，元胡10g，五灵脂10g，没药10g，当归10g，蒲黄10g，肉桂10g，赤芍10g，川芎10g，橘叶10g，鸡血藤15g，红花10g。

经后期以排卵汤加减，7剂。方如下：

刘寄奴10g，柴胡10g，泽兰10g，生蒲黄10g，女贞子15g，赤白芍各10g，苏木10g，覆盆子10g，鸡血藤15g，枸杞子10g，牛膝10g，菟丝子20g。

经中期以温经汤加减，7剂。方如下：

吴萸10g，党参10g，桂枝10g，半夏10g，阿胶10g（烊化），麦冬10g，生牡蛎30g，生姜6g，甘草6g，当归10g，川芎10g，杭芍12g。

经前期以调助汤加减，7剂。方如下：

熟地30g，何首乌20g，枸杞子10g，玄参10g，麦冬10g，丹皮10g，益母草30g，覆盆子10g，菟丝子15g，肉桂10g，仙茅12g，仙灵脾12g，山萸肉15g。

一次月经为一疗程，用以上方药随症加减治疗9个疗程后，患者于1992年7月19日BBT高相19天时，查尿HCG阳性，给予保胎治疗。1993年元月电话随访，患者已孕8个月，B超提示：胎儿发育良好。

【按】患者婚后6年未孕且月经过少，经期腹痛，怕冷。根据患者舌脉及症状表现，诊为寒凝血瘀型不孕症，在治疗上温经散寒，活血化瘀，益肾助孕，达到了预期效果。

病案3

史某，女，28岁。1992年3月7日初诊。

主诉及病史：已婚3年不孕。患者13岁初潮，月经后错，甚则闭经，周期35~90天，行经7天，量中等，少有血块，无痛经，但经期有头痛。25岁结婚。男方曾查精液常规：各项正常。未做过诊刮，于1992年3月7日来门诊治疗。

检查：1992年4月子宫输卵管碘油造影术报告：双侧输卵管畅通，子宫输卵管内膜炎。LH 51mIU/mL，E_2 42Pg/mL，PRL 25.93ng/mL，T 123ng/mL。抗精子抗体阴性。

舌淡暗，苔白，脉沉细。

西医诊断：原发不孕症，高泌乳血症。

中医辨证：七情内伤，肝气郁结不得宣达，致心气不调，脾气不化，气结血滞，胞脉闭阻，经水不行而不孕。

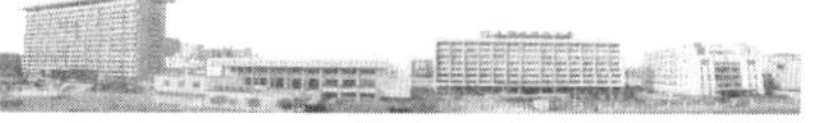

治法：疏肝解郁调经，活血化瘀促排卵。

方药：促排卵汤，7 剂。

柴胡 10g，当归 10g，丹参 15g，赤芍 10g，红花 10g，香附 10g，泽兰 10g，川断 12g，茺蔚子 10g，菟丝子 30g。

1992 年 3 月 14 日复诊：基础体温单相，末次月经 1992 年 2 月 29 日，予排卵汤加山萸肉。7 剂。

刘寄奴 10g，柴胡 10g，泽兰 10g，生蒲黄 10g，女贞子 15g，赤白芍各 10g，益母草 30g，苏木 10g，覆盆子 10g，鸡血藤 15g，枸杞子 10g，牛膝 10g，菟丝子 20g，山萸肉 15g。

溴隐亭 2.5mg，每日 1 次，服 5 天。

1992 年 3 月 21 日复诊：基础体温无明显双相，给予调助汤加助阳之品。7 剂。

熟地 30g，何首乌 20g，枸杞子 10g，玄参 10g，麦冬 10g，枸杞子 10g，丹皮 10g，益母草 30g，附子 10g，肉桂 10g，菟丝子 15g，覆盆子 10g，仙茅 12g，仙灵脾 12g。

1992 年 3 月 28 日复诊：基础体温单相，末次月经 1992 年 2 月 29 日，症见头痛，烦躁。给予少腹逐瘀汤加蔓荆子、茺蔚子。7 剂。

川芎 10g，炮姜 6g，元胡 10g，五灵脂 10g，赤芍 10g，小茴香 6g，蒲黄 10g，肉桂 10g，当归 10g，没药 10g，蔓荆子 10g，茺蔚子 15g。

嘱其来月经第 5 天可服克洛米芬 50mg，每日 1 次，连用 5 天。

患者从门诊收入院治疗 5 个月，仍给予少腹逐瘀汤、促排卵汤、排卵汤、调助汤等中药周期治疗。又服溴隐亭 2.5mg，每日 1 次，共服 3 个月。溴隐亭 5mg，每日 1 次，共服 3 个月。神农 33 注射液穴位注射，选用穴位：子宫，次髎，隔日 1 次，交替使用。辅以针灸治疗，穴位：太溪、足三里、血海、阴交、子宫；至室、肾俞、八髎、委中、三阴交。两组穴交替使用。又给以克洛米芬 50mg，每日 1 次，月经第 5 天服用，连服 5 天，共用 3 个月。经过多方面治疗，患者病情逐渐转好，基础体温由单向转为双相，月经按期来潮 2 个月，经期头痛消失。1992 年 9 月 7 日闭经 70 天时，查尿 HCG 阳性。

【按】患者系高泌乳血症而不孕，表现为闭经、头痛，但无溢乳。由于血中泌乳素增高，影响雌孕激素代谢，抑制了卵巢功能而闭经不孕。治疗上主要用中药做月经周期治疗，经期温经活血，化瘀种子，经后活血化瘀，促排卵，经前补肾助阳，促黄体，又加用穴位注射与针灸治疗，加强了活血化瘀、补肾、调节体内的阴阳平衡，调整了卵巢功能，使闭经好转，月经周期建立而怀孕。

病案 4

刘某，女，33 岁。1988 年 8 月 5 日初诊。

主诉及病史：已婚 7 年不孕，经期腹痛 11 年。患者从 12 岁初潮起即经期腹痛，月经提前，周期 22～26 天，经期 4～5 天，经量中等，每次经期需服去痛片或中药缓解。26 岁结婚，婚后经期腹痛不减，甚至平素见小腹疼痛，1988 年 8 月 5 日来诊，末次月经 8 月 1 日。

1987 年行诊刮术，病理报告：分泌功能欠佳。1988 年 8 月 B 超印象为：子宫内膜异位症，附件炎性包块。

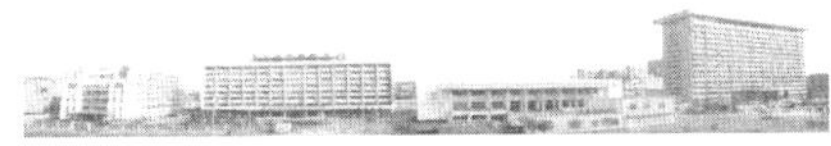

自述男方精液常规检查正常。

舌质暗，苔白，舌下络脉怒张，脉沉弦。

西医诊断：原发不孕症，子宫内膜异位症，附件炎性包块。

中医辨证：患者肝气不舒，气机不利，气血运行不畅而致冲任经脉不利，经血滞于胞中而作痛。因患者从12岁初潮即经期腹痛，已11年，以致肝肾亏损，精亏血少，冲任不足，不能摄精成孕。

治法：温经化瘀止痛，调经助孕。

方药：少腹逐瘀汤6剂。

川芎10g，炮姜6g，元胡10g，五灵脂10g，赤芍10g，小茴香20g，蒲黄10g，肉桂6g，当归10g，没药10g。

1988年8月10日复诊：末次月经1988年8月1日，带经5天，经期第1~2天腹痛较重。现腰酸无力，给予调助汤。7剂。

熟地30g，何首乌20g，枸杞子10g，玄参10g，麦冬10g，丹皮10g，益母草30g，附子10g，肉桂10g，菟丝子15g，覆盆子10g。

1988年8月16日复诊：基础体温无明显双相，给予桂枝茯苓汤。7剂。

桂枝10g，茯苓15g，赤芍10g，桃仁10g，丹皮10g，夏枯草30g，莪术15g，丹参15g，当归10g，香附5g，鸡血藤15g，益母草15g。

后又服调助汤3剂，于8月26日月经来潮，带经4天，未见腹痛。又服少腹逐瘀汤加三棱20g，莪术20g，7剂。

1988年9月6日复诊：月经周期12天，给以调助汤加女贞子15g，旱莲草15g。7剂。后又服调助汤7剂。基础体温显示双相，较上一周期明显好转。

1988年9月27日复诊：9月26日月经提前4天来潮，轻度腹痛，带经4天。给予新促排卵汤，共服14剂。

龟板（先煎）15g，鹿角霜10g，菟丝子15g，香附20g，郁金10g，王不留行15g，山药15g，寄生12g，仙茅10g，仙灵脾15g，巴戟肉15g，补骨脂10g。

1988年10月25日复诊：基础体温明显双相，停经35天，查尿HCG阳性。后妊娠经过顺利，足月生一健康男孩。

【按】患者婚后7年不孕，经期腹痛始于初潮，经过温经化瘀止痛，月经净后以补肝肾、调补冲任为主，复诊的第一个周期经期腹痛消失，基础体温转为双相。复诊的第二个周期月经净后给以滋阴、补肾、化瘀、促排卵的新促排卵汤，使患者成功妊娠。

病案5

苏某，女，28岁。1990年1月11日初诊。

主诉及病史：结婚2年不孕，经期左下腹痛，加重3年。月经初潮14岁，周期不规律，1~2月，带经7天，量较多。经期左下腹疼痛剧烈，3年来逐渐加剧。平时白带较多，色黄，质稠。曾在外院按盆腔炎治疗无效。末次月经1989年12月20日。

妇科检查：外阴已婚未产型，阴道通畅，宫颈糜烂，后穹窿空虚，子宫后位饱满，举痛明显，双附件阴性。

B超检查提示：子宫腺肌症。

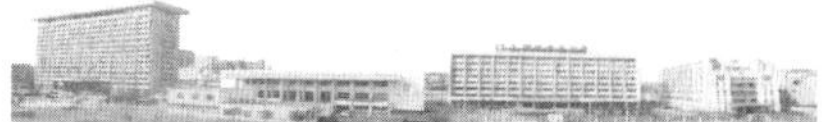

性五项检查：FSH 7.91mIU/mL，LH 5.88mIU/mL，PRL 14.12ng/mL，$E_2$56.35pg/mL，T 70.66ng/dl。

血流变检查：高黏滞血症（+++），红细胞高聚集型。

舌淡红，苔薄黄腻，脉弦细。

西医诊断：原发不孕症，子宫腺肌症。

中医辨证：患者经期左下腹疼痛，白带多而色黄，质稠，系中运不健，土壅木郁，积湿化热，下伤冲任，胞宫受阻，以致气血运行失畅，“不通则痛”。冲任受损，胞宫失调，故见经期错后，经量多。苔薄黄腻，脉弦为湿热之征。

治法：温经化瘀，清热利湿，调经助孕。

方药：消结安。

黄芪 30g，知母 10g，三棱 20g，莪术 30g，山药 20g，鸡内金 10g，香附 20g，元胡 10g，五灵脂 10g，泽兰 10g，地龙 10g，败酱草 30g，草河车 30g，山楂 10g。

6 剂。

1990 年 1 月 19 日复诊：月经于 1 月 12 日来潮，经期头两天下腹痛较甚，服汤药后于经期第 3 天腹痛消失，带血 7 天，用纸 3 包。按原方加天仙藤 15g，7 剂。

1990 年 2 月 2 日复诊：月经第 22 天，基础体温呈单相，偶有胃脘不适，舌红苔薄白，脉弦细。守前方加砂仁 10g，7 剂。

1990 年 2 月 9 日复诊：患者述左下腹隐痛，余无何不适，给调助汤加味，7 剂。

大熟地 30g，何首乌 20g，枸杞子 10g，玄参 10g，麦冬 10g，丹皮 10g，益母草 30g，覆盆子 10g，菟丝子 15g，附子 10g，肉桂 10g，三棱 20g，莪术 30g。

1990 年 2 月 16 日复诊：今月经第 4 天，月经第一天时下腹痛甚，以后疼痛缓解，现已无下腹痛，血量仍较多，已用纸 2 包。予消结安 7 剂。

1990 年 2 月 23 日复诊：月经第 11 天，B 超提示“左侧卵巢可见 13mm × 15mm × 11mm 滤泡”。给消结安加黄芪 15g，鸡血藤 30g，7 剂。

1990 年 3 月 2 日复诊：基础体温 37℃，白带多，下腹胀痛，投消结安加水蛭 10g，全蝎 10g，地龙 10g，7 剂。

1990 年 3 月 9 日复诊：患者偶有下腹疼痛，基础体温呈双相。仍服原方 7 剂。

1990 年 3 月 16 日复诊：基础体温高温相已 16 天，左下腹隐隐作痛，予调助汤 7 剂。

1990 年 3 月 22 日复诊：患者仍时有下腹隐痛，基础体温 37℃，尿 HCG 阳性。投以补肾固冲安胎的安胎饮，7 剂。

川断 12g，寄生 12g，杭芍 12g，甘草 6g，菟丝子 30g，阿胶 10g（烊化），黄芩 10g，白术 10g。

1990 年 4 月 3 日：B 超提示早孕。

【按】本例以痛经为主证，伴不孕，痛势甚剧，不通则痛，辨证属脾肾两虚，气滞血瘀。初诊时着重治标，用消结安化瘀活血。继以补肾固本，用调助汤补肾助孕，使气血通畅，肾气旺盛，收效乃更明显。

病案 6

郑某，女，29 岁，1992 年 9 月 8 日初诊。

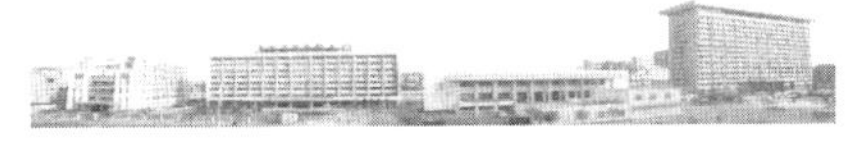

主诉及病史：结婚2年不孕，月经错后。患者14岁月经初潮，周期30余天至3个月，经量中等，血色深红或暗红，时有痛经，但不甚。自1990年结婚以来，曾避孕4个月，而后同居未孕。平素稍有右下腹不适感。今来我院求治，由门诊收入院。

患者于1992年4月在某医院做诊刮，病理报告为：分泌期子宫内膜，伴经期反应。于5月20日在该院做碘油造影，提示：双侧输卵管阻塞。基础体温双相。

妇科检查：已婚外阴，阴道通畅，宫颈光滑，宫体水平偏后位，正常大小，右附件有压痛，左侧正常。

舌淡暗，苔薄白，脉弦。

西医诊断：双侧输卵管阻塞，原发不孕。

中医辨证：患者平素体弱多病，气血亏虚。气不足则无力推动血行，日久而血瘀，瘀血阻络，络脉不畅则输卵管不通；瘀血内阻，不通则痛，故出现经期痛经。气血不足，精血亏虚，则月经延期而至。另外，经血深红或暗红，舌淡暗均为血瘀之象。

治法：益气养血，化瘀通络。

方药：消结安加减。

黄芪30g，知母10g，山药10g，鸡内金10g，香附20g，元胡10g，三棱20g，莪术30g，草河车30g，鸡血藤15g，夏枯草30g，地锦草30g，党参15g，五灵脂10g，败酱草30g，山楂10g，穿山甲（先煎）10g，路路通10g，王不留行10g，鹿角片（先煎）10g。

12剂，水煎服。

针灸：天枢、中极、子宫、关元、委中、承山、三阴交。留针30分钟，每次取4~5个穴位，交替使用。

中药灌肠（与口服同用），每周3次，月经期暂停灌肠。

9月21日复诊：病人一般情况好，服药无不适，已于9月11日服先锋霉素0.5g，每日4次，强的松10mg，每日3次。末次月经9月19日，血量中等，今为月经周期第3天，无明显痛经。舌淡红苔白厚，脉弦滑。

方药：少腹逐瘀汤加减。

小茴香10g，干姜10g，元胡10g，五灵脂10g，蒲黄10g，没药10g，当归10g，赤芍10g，川芎6g，肉桂6g，穿山甲10g，鹿角片10g，路路通10g，王不留行10g。

西药：停上组抗生素，改为甲硝唑0.4g，每日3次，强的松10mg，每日2次。

9月24日复诊：月经第6天，经血将净，无不适。

方药：促排卵汤加减。

红花10g，柴胡10g，泽兰10g，丹参15g，香附20g，菟丝子15g，茺蔚子10g，当归12g，川断10g，赤芍10g，穿山甲（先煎）10g，路路通10g，鹿角片（先煎）10g，王不留行10g。

3剂。

9月28日复诊：月经干净第4天，无不适。今行宫腔注药：复方丹参注射液20mL，注入宫腔约8mL，且阻力较大。注药后抬高臀部，仰卧约30分钟。

中药：消结安加穿山甲10g，路路通10g，王不留行10g，鹿角片10g。

10月5日复诊：患者一般情况好，无明显不适。继用消结安加上述药。用复方丹参

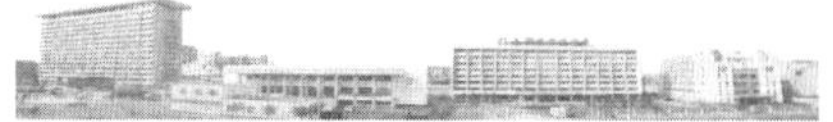

注射液第二次宫腔注药，仍觉阻力较大。注入约8mL。西药改用第三组抗生素：螺旋霉素0.2mg，强的松10mg，每日1次。

复诊：一般情况好，分别于10月10日、15日行宫腔注药：以普鲁卡因2mL加注射用水2支，庆大霉素16万单位，氟美松10mg，共10mL行宫腔注药，阻力似减小，仍注射约8～9mL。用第四组抗生素：复方新诺明1g，每日2次，强的松5mg，每日1次。

10月21日复诊：末次月经9月19日，至今未来月经，无明显不适，继行宫腔注药（用普鲁卡因、庆大霉素、氟美松及注射用水）。予中药调经汤加味：

益母草30g，木香10g，当归12g，杭芍10g，香附20g，丹参15g，柴胡10g，泽兰10g，卷柏10g，黄芪30g，肉苁蓉15g，仙茅10g，仙灵脾10g，桃仁10g，红花10g，鹿角片（先煎）10g，王不留行10g，路路通10g，穿山甲（先煎）10g。

11月2日复诊：末次月经11月1日，服上方12剂后月经来潮，现经量不多，伴恶心、头晕、面黄，似有虚脱感。中药：少腹逐瘀汤加鹿角片10g，王不留行10g，路路通10g。3剂，水煎服。

11月8日复诊：昨日月经血净，月经周期第8天。基础体温36.4℃，一般情况好，无不适。予促排卵汤加通管中药。

12月5日复诊：今日月经来潮，无经期腹痛，量中等，色鲜红。患者自11月11日即月经干净第3天至此次经前以“神农33”20mL宫腔注药4次。服促排卵汤6剂，消结安18剂，新调助汤3剂，排卵汤3剂。予少腹逐瘀汤加通管中药。

12月14日复诊：月经干净第3天，无明显不适。行碘油造影。

12月16日复诊：造影结果示双侧输卵管通畅，一般情况好，今日出院，继续门诊治疗。

附：以上治疗均配合复方丹参注射液穴位注射，每周2次。

【按】因输卵管炎引起的输卵管阻塞是不孕症常见病因之一。在治疗上无论口服中药还是灌肠、宫腔注药，均以活血化瘀为主。配合通输卵管的专用药：路路通、鹿角片、王不留行、细辛、穿山甲及具有消炎作用的草河车、地锦草、白花蛇舌草、败酱草等。西药用4组抗生素消炎治疗。各药合用，收到较为满意的效果。另外，中药制剂“神农33”具有很强的抗炎作用，既可用于肌肉注射，又可用于经穴注射。在这里我们尝试着用于炎症引起的输卵管不通之宫腔注药，亦收到了很好的疗效，且患者无任何不适反应。可在今后治疗中大量应用。

病案7

徐某，女，32岁。

主诉及病史：婚后7年同居未孕。14岁初潮，从1984年起月经不规律，周期30～90天，经期3～20天，经量或多或少，曾做人工周期3个月，月经规律，但停药后仍不正常。近年来身体渐胖，且多毛，白带多、色黄，无腰腹痛。末次月经1992年5月10日。1992年6月8日收入院治疗。

婚育史：25岁结婚，爱人身体健康，其精液常规检查：活动率80%，脓球15～20。

检查：诊刮示“分泌欠佳”。1989年通水示“双侧输卵管通畅”。1992年6月9日B超报告为：子宫前位，子宫体46mm×28mm×24mm，右卵巢增大34mm×30mm×25mm，左卵巢轮廓不清，双肾阴性。印象：多囊卵巢综合征待除外。1992 年 6 月 17 日查性六项：T（睾酮）107ng/mL，E_2（雌二醇）33.9pg/mL，LH（促黄体生成激素）40.9mIU/mL，FSH（促卵泡生成激素）8.7mIU/mL，PRL（催乳素）9.8ng/mL，P（孕酮）8.2ng/mL。1992 年 7 月 30 日碘油造影示：双侧输卵管通畅。

舌淡红，苔薄白，脉沉细。

西医诊断：原发不孕症，多囊卵巢综合征。

中医诊断：不孕症，闭经，月经失调。

治法：活血化瘀，补肾助孕。

方药：益母草 30g，木香 10g，当归 10g，杭芍 10g，香附 15g，丹参 15g，柴胡 10g，泽兰 10g，卷柏 10g，仙茅 10g，仙灵脾 10g，白术 10g，藏红花（包煎）10g。

入院后以中医中药治疗为主，辅以针灸、穴位注射，TDP 灯照射，共住院 115 天。服用调经汤加仙茅、仙灵脾、白术、藏红花 7 剂，大温经汤 24 剂，调助汤 24 剂，排卵汤 7 剂，少腹逐瘀汤 14 剂，促排卵汤 21 剂，促排 1 号 1 袋，促排 2 号 2 袋，新调助汤 7 剂，苍附导痰汤 7 剂。穴位注射子宫、次髎，隔日 1 次。经前予黄体酮 20mg，每日 1 次，共用 5 天。又服用血府逐瘀胶囊 4 袋。根据 B 超检测排卵，佐以绒毛膜促性腺激素注射治疗。经过中西药治疗，诸症明显好转，闭经已愈，月经可如期而至，经色量转为正常。B 超检查示：子宫发育较前好转，子宫体增大，可见滤泡。1992 年 8 月 4 日 B 超报告：子宫前位，宫体 44mm × 39mm × 27mm，右卵巢可见 18mm × 18mm × 19mm 滤泡。患者于 1992 年 9 月 30 日出院。

1992 年 10 月 31 日患者停经 39 天，查尿 HCG 阳性，一般情况好。

【按】患者已婚 7 年不孕，且月经不规律，月经稀发，经至不停，身体渐胖。入院后 B 超提示：子宫小，卵巢大。查性六项，雄性激素睾酮 T 偏高，测定值 107ng/mL，各项均符合多囊卵巢综合征的诊断。该病属妇科疑难症，但经过中医辨证，调整月经周期，采用活血化瘀通经的调经汤，温经活血通经的少腹逐瘀汤，活血化瘀补肾的促卵泡、排卵汤，又重用了温经养血散寒的大温经汤，及补肾助孕的调助汤等方药，同时配合西药治疗以提高疗效。后闭经痊愈，月经规律。复查 B 超：可见滤泡，而且子宫体较前增大。最后成功治愈而妊娠。

病案 8

董某，女，25 岁。1990 年 6 月初诊。

主诉及病史：月经不规律 9 年余，婚后 1 年余未孕。患者 16 岁初潮，月经规律，半年后无明显诱因而变为 4～6 个月行经 1 次，平时腰痛，白带量略多，偶有晨起头晕，有痰，偶有乳胀，饮食、二便正常。1988 年曾就诊我院中医门诊。B 超提示子宫发育欠佳，内分泌提示 LH/FSH > 3，$E_2$170ng/mL，拟诊为多囊卵巢综合征。予服活血祛瘀药治疗，可有月经来潮，但基础体温单相。现已闭经 6 个月。

检查：复查 B 超仍提示子宫发育欠佳，双侧卵巢可见。妇科检查：子宫略小，可触及双侧附件，无压痛。内分泌检查：FSH 5mIU/mL，LH 47mIU/mL，$E_2$170ng/mL，T 100mg/dl，PRL 17ng/mL。基础体温单相。

舌略嫩，边有齿痕，脉沉细涩。

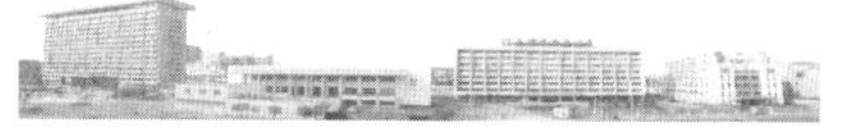

西医诊断：多囊卵巢综合征。

中医辨证：月经稀少、闭经乃肾虚血少，冲任失于充养，无以化为经血；腰酸、头晕为肾精亏虚，肾府髓海失养；痰多是肾阳虚，脾失温运，痰湿内生；脉沉细为肾虚精血亏少；舌胖嫩边有齿痕为气虚阳虚之征。

治法：活血化瘀，补肾调冲，佐以利湿祛痰。

方药：小茴香10g，干姜10g，元胡10g，五灵脂10g，没药10g，川芎6g，当归10g，蒲黄10g，肉桂10g，鸡血藤30g，橘红10g，车前子（包煎）10g，益母草30g，川断12g，寄生12g。

12剂。

1990年7月复诊：仍述痰多，腰疼，舌脉同前。

处方：苍术10g，香附15g，橘红10g，半夏10g，云苓10g，甘草10g，泽兰10g，卷柏10g，鸡血藤30g，车前子（包煎）10g，牛膝30g，益母草30g，地龙10g，川芎15g，杜仲12g。

19剂。

1990年9月复诊：月经未来潮，腰酸、有痰略有好转，舌胖、脉沉好转。治以益气活血通经。处方：黄芪30g，知母10g，当归10g，川芎10g，桃仁10g，红花10g，丹参15g，泽兰10g，卷柏10g，鸡血藤30g，牛膝30g，丝瓜络10g。

15剂。

1990年10月15日复诊：仍无月经来潮，但略感腹痛、腹坠、乳胀，舌红胖，脉滑。处方：黄体酮20mg，肌肉注射，每日1次，共用5天。月经第5天口服克罗米芬50mg，每日1次，连服5天，并服中药排卵汤。

刘寄奴10g，柴胡10g，泽兰10g，生蒲黄10g，女贞子15g，赤芍10g，益母草30g，苏木10g，覆盆子10g，枸杞子10g，菟丝子20g，牛膝10g，肉苁蓉30g。

10余剂。

1990年12月复诊：行经5天，量中等，后基础体温持续低温相，无明显不适。处方：益母草30g，香附20g，木香10g，当归30g，杭芍10g，丹参30g，柴胡10g，泽兰10g，卷柏10g，鸡血藤30g，牛膝30g，地龙10g，丝瓜络10g，橘红10g。

6剂。

1991年1月复诊：基础体温已上升10余天，查尿HCG阳性。3月份B超检查示中期妊娠。

【按】此例患者无明显的肥胖、多毛等表现，但内分泌、B超及基础体温显示多囊卵巢综合征。通过补肾活血祛瘀的中药治疗，改善了患者的自身症状。另外西药克罗米芬未能诱发排卵，而通过中药成功地诱发了排卵，并使患者受孕。

病案9

于某，女，29岁。2004年6月4日初诊。

主诉及病史：已婚4年不孕。患者13岁初潮即月经错后，经常闭经，近3年闭经加重，不服用安宫黄体酮则不来月经，形体肥胖，身高1.56米，体重70千克，2004年5月31日我院B超印象：多囊性卵巢，2004年6月4日来诊时停经3个月。

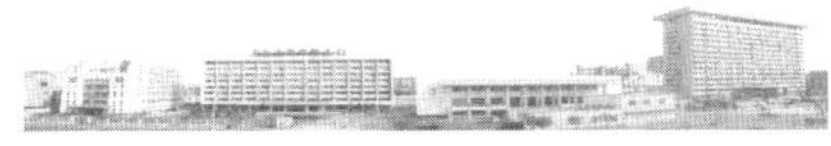

妇科检查：外阴阴毛致密，已婚未产型，阴道通畅，子宫颈光滑小，前唇短，子宫体后倾后屈位小，双附件未触及。

2004 年 5 月 31 日 B 超报告：子宫后位、稍小，49mm×49mm×39mm，双侧卵巢增大，右侧卵巢 44mm×37mm，左侧 33mm×27mm。印象：多囊性卵巢。

2004 年 3 月 4 日血性六项 + INS 报告：T 57.38mg/dl，$E_2$57.82ng/mL，LH 6.36mIU/mL，FSH 7.67mIU/mL，PRL 25.11ng/m，P 4.0ng/mL，INS 121.70u/L。

2004 年 1 月 17 日男方精液常规：量 1.5mL，外观灰白色，计数 2000 万/mL，液化 30 分钟，畸形率 10%，活动率 50%，活动力 A 级 8%，B 级 12%，C 级 30%，D 级 50%。

舌体胖，边有齿痕，苔薄白，脉沉细涩。

西医诊断：原发不孕症，多囊卵巢综合征，高胰岛素血症。

中医辨证：脾失健运，痰湿内生，阻滞脉络，血行不畅而成瘀；肾虚血少，无以化为经血，故月经量少，甚则闭经；痰湿内盛而形体肥胖，属肾虚痰湿瘀血证。

治法：益肾健脾，化瘀通经。

方药：苍附导痰汤加味。

苍术 10g，香附 15g，陈皮 10g，半夏 10g，茯苓 15g，甘草 6g，竹茹 10g，枳实 10g，南星 10g，当归 10g，赤芍 10g，鸡血藤 30g，淫羊藿 15g。

6 剂。

安宫黄体酮 10mg，每日 1 次，服 5 天。

2004 年 6 月 10 日复诊：末次月经 2004 年 3 月 3 日，停经 3 个月，基础体温单相，近 4 天稍有上升，今日 36.7℃。纳食好转，大便日 2 次，软便。舌淡胖，苔白，脉细弦，予调经汤加味。

益母草 15g，木香 10g，当归 10g，杭芍 12g，香附 15g，丹参 15g，柴胡 10g，泽兰 10g，卷柏 10g，仙茅 10g，仙灵脾 10g，苍术 10g。

6 剂。

2004 年 6 月 17 日复诊：2004 年 6 月 15 日月经来潮，今日月经第 3 天，经量少，经色暗红，时有小血块，下腹隐痛，大便日一行，舌淡红，苔白，脉细滑，予少腹逐瘀汤加味。

川芎 10g，炮姜 6g，元胡 10g，五灵脂 10g，赤芍 10g，小茴香 10g，生蒲黄（包煎）10g，桂枝 10g，当归 10g，没药 10g，山萸肉 15g，苍术 10g。

6 剂。

2004 年 6 月 23 日复诊：服药后症情好转，停经 3 个月，经治疗后于 2004 年 6 月 15 日月经来潮，带经 7 天，于 2004 年 6 月 21 日血净。今日月经周期第 9 天，基础体温 36.1℃，予促卵泡汤加味。

柴胡 10g，杭芍 10g，当归 10g，川芎 10g，熟地 15g，丹参 15g，茯苓 15g，红花 10g，茺蔚子 10g，菟丝子 30g，川断 12g，杜仲 15g。

6 剂。

2004 年 6 月 30 日复诊：末次月经 2004 年 6 月 15 日，今日月经周期第 16 天，基础体温 36.7℃，舌淡红，苔白，脉沉细弱，予调助汤加味。

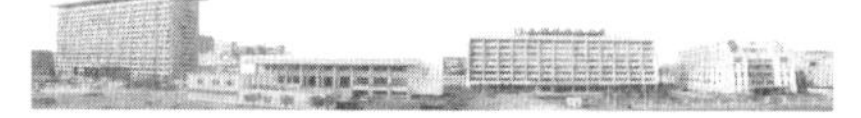

熟地 30g，何首乌 20g，枸杞子 15g，玄参 10g，麦冬 10g，丹皮 10g，益母草 30g，附子 10g，肉桂 10g，覆盆子 10g，菟丝子 15g，仙茅 10g，仙灵脾 15g，山萸肉 15g。

6 剂。

予如上中药人工周期治疗 2 个月，月经来潮 2 次（2004 年 6 月 15 日与 2004 年 7 月 25 日），于 2004 年 8 月 11 日复查性六项 + INS：T 23.11mg/dl，$E_2$24.79ng/mL，LH 6.71mIU/mL，FSH 8.88mIU/mL，PRL 23.38ng/m，P 0.23ng/mL，INS 71.8u/L。又用中药人工周期辨证治疗 2 个月，闭经好转，于 2004 年 11 月 12 日停经 46 天时基础体温显示双相，当日查尿 HCG 阳性。于 2005 年 7 月剖宫产一健康男婴。

【按】患者多囊性卵巢不孕，具有闭经、肥胖、多毛典型体征，而胰岛素 INS 高达 121.70u/L。经过中医辨证治疗 4 个月，益肾化瘀，健脾祛痰湿，最终怀孕生子。

病案 10

闫某，女，28 岁。2004 年 5 月 21 日初诊。

主诉及病史：已婚 3 年不孕。月经规律，经量中等，经期延长，周期 30 天，经期7～9 天，末次月经 2004 年 4 月 28 日。于 2004 年 5 月 21 日来诊。

妇科检查：外阴已婚未产型，阴道通畅，子宫颈光，子宫体后位稍小，双附件阴性。

检查：2004 年 9 月 10 日子宫输卵管碘油造影印象：双侧输卵管排出通畅。

曾测基础体温，显示双相，黄体功能不足。

2004 年 3 月 3 日于医大总医院查免疫五项：抗精子抗体阳性，抗心磷脂抗体阴性，抗卵巢抗体阴性，抗子宫内膜抗体阴性，抗 HCG 抗体阴性。

2004 年 4 月 29 日 B 超显示：右附件增大，盆腔少量积液。

2004 年 3 月 30 日查性六项：T 76.99mg/dl，$E_2$50.55ng/mL，LH 13.17mIU/mL，FSH 6.43mIU/mL，PRL 3.83ng/m，P 0.97ng/mL。

2004 年 4 月 25 日男方精液常规检查：量 2.5mL，外观灰白色，计数 1 亿/mL，活动率 75%，活动力 A 级 30%，B 级 20%，C 级 10%，D 级 40% 畸形率 12%，pH7.8。

舌淡白，苔薄白，脉沉细无力。

西医诊断：原发性不孕症，血抗精子抗体阳性。

中医辨证：患者性情急躁，情志不畅，肝失条达，气机阻滞，气滞血瘀而发免疫性不孕症。

治法：疏肝化郁，调经助孕。

方药：丹栀逍遥散加味。

丹皮 10g，栀子 10g，柴胡 10g，当归 10g，白术 10g，茯苓 15g，杭芍 12g，生姜 6g，薄荷（后下）10g，郁金 10g，淫羊藿 15g。

6 剂。

针刺：石关、阴交、足三里、三阴交，得气后留针 20 分钟。

2004 年 5 月 28 日复诊：患者今日月经来潮，经量少，经色暗红，下腹不痛，但腰酸，舌尖红，苔薄黄，脉弦细，予少腹逐瘀汤加减。

川芎 10g，炮姜 6g，元胡 10g，五灵脂 10g，赤芍 10g，小茴香 10g，生蒲黄（包煎）10g，肉桂 6g，当归 10g，益母草 30g，丹皮 10g。

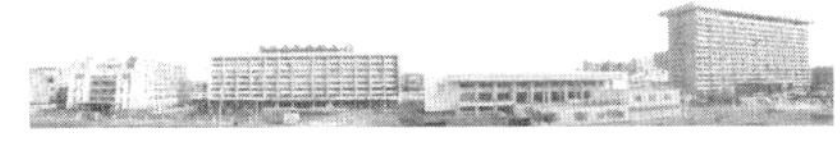

6剂。

2004年6月4日复诊：末次月经2004年5月28日，带经7天，于2004年6月3日血净。现月经周期第8天，基础体温36.4℃，予促排卵汤6剂。

柴胡10g，当归10g，杭芍12g，川芎10g，红花10g，丹参15g，香附15g，川断12g，茺蔚子10g，菟丝子30g，生熟地15g，杜仲15g。

2004年6月9日复诊：今日月经周期第13天，基础体温36.3℃，予排卵汤6剂。

刘寄奴10g，柴胡10g，泽兰10g，鸡血藤15g，生蒲黄（包煎）10g，赤芍10g，益母草15g，苏木10g，白芍10g，覆盆子10g，菟丝子20g，枸杞子10g，女贞子15g，淫羊藿15g。

2004年6月16日复诊：今日月经周期第20天，基础体温36.7℃，予调助汤6剂。

熟地30g，何首乌20g，枸杞子15g，玄参10g，麦冬10g，丹皮10g，益母草30g，附子10g，肉桂10g，菟丝子15g，覆盆子10g。

患者按如上中药人工周期共治疗2个月，于2004年7月21日复查抗精子抗体，转为阴性。又治疗1个月后，于2004年8月30日停经40天时，查尿HCG阳性。2005年5月剖宫产一健康女婴。

【按】患者属免疫性不孕伴黄体功能分泌不足，属肾虚血瘀型不孕，给以疏肝解郁、益肾化瘀的中药人工周期治疗后症情好转，血抗精子抗体消失，黄体功能改善而妊娠生女。

病案11

郭某，女，32岁。1999年12月15日初诊。

主诉及病史：人工流产术后5年不孕。患者5年前行二次人流后至今不孕，平素月经尚规律，后期23～24天，行经3天。末次月经：12月1日，平素无痛经。1995年行造影：双侧输卵管通，宫底造影剂逆入。现无不适，饮食、睡眠、二便可。舌红苔白，脉沉滑。

中医辨证：患者连续两次人流损及肾气，肾气不足，冲任亏虚，故多年不孕。脉沉也为肾虚之象。

西医诊断：继发不孕。

中医诊断：断绪。

治法：补肾调经助孕。

方药：排卵汤，促排I号，25mL，每日2次，连服7天。

刘寄奴10g，柴胡10g，泽兰10g，生蒲黄10g，赤芍10g，女贞子10g，益母草30g，苏木10g，覆盆子10g，枸杞子15g，菟丝子15g，鸡血藤15g，牛膝15g。

7剂。

1999年12月22日复诊：末次月经1999年12月1日，现无不适，舌脉同前。

方药：调经汤。

熟地15g，何首乌15g，枸杞子15g，元参10g，麦冬10g，丹皮10g，菟丝子15g，覆盆子10g，益母草30g，附子6g，肉桂6g。

1999年12月29日复诊：末次月经12月1日，现第29天，BBT下降，今36.1℃。

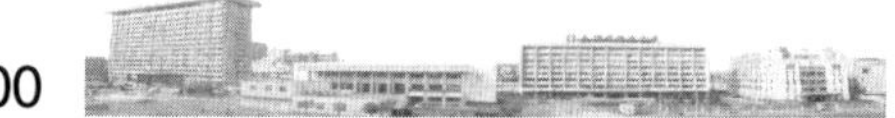

现无不适，舌红苔白，脉沉滑。

方药：少腹逐瘀汤加减。

小茴香 10g，干姜 10g，元胡 10g，五灵脂 10g，没药 6g，桂枝 10g，蒲黄 10g，川芎 6g，首乌 10g，当归 12g。

7 剂。

2000 年 1 月 5 日复诊：1 月 2 日月经来潮，量少不畅。现血已净，无不适。BBT 36.4℃，舌红苔白，脉沉滑。

方药：促卵泡汤加味。

红花 10g，柴胡 10g，泽兰 10g，丹参 15g，香附 20g，菟丝子 15g，当归 12g，川断 12g，赤芍 10g，茺蔚子 30g，仙茅 15g，仙灵脾 15g，山萸肉 15g。

7 剂。

2000 年 1 月 12 日复诊：末次月经 1 月 2 日，现月经周期第 11 天，无不适。舌红苔白，脉沉滑。

方药：排卵汤，7 剂。

2000 年 1 月 19 日复诊：现月经周期第 18 天，BBT 上升，无不适。舌脉同前。

方药：排卵汤，7 剂。

2000 年 1 月 26 日复诊：末次月经 1 月 2 日，现 BBT 上升 8 天，无不适。舌红苔白，脉沉滑。

方药：调助汤，7 剂。

2000 年 2 月 2 日复诊：末次月经 1 月 31 日，月经来潮，量不多，下肢无力，腰痛，舌红苔白，脉沉滑。

方药：少腹逐瘀汤加仙茅、仙灵脾，7 剂。

2000 年 2 月 23 日复诊：末次月经 1 月 31 日，现月经周期第 24 天，无不适。BBT 37℃。舌红苔白，脉沉滑。

方药：调助汤，7 剂。

2000 年 3 月 1 日复诊：末次月经 1 月 31 日，现月经尚未来潮，腰痛，发冷。舌红苔白，脉沉滑。BBT 37℃，尿 HCG 阳性。

方药：安胎饮。

川断 12g，寄生 12g，菟丝子 15g，杭芍 15g，云苓 15g，白术 10g，黄芩 10g，甘草 6g，阿胶 10g（烊化）。

【按】患者为二次人流伤及肾气，肾虚冲任不足，故多年不孕，予补肾调经助孕法而奏效。

三、外阴白色病变

病案 1

樊某，女，30 岁。1988 年 11 月 18 日初诊。

主诉及现病史：外阴痒痛 3 年余，加重月余。患者自 1986 年始发外阴瘙痒，来我院妇科检查，发现外阴变白。曾用中西药治疗效果不显，外阴奇痒，夜卧不宁，故于 1988 年来我科就诊。

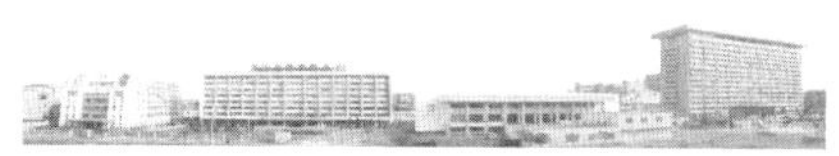

检查：外阴色素减退，双侧大阴唇、小阴唇内侧、阴蒂及会阴黏膜变白，双侧小阴唇萎缩，近尿道口处有一表浅溃疡，弹性差。

化验：尿糖（-），霉菌（-），滴虫（-）。

病理：外阴上皮营养障碍（增生型）。

舌淡红，苔薄白，脉沉缓。

西医诊断：外阴白色病损。

中医辨证：湿浊下注则见外阴瘙痒及溃疡，肾气不充致外阴萎缩，皮肤弹性差。舌脉乃虚中夹湿之象。

治法：清热祛湿，活血滋肾。

方药：

外洗用鹿衔草30g，地锦草30g，赤芍10g。

内服用六仙汤：苦参10g，何首乌18g，火麻仁10g，威灵仙12g，芥穗10g，石菖蒲10g。6剂。

外涂氯氟舒松软膏。

1988年11月28日复诊：外阴痒消失，痛好转。外阴溃疡已愈，黏膜色素变深，继服上方2周，诸症消失。

1989年3月31日复查，活检病理示“慢性外阴炎”。

4月7日复诊：无外阴痒及不适感。查活检伤口已愈，双侧小阴唇萎缩，外用药改为淫羊藿15g，赤芍15g，地锦草30g。内服药给予逐瘀康复胶囊，4粒，日3次。间断用药近1年。

1990年5月来院复查，见外阴皮肤黏膜粉红色，右侧小阴唇正常，左侧渐丰满，弹性尚可，基本痊愈。

病案2

高某，女，36岁。1989年1月6日初诊。

主诉及现病史：外阴痒痛8年，近2年加重。8年来外阴瘙痒，时轻时重。近两年来发作频繁，伴有轻痛，外阴抽缩感，白带多时瘙痒明显。

检查：外阴变白，双侧大阴唇白膜肥厚，黏膜粗糙，小阴唇稍萎缩，弹性差。

化验：滴虫（-），霉菌（-），发现微量元素Fe↓，血IgG 750mg/dL，IgM 154mg/dL，IgA 161mg/dL。

病理：外阴上皮营养障碍（萎缩型）。

舌淡，苔薄白，舌下络脉多支，脉沉细。

西医诊断：外阴白色病损。

中医辨证：湿邪蕴积下焦则外阴肥厚，湿犯皮下则黏膜粗糙，湿浊壅塞气血则血脉不周，致小阴唇萎缩，舌下络脉多支为血瘀之象。

治法：祛湿化瘀，清热止痒。

方药：

外洗用地锦草30g，草河车30g，百部30g，川椒10g。

日2剂，水煎熏洗。

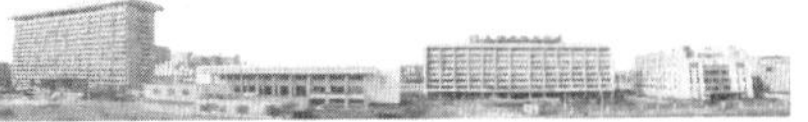

内服六仙汤用苦参 30g，何首乌 18g，石菖蒲 10g，威灵仙 12g，火麻仁 10g，芥穗 10g。

每日 2 剂。

7 天后白带减少，外阴白膜脱屑，粗糙好转，瘙痒明显减轻。继用原方外洗、内服 2 周，诸症消失，外阴色素变深，小阴唇萎缩无明显改善，故停六仙汤，改以活血化瘀法，予以逐瘀康复胶囊，4 粒，日 3 次，内服。外洗拟用活血行血之法，给予地锦草 30g，鹿衔草 30g，血藤 30g，赤芍 30g 等加减用之。共间断外洗 230 剂，外阴痒消失，色素近正常，小阴唇渐丰满，基本治愈。

四、功血

病案 1

陈某，女，19 岁。1989 年 7 月 23 日初诊。

主诉及病史：阴道出血 7 天不净。患者 13 岁初潮，月经尚规律，但经期较长，7～8 天/30 天，量多。7 天前游泳后而来月经，量多，见大血块。查血红蛋白 40g/dL，出现休克。曾在当地医院注射止血药剂，治疗后出血稍减，于 1989 年 7 月 23 日来诊。

舌淡苔白，脉沉细。

西医诊断：青春期功能性子宫出血。

中医辨证：患者形体瘦弱，面色淡白不华，素体气血虚弱，肾气不足，又因游泳过力耗伤气血，损伤肾气而致冲任虚损不固，不能制约经血，发为崩中。

立法：益气养血，补肾固冲，止血。

方药：

黄芪 30g，党参 15g，山药 30g，鸡内金 15g，山萸肉 15g，川断 12g，旱莲草 30g，知母 10g，大小蓟各 30g，怀牛膝 16g，白术 15g，杭芍 15g，苍术 10g，生龙骨 30g，甘草 10g。

1989 年 9 月 3 日复诊：服上方后阴道出血已止。本次月经于 8 月 26 日（过期 9 天）来潮，带经 5 天，量中等。9 月 2 日复查血红蛋白 100g/dL。现症见胃纳欠佳，时有恶心。给以安冲汤加味，7 剂，针刺阴交一次。

生地 15g，黄芪 30g，白术 15g，杭芍 12g，茜草 12g，海螵蛸 30g，生龙骨 30g，川断 12g，补骨脂 12g，黑芥穗 10g，地锦草 30g。

服药后诸症消失。

【按】本例属素体虚弱，肾虚气血不足而冲任不固，游泳劳累后大伤气血而崩中下血，故以益气固冲为主，重用黄芪、党参；又用白术健脾益气，可达补脾摄血之功；山萸肉、川断、山药、旱莲草补肾固冲止血；大小蓟凉血止血；杭芍柔肝敛血；知母佐黄芪，恐其耗伤阴血；苍术佐白术燥湿健脾；生龙骨镇惊安神，收涩止血；怀牛膝补肾，引诸药入胞宫，可达止血效果；甘草调和诸药。

病案 2

李某，女，31 岁。1987 年 2 月 16 日初诊。

主诉及病史：阴道出血 24 天不净。患者从 15 岁初潮起即月经紊乱，崩闭交替，1～5 个月来月经 1 次，有时带血半年不净，经常服中西药。23 岁结婚，婚后仍经常闭经，或

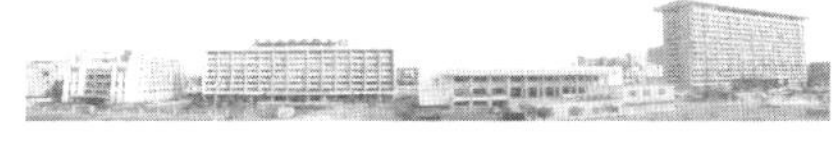

出血不净，已婚8年不孕。1982年因子宫出血半年行诊刮，诊断为：子宫内膜增殖症。

妇科检查：外阴已婚未产型，阴道通畅，宫颈光滑，子宫体后位，小于正常，双附件阴性。

1986年12月子宫输卵管碘油造影：双侧输卵管通畅。当日查血常规：血红蛋白120g/dL。

1987年2月20日男方查精液常规：外观淡黄色，量2ml，活动率80%，运动力一般，计数正常。

舌淡白，苔薄白，脉沉细弱。

西医诊断：功能性子宫出血，子宫内膜增殖症，原发不孕症。

中医辨证：患者思虑伤脾，郁怒伤肝，损伤脾气，统摄无权，血海不固，经血崩漏而下。又病久伤及冲任气血，崩漏日久，瘀血停滞，新血难安，血不归经，冲任失于滋养，胞脉虚弱而不孕。

治法：益气固冲任止血。

方药：

生地炭30g，杭芍12g，炒白术10g，山药30g，茜草15g，海螵蛸30g，煅龙骨30g，地锦草30g，芥穗炭10g，川断12g，补骨脂12g。

7剂。

1987年3月31日：服药后，阴道出血于3月2日净（共带血39天）。基础体温单相，性情急躁易怒，给予桂枝茯苓汤活血化瘀，以削减增殖的子宫内膜，又加服补肾益气养血的中成药。

桂枝10g，茯苓15g，赤芍10g，桃仁10g，淫羊藿10g，莪术10g，黄芪10g，巴戟天15g，丹参15g，鸡血藤30g，白花蛇舌草30g，草河车30g。

乌鸡白凤丸、安坤赞育丸各10剂。

共服桂枝茯苓汤加味21剂后，基础体温较前明显好转。1987年5月15日复诊时基础体温转为双相，高相16天，给予调助汤加味，7剂。

熟地30g，何首乌20g，枸杞子15g，玄参10g，麦冬10g，丹皮10g，益母草30g，附子10g，肉桂10g，覆盆子10g，菟丝子15g，山萸肉15g，仙茅10g，仙灵脾15g。

1987年5月22日复诊：服药后1987年5月17日月经来潮（停经近3个月），今日月经第5天，已用纸2包半，给予少腹逐瘀汤加味，6剂。

川芎10g，炮姜6g，元胡10g，五灵脂10g，赤芍10g，小茴香10g，生蒲黄10g，肉桂6g，当归10g，没药10g，鸡血藤30g。

服药后带经8天净。此后于1987年7月26日、9月26日两次月经来潮，经期7~9天。这期间服调助汤30剂，桂枝茯苓汤18剂。

1987年11月3日复诊：末次月经9月26日，现停经38天，基础体温单相，给予益肾阴阳双补，方用五子衍宗汤，共服12剂。

菟丝子30g，五味子10g，枸杞子10g，车前子10g（包），覆盆子10g，紫河车30g，紫石英10g，仙茅10g，仙灵脾10g。

1987年12月1日复诊：停经2个月，于昨日始有少量血性分泌物，给予闭经饮加味，6剂。

黄芪30g，桃仁、红花各10g，泽兰10g，卷柏10g，鸡血藤30g，当归30g，赤芍10g，香附10g，三棱15g，莪术15g，炮姜10g，紫河车30g。

以后又服桂枝茯苓汤18剂，调助汤36剂，少腹逐瘀汤7剂，闭经饮18剂。

1988年5月10日复诊：停经2个月，末次月经1988年3月5日，基础体温双相，恶心7天，当日妇科检查：外阴、阴道阴性，子宫体增大如孕2个月大小，双附件（-）。后足月产一健康男孩。

【按】患者婚后8年不孕，从15岁来月经即发功血，婚后更加崩漏不净，曾因半年出血不净在某医院诊治，告之做好摘除子宫准备，故患者非常苦恼，心灰意冷。来诊后首先安慰劝导，在治疗上本着澄源、塞流、复旧的法则。着重澄源，祛瘀血而再生新血，桂枝茯苓汤对削减增殖的子宫内膜起了作用，经期用少腹逐瘀汤祛除增厚的内膜，经前期用闭经饮活血化瘀松解内膜；复旧不忘补肾固冲任调经，给以调助汤，协助分泌功能转好；塞流治标，安冲汤起良效。经治疗，功血治愈而孕育。

论　著

一、论文

[1] 张丽蓉．中医治疗子宫颈癌4例的初步观察．江西中医药，1956，(1)：7.

[2] 张丽蓉．子宫脱垂中药针灸治疗初步总结．天津医药，1956，(5)：335.

[3] 张丽蓉．中医药治疗子宫颈癌的初步总结．江西中医药，1956，(10)：9.

[4] 顾小痴，杜梓柏，张丽蓉，等．中药补中益气汤治疗子宫脱垂疗效及其药理学研究的初步报告．天津医药，1960，(1)：4，7-12.

[5] 张丽蓉．中药针灸治疗不妊症初步总结——50例治疗成功病例分析．天津医药杂志，1965，7(2)：146-147.

[6] 张丽蓉．用辩证法指导妇产科临床的几点体会．医学与哲学，1982，(4)：36-37.

[7] 张丽蓉，宋淑华．妊娠中毒症患者免疫功能的初步观察．天津医药，1983，(8)：491-492.

[8] 张丽蓉，李金福．痛闭安临床疗效观察．中国中西医结合杂志，1984，4(4)：203-205.

[9] 张丽蓉，李金福．浅谈心理、社会因素在更年期发病中的作用．医学与哲学，1984，(9)：28-30.

[10] 张丽蓉，宋淑华，陈淑健．春血安治疗功能性子宫出血335例临床观察．北京中医杂志，1986，(5)：38.

[11] 张丽蓉，田恩江．血府逐瘀胶囊对小鼠免疫功能的影响．天津医药，1987，(9)：544-547.

[12] 张丽蓉，张凤苓．不孕症308例临床疗效分析．江苏中医，1989，(5)：10-12.

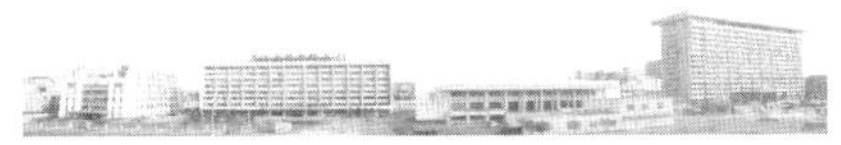

［13］张丽蓉，李惠民．女性更年期与阴道涂片的改变．天津中医，1988，（6）：16－17.

［14］张丽蓉．盆腔炎的中西医结合治疗．中西医结合杂志，1988，8（4）：238，241.

［15］张丽蓉．血府逐瘀汤治疗妇科病309例分析．中西医结合杂志，1988，8（10）：624.

［16］张丽蓉．300例电烙后敷药对比疗效分析．天津中医，1990，（2）：12－14.

［17］刘桂馨，陈有仲，张丽蓉，等．外阴上皮营养障碍中药治疗前后病理组织学、组织化学、超微结构的对证观察．天津医药，1991，（3）：147－149.

［18］张丽蓉，王桂芬，邢凯苔．330例外阴白色病损中药治疗疗效分析．天津中医，1991，（4）：12－16.

［19］张伯礼，张丽蓉．6708例健康人舌象调查分析（一）．天津中医，1992，（5）：31－33，30.

［20］张伯礼，张丽蓉．健康人舌象调查和实验研究（二）．天津中医，1992，（6）：31－33，30.

［21］王桂芬，邢建华，张丽蓉．300例宫颈炎电烙后敷药对比疗效分析．天津中医，1992，（8）：11－12.

［22］张伯礼，张丽蓉．6708例健康人舌象调查分析（三）．天津中医，1993，（1）：18－20.

［23］张伯礼，张丽蓉．6708例健康人舌象调查分析（四）．天津中医，1993，（2）：35－38.

［24］张伯礼，张丽蓉．吸烟、饮酒、刮舌影响舌象的调查分析．天津中医，1993，（3）：46－48.

［25］张伯礼，张丽蓉．舌蕈状乳头调查分析．天津中医，1993，（4）：31－33.

［26］张丽蓉，王桂芬，刘桂馨，等．中药外治外阴白色病损311例疗效分析．中国中西医结合杂志，1994，（增刊）：182－183.

［27］张凤岭，张丽蓉．少腹逐瘀汤加味治疗人工流产术后出血不净109例．天津中医，1997，14（1）：24－25.

［28］左芳，张丽蓉．中西医结合治疗妇女更年期综合征48例．天津中医，2000，17（3）：22.

［29］邢恺芗，王桂芬，张丽蓉．地锦冲剂治疗外阴色素减退疾病99例疗效观察．新中医，2003，35（7）：28－29.

［30］宋淑华，黄家茹，张丽蓉．中西医结合治疗不孕症100例．辽宁中医杂志，2004，31（4）：321－322.

［31］焦丽，张丽蓉．213例女性不孕症病因分析．中国优生与遗传杂志，2005，13（5）：98－99.

［32］张大英，张丽蓉．破瘀消癥法治疗子宫内膜异位囊肿248例．辽宁中医杂志，2006，33（9）：1138－1139.

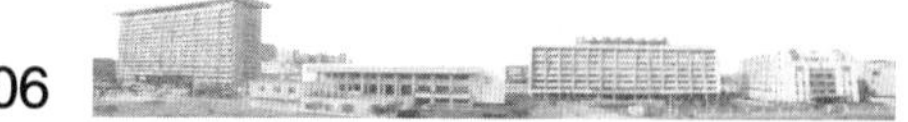

[33] 朱静，刘兆娟，张丽蓉．张丽蓉治疗排卵功能障碍性不孕症经验．辽宁中医药大学学报，2009，11（10）：80－81.

[34] 付媛，张丽蓉．血 HCG 与血孕酮对早期先兆流产预后的评估．辽宁中医药大学学报，2010，12（1）：148－149.

[35] 张雯执，刘兆娟，张丽蓉．三妙止血汤加减治疗崩漏40例临床观察．杏林中医药，2011，31（3）：225.

二、著作

[1] 张丽蓉．中西医结合治疗常见妇科疾病．天津：天津科学技术出版社，1976.

[2] 张丽蓉．中西医结合治疗常见产科疾病．天津：天津科学技术出版社，1980.

[3] 张丽蓉．中西医结合治疗不孕症与不育症．天津：天津科学技术出版社，1984.

[4] 张丽蓉．中西医结合治疗更年期综合征．北京：中国医药科技出版社，1976.

[5] 张丽蓉．求子必读・妇宝良方．天津：天津科技翻译出版公司，1994.

[6] 张丽蓉．助孕求子必读．天津：天津科技翻译出版公司，2007.

【整理者】

龚瑾　男，1960 年 9 月生，毕业于广西中医学院，学士学位，主任医师。现供职于天津市中心妇产科医院，从事中医妇科临床工作 32 年，现任中医科行政主任，天津中医药大学临床硕士生导师。

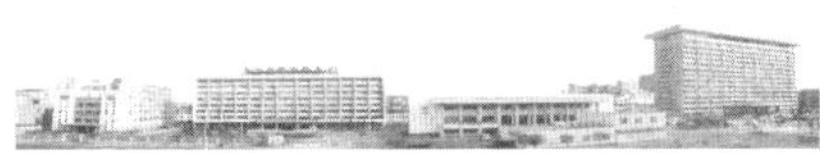

王 今 达

名家传略

一、名家简介

王今达（1925—2008），男，1925 年 5 月 10 日出生，汉族，北京市人，中共党员，天津市第一中心医院主任医师，天津市急救医学研究所所长、名誉所长，天津医科大学教授，中国中西医结合急救医学的创始人和奠基者，毕生致力于中西医结合急救医学的临床和科研，尤其在多器官功能衰竭的救治上颇有建树，他所提出的“菌毒并治/菌毒炎并治”“三证三法/四证四法”使感染性多脏衰的病死率降低到 50% 以下，达到国际先进水平。曾任世界危重病急救医学联合会中国急救医学组织的代表，中国中西医结合学会急救医学专业委员会主任委员，中国中西医结合学会微循环专业委员会副主任委员，中华医学会急诊医学分会副主任委员，中国中西医结合研究会活血化瘀专业委员会委员，中华医学会天津医疗保健会诊中心专家委员会委员，天津市医学联合研究中心转接委员会顾问，天津市中医急症领导小组顾问，天津市中西医结合学会第四届理事会副会长，天津市厂矿企业卫生医疗管理委员会医学顾问，天津市医药卫生应用技术协会顾问，天津市卫生局高级职称评定委员会委员，《中华危重病急救医学》杂志总编辑，《中国中西医结合急救杂志》总编辑，《中华急诊医学杂志》副总编辑，《中国急救医学》杂志副总编辑，《中华老年多器官疾病杂志》顾问。

二、业医简史

王今达教授 1945 年毕业于北京大学医学专业。先后供职于北京同仁医院、开滦煤矿林西矿务局医院。1949 年来到天津市天和医院（天津市第一中心医院前身）工作。期间下过矿井、到过农村，同工人、农民在一起体验生活，与他们建立了深厚的友谊，并在防病灭灾及科研工作中做出了优异的成绩。1954 年他作为国际医疗第 26 队队长奔赴抗美援朝前线，勇敢地抢救伤病员，在战地卫勤方面取得了显著的成绩，带领全队荣立集体功。

1960 年国家受灾，出现了大批水肿患者，王今达教授被派赴发病地区工作。为了减少灾区患者的死亡，在灾区的艰苦环境下，他克服种种困难对水肿患者的发病规律进行了调查研究。因为当时绝大多数患者伴有低钾血症，他发现是因为输葡萄糖未补钾，甚至导致患者心跳停止而死亡。他在研究中提出了许多切实可行的救治方案，主张对晚期危重患者的救治一律禁用兴奋药物（如可拉明）等，在全国范围具有指导意义，大幅度减少了患者的病死率。

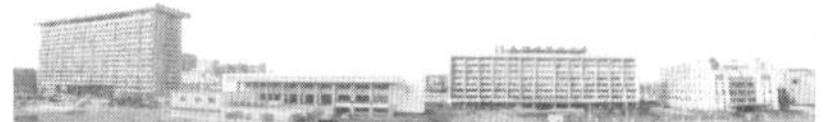

1963年河北省暴发水灾，数以万计的灾民出现了不明原因的高热、球结膜充血（红眼）和双下肢无力，不能行走，当时不知这是什么病。王今达教授作为调查组的成员参与救治。他经常一个人踏着齐腰深的洪水走村串巷进行调查，搜寻第一手资料。经过夜以继日地工作，他首先从豚鼠的内脏涂片中发现了钩端螺旋体，从而科学地证实了这个病是河北省过去从没有发现过的“钩端螺旋体病”，采用青霉素治疗后大幅度降低了患者的病死率。这一工作刚刚结束，又出现另一个灾后疫情。河北省霸县抬头公社3000多名社员集体发病，出现厌食、无力、黄疸，其中有百余名孕妇。他再次深入灾区进行调查，证实这是一次水源污染引发的黄疸性肝炎暴发流行。确诊后，他要求留在灾区，配合防疫站医务人员进行防治工作。在他主持的医疗小组救治下，仅有3名社员死亡，其余全部救治成功。

1974年8月，在时任卫生部部长钱信忠同志的支持下，王今达教授创建了我国第一个急救医学研究机构——天津市第一中心医院急性“三衰”（心、肺、肾）抢救研究室，并创建了我国第一个重症监护病房（ICU），病房设有病床14张，并配备了比较齐全的抢救设备。

1982年，美国《科学》（*Science*）杂志刊登了美国费城大学医学院FOX教授等撰写的文章《中国四个现代化的橱窗：天津市第一中心医院急性“三衰”抢救研究室》，该文赞誉王今达教授是“开拓中国危重病急救医学新兴学科的奠基人”。

1984年，王今达教授在天津创建了我国第一个急救医学研究所，该所拥有7个研究室、30张ICU病床以及各种具有国际先进水平的基础和临床研究设备。1994年，经国家中医药管理局批准，全国中西医结合急救医学培训基地落户于天津市第一中心医院。1997年，国家卫生部又把“卫生部危重病急救医学重点实验室”建在了天津市第一中心医院。

1980年，在时任卫生部医政司司长张自宽同志的支持下，王今达教授在哈尔滨市主持召开了我国第一次全国急救医学学会筹委会，并于1981年创办了我国第一个急救医学杂志——《中国急救医学》。1986年8月，在卫生部领导的大力支持下，他组织成立了我国第一个危重病急救医学的全国性学术组织——中国中西医结合学会急救医学专业委员会，担任第一、二、三届主任委员直至2003年。

1989年，王今达教授在天津又陆续创办了《中华危重病急救医学》和《中国中西医结合急救杂志》，为我国危重病急救医学的医生实现两条腿走路提供了学术交流平台。

在多年的临床、教学和科研工作中，王今达教授为全国各地培养专业师资3500余人。从1975年至今，他在国内外医学杂志上先后发表了学术论文100多篇，主编了《通用危重病急救医学》《危重病急救医学的诊断与治疗》《急症药物治疗学》等3部著作，为我国危重病急救医学的发展做出了贡献。

1986、1987、1988年，他连续3年被授予天津市劳动模范称号，1987年获中华全国总工会五一劳动奖章，1983、1984年天津市急救医学研究所获国家卫生部先进集体奖。1986年8月28日，《人民日报》以“生命在这里延续——记王今达和他领导的急救医学研究所”为题报道了王今达教授的事迹，以“金蔷薇”盛赞了他所做的工作成绩。1986、1988年他两次获得卫生部全国卫生先进工作者称号；1991年获国务院政府特殊津贴；1992、1994年获国家中医药管理局先进个人及开展中医急症工作成绩突出奖。

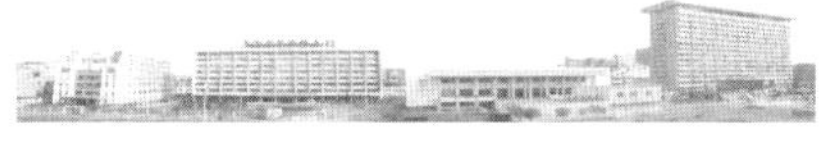

王今达教授是我国危重病急救医学学科的奠基人，是我国中西医结合急救医学学科的创始人。他创立的中西医结合急救医学学科体系已被当今学科界广泛采用。其中，他将中医学的“三证三法”用于危重病抢救，并对感染性多脏衰（septic multiple system organ failure）的发病机制进行了科学阐述，创造性地提出危重病的“三证三法”和“菌毒并治”理论，以及“细菌、内毒素、炎性介质并治”——全身炎性反应综合征（SIRS）和多脏器功能障碍综合征（MODS）防治新策略，为临床脓毒症（Sepsis）和MODS的防治指明了方向。经过多年的临床实践，“三证三法”和“菌毒并治”理论得到了继承和发展，形成了“四证四法”和“菌毒炎并治”的新理论。这一理论已成为我国医学界抢救危重患者的经典理论。

为了使我国危重病急救医学走在世界前沿，王今达教授率先提出我国危重病急救医学研究要另辟蹊径，采用别人没有采用的方法：一方面要善于利用现代化先进技术手段；另一方面要发挥祖国传统医学的优势，发掘中医宝库，并强调我国危重病急救医学的发展要走自己的道路，即中西医结合的道路。他认为，现代医学在危重病急救方面具有不可比拟的优势，但也并非完美无缺。为此他强调，我们必须掌握现代急救医学的知识和技术，但对它的不足之处应该用我国传统医学的优势加以补充，从而可在某些点上取得既优于西医又优于中医的临床疗效。

王今达教授首创了应用中西医结合方法抢救急性危重病患者的新方法。1972年他在国内最早应用中医活血化瘀法抢救各种病因导致的急性弥散性血管内凝血（DIC），在病因未能祛除的情况下，可使患者在48小时内停止出血，凝血象恢复正常。1978年，他对中医“肺与大肠相表里”的学说进行了实验研究，提出了对有肠道功能紊乱的急性呼吸窘迫综合征（ARDS）患者采用凉膈散上清下泻的治疗方法，从而使患者肺换气功能迅速好转，24小时内测得的动脉血氧分压（PaO_2）即能接近正常。

20世纪80年代初，国际上热衷于研究感染性多脏衰时，王今达教授通过实验研究证实了内毒素血症是其始动病因。于是，他提出了“菌毒并治”的防治新对策，并研制成功具有拮抗内毒素的中药针剂“神农33号”，从而使国际上公认的感染性四脏衰及四脏衰以上患者的病死率从100%下降到50%以下，“菌毒并治防治感染性多脏衰”的研究获得了部级科技成果一等奖。1989年，鉴于王今达教授的研究成果和对世界危重病急救医学发展所做出的贡献，在日本京都召开的第五届世界危重病急救医学大会上，世界危重病急救医学联合会接纳他领导的中国中西医结合学会急救医学专业委员会为成员国学会，王今达教授为中国代表。从此，在世界危重病急救医学组织中有了中国的席位。

王今达教授曾于1983年7月至12月应美国医学会的邀请赴美讲学与访问，并在美国宾夕法尼亚大学（University of Pennsylvania）、匹茨堡大学（University of Pittsburgh）、杰斐逊大学（Jefferson University）、天普大学（Temple University）等著名医科大学做学术报告，演讲内容包括“多系统脏器衰竭防治问题的新进展”“感染性休克防治的新进展”“ARDS发病机理及治疗的新展望”以及“内毒素血症对细胞氧代谢的影响”等专题。他被美国学术界誉为“中国危重病急救医学的先驱者”。

王今达教授一贯以“在国内为人民造福，在国际为国争光”作为自己的座右铭。通过他在美国讲学与访问交流，促进了美国医学界对中国与中国天津危重病急救医学发展现

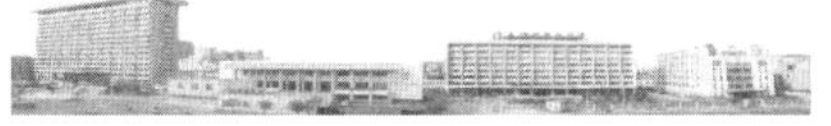

状的了解。他讲演的“多系统脏器衰竭防治问题的新进展”被美国多家报纸刊登在头版头条，其中部分报道配有醒目的标题，如《来自中国的危重病急救医学先驱者》《中国危重病急救医学和美国相比无大差别》《医学学术交流是促进中美友好的桥梁》等，这些报道反映了国外对我国危重病急救医学研究工作发展的良好评价。美国电视台曾4次播放王今达教授讲学报告的情况。美国急救医学会为了表彰他对中国危重病急救医学所做的贡献以及为中美两国友好交流所做出的贡献，特授予他“发展危重病急救医学有贡献的会员”证书。他是美国急救医学会最早获得这一荣誉的外国学者，也是唯一的一名中国学者。

1984年5月，世界卫生组织第17届国际内科学术会议聘请王今达教授为大会临时顾问，他的论文《脓毒病引发的多脏衰》被列为大会专题报告，受到英、美、德、日等国代表的好评，并全文刊登在美国的医学杂志上。

王今达教授曾主持过多次重要的国际学术会议。1984年6月，在中国天津举办的“国际危重病急救医学大会”，他担任主席，并做专题学术报告，受到与会者的一致好评。

他所完成的多项科研成果达到国家级水平，其中“血滤器用血滤膜的研究”和“‘菌毒并治’防治感染性多系统脏器衰竭”等科研成果为国际首创。由其同事和学生编辑出版的《成就卓越六十载光辉业绩誉全球——记王今达教授从医六十周年》和《王今达学术思想研究》（2013）书中，系统总结了我国中西医结合急救医学的发展成就，展现了王今达教授学术思想的脉络和精髓。

为建立我国危重病急救医学队伍，王今达教授除了接收进修生和到国内各地讲学外，还举办了不同层次的危重病急救医学师资培训班34期，为全国各地尤其是边远地区医院培训了急救医学骨干3500余人，为提高全国各地危重病急救医学水平发挥了积极作用。

王今达教授从医63年，他热爱自己的祖国，热爱他为之奉献一生的危重病急救医学事业。他的亲人都在国外定居，他独自一人在国内，儿女多次邀他出国定居，都均被他拒绝。他待患者如亲人，72岁高龄仍不分白天黑夜地战斗在临床第一线，有时带病去抢救患者。他对下级医生既严格要求又热情帮助。病重期间，他仍关心着天津市急救医学研究所的工作，关心着学科人才队伍的培养和建设，心系学科的发展。王今达教授以攀登高峰、孜孜不倦、身先士卒的精神鼓舞着年轻的医生们。医护人员们都说：“跟老所长在一起工作虽然很辛苦，但非常充实；一日为师，终身受益。”

王今达教授一贯精神饱满地工作，有人说他是“工作狂人”。事实上，他对事业的狂热源自于他对祖国、对事业、对患者的热爱，以及作为一名医生的强烈使命感。

王今达教授60余年的事业足迹已经证明，他无愧于我国危重病急救医学事业的发展，无愧于我国危重病急救医学新学科奠基人、开拓者的称号。

三、主要贡献

王今达教授的主要学术贡献可以概括为六个方面。

（一）让中国走向世界，让世界了解中国

1983年8月至12月，王今达教授经天津市及市卫生局批准，历时4个月赴美讲学及考察有关危重病急救医学（Critical Care Medicine）的现状与进展。在美期间他先后访问了纽约（New York）、华盛顿（Washington）、匹兹堡（Pittsburgh）、伊利（Erie）、哈里斯堡（Harrisburg）、纳什维尔（Nashville）、马里兰（Maryland）、费城（Philadelphia）、波士顿（Boston）、艾伦顿（Allentown）、基坦宁（Kittanning）、丹维鲁（Danrille）、兰司顿（Lansdale）、里士满（Richmond）等14个城市，受到了美国宾夕法尼亚州医学会主席Levis、中美学术交流基金会副主席Fishman、匹兹堡大学危重病急救医学系教授Lederale、国际基金会副主席Grenvik、美国费城大学医学院FOX教授，以及Tenple、Jefferson、Hannehman等著名大学附属医院的院长、教务长和有关危重病急救医学系主任和教授等的热烈欢迎。这次讲学和访问取得了圆满成功，使美国医学界对中国和天津市的危重病急救医学发展有了充分和全面的了解，并受到了好评。同时也促进了我国这一新兴学科与美国同行之间的交流，提高了在国际上的声誉，开辟了天津市第一中心医院和天津市急救医学研究所与美国各家医院的学术交流渠道。

在考察了美国危重病急救医学的现状和进展后，他将美国几所著名大学医学院附属医院的急救模式首先介绍到国内，并在天津市第一中心医院率先建立了国内第一个与国际接轨的急救医学救治体系。

1. 建立医院前急救组织

医院前急救组织作为急救前哨的触角，在整个急救医学体系中起到了举足轻重的作用。1983年，天津的院前急救救护车上就安排了急救技术员或急救医生，同时配备有良好的通讯联系装置及必需的急救设备，保证危重患者在抵达医院以前可在现场及运送过程中得到适当的救治。

2. 建立流程通畅、医务人员“多能”的医院急诊室

在医院的急诊室内，他对负责急诊工作的医师进行全面训练，使其成为“多能”医师，可以独立处理内科、外科、妇产科、眼科、皮肤科、骨科、创伤等各科常规的急诊患者。大约80%的非危重急诊患者通过急诊室的救治即可回家；其余的患者如属高危险性，在其病情尚未稳定时转送到过渡病房（Intermediate Care Unit）；如属内科领域的危重病患者，则要转送到重症监护病房（ICU）；如属外科领域的危重患者，需手术者转送到手术室，术后再转到监护病房。急诊室均有完善的通讯设备，用于与医院前急救的救护车和急救人员相联系，并可随时对医院前急救人员进行技术指导。急诊室的设备可以解决处理各科常见急诊的需要。

3. 建立符合我国国情的ICU

ICU的建立不仅需要大量的现代化设备，更需要经过专门训练的医护人员。大型综合性医院设置综合性ICU是面对全院各科的，财力充足的医院可以组建若干个小的专业性ICU，但在综合性医院中建立综合性ICU更加适合我们的国情和民情。

4. 将康复中心作为加快ICU周转率的通道

危重患者在ICU内一般只停留3~5天，只要生命器官功能稳定，即可转送到科室，或转送到康复中心。康复中心既有治疗的作用，也有训练恢复功能的作用。

鉴于王今达教授的研究成果及其对世界急救医学发展的贡献，1989年在日本京都召开的第五届世界危重病急救医学大会上，世界危重病急救医学联合会接纳他领导的中国中西医结合学会急救医学专业委员会为成员国学会，他是中国的唯一代表。从此，在世界急救医学组织中有了我们国家的席位。

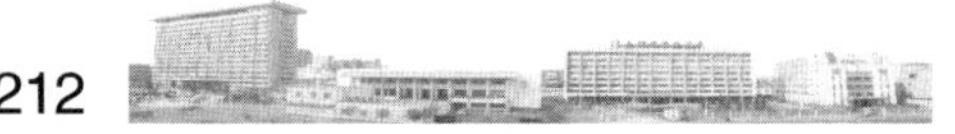

（二）开创和建立具有中国特色的危重病急救医学新学科

1. 培养高素质的临床急救队伍

危重病急救医学是20世纪70年代末期国际上新兴的一门学科。对于建立危重病急救医学新学科，过去我国没有经验可以借鉴。王今达教授广泛阅读国外的新知识，学习新技术，通过临床实践，逐渐摸索，积累经验，培养新队伍。为了培养具有跨专业水平又可进行中西医结合治疗的专业队伍，在"三衰"研究室创建之初，王今达教授以身作则，曾连续四年半吃在医院、住在病房。他带领各级医护人员，边学习边实践，密切观察患者的病情，亲自抢救。急救医学研究所建所初期，条件异常艰苦，从游牧式的流动小组到只有8张床位的抢救基地，从只有7个基本成员发展到近百人的急救中心，每一个微小的环节都渗透着王今达教授的心血。

为了建立一支高素质的急救快速反应队伍，以适应现代急救医学的需要，他要求研究所的医护人员必须具备四项素质：①要有狮子一样的体力；②要有骆驼一样的精神；③要有猴子一样的敏捷；④要像黄牛一样只工作不索取。在王今达教授的带领下，大家可以连续几个日夜不休息而紧张地工作，有效地抢救危重患者。在多年的临床、教学、科研工作中，王今达教授为人师表，对工作精益求精、鞠躬尽瘁。他要求包括自己在内的所有工作人员必须做到"三个千"，即"千方百计破难题，千山万水觅新知，千言万语传真情"，体现了完不成工作不罢休的工作作风，这也正是他敬业精神和行动的真实写照。

2. 从严从难，培养适应现代急救医疗的多面手

虽然20世纪70年代中期我国的急救医学处于刚刚起步的阶段，但是，现代急救医学在国际上的飞速发展，已不允许我国的急救医疗队伍继续在低水平徘徊了。因此，王今达教授对临床工作的要求从难从严。他要求所属工作人员特别是每一个医护人员都要全面掌握现代急救医疗技术，成为能应付各种复杂情况的多面手，适应抢救急性危重患者的需要。为此，他的目标是培养一支知识广博和技术全面的医、护、技队伍。

他要求ICU病房各级医护人员都能独立从事气管插管、呼吸管理，熟悉现代呼吸机的使用技术，熟悉Swan－Ganz导管，掌握血流动力学和心输出量监测技术，安放临时心脏起搏器，掌握除颤起搏技术、血液净化技术。检验技师能熟练使用进口设备，准确无误地配合临床抢救工作。到1980年前后，研究所的医生基本掌握了纤维支气管镜和纤维胃镜技术，能独立开展支气管肺泡灌洗和胃镜止血，为危重病抢救提供了综合保障。

在他的精心培育下，天津市急救医学研究所逐渐形成了一支从医德医风到专业技术全面高素质的现代急救医疗专业队伍。他注重培养各级医生的创新能力，支持他们见世面、出国进修。为了培养和提高整体队伍的创新能力，王今达教授先后分批选送副高职称以上的医生和护士长赴日本、美国、英国、加拿大、新加坡等国学习，而他们也不负众望，学成归来带动了整个研究所技术水平的提高。

3. 注重培养和提高团队的整体创新能力

王今达教授要求各级医生要有"两栖"本领：既要有精益求精的临床工作能力；也要能从临床工作中发现问题，开展基础研究工作，推动临床工作水平不断提高。他在领导该所的研究工作时，既指导前瞻性的临床研究，也指导与临床工作相结合的基础研究，使该所的研究工作能密切跟踪国际上急救医学的新进展，不断开展新课题研究。

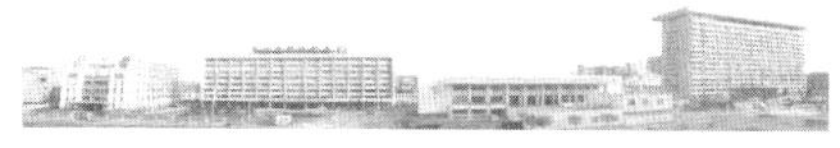

4. 走具有中国特色的中西医结合危重病急救医学道路

现代医学在危重病急救方面具有不可比拟的优势，但也并非完美无缺。为此，王今达教授强调：我们必须掌握现代急救医学知识和技术，对它的不足之处，应该用我国传统医学的优势加以补充，从而可在某些方面取得既优于西医、又优于中医的临床疗效。为此他首创了应用中西医结合的方法抢救急性危重病患者。他强调我国的急救医学发展要走具有中国特色的中西医结合道路。

1972 年他在国内最早应用中医活血化瘀法抢救各种病因导致的弥散性血管内凝血，在病因未能祛除的情况下，患者可在 48 小时内止血，凝血象恢复正常。

1978 年他对中医“肺与大肠相表里”的学说进行了实验研究，提出对有肠道功能紊乱的急性呼吸窘迫综合征（ARDS）患者用凉膈散上清下泻法治疗，可使肺换气功能迅速好转，泻下后 24 小时内动脉血氧分压（PaO_2）即能接近正常。

20 世纪 70 年代末 80 年代初，王今达教授率先开展了对于 ARDS 的研究。他指导研究所人员做了“ARDS 肺血流动力学监测”的研究，总结出 ARDS 的肺血流动力学特点是低压、低阻、高流量，并揭示了在危重病中肺首先受累的病理生理学基础，同时为 ARDS 治疗中应达到“水的轻度负平衡，以减少肺水”提供了理论依据。1978 年，他在天津组织召开了全国首届休克肺（ARDS）研讨会。

20 世纪 80 年代初，他对国际上热衷于研究的感染性多脏衰进行了实验研究，证实内毒素血症是其始动病因，提出了“菌毒并治”的治疗新对策，并研制成功了具有拮抗内毒素作用的中药针剂“神农 33 号”，从而使国际上公认的感染性四脏衰及四脏衰以上患者的病死率从 100% 下降到 50% 以下。为此，“菌毒并治”防治感染性多脏衰获得卫生部科技成果一等奖。

1978 年，他主持制订了全国第一个 ARDS 诊断标准。此后又主持制订了急性肾功能衰竭、急性心功能衰竭的诊疗标准。1995 年他与王宝恩教授共同起草制订了我国第一个多脏器功能不全综合征（MODS）分期诊断标准和 ARDS 分期诊断标准，这两个标准一直在国内沿用至今。

（三）创建具有中国特色的危重病急救医学体系

1974 年 8 月，在卫生部长钱信忠的支持下，王今达教授在我国率先建立了第一个危重病急救的机构——天津市第一中心医院急性“三衰”抢救研究室及重症监护病房（ICU），在 1983 年又成立了天津市急救医学研究所。

20 世纪 70 年代，在天津市第一中心医院，作为内科学教授的王今达看到许多危重患者的抢救需要多个学科共同协作，如内科、外科、妇产科、麻醉科等，所以他在组建急性“三衰”抢救研究室时，除了有内科医生外，还吸收了普外科、妇产科医生。当时他对内科医生讲：“我们面对的是各科的急危重症患者，我们要学会和掌握各相关学科的知识和技能，在现代医学上要掌握国内外最先进的前沿理论和技术，同时还要发挥中医学的优势，取长补短，中西医结合。”为此，“三衰”病房建立时又吸收了 3 位中医医生，开始探索在危重病急救领域走中西医结合的道路。

在创建我国危重病急救基地方面，王今达教授的着眼点是：

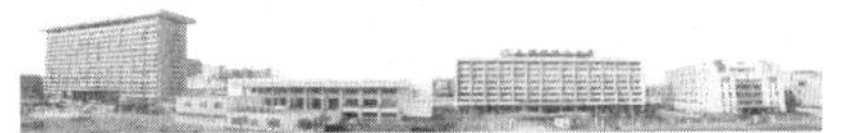

1. ICU 人员、设备的配置既要国际化，又要有自己的特色

天津市第一中心医院 ICU 在医务人员的配置方面独具特色，虽然是以内科专业的人员为主，但分属不同专业并各有侧重，有做呼吸的、心血管的、肾脏的、消化的、内分泌的、妇产科的、中医专业的、中西医结合的、基础研究的、影像的、检验的、护理的，人才应有尽有。

他们在设备配置上瞄准国际前沿技术。1975 年天津市第一中心医院“三衰”病房就购置了飞利浦生理多导仪（四导）、心排量仪等，开展了右心飘浮导管（Swan - Ganz 导管）检查技术。1980 年又购置了日本光电生理多导仪（八导），开展“心缩间期”测定，用无创方法评价心功能。同时配备了各种多功能智能呼吸机、高频喷射呼吸机，并率先在危重病急救领域开展了血液净化治疗技术，从平板型人工肾开始，到后来开展血液透析、血液滤过、腹膜透析、血浆置换等。1991 年在天津举办了全国首届 CAVH 学习班；1992 年急救医学研究所购置了 12 台人工肾，成立了血液净化中心；后来就在全国各地陆续开展了“血液净化在危重病中的应用”讲座，将血液净化技术推广到全国，此后许多兄弟医院来到天津参观学习。

2. 创建符合我国国情的先进的急救医学模式

王今达教授 1974 年创建了国内第一个 ICU，但他一直没有忘记“急诊科”这一重要阵地，他一直讲：“急诊科是桥头堡，这个阵地一定要拿下。”当时各医院急诊科尚不健全，许多还只是急诊室。1983 年卫生部发文要求全国各级医院都要建立急诊科。天津市第一中心医院组建急诊科时，他就派出了当时急救医学研究所临床组组长高天元教授去兼任急诊科主任，急救医学研究所的年轻医生在急诊科和 ICU 都是轮转的。他把急诊科、ICU 以及院前急救有机地结合起来。他说急诊科、ICU 本是一体，如同“前店后厂”一样，“谁也不能离开谁”，这两个部门需相互配合。在院前急救方面，研究所与天津市“120”密切配合，做到了患者转运时有人指导。

天津市第一中心医院成立急救医学研究所时组成部分有：急诊科、ICU、过渡病房、中心实验室、动物实验室，后来又创办了杂志并购置了 12 台人工肾，其机构内增加了杂志社和血液净化中心。研究所的所有医生都要定期到动物实验室搞科研。王今达教授说：“我们就是要培养两栖人才，既能搞临床，也能搞动物实验，做科研。”他建立的实验室成为卫生部的重点实验室。他精心努力地带领这支队伍 30 余年，抢救了数以万计的危重患者，做出了丰硕的科研成果。

3. 重视科研，建立重点实验室，科研与临床相结合

王今达教授建立急性“三衰”抢救研究室及 ICU 时，除配备了临床所需的监护、治疗等设备外，还配备了多参数血气分析仪、血凝仪、血栓弹力图、终末潮气 CO_2 测定计、超声多普勒血管诊断仪、心脏频谱仪、多功能超声诊断仪、质谱仪、血浆胶体渗透压计、血晶体渗透压计等。为了配合科研还购置了高压液相色谱仪、超低温水箱、超速离心机、倒置显微镜、快速细菌培养设备和动物实验室设备，可谓应有尽有。这充分体现了王今达教授的超前意识，他所建立的 ICU、实验室以及一些理念到现在也不落后。比如，用血栓弹力图来评估患者的凝血功能，早在 20 世纪 80 年代王今达教授就已用于临床，而国内一些大医院近几年才在临床开始使用；还有，他利用血凝仪查血小板第三因子（PF_3）来评估血小板的质量。正是由于他对凝血功能的深入研究和对中医活血化瘀法的深刻领会，以及对中医血瘀证的深入理解，为后来的“神农33号”“血必净”的研究奠定了基础。

4. 开创我国中西医结合急救医学体系，在国际危重病领域占有一席之地

王今达教授站在国际危重病领域的前沿，同时充分挖掘利用中医学宝库，运用中医的整体观、辨证施治理念，结合现代医学先进的监测、检查手段以及脏器功能支持和替代疗法，并将其结合起来，发挥各自的优势，成功抢救了许多危重患者，得到国内外同行的认可。1989年世界危重病急救医学联合会接纳王今达教授领导的中国中西医结合学会急救医学专业委员会为其成员国学会。

在20世纪70年代末，王今达教授就提出“应用肺与大肠相表里的中医理论来治疗ARDS”。对于腹腔感染及肠梗阻的患者，使用中医通里攻下法治疗属阳明腑实证合并呼吸衰竭的患者，取得了良好疗效；运用活血化瘀法，使用血府逐瘀汤治疗弥散性血管内凝血（DIC），亦取得了良好效果；运用中西医结合方法治疗多脏器功能不全（MODS）患者，使病死率下降到50%以下。他将这一研究结果在1984年日本东京召开的世界危重病会议上宣读后，得到国外同行学者的好评。

1997年他因劳累突发急性心肌梗死，但他还是坚持去了加拿大参加第七届世界危重病学术大会，并在会上做了关于“血必净治疗脓毒症”的学术报告。当时国外许多公司想买这个药的处方，但他都拒绝了，回国后他让天津红日药业股份有限公司开发了这个药，并于2003年SARS期间获得国家药监局批准上市，现已成为治疗脓毒症唯一的中药静脉制剂。他提出的“三证三法”“菌毒并治”到后来发展到“四证四法”“菌毒炎并治”，这一系列中西医结合的理论，对于西医学和中医学都是重大的贡献。

5. 创建全国性危重病急救医学学术组织

1974年8月王今达教授在天津建立了中国第一个ICU。

1980年王今达教授在中华医学会学术部张书申主任的帮助下，在杭州组织召开了全国首次急救医学学术会议。会前1周时间，王今达教授指派研究所专人一直在北京中华医学会学术部和张书申主任一起做会议的准备工作。当时还组织了急救医学会筹委会，为后来的中华医学会急诊医学分会和中国中西医结合学会急救医学专业委员会成立打下了良好的基础。

1982年美国FOX教授到天津市第一中心医院采访王今达教授，回国后在美国做了报道。1987年，美国危重病医学创始人之一William C. Shoemaker教授来天津市第一中心医院访问，他们都不约而同地说：“王今达是中国ICU的创始人。”

王今达教授1981年就在哈尔滨创办了我国第一本急救医学杂志——《中国急救医学》。1989年他在天津市第一中心医院又创办了我国第一个危重病医学期刊——《危重病急救医学》，后更名为《中国危重病急救医学》，现名为《中华危重病急救医学》。1994年，为了弘扬具有我国特色的中医治疗危重病成果，使我国的危重病急救医生能用两条腿走路，王今达教授又创办了《中国中西医结合急救杂志》。

自20世纪80年代起，王今达教授每年都组织全国性的学术会议和全国性的急救医学学习培训班，全国各大城市、各大医院几乎都有王今达教授的学生，可谓“桃李满天下”。他还在天津主持和召开了两次国际性的急救医学学术大会。

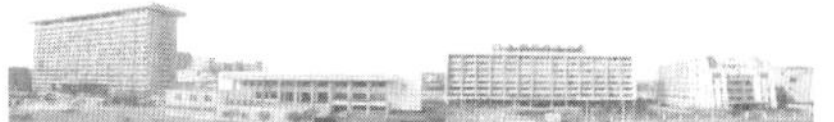

1986年8月，他创建了我国第一个危重病急救医学的全国性学术组织——中国中西医结合学会急救医学专业委员会，担任第一、二、三届主任委员直至2003年。他还创建了天津医学会急救医学会分会和天津中西医结合学会急救医学专业委员会，并担任这两个学会的主任委员。同时他是中华医学会急诊医学分会副主任委员，他把中华医学会急诊医学分会和中西医结合急救医学专业委员会这两个学会有机地结合在一起，使这个学科的建设具有我国的特色。王今达教授退居二线后，继任的主任委员和天津市这两个学会的主任委员都一直沿着他指引的道路继续前进。

（四）“菌毒并治”与“三证三法”理论的创立及其发展——“菌毒炎并治”与“四证四法”

多器官功能障碍综合征（MODS）发病急，病情进展迅速，病死率极高，是危重病医学领域内的尖端课题。天津市急救医学研究所自20世纪70年代起就开始了以中西医结合方法治疗MODS的探索，并最早发现菌体溃解后产生的内毒素会进一步加重对脏器功能的损伤，从而提出了中西医结合治疗MODS的“菌毒并治”理论。他们以此理论为指导，在对MODS发病机制进行深入研究的同时，对MODS的中医辨证分型及治疗也进行了规范及完善，逐步形成了“三证三法”的辨证治疗原则，即清热解毒法治疗“毒热证”，活血化瘀法治疗“血瘀证”，扶正固本法治疗“急性虚证”，同时也形成了一套MODS的中西医结合治疗规范，降低了MODS患者的病死率。

1. “三证三法”辨证原则及“菌毒并治”理论的提出

王今达教授在建所初期就确定了中西医结合治疗急性危重病所要坚持的指导思想，即中医和西医在各自的发展中结合，在西医的优势中找不足，将中医的优势加进去，从而产生新的合力，提高急性危重病的治愈率，降低其病死率。在这种思想指导下，自1972年开始，研究所和ICU的专业技术人员根据对急性危重患者疾病特点的观察，临床上逐渐将中医治疗应用于西医尚无理想疗效的急性危重病中，并确定了3个突破口：清热解毒法治疗“毒热证”，活血化瘀法治疗“血瘀证”，扶正固本法治疗“急性虚证”。20世纪60年代末期，国际上认识到弥散性血管内凝血（DIC）是许多急性危重病患者死亡的原因，但是西医早期所采用的肝素治疗可能引起大出血，中晚期的抗纤溶亢进治疗也可能促使DIC恶化。到20世纪70年代初期，王今达教授根据中医辨证，观察到DIC患者呈现全身性出血，脉数涩、舌质紫暗或有瘀斑，属于血瘀之证，在国内首先应用王清任的血府逐瘀汤加减治疗，挽救了许多患者的生命。如70岁以上的重症患者2天内出血停止，凝血功能恢复正常。因此，在天津市急救医学研究所将活血化瘀法广泛应用于临床危重病患者的治疗后，1974年9月至1978年12月治疗的36例DIC中，治愈26例，好转1例，死亡9例，疗效显著。

随着对疾病认识的逐渐深入，到20世纪70年代末期，基于对中医“肺与大肠相表里”理论的研究，人们发现肠源性内毒素血症是导致急性呼吸衰竭发生的主要因素。王今达教授通过实验研究阐明了“热毒”和“血瘀”在急性危重病发病机制中的作用。根据中医辨证施治的原则，采用清热解毒、活血化瘀方剂治疗，结果提示对肠源性脏器损害具有显著的防治作用。进一步的研究证实，清热解毒类中药对内毒素有明显的拮抗作用，能增强机体的非特异性免疫力，对致死性内毒素过敏反应有明显的保护作用，并可减轻内脏病理性损害程度。

20 世纪 80 年代，国际上公认的感染性多器官功能衰竭（MOF）病死率高达 30% ~ 80%。实验研究证明，内毒素血症是感染性 MOF 的始动病因。于是王今达教授根据中医理论，通过实验研究与临床验证，开始对中医解毒方药进行探索。经过多年的研究，他确定了“菌毒并治”的新理论体系，并研制成功了既有活血化瘀作用、又有拮抗内毒素作用的“神农 33 号”注射液，经临床应用，可使 4 个及 4 个以上脏器功能衰竭患者的病死率降低至 50% 以下，证实有显著的临床应用价值。

2. 炎症介质的“瀑布”释放及“菌毒炎并治”的发展

炎症反应本来是机体对抗外来致病因素侵袭的保护性反应，但若过分强烈，机体炎症反应失去控制，将导致内环境稳定失衡，引起细胞凋亡、免疫抑制，造成脓毒症休克以及器官功能不全。多器官功能障碍综合征（MODS）是创伤和感染最严重的并发症，在全身性炎症反应的炎症介质“瀑布”释放中，细菌/内毒素是最重要的刺激和诱发因素，可抑制炎性介质的失控性释放，对 MODS 的防治具有重要意义。当前，MODS 在某种程度上已被认为是一种介质病。机体在受到外来刺激时过量释放炎性介质，引起炎症反应失控，激发连锁反应，导致远距离器官功能发生障碍或衰竭。

MODS 的治疗除了采取控制感染、合理供氧和器官支持等措施外，还要设法阻断或削弱炎症介质对靶细胞的作用，打破连锁反应和恶性循环，逆转炎症反应的病理进程，减少组织器官损害。但到目前为止，还没有一种方法和制剂能解决 MODS 的所有问题。因此，多种方法或制剂的联合应用可能是最好的治疗途径。

王今达教授认为，“毒热证”“血瘀证”和“急性虚证”贯穿于 MODS 的始终，因此，清热解毒、活血化瘀、通里攻下、扶正固本为其基本治法。革兰阴性菌（G^-）释放的内毒素性损害作用是 MODS 常见的始动原因，对 G^- 菌感染的脓毒症应用敏感抗菌药物杀菌、抑菌，用清热解毒的中药抗毒、解毒，同时应用中药拮抗内毒素的作用，抑制炎性介质的失控性释放，并用血液净化的方式清除体内大量释放的炎性介质，可达到“菌毒炎并治”。以上方法对 MODS 的防治具有重要意义。

3. 对肠道功能的再认识和“四证四法”辨证原则的完善

早在 1982 年，为了阐明中医“肺与大肠相表里”学说的本质，王今达教授曾用结扎动物肠系膜上动脉的方法制成了急性肺损伤模型，实验结果证实肠源性内毒素血症是肺－肠相关性损伤的致病因素。此后，1986 年 Parks 等提出了肠道缺血/再灌注损伤；1987 年 Hernandez 等进一步阐明肠道缺血/再灌注损伤导致肺血管内皮细胞损伤的机制；1993 年 Oldman 等证实肠道缺血/再灌注损伤可以导致全身炎症反应综合征（SIRS），而且是急性呼吸窘迫综合征（ARDS）及 MODS 发病的始动因素。随着研究的深入，肠道在 MODS 发病中的关键环节逐渐为人们所认识，并认为肠道是 MODS 发病的启动器官。虽然在致病环节上提出了相应的治疗方法，然而应用这些治疗方法，临床病死率并没有得到显著下降。

基于现代实验与临床研究及对肠道功能的理解，王今达教授对中医学“肺与大肠相表里”学说进行了重新认识和研究，发现肺与大肠通过经脉联系，一阴一阳表里相对，脏腑阴阳表里相偶，肺经之脉通于大肠经的脉络，大肠之脉络也上连于肺，如大肠疾病导致肺肃降障碍，使手太阴肺经气流不畅，从而致病。肠道屏障功能的破坏可造成肠源性内毒素血症和菌群移位，并激发细胞因子和炎性介质的连锁反应，引发 SIRS 和 MODS。在西医尚无有效治疗方法遏制此病理过程的情况下，天津市急救医学研究所于 20 世纪 70 年代曾使用了上清下泻法，选用凉膈散治疗存在“阳明腑实证”的患者，结果 80% 的呼吸衰竭患者呼吸功能迅速改善，促进了患者的痊愈。在进一步的研究中发现，临床表现有“腑实证”，即大便秘结、腹胀、呕吐、无排便排气、肠鸣音减弱或消失的患者，其血浆促炎细胞因子水平明显升高，病死率也极高。而采用通里攻下法，以大承气汤涤荡胃肠实热、攻下泻火、清热解毒，可显著降低全身炎症反应综合征（SIRS）患者血浆炎性介质水平，降低 MODS 发病率，提高患者治愈率。

经过近 30 年的中西医结合危重病研究，王今达教授及其团队在“菌毒并治”和“三证三法”的基础上，逐渐完善和丰富中西医结合治疗 MODS 的理论体系，总结出了 MODS 的中西医结合“菌毒炎并治”和“四证四法”辨证治疗原则，即“细菌、内毒素、炎症介质并治”，以及“毒热证”用清热解毒法、“血瘀证”用活血化瘀法、“急性虚证”用扶正固本法、“腑实证”用通里攻下法。结合现代治疗方法，应用此原则对 MODS 患者进行辨证治疗，可使感染性 MODS 患者的病死率显著降低，并使平均脏衰数为 3.5 个的多病因 MODS 患者病死率降低至 41.86%，达到国际先进水平。

4. 对“四证四法”本质的探讨

在完善中西医结合治疗 MODS 辨证原则的同时，王今达教授应用现代研究手段对 MODS 中医证型的病理实质和治法方药的作用机制也进行了积极的探索。

（1）“毒热证”（严重感染）与清热解毒法：“毒热证”患者临床表现多有高热、恶热喜冷、面红目赤、四肢温热、烦躁多言，甚则神昏谵语、痰涎壅盛、痰涕黄稠、口干欲饮、舌红苔黄厚、脉洪数或细数等。实验室检查可见血液中白细胞升高或中性粒细胞比例升高，前降钙素水平升高，内毒素水平升高，炎性介质水平升高等。总之，过度的炎症反应为“毒热证”发生的病理基础。

在各种原因引起的危重症各个阶段，绝大部分患者都存在着严重感染。从中医学辨证的角度来看，感染属于“毒热证”的范畴。

王今达教授认为，如能在严重感染的不同阶段紧紧抓住“邪毒”这一重要环节，给予清热解毒法治疗，不论是用清热法还是泄热法，都会取得良效，故对“毒热证”患者采用清热解毒疗法的代表药物“神农 33 号”及清开灵注射液。早期的实验研究证实，清热解毒类中药对内毒素具有明显的拮抗作用，采用具有清热解毒、活血化瘀功效的中药“神农 33 号”注射液治疗 MODS 大鼠的研究结果表明，清热解毒类中药具有下调促炎细胞因子肿瘤坏死因子 -α（TNF -α）和白细胞介素 -6（IL -6）水平，减少中性粒细胞活化，继而减少中性粒细胞在内皮细胞的黏附，缓解组织和内皮细胞受损的作用。

（2）“血瘀证”（凝血功能障碍）与活血化瘀法：在以注射内毒素制备的“血瘀证”MODS 动物模型中发现，“血瘀证”动物存在明显的内皮细胞损伤表现，血浆中内皮细胞标记物血栓调节蛋白（TM）、内皮素（ET）、血管性假血友病因子（vWF）水平均明显升高，而内皮细胞表面 TM 水平表达降低。临床研究证实，具有“血瘀证”表现的 MODS 患者血浆蛋白 C 和活化蛋白 C 水平降低，引起机体抗凝血功能减弱，微血栓形成。因此，内皮细胞功能不全和活化蛋白 C 水平降低引起的微循环障碍已成为“血瘀证”发生的病理基础。临床患者多表现为固定性压痛、出血、紫绀、舌质绛紫以及血液流变学、凝血和纤溶系统异常等。研究发现，大多数 MODS 患者均存在“血瘀证”的临床证候，实验室检查有内皮细胞功能不全的表现。因此，以内皮细胞损伤、微循环异常为基础的“血瘀证”成为 MODS 患者的主证。

针对“血瘀证”而采用活血化瘀法治疗，代表药物为“神农 33 号”注射液和血必净注射液。研究证实，活血化瘀法具有整体调整 MODS 患者微循环、免疫和炎症反应紊乱状态的作用，其具体机制为：①降低 MODS 患者血中内毒素水平，达到“菌毒并治”的作用；②降低 MODS 患者血浆血小板活化因子（PAF）水平，从而起到脏器保护作用；③降低 MODS 患者血清及组织一氧化氮（NO）水平，抑制组织诱导型一氧化氮合酶（iNOS）mRNA 表达，减轻组织损伤；④对促炎细胞因子肿瘤坏死因子 - α（TNF - α）和白细胞介素 -6（IL -6）有明显的下调作用，阻断过度炎症反应；⑤对血管内皮细胞有明显的保护作用；⑥提高血浆活化蛋白 C 水平，改善 MODS 患者的凝血功能紊乱；⑦提高人白细胞 DR 抗原（HLA - DR）水平，缓解免疫麻痹，起到免疫调节作用。

（3）“急性虚证”（急性营养衰竭和急性免疫功能低下）与扶正固本法：“急性虚证”的概念与中医传统理论“久病多虚”之虚证不同，是各种原因导致的阴阳、气血、脏腑功能迅速虚衰的证候，表现为“邪实未去，正气已虚”，具有发病急、病情重、存活率低等特点，它的发生与机体免疫状态高度相关。MODS 中的“急性虚证”病机特点为本虚标实，与机体免疫功能衰竭有关，表现为单核细胞丧失抗原呈递功能，呈免疫麻痹状态，多有面色苍白、四肢湿冷、大汗、尿少、脉细数或欲绝、血压下降等证候。实验室检查可有单核细胞表面 HLA - DR 表达下降，Th1/Th2 比例下降。

根据“急性虚证”的特点，临床应用扶正固本法治疗此类患者，代表方剂为补阳还五汤和黄芪注射液。经扶正固本法治疗，可使 MODS 患者免疫失调状态改善，Th1/Th2 比例趋于稳定，单核细胞表面 HLA - DR 表达升高，促进了机体的康复。

（4）“腑实证”（腑气不通）与通里攻下法：“腑实证”患者多表现为腹胀、呕吐、无排便排气、肠鸣音减弱或消失等，实验室检查可有血中内毒素水平升高。已证实肠道为 MODS 发生的启动器官，严重创伤后应激反应导致肠道血液循环量减少，微循环障碍引起肠黏膜屏障功能受损，肠源性内毒素入血致使远隔脏器受损。研究发现，应激状态下肠系膜淋巴液可引起实验动物肺泡内皮细胞和血管内皮细胞凋亡、骨髓抑制，内皮细胞表面的黏附分子如细胞间黏附分子（ICAM）和 P - 选择素水平升高，中性粒细胞表面黏附分子 CD11b、CD18 表达增加，红细胞变形性异常，最终引起组织器官的氧供减少、功能受损。

王教授针对“腑实证”采用通里攻下法治疗，代表方剂为凉膈散及大承气汤。临床研究证实，大承气汤治疗可明显改善 MODS 患者的病情，使其血浆中炎性介质水平如内毒素、TNF - α、白细胞介素（ILs，包括 IL - 1β、IL - 4、IL - 6、IL - 10）、转化生长因子 - β（TGF - β）、血栓素 B_2（TXB_2）、前列腺素 F_{10}（PGF_{10}）、TXB_2/PGF_{10}水平显著降低，HLA - DR 水平显著升高。而通里攻下法在改善 MODS 患者肠道功能的同时，可调整 MODS 时的免疫失衡状态，降低过度的促炎及抗炎反应，同时缓解机体的免疫麻痹。

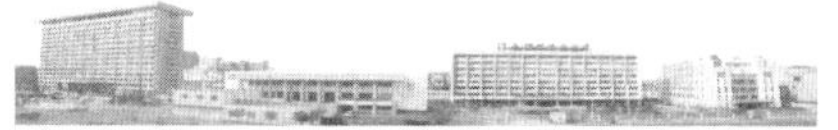

（五）制订具有中国特色的临床诊疗标准

制订指南一直是各个专业学会的主要工作之一。王今达教授所领导的学会坚持以国际诊疗规范为依据，制订具有我国特色的临床诊疗标准。1991 年后，王今达教授与北京友谊医院院长王宝恩教授一起，根据我国循证医学的研究成果，组织制订并亲自起草了具有中国特色的临床诊疗标准，包括：MODS 病情分期诊断及严重程度评分标准（经 1995 年在庐山召开的全国危重病急救医学学术会议讨论通过）；急性呼吸窘迫综合征（ARDS）分期诊断标准（经 1995 年在庐山召开的全国危重病急救医学学术会议讨论通过）；脓毒症、重症脓毒症、脓毒性休克的试行诊断标准；老年多器官功能障碍综合征（MODSE）诊断标准（试行草案，2003）；脓毒症中西医结合诊断标准及中西医结合治疗指南（讨论稿）；多器官功能障碍综合征中西医结合诊疗标准的探讨；脓毒症中西医结合诊疗专家共识等。

王今达教授参与制订的具有中国特色的临床诊疗标准是他工作成果的结晶，为我国从事危重病急救的医护人员提供了治疗和研究方向，推动了我国危重症急救事业的发展。

（六）抗脓毒症新药——中药“血必净”注射液的研发与应用推广

1. 选题目的

众所周知，西药中的抗菌药物绝大多数只有杀菌和抑菌作用。王今达教授发现，当时除多黏菌素 B 外，其他的抗菌药物都无拮抗内毒素的作用；各种拮抗内毒素的单克隆及多克隆抗体的出现只能对某一菌型产生的内毒素有拮抗作用，因此限制了其临床应用。而为数不少的中药却有拮抗内毒素的作用。在 MODS 的发病过程中，各种炎性介质释放的时间不同，而且多数炎性介质的半衰期很短暂，给药时间可能在炎性介质释放之前或释放之后，因此不能准确命中靶因子。许多炎性介质先后释放和治疗中给予各种抗炎性介质的抗体等，也能造成治疗上的混乱。所以，寻找既能拮抗内毒素又有拮抗炎性介质作用的药物十分必要。王今达教授以抗菌药物杀菌、抑菌，以清热解毒中药拮抗内毒素（抗毒、解毒），以血液净化治疗清除炎症介质，这就形成了“菌毒炎并治”的理论基础，是中西医在治疗中的有机融合。这一理论不但有临床实践的证实，而且得到了基础实验的证实。通过动物实验证实，许多中药不论用体外法或体内法进行实验，都有非常显著的抗毒、解毒和拮抗内毒素的作用。

中医认为由细菌感染引起的脓毒症和脓毒症多脏衰缘于外界邪毒损伤脏腑络脉，属瘟毒导致的急危重症。“毒有外来者，来自六淫之邪，时疫之气；毒也有内生者，来自体内水精代谢失常。”在查阅了有关的中医著作后，王今达教授对 36 组中药复方进行了筛选研究。他将中药复方制成无热源、不含助溶剂、符合静脉用药质控标准的针剂，首先用体外法检测其有无直接拮抗内毒素的作用，如果有效，再进一步用体内法检测有无拮抗炎性介质的作用。实验结果发现，显著有效的方剂由 6 味中药组成，即“神农 33 号”，后来发展成为由 5 味中药组成的“血必净”注射液。

王今达教授对“血必净”注射液的研究结果如下：血必净是遵循“毒邪与络病”理论研制开发的既有广谱强效拮抗内毒素作用，也有拮抗炎性介质毒性作用的中药复方静脉注射液，对脓毒症的全身炎性反应和抗菌药物治疗感染性疾病引发的内毒素释放与炎性介质释放所致的多脏衰（多脏器功能失常综合征）有很好的功效，在国内外尚属首次研发

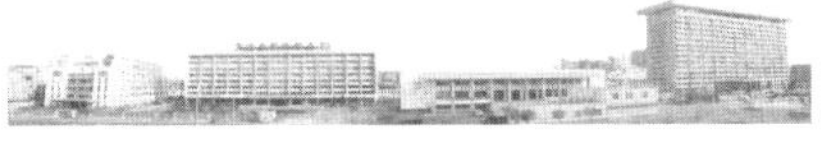

成功。它可以通过活血化瘀、疏通络脉、溃散瘀毒发挥治疗作用，可以提高脓毒症患者的治愈率，降低病死率，有利于解决国际医学界瞩目的难题。

2. 古籍文献的论述

《素问·气穴论》认为络脉有“溢奇邪”“通营卫”的作用。叶天士《临证指南医案》提出“暑邪上受先入肺络”，“夏令受热，昏迷若惊……即热气闭塞孔窍所致，其邪入络”。可见由外邪损伤络脉，因络脉结滞或络毒蕴结可导致热病、昏迷等重症。《素问·调经论》记载“病在血，调之络”，指出络病多由郁滞而生，其治皆以通络为本。

中医对瘀毒互结的病机有许多论述。早在《黄帝内经》就记载有寒毒、热毒、湿毒、燥毒、苛毒等。汉代张仲景《金匮要略》中更有“阴毒”“阳毒”之病名。隋代巢元方《诸病源候论·伤寒毒流肿候》已提出与瘀毒互结类似的病机，说：“湿毒气与风热相搏，则荣卫涩，荣卫涩则血气不散，血气不散则邪热致壅。”金元刘完素立清热解毒之法，对毒邪认识渐渐深入。“血瘀”的提出与《黄帝内经》有相近似之论述，至《金匮要略》首次提出“瘀血”病名及治法，张仲景并在《伤寒论》中创立活血化瘀诸方以治疗“瘀血”诸证。至明清时代，这一学说有了较大发展。李梴于《医学入门》提出“血为百病之始”，叶天士治疗温病入于血分时宜凉血散血，为活血化瘀以溃散邪气提出了依据。王清任《医林改错》一书对活血化瘀法的发展做出重要贡献，并创解毒活血汤瘀毒并治，为瘀毒互结病机理论奠定了临床基础。近年来的实践已经证明，化瘀与解毒之间有着密切关系。总之，中医的瘀毒可以互结，活血化瘀、疏通络脉有利于毒邪溃散。

3. “血必净”注射液处方依据

20 世纪 70 年代中期至 80 年代初期，王今达教授进行的实验研究证明：脓毒症及脓毒症多脏衰动物死亡的原因是生命器官细胞和亚细胞器遭受了内毒素毒性危害。抗菌药物治疗革兰阴性菌感染，细菌被杀灭即产生内毒素。据此王今达教授提出了在抗菌药物杀菌治疗的同时，选用具有拮抗内毒素作用的中药，即“菌毒并治”的理论，期望提高疗效，减少死亡。此后，王今达教授依据王清任《医林改错》的解毒活血汤，活其血解其毒，运用活血与解毒两法治疗毒损络脉的瘀毒重症，通过实验研究与临床验证，开始对中医解毒方药进行探索。

“血必净”注射液的研发经历了十多年，跨越了 3 个阶段：①始于清热解毒方药。②经过一定时期的研究，改为清热解毒与活血化瘀联用的方药。③此后在临床中发现，患者有身热、呼吸短促、脉数涩，舌质紫暗、红绛或有瘀斑，中医辨证属于瘀毒互结之证，于是改用活血解毒方药。经过药效学的实验筛选，由桃仁、红花、赤芍、川芎、丹参、当归 6 味中药各 10g，制成“神农 33 号”静脉注射液（100mL 含中药 60g）。实验研究证实，“神农 33 号”有拮抗内毒素的作用，用于治疗内毒素性多脏衰，可以保护生命器官细胞和亚细胞器免受内毒素毒性的危害，减少实验动物的死亡。据此进行的临床验证，将 100 例脓毒症多脏衰患者随机分为现代医学综合治疗组（非“菌毒并治”组）和现代医学综合治疗加“神农 33 号”治疗组（“菌毒并治”组），每组 50 例，两组患者脏衰严重程度计分比较，差异无显著性（$P>0.05$），具有可比性。两组治疗结果显示，非“菌毒并治”组的治愈率为 24%，“菌毒并治”组的治愈率为 70%，差异具有显著性（$P<0.01$）。此后的多次临床研究都证实，“菌毒并治”组患者的病死率明显低于国际上公认四脏衰和四

脏衰以上患者的病死率100%。

近年来，国外分子生物医学的研究证明：内毒素对于机体的危害不是直接的作用，而是通过诱导体内炎性介质（主要是TNF）的产生，从而发挥危害机体的毒性作用。理由是：①用内毒素攻击动物可以引发全身炎性反应及多脏衰；②用炎性介质如肿瘤坏死因子（TNF）、白细胞介素-1（IL-1）等攻击动物，同样可以引发全身炎性反应及多脏衰；③在内毒素攻击动物以前，预先用单克隆或多克隆抗体阻断炎性介质的释放，此后给予内毒素攻击，全身炎性反应及多脏衰不再出现。无疑，内毒素与炎性介质均对机体具有严重的危害作用。故王今达教授认为，20世纪80年代初期我们提出的“细菌与内毒素并治”疗法已经落后于当今国际医学进步的水平。

因此，从20世纪80年代末期，在中西医结合儿科急救医学专家雪琳教授主持下，课题组又开始探寻既有强效拮抗内毒素作用，又有强效拮抗炎性介质作用的中药复方，对16组中药复方进行了药效学的筛选实验，最终发现去除了“神农33号”复方中的一味桃仁，不仅显著增强了拮抗内毒素的作用，而且有强效拮抗炎性介质肿瘤坏死因子-α（TNF-α）的作用。因此，将原“神农33号”的组方改为红花、赤芍、川芎、丹参、当归各10g（每100mL含生药50g），命名为“血必净”。经实验研究证明，“血必净”治疗重症脓毒症，治疗组动物的存活率为95%，对照组仅为10%（$P<0.001$）。此后又进行了临床验证，将196例脓毒症多脏器功能障碍综合征患者随机分为西医综合治疗组和“血必净”加西医综合治疗组两组，每组98例。两组脏衰严重程度评分对比差异无显著性（$P>0.05$），具有可比性。治疗结果显示，西医综合治疗组治愈率为21.4%（21/98），其中五脏衰的病死率为100%；“血必净”加西医综合治疗组治愈率为73.5%（72/98），其中五脏衰的病死率为40%，经统计学处理显示，两组治愈率和五脏衰病死率比较差异均有显著性（均$P<0.01$）。临床验证结果提示，“血必净”中药注射液可以非常显著地提高脓毒症多脏器功能障碍患者的存活率。

4. “血必净”注射液处方组成和相关论述

（1）“血必净”注射液处方：红花100g，赤芍100g，川芎100g，丹参100g，当归100g。

以上各味药经提取精制，加总量4.5g%的注射用葡萄糖粉，配制成1000mL注射液。

（2）功能与主治：活血化瘀，疏通络脉，溃散毒邪，适用于瘀毒互结、损伤络脉所致不同脏腑的病症，包括瘀毒阻络厥脱、瘀毒扰心犯脑、瘀毒犯肺、瘀毒伤肝、瘀毒伤肾、瘀毒伤及脾胃、瘀毒致血络阻滞等。

本方还适用于拮抗内毒素和内源性炎性介质的毒性，对脓毒症的全身炎性反应与抗生素治疗感染性疾病引发的内毒素释放和炎性介质释放所导致的MODS均有治疗作用。

（3）中医古籍相关论述：瘀毒互结、损伤络脉是疾病发生发展的重要病机。外感疫疠之邪，或感受六淫邪气，重伤人体，酿而成毒，或内伤诸病在发展过程中产生痰湿火热诸邪，积而成毒，毒邪深入，由气入血，与营血相搏，脉络凝塞，致瘀毒互结。巢元方《诸病源候论·伤寒毒流肿侯》说：“湿毒气与风热相搏，则荣卫涩，荣卫涩则血气不散，血气不散则邪热致壅。”陈平伯《外感湿热篇》说：“热毒内壅，络脉阻遏。”瘀毒扰心犯脑，可见神昏、痴呆、心悸；瘀毒犯肺，可见喘促不安，甚则呼多吸少；瘀毒伤肝，可见烦燥不安；瘀毒伤肾，肾失气化，可见尿少或癃闭；瘀毒伤及脾胃，可见腹胀膨脝；瘀毒致血络阻滞而见弥漫性血管内凝血，血不归经而见呕血、便血、皮肤瘀斑；瘀毒阻络，阳气不达四肢，可见肢冷身凉，甚至厥脱。然而瘀毒互结，多郁而生热，故见身热。瘀毒内热交织，故舌质紫暗或红绛或有瘀斑，脉数涩。

（4）方解："血必净"注射液的组方中以红花为君。红花性辛温，功能祛瘀，活血化瘀功著，又可行气通经脉，使瘀去血气得行，毒邪可以溃散，瘀毒得去，诸证自解，故以为君。《本草经疏》称其为"行血之要药"，《药品化义》称其"善通利经脉，为血中气药"。

组方中以赤芍、川芎为臣药。赤芍性味苦微寒，既可活血化瘀，又可清热，入血分，辅红花以清除血分瘀热。川芎性味辛温，功能活血化瘀，《本草纲目》称其为"血中气药"，又能行气。二药辅红花以加强活血化瘀之功效，使瘀去毒溃，故以为臣。

组方中以丹参、当归为佐药。丹参性味苦微寒，既可活血，又可凉血养血，古有"一味丹参，功同四物"之说。当归性味辛温，功能补血活血，功在补血以扶正，活血以祛瘀。二药辅君药，既可加强祛瘀以溃毒之功效，又可养血以扶正，故为佐药。

组方中君一臣二，为奇方，治急症，其诸药配伍，共收活血化瘀、疏通络脉、溃散毒邪之功。

王今达教授主持和指导完成的科研成果及专利如下：

1. 抗脓毒症新药"血必净"注射液，获国家发明专利。

2. "菌毒并治"防治感染性多系统脏器衰竭，获卫生部科技成果一等奖，天津市科技进步一等奖。

3. 多器官功能障碍综合征中西医结合治疗研究，获天津市科技进步三等奖，中华医学会科技成果三等奖。

4. "四证四法"在脓毒症/多器官功能障碍综合征中的应用研究，获天津市科技进步三等奖。

5. 活血化瘀法对多器官功能障碍综合征防治作用机理研究，获中国中西医结合学会科技成果三等奖。

6. 成人溶血尿毒综合征治疗临床研究，获天津市卫生局科技成果三等奖。

学术思想

王今达教授是我国危重病急救医学学科的奠基者，是中西医结合急救医学学科的创始人。他创立的中西医结合急救医学学科体系已为当今医学界广泛采用。他将中医学的"三证三法"用于危重病抢救，经过多年的临床实践，发展为"四证四法"，并对感染性多脏衰（septic multiple system organ failure）的发病机制进行了科学阐述，创造性提出了"菌毒并治"理论和"细菌、内毒素、炎性介质并治"——全身炎症反应综合征（SIRS）和多器官功能障碍综合征（MODS）防治新策略，为临床多脏衰的防治指明了方向。

王今达教授认为，在当今治疗急危重病西医具有绝对优势的情况下，中西医结合治疗急性危重病的目的是取二者之长，争取达到最佳的疗效，提高治愈率，降低病死率，而不

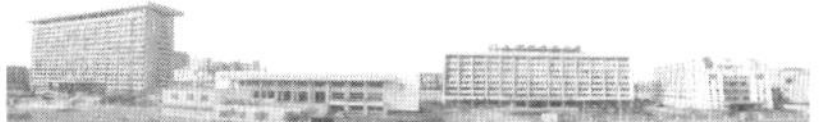

是攀比西医和中医在治疗中的比重各占多少。我们要想在中西医结合急救医学研究的开始就使自己立于不败之地，就要对比中医和西医在这个领域中的优势和劣势，从个性中找共性，从共性中发挥中医的优势，从而可以事半功倍、牵一发而动全局。他用中医理论指导危重病急救治疗方法的研究，并着重以运动的观点，从整体上认识人和疾病的关系。通过临床实践，他们认识到：不论是手术科室或非手术科室的各种急性常见病，经过积极治疗，如若病情继续恶化，几乎都有殊途同归的共性结局，主要包括脓毒症（sepsis）、弥散性血管内凝血（DIC）、急性呼吸衰竭、急性肾衰竭、中毒性心肌炎、中毒性脑病、多器官衰竭以及营养衰竭等（其中不包括各种慢性病的晚期临终状态）。纵观上述病种，根据异病同治的原则，大体可以概括在中医“三证三法/四证四法”范围之内，临床上应用“三证三法/四证四法”，在现代西医急救手段的配合下，开展中西医结合治疗急性危重病的研究工作，用药后往往能取得良好的疗效。

一、“三证三法”及其发展——“四证四法”

（一）“毒热证”（严重感染）与清热解毒法

在危重病的急救范畴中，不论是何种起病原因或是疾病的不同阶段，绝大部分患者都可存在严重感染。从中医学辨证的角度来看，感染属于“毒热证”的范畴。如能在危重症的不同阶段紧紧抓住这一重要环节，给予清热解毒法治疗，不论是用清热法还是泄热法解决“邪毒”这一主要矛盾，都会取得良效。如用清热解毒治则和方药治疗感染性高热，其疗效不亚于选用相应抗菌药物。用通腑排毒的承气汤或单味大黄口服或灌肠，对各种原因（如感染、中毒、挤压伤等）引起的急性肾衰竭，治愈率均很高。对于感染中毒性休克，采用清热解毒、通下泄热解毒也均有良效。对于严重感染引起的 DIC、急性呼吸窘迫综合征（ARDS）等，用此法也取得了良好的效果。大量的临床研究已证实，清热解毒法可以显著提高严重感染患者的治愈率，降低并发症的发生率。

（二）“血瘀证”（凝血功能障碍）与活血化瘀法

现代医学研究证实，各科的危重病不论其原因如何（休克、感染、中毒、创伤、病理产科、大手术等），均可导致急性凝血功能障碍，而凝血功能障碍又可引起血管活性介质释放失衡，造成微循环障碍。如此反复作用，必然导致恶性循环。如何打破这种恶性循环，现代医学主要从凝血、抗凝血的角度出发，中医学则从活血化瘀角度出发。临床及实验研究证实，“神农 33 号”和“血必净”注射液治疗“血瘀证”患者，不仅具有凝血、抗凝血的作用，还具有保护多种凝血因子不被激活、抑制血小板和白细胞释放血栓素等有害血管活性介质的作用。此外，该法还能阻断不同病因及不同发病机制的凝血功能紊乱触发因素，使已经形成的凝血功能紊乱停止进展，使尚未形成的凝血功能紊乱停止发生，能在凝血功能紊乱不同阶段发挥有益的作用。

（三）“急性虚证”（急性营养衰竭和急性免疫功能低下）与扶正固本法

改善危重病患者的急性营养衰竭和急性免疫功能低下是抢救成败的又一重要环节。“急性虚证”可分为气虚、血虚、阳虚、阴虚四大类。尽管类别不同，如果不予处理或处理不当，常可导致并发严重感染或心肺功能失常，甚至危及患者生命。根据中医辨证，选用相应的方药进行治疗，可在较短时间内使“急性虚证”逆转，患者免疫功能恢复较快，这些疗效是单用西医的营养疗法难以取得的。

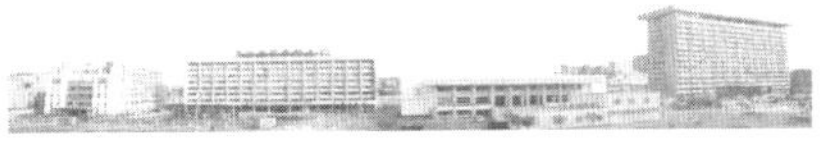

MODS中"急性虚证"的病机特点为本虚标实，与机体免疫功能衰竭有关，临床表现为单核细胞丧失抗原呈递功能，呈免疫麻痹状态。患者多有面色苍白、四肢湿冷、大汗、尿少、脉细数或欲绝、血压下降等证候。实验室检查可见单核细胞表面白细胞DR抗原（HLA-DR）表达下降、Th1/Th2比例下降。根据"急性虚证"的特点，临床应用扶正固本法治疗此类患者，代表方剂为补阳还五汤和黄芪注射液。经扶正固本法治疗，可使MODS患者免疫失调状态改善，Th1/Th2比例趋于稳定，单核细胞表面HLA-DR表达升高，促进了机体的康复。使用"神农33号"，除能提高HLA-DR水平外，还能缓解免疫麻痹，起到免疫调节作用。

（四）"腑实证"（腑气不通）与通里攻下法

随着研究的深入，肠道在MODS发病中的关键环节逐渐为人们所认识，并认为肠道是MODS发病的启动器官。虽然在致病环节上提出了相应的治疗方法，然而应用这些治疗方法后临床病死率并没有得到显著下降。基于现代实验与临床研究及对肠道功能的理解，王今达教授对中医学"肺与大肠相表里"学说进行了重新认识和研究。

早在1982年，为了阐明中医"肺与大肠相表里"学说的本质，王今达教授曾用结扎动物肠系膜上动脉的方法制成了急性肺损伤模型，证实肠源性内毒素血症是肺-肠相关性损伤的致病因素，同时证实肠道屏障功能的破坏可造成肠源性内毒素血症和菌群移位，激发细胞因子和炎性介质的连锁反应，引发SIRS和MODS。在西医尚无有效治疗方法遏制此病理过程的情况下，王今达教授于20世纪70年代曾使用了上清下泻法，选用凉膈散治疗存在"阳明腑实证"的患者，结果80%的呼吸衰竭患者呼吸功能迅速改善，患者得以痊愈。

在进一步的研究中他们发现，临床表现有"腑实证"，见大便秘结、腹胀、呕吐、无排便排气、肠鸣音减弱或消失的患者，其血浆促炎细胞因子水平明显升高，病死率也极高。而采用通里攻下法，以大承气汤涤荡胃肠实热、攻下泻火、清热解毒，可显著降低SIRS患者血浆炎性介质（TNF-α、ILs、TGF-β、血栓素B_2等）水平，降低MODS发病率，提高患者治愈率。

经过对危重病中西医结合治疗近30年的研究，在"三证三法"的基础上，王今达教授总结出MODS的中西医结合"四证四法"辨证治疗原则，增加了"腑实证"与通里攻下法。结合现代医学的治疗方法，应用此原则对MODS患者进行辨证治疗，可使患者的病死率显著降低，平均3.5个脏衰的患者病死率降低至41.86%，达到国际先进水平。

"四证四法"是急性危重病的辨证论治大法，其特点之一是从"异病同治"入手，即找出异病的共同基础，如确立一些特异性指标，作为"证"的客观依据。例如基础和临床研究已证实了许多危重病都存在着"血瘀证"，通过观察微循环和血液流变学指标进一步证实，"血瘀证"均存在这两方面的异常，这就是其"血瘀证"的本质。在中西医结合危重病的抢救中，已逐步从"以证论证"发展为确立特异性标志物指标，给"证"的共性以客观依据，进而明确"证"的实质所在。

二、"菌毒并治"及其发展——"菌毒炎并治"

（一）感染性多脏衰的发病机制和"菌毒并治"理论的细胞学基础

感染性多脏衰患者中绝大多数是革兰阴性菌感染。多种急性危重病，例如严重创伤、

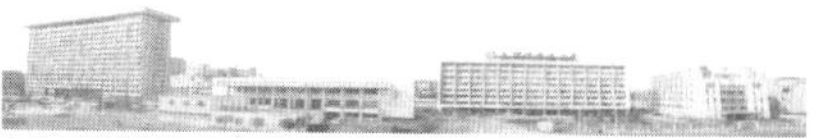

大手术后、病理产科、大面积烧伤等，在伴发严重细菌感染的情况下，均可导致多脏衰。在危重病急救医学的领域中，由于脏器功能支持疗法的进展，单纯由于 ARDS、急性肾衰竭、急性肺梗死或急性循环衰竭等单一脏器损害致死的情况已较少见，多系统、多脏器衰竭的病例明显增多。迄今为止，感染性多脏衰的临床疗效仍很不满意，4 个以上脏器衰竭者国际上病死率可高达 100% 。

关于感染性多脏衰的发病机制，有许多学者提出了各自的论点，如细胞能量代谢障碍，补体系统的异常激活，内源性血管活性介质的异常释放，过氧化物阴离子的毒性作用，以及早年提出的微循环障碍和出凝血功能异常等。这些因素在感染性多脏衰的进程中均可有所表现，但何者是先导因素，何者是继发因素，却无明确阐明。

王今达教授经过近 20 年的临床实践和动物实验研究证明，感染性多脏衰绝大多数是革兰阴性菌感染，如绿脓杆菌、大肠杆菌、变形杆菌等，因此称之为内毒素性多脏衰较为确切。这些革兰阴性菌存活时不生成内毒素，一旦被杀死（如应用针对性的抗生素等），菌体溃解后即可生成内毒素。被杀死的细菌越多，生成的内毒素也越多，内毒素血症也越重。可以说，内毒素休克的发病是机体遭受内毒素攻击的结果，内毒素性多脏衰的发病也是机体遭受内毒素攻击的结果。上述的各种发病机制是继发于内毒素攻击后，机体的细胞和亚细胞水平出现了中毒性损害，从而导致继发性病理生理变化。如有某种药物可以拮抗这种毒素，使之失去毒害作用，这种多系统脏器的损害即有可能不再出现。固而设想在治疗严重革兰阴性菌感染时，在应用针对性抗菌药物杀菌、抑菌的同时，再应用抗毒、解毒药物防治毒素对细胞的毒害作用，即有可能防止革兰阴性菌感染导致的多脏衰发生。这就是王今达教授提出应用“菌毒并治”理论对脓毒症和多脏衰进行防治的依据。

众所周知，西药中的抗菌药物绝大多数只有杀菌和抑菌作用，除多黏菌素 B 外，均无拮抗内毒素的作用，而为数不少的中药具有拮抗内毒素的作用。以抗生素杀菌、抑菌，以清热解毒中药抗毒、解毒，这就是中西医在治疗学中的有机融合。这一理论不但有临床实践的证实，而且得到了基础实验的证实。通过动物实验证实，许多中药不论用体外法或体内法进行实验，都有非常显著的抗毒、解毒作用。近 30 多年以来，他致力于抗毒、解毒中药的研制工作，成功研制出具有明确抗毒、解毒作用的“神农 33 号”中药静脉注射用针剂，后发展为“血必净”注射液。

（二）细菌、内毒素、炎症介质并治——SIRS 和 MODS 防治的新对策

过去普遍认为，脓毒症是感染（infection）导致的全身炎性反应。实际上，许多非感染性病因，如多发性创伤、大面积烧伤、急性胰腺炎、组织缺血和免疫因素介导的组织损害，以及外源性细胞因子，如肿瘤坏死因子（TNF）、白细胞介素（IL－1、IL－6、IL－8）和血小板活化因子（PAF）等注入机体内，也可导致全身炎症反应。

SIRS 的诱发因素大致可以归纳为感染、炎症、坏死组织、组织缺血和再灌注损伤，其主要临床特征是继发于各种严重打击后全身高代谢状态、高动力循环状态和过度炎性反应。从 SIRS 的高代谢状态过渡到临床界定的 MODS，尚无清楚的早期分界。各种介质对多脏器的血管内皮或其他细胞结构（如线粒体）的效应，可能在 SIRS 的最早期出现，但临床尚无测定这种最早期变化的方法。根据当今水平，只能宏观认识 SIRS 与 MODS 两者的相互关系，但 SIRS 是 MODS 发生发展中的一个过程已成为一种共识。

1980年以前，王今达教授就曾设想，SIRS与MODS的发生，不论它的原发病是哪一种，如果可以正确认识它的始动病因，又能有效地阻断始动病因，即可阻断此后的连锁反应，使机体不再发病。1982年，他通过实验研究和临床观察证实，内毒素攻击和内毒素血症能造成MODS，可以说内毒素是MODS的始动病因。近年来分子生物学的研究证明，内毒素对于机体的危害是由于诱导体内炎性介质而发挥毒性作用的。因此目前国际上对SIRS和MODS防治研究的焦点主要指向拮抗内毒素血症和拮抗炎性介质的释放。问题是，各种拮抗内毒素的单克隆及多克隆抗体只能对某一菌型产生的内毒素有拮抗作用，因此，限制了它的临床应用。各种炎性介质释放的时间不同，且多数炎性介质的半衰期很短暂，给药时间可能在炎性介质释放之前或释放之后，因此不能准确命中靶因子。许多炎性介质先后释放及治疗中同时给予各种抗炎性介质的抗体，也能造成治疗上的混乱。所以，探寻既有拮抗内毒素作用又有拮抗炎性介质作用的药物十分必要。“血必净”注射液的研发正是在这种思想指导下完成的。

王今达教授认为，我们有责任恢复中医治疗急性危重病在过去历史中曾显现的辉煌。临床实践已经证明，中医治疗急性危重病，在某个方面有不能缺少的重要作用。问题是当今在急救治疗中病种的覆盖还不够宽广，对疗效的机制在许多方面还缺乏应用现代科学方法的剖析。因此，在今后的研究中应注意：

（1）在治疗实践中要深入认识中医的整体观，即整体辨证，整体治疗，而并非见心治心，见肺治肺。

（2）在急则治其标的同时，要注意整体的调理，发挥机体本身的抗病能力，促进内环境稳定。具体实施时，要注意脏腑、气血、经络、阴阳的调理，促进阴平阳秘，精神乃治，正气存内，邪不可干，必可加速危重病的治愈。

（3）培训中西医结合科研与临床结合型的急救专业医生。急救专业医生既要有西医的知识和技能，又要有中医的理论和经验，而且要成为既能从事临床急救又能从事实验研究的“两栖”人才，这是推动中西医结合治疗跟上时代水平的重要措施。

（4）增加抢救用的中药制剂品种。这个问题的解决，需要制剂工艺、药效毒理与质量控制三方面的专家立体交叉、齐头并进。

论　　著

一、论文

［1］王今达，高天元，崔乃杰，等．急性药物中毒抢救过程中医源性电解质紊乱．中国急救医学，1981，1（1）：60.

［2］王今达．热毒性多脏腑衰竭（可参照西医诊断感染性多系统脏器衰竭）．中国急救医学，1981，1（7）：392－393.

［3］王今达，汤言英，高天元．活血化瘀法治疗急性弥散性血管内凝血36例的临床分析．中华内科杂志，1981，30（2）：79－84.

［4］王今达．中医学的血瘀证概述．全国危重病急救医学学习班讲义，1982.

［5］王今达，崔乃杰，徐刚，等．重新评价监测CVP的意义：不同条件下CVP与

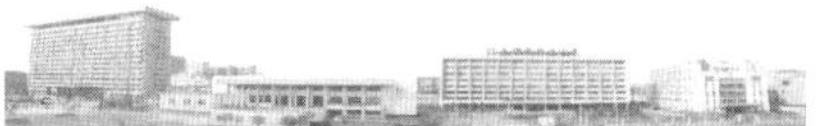

PAWP 对比的实验观察．中国急救医学，1982，2（1）：1－6.

［6］王今达，崔乃杰，高天元．清热类中药的抗内毒素作用及防治内毒素过敏反应的实验研究．中国急救医学，1982，2（2）：30－35.

［7］王今达，高天元，崔乃杰．中医学“肺与大肠相表里”学说的临床意义及其本质的探讨——临床病例分析与实验研究．中西医结合杂志，1982，2（2）：77.

［8］王今达，崔乃杰，高天元，等．血栓弹力图的临床应用——附 36 例正常人图形分析．中国急救医学，1983，3（5）：15－19.

［9］王今达，高天元，崔乃杰．成人呼吸窘迫综合征（ARDS）84 例临床分析．中国急救医学，1983（1）：15－24.

［10］王今达，高天元，崔乃杰．中西医结合治疗感染性休克 105 例临床分析．中西医结合杂志，1983，3（1）：21－24.

［11］王今达．我对“菌毒并治”新疗法研究的构思与实践．中西医结合杂志，1983，3（1）：51.

［12］王今达．对张家庆同志“肠道—大肠—小肠—脾……——关于中西医结合理论研究”的答复．中西医结合杂志，1983，3（1）：51.

［13］王今达，邹清，崔乃杰，等．急性危重病人的凝血机能变化．中国急救医学，1983，3（6）：26－33.

［14］王今达，汤言英，高天元．急性ビマン性血管内血液凝固症候群（DIC）36 例の活血化瘀法による治疗とその分析．中医臨床，1984，2（4）：45－54.

［15］王今达．危重病并发急性呼吸衰竭．中国急救医学，1981，1（1）：60.

［16］王今达．危重病急救中西医结合研究基地建立十二年的回顾与体会．全国危重病急救医学学术交流会论文选编．1986.

［17］王今达．30 年来中西医结合危重病急救医学研究的进展．中国中西医结合学会纪念毛泽东西医学习中医批示 30 周年大会论文集．1988.

［18］王今达．创办《中华危重病急救医学》杂志的创刊词．中华危重病急救医学，1989，1（1）：1－2.

［19］王今达，高天元，崔乃杰．“菌毒并治”新理论临床应用价值的验证——“菌毒并治”治疗感染性多系统脏器衰竭 196 例的疗效观察．中华危重病急救医学，1989，1（1）：5－8.

［20］王今达．心血管病的心导管介入性治疗．中华危重病急救医学，1997，9（2）：123－124.

［21］王今达，崔乃杰，宗育杉．内毒素性多系统脏器衰竭发病机理的新概念及防治措施的新理论实验研究．中华危重病急救医学，1989，1（1）：17－24.

［22］王今达．关于 ARDS 概念及诊断指标的争议．中华危重病急救医学，1990，2（2）：67－68.

［23］王今达，崔乃杰，宗育杉，等．肝网状内皮细胞系统功能损害与肺损害的关系．中华危重病急救医学，1990，2（2）：95－98.

［24］王今达．齐心协力，共同创建独具中国特色的危重病急救医学体系．中华危重

病急救医学，1992，4（2）：67－70.

［25］王今达，王宝恩. MODS病情分期诊断及严重程度评分标准. 全国危重病急救医学学术会议论文集. 1995.

［26］王今达，王宝恩. 急性呼吸窘迫综合征（ARDS）分期诊断标准. 中华危重病急救医学，1995，7（4）：348.

［27］王今达. 90年代SIRS和MODS发病机制研究进展——血管内皮细胞功能失常. 中华危重病急救医学，1995，7（6）：324－328.

［28］王今达. 我国危重病急救医学的现状与展望. 中华医学杂志，1996，76（11）：803.

［29］王今达. 肠道缺血/再灌注与肠微血管损伤：20世纪80至90年代研究进展的回顾与展望. 全国危重病急救医学会议论文集. 1996.

［30］王今达. 如何探寻防治急性呼吸窘迫综合征的新策略. 中华危重病急救医学，1997，9（1）：1.

［31］王今达. 抗生素：杀菌以外的作用. 中华危重病急救医学，1997，9（12）：705－707.

［32］王今达，雪琳. SIRS和MODS防治新对策的实验研究——血必净的药效学观察. 中华危重病急救医学，1997，9（12）：720－722.

［33］王今达. 感染性多系统脏器衰竭. 中华危重病急救医学，1998，10（5）：257－258.

［34］王今达，雪琳. 细菌、内毒素、炎性介质并治——治疗重症脓毒病的新对策. 中华危重病急救医学，1998，10（6）：323－325.

［35］王今达，雪琳. 关于多脏器功能障碍综合征的发病机制及治疗问题. 中华危重病急救医学，1998，10（10）：578.

［36］王今达. 回顾开拓中西医结合急救专业的历程，展望世纪之交的未来. 中国中西医结合学会纪念毛泽东西医学习中医批示40周年大会论文集. 1998.

［37］王今达. 多脏器功能障碍综合征与肠道内细菌及内毒素易位. 中华危重病急救医学，1999，11（8）：453－455.

［38］王今达. 脓毒症：感染性MODS的预防. 中华危重病急救医学，1999，11（8）：453－455.

［39］王今达. 建国50周年我国的中西医结合急救事业大显辉煌. 中华人民共和国建国五十周年中西医结合成就报告会论文集. 1999.

［40］王今达，李银平. 危重病急救医学的中西医结合研究创新与成就. 中国中西医结合学会成就报告会论文集. 1999.

［41］王今达. 开展中西医结合治疗急性危重病的思路和方法. 中国中西医结合急救杂志，2000，7（6）：323－325.

［42］王今达. 21世纪生命科学飞跃发展的基础——基因工程. 全国危重病急救医学学术会议论文汇编. 2000.

［43］王今达，王宝恩. 脓毒症、重症脓毒症、脓毒性休克的试行诊断标准. 全国危

重病急救医学学术会议论文集.2000.

[44] 王今达. 开展中西医结合急救的思路和方法. 天津中医，2002，19（6）：8.

[45] 王士雯，王今达，陈可冀. 老年多器官功能障碍综合征（MODSE）诊断标准（试行草案，2003）. 中华危重病急救医学，2004，16（1）：1.

[46] 王今达. 脓毒症中西医结合诊断标准及中西医结合治疗指南（讨论稿）. 全国危重病急救医学进展，2004.

[47] 王今达.90年代多脏衰：SIRS与MODS. 中国中西医结合急救杂志，2004，11（5）：259－263.

[48] 王今达，任新生，张淑文，等. 脓毒症的诊断标准及中西医结合治疗指南的研究（讨论稿）. 全国危重病急救医学学术会议论文集.2004.

[49] 曹书华，王今达，李银平. 从“菌毒并治”到“四证四法”——关于中西医结合治疗多器官功能障碍综合征辨证思路的深入与完善. 中华危重病急救医学，2005，17（11）：641－643.

[50] 王今达，李志军，李银平. 从“三证三法”辨证论治脓毒症. 中华危重病急救医学，2006，18（11）：643－644.

二、著作

1. 王今达，王正国. 通用危重病急救医学. 天津：天津科技翻译出版公司，2001.

2. 甄国才，王今达. 急救医学临床诊断和治疗. 天津：天津科技翻译出版公司，1989.

3. 王今达，方桢，李振有. 急症药物治疗学. 天津：天津科技翻译出版公司，1998.

【整理者】

李银平 女，1961年生，研究员、教授，享受国务院政府特殊津贴专家，毕业于北京医科大学，医学学士，经济学硕士，现在天津市天津医院（天津市天和医院）从事中西医结合临床科研与期刊出版工作。

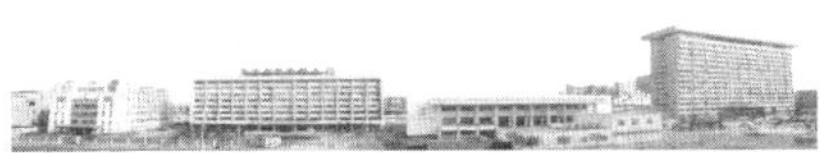

王 兆 铭

名家传略

一、名家简介

王兆铭（1931—2005），男，天津市人，汉族，天津中医学院研究员，中国中西医结合风湿病学科奠基人、开拓者。1952 年参加天津第一医院西医培训班后任外科住院医师，1954 年开始从事中西医结合治疗肛瘘和肿瘤，成为我市最早从事中西医结合研究的工作者，在工作中取得突出成绩并多次获得表彰和奖励。1955 年、1958 年两次被评为全国青年社会主义建设积极分子，参加在北京召开的大会，受到毛泽东、周恩来等国家领导人的接见。1958～1963 年连续六年被评为天津市劳动模范。1966 年毕业于天津市第三届西医离职学习中医班。1969 年积极响应“六二六”号召，率全家到黑龙江大兴安岭地区莫旗宝山公社安家落户，深入农村、林区为农牧民进行巡回医疗，开始从事中西医结合治疗风湿类疾病的研究。1979 年调入天津中医学院中医研究所，创建风湿病研究室，任主任，并在天津中医学院第一附属医院建立风寒湿病门诊，兼任科主任。因其工作成绩突出，1979 年被评为天津市劳动模范。曾任中国中西医结合学会风湿类疾病专业委员会主任委员、中国中西医结合防治风湿类疾病协作组组长、《中国中西医结合风湿病杂志》主编。1990 年创建天津市中西医结合津华风湿类疾病医院并任院长，兼任台湾振兴中医临床研究会顾问、美国中华医学会顾问兼副会长。

二、业医简史

王兆铭说：“记得在我 10 多岁时，母亲发高烧、呕吐、腹泻后昏迷不醒，家里请来杨老中医，只开了两副汤药，服药后母亲便苏醒过来，很快就退烧，短短的几天就恢复了健康。中医中药挽救了母亲的生命，中医药的神奇力量深深印在我的脑海中。我立志长大后要当一名中医大夫，要像杨老医生一样治病救人。”新中国成立初期天津市还没有中医学校。1952 年他参加了第一医院举办的西医培训班，学习期满后留在医院任外科住院医师。1954 年刚刚落实中医政策，他欣喜若狂，利用业余时间自学中医理论，并拜访陆观虎、赵寄凡等名中医，在此基础上开始走上中西医结合治疗与研究的探索之路。

1954 年，在医院领导的支持下，他放弃了外科的手术刀，开始在临床治疗和研究当时外科门诊的常见疾病——肛门痔漏。通过拜访天津市治疗痔漏有经验的老中医及到外地参观学习，他收集了各地中医治疗痔漏的不同方法和有效秘方，医院为他配备了相关设备和人员，开设了痔漏专科门诊。在临床实践中，王兆铭总结出多种治疗痔漏的新方法，并

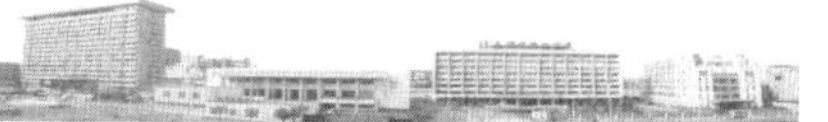

采取这些不开刀的新方法，在三年的临床中治愈1500多名肛瘘患者，同时发表10余篇论文，先后主编出版《痔瘘的中医疗法》和《中西医结合痔漏临床证治》两本著作。

王兆铭还参与了医院中医中药治疗肿瘤研究小组的工作，对肿瘤进行了中西医结合的研究和探讨，如采用龙虎散治疗食管癌、胃癌（曾有13例临床分析报告）以及宫颈癌等，都取得显著疗效。1957年王兆铭与李竞、人民医院肿瘤科的金家瑞一起参加卫生部在南昌召开的“12年科研发展规划会”，宫颈癌研究项目被列入该规划中。

王兆铭刻苦钻研医学技术，中西医结合治疗临床常见病而取得显著成绩，1955年、1958年两度被评为“全国青年社会主义建设积极分子”，出席全国表彰大会，受到毛主席和国家领导人的接见。

在参加全国青年社会主义建设积极分子表彰大会后，王兆铭戒骄戒躁，继续勤奋工作。《天津日报》记者李蕴藻在1958年9月采访了王兆铭，并发表了有关其先进事迹的文章，王兆铭说：“这是党和人民给我的最高奖赏。我今后还要和同志们一起，继续研究采用中医中药治疗肺结核、腰腿痛、白癜风等慢性病，做中西医合流的尖兵。”为了系统学习中医理论，1964年他参加了天津市第三期西学中班，脱产学习中医3年，并担任该班党支部副书记和班长。

1969年12月，他积极响应毛主席关于“把医疗卫生的重点放到农村去”的号召，带领爱人及三个孩子到黑龙江大兴安岭地区安家落户。当时他最大的孩子只有12岁，最小的才5岁，当他们到达落户的地区时，当地已是零下35℃的极度严寒。王兆铭根本没有考虑全家老小从大城市突然迁徙到严寒地区的生活状况，立即深入农牧民家中进行巡回医疗。他在巡回医疗中发现，该地区的病人绝大多数患有风寒湿症状的腰腿疼痛等疾病，靠吃止痛药缓解症状，不少青壮年因关节疼痛变形丧失了劳动力。这些病例对他造成强烈的震撼，他急患者之所急，痛患者之所痛，决定在深入调查和临床治疗同时进行科研，组织医疗小分队深入高寒农村和牧区进行巡诊，了解询问发病情况、劳动作业及生活环境与患病的关系，并且和农民一起在带冰碴的稻田中劳动，亲自体验。他十分清楚风湿类疾病是临床中的常见病和多发病，缠绵难愈，其中有些疾病还会造成不可逆的器质性损伤，严重地危害人民的健康。类风湿性关节炎、强直性脊柱炎的病因在国内外尚不清楚，致残率很高，属于世界性的难治之症，被患者称作“死不了的癌症”。现代医学所拥有的一些抗风湿药物，也只能缓解症状，而不能阻止病情发展，远离城市的偏远地区更是缺医少药。为此他下决心后半生将以风湿寒疾病作为重点，从事中西医结合防治的研究，为众多病患解除痛苦。在他的努力和省、市、地区卫生部门的支持下，1972年大兴安岭地区莫旗汉古尔河医院建成，医院不仅有门诊和病房，还有中西医科室、中西药房及制剂室。王兆铭为风湿类疾病患者研制了风一丸、风二丸、胃寒散、宫寒丸、肾寒一号丸等专门治疗风湿寒病的成药和汤药，还总结出简便有效的新法针刺治疗风湿寒病。为使更多病人能及时得到治疗，他还深入到各公社，组织赤脚医生学习班，将风湿寒病的诊断、治疗、新法针刺及预防知识全部传授给赤脚医生。他不辞辛苦的努力，极大地改善了大兴安岭地区缺医少药的状况，众多风湿寒病患者通过治疗症状消失，恢复了劳动能力，提高了生活质量。

从1969年到大兴安岭至1979年，王兆铭又连续多次被评为黑龙江省劳动模范、先进科技工作者，并作为黑龙江省科技人员代表参加了1978年全国医药卫生科学大会。

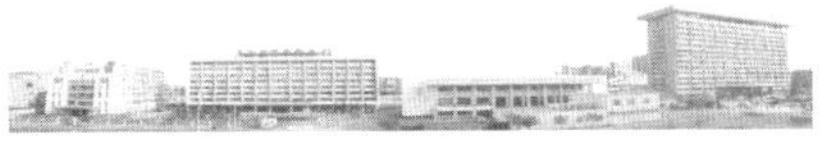

1979年1月王兆铭调入天津中医学院中医研究所创建风湿病研究室，并在第一附属医院建立风寒湿病门诊。在长达30多年的研究中，王兆铭为中西医结合治疗和研究“风湿四病”作出了卓著贡献，实现了他做一名“中西医结合研究尖兵”的誓言。他首创的中西医结合治疗风湿寒痛疾病的系列成果，获得诸多的殊荣，被国内外医学界所肯定。1993年王兆铭应邀赴台湾讲学，被台湾财团法人中医药发展基金会授予“风湿类疾之克星”匾。同年，获得天津市卫生局授予的“中西医结合成就奖”和国家中医药管理局授予的“中西医结合贡献奖”。1994年6月王兆铭应美国中华医学会邀请，参加在美国洛杉矶召开的“国际名医特别邀请学术交流大会及国际传统医药学术展览大会”，并在大会就上述研究成果做了专题报告，引起与会的美国、日本、荷兰、韩国等代表的兴趣和高度重视，希望进一步合作。王兆铭获大会授予的“国际名医奖（东方医学）”和“优秀成果奖”，并被聘为美国中华医学会顾问兼副会长。1994年在美国洛杉矶召开的“第二届国际名医特别邀请学术交流大会暨国际传统医学交流大会”上，“消肿祛痛灵”和“风痛炎冲剂”获得金牌奖；1995年在“第三届国际名医特别邀请学术交流大会”上，其“新法针刺”和“王氏新法针刺电子捻针仪”获金杯奖。同年，在国家中医药管理局、中国中西医结合学会共同组织召开的“海峡两岸疑难病症学术交流会”上，王兆铭被授予由陈敏章部长题字的“医圣杯”奖。1996年“类强炎冲剂等治疗类风湿性关节炎强直性脊椎炎”作为“八五”期间优秀科技成果，入选《中国“八五”科学技术成果选》一书中。1999年获得世界华人重大科技成果奖，被英国剑桥国际名人传记中心收录在《医学名人传》第二版。王兆铭的事迹多次被《天津日报》《健康报》《黑龙江日报》《支部生活》报道，并由中央电视台“卫生与健康”“东方之子”“神州风采”“中华医药”和北京电视台的“医林奇观”等栏目专题报道。

三、主要贡献

王兆铭在长达30多年的临床与基础实验研究中，总结出一套完整的中西医结合防治风湿寒疾病理论、诊断标准、防治原则和有效方药、方法，为国内外约20万风湿寒类疾病患者解除了病痛，得到医务界和社会的广泛认可，为中西医结合事业发展作出了突出贡献，成为中国中西医结合治疗风风湿病学科的奠基人和开拓者。

（一）率先提出“风湿寒性关节痛”病名及临床诊断标准

王兆铭在大兴安岭巡诊医疗中，发现东北高寒地区风湿寒疾病发病率颇高，其中不少壮年人因患风湿寒性关节炎膝关节变形而丧失劳动力。这使王兆铭受到很大震动。为了探索其发病原因及发病规律，研究防治方法，他下决心将风湿寒疾病作为自己后半生从事中西医结合研究的重点，以造福于广大风湿病患者。

过去，对于风湿寒造成关节疾病缺乏体征与化验，而X线改变又无明确表述的病症，医学界统称为“良性关节炎”。这一病种在美国风湿病学会列举的100多种疾病中亦不曾列入。1974年王兆铭根据这种疾病的病因学调查，结合中医理论和临床观察，首次提出“风湿寒性关节痛”病名，作为一个独立性疾病，便于临床同风湿性关节炎、类风湿性关节炎、强直性脊柱炎等进行鉴别。1985年10月在天津召开的全国部分省市中西医结合治疗风寒湿病学术座谈会上，王兆铭向全体代表提出这个新概念和命名，经讨论通过，被列为上述的“风湿四病”之首，并制定了诊断和疗效标准。此后关于风、寒、湿因素致病的实验研究及病理形态学研究，逐步充实了这一病名的内涵。上海中医药研究院伤科所中心实验室王绪辉主任曾对痹症（风寒湿性关节痛）造模和多项指标进行观察，结果证实风湿寒邪是该病的重要外在发病因素，与王兆铭在高寒地区进行的病因学调查相一致，为该病发病机理、临床诊断和防治提供了依据。

（二）首创“新法针刺”疗法和研制系列“抗风湿新型中成药”

“新法针刺”疗法是王兆铭在长期临床实践中探索出来的一种驱除风湿寒邪的有效治疗方法。每次只针一个穴位，以重向前、轻向后（偏补）手法持续捻针，在一定时间内可使人体自上而下、从内向外发热，借其发热来驱除人体的风湿寒邪，达到治疗的目的。王兆铭采用“新法针刺”治疗风湿寒性关节痛400例，所有患者都有上述针刺反应，疗效显著，愈显率达87%，随访远期疗效亦较满意。

此外，王兆铭在多年治疗“风湿寒性关节痛”的基础上，经实验研究，研制出风湿寒痛片、类强炎冲剂、消肿散结冲剂、风痛炎冲剂、消肿祛痛灵（外用）等，综合治疗类风湿性关节炎、强直性脊柱炎，疗效显著，被临床广泛应用。一般经3~6个月的治疗，早期患者可获治愈，中晚期患者可以缓解症状，控制发展。经过对上述患者实验室检查血沉、类风湿因子、抗链“O”、C-反应蛋白等，有明显改善或恢复正常。X线摄片复查证实对关节间隙模糊、骨质疏松以及骨质破坏等亦有较好改善。

（三）创建中西医结合防治风湿寒病学术组织

1985年，在王兆铭的倡导和组织下，由全国10余个科研和医疗单位组成“中西医结合防治风湿寒病协作组”，王兆铭任组长。1986年，在协作组基础上，经中国中西医结合研究会批准，成立“中西医结合风湿类疾病专业学组”。两年后，该学组扩大到全国26个省市、自治区、中直和部队共160个科研、医疗、制药单位。1989年8月，经总会批准成立中国中西医结合研究会风湿类疾病专业委员会，王兆铭担任主任委员。

为尽快在全国建立“风湿四病”的防治网络，王兆铭教授不仅亲自培养了5名风湿病学硕士研究生，而且在他的主持下，风湿类疾病专业委员会先后举办了9期全国中西医结合风湿病讲习班，聘请全国知名的专家、教授授课，培训了29个省市自治区的学员1200余名。这些学员现在均成为全国各地风湿病学科医疗和科研的骨干力量。

（四）填补我国“风湿四病”流行病学调查空白

风湿类疾病是常见病、多发病，然而，风湿类疾病的流行病学调查在我国一直是空白。多年来，我国风湿病防治的临床医学与基础医学研究在涉及患病率时，不得不从国外流行病学资料加以推论。为了调查“风湿四病”在我国自然人群及某些特定人群中的患病率，探索“风湿四病”的发病规律及其影响因素，研究预防及治疗的有效途径，王兆铭提出，发动自身潜力，争取社会支持，不花国家一分钱，充分利用专业委员会组织横跨全国各省市的自身优势，组织在全国范围内开展风湿四病流行病学抽样调查。1990年10月~1995年10月，协作组克服了各种困难，在全国范围内进行“风湿四病”流行病学抽样调查。经15个省市自治区27个样本，普查共计63539人，总患病率为19.53%。其中风湿寒性关节痛患病率为17.15%，风湿性关节炎患病率为0.83%，类风湿性关节炎患病率为0.62%，强直性脊柱炎患病率为0.21%。这些统计学数字表明“风湿四病”确为常见病、多发病，对人民身体健康形成巨大威胁，加强对“风湿四病”临床防治与基础研究已成为刻不容缓的问题。这一调查不仅填补了我国在该领域流行病学的空白，有力地支持了中医学风湿寒邪致病的学说，而且提示“风湿四病”在临床防治研究中不容忽视“风湿寒邪”这一重要致病因素。

（五）创办《中国中西医结合风湿病杂志》，组织编写《中国中西医结合实用风湿病学》

为进一步促进该领域的学术发展，王兆铭组织专业委员会编辑出版了16期《中西医结合防治风湿病协作通讯》。在此基础上，1992年9月由风湿病专业委员会主办、王兆铭任主编的《中国中西医结合风湿病杂志》创刊。该杂志设有流调报告、实验研究、基层园地、学术动态及康复园地等栏目，以为风湿病临床和基础研究人员服务为目的，深受基层广大医务人员的欢迎。它是我国第一个风湿病杂志，填补了我国当时尚无风湿病杂志的空白。该杂志全部经费由王兆铭创办的津华风湿病医院承担，到1999年4月该杂志共发行7卷26期，后因缺少经费而停刊。

为了促进风湿病学科的发展，王兆铭还主编了我国第一部《中西医结合治疗风湿类疾病》专著。1979年他在原书基础上修订，并改名为《中国中西医结合实用风湿病学》，全书160万字，代表了当时我国中西医结合防治风湿病的最高水平。

学术思想

一、“风湿寒性关节痛”的命名与研究

现代医学对风湿疾病的认识，常常偏重于感染、遗传、免疫、外伤、退变以及劳损等因素，而对传统医学病因“六淫”的风、寒、湿邪致病学说重视不够。王兆铭在东北大兴安岭高寒地区农村、林区进行劳动现场生活环境考察时，普查了近万人，发现有46.1～77.9%的人患有关节、肌肉疼痛。而这些人绝大多数有明显的风、寒、湿邪侵袭史，受累的关节、肌肉遇冷或天气变化则病情加重，受累关节因疼痛致活动功能受限。多数病例并无关节肿胀，实验室检查除极少数病例血沉稍快外，类风湿因子、抗链“O”均为阴性。X线检查见少数病例因寒湿或湿邪长期刺激致骨质增生，多数无阳性发现。该病在缓解期或治愈后关节功能恢复正常，不留畸形。这种病过去称为风湿病、良性关节炎，甚至也混称为风湿性关节炎。1974年，王兆铭根据传统医学“痹症”学说，以六淫病因和主证命名，称之为“风湿寒性关节痛”，简称“风关痛”，作为一个独立性疾病，为中西医结合治疗风湿类疾病赋予了新认识、新概念。1985年在全国部分省市中西医结合风湿寒病学术座谈会上得到全体代表的认可，其后经过风湿寒病协作组联合攻关，成功建立了“风关痛”动物模型，证实风湿寒邪为该病致病因素。通过临床实践、病理学研究证实，该病确是过去未被认识的独立性疾病。在此基础上王兆铭制定了统一的中西医结合诊断和治疗标准。1988年该标准在昆明会议上再次修订。目前，该病已被绝大多数的医务工作者所认可和接受。

现代医学对风湿病基础理论研究虽然有较大进展，但在临床药物治疗上，仍多以非甾体抗炎药或肾上腺皮质激素进行治疗。王兆铭努力挖掘祖国医药学宝库，采用中西医结合手段治疗“风关痛”，在多年临床实践基础上，改进剂型，科学提炼，经过毒理、药理实

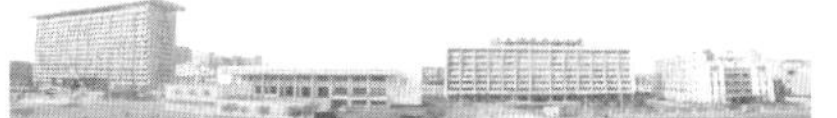

验，研制出一批疗效显著的抗风湿新型中成药。其中风湿寒痛片（青风藤、桂枝、附子、生苡仁、鹿茸、枸杞、黄芪、黄芩等21味药）经310例观察，结果总有效率为92.4%，临床证明对早期类风湿性关节炎和风湿性关节炎亦有较好的疗效，且对ESR、RF、ASO三项指标恢复正常率均在59%以上。

二、对“风湿寒性”疾病的认识

王兆铭根据在高寒地区十余年的调研和临床研究以及病因学调查，结合中医理论创建了一套完整的风湿寒疾病的理论、诊断标准和治疗原则。他为风湿寒疾病下了这样的定义：“凡风湿寒邪侵犯人体后所引起的各种慢性病统称为风湿寒病。”它的发病机理是，正气虚弱情况下，风湿寒邪侵入人体，长期滞留于肌肉、关节和脏腑、器官，刺激周围组织，影响正常器官生理功能，导致各种风湿寒病症候群。王兆铭根据这些症候群，总结出常见11种风湿寒病，如风湿寒性关节痛、胃寒、肾寒、宫寒等。

他概括风湿寒病有以下两个特点：一是多属于功能性，没有器质性改变，实验室检查抗链“O”、类风湿因子皆为阴性，X线及其他检查也无异常；二是遇寒冷天气病情加重，或病人对天气变化提前有反应。他认为长期居住在潮湿寒冷环境、出汗后受风湿寒邪侵袭、高寒地区野外作业、产后受风、长期过食寒冷食物、感冒没有彻底治愈等，是风湿寒病的重要发病因素。风湿寒病的治疗原则为“抓住实质解决根治，认真辨证决定治疗方针，复杂病例要具体分析，抓住主要兼顾一般”。对风湿寒病不但要治疗，更要重视预防，要以中医学“天人合一”的理论为指导，采取“冬防夏治”的原则，是防治风湿寒病行之有效的方法。

他根据多年的临床经验，将“风湿寒性关节痛”根据临床症状、脉象和舌苔表现分为风重型、湿重型、寒重型、风湿型、寒湿型5个类型，将“风湿性关节炎”分为湿热型、风寒湿型、痰湿型3型。他还对其他常见的每一种脏腑风寒湿性疾病都做了辨证分型。通过协作组多次进行“风湿四病”动物造模实验，证实了风湿寒邪致病的发生、发展规律，为风湿寒病的临床表现、诊断、防治原则提供了科学依据。王兆铭在此基础上制定了风湿寒类疾病诊断标准和疗效评定标准，并研制出一套行之有效的治疗方法和药物用于临床，包括风湿寒痛片、消肿祛痛灵、风痛炎冲剂、风四合剂。其中风湿寒痛片被批准为准字号国药，广泛在临床使用，获天津市科技成果三等奖。而消肿祛痛灵则是王兆铭在中医传统理论热熨法基础上，把复方中药与化学产热物质结合在一起，研制的具有自发产热、解毒消肿、散瘀止痛作用的外敷新药，为国内首创，于1982年获天津市科技成果二等奖，1983年获国家经委优秀新产品奖。

三、力倡“风湿寒性疾病”预防为主的中医“治未病”思想

早在20世纪80年代，王兆铭就强调风湿寒类疾病是完全可以预防的，他在《中国中西医结合风湿病杂志》1993年第3卷第4期“专家讲座”专栏中撰写了《风湿寒病的预防》一文。他指出：“新中国成立以来，卫生部门积极开展和贯彻‘预防为主’‘防治结合’的方针，取得了显著成绩，使很多严重危害人民身体健康的疾病逐步被控制，乃至消灭。根据调查证实，风湿寒病也是可以预防的，如能积极宣传，认真采取措施，可以达到防病的目的。现提出预防措施如下：首先要保持精神愉快；其次是坚持锻炼身体，增强抗病能力；第三要改造生活环境，预防风湿寒病邪的侵袭；在生活中应该注意着衣与自然界温度保持统一；注意出汗后应避风寒；不要贪吃寒凉食物等，要做到无病预防、有病早治。”这些都体现了中医学预防为主的“治未病”思想。

王兆铭对类风湿性关节炎和强直性脊柱炎也提出了四条防治原则：即临床要加强对这两种疾病早期治疗重要性的科普知识宣传，“抓住早期治愈”是关键；对于病情发展到中期的患者，治疗时要注意保护软骨、改善骨质疏松、修复骨腐蚀、改善关节功能，即做到“控制中期发展”；病情到晚期时，患者极为痛苦，由于大关节发生强直、固定、畸形，患者已经失去活动功能，治疗时要缓解疼痛、改善临床症状、控制病情进一步发展，力争“改善晚期的症状”；此外，还可以做关节矫形手术，“矫治障碍关节”以恢复部分劳动能力。以上四条完全体现了中医学“未病先防、已病防变、愈后防复发”的思想。

四、强调风湿寒病“冬病夏治”与“天人合一”理念

王兆铭认为“风湿寒疾病”大多是慢性疾病，春季天气渐暖时是风湿寒疾病发作期，由于人体得天之阳气相助，体内阳气和风湿寒邪的正邪相争为治疗提供了有利条件，如果采取因势利导，以中药祛风散寒、利湿通络，或采用“新法针刺”达到全身发热，疏通经络而祛除风湿寒邪，则可收到事半功倍的效果。同时，外界气温转暖，如再加上助阳健脾补肾之药以扶正固本，可达到彻底治愈的目的。王兆铭根据风湿寒疾病的发病规律，以中医学“天人合一”的理念为指导，对风湿寒疾病采取“冬防夏治”的原则，在多年的实践中总结出行之有效的方法。

早在30年前，王兆铭就提倡以“中医治未病”及“天人合一”的理念指导临床风湿寒疾病的治疗与预防，与近年来国家中医药管理局提出的开展“中医治未病工程”精神不谋而合，其积极倡导预防为主的超前意识是难能可贵的。

五、坚持中西医结合诊断和治疗疾病

王兆铭原本是一名西医，于1954年开始学习中医，从事中西医结合治疗肛肠病及肿瘤临床研究。1964年他参加了天津市第三期西学中班，脱产学习中医。20世纪60年代末，他又投身于中西医结合防治风湿病的研究。几十年来，他在继承和发扬中医学的基础上，坚持走中西医结合的道路，主张一切从临床实际出发，用中西医结合的方法认识疾病、诊断疾病、治疗疾病，充分发挥中医药学和西医药学各自的优势，并将其有机、科学地结合在一起，形成独特的中西医结合诊断和治疗疾病的思路、方法和手段，为患者服务。

临证经验

一、类风湿性关节炎和强直性脊柱炎治疗经验

（一）力主早期诊断、早期治疗

王兆铭认为风湿类疾病是常见病、多发病，尤其是类风湿性关节炎、强直性脊柱炎，目前在国内外尚属难治之症，属于中医学“痹证”范畴，但又不同于一般的痹证，医家称之为“筋痹”“顽痹”“骨痹”等，以区别于其他痹证。这两种病在治疗上非一般疗法所能够解决，必须认真审慎地进行治疗。他提出了“抓住早期治愈、控制中期发展、改善晚期症状、矫正障碍关节”的治疗方针，力争早期诊断、早期治疗，认为这是两种疾病取效之关键。

 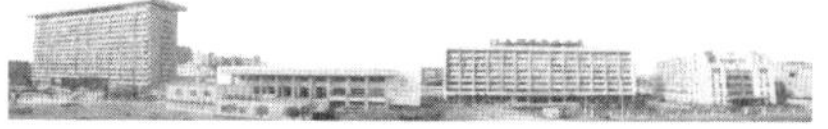

类风湿性关节炎早期患者，如只有关节周围软组织肿胀疼痛，类风湿因子阳性，血沉快或正常，X线摄片证实骨质没有破坏，或只有轻度骨质疏松，患者经过积极治疗大多能够获得临床治愈。因此，王兆铭强调要注意患者手指、足趾小关节疼痛、肿胀、压痛、晨僵的临床症状和体征，哪怕只有一个手指关节疼痛超过6周，就必须认真检查。类风湿因子、血沉、抗链“O”、C－反应蛋白、抗核抗体等，即使是阴性，也要边治疗边观察，直至肿胀、疼痛消失，以获得临床治愈。

对强直性脊柱炎的早期诊断，王兆铭强调要注意患者腰腿髋疼痛反复发作的特点，进行全面检查。如脊柱外观有无畸形，脊柱活动（前屈、后伸、左右屈）有无障碍、受限，尤其对两骶髂关节，叩诊十分重要。如骶髂关节有叩击痛，要进行X线骨盆正位摄片，多数可发现骶髂关节间隙欠清晰或模糊不清，边缘不整齐，可以诊断为骶髂关节炎，也可以考虑为强直性脊柱炎早期，并做HLA－B 27检查。如结果阳性，即可以确诊。王兆铭认为只要有骶髂关节炎，不论HLA－B 27阳性与否，都要认真进行治疗。在临床上，经过一段时间的合理治疗后，复查X线摄片检查，常可以见到骶髂关节间隙变得清晰，边缘不整得以修复，从而达到临床治愈。

（二）中西结合，不拘一方一法

类风湿性关节炎和强直性脊柱炎是临床上的常见病、多发病，病情缠绵，致残率较高。王兆铭认为治疗类风湿性关节炎和强直性脊柱炎，要取得较好的效果，切不可拘泥于一方一法，必须运用以中医为主的中西医结合综合疗法，遵从“辨证论治”“标本兼顾”“祛邪与扶正并重”的指导思想。经过临床不断地总结，确立了祛风散寒、利湿通络（意在祛除侵入人体的风湿寒邪），解毒消肿、活血化瘀（意在解除关节周围炎症），补肾坚骨、扶正固本（意在改善骨质疏松、修复骨侵蚀、调节免疫功能）的治疗原则。通过广泛整理中医文献，针对其病机特点，研制出了具备以上功效的方剂，并采用现代中药制剂工艺，经科学提取，制成颗粒剂“类强炎颗粒”“消肿散结颗粒”等，经过近20多年的临床应用，取得了较好的疗效。

王兆铭根据类风湿性关节炎、强直性脊柱炎患者尤其是中晚期患者，多数既有关节肿胀、疼痛、强直变形（骨质破坏）又有贫血体虚的特点，在药物治疗方面，主张采用“标本兼治”的原则，以自己研制的中药类强炎颗粒、消肿散结颗粒、雷公藤片作为基本治疗药物，发挥这些药物的非特异性抗炎、免疫调节和温补肝肾、扶正固本的作用，起效快，疗效显著，通常经过3个月的治疗，包括临床体征、实验室及X线检查可全面恢复。如已达到临床控制或早期治愈者，可以减停雷公藤片，继续服用类强炎颗粒、消肿散结颗粒巩固治疗一段时间。如经复查还有某些关节肿痛或实验室检查指标尚未能复常者，需找出原因继续治疗。如病情较重，肿痛剧烈，按上述治疗方案短期不能缓解者，常加用非甾体抗炎药（如消炎痛、炎痛喜康片等）配合治疗，直至肿痛消失。中西药可起到相辅相成的作用，比单纯使用中药效果好。另外，在治疗过程中对关节肿痛明显、活动受限者，可加用辅助局部治疗措施，如选用消肿祛痛灵或风湿治疗仪药物渗透或药浴等方法，目的在于使药物直接作用于局部，促进炎症消退，减轻关节疼痛，并促使肿胀吸收。对某些关节已出现纤维强直或强直性脊柱炎颈部受累的初期，多配合推拿按摩，以加速关节的功能恢复。关节变形的初期还可用夹板外固定（如掌指关节尺偏）矫正或防止尺偏；对骨性强直畸形，影响重点关节功能者，在药物控制后，可配合手术矫治，有效纠正关节畸形，恢复一定的功能，提高生活质量。上述综合疗法是王兆铭多年临床实践的结晶，能显著提高疗效，缩短疗程，减少致残率，取得了很好的临床效果。

此外，王兆铭针对临床上许多医生好用激素的问题，提出了自己的见解，谆谆告诫在类风湿性关节炎和强直性脊柱炎的治疗中，千万不可随意使用激素，更不可把泼尼松、地塞米松作为止痛药随意使用。

在临床上激素虽然有比较强的抗炎止痛作用，但并不能改善类风湿性关节炎和强直性脊柱炎的基本病理病变，停药后症状极易反复，甚至更加严重，且长期使用可产生许多不良反应及副作用，对身体极其有害。但在这两种疾病的治疗中，也不是绝对禁用激素，如遇激素的适应证时，也需果断、足量使用，并及时撤停。在使用激素时必须严格选择适应证，如在风湿病高度活动期，全身症状较重，高热持续不退，且用其他药物治疗无效时，或风湿病患者出现合并症（如心包炎、胸膜炎、血管炎）以及有失明危险的眼部疾病等关节外病变时，或风湿病患者症状严重，病情呈恶性进展，虽广泛使用各种药物及辅助治疗措施，仍然不能使症状得到有效控制时，方可使用激素，并尽可能避免其副作用。患者服用激素期间，在综合治疗的基础上，应尽快地撤停激素，但不可骤然停服，以避免出现“反跳”的现象。常用的方法是，在取得疗效后逐渐减量，直至停服。只有撤掉激素，才能达到治愈或临床控制的目的。

（三）研制新药

王兆铭在攻克风湿顽疾的实践中，成功研制出类强炎冲剂、特制类强炎缓释胶囊等纯天然中成药，临床配合风湿寒痛片、消肿祛痛灵、风痛炎冲剂、风四合剂等，组成治疗各期类风湿性关节炎和强直性脊柱炎的综合治疗方法，取得良好疗效。

1. 类强炎冲剂

类强炎冲剂是王兆铭的经验方剂，由桂枝、白术、茯苓、重楼、红花、寄生、枸杞、川断、附子组成，临床治疗类风湿性关节炎和强直性脊柱炎有显著疗效，使用该药时可以停用激素。天津药物研究院药理二室对类强炎进行了多项药理实验研究，结果表明该药有抑制大鼠醋酸性腹膜炎、巴豆油水肿、棉球肉芽肿的抗炎作用，通过实验室应用腹膜炎、水肿、佐剂关节炎和棉球肉芽肿等国内外常用的炎症模型和抗炎机理研究以及药物毒理实验，证明类强炎冲剂有显著抗炎作用和明显的镇痛作用，且安全无毒副作用，具有免疫调节和兴奋肾上腺皮质功能。其优点为起效快，多数患者服药 2 周即可显出疗效，有效率高达 97%，临床治愈（早期）26%，显效率为 60%，提示该药具有标本兼治的功能，适用于各期患者。早期可达治愈目的，对中晚期患者显著改善临床症状体征，X 线摄片证实关节间隙模糊、骨腐蚀、骨质疏松亦有较好改善。

2. 特制类强炎缓释胶囊

为进一步研制小剂量、起效快、服用方便、无毒副作用并与国际接轨的出口中成药，王兆铭与美国万国医学研究有限公司上海公司王绪辉教授合作，在原类强炎冲剂基础上，经科学提炼、纯化、组合并采用缓释技术，研制成特制类强炎缓释胶囊剂。该药是王兆铭在中药剂型改革方面的尝试，每天只需 1 次性服用 3 粒，方便患者治疗。经 60 例临床观察，其他药物全部停用，3 个月为一疗程，有效率为 98.33%，其中 45% 患者获得近期治愈或临床控制。实验研究证实，该药有很强的抗炎及镇痛作用。血沉、类风湿因子、C-反应蛋白、抗链“O”均有明显的改善或恢复正常，X光片复查证实关节间隙模糊、骨质疏松以及骨质破坏等亦有较好改善，说明具有一定的调节机体免疫功能作用，对人体无肠道刺激症状，无明显毒副作用。

医案选介

一、类风湿性关节炎

病案1

隗某，女　34岁。初诊日期：1996年11月20日。住院号1610。

主诉：四肢大小关节肿痛11年，加重1年。

病史：患者于11年前劳累淋雨后，开始反复发热，小关节肿痛，久治不愈。1年后在西安市某医院诊断为“RA”。10年来先后用激素、青霉胺、瑞得、雷公藤等治疗，但病情未能控制。1996年8月右髋痛，左膝关节、右踝关节肿痛加重，步行困难，经宁夏、郑州等多家医院诊治无效，转来我院诊治。

专科检查：双手指、掌关节、近端指间关节、腕、肘关节肿Ⅰ~Ⅱ°，关节活动受限；晨僵>1小时；双肩关节痛，上举80°；左足1~4趾跖趾关节、右膝关节已行滑膜切除术；双踝关节肿痛Ⅱ°，左膝关节肿Ⅱ°，压痛Ⅱ°，屈80°，伸-20°；右髋关节痛，屈90°，伸0°，内收15°，外展30°；骶髂关节叩击痛（+）；颞颌关节痛，门齿间距2cm。

化验检查：ESR 90mm/1h，RF（+）1∶40，CRP 20ug/ml。

X线检查：双腕、掌、指骨中度骨质疏松，双腕关节间隙变窄，部分组成骨趋向融合，并见周围软组织肿胀。右肩关节、左膝关节骨质明显疏松，关节间隙变窄，并已发生强直变形。双侧骶髂关节间隙变窄，双髋关节骨质疏松，右侧股骨头可见小囊样透亮区及骨质硬化增白改变。

诊断：类风湿性关节炎（中晚期），右股骨头无菌性坏死。

治疗：给予精制类强炎冲剂，每日2次，每次3袋；精制消肿散结冲剂，每日2次，每次2袋；风四方加减，每日1剂；正清风痛宁，每日2次，每次60mg；益钙灵每日3次，每次600mg。辅以理疗等对症治疗。

3个月后，大小关节肿痛明显消退，双手腕关节、双肘关节、左膝、右肩、右踝关节肿胀全部消退，精力、体力明显恢复，关节活动度加大。复查ESR 39mm/1h，RF 1∶20，CRP（-）。X线摄片复查：关节周围软组织肿胀消退，骨密度增高，骨纹理（骨小梁）较密集清楚，关节间隙增宽。

治疗6个月后，患者一般情况明显好转，各关节肿痛全部消退，关节活动度加大，已能去除双拐，自己步行上下楼梯。X线片复查：四肢各关节软组织肿胀消失，骨纹理清楚，骨质疏松改善，右股骨头骨质疏松明显好转，骨纹理较前清楚，关节边缘骨质腐蚀已修复，变光滑（见图1~2）。于1997年5月9日步行出院。

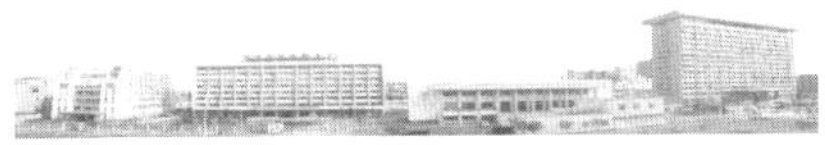

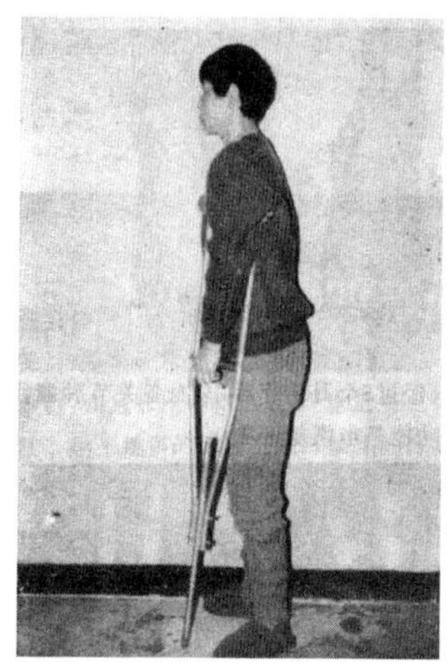
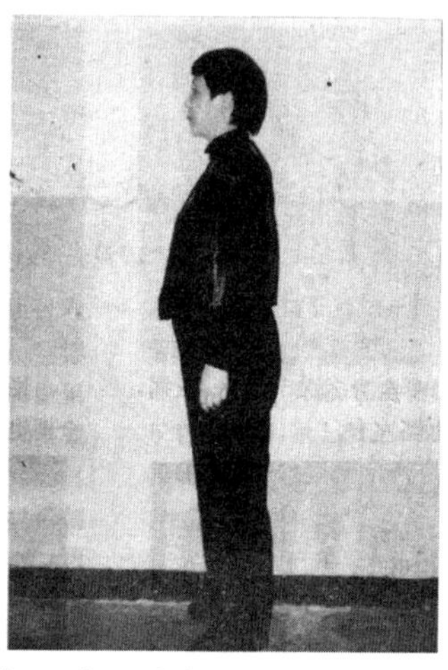

图 1 （左）患者入院时拄拐站立，步行困难。（右）治疗 6 个月后，患者已去除双拐，可自行上下楼梯。

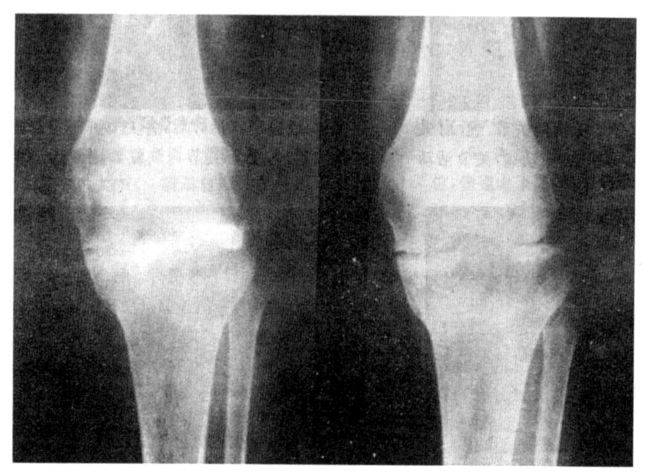

图 2 （左）左膝关节骨质疏松，边缘骨质增白硬化，关节间隙变窄，并已发生强直变形。（右）治疗后左膝关节骨质疏松，增白硬化明显好转，关节间隙变宽，关节活动度加大。

病案 2

李某，女，47 岁。初诊日期：1995 年 5 月 20 日。病历号 2439。

主诉及病史：多关节对称性肿痛、晨僵 18 年。近 10 年来进行性双手指、掌、腕、肘、膝等关节活动受限，来我院诊治。

专科检查：扶拐步行困难，双手指、掌关节变形，握拳松，晨僵Ⅱ°，双腕关节强直固定，双肘关节屈 90°，伸 -20°，右膝关节内翻畸形，屈 100°，伸 0°，左膝屈 90°，伸 0°。

化验检查：ESR 65mm/1h，ASO（-），RF（+），CRP（+）。

X 线检查：左膝关节正侧位片显示左膝关节骨质疏松，模糊不清，关节间隙变窄，关节边缘唇样增生突起，关节呈强直改变。

诊断：类风湿性关节炎（中期）。

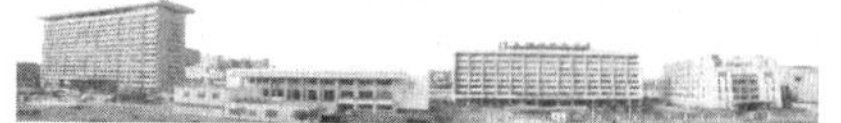

治疗：给予精制类强炎冲剂，每日2次，每次3袋；消肿散结冲剂，每日2次，每次2袋；雷公藤片，每日2次，每次2片（每片含雷公藤甲素33ug）。

治疗3个月后，自觉各关节肿痛减轻，活动觉轻松，但膝关节仍肿痛，不能独自站立步行。

治疗9个月，停用雷公藤，继续服用两种冲剂。指、掌、腕、肘、膝关节平时不痛，有轻度活动痛，关节肿胀除膝关节外已全部消退，能独自步行300米。复查ESR 35mm/1h，ASO（-），RF（-），CRP（+）。治疗1年停药。

1996年9月20日复查左膝关节X线片，关节骨质疏松明显改善。骨质界限清楚，关节边缘光滑（见图3~4）。

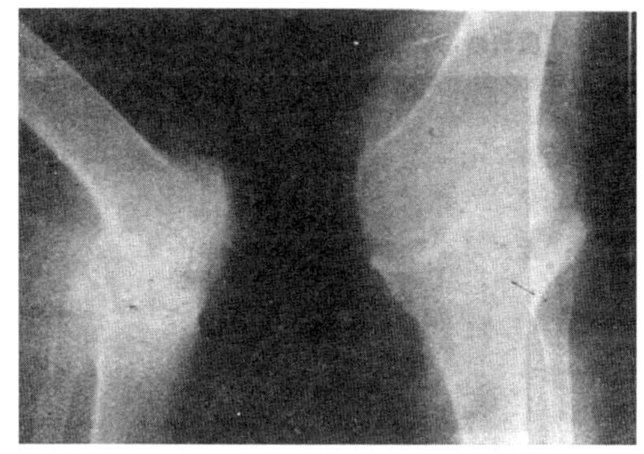

图3　治疗前，左膝关节骨质疏松，模糊不清，关节间隙变窄，关节边缘唇样增生突起，关节呈强直改变。

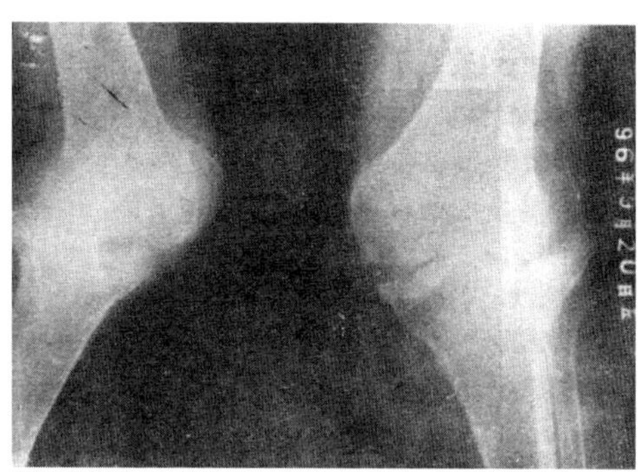

图4　治疗1年后，左膝关节骨质疏松明显改善，骨质界线清楚，关节边缘光滑。

病案3

宋某，女61岁。初诊日期：1996年1月13日。病历号1071。

主诉：多关节对称性肿痛，屈伸不利伴晨僵两个月，来我院诊治。

专科检查：双手指、掌关节、近端指间关节中度肿胀、疼痛，握掌松，晨僵>1小时。双腕、肘、跖趾、髁、膝等关节均有中度以上肿胀、压痛、活动痛，关节活动度减少约50%左右。双手握力0kg，整体功能4级。

化验检查：ESR 70mm/1h，RF1:80，CRP 80ug/ml，ASO（-），ANA（-）。

X线检查：双腕及掌骨骨质疏松，指间小关节软组织肿胀。

诊断：类风湿性关节炎（早期）。

治疗：精制类强炎冲剂，每日2次，每次3袋；精制消肿散结冲剂，每日2次，每次2袋；正清风痛宁片，每日2次，每次600mg；风四方加减，每日1剂；非甾体抗炎药常规治疗。

10天后各关节肿痛明显减轻，关节活动度加大。1个月后停用精制类强炎冲剂及非甾体抗炎药，改特制类强炎缓释胶囊，每日1次，空腹服3粒（280mg/粒）。患者于入院20天后下床活动。共治疗5个月出院。出院时关节肿痛完全消退，功能基本恢复（见图5~6）。握力左手12kg，右手10kg，整体功能Ⅰ级。复查ESR 20mm/1h，RF1:20，CRP 40ug/ml。

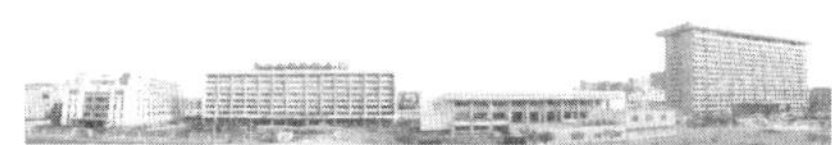

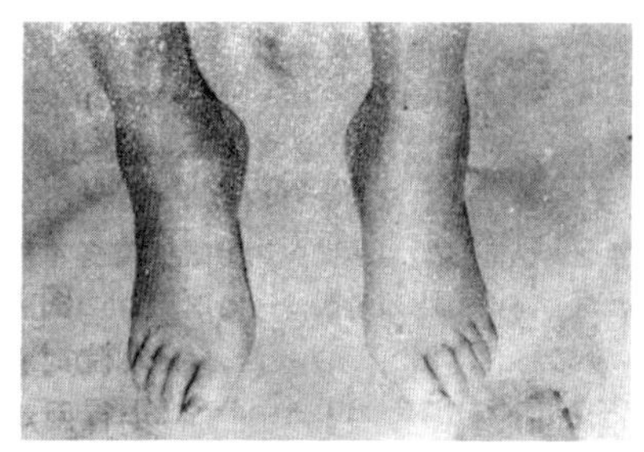
图5　治疗前，全身多关节肿胀、压痛，关节活动度减少约50%左右。

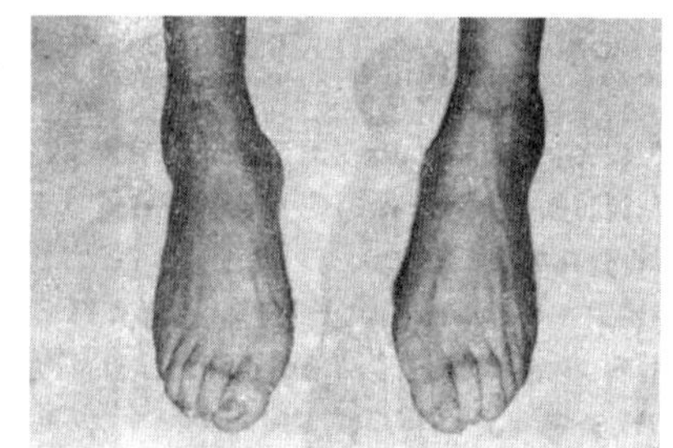
图6　治疗5个月后，全身各关节肿痛完全消退，功能基本恢复正常。

病案4

张某，女，27岁，农民。初诊日期：1996年1月4日。病例号2974。

主诉及病史：大小关节对称性肿痛，活动不利1年多，近半年来加重。曾在某院间断使用强的松治疗（30mg/日），病情日益发展，故来我院诊治。

专科检查：双手近端指间关节、腕、肘、跖趾、踝、膝关节均呈中度肿胀，压痛、活动痛，关节活动部分受限，握拳松，下蹲困难，晨僵>1小时。

化验检查：血沉第一小时末85mm，类风湿因子1:80，抗链“O”1:800，抗核抗体（-），C-反应蛋白160ug/ml。

诊断：类风湿性关节炎（早期）。

治疗：给予精制类强炎冲剂，每日2次，每次3袋；精制消肿散结冲剂，每日2次，每次2袋；雷公藤片，每日2次，每次2片（每片含雷公藤甲素33ug）。

服药1个月，各关节肿痛已明显减轻。3个月后，双手掌指关节、腕关节、跖趾关节肿痛全部消失，活动正常，两踝、膝关节仍有轻度肿痛。半年后各关节肿痛全部消失，握拳紧，行走及下蹲自如，各受累关节均恢复到正常活动范围（见图7~8）。血沉、类风湿因子、抗链“O”、C-反应蛋白等实验室检查均恢复正常。

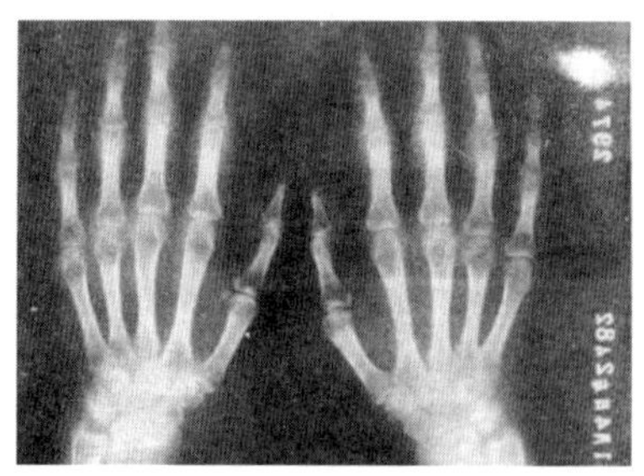
图7　治疗前，双手近端指间关节、腕、肘关节呈中度肿胀，压痛，握拳松，活动痛，关节活动部分受限。

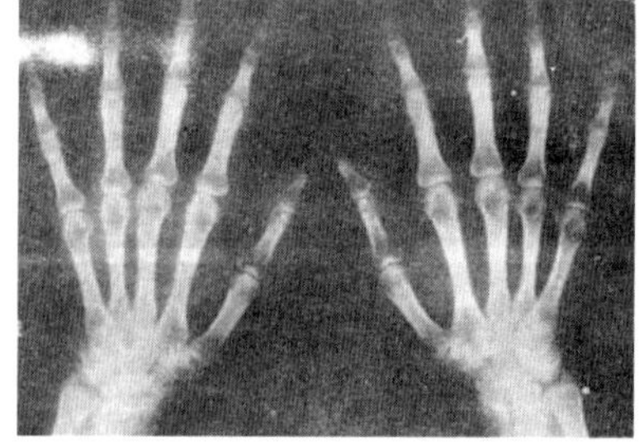
图8　治疗半年后，各关节肿痛全部消失，握拳紧，各受累关节均恢复到正常活动范围。

二、强直性脊柱炎

陈某，男，52岁，技术员。初诊日期：1995年9月30日。病历号2762。

主诉及病史：3年前开始腰骶部痛，后累及背、颈部，僵硬。1年前在某院诊断为强

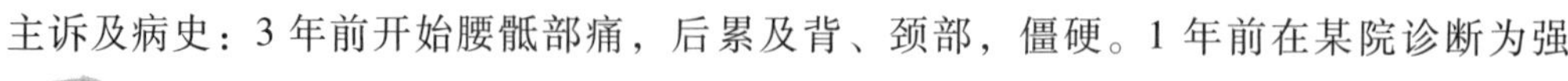

直性脊柱炎（AS）。因治疗无效，来我院诊治。

专科检查：脊柱部分强直固定，双侧骶髂关节叩击痛（+），蹲站受限。颈椎前屈10°，后伸10°，左右侧屈各10°。脊柱胸腰段前屈10°，后伸0°，左右侧屈0°。

化验检查：HLA－B27（+），ESR 75mm/1h，ASO（－），RF（－）。

X线检查：胸10～12、腰1～5椎体及椎上下小关节突、棘突均见骨质疏松，模糊不清，椎旁两侧韧带呈竹节样钙化连结，椎前纵韧带亦见钙化。骨盆正位片示：双骶髂关节间隙呈锯齿状模糊不清，并已发生纤维性强直。

诊断：强直性脊柱炎（中期）。

治疗：给予精制类强炎冲剂，每日2次，每次3袋；消肿散结冲剂，每日2次，每次2袋；雷公藤片每日2次，每次2片（每片含雷公藤甲素33ug）。

服药3个月后，腰背痛消失，活动见轻松。复查ESR 28mm/1h。连续服药9个月，各关节痛全部消失，关节活动度加大，腰僵、颈僵明显减轻。1996年6月26日X线摄片复查：双侧骶髂关节面骨质较前清晰，关节间隙增宽，关节边缘骨质趋向平滑（见图9～10）。

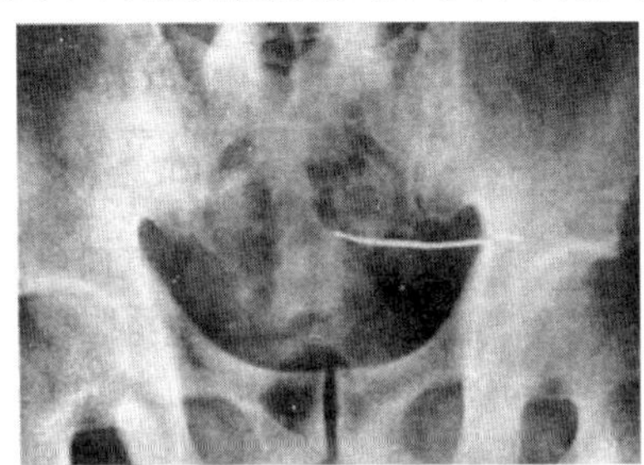

图9　治疗前，双骶髂关节间隙呈锯齿状模糊不清。

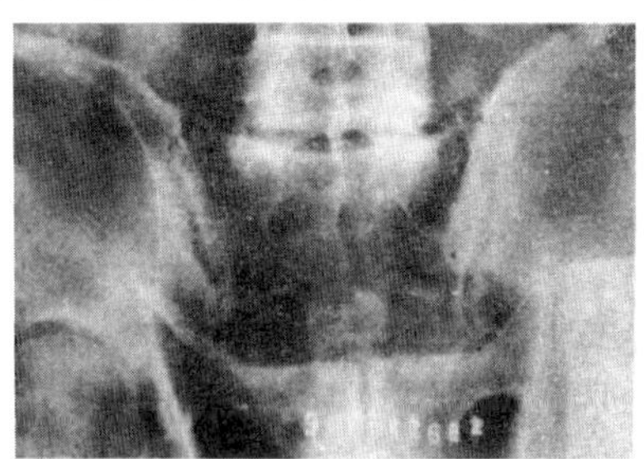

图10　连续治疗9个月后，双侧骶髂关节面骨质清晰，关节边缘骨质趋向平滑。

三、股骨头无菌性坏死

张某，女，61岁。初诊日期：1996年3月30日。病历号3461。

主诉及病史：1994年因右髋部外伤后活动受限，半年来右髋痛加重伴步行困难，夜间不能平卧，清晨4时许常被痛醒。在某院诊断为右股骨头无菌性坏死，来我院诊治。

专科检查：举步艰难，右髋关节剧痛，屈45°，伸0°。

X线检查：右髋关节间隙变窄，右股骨头内侧上部骨小梁模糊不清，关节面下有小囊状透亮区，周边和髋臼窝增白硬化，左侧髋关节正常。

诊断：右侧股骨头无菌性坏死。

治疗：给予精制类强炎冲剂，每日2次，每次3袋；精制消肿散结冲剂，每日2次，每次2袋；雷公藤片，每日2次，每次2片（每片含雷公藤甲素33ug）。

服药1个月，右髋痛明显减轻，活动范围增大，步行已达1公里。2个月后，右髋放射性痛消失，疼痛局限于股骨头部。治疗3个月后疼痛进一步减轻，步行姿势渐趋正常，可连续步行2公里以上，右髋活动度加大，屈80°，伸0°。半年后右髋痛完全缓解，能平卧，行动自如，步态正常，步行距离、时间已不受限。复查X线片显示：右股骨头坏死区未继续发展，且可见骨修复（见图11～12）。

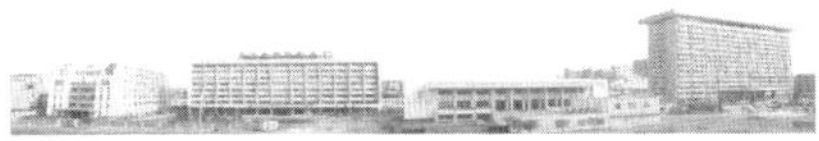

附图：

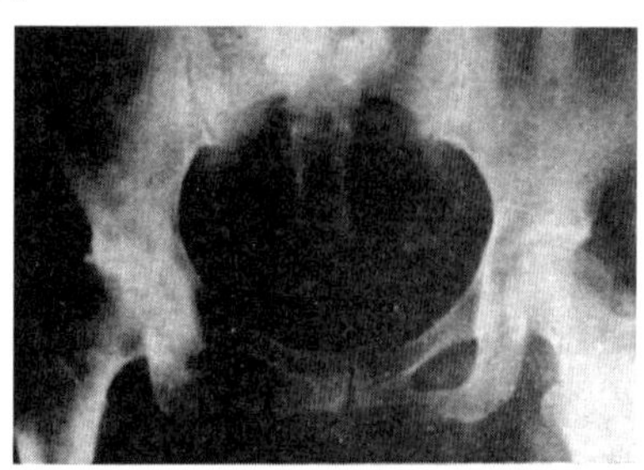

图11　治疗前，右髋关节间隙变窄，右股骨头内侧上部骨小梁模糊不清，关节面下有小囊状透亮区，周边和髋臼窝增白硬化。

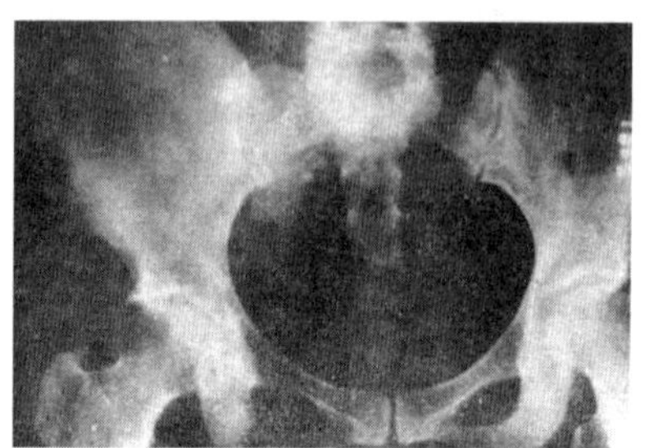

图12　治疗半年后，右股骨头坏死区未继续发展，且可见骨修复。

论　　著

一、论文

［1］王兆铭．对类风湿性关节炎和强直性脊柱炎的治疗要发挥中西医结合综合疗法的优势．中国中西医结合风湿病杂志，1992，1（1）：50.

［2］王兆铭．中西医结合风湿类疾病研究的进展．中国中西医结合风湿病杂志，1992，1（1）：52.

［3］王兆铭．对类风湿性关节炎、强直性脊柱炎要抓住早期治愈．中国中西医结合风湿病杂志，1992，1（2）：118.

［4］王兆铭．介绍王兆铭教授为《风湿类疾病的防与治》一书撰写序言．中国中西医结合风湿病杂志，1993，2（1）：57.

［5］王兆铭．中西医结合治疗风湿性关节炎108例．中国中西医结合风湿病杂志，1993，2（2）：113.

［6］王兆铭．中西医结合治疗风湿寒病．中国中西医结合风湿病杂志，1993，2（3）：169.

［7］王兆铭．中西医结合治疗防治风湿寒病．中国中西医结合风湿病杂志，1993，2（4）：233.

［8］王兆铭．中国中西医结合治疗风湿寒病类疾病协作组工作报告．中国中西医结合风湿病杂志，1993，2（4）：244.

［9］王兆铭．中西医结合治疗风湿寒病——风湿侵犯心脉．中国中西医结合风湿病杂志，1994，3（1）：50.

［10］王兆铭．中西医结合治疗风湿寒病——风湿侵犯肺．中国中西医结合风湿病杂志，1994，3（2）：101.

［11］王兆铭．中西医结合治疗风湿寒病——胃寒．中国中西医结合风湿病杂志，1994，3（3）：165.

［12］王兆铭．中西医结合治疗风湿寒病——肠寒、宫寒．中国中西医结合风湿病杂

志，1994，3（4）：233.

［13］王兆铭．新法针刺治疗风湿病及其实验研究．中国中西医结合风湿病杂志，1995，4（1）：12.

［14］王兆铭．中西医结合治疗风湿寒病——肾寒、多发性风湿寒病．中国中西医结合风湿病杂志，1995，4（1）：233.

［15］王兆铭．风湿寒病的预防．中国中西医结合风湿病杂志，1995，4（3）：163.

［16］王兆铭．风湿寒病与风湿类疾病的关系．中国中西医结合风湿病杂志，1995，4（4）：231.

［17］王兆铭．中国中西医结合学会风湿类疾病专业委员会第三届全委扩大会一年来工作报告．中国中西医结合风湿病杂志，1995，4（4）：247.

［18］王兆铭．第三届全国雷公藤学术研讨会开幕词．中国中西医结合风湿病杂志，1995，4（4）：249.

［19］王兆铭．风湿类疾病的体格检查方法．中国中西医结合风湿病杂志，1996，5（1）：49.

［20］王兆铭．特制类强炎缓释胶囊治疗类风湿性关节炎临床观察及部分实验研究．中国中西医结合风湿病杂志，1996，5（3）：141.

［21］王兆铭．全国风湿四病流行病学抽样调查学术交流会开幕词．中国中西医结合风湿病杂志，1996，5（3）：182.

［22］王兆铭．类风湿性关节炎、强直性脊柱炎的治疗方针、原则、方法的体会．中国中西医结合风湿病杂志，1997，6（2）：122.

［23］王兆铭．第三届全国中西医结合风湿类疾病学术会议开幕词．中国中西医结合风湿病杂志，1997，6（4）：247.

二、著作

［1］王兆铭，冯文璋．痔瘘的中医疗法．天津：天津人民出版社，1957.

［2］王兆铭．中西医结合痔漏临床证治．天津：河北人民出版社，1962.

［3］王兆铭．中西医结合治疗风湿类疾病．天津：天津科学技术出版社，1989.

［4］王兆铭．中国中西医结合实用风湿病学．北京：中医古籍出版社，1997.

［5］王兆铭．中西医结合治疗风湿寒病．天津：天津科技翻译出版社，1999.

【整理者】

刘瑞珍　女，1943 年生。1965 年天津中医学院学员班毕业，分配至天津市工人医院中医科。先后任天津市卫生局中医处副处长、中医药研究院筹备处副主任、市医药学会管理办公室主任（正处）。主编《中级中医药师专业理论考试题集》《璀璨夺目的津门中医药》，副主编《津门医萃》《王今达学术思想研究》等，参与编写《天津通志·卫生志》《天津通志·卫生志·续志》《中国天津医疗卫生起源与发展》，撰写吴咸中、王今达、宋向元等专家学术论文稿件。

杨培树　男，1974 年生。2010 年 7 月毕业于天津中医药大学继续教育本科班，现任天津中医药研究院附属医院主管药师。

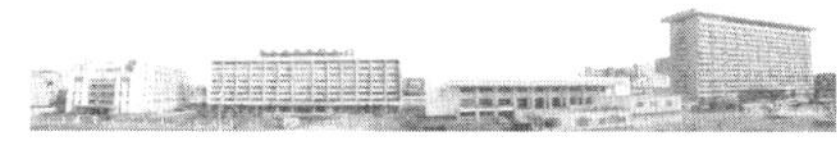

张田仁

名家传略

一、名家简介

张田仁（1933—2012），男，汉族，辽宁省庄河县人，中共党员，主任医师，天津中医学院（现天津中医药大学）副教授，硕士研究生导师，毕生致力于中医临床和教学。曾任天津铁路医院中医科主任、天津中医学院中医研究所常务副所长、文献研究室主任。兼任中国民间中医药协会常务理事，中华全国中医药学会中医理论研究委员会常务委员，老年病脾胃专业委员会秘书长，不孕症治疗中心副主任，天津市卫生局高级技术职称评审委员会委员。

二、业医简史

张田仁早年思想进步，觉悟高，他热爱祖国并响应党的号召，20 岁入伍，参加抗美援朝，至抗美援朝停战后退伍。退伍后就读于沈阳医学专科学校，于 1956 年考入北京中医学院，历经六年的本科学习，成为北京中医学院（现北京中医药大学）的首届毕业生。他在大学学习期间入党，当选为学生会主席，由于表现优秀，被学校安排师承已有四百余年历史的孟河学派传人、著名中医临床家、教育家秦伯未教授，成为秦伯未的入室弟子。毕业时，在秦伯未老师指导下与李岩、魏执真合著《中医临证备要》一书。在学期间，还受到任应秋、祝谌予、余道济等当代中医大家的指导，奠定了扎实的中医理论基础。做到了继承发扬，承前启后，尊经师古，不断创新，著书立说，常新不俗。

毕业后，分配至福州市人民医院工作 10 余年。1976 ~ 1979 年供职于天津铁路医院中医科，其后调入天津中医学院。唐山大地震时，张田仁不畏艰险，参加了抗震救灾的医疗队伍，积极救治伤员，体现了一个医生的仁心仁术。在中医研究所任职期间，除了做好行政工作以外，在医教研方面都有建树。在带教学生特别是培养研究生时，他要求学生对中医理论的学习要扎实认真，同时做到活学活用，并且要德才兼备，以德为先。在生活上他对学生像自己的孩子一样关心照顾，深得弟子的敬仰和爱戴。

张田仁教授退休后积极发挥余热，努力回忆秦老口传心授的点点滴滴，每有心得就加以整理研究并发扬创新，总结出“督脉通，百病无”的中医理论，同时运用于临床，为许多患者诊治，受到了广大患者的肯定。

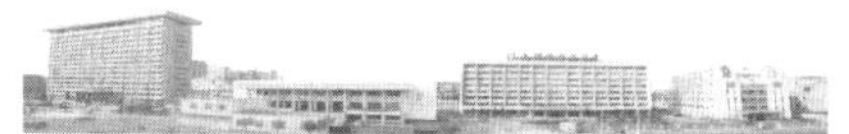

三、主要贡献

（一）中医事业的坚定维护者

张田仁教授为中医事业的发展潜心研究，执着前行，60余载默默耕耘。他是中医的坚定维护者，不愧为新中国第一批中医高等院校培养的大学生。前几年，有些中医大夫对中医生存、发展持怀疑态度，还有些青年中医拼命学习西医而荒废中医，张田仁教授感到十分痛心。他还对“诋毁中医”的论调很是义愤，常说“中医人要做好中医人的事，要发挥中医的优势，提升中医人的整体专业水平，中医迟早是要发展壮大的”。

（二）功底深厚，医术精湛

张田仁教授的中医理论基础深厚，他熟读经典，对于《内经》《伤寒杂病论》等很多章节都能熟读熟知，对于《医学三字经》《濒湖脉学》《汤头歌诀》等，更是朗朗上口，熟记于心。他诊治过许多疑难杂症，大部分患者都经过了多方求医问药，有的甚至已经灰心丧气，准备放弃治疗。他治疗胃病（包括胃溃疡、十二指肠溃疡）患者时，总是嘱咐他们按时服药，坚持治疗。许多患者刚开始时将信将疑，治疗过后再去做胃镜，果真如张田仁所言，溃疡愈合得很好，这时患者才体会到他医术的精深。

张田仁教授不仅擅长脾胃病的治疗，治儿科、妇科疾病也疗效显著。他勤于临床、精于医术，在治疗小儿疳积、小儿五迟、小儿肾炎、子宫肌瘤、更年期综合征及不孕症等疾病时屡起沉疴，深得广大患者的认可。

由于张田仁教授整理的“谦斋通督正脊医学技艺”具有良好疗效，被患者反映到天津市河北区非物质文化遗产办公室，办公室的工作人员亲临现场考察，确认张田仁教授整理的“谦斋通督正脊医学技艺”结合了中医理论和中医技艺，具有传统师承关系。此后天津市河北区人民政府向他颁发了非物质文化遗产证书。

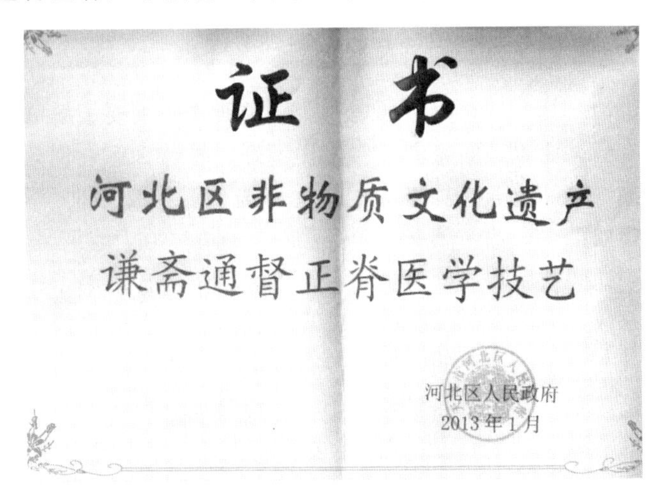

张田仁教授在诊疗疾病时，病历的书写是非常全面、详实的。他认为，病历书写是一个医生的基本功，病历书写的水平在一定程度上代表一个医生的诊疗水平，完整的病历对自己总结经验和教训都是很有帮助的，对患者来说也是一种负责任的体现。在医患关系复杂的今天，完整的病历书写更具有一种特殊的意义。他书写的病历字体工整、清晰，看到病历的人都为其认真的态度和责任心叹服不已。

（三）医德高尚，深受患者喜爱

“医乃仁心仁术”，张田仁教授在几十年的行医诊疗中，始终坚守着一个医生的职业道德。他认真耐心地对病人进行诊疗，没有因病人多而简单敷衍，对于病人提出的各种问题，他都给予细致的解答，直到患者及其家属满意。对于患者，他不分身份高低贵贱，均一视同仁，从不厚此薄彼。遇见有生活困难的患者，还会主动减免医药费。张田仁教授临

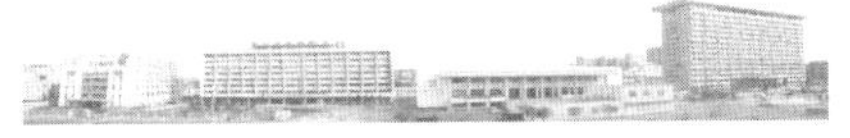

床诊疗时经常教导学生弟子：在给患者诊断治疗疾病时，第一要实事求是，不要过度检查和化验，而让患者多花钱；第二要根据自己所学和自身掌握的中医临床技能，能看的疾病要全力以赴，自己的医术不能达到的，或者所在医疗机构不具备相应的条件时，应给予及时解释，并提出转诊的意见，不能延误患者病情。张田仁教授常说："一个大夫不可能包治百病，但能治的病要尽百分之百之力。"他行医数十载，始终以仁心仁术待人。曾经有很多次，患者预约前来诊病，约好的时间过了很久，弟子们劝他去吃饭，边吃边等，可张田仁教授却不答应，总是耐心等待，直至患者到来，耐心诊疗后才去用餐。他告诫弟子，作为一个医生，不管他多忙多累，对于自己的患者都要静心、耐心地对待，这样才能以最佳的状态，取得最佳的疗效。

（四）教育人才注重中医传承

张田仁教授向来重视传承，注重尊师重道，年轻时谨遵恩师秦老教诲，同时团结同门同道，协助恩师进行医术医药上的研究，并在秦老的指导下与同学合著《中医临证备要》一书，成为后世学习中医必读的著作。

张田仁教授收徒也非常谨慎。许多学子慕名而来，想拜他为师，但他对于学子的观察和心里的考核却是缜密的。他认为，一个好的弟子不但要天资聪明，更要有对待患者的仁爱之心，有以中医发展为己任之心。天资聪明固然重要，但更重要的是为人的忠厚老实，对事业的追求不懈。他要求弟子继承孟河学派，遵循中医大家丁甘仁的"学生加弟子"的形式，学习上要求其认真仔细，对于经典理论部分要做到会背会理解，在实践中还要进一步体会，告诫他们有些认识需要用一生实践才能有所感悟。他极其重视中医的四诊合参、八纲辨证。他常说："别看'四诊''八纲'是中医基础里的基础，但这是中医辨证论治应具备的重要条件之一。通过四诊八纲要了解清楚其病情如何，治疗方案要做到心中有数，而不是问患者，你怎样不好、看什么病、你开什么药等等。"他要求弟子要科学严谨，兢兢业业，悬壶济世，救死扶伤。他常常向学生们提起四个第一，即"安全第一、疗效第一、信誉第一、服务第一"，同时给予他们最及时最到位的指导与点拨。张田仁在职期间先后培养硕士生 4 名，退休后培养传承弟子 4 名。他为国家培养的硕士研究生至今都成为中医教学、临床及管理、科研领域上的带头人。如王国辰现任中国中医药出版社社长，为中医事业的发展和传播做出了积极贡献。这也是张田仁教授的骄傲。张田仁退休后仍热心扶掖和培养多名学子，向传授他们医术医技的同时，也教他们如何做好合格医生。他常教导学生们说："医生要为病人的疾苦所想，医生的责任不但要解除患者身体上的疾病，也要负责治疗他们的心理疾病，这样才能从根本上治疗好疾病。"这一观点与中医心身疾病的认识是不谋而合的。

学术思想

一、治病重视确立治则，处方恰当掌握分寸

确立治则对于诊病是相当重要的，治则不同，处方就不同，效果更是不同。方剂的选用是以治则为指导的，例如：慢性肝病缓解期时，如治则是疏肝气、调气血，方中疏肝气的药物和调气血的药物，比例要恰到好处，且处方中必须注意血分和气分的关系，因为气

血可以互相影响。如血分不足或血分受寒受热，均能影响气分；气分不调也能影响血分的调和。火旺耗血，气滞血瘀，血虚气旺，都能体现两者的关系。所以疏肝气的药物和补气养血的药物三者之间要有恰当的比例来体现治则的真正含义。

二、成方灵活加减，切勿生搬硬套

古人说："有其成方，无其成病。"说明运用成方要灵活加减，切不可生搬硬套。例如：临床上有人用小柴胡汤、逍遥散应对一切肝病，这种情况是不够合理的。小柴胡汤本是《伤寒论》少阳病的一个主方，张教授认为用此方应该具备以下特点：第一是邪在半表半里；第二是主症见到往来寒热，默默不欲食，心烦喜呕，胸胁苦满，脉弦。至于"但见一症便是，不必悉具"，是指其兼症而言（如目眩、耳聋、口苦、口渴、心下悸、小便不利）。也就是说，在见到主症的基础上，或见一个兼症，方可用小柴胡汤，否则，单见一个兼症，怎能用小柴胡汤？逍遥散是一张治疗肝郁血虚、脾失健运的方剂，方中的五味主药，当归、柴胡、芍药互相配合能舒肝养血，白术、茯苓能健中理脾。此方用于脾肝两经症状同时出现时，方可见效。如用到肝胃不和时，效果是不会显著的。此时需要根据病情拆解处方，添加或去掉一些药物，做到灵活应用，不拘泥，不生搬硬套。因此，临床上必须辨证地灵活地运用古方，才能取得满意效果。

三、熟知药性药味，疗效至关重要

虽然理清法明，又有古方可循，如对于药物的性味特点不精，用之不当，仍然收效不大，甚至会加重病情。使用药物时，必须具备两点论的思想。如柴胡有条达肝气、疏肝解郁的功效，又有升举阳气的作用，如用于肝火偏旺，血虚阳亢，久郁化火的病例上，则有助火邪炎上之弊。当归有补血和血的一面，又有辛香走窜、升散耗血的一面，如果用于偏热的肝病，或不适当的用他药制约，有引起动血的可能。再如肝病，调气是十分重要的一环，但调气药多辛散香燥，常用重用能破气耗气，还能伤阴耗液，因此临床上能见到愈调气胀满愈甚，肝火愈旺，肝血愈虚的情况。可见，只有在充分了解药物性味特点的情况下，加以适当的配伍，才能既照顾复杂病情，又增进了疗效，减少了副作用。

四、方药与针灸、捏脊、正脊并用，提高治疗效果

中药饮片是中医药的精华所在，很多中草药的疗效不但经受住了长期医疗实践的检验，而且也已被现代科学研究所证实。针灸是中医特有的一种治疗疾病的手段，属"内病外治"范畴，即通过经络、腧穴的传导作用及一定的操作法，来治疗全身疾病。捏脊、正脊是中医学遗产的一部分，也是我国特有的民间医疗方法。它是医者通过人工外力作用于人体，通过对局部的直接作用和对神经、体液的间接作用调整血液循环，改善营养代谢，提高免疫功能，调节神经系统功能，促进组织修复，进而消除致病因素，改善病理过程，达到治病目的。作为一名内科为主的中医专家，张教授始终不以大方脉作为治疗疾病的唯一手段，而是在中药方剂的基础上，内服外治相结合，治标治本相结合，整体与局部相结合。在将人视为一个整体的前提下，将中医治疗方法综合应用，充分发挥其特长。如他曾治疗一个患有糖尿病复视及糖尿病足等并发症的患者，在辨证论治的基础上，令患者内服中药汤剂，并配合针刺内精明、瞳子髎、承泣、照海、足三里、三阴交、百虫窝等穴及正脊术，经一个月的治疗后，诸证缓解。在治疗疑难杂症时，采取中药与针灸、捏脊、正脊等疗法同用，往往产生良好的效果，并能在较短的时间内达到意想不到的效果。

临证经验

一、治疗脾胃病的经验

秦伯未先生治疗脾胃病积累了丰富的经验。他治疗脾胃阳虚，中气虚弱，寒自内生所致的太阴虚寒证用温养中焦的黄芪建中汤；治疗肝气郁滞所致的木不疏土证用疏肝健脾的逍遥散；治疗肝旺脾弱、木横克土证用疏肝理气、健脾和胃的柴胡疏肝散；治疗肝火犯胃证用辛泄苦降法，以化肝煎合左金丸加减，治疗伤阴证用一贯煎；治疗心火或命门火衰的火不生土证选治水气的真武汤、治五更泄泻的四神丸、治太阴病的理中汤，并巧用桂枝温心阳以助脾阳之健运；治疗脾胃虚弱，不能滋养肺脏的土不生金证选用甘平补中、兼能补肺的参苓白术散，并提出了土水互及（土旺克水、土不克水、水反克土）的观点。张田仁教授跟随秦伯未先生学习，将秦老治疗脾胃病的经验归纳为脾胃病八论：阳明实热论、太阴虚寒论、木不疏土论、木横克土论、肝火犯胃论、火不生土论、土不生金论及土水互及论。他自己在此八论的基础上，对于脾胃病的治疗突出以下四点：

（一）治疗相寓升降

脾主运化而升清，胃主受纳而降浊，清升浊降，上下通泰，何病之有。所以脾胃病多是碍其升降之机。叶天士强调：“脾胃之病，虚实寒热，宜燥宜润，固当详辨，其于升降二字，尤为紧要。”张教授治疗脾胃病非常重视升降，主要表现在以下几个方面：

1. 补中益气寓升降

脾胃气虚之证，除常用党参、白术、茯苓、大枣、甘草补中益气外，每多配以黄芪主升而补气，木香、陈皮主降而理气。土虚宜补，但应补而勿壅。补虚之中寓有升降，既助脾升胃降，又使补中有通，以防补而壅滞。对于中气下陷引起的胃下垂，张田仁教授常在升阳举陷的补中益气汤中加入宽中和降的枳壳（或枳实），其效更佳。

2. 清热和胃寓升降

胃中蕴热之证，法当清热和胃，张教授常以清胃散加大黄 3 ~ 6g 治之。方中以升麻助脾之升，又散火解毒，少量大黄泻热和胃，引热下行，亦是一升一降。

3. 理气行瘀寓升降

脾胃气滞，或肝郁犯胃，久可成瘀，治当理气行瘀。张教授常以四逆散或柴胡疏肝散合失笑散加减。方中柴胡之升、枳壳之降，皆调脾胃以行气运。

4. 滋养胃阴寓升降

胃阴不足证，治宜滋养胃阴，常以益胃汤或沙参麦门冬汤加减。沙参、麦冬、生地等守而不走，又多滋腻碍胃，必须配用升降气机之品方能奏效，因而常取葛根之升与半夏之降相伍，或兼配柴胡与佛手、扁豆花与川朴花，如此调理气机，斡旋升降，使养阴而不腻胃，更利于胃阴之恢复。

5. 芳香化湿寓升降

中焦有湿，治宜芳香化浊，常用藿朴夏苓汤、三仁汤加减。方中藿香与半夏、蔻仁与苡仁都有升降之性，既可芳香化湿理中，又能宣通机窍升降。

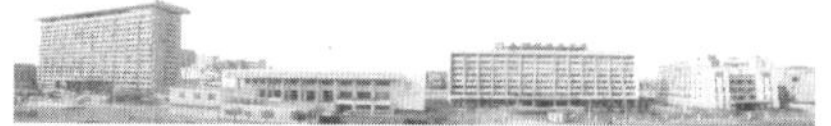

（二）治胃不忘理肺

张田仁教授在治疗脾胃病突出脾胃用药的同时，还非常重视理肺。他认为，在生理上肺与胃是子母关系，“手太阴肺经，起于中焦，下络大肠，环循胃口”，肺又为诸气之总司，与胃气同主肃降。若肺气上逆，每可导致胃气上逆，临床常见久咳不止，还往往伴发呕吐之症。反之，胃病也可诱发肺病，若“其寒饮食入胃，从肺脉上至于肺……则肺咳”。大肠上连于胃，若大肠传导失常，便闭不行，亦可影响胃的和降，胃气上逆而出现恶心呕吐等症。肺与大肠相表里，肺气的肃降有助于大肠传导功能与胃气的和降。又肺属金，肝属木，胃属土，故理肺可以制肝，以防“土虚木贼”。鉴于上述认识，张教授治疗胃病时，常在辨证论治的基础上加一些理肺之品，如胃阴不足证加入沙参、麦冬，痰湿停胃证加入陈皮、半夏，胃脘灼热加川贝、黄芩，胃脘痞闷加瓜蒌、薤白，胃脘胀痛加百合等。百合为何能治胃脘胀痛？这是张田仁教授根据陈修园所论而形成的用药经验。陈修园认为：“百合合众瓣而成，有百脉一宗之象，其色白而入肺，肺主气，肺气降则诸气俱调。”

（三）辨证结合辨病

临床上慢性萎缩性胃炎伴有胃黏膜肠化或不典型增生，是一种顽固的消化道癌前病变。张教授经过长期临床发现，采用中医辨证治疗，能使患者症状很快改善，但是病理改变不明显，此时盲目停药，往往易于复发，重蹈前辙。其根据慢性萎缩性胃炎病程较长，“久病多瘀”的特点，常在辨证的基础上结合辨病，加入一些活血化瘀之品，如丹参、三棱、莪术。据药理研究，活血化瘀之品能加速胃肠血液循环，改善组织缺血缺氧，促进胃黏膜固有腺体的修复和再生。对于伴有胃黏膜肠化或不典型增生者，施治方中加入白花蛇舌草、半枝莲、半边莲、蚤休、虎杖、刺猬皮、山慈菇、海藻、昆布、黄药子等抗癌中药，做到既防止癌变，又不伤胃气，经过3～6个月的治疗，常可使部分肠腺上皮化生和增生性病变消失。对于胃酸缺乏者，每加入乌梅、山楂、木瓜。对于胃镜检查见有十二指肠内容物或胆汁返流者，认为属肝胆疏泄不利，胃失和降，常在方中加入大黄、郁金以疏利肝胆，助胃通降。对于溃疡病伴有大便潜血者，他常以白及粉调成糊状内服，不仅能止血，而且能改善胃脘胀痛、嘈杂等症状。为胃病“护膜”的首选良药。出血甚者加三七粉冲服。在治疗急慢性胃炎、十二指肠溃疡时，证属中焦虚寒、肝胃不和者，常运用小建中汤加减。方中饴糖为主药，饴糖入脾、胃、肺经，有缓中、补虚、润燥的功效。张教授认为，饴糖甘能缓中，并能止痛，运用时根据患者的病情和体形用量在30～50g，服用方法是在药温适度（不过烫）时将饴糖下入，搅拌均匀，温服。

（四）分辨宿病新发

新病痼疾固然易分，但素病与新发常常难辨。张田仁教授对此独具慧眼，认为慢性胃炎与慢性胃炎急性发作及急性胃炎三者的治则不尽相同，宜加详辨。张田仁教授临证曾治一素有慢性胃炎史的患者，一日突感脘腹疼痛，胸膈痞闷，恶心欲吐，伴头痛，舌苔白腻。前医认为该患者素有慢性胃炎，即着眼于宿病，用行气活血之品治疗，药后病痛反重。张田仁教授认为此乃脾胃素虚，又值夏月外感暑湿之邪，痞阻中焦而致证为新发，遂用藿香正气散加减，3剂即愈。其出神入化之辨，切中肯綮之治，非临证有年、心得殷实者不能臻之。

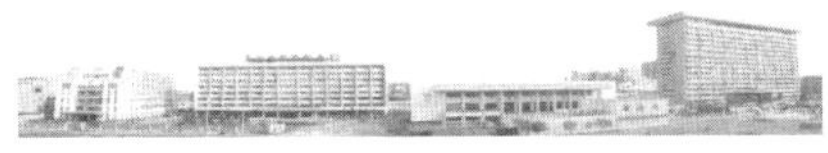

二、治疗肝病的经验

（一）肝的生理病理

1. 肝的生理

肝脏以血为体，以气为用，同其他脏腑一起，维持着生命的正常活动。肝性属风木，风气通于肝，木性调达，喜疏泄。

2. 肝的病理

其基本的环节是肝血、肝气的病变问题。肝血为病有虚有实，肝气为病一般都属实证。

（二）肝病的治法

1. 补肝法

肝以血为体，以气为用，肝病最基本的病理特点是，体用关系平衡失调。血虚则气旺，气旺则耗血。肝血不足是肝病的主要方面，因此，补养法是治疗肝病最基本的方法。又因肝病发展有着不同的阶段性，因而又出现了不同治法，这是肝病发展的客观反映，医者必须认识它，掌握它。

（1）养肝补血法：是补养法中最基本的方法，适用于肝血不足，最普遍的见症是面色皖白、头晕眼花、疲劳易倦、胸胁不舒、女子月经不调、指甲不华、舌质淡白、脉象细弱。常用四物汤加减治疗。

（2）养肝清热法：是针对肝血不足引起的血虚生热，症见两颧发赤、头目眩晕、心中烦热、舌质红、脉细弦数。如果自觉手足蠕动，这是肝风欲动的先兆。临床常用二甲复脉汤养其阴，清其热，防止肝风煽动。

（3）养阴潜阳法：肝血不足引起的阴不敛阳，也称阴虚火旺，在程度上比血虚生热严重。症见头晕目眩、惊悸不寐、口干齿燥、烦躁不安，甚者肝风欲动，神倦瘛疭，舌干绛，脉象弦数。方用珍珠母丸，以养阴潜阳，柔其肝体，制其肝用。

（4）柔肝息风法：柔肝即养肝，滋肝息风也称镇肝。当肝血不足，血虚生热，热极生风，或阴不敛阳，厥阳化风，皆为肝之虚风内动，症见头晕目眩、神昏抽搐，甚者角弓反张，口噤直视，舌绛，脉象弦急。这些症状反映了肝血亏损，失其濡养，肝性刚烈躁急。柔肝息风法在于“养其肝体，则其用自平”，也符合“治风先治血，血行风自灭”的原则。大定风珠既能养阴，又能定风，既能滋水涵木，又能柔肝息风，是一张有效的方剂。

2. 疏肝法

肝最基本的生理特点是喜疏泄条达，其性欲散。当某些因素影响到肝脏时，首先起变化的是肝的疏泄之性，轻者郁结，重者肝气横逆，再重则气有余化火，或久郁化火，甚者火极生风。因此，疏泄法则可以说是肝气病的基本治法，符合“木郁达之”之理。因为肝气为病有着不同的阶段性，因而也化生出不同的方法。

（1）舒肝解郁法：多用于肝气郁结，气机不舒。症见善感多疑，忧虑沉闷，抑郁不乐，两胁疼痛，口苦眩晕，妇女痛经或月经不调，舌苔薄腻，脉弦大而虚。常用枳壳煎加理气药（如广郁金、香橼等）舒其肝气，解其郁结，以求恢复肝脏的条达疏泄之性。

（2）疏肝理气法：肝气横逆症见胸腹痞满，两胁刺痛，心情烦躁，女子月经不调，

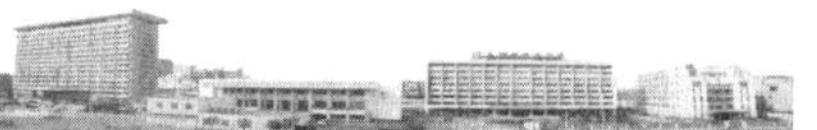

舌苔薄腻，脉象弦滑。治宜疏肝理气，方如四逆散，改枳实为枳壳，加青陈皮、广郁金等理气药。肝气一舒，气机调和，症状自然消失。

3. 清肝法

肝欲温，过温则成病。刘河间曰："凡病肝木风疾者，以热为本，以风为标，故火本不燔，遇风则焰。"说明肝热为病有三个阶段：轻者为热。热能伤络，湿热相合，能致发黄。重者为火。火之由来有热极似火，有气有余便是火，有肝气郁结，久郁化火。火性炎上，升之不熄，旋扰不宁。再进一步发展，便成为火极生风，风助火势，火借风威的局面了。因此要"热者寒之""温者清之""实者泻之"，简称清镇法。清法包括泻法，镇法包括潜阳和息风。本法衍生出具体方法如下：

（1）和络止痛法：肝热伤络或肝气郁结，久而不愈，气滞血凝，瘀阻经络，致成胁胀刺痛，烦热口干，二便不畅，舌苔薄腻，脉象弦涩。治宜和络止痛法，常用清肝汤加减，舒郁清热，以求络和痛止。

（2）祛湿退黄法：适用于湿热郁蒸，皮肤发黄，身热汗出，腹胀食减，口干烦渴，心中懊侬，或便结溲赤，舌苔黄腻，脉滑有力。中医治疗发黄，总的方向是祛湿退黄，但是根据发黄的色泽不同，治法有异。如色黄鲜明（阳黄），以清湿热为主，常用茵陈蒿汤。色黄晦暗者（阴黄），以祛寒湿为主，常用茵陈术附汤。

（3）泻肝清火法：由于肝气偏盛，气有余便是火，火性炎上，燔灼不熄，形成肝之实火。症见激动易怒，急躁心烦，面赤脑热，头痛目胀，两胁胀痛，便干溲赤，舌质多红，脉象弦数有力。宜泻肝清火法，方用当归龙荟丸泻其有余之气，清其炎上之火。

（4）清肝息风法：肝火进一步发展为肝风，肝风一症有虚实二端：血虚生风为虚风，如前述用柔肝息风法。火极生风为实风，症见头晕目眩、头痛耳鸣、面赤咽干、摇头颤动，甚者呕血发狂，神昏抽搐，舌质红，脉弦数。治宜清肝息风法，用羚角钩藤汤加"三甲"。肝风虽分虚实，但结果是一致的，即肝血必伤，因此古人治肝风的方剂，都是由息风和养阴两个主要部分组成，其理就在于此。

4. 温肝法

肝受寒邪，则肝阳受挫，经曰"阴盛则阳病"。所谓阳病，主要是少阳生发之气不足，而温肝法就是温升少阳之气，它不等于养肝体的补养法，这在临症上是必须严加区别的。它的衍生方法具体如下：

（1）温经散寒法：肝经受寒，症见小腹冷痛或坠痛，或形成寒疝，其状囊冷，结硬如石，阴茎不举或控睾而痛，脉象弦紧。治宜温升少阳之气，驱散外犯之寒，常用导气散。

（2）化癥消积法：其法之意义，在于化除癥瘕积聚。此症多由情志郁结，肝受寒气，内外合邪，气滞血凝，渐结成块，症见胁下脐上有块，推之不动为癥为积，推之动者为瘕为聚，胁痛腹胀，食欲不振，晚期能致腹水，舌苔白腻，脉弦。常用平肝消癥汤，用药离不开行气、去瘀、镇痛之品。

5. 其他治法

（1）调气法：适用于肝病影响到脾胃。肝喜条达，胃喜和降，脾喜升发。肝气不疏，失其条达之机，木不疏土或木横克土，则脾胃失去升降之职，因此致肝脾不和。肝火犯

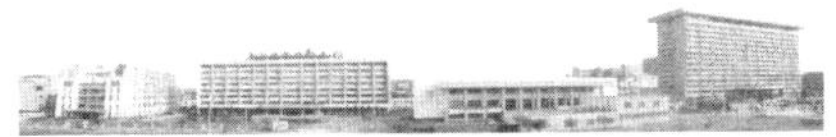

胃，胃气随火上升，致肝胃气逆。总之，由肝引起的脾胃不和皆为气机失调的表现，因此应调其气机。具体方法如下：

①舒肝理脾法：用于木不疏土，脾气郁结不畅，症见多疑善感、忧虑沉闷、食呆不消、腹胀腹泻、苔腻脉弦。常用逍遥散，肝脾同治。

②疏肝和胃法：肝气横逆，木横克土，脾胃升降失调，症见胁痛胸闷、脘痞腹胀、太息嗳气、纳谷不香、舌苔薄腻、脉象弦滑。治宜疏肝和胃，用柴胡疏肝散，达到“调其中气，使之平和”之目的。

③平肝和胃法：肝火犯胃，胃气不降，症见急躁易怒、口苦舌酸、心嘈嗳气、食入即吐、舌苔薄腻、脉象弦数。治宜平肝和胃，用柴芩温胆汤，以求肝气平，胃气降。

（2）利水法：肝病见肾水泛滥，其机制是肝木克土，土不制水。水邪轻者可用行气利尿法，水邪重者才用攻逐水邪法。

①行气利尿法：多用于某些病的晚期，发生腹水。初起水聚于下，逐渐水邪充满全腹，腹满如鼓，饮食不下，溲少便溏，舌苔白腻，脉象弦滑。“治水必先治气，气行则水行。”常用胃苓汤。古人对腹水辨证是细致的，如水肿在腹，四肢不肿者为鼓胀，又称蜘蛛鼓。又认为胀属气，肿属水，治法是完全不同的。

②攻逐水邪法：腹水严重，行气利尿效果不显，病情进而加重，症见呼吸困难、夜寐不安、大便不畅、小便量少、饮食难下，甚者精神恍惚，舌苔白腻，脉象弦滑。应急则治标，攻逐水邪，常用舟车丸。

（3）清金法：肝火偏旺，木火刑金，症见胁痛胸闷、咳嗽咯血、身热烦躁、头晕耳鸣、舌质红赤、脉象弦数。治宜抑木清金，用咳血方清其肝热，泻其肺火，佐以化痰。

（4）泻心法：母病及子，肝火上冲于心，则一派热症丛生，甚者高热神昏，急须凉肝泻心。当肝病危重期，发生神昏谵语或不省人事，应急投凉肝开窍之品。具体方法如下：

①凉肝泻心法：肝火上冲于心，症见烦躁昏狂、大热干呕、口燥咽干、不能宁寐、便干溲赤，甚至吐血衄血，舌质红绛，脉象洪大。治宜凉肝泻心法，用黄连解毒汤急泻其热，以定神志。

②开窍凉肝法：本法为急救法，适用于肝病危重，神魂不安。症见神昏谵语，烦躁不安，甚者撮空捻线，循衣摸床或不省人事，脉象虚大。急投万氏牛黄丸泻其心火，凉肝开窍。

张田仁教授总结并专门论述了秦老治疗传染性无黄疸型肝炎的两种方法：疏肝法用白芍10g，柴胡5g，丹参10g，郁金6g，枳壳5g，青陈皮各5g；和胃法用白芍6g，柴胡5g，厚朴3g，清半夏6g，青陈皮各5g，枳壳5g，云苓10g，砂仁2g。其多年治疗肝病的体会是：必须科学细致地通过主症找到症因，辨肝之气血有余或不足，进而辨清肝的虚实寒热，明确疾病的主要矛盾，围绕主要矛盾立法处方，才能收到预期的效果。

三、治疗胸痹的经验

胸痹心痛可见于西医学冠心病之心绞痛和心肌梗死。汉代张仲景《金匮要略》正式提出胸痛的病名，该书《胸痹心痛短气病脉证治》篇曰：“胸痹之病，喘息咳唾，胸背痛，短气，寸口脉沉而迟，关上小紧数，瓜蒌薤白白酒汤主之。”“胸痹不得卧，心痛彻

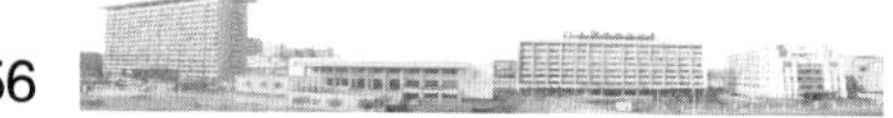

背者，瓜蒌薤白半夏汤主之。”《灵枢·厥病》曰：“真心痛，手足清至节，心痛甚，旦发夕死，夕发旦死。”其病因病机属本虚标实。心肺居于胸中，心主血脉，肺朝百脉，宗气积聚于胸，贯注血脉，推动血行。气与血阴阳相随，气为血之帅，气行则血行，气滞气弱不能推动血之运行，必然导致血脉凝滞，不通则痛。

张田仁教授将胸痹分为八种证型：

1. 心气不足证

胸痛胸闷，动则加重，休息减轻，伴短气乏力，汗出心悸，舌体胖大，边有齿痕，舌质黯淡或有瘀点瘀斑，舌苔薄白，脉弦细无力。治法：补养心气，鼓动心脉。代表方剂：保元汤合甘麦大枣汤。

2. 心阳不振证

心悸而痛，胸闷气短，自汗，动则更甚，神倦怕冷，面色㿠白，四肢欠温而肿胀，舌质淡胖，苔白或腻，脉沉细迟。治法：补益阳气，温振心阳。代表方剂：参附汤合桂枝甘草汤或真武汤或独参汤。

3. 心阴不足证

胸闷灼痛，心悸怔忡，五心烦热，口干盗汗，颜面潮热，舌红少津，苔薄或剥，脉细数或结代。治法：滋阴清热，活血养心。代表方剂：天王补心丹。

4. 瘀血痹阻证

胸痛彻背，背痛彻心，痛有定处，或痛引肩背，舌质暗红或紫暗，有瘀斑，舌下瘀筋，苔薄，脉弦涩或结代促。治法：活血化瘀，通脉止痛。代表方剂：血府逐瘀汤加减。

5. 痰浊痹阻证

心胸痹痛，胸中憋闷或有窒息感，或头昏重，或咳嗽咯痰，腹胀纳呆，舌质黯淡，舌体胖嫩有齿痕，舌苔白腻，脉象弦滑。治法：通阳泄浊，豁痰开结。代表方剂：瓜蒌薤白半夏汤合涤痰汤加减。

6. 寒凝心脉证

胸痛彻背，胸闷气短，心悸不宁，神疲乏力，形寒肢冷，舌质淡黯，舌苔白腻，脉沉无力、迟缓或结代。治法：祛寒活血，宣痹通脉。代表方剂：当归四逆汤加味。

7. 气滞心胸证

胸痛无定处，时欲太息，遇情志不遂时容易诱发或加重，兼有脘胀闷，得嗳气或矢气则舒，便秘，苔薄或薄腻，脉弦细。治法：疏调气机，和血通脉。代表方剂：柴胡疏肝散。

8. 阳脱阴竭证

心胸剧痛，四肢厥逆，大汗淋漓，或汗出如油，虚烦不安，皮肤青灰，手足青至节，甚至神志淡漠或不清，口舌青紫，脉微欲绝。治法：回阳救逆。代表方剂：四逆汤、参附汤、生脉散合方加味。

四、治疗哮喘的经验

中医学认为无论是感受外邪还是因脏腑功能失调所引起的哮喘，均是肺脏受病，由肺气失于宣肃所致，可见于西医学支气管哮喘、咳嗽变异性哮喘等。张田仁教授认为该病是慢性疾病，病因病机归纳起来有以下三种：①肺脾虚弱，久咳不愈，或饮食不节损伤脾

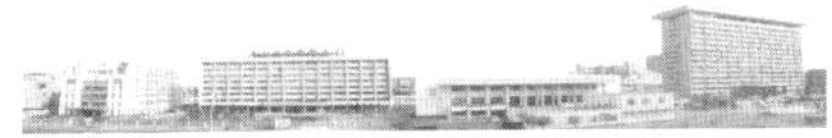

胃，脾失健运，酿湿生痰，壅遏肺气，肺气不利而痰嗽喘咳。②在外为六淫邪气侵袭，在内为肺脾肾三脏功能失调及虚损导致的痰邪壅盛，且随着病情的发展，痰凝阻滞，气机不畅，气滞血瘀，势在必然。主要是“因痰致瘀”，痰浊阻于肺络，久则导致血滞不畅，造成痰瘀血结之血瘀证；反之，瘀血闭肺，阻滞气道，妨碍气机升降，则影响痰浊之邪向外排除。二者互为因果。③肺脏受伤，宣发肃降功能下降，易致三种结果：其一，肺失宣降，气逆为喘息，久则子盗母气，脾失健运，水谷不化而咳喘倦怠；其二，心肺同在上焦，肺主气，心主血，肺气不利，致血脉瘀阻，血行不畅；其三，外邪郁肺，气不布津，津液凝聚为痰。

治疗上主要根据不同的病因病机采取不同的治疗原则：对于哮喘发作的痰热证患者，运用清热宣肺定喘佐以活血通络法，以自拟清热定喘汤治疗，疗效显著；对于肺脾肾三脏功能失调及虚损导致的痰邪壅盛，用宣肺温肾健脾法，以三子养亲汤合健脾补肾、温阳培本、宣肺化痰法治疗；对于“因痰致瘀”者，在宣肺化痰的基础上，采用血府逐瘀汤治疗，疗效良好。

五、治疗小儿疳积的经验

小儿疳积相当于西医学的小儿消化不良及部分寄生虫疾病。张教授认为小儿患此种疾病，是由于内外两种因素造成的：一是外在因素，即家长喂养观念和方法有问题，乳食多为肥甘，使患儿不易消化；二是内在因素，即小儿生理特点是“脾常不足，肝常有余”。前人将疳积分为五疳，“脾疳”又称“肥甘”“食疳”，其症见肚大坚硬、腹痛下蛔、面黄肌瘦、头大颈细、发细作穗、乳食难进、口干烦渴，或嗜食泥土，时发潮热，困倦喜睡，大便腥黏，尿如米泔。“肝疳”又称“筋疳”“风疳”，症见头发竖立、眼多眵泪、摇头揉目、腹大筋青、身体羸瘦、粪清如苔。“心疳”又称“惊疳”，症见惊悸不安、颊赤唇红、口舌生疮、五心烦热、咬牙弄舌、睡喜伏卧。“肺疳”又称“气疳”，症见肌肤干燥、毛发枯焦、面色㿠白、咳嗽气喘、鼻孔生疮。“肾疳”又称“骨疳”“急疳”，症见齿龈出血、口中气臭、手足如冰、腹痛泄泻、啼哭不已。方药上，脾疳用消疳理脾汤，药物组成为芜荑、使君子、槟榔、黄连、胡黄连、三棱、莪术、青皮、陈皮、甘草、麦芽、神曲、芦荟。肝疳用芦荟肥儿丸，药物组成为芦荟、胡黄连、黄连、银柴胡、扁豆、山药、五谷虫、山楂、蟾蜍、肉果、槟榔、使君子、神曲、麦芽、鹤虱、芜荑、麝香、朱砂。心疳用泻心导赤汤，药物组成为木通、生地、黄连、甘草、灯心草。肺疳用生地清肺汤，药物组成为桑皮、生地、天冬、前胡、桔梗、苏叶、防风、黄芩、甘草、当归、连翘、赤苓。肾疳用金蟾丸，药物组成为干蟾蜍、胡黄连、黄连、鹤虱、肉果、雷丸、芦荟、芜荑、苦楝皮根。

张田仁教授认为，脾疳在临床中最为常见，其他四疳的发生也与小儿脾胃虚弱有直接的联系，因此治疗小儿疳积之本是注重健运脾胃，脾胃健运则气血充足。张教授认为古代所说之“疳积”与现代之“疳积”有明显的区别。在古时候，由于生活水平的限制，人们常常饥饱不均，对小儿喂哺不足，使脾胃内亏而生疳积，相当于西医所讲的“营养不良”。而现在随着人们生活水平的提高，家长们又缺乏喂养知识，盲目地加强营养，反而加重了脾的负荷，损伤了脾胃之气，使食欲下降，营养缺乏，故现在的疳积多由营养失衡造成。

在临床表现上，张田仁教授将小儿疳积分为轻、中、重度三种。轻度表现为食欲不振或食多便多，大便干稀不调，患儿形体略有消瘦，面色少华，精神欠佳，好发脾气，苔腻，脉细滑；中度表现为食欲减少，身体明显消瘦，面色萎黄，毛发稀疏易落，脘腹胀大，青筋暴露，烦躁不安，有的挤眉弄眼，磨牙吃手，舌淡，苔薄黄而腻，脉濡细而滑；重度表现为精神萎靡，极度消瘦，皮肤干枯有皱纹，啼哭无力、无泪，腹凹如舟，或见肢体浮肿，或有紫癜、鼻衄、齿衄等，舌淡或光红少津，脉弱。治则是健运脾胃，消食导滞。治疗方剂以保和丸与香砂六君子汤加减，并配合针刺足三里，用三棱针点刺四缝穴放出黄色黏液或血水，加上捏脊术。张教授以此综合方法治疗，屡获良效。他认为该病是能预防的，医者对于患儿家长的医嘱非常重要。一是令家长改变其喂养习惯，注意饮食，不可多食而增加胃肠负担，影响脾胃功能，切忌生冷油腻食品，喂奶水也要适量；二是主动教家长学会小儿捏脊术，经常在家里给患儿捏脊并养成习惯，开始时小儿哭闹不配合，时间一久，他们大多配合，愿意接受捏脊治疗。这样，许多患儿根据病情情况常一次到三次疗程痊愈，而后多不易复发。

医案选介

一、脾胃病

陈某，男，30 岁。初诊日期：2001 年 6 月 13 日。

主诉：胃脘不舒，腹泻 4 年。

现症：胃脘部及两胁胀满，食欲不佳，时烦躁，恶寒喜温，冬季时节甚为明显，睡眠欠佳。

体格检查：胃脘部喜按。舌淡，苔薄白，脉弦，两尺无力。

辅助检查：胃镜检查示浅表性胃炎。

西医诊断：浅表性胃炎。

中医诊断：胃脘痛。

治法：疏肝补脾，和胃止泻。

处方：痛泻药方加减。

防风 10g，陈皮 10g，桂枝 10g，白芍 10g，香附 10g，木香 4g，肉桂 10g，小茴香 10g，砂仁 8g，炙甘草 10g，荜茇 10g，白术 10g，百合 15g，夜交藤 15g，炒枣仁 15g，合欢皮 15g，山萸肉 15g，鸡内金 10g，焦三仙各 40g，莱菔子 12g，大腹皮 12g，枳壳 12g。

7 剂，温服。

二诊：2001 年 6 月 20 日。患者诸症减轻，胃脘部舒适，大便泄泻大为好转，食欲转佳，微喜温，脉较前有力。前方减莱菔子、大腹皮、枳壳各 6g，余药不变，继服 10 剂，病情稳定。张教授根据患者再三请求，为其配蜜丸一料，服用 1 个月。后随访，病情未发。

【按】患者平时恶寒喜温，且多因情志不遂发为腹泻，舌苔薄白，脉弦。此证为肝郁克脾，中焦虚寒，再加上因受寒凉而导致腹泻加重。方剂用痛泻要方合温中补虚、建复中气之品。防风、白术、陈皮、白芍柔肝健脾，脾健则运化水谷精微。良姜、小茴香、荜茇

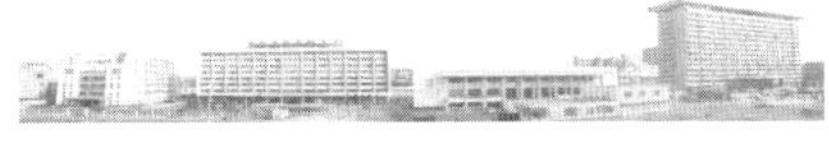

温胃散寒，消食止痛。香附、木香、莱菔子、大腹皮、枳壳疏肝理气，健脾消滞。桂枝、肉桂温经通阳。砂仁化湿醒脾。

二、肝病

李某，男，35岁。初诊日期：1962年2月3日。

主诉：右胁胀痛两个月。

现症：右胁胀痛，有灼热感，牵扯腰背，疲乏无力，腹胀纳少，时有头晕，面色少华，舌苔薄腻，脉象细滑。

病史：1959年患肝炎。

体格检查：右胁肋有压痛，疼痛拒按。

辅助检查：肝功能异常。

西医诊断：乙型肝炎。

中医诊断：胁痛。

治法：疏肝解郁，佐以清热。

处方：秦伯未经验方加减。

柴胡5g，白芍10g，当归5g，丹参6g，金铃子6g，广郁金5g，白蒺藜10g，香橼5g，大小蓟各6g，生牡蛎12g。

二诊：1962年2月6日。服药3剂，症状减轻，胁痛减，疲乏轻，腹胀头晕也瘥，食欲好转。舌苔中间薄腻，脉象细滑，原方去白蒺藜、香橼，加橘叶5g，枳壳5g。3剂。

三诊：1962年2月9日。诸症大减，精神体力好转，续服原方3剂。

四诊：1962年2月12日。因故更换医生，认证为少阳证，立和解少阳法。处方小柴胡汤加桂枝10g，茯苓12g，白术10g，枳实12g，4剂。

五诊：1962年2月16日。续服小柴胡汤加桂枝10g，茯苓12g，白术12g，当归6g，川芎10g，赤芍18g，泽泻12g，又4剂。

六诊：1962年2月20日。旧病又发，右胁痛加重，便干溲赤，脊背也痛，口苦咽干，舌净，脉弦，一派热象丛生。又转来复诊，立疏肝清热法。

处方：白芍10g，丹参10g，柴胡3g，广郁金6g，金铃子5g，大小蓟各5g，枳壳5g，全瓜蒌10g，藿香6g。3剂。

七诊：1962年2月23日。热象又退，胸痛灼热大减，便干转为正常，溲赤转淡，口苦咽干也瘥，仍遵前方加减调理而收功。

【按】脉证相参，张田仁教授认为此证是肝气郁结。气郁则血滞，瘀阻经络，故出现以胁痛为主症的各种症状，病稍偏热。故以秦伯未先生治疗肝炎的疏肝法经验方（白芍10g，柴胡5g，丹参10g，郁金6g，枳壳5g，青陈皮各5g）为主方加减治之。

这个病例体现了两种立法，两个处方，两种结果，反映了对疾病主要矛盾的两种认识。实践证明，肝气郁结，气郁血凝，瘀阻经络，病情偏热为其主要矛盾，针对主要矛盾立法处方，收到了满意的效果。与此相反，认为属少阳证，病情偏寒，立和解少阳之法，用小柴胡汤加了辛温药，结果肝病未除，热症蜂起。

三、胸痹

杨某，男，24岁。初诊日期：2001年7月8日。

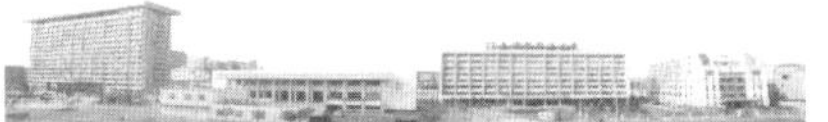

主诉：心痛憋闷半年余。

现症：面部微肿，时有心烦，寐差，过劳过力则胸闷、气短、头昏，偶或心率快至180次/分，口干，盗汗，便秘。

其父陪同来看病。曾去市属各大医院检查，仅发病时心电图示心率快，未发现其他病因。其父诉家族老人未有此病发生。

既往史：患者自诉上大学时做前滚翻时曾有摔伤，疼痛3天。

体格检查：胸椎心俞附近椎体压痛点明显，胸椎生理曲度变直，胸椎中段椎体失稳。舌红苔少，脉细数。

辅助检查：心率120次/分，心电图无明显异常。

西医诊断：心动过速。

中医诊断：胸痹。

治法：滋阴清热，活血养心。

处方：天王补心丹加减。

柏子仁15g，炙甘草6g，太子参12g，天麦冬各10g，丹参12g，玄参12g，夜交藤20g，炒枣仁15g，桔梗15g，合欢皮15g，浮小麦5g，当归10g。7剂。

二诊：1962年7月15日。患者自觉胸闷减轻，心烦及睡眠较前有改善，大便如前，舌脉如前，前方减夜交藤，加红花15g，7剂。

三诊：1962年7月15日。胸闷憋气、心烦、心悸、盗汗症状不明显，自觉身体有力。原方减浮小麦，加黄芪10g。

此间令弟子手法治疗：胸椎行通督正脊逆经寸抖心俞附近椎体，恢复胸椎生理曲度，稳定胸椎椎体，通调心经气血，三四日治疗一次。

效果：经治半年痊愈，随访至今未发作。

【按】脊源性心脏病多是由运动过力或睡姿不正导致胸椎小关节紊乱，刺激交感神经引起，触诊胸椎及心俞附近会有反应点。此患者因运动时摔伤后背，导致脊椎错位，督脉及心俞部位气血循行受阻。采用通督正脊治疗脊源性疾患，结合天王补心丹滋阴养血，补心安神。手法直接对症治疗，疗效显著。

正脊法是以纯物理方法为患有损伤退变性关节疾病、脊柱病、脊柱相关疾病及身体寒、湿、热证的患者祛病除患。脊柱相关疾病极具普遍性，涉及不同年龄段，许多为常见病和疑难病。现代医学的“脊柱相关疾病”从1991年正式命名，医学界对本病的研究逐渐增多。由于该手法要求施治者既要掌握西医的解剖学又要掌握中医的经络学，施术的角度、力度须符合要求，以达到正脊的目的，所以对医生是一个较高的要求。该疗法属于绿色物理疗法范畴，不仅提高了疗效，且稳定持久，副作用小，患者容易接受。谦斋通督正脊治疗技术的创立，是依循张田仁教授提出的“督脉通，百病无”的思想。它不同于其他正脊疗法的重要特点，就是以督脉通畅为正脊的目的所在，而不只是调节脊椎生理结构存在的小紊乱。督脉通畅是提高人体正气，增强人体免疫力的关键。

四、哮喘

张某，男，8岁。初诊日期：2012年8月25日。

主诉：哮喘一年余。

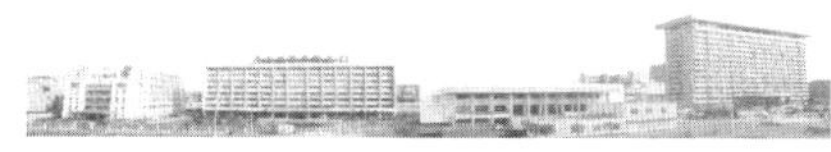

现症：病症发作时，轻则呼吸困难，重则张口抬肩不能平卧。伴面白，大便时排出无力。

病史：平时总感觉腰酸痛，时有心慌3年。2011年9月16日急性发病，由其父母带去某医院，因诊查设备关系转往儿童医院。还曾去市属某医院（儿科），检查均未发现明显病因。经采取静脉点滴抗炎、氨茶碱等治疗缓解，但反复发作，且反复一次症状较前加重一次。平时一直用沙美特罗替卡松粉吸入剂（每日二吸）、氟替卡松鼻喷剂（每日二喷），后加孟鲁司特钠片（每日一片），每月复查一次。

体格检查：患者胸椎上段侧弯，肺俞附近痛点明显，腰椎酸软无力。听诊双肺有哮鸣音。舌淡，苔白腻，脉细。

西医诊断：支气管哮喘。

中医诊断：哮喘。肾虚寒痰蕴肺型。

治法：温化寒痰，补益肾气，止咳平喘。

处方：橘络10g，莱菔子12g，干姜6g，大黄（后下）6g，桃仁10g，红花10g，苏子10g，青皮12g，旋覆花（包）10g，杏仁6g，石膏8g，白术12g，白芍15g，陈皮10g，浙贝10g，半夏6g，连翘10g，泽泻10g，丹皮10g，柴胡8g，葛根8g，党参12g，葶苈子10g，莲子心2g，川贝8g，枳实10g，生地12g，山药10g，鳖甲（先煎）10g，山萸肉10g，云苓10g，龟板（先煎）10g。

治疗期间咳嗽有白色痰加白前，咳嗽有黄色痰加前胡、百部，大便干加鱼腥草20g。水煎服300mL，每日1剂，早晚各服一次，连续服用3个月。

令弟子以手法治疗：捏脊，胸椎行通督正脊逆经寸推肺俞附近椎体，行督脉气血祛邪，矫正胸椎生理曲度；腰椎行通督正脊循经寸抖腰椎椎体，调补气血扶正。放假时每两日治疗一次，上学时每一周治疗一次，治疗了3个月。

初诊至今患儿有过一次感冒、吃海鲜过敏一次，但未发作哮喘。

【按】脊源性哮喘是由脊椎关节紊乱，刺激交感神经引发，除了有哮喘症状外，触诊胸椎及肺俞附近都会有反应点。此病例说明在中医诊断正确的前提下，运用中药补益肾气、祛痰止咳平喘的同时，结合通督正脊，通调督脉，进而补肾气、调补肺脏阳气，两种方法结合起来，疗程短，疗效好。

方中补肾用六味地黄加减，加龟板、鳖甲滋补真阴，潜阳制火，软坚散结，配合通督正脊，通调督阳，沟通任督二脉。祛痰用二陈汤为主，加健脾祛痰药以导痰开窍，加清热泻火，止渴除烦药以清化痰火，加活血药以活血祛瘀。

治疗前后X光片对比，肺纹理及脊柱都较治疗前有改善。

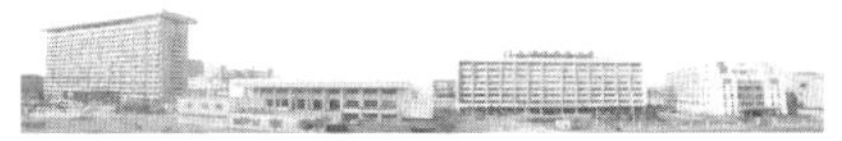

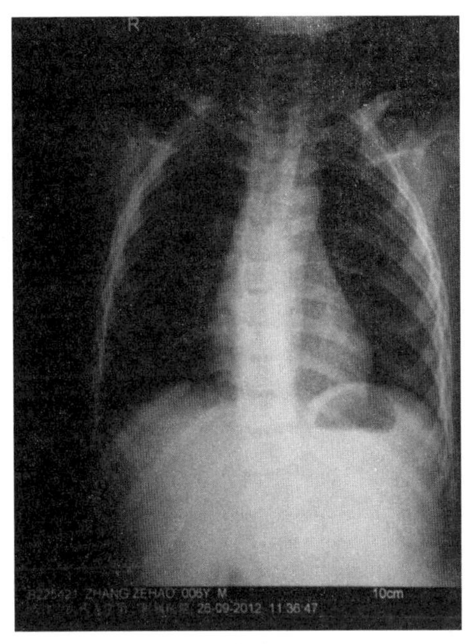

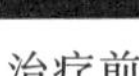
治疗前

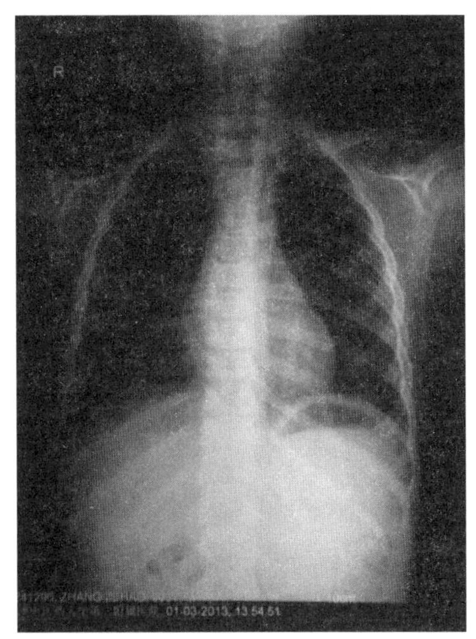

治疗后

五、小儿疳积

魏某，男，3 岁。初诊日期：1992 年 2 月 13 日。

主诉：胃脘部疼痛 2 天。

现症：纳食欠佳，食后腹胀，伴精神欠佳，面黄肌瘦，毛发稀疏枯焦，大便偏稀。

病史：厌食两年。两天前因感受寒凉引起胃脘疼痛，饭后疼痛明显。

体格检查：腹部柔软，按其感觉舒服。指纹紫暗，舌质淡，舌苔薄白略腻，脉细弦。

辅助检查：毛发微量元素检查示严重缺锌。

西医诊断：急性胃炎，中度营养不良。

中医诊断：胃脘痛，小儿疳积证。

治法：温胃止痛，消食导滞。

处方：保和丸为基础方加减。

良姜 3g，元胡 6g，焦山楂 6g，焦神曲 6g，半夏 6g，茯苓 6g，陈皮 3g，连翘 3g，莱菔子 3g，柴胡 12g，葛根 12g，荜茇 12g，大腹皮 10g，枳实 10g，厚朴 8g，木香 6g，藿香 5g，鸡内金 10g，益智仁 8g，党参 8g。

每日一剂，日服两次，温服。7 剂。

针足三里（双侧），行平补平泻手法，不留针。另外，用三棱针点刺小儿双手的四缝穴，挤出黄色脓水或血水，然后用棉球盖住创口。再施捏脊术。

嘱咐其母亲注意饮食清淡，勿食油炸食品，切忌过食寒凉食物。另教其母捏脊方法，坚持每日捏脊。

二诊：1992 年 2 月 20 日。患儿精神转佳，其母亲代诉腹痛消失，有食欲，食后腹胀不明显，大便仍偏稀。原方减去良姜、元胡、荜茇、大腹皮，加炒白术 12g，茯苓 10g。

每日一剂，日服两次，温服。7 剂。

三诊：1992 年 2 月 27 日。精神正常，食欲尚可，无腹胀，面色有光泽，毛发柔顺，大便正常，日一次。

原方间断服 3 个月。半年后随访，患儿形体渐丰，皮肤有弹性，效果满意。

【按】保和丸出自《丹溪心法》，功用消食和胃，是治疗小儿疳积证的要方。方中山楂酸、甘、微温，消食健胃，长于消肉食积滞；莱菔子辛甘而平，下气消食除胀；神曲长于消食和胃。三药同用，能消各种食物积滞。食积易于阻气、生湿、化热，故以半夏、陈皮理气化湿，和胃止呕；茯苓甘淡，健脾利湿，和中止泻；连翘味苦微寒，既可散结以助消积，又可清解食积所生之热。诸药配伍，使食积得化，胃气得和，热清湿去，则诸症自除。

论　著

一、论文

［1］张田仁．秦伯未论治传染性无黄疸型肝炎．天津中医，1984，(9)：27.

［2］张田仁．秦伯未的学术思想初探．天津中医，1985，(2)：6.

［3］张田仁．秦伯未脾胃病八论．天津中医，1988，(4)：25.

［4］张田仁．肝病论治．天津中医，1987，(1)：26.

［5］张田仁．浅评《医门法律》对《金匮要略》的贡献．天津中医学院学报，1990，(4)：8..

［6］张田仁．《金匮要略》死证因素浅析．天津中医学院学报，1993，(1)：25.

［7］张田仁．中药免疫丸的实验药理研究——免疫丸对小鼠腹腔巨噬细胞 Fc 受体的影响．天津中医，1990，(2)：37.

二、著作

［1］张田仁．中医临证备要．北京：人民卫生出版社，1963.

［2］张田仁．张志聪医学全书．北京：中国中医药出版社出版，1999.

【整理者】

张冬　男，1968 年生，现在天津中医药大学附属保康医院工作。

张河　男，1962 年生，1985 年毕业于天津中医学院，研究员，现在天津市医药学（协）会管理办公室从事公共卫生事业管理工作。

张瀚予　女，1995 年生，就读于天津市医学高等职业专科学校。

张澜艺　女，1993 年生，天津中医药大学在读。

包　信

名家传略

一、名家简介

包信，男，1934 年 6 月 16 日生人，蒙古族，北京市人。天津中医药大学保康医院疑难杂症科主任医师，中医药研究中心研究员。曾任天津中医药大学中医系副主任、内科教研室主任，天津市第二届老科技工作者协会理事、天津市医药专家协会顾问、天津市传统医药研究会主任委员、天津市九至十一届人民代表大会代表。

二、业医简史

包先生 1955 年毕业于天津卫生技术学校医科（现天津医科大学）。1956 年考入北京中医学院（现北京中医药大学）医疗系，1962 年 10 月毕业（全国首届中医高等院校毕业生）。包先生在求学时师从秦伯未、任应秋、祝谌予、赵绍琴、董建华等老一代全国知名老中医。此间，他不仅学习了中医药学基本知识，还在诸多名师教诲指导下，深入学习了《内经》运气学说（任应秋老师专题讲座）、子午流注学说（单玉堂老师专题讲座）、《温病条辨》导论（董建华老师讲座）、望诊精华神髓（赵绍琴老师讲述，赵绍琴老师之父乃皇家御医，因其工作特殊，对望诊脉诊的运用均有独到之处），受益匪浅。在六年多的时间里，先生学习了老师们的良好医德医风，通过老师们言传身教，承袭了他们毕生从事中医药事业的宝贵经验和医术绝学，坚定了从事中医药事业的信念。

1956 年 10 月，于北京中医药大学护国寺附属医院任中医师，至 1964 年调回天津工作。1964 年调入天津中医学院第二附属医院内科任住院医师，兼天津中医学院内科教研室助教。1970 ~ 1973 年支援基层，在西青区担任教学和医疗工作。1973 ~ 1978 年调入天津医学院任讲师。1978 年调回天津中医学院，参与恢复重建工作。学校建成后任中医系临床教学部副主任、内科教研室主任、副教授。1993 年调回中医学院第二附属医院。1994 年退休，同年应聘为中国社会科学研究院附属中医药发展研究所副所长、研究员、教授。

从 1952 年学医至今已 60 多年，包先生实现了从学校毕业时发出的“为祖国中医药事业健康工作五十年”的誓言。

注：本文采用了范缨、郑小波的论文内容，特此说明，并致谢意。

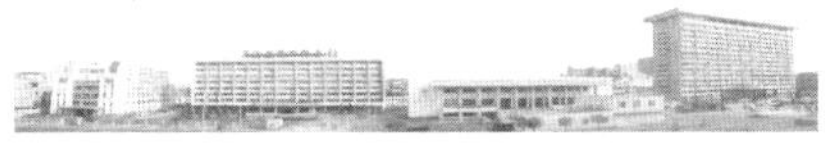

三、主要贡献

（一）教书育人，辛勤耕耘

包先生于1973年调入天津医学院，参与创建中医系并任讲师，同期举办一届西医学习中医班，培养30多名西医中青年医师，成为天津市中西医结合队伍的骨干力量。为了支持部队的中西医结合医疗工作，还为解放军总后勤部铁道兵团培养西学中医师百余人。

1978年天津中医学院恢复重建时，一无校舍，二无教职员工，三无任何教学设备，先生作为恢复重建领导小组成员，在市领导支持下，与其他同志辛勤工作，选定了校址，向河北省申请调回原中医学院部分教师和工作人员，购置设备，经过不懈努力，终于按期完成恢复重建工作，于1978年开始招收本科学生，为天津中医事业培养后续人才做出了贡献。由于包先生工作成绩突出，于1977年在天津市第二次教师代表大会上受到表彰，被评为先进工作者。

1986年，先生任天津中医学院内科教研室主任时，组织主办全国中医内科学助教进修班，为全国兄弟院校培养了一批中医内科学教学骨干人才。

1983～1987年，包先生参加创办了“三北”地区中医内科学教学协作组，“三北”地区中医院校教师、教学资料、教学经验共享，提高了中医内科学教学水平。

（二）支援基层，面向农村

根据毛主席的“把医疗卫生工作的重点放到农村去”的“六·二六”指示精神，先生于1970～1973年支援基层，到天津市西郊区农村工作，创办西郊医院，并举办战备学习班、赤脚医生中医班，培养农村中西医基层医生共计300余人。

（三）为中医事业鼓与呼

在天津市第九届人民代表大会上，先生提案呼吁扩建天津中医学院第一附属医院，争取中央卫生部拨款支持，使天津中医学院第一附属医院硬件建设达到全国中医医院先进水平。

学术思想

一、全面传承中医学

先生常说：“传承祖国医药学的全貌，是我们这一辈人的重要历史使命。”任应秋老师曾告诫先生，“将我们学到的中医学的《内经》、《伤寒论》、《金匮》、温病、本草等经典医籍的心得体会，以及临床验证经典理论的实践经验记录下来，也是对祖国医药学传承的重大贡献。”

先生常说自己本无殊能，亦无系统的学术思想，能谨遵《内经》、《伤寒》、《金匮》、温病、本草之论述，经名师益友指点帮助，才得窥见古奥经典医籍之一斑，但只初入门户，至于登堂入室，尚为终生奋斗之目标。但仅就所学所知部分内容，诚觉中医药确实是我中华民族几千年来的宝贵遗产。先前众多医家的成功经验，我们仅用六七年时间不可能全部掌握，必须干到老学到老，不断探索体会，才能达到十分之七八以上。所以说祖国医药学的薪火传承是一个大工程、大任务、大责任，是每一辈中医人的重要历史使命。

先生认为要想成为一个名副其实的高级中医师，必须遍读中医药经典理论，尤其要阅

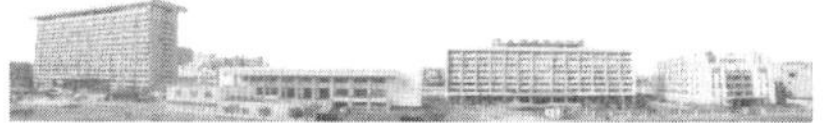

读《黄帝内经》数遍，对于中医医学史和各家学说也要有所涉猎，以期达到全面了解祖国医药学宝库的内涵。只有充分了解中医药学知识，并结合临床实践，才能深刻体会到中医药学的科学性、合理性、实用性，才能取得较好疗效，甚至可以达到应手起效。

先生认为，在学习应用中医药时往往会遇到不少看似陈腐的内容，抑或一些不合时宜的方法方药，对于这些内容，一定要持慎重的态度，千万不要轻易否定，更不要轻言舍弃。看似糟粕的东西，往往精华就存在其中，而且是精华珍品。例如中医外科内服外用药中有以毒攻毒的重金属制剂，如汞、砷等制成的轻粉、红升丹、白降丹等。现行药品管理制度均定为不可应用范围，但这类制剂对一些严重疮疡、恶性肿瘤，确实有去腐解毒、化腐治菌的作用，这是先人多年治病的宝贵经验。不要因为它有毒副作用就一笔抹杀，而要研究既保持其有效作用，又减轻其毒副作用的方法和药物。就像现代医学用化学疗法治疗恶性肿瘤一样，确实能控制或消灭恶性肿瘤细胞，但对人体造成的毒副作用也是非常可怕的，不是照用不误吗？当然，应积极采取消减毒副作用的一些方法。其他如马钱子、洋金花、闹阳花等也是应该在中药研究方面积极探索其有效作用，并寻找抑制其毒副作用的方法，千万不可一叶障目。

中医的治病选药是按照性味归经进行的。药物的四气（寒热温凉）五味（酸苦甘辛咸）与其归经各有不同，应根据辨证所得选用方药。《素问·宣明五气》曰：“五味所入，酸入肝，辛入肺，苦入心，咸入肾，甘入脾。”《素问·至真要大论》曰：“辛甘发散为阳，酸苦涌泄为阴，咸味涌泄为阴，淡味渗泄为阳。六者或收或散，或缓或急，或燥或润，或软或坚，以所利而行之，调其气使其平也。”《素问·脏气法时论》曰：“肝欲散，急食辛以散之，用辛补之，酸泻之……心欲软，急食咸以软之，用咸补之，甘泻之……脾欲缓，急食甘以缓之，用苦泻之，甘补之……肺欲收，急食酸以收之，用酸补之，辛泻之……肾欲坚，急食苦以坚之，用苦补之，咸泻之。”这些传统的选药治病的原则和今日某药治疗某病的观点如何协调、应用，是我们面临的一个根本的问题。特别应研究的是四气五味的药性作用，根本内涵到底是什么？如果舍弃了四气五味、性味归经的治疗原则，那将来可能是一个非常大的错误。例如，根据“酸入肝”的理论，我们用酸味药如五味子、白芍、乌梅等降转氨酶。根据木克土的理论和“见肝之病，知肝传脾”的脏腑生克传变规律，用甘、酸之药配合治疗慢性肝炎，恢复肝脏各项功能，如甘草芍药汤合茵陈五苓散加减治疗慢性肝炎和迁延性肝炎，北京中医肝病专家关幼波、天津中医肝病专家邢锡波均收到极好的临床疗效。当今应从产地、土质、气候、水质等方面，深入研究，因为中药讲究的是川、广、云、贵地道药材。在制剂上也要深入研究古法的合理内核，传承制药方法的经验。

其他如阴阳五行学说、藏象学说、经络学说及以经络学说为基础的导引、吐纳、气功、按摩等，也是我们必须抓紧抢救和研究的内容。

二、注重整体观念

整体观念包括“天人合一”学说、“五运六气”学说、“子午流注”、“灵龟八法”以及因人、因地、因时制宜等。

关于天人合一学说，《内经》所载运气七篇以及后世论述完整的子午流注、灵龟八法等，均是论述天气变化和时间运行与人体的密切关系，这也是中医药学特色的具体体现。

运用于临床各科疾病治疗中，应手起效，效果非常明显。尤其是传染性疾病，更应特别重视运用天人合一这一指导性思维。例如2003年发生的非典，惊扰全球，我国东南地区尤为重灾区。该病起病急速，病情危重，死亡率极高，西医药效果不佳，唯以大剂量激素应对。当时先生查阅了五运六气相关文献，认为2003年是癸未年，太阴湿土司天，太阳寒水在泉，客主加临，该年气候以湿热为主，气温相差不大是其气候异常特点，以该时段为二之气，明确记载“温疠大行”。又明清医家叶天士有明确论述，“温邪上受，首先犯肺，逆传心包”，亦有病证、病机的记载。先生曾撰文《漫谈非典与天地人》，揭示了非典的发病与天气时令的密切关系，否定了因吃果子狸而发病的不当认识。应用中医治疗温病的理论治疗非典，天津地区较其他地区治疗效果好，得到中央的肯定。治疗H7N9的方法也是遵循卫气营血的温病治疗原则，和当年厥阴风木司天、少阳相火在泉的运气学说相吻合，辨证论治，效果很好。

人是完整的统一体，在认识人体生理病理以及治疗方法时要清楚地认识到中医的这一特色。既要考虑到疾病的脏腑部位、病证所在，也要考虑到与全身其他相关脏腑经络的联系。这其中人体气机升降起着重要作用。我们经常看到的头晕目眩、血压升高、头痛、燥热等，每每大便燥结不通，甚至数日一行，投以通便攻下之承气汤，大便一通，上述诸症均可轻减。再如慢性肾炎小便不利，全身浮肿，喘息气短，此属肾阳虚，肾不纳气，气化不利，以右归饮合麻黄附子细辛汤加减，温阳发汗，宣发气机，而使小便通利，排浊解毒，所谓下病上治法。王永炎院士曾发表清热攻下法治疗脑意外神昏，也是上病下治的具体实践。至于针灸循经取穴、上病取下穴、下病取上穴、子午流注、四肢六十六穴等，更是非常明确的整体治疗观的体现。

中医病因学中的内伤病因，主要是内伤七情，包括喜、怒、忧、思、悲、恐、惊。《素问·阴阳应象大论》云：“怒伤肝，喜伤心，思伤脾，忧伤肺，恐伤肾。”《素问·举痛论》云：“百病生于气也，怒则气上，喜则气缓，悲则气消，恐则气下，寒则气收，炅则气泄，惊则气乱，劳则气耗，思则气结。”可见九气致病多与气机有关，也与心理情绪相连，与现代心理学相符合。从七情字面上看，均有心的字义字形，所以说心理因素与疾病的发生发展有密切联系。即便不是疾病，养生保健也与心理状态有着密切关系。以上也可说明中医经典理论与现代医学心理学、应用心理学的高度一致性。在中医临床望诊中，由于“发于内则形于外”，好的医生一望即能了解病人的基本病变情况，所以说，望而知之谓之神。然后再闻气味、声音，问病起原由、病症所在，切脉之有余、不足，在表在里，是寒是热，四诊八纲合参，治疗方案已明。

三、强调辨证论治

辨证论治是根据《内经》的阴阳五行学说、藏象学说、经络学说、导引吐纳，及中药学、针灸取穴手法等丰富的中医药基本知识，确定诊治疾病的基本原则，能使大多数临床各科疾病取得满意的效果。它还贯穿于预防与康复等医疗保健实践的过程中。古云“不明脏腑经络，开口动手便错”，这是非常中肯的经验之谈，提示从事中医药工作要熟练掌握基本知识技能。

包先生认为，辨证论治的原则是非常科学的辩证法，是认识疾病本质的合理方法。根据辨证所得采取相应的治疗方法，是实事求是的治疗方法。辨证论治是中医药工作者应遵循的治病法则，不容置疑。根据望闻问切四诊所得疾病证候表现来制定相应的治疗方法，这本身就是从实际出发，结合理论指导，制定出相应的治疗方案，应该是最贴切实际的治疗方法。如果认识无误，一定会取得满意的效果。

四、崇尚气机升降气化学说

气机升降气化学说，是反映人体或人与自然界一种动态的生理现象和病理变化的内容，是我们从人体生理功能到病理变化等各方面要掌握的一种动态变化情况，也是中医师应掌握的基本知识，必须明了于心，熟练掌握，并运用于临床治病过程。在这方面有些医生简单的以某病用某方某药的呆板的治疗方法，使病证迁延不愈，更浪费了社会资源，这就是所谓的下工了。

预知五脏升降的生理功能，须了解人体五脏六腑的整体性和气化功能。如肺主宣发肃降；肝主疏泄；气血上升，涵养心脾，脾气散精，上归于肺，通调水道，下输膀胱，水精四布，五精并行。心为君火，下济于肾，肾气升腾，上奉于心，则心肾相交，水火既济，以图展示之，更易明了整体升降秩序：

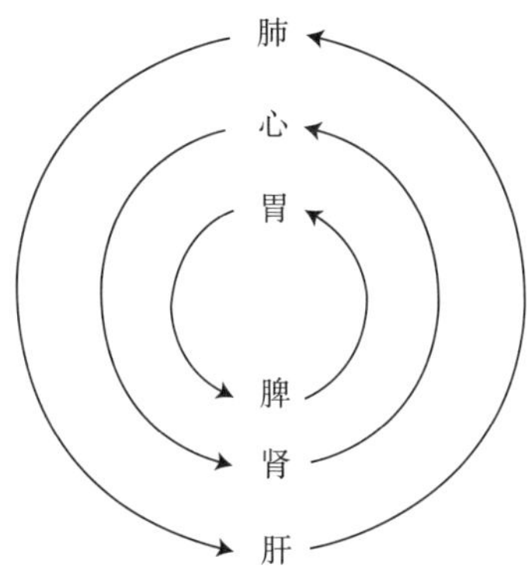

前贤唐容川《血证论》一书开篇所述阴阳气血水火论，即得《内经》之要旨所言。前贤孙思邈在他所著《千金要方》一书中遍布此理，其中温胆汤一方更是充分发挥升降奥妙之理论的典型。人体气机变化是诸多疾病发生发展的主要病机所在，治疗疾病时也应充分调动人体气机的功能治病祛疾。用之得当，举手起效，用药合理，旋杯即复。

临证经验

一、温胆汤运用经验

温胆汤始载于《千金要方·卷第十二·胆腑》："治大病后，虚烦不得眠"，由半夏、竹茹、枳实各二两，橘皮三两，生姜四两，甘草一两组成。

宋·陈言《三因极一病证方论·卷之九》亦载有温胆汤，其药味较之《千金要方》多茯苓、大枣，而减生姜之量。"治大病后，虚烦不得眠。又治惊悸。"时至今日，医家早已突破治失眠一证的记载，以该方为基础，加减运用于治疗多种疾病，均能取得满意的效果。

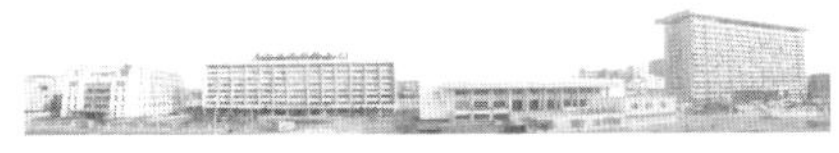

（一）方名探源

有些医家对温胆汤方名产生质疑，查阅其中药物，温药不多，凉药不少，统观全方，平和中偏于凉意，实为凉胆。也有人认为，温胆汤就是温胆，重用生姜即可。包先生以为，此处“温”字，不应以寒热温凉之温来认识，而应以“温故知新”的含义理解。也就是应理解为恢复。温胆，即是恢复胆的功能。服用温胆汤，使胆气壮，能决断，不虚烦惊扰而易入眠，所以叫温胆汤。根据何在呢？从原书作者孙思邈的学术思想中不难看出端倪。

温胆汤出自《千金方》作者孙思邈之手。孙氏系道家，崇尚阴阳五行八卦，又是中药鼻祖，被后人誉为“药王”。运用中药的指导思想不外四气五味、升降浮沉与归经。《内经》云“胆者中正之官”，要想维持胆的中正功能，就必须阴阳平衡，升降有序。人得了病就破坏了阴阳的平衡，升降的秩序，医生要想治好病，就必须恢复人体的阴阳平衡，使升降有序，正复邪消。恢复胆的功能，就能使胆之中正功能发挥作用。

（二）温胆汤治疗多种疾病病机探讨

包先生曾以温胆汤加味治愈狂证、中风、不寐、郁证等，属于现代医学精神病、脑血管病、神经衰弱与癔病的范畴。不论从中医或西医分析，四种病均不同，但是从中医辨证分型认识，又都具备痰气郁结，造成升降失常、上扰心神的病变现象。所以虽是异病，因其病因病理相同，故而仍应用同样的治疗方法，以除痰、和胃、安神的温胆汤为基础方进行治疗。若兼见腑实热盛者，可合用承气汤。这是对温胆汤加味治疗多种疾病的验证。

人之患病过程大致有三种：一曰邪正消长；一曰阴阳失调；一曰升降失常。所治四种病以痰火上扰、升降失常为主要病机，阳明腑实也是升降失常的一个现象。用清降腑实，即为调整升降失序开路之法，投承气汤，升降之机开始调整，随予温胆汤除痰和胃，使人体气化、升降之机转为正常，痰火得降，心神得复，病即向愈。从理论上说，上下升降是人体气化功能的基本形式，因升降失常所致的各种疾病，均可异病同治，采用调整升降失常的方法进行治疗。

有人认为，采用温胆汤是从痰论治。包先生认为，从痰论治应用温胆汤只是其中一个方面，从温胆汤方药分析，其中包含调整脾胃升降功能的作用。方中半夏降逆止呕，燥湿祛痰，使气顺痰降；佐以茯苓健脾利湿；甘草和中健脾；加枳实下气通痞；竹茹清热开郁；大枣补脾；生姜和胃。该方调整脾胃升降功能之效果，昭然若揭，实堪发挥，非仅为虚烦不得眠而设也。

上下升降是人体气化功能的基本运动形式。人体脏腑之升降功能，心火下降，肾水蒸腾，心肾相交，水火既济，肝主升发，肺主肃降，脾主升，胃主降，此三对脏腑之升降是人体气化功能的基础，其中以中焦脾胃的升降为枢纽。调整升降运动的失常，当然以调整枢纽的升降运动为最简便有效。关于此点李东垣早有卓见，著有《脾胃论》。

李东垣之补中益气汤益气升阳，调理脾胃，今说温胆汤调理脾胃升降功能，是否另起异端？补中益气汤调理脾胃升降之机意在以补、以升、以治脾为主，温胆汤调理脾胃以清、以降、以治胃为主，二者对比，符合欲升先降、欲降先升之经旨。补中益气汤治虚弱、气陷，为补脾而设，温胆汤治痰热，降逆和胃，为治胃之法，此正合《内经》“谨守病机，各司其属”之意。

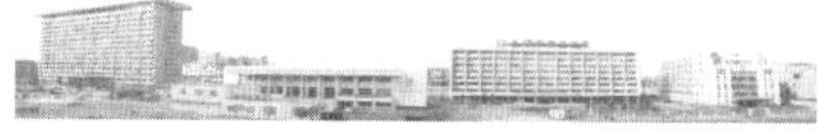

包先生研究温胆汤颇有心得，临床上以此方加减灵活运用，治疗内、妇、儿科多种疾病，均取得一定疗效。

二、运用吐法治疗郁证的经验

郁证的发生与七情为病有关。《素问·举痛论》云："夫百病生于气也……思则气结。"《灵枢·本神》中云："怵惕思虑则伤神……愁忧者，气闭塞而不行……脾愁忧而不解则伤意，意伤则悗乱。"人之忧思，久之伤及心脾，可致神事昏暗，可发郁证。究其病因病机，多为气郁痰涎互结而成。

包先生认为情志不遂，气机逆乱，气郁伤肝，忧思伤脾，运化失职，聚湿成痰，痰气互结，蒙蔽神明，为郁证的病因病机所在。强调"痰生百病"，以涌痰调气、豁痰开窍为治疗原则，遵《素问·阴阳应象大论》"其高者，因而越之"的理论，以涌吐剂三圣散为主加减化裁治疗。方中主要药物瓜蒂、藜芦药性猛悍，虽有毒性，但劫夺痰浊可以愈病，并投祛痰剂涤痰汤，通关豁痰，开窍醒神。兹引一病案说明之。

患者纪某，男，地质工程师。因偏于做学问，不善于处理人际关系，致使在设计院工作时不被领导重视，未委以重任，久而久之，心中郁闷无法疏解，且与家人沟通不及时，苦闷无法发泄，遂郁结成疾。就诊时神志时明时昧，精神萎靡不振，默默不语，不能正常思考，生活不能自理，饮食起居需人照料，不能自述病痛症状。诊其脉沉弦而滑，舌苔白厚。脉证合参，究其病因，乃烦闷忧思过度，致耗伤心脾，脾不转输，聚液成痰，上蒙清窍，故发是证。包先生据此拟三圣散一剂投之。

处方：瓜蒂 10g，藜芦 10g，郁金 12g，大青盐 15g，法半夏 10g，远志 10g，节菖蒲 10g，云茯苓 30g，橘红 10g，粉甘草 10g，枳壳 10g，瓜蒌 30g。

药后 3 小时连续涌吐痰涎 1000mL 余，精神略有清爽。隔三日再投一剂，吐痰涎 600～800mL，精神随之清明。自述此药服后呕吐太过难受，但觉神清气爽，生活起居已不需他人贴身照料。继之以涤痰汤加减，开发气机升降秩序，调理脾胃升降转输功能，病渐痊愈。十数日后即恢复正常工作。

中医治病有汗、吐、下、和、温、清、补、消八法，这是古人总结的宝贵经验。时至今日，汗、下、和、温、清、补、消七法均在广泛应用，临床上由于吐法作用峻猛，患者用后呕吐频频，异常难受，每每因此拒绝服用吐剂，医者也因而遭到患者及家属责难，故吐法渐渐不被采用，久而久之，药房甚至连催吐药也不备用了。包先生强调，根据临床需要，吐法是不可或缺的，坚决不可丢。

中医对于郁证的治疗，根据病因、病机的不同，有疏肝解郁、行气活血、清热化痰、养血柔肝、祛痰攻下诸法，但是包先生认为吐法不失为一良法。但在临床运用时要注意因人而异，急缓分用，中病即止，不可尽剂，吐后调摄需医患配合，方可取得理想的治疗效果。

三、治疗银屑病的思路与经验

（一）对病因病机的认识

银屑病，又称干癣、牛皮癣，是一种常见的慢性、复发性、炎症性的皮肤病，其特征是出现大小不等的丘疹、红斑，表面覆盖着银白色的鳞屑，边界清楚，好发于头皮、四肢伸侧及背侧。现代医学将银屑病作为一个独立的疾病已有 100 多年的历史，但至今病因尚

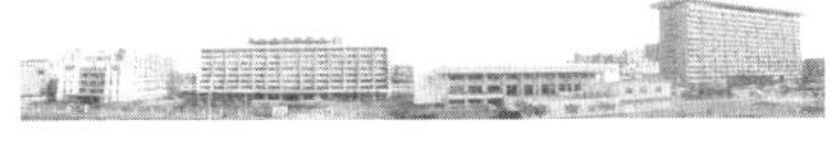

未明确，临床和实验研究提出了许多推测和假说，认为与遗传、感染、免疫功能紊乱、精神、神经内分泌、代谢异常、药物诱发等因素有关。其病理变化是表皮角化过度及不全。角化不全区域内可见中性粒细胞构成的小脓肿，称 Munro 氏脓肿。颗粒层明显减少或消失，棘层增厚，表皮突延伸，其下端增宽，可与邻近表皮突相吻合。真皮乳头呈杵状，其上方棘层变薄。乳头内毛细血管扩张充血，故临床上出现 Auspitz 征。周围可见淋巴细胞、嗜中性粒细胞等浸润。本病与中医学记载的“白疕”“蛇虱”“疕风”等相似。《医宗金鉴·外科心法要诀》记载：“此症俗名蛇虱，生于皮肤，形如疹疥，色白而痒，搔起白皮。”中医认为本病多因情志不遂，七情内伤，气机壅滞，毒热伏于营血；或因饮食不节，过食腥发动风的食物，脾胃失和，湿热内蕴；或淋雨涉水，久居湿地及外感风湿热毒之邪而发病。包先生经过长期临床实践，认为银屑病虽发生于人体的体表，但“有形于外，必诸于内”。外在的皮肤变化与全身的病理有密切的联系，虽致病之因有外感、内伤之不同，但多为热入营血，营血分有热毒，方发为本病。且本病反复发作，阴血被耗，化燥生风而致血燥。疾病给患者带来严重的精神压力，易致情志不遂，导致气机不畅，影响血液的运行，而致血瘀。血热、血燥、血瘀三证同存，使患者出现了红斑、瘙痒、鳞屑等皮损，其基本病机为毒热蕴结，郁于血分，血行不畅，以致热伤血脉，肌肤失养。

（二）治疗思路与经验

基于血热是银屑病发生的主要病机，故治疗宜清热凉血；又因反复发作会出现血燥血瘀，所以要佐以养血活血。叶天士《外感温热篇》说：“入血就恐耗血动血，直须凉血散血。”故包先生治疗银屑病的主选方剂为孙思邈《备急千金要方》中的犀角地黄汤，主要药物有：水牛角粉 10g，生地黄 12g，牡丹皮 12g，赤芍 25g，土茯苓 30g，苦参 12g，白鲜皮 12g，地肤子 12g，蚤休 15g，山慈菇 15g，半边莲 15g，半枝莲 15g，红芽大戟 10g。用水牛角为君，其功类犀角，苦咸性寒，清热凉血解毒，寒而不遏，且能散瘀。现代药理研究发现，水牛角具有镇惊、抗炎、降低毛细血管通透性、兴奋肾上腺垂体系统等作用。甘、苦、寒之生地黄为臣，清热凉血，滋阴生津，一以助水牛角清热凉血，又能止血；一以复已失之阴血。赤芍、丹皮清热凉血，散血祛瘀。有研究认为，生地黄、赤芍、牡丹皮等清热凉血之品可以抗迟发型过敏反应，抗皮肤血管炎，抑制血小板聚集，降低毛细血管的通透性。土茯苓、苦参、白鲜皮、地肤子清热燥湿，祛风解毒止痒，使湿热得清，风邪得散，血脉调和，则痒止疹消，为治疗皮肤病常用之品。蚤休、山慈菇、半边莲、半枝莲清热解毒止血，消痈散结。《本草汇言》言：“蚤休，凉血去风，解痈毒之药也。”红芽大戟，又名红大戟，有大毒，性味苦寒，攻下泻热，散结消肿，用之以毒攻毒。药理学研究表明其能扩张毛细血管，降低毛细血管通透性。从现代医学角度看，银屑病均有皮肤炎症反应、毛细血管通透性增加等病理改变。上述药物联合作用，可调节机体免疫功能，抗炎，降低毛细血管通透性，抑制皮肤的炎症反应，改善上述 Munro 征、Auspitz 征等病理变化，这与糖皮质激素、细胞毒类药物治疗本病有异曲同工之妙，而没有免疫抑制剂治疗那么严重的副作用及严重的反跳现象，故能取得理想的疗效。包先生常以上述药物为基本方，并辨证加味应用：瘙痒明显者加蝉蜕 10g，沙蒺藜 12g，白蒺藜 12g，防风 10g；皮肤潮红者加紫草 15g，大青叶 25g，白茅根 30g；湿邪偏盛者加炒薏米 30g，苍术 10g，白术 10g；便秘者加炒莱菔子 25g，大黄 10g。

医案选介

一、贫血案

李某，女，久患痔疮便血，诸医家予以补血止血方药，屡治屡发，经有数年后，患者体虚气伤，便血加重，逢便即血，甚至便泄鲜红，经人邀包先生诊治。脉沉细而弱，面色㿠白无华，心悸不宁，说话气短无力，不能久坐，舌胖淡，苔薄白。此久久便血，致使心脾两虚，脾不统血，心之所主之证亦见，投黑归脾汤1剂，随即血止，心慌气短好转。原方复投1周后，未再便血，痔核缩小，心悸气短均除。

【按】汤头歌曰：归脾汤用参术芪，归草茯苓远志随，酸枣木香龙眼肉，煎加姜枣益心脾，心悸怔忡皆能治，肠风崩漏总能医。采用此方正好合证，以诸药炒黑存性，曰黑归脾。按黑能胜红，血见黑则止之说，投之旋杯即复，疗效甚佳。

二、伤寒太阳病传经案

尚某，女，57岁。素有胃炎、胃肠功能紊乱数年，由我单位某教授、主任医师诊治，效果未好。今患者外感后又发作胸胁胀痛，口苦，作呕，胃部不适，又找该教授诊治，处方仍以调理胃肠疾患为主。两周不效，病情反而有增无减。偶遇包先生出诊日，即请先生诊治。诊其脉左弦滑，按之尚有力，舌苔白厚略腻，寻其病发由感冒而起，先生随即对带教学生说此少阳病是也。随即问该患者“口苦吗？咽喉干痛吗？头晕吗？”患者诉这几个症状均有。包先生说此即少阳病提纲证。再询问其他四症，除无往来寒热，其余三症也有。即投小柴胡汤3剂。复诊时患者说服第一剂药后诸恙悉减，三剂后全除。此是伤寒从太阳传少阳典型病例。由此说明《伤寒论》方运用得当随手起效，尤其小柴胡汤，随证加减能治多种疾病，望多留意。

三、狂证案

病案1

王某，男，16岁，学生。平素喜欢观赏热带鱼，其家长怕影响他的学习，将其鱼缸打碎，鱼倒掉。该男孩急怒之下，遂发狂证，狂奔怒号，昏不知人。数日饮食起居失常，延请包先生诊治。先生认为，患者平素文静，今气机欠畅，聚有痰湿，痰气逆乱，急怒攻心，扰乎神明，发为狂证。予涤痰汤合大承气汤数剂，便通气机顺畅而痊愈。

病案2

李某，男，17岁，某厂学徒工。因未按操作规程操作，遭各级领导大会小会点名批评，随即抑郁少语，经两月余，睡眠饮食均已失常，大便不通，头目不清，每每狂躁，前来就诊。此抑郁日久，气机不畅，津凝为痰，郁久化热，痰火上扰清窍，故精神不佳，神志不清，阳明腑实躁狂证也。急投温胆汤合大承气汤加味，处方中重用川军30g，节菖蒲15g，郁金15g。1剂下大便硬球十数枚，随即神志清明。继原方减川军用量，再投数剂即痊愈。

四、中风案

刘某，女，59岁，家庭妇女。

该患者体质肥胖，平素患有高血压病，因孩子精神失常而急恼，于孩子病后三日夜

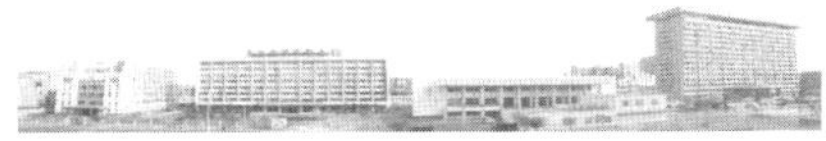

间，突然神志昏迷，不省人事，牙关紧闭，口噤失语，面红身热，气粗口臭，痰声辘辘，躁扰不宁，大便两日未解。舌苔黄腻，脉弦滑数。

此人平素体丰，痰湿偏盛而患眩晕，今遇急恼之事，气逆火升，挟痰上扰清宫，以致内闭中风昏迷。治法当清热降逆，豁痰开窍，投以温胆汤合大承气汤加味：

云茯苓12g，化橘红10g，清半夏10g，炒枳实10g，淡竹茹10g，生大黄15g，川厚朴10g，元明粉9g，粉甘草3g，节菖蒲12g，胆南星10g，郁金12g，双钩藤15g（后下），竹沥水15mL（兑入）。

水煎鼻饲，每日1剂。3剂便通，神清，痰少，仅剩舌强、肢体活动障碍。按中风后遗症治疗。

【按】该患者系上述病案2李某之家长，此母子二人虽一为狂证，一为中风，但其病机皆由气机不畅致生痰火为患，所以均用温胆汤合大承气汤治疗而向愈。此即所谓异病同治之典型病例，实则遵《内经》“谨由病机，各司其属”之旨也。

五、不寐案

陈某，女，38岁，干部。

患者为脑力劳动者，颇费神思，遂致头重，胸闷，不思饮食，初未介意，渐渐头晕目眩，心烦口苦，小便短赤，腑气不畅，失眠，次日更觉精神恍惚。舌苔黄腻，脉滑数。

此因思虑过度，致使脾失健运，生痰化热，蒙蔽清窍，上扰心神，以致心烦头晕，失眠，精神恍惚，而成不寐证。当用化痰清热，安神降逆法，选温胆汤合小承气汤加减：

云茯苓15g，化橘红10g，清半夏10g，生甘草3g，炒枳实6g，淡竹茹10g，淡竹叶6g，川厚朴6g，生大黄6g（后下），朱远志12g，黄连6g，琥珀15g（冲服）。

水煎服，3剂后便通溲畅，心烦减，而稍能入眠。原方进退10余剂后，诸症悉除，睡眠正常。

六、痫证案

王某，男，2岁。就诊时脑电图异常放电，确诊为癫痫病，每月都有发作。发病缘由该儿童在足月临产时，其母摔倒，胎儿在母体内受惊，虽生产顺利，但一年后即发癫痫病，每月一次。发病时间均在其母摔倒的日期和时间，是一个典型的母体内受惊，气血逆乱，阴阳不相顺接而发病。该幼儿面色清淡，脉细，不发病时无症状，一如常儿。诊后嘱其发病后一周即来就诊，予温胆汤加新鲜胎盘一个（全胎盘），同煎服用。一天分三四次服下，连服7天。每月诊治一次，第一个月患儿癫痫照发，第二个月药后发病时抽搐症状持续时间缩短，第三个月到发病时患儿仅是精神呆滞数十分钟，未发抽搐。以后又连服3个月，未再发病，脑电图异常放电消失。至今数年，一如常人，智力也佳，已国外留学归来，在某单位工作。

七、郁证案

病案1

张某，女，34岁，干部。

平素心胸狭窄，多疑善嫉，渐此胸闷不舒，引胁作痛，每遇精神刺激而增剧，周身不知所苦，记忆力差，频吐黏痰，大便多日不解，舌质略红，苔黄腻，脉沉弦略滑。此乃痰气郁结于内，久而化热，阻碍气机之郁证，当用疏郁化痰，清热安神法，用温胆汤合小承

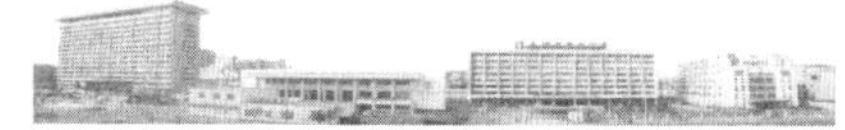

气汤加减：

云茯苓12g，青陈皮各10g，清半夏10g，粉甘草3g，炒枳实6g，川厚朴6g，生大黄5g（后下），远志10g，天竺黄10g，胆南星10g，黄郁金12g，制香附10g。

水煎服3剂后，胸闷渐舒，大便通畅，原方去厚朴、枳实，加养肝疏郁之品白芍、柴胡，再投十剂，兼以语言劝解，郁证渐平。

病案2

张某，女，20岁，大学生。

由于心高气傲，但到名校后人才济济，自己处于中等水平，又是独生子女，不善与人交际，沉默寡言，无法宣泄，久之成郁，不愿见人，不能与人语言交流达8个月之久。诊之神情淡漠，心情烦闷之容，舌淡苔白，脉沉缓。此为气机不畅，痰气互结成郁，因大便不通，先以温胆汤合承气汤疏达气机，调整升降，便通气畅后，再投三圣散，涌吐痰涎2000mL余，随即能与人交流，不避生人，再投涤痰汤调理，数日后即愈。

病案3

杨某，男，36岁，工人。

平素性格内向，不善交际，由于人际关系、工作环境不尽如己意，遂默默寡言，不愿与人交往，久之病情加重，不能与人正常对答，精神萎顿，甚至无端悲戚，神志时明时昧。在家中面壁坐卧，饮食俱废。诊之面无表情，色淡无华，舌质淡，苔白厚腻，脉沉弦滑，按之不减。此由思虑过多，气结伤脾，脾失运化，聚湿成痰，痰气互结，上蒙清窍，遂成斯证。拟以豁痰调气为治，三圣散医之。处方：瓜蒂3g，藜芦3g，大青盐10g，白矾1g。

水煎顿服。服药2小时后开始吐痰涎，终夜吐痰涎1000mL，旋即神志清明、语言清晰，以稀粥调理，并予调整环境修养，病即痊愈。

病案4

张某，男，44岁，干部。

患者善于思考，精于数理，成绩优良，但自恃清高，不善交际，领导误会其恃才傲物，不予以重用，致使其不能发挥其所学优势，形成怀才不遇之势，心情郁闷不舒。随即沉默寡言，独处苦思，甚至不与同事往来交谈，心中烦躁，思维混乱，不能自制。上述症状乃为气机逆乱，气结伤脾，运化失职，聚湿成痰，痰气互结，蒙蔽清窍，即为郁证。以涌痰调气之法治之。方用三圣散加味治之。组方：

瓜蒂5g，藜芦6g，大青盐10g，白矾1g，郁金12g，茯苓30g。

水煎服1剂后，患者吐痰涎约500mL，随即神志清明，言语增多，能交代病情。遂用十味涤痰汤治疗月余，再投三圣散一剂，又吐痰涎400mL左右，神志全明。又予涤痰汤调理，逐渐恢复，已能正常工作，成绩显著。

八、流行性乙型脑炎案

高某，男，56岁，某中学教师。其女儿上山下乡去内蒙插队，节日返乡探亲。前一天去农贸市场买海鲜，不经意被蚊虫叮咬，并没在意，接女儿回家后走至车站天桥时又遭大风，旋即发病。发热神志不清，平素血压偏高，随即住院治疗，医生初诊疑为脑中风，但未见肢体活动障碍，转至医大总医院，经急诊收住院，做脑积液检查诊为流行性乙型脑炎。经血清输液治疗好转，神志已清，行动如常，但有一特殊表现是，总说要上北京，找周总理、毛主席反映学校“文革”情况，诸医认为此为脑炎后遗症，没有特殊治疗方法。当时包先生每周在该医院出门诊两次，家属要求中医会诊。先生诊其脉弦而滑，舌苔黄厚腻，腹诊拒按，左下腹有一极硬条块状硬物，当即对住院医生说，中医认为此为热入阳明腑实证，应清便行气开窍。当时住院医生告知，该病人大便不干，还偏稀，如何解决。先生认为此系热结旁流，在其坚持下，投温胆汤合大承气汤3剂，下十数枚硬结屎块，患者即神志清明，不当言行消失而痊愈出院。

【按】此是《伤寒论》阳明腑实证典型医案，燥热内结传入阳明，表现神志症状也。

九、慢性肾炎肾衰案

陈某，男，6岁。慢性肾炎肾衰，在北京几个知名医院就医，均认为激素用量已到极限，不能再加。患儿已经出现烦躁不休，且尿及生化检查均在高限，浮肿，尿少，让其出院，告知家长能维持多久就维持多久。旋即返津，在儿童医院又住院数月，病情每况愈下，经人介绍到保康医院就诊。当时患儿面如满月，潮红，烦躁不安，不能自己行走，全身浮肿，下肢尤甚，舌苔白腻，脉沉细滑，按之无力，此肾阳虚衰，水湿泛滥，阳气不行，气不化津，而成斯疾。予温阳行气，化湿利水，久用激素又有化热之象，将温凉并进，寒热杂投，见是证用是药，予黄连温胆汤加附片、肉桂，合五苓散、五皮饮投之。每日量出为入，能排出几百毫升尿，进几百毫升汤药。经治月余，浮肿渐消，体力有增，又服数月，血生化尿素氮下降，24小时蛋白排量锐减，后热象渐除，虚寒之象为主，前方减黄连，加生黄芪。为祛邪，加大黄，使大便略稀为度。又数月，尿素氮降至正常，24小时蛋白排出正常。遂逐渐递减激素用量，至一年有余，减至每天激素仅用一片，又半年停用激素，又半年停用中药。现该患儿已17岁，在某重点中学读高中三年级，一切饮食起居正常，且成绩可嘉。

十、亚急性肝坏死案

王某，男，56岁。抗日老干部，新中国成立后任河北省某县县长。长期饮酒过度，久而久之引发乙醇性肝硬化。但该老同志自恃体力好，饮酒不断，终成亚急性肝坏死，高热不退，凡西药解毒退热药皆告无效。经组织部门介绍延请包先生会诊，诊时高热41℃，面红，目黄赤，牙龈出血，皮肤有蜘蛛痣，尿极少，色浓如茶，大便不畅，两手掌殷红，腹胀如鼓。舌红，苔少津，脉滑大而数。此邪热之毒深入营血，急投犀角地黄汤（方中用真犀角粉3g冲服），其他药煎之顿服。中午服药下午热退，随之施以清热化瘀行气，凉血育阴诸法，合成茵陈蒿汤、犀角地黄汤、温胆汤复方投之，药后二便通，腹水渐消，危症解除，出院调理。又经半年，诸证缓解，但患者仍贪杯不辍，终成不治。

十一、银屑病案

郭某，女，48岁，2006年3月15日初诊。

主诉：皮肤散在红斑、脱屑伴皮肤瘙痒反复发作10余年，加重2周。

现病史：10天前无明显诱因出现皮肤散在红斑、脱屑，伴轻度瘙痒，于天津市某医院诊断为“银屑病”，间断口服及外用药物治疗，每年冬春加重，夏季缓解。今年入春以来逐渐加重，外院予激素类药物，疗效不显。现后头部、躯干、四肢有散在红斑，表面覆有银白色鳞屑，有的皮肤已出现角化。舌红绛，苔薄，脉弦滑。

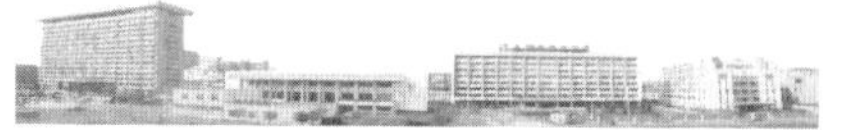

西医诊断：银屑病。

中医诊断：白疕。

治法：清热凉血解毒，活血祛湿止痒。

方剂：犀角地黄汤加减。

处方：水牛角粉10g，生地黄12g，牡丹皮12g，赤芍25g，土茯苓30g，苦参12g，白鲜皮12g，地肤子12g，白芷10g，乳香10g，没药10g，白茅根30g，红芽大戟10g，大黄10g，莱菔子25g，蚤休15g，山慈菇15g，半边莲15g，半枝莲15g，炒薏米30g，板蓝根15g，连翘25g。

水煎服，每日1剂，早晚各一次，连服7剂。

二诊：上方服用7剂后，皮疹颜色转暗，瘙痒减轻，鳞屑减少，无新皮损出现，大便已不干燥。前方去大黄、半边莲、半枝莲，加旱莲草25g，青蒿25g，地骨皮10g，白薇12g。继服14剂。

三诊：后头部及躯干部皮损基本消退，残留少数点状皮损，舌质变淡，脉弦。前方加鸡血藤30g，牛膝15g，当归12g。继服14剂。

四诊：皮疹基本消退，皮肤颜色恢复正常，鳞屑、瘙痒消失，临床治愈。嘱继服汤药7剂，以巩固疗效。

【按】该患者银屑病反复发作，经西医治疗未见明显好转，就诊时皮肤的红斑、鳞屑、瘙痒比较严重，且大便秘结，故用基本方以清热凉血解毒，活血祛湿止痒，加大黄、莱菔子以泻下通便。

十二、咳血案

陈某，女，21岁，文员。2007年6月18日初诊。

患者平素身体虚弱，于5月下旬始因情绪不畅后出现咳嗽，痰中带血，后逐渐加重，最严重时咳出鲜血约15mL，一日发作2~3次。于天津市某医院就诊，经CT检查显示为：右下叶尖段、右中叶淡薄斑片状影，肺出血可能；电子气管镜显示：右中叶开口可见陈旧性血块，右下叶尖段见血迹。医院建议进行外科手术治疗，患者本人及家属拒绝手术，遂出院后来诊。患者形体偏瘦，面色萎黄，无盗汗、恶寒发热，闻异味则咳嗽，甚则痰中带血，痰色白量少，偶有胸闷、心悸、乏力等，纳可，二便调，舌质红，苔薄黄，脉滑数。听诊两肺呼吸音粗糙，无干湿啰音、哮鸣音，血常规无异常。

辨证：肺肾阴虚，气郁化火，灼伤肺络而致咳血。肺肾阴虚为本，肺气上逆咳血为标。急则治标，缓则治本。治宜清肺泻火，降逆止血。方用温胆汤加味。

处方：鱼腥草30g，当归12g，银花30g，连翘15g，蚤休15g，山慈菇12g，白花蛇舌草30g，茯苓30g，橘红10g，半夏10g，甘草10g，远志10g，枳壳10g，瓜蒌15g，桔梗10g，款冬花15g，麦冬10g，仙鹤草30g，三七粉6g（冲服），没药10g。

7剂，水煎服。

二诊：6月25日。咳嗽、咳血未作，精神好转，肺间呼吸音低，舌暗苔白，脉沉弦滑。出血已止，但瘀血之象已现。

处方：鱼腥草30g，败酱草30g，蒲公英30g，紫花地丁25g，蚤休15g，山慈菇15g，白花蛇舌草30g，桔梗10g，枳壳10g，瓜蒌30g，款冬花15g，杏仁5g，浙贝母12g，川贝

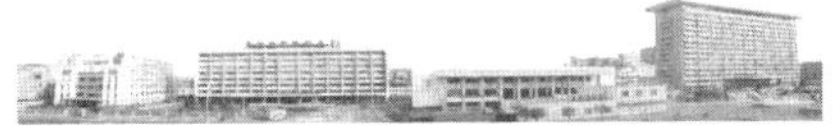

母 12g，甘草 10g，土茯苓 30g，乳香 10g，没药 10g，花蕊石 15g，水红花子 25g。

7 剂，水煎服。

三诊：7 月 9 日。咳嗽、咳血未作，闻异味已不咳嗽，面色萎黄，舌淡苔白，脉弦滑。前方去败酱草、蒲公英、紫花地丁、白花蛇舌草、水红花子、杏仁，加鸡血藤 30g，生黄芪 10g，赤芍 15g，白芍 15g，生地黄 12g，山药 12g，山萸肉 12g，茯苓 30g，橘红 10g，桃仁 10g，红花 10g。水煎服，7 剂。

四诊：7 月 16 日。患者服上方后第 3 天上午突然觉得喉中干痒不适，有气从胸中向上冲之感，深咳后咳出一直径为 5mm 大小的血块，色暗，此后未有咳血、咳嗽。效不更方，故于前方去土茯苓 20g，加白薇 12g，女贞子 12g。水煎服，7 剂。

五诊：7 月 23 日。患者 20 日于胸科医院复查 CT 显示：右肺下叶病变吸收消失。表明瘀血已除，临床治愈。为巩固疗效，将上方配制成丸药而善其后，并嘱其调畅情志，忌食辛辣刺激之品。

【按】咳血属于中医“血证”范畴，中医学文献对其有较多的记载。唐宗海所著的《血证论》是论治血证的专书，其所提出的止血、消瘀、补血、宁血的治血四法是通治血证之大纲。本案咳血为肺肾阴虚，气郁化火，灼伤肺络而致，属本虚标实之证，故首诊采用温胆汤加减以调畅气机，使肺气宣降有常，并加仙鹤草、生地黄、三七粉等止血药，即唐氏之“血之原委，不暇究治，惟以止血为第一要法”。二诊时咳血已止，故加入乳香、没药、花蕊石、水红花子等祛瘀药，即唐氏之“血止之后，其离经而未吐出者，是为瘀血……故以消瘀为第二法”。患者肺肾阴虚为本，故三诊时加入生地黄、山药、山萸肉等养肾阴之品，即唐氏之“止吐消瘀之后，又恐血再潮动，则需用药安之，故以宁血为第三法”，并加入了鸡血藤、生黄芪、白芍等养血之品，即“邪之所凑，其正必虚，去血既多，阴无有不虚者矣……故又以补虚为收功之法”。纵观本案，灵活运用唐氏的止血、消瘀、补血、宁血四法，使患者顺利咳出肺中的陈旧性血块而免于外科手术。出血易止，但血块咳出实属少见，可能是通过中药复方的整体作用，改善气管、支气管纤毛的运动功能而促进血块的排出，今后有待深入的探讨与研究。

十三、瘿病案

黄某，女，35 岁，教师。1988 年 9 月来诊。

初诊：3 个月前自觉怕热，易出汗，情绪波动易怒。初起未予注意，随之病情明显，身热心悸，自汗气短，心烦失眠，头晕目眩，倦怠乏力，纳食增加，颈部粗肿，两目涩胀，二便可，月经定期，量少。舌红苔薄黄，脉弦细数。

查体：体温 37.8℃，心率 120 次/分，甲状腺肿大Ⅱ度，手平伸指颤抖。

化验：基础代谢率 25%，甲状腺吸碘明显增高，血清甲状腺激素 T_3 4.8ng/mL（正常值 0.9～2.2ng/mL），T_4 163ng/mL（正常值 42～135ng/mL），rT_3：11ng/mL（正常值24～70ng/mL）。

西医诊断：甲状腺机能亢进。

中医诊断：瘿病。

中医辨证：气阴两虚，瘀火内结。患者平素忧思郁虑，使气机郁滞，肝失条达，津液失于输布，凝聚成痰，化火伤阴，故气阴两虚；阴虚则火旺，痰火郁结，经络痞塞，结于

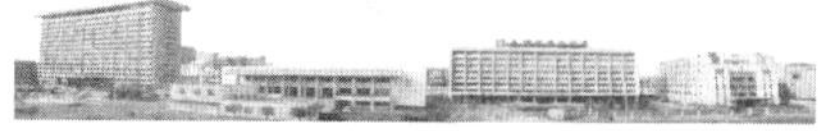

颈下，消灼气阴。由于痰火内扰，火盛伤阴，则身热、多汗，情绪易于波动。心气不足，心神不宁，故心烦失眠。火盛迫精外泄，则感热、易出汗。火盛伤阴，肝阴亏虚，筋脉失养，故倦怠乏力、手指颤抖。肝火内扰，则头晕目眩。虚火上炎，风阳内盛，目失所养，则两目涩胀。阴虚内热，中热消谷，则纳食增多。阴虚血少，血海亏虚，故月经量少。气阴两虚，虚火上炎，则舌红苔薄黄，脉弦细数。

治法：益气养阴，清热散结。

处方：银柴胡 10g，白薇 10g，丹皮 10g，地骨皮 12g，赤芍 10g，白芍 10g，太子参 15g，麦冬 12g，五味子 10g，炙甘草 8g，夏枯草 12g，半夏 10g，浙贝 12g，川贝 12g，蚤休 12g，丝瓜络 10g，郁金 10g，玄参 10g，生地黄 10g，没药 10g，当归 10g。

7 剂，水煎服。

二诊：服药 7 剂后，身热退（体温 37℃），心烦失眠重，诸症明显减轻。原方去银柴胡、白薇、玄参，加厚朴 8g，首乌藤、橘叶各 12g。水煎服，7 剂。

三诊：现颈部仍粗肿，自觉腰膝酸软无力，咽干，溲黄，大便干燥。继前方加黄柏、知母各 5g，牛膝 10g。考虑患者久病体弱，加生黄芪 12g。

四诊：服药 20 余剂。患者无明显不适，颈部粗肿好转。化验结果：血清甲状腺激素 T_3、T_4 均为正常。继前方加海藻、昆布各 10g，研为细末，炼蜜为丸，每丸重 10g，每次 1 丸，日服两次，以资巩固。治疗过程中未用西药，随访 1 年，未再复发。

【按】甲状腺机能亢进是内分泌系统的常见病多发病，属于中医学“瘿”“瘿气”范畴。多因情志郁结，以致气、痰、瘀壅结所致。《诸病源候论·瘿瘊》曰：“瘿者，由忧恚气结所生。”

瘿病初起多实，病久由实转虚，而成虚实夹杂之证。本例为气阴两虚，故方中投以生脉散及生黄芪，益气养阴，以扶正气。炙甘草、云苓、首乌藤宁心养神，白薇、丹皮、生地清热凉血，滋阴降火。银柴胡、地骨皮清退虚热。夏枯草、半夏、浙贝、川贝、蚤休、玄参、丝瓜络清热解毒，化瘀散结，既软其坚，又散其结。赤芍、白芍、当归养血敛阴，活血散结。郁金、没药、厚朴、橘叶行血解郁，化瘀散结。黄柏、知母、牛膝滋阴降火。海藻、昆布消痰破积，软坚散结，在蜜丸中性缓而力强。上述诸药配合，清滋、清泄。《素问·至真要大论》谓：“坚者消之，客者除之……结者散之，留者攻之。”正是遵循着逐其实或滋养其气阴，补其不足而获益。

先生一生为中医药传承事业做了应该做的工作，为广大患者治疗病痛，做出了一定的奉献。先生感悟到，学习传承中医药学，奉献人生，是最荣幸的伟大事业，从医无悔矣！其在从医六十周年时曾作诗一首以为抒怀：

资质高下又何妨，苦读岐黄百草尝。
良师益友多携助，十年一剑砺锋芒。
悬壶济世无名利，执医任教撰文章。
但求苍生脱疾苦，桃李喜获越人方。
古法救起英才客，千秋功业无计量。
仁心仁术施大爱，觉悟人生奉献忙。
今届朝杖不言老，薪火传承辈辈长。

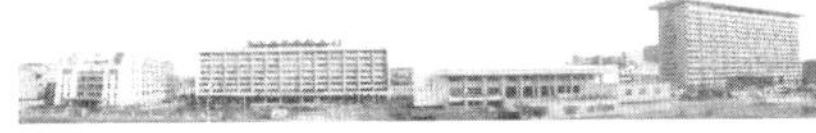

再续辉煌中华梦，般若国粹万世扬。
他日中医遍环宇，不虚此生慰上苍。

论 著

一、论文

[1] 陈文娟，包信. 黄芪桂枝五物汤今用. 天津中医，1986，(3)：17-18.

[2] 包信，苏娟华. 瘿病验案一则. 天津中医学院学报，1989，(4)：17.

[3] 包信. 温胆汤治疗内科杂病之我见（收录于吴幼卿主编的《当代中医内科学新论》）. 北京：世界图书出版公司，1993.

[4] 包信，吴茂文. 中医减肥杂谈. 食品与健康，2000，(9)：14-15.

[5] 包信. 中国古代服石漫谈. 食品与健康，2002，(4)：8-9.

[6] 包信. 从医无悔杂谈（收录于晁恩祥主编的《名医之路　道传薪火》）. 北京：北京出版社，2011.

【整理者】

李坤　女，1987 年生，毕业于天津中医药大学，学士，于天津市河东区尚功中医门诊部从事医助工作。

李洋　男，1988 年生，毕业于天津中医药大学，学士，中医执业医师，于天津市河东区尚功中医门诊部工作。

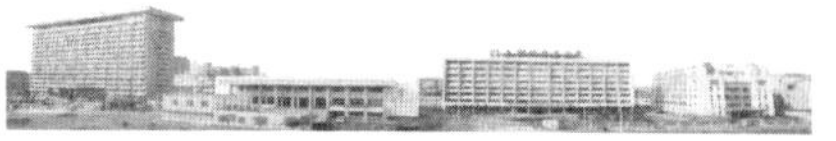

马 元 起

名家传略

一、名家简介

马元起，男，1937 年 7 月出生，汉族，天津市北辰区宜兴埠人，中共党员，曾任蓟县中医医院院长，主任医师。兼任中国针灸学会理事，天津市针灸学会常务理事，天津市中医药学会常务理事，天津市医院管理学会副主任委员。还被蓟县卫生局聘为医院评审委员会委员、计划生育委员会委员。其从医 50 余年，致力于中医临床、教学工作，在内、外、妇儿科方面卓有建树。

二、业医简史

马元起主任 1962 年毕业于天津中医学院，同年分配到蓟县人民医院中医科从事中医临床工作。工作中独立思考，刻苦钻研古籍，向周围的中西医同仁请教，注重经典著作的研究与实践，并不断总结经验，提高诊疗水平。

1980 年参加为期 8 个月的针灸专修班，1986 年 12 月参加科研管理学习班，1989 年参加中医急症学习班，通过学习和磨练，专业理论和技能以及管理水平均有较大程度的提高。1985 年 2 月建立蓟县中医医院，担任院长。在任院长期间，他带领和指导下级医生钻研业务，提高诊疗水平，很快打开局面，在郊县评比中连续四年获得第一名，被国家确定为“中医示范县”。

在从医生涯中，马元起主任对慢性支气管炎伴哮喘、肺脓疡、支气管扩张症、胃及十二指肠炎或溃疡、慢性肾炎伴肾功能不全、妊娠剧吐、月经不调、先兆流产、骨髓炎、骨结核、小儿肺炎、婴幼儿腹泻、乙型脑炎、小儿疳积等疾病有独到的体会。

除临床工作外，马元起主任还经常给赤脚医生、卫校大专提高班和基层医务人员讲课，传授中医、针灸知识，深受学生们的欢迎。

三、主要贡献

（一）迎难而上筹建儿科病房

1985 年，乘“衡阳会议”的东风，中央要求在各县组建中医医院。马元起主任受命于此，大胆提出中医医院也要设儿科病房，这在当时是有风险的，因为儿科病变化快，风险高。马元起主任带领下级医师一起查房，并把多年来对儿科病如小儿肺炎、婴幼儿腹泻、小儿疳积、麻疹合并肺炎、腮腺炎、小儿扁桃体炎、流行性乙型脑炎等的治疗经验贡献出来，取得很好的疗效，得到国家中医药管理局医政司领导的肯定。

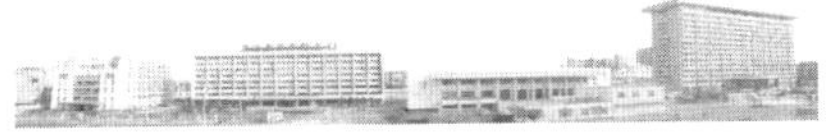

（二）收治疑难杂症，彰显中医学术

针对社会上对中医的一些偏见，如认为中医是慢郎中，可有可无等论调，马元起主任专收治经西医治疗疗效不显著的病例，精心治疗，均取得良好效果，驳斥了社会上的偏见。例如：

1. 1991 年 3 月蓟县医院产科收治一名高龄孕妇，剧烈呕吐，治疗 22 天仍呕吐不止，骨瘦如柴，内科会诊：①严重电解质紊乱；②三度营养不良；③建议终止妊娠。口腔科会诊：广泛性口腔溃疡；脑系科会诊：①左眼底少量出血，可能与剧烈呕吐有关；②四肢末梢神经炎。马元起主任用赭半汤加味治疗 22 天，痊愈出院，并顺利产下一子。

2. 1978 年 7 月，一肺脓肿患者，体温 39～40℃，经西药治疗 20 天，体温不降，疗效不佳。马元起主任用千金苇茎汤加味，13 剂后，痊愈出院。

3. 1983 年 11 月，1 岁程姓男孩患秋季腹泻，其母亲是妇科医生，先后用抗生素、乳酶生等多种西药治疗月余，无效。马元起主任用针灸治疗两次告愈。

类似病例还有很多，总之，马元起主任认为中西医要讲团结，要互相尊重，取长补短，为创造新医药学而努力。

学术思想

一、关于经络的认识

所谓经络学说，即研究人体经络的生理功能、病理变化及其与脏腑相互关系的学说，是针灸及推拿学的理论核心。但是，对于经络实质的研究尚未取得突破性进展。

马元起主任认为，经络学说如同中医的其他学说一样，是千百年来劳动人民在与疾病做斗争中不断发展、完善起来的。比如：马王堆帛书《足臂十一脉灸经》《阴阳十一脉灸经》只描述了十一条经脉，无臂厥阴脉，而在成书于西汉时期的《灵枢》中，已呈完备的十二经脉，并与经别、络脉等共同构成了联结人体内外表里的经络系统。《足臂十一脉灸经》中描述的十一经脉俱为向心走行，在《阴阳十一脉灸经》中始出现肩脉、太阴脉的远心走行，而到了《灵枢》中则发展为各有六条经脉向心和远心走行，并内外相贯，如环无端。因此，人们在对疾病的斗争实践中，不断的发展和完善经络理论，而经络理论又反过来指导人们的实践活动，两者之间是一个相辅相成的的关系。理论来源于实践，实践又不断的发展和完善理论。

“经络感传”等客观存在的现象，提示经络存在一定的客观物质基础。但是，在科学技术高度发达的今天，我们并没有找到一种独特的经络物质，所谓的经络现象有些可以用神经系统解释，有的可以用免疫机制解释，有的可以用血液特点来解释，但都不能解释所有的现象。这就告诉我们，经络的物质基础其实就是我们目前已知的解剖、生理的物质基础，所谓有些不能解释的“经络现象”其实只不过是我们当前对某些人体生理病理现象的无知，还需借助自然科学的发展不断地探索。

从其发展历史来看，经络学说是我国古代劳动人民在与疾病的斗争中产生、发展和逐步完善起来的。但是，限于人们当时对自然科学和疾病认识的局限性，经络学说也不可能是完美无缺的，在如今的临床工作中，也应该是一个去粗取精的过程。

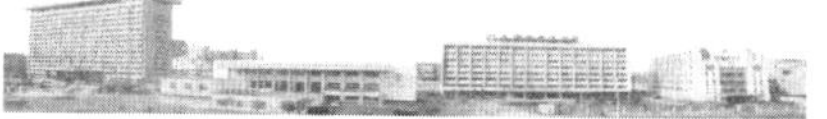

二、辨病与辨证的关系

任何一种疾病都有其发生、发展、转化的过程，都有其自身的规律。辨病就是从本质上认识疾病，把握疾病发生发展变化的全过程。要做到这一点，我们就必须了解、熟悉和掌握现代医学的发展成就，紧跟自然科学发展的步伐，不断的充实和完善现代医学知识，才能做到心中有数，不会有大的偏差。“证”是对机体在疾病发展过程中某一阶段病理反映的概括，包括病变的部位、原因、性质以及邪正关系，反映这一阶段病理变化的本质。换句话说，“病”反映的是全过程，是一条线，体现的是普遍规律，而“证”反映的是全过程中的某个阶段，强调的是这条线的某一点，体现的是普遍规律下的特殊性。在临床实践中，我们应该了解病的普遍性，但更应该强调证的特殊性，是辨病与辨证的统一。比如有一年轻士兵，无明显诱因，近 2 个月来出现倦怠乏力、食欲不振的症状，无咳嗽发热，舌苔白，脉缓弱。查胸片时发现典型的亚急性播散性肺结核的影像，结核菌素试验强阳性，该患者确诊肺结核无疑。在治疗上，现代医学的抗痨治疗是必须的，否则疾病进展可能危及生命。但患者并无肺结核常见的咳嗽、发热症状，仅表现为脾虚气弱之证，因此，在治疗上应该使用培土生金法健脾益气，可用四君子汤为基础方治疗。虽然中药对于结核杆菌的抑制作用不如西药，但是改善了患者的乏力、食欲不振症状，对于提高患者的生活质量、增强战胜疾病的信心、提高抵御疾病的能力都有积极的作用。

三、择优施治，不分中西

当疾病确诊后，治疗手段可以多种多样，但其原则应遵循验、便、廉。这是古人早就提倡，至今仍然应当遵循的原则。患者找到医生的第一要求就是去除病苦（验），但是方法很多，第二要求是简单、方便、少痛苦（便），当这个要求也满足后，会有第三个要求，即省钱，不增加经济负担（廉）。这个原则是人之常情，也是医生应当遵守的。最佳方案可能是中医的，也可能是西医的，还可能是中西医结合，我们应当抛弃偏见，择优施治，不分中西。

临证经验

一、流行性乙型脑炎

该病发病急，变化快，多在每年 7～9 月发生，由蚊虫传播，以高热、昏迷、抽搐为特征。病之初即可见高热头痛，多在 3～5 天出现昏迷，5～7 天可出现抽搐。因此抓住高热关，防止出现昏迷抽搐是治疗的关键。西药对症治疗，无根治之法。马元起主任借鉴中医暑风、暑温理论，将该病分为卫气型、气营型和营血型。卫气型予银翘白虎汤（银花、连翘、生石膏、知母、大青叶、僵蚕、山药、甘草），气营型予白虎清营汤（生石膏、知母、犀角、丹参、元参、竹叶、连翘、甘草），营血型闭证投以清瘟败毒饮，送服安宫牛黄丸，脱证服用参附汤，痰多可适当加用苏合香丸。根据需要给予西药退热剂、镇静剂，对部分有颅压增高的患者加用脱水剂。少数危重患者做气管切开等支持疗法。经过多年中西医配合，该病在病死率、致残率等方面均优于全国平均水平。

二、肺脓肿

该病是以发热、咳吐脓臭痰、胸痛或咳吐脓血为特征的一种肺内形成脓肿的疾病。目

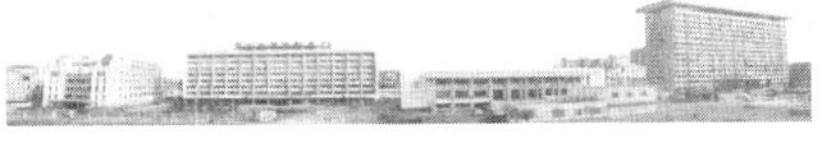

前因抗生素的广泛应用，该病已不多见。马元起主任根据多年临床经验，用千金苇茎汤加味治疗肺脓肿，效果好，痛苦小，费用低，符合验、廉、简、便的原则，曾治疗20余例，均在15～20天内痊愈。具体做法是：

基础方由芦根、薏苡仁、冬瓜仁、桃仁、桔梗、甘草等组成。

（1）初期：发热恶寒，咳嗽胸痛，呼吸不畅，吐痰不爽，舌红苔白或苔黄，脉浮数或滑数，用基础方加银花、连翘、牛蒡子、桑叶。

（2）成痈期：但热不寒，或轻微恶寒，咳逆上气，甚则喘满，咳吐脓痰或痰中带血，烦躁口渴，多喜冷饮，舌红苔黄或腻，脉滑数，用基础方加生石膏、知母、黄芩、鱼腥草等。

（3）恢复期：身热已退或低热未净，咳吐脓痰逐渐减少，胸痛减，食欲增，舌红苔白、脉缓而滑或细数，用基础方加黄芪、当归或沙参、麦冬等。

三、婴幼儿腹泻

中医学将婴幼儿腹泻称之为“小儿腹泻”、暑热泄泻或伤食泄泻等，现代医学诊断名称尚不统一，或称消化不良、急性肠炎、中毒性消化不良、秋季腹泻等。婴幼儿时期该病发病率极高，且患儿多在一岁半以内。近年来由于防治方法的不断改进，发病率、病死率已逐年下降。马元起主任将此病分为轻、重两型：

（1）轻型：泄泻稀水、大便酸臭或黄绿色，一天泄5～6次或7～8次不等，夹少量黏液或白色奶瓣，肛门周围鲜红作痛，或伴有恶心、溢乳，肠鸣腹痛，常突发啼哭，躁扰不安，一般无发热，舌苔薄白根黄或舌中花剥如地图样。

（2）重型：起病急骤，大便稀水或蛋花汤样，一昼夜多达十几次，口渴饮水不止，小便量明显减少，眼眶凹陷、常伴有发热烦躁等。

两型的治疗方法均采用针刺法。马元起主任常取四缝、长强、三里、天枢、大椎、曲池等穴。轻型前三个穴位即可，若遇发热加大椎，腹胀加天枢，呕吐加曲池，除刺四缝穴挤出黄白液外，其余各穴均点刺，用雀啄法。自1962年以来，治愈达800余例，均在1～3次内痊愈，患儿痛苦小，家长易于接受。

四、妊娠剧吐

孕妇怀孕之后，一般40天到3个月期间都会有孕吐现象，有轻有重，多数自愈。然而，亦确有剧烈呕吐，汤水不入，饮吞即吐，日渐消瘦，严重营养不良，口舌糜烂，心中烦热，喜食冰冷之物者。每当此时，马元起主任即用重镇清热之药，佐以甘润制品求之，每获良效，一般3～5剂即告痊愈。其方：代赭石、生石膏、清半夏、蜂蜜，水煎服，其量均在50g以上。有人谓代赭石、石膏、半夏均为孕妇慎用之品，马元起主任却认为非此品不能镇剧吐，不能除烦热（心中烦热，喜食冰冷之物）。经数十例临床验证，安全可靠。此即《素问·六元正纪大论》所云“有故无殒，亦无殒也”。

医案选介

一、水肿

胡某，女，52岁，1963年6月14日初诊。

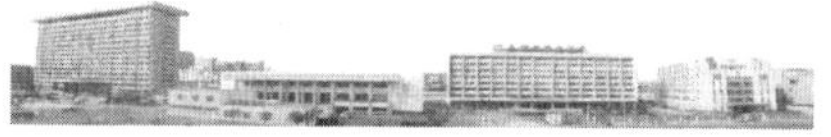

患者自诉，受凉后引起小便不利，渐成水肿。初诊所见：正值六月中旬，天气炎热，患者全身赤裸（只穿短裤）坐在炕上，头面、四肢、胸腹高度水肿，活像个大弥勒佛。述小便不利，不饮食已旬日。鉴于形体尚充，马元起主任给予十枣汤泻下逐水。服用方法：大戟、芫花、甘遂各二钱（当时中药计量尚未改制），共为细末，分12包，每次服1包，约1～1.5g，用大枣煎水送下，每日2包，连用3天。

二诊：1963年6月16日。患者服药后大便不多，小便通畅，水肿明显消退，服第四次后，患者主诉心中百忙（心悸怔忡之象），遂嘱停用余药。用益气扶正利尿法，予异功散合五苓合方。连用10日。

三诊：1963年6月26日。水肿全消，小便通利，食欲好，停药观察。

【按】此案停药观察一年内未复发。此系马元起主任毕业不到一年出诊时遇到的患者。当时患者在农村，来县城困难，未做各种检查，水肿原因不清，后在医院病房遇有水肿患者，见某中医师亦用十枣汤三味各二钱，与大枣同煎，服之，毫无通便利尿作用，何也？原因是甘遂之有效成分不溶于水（现代药理研究所证实）。可见仲景将三药捣为散，用枣水送服，寓意深意。

二、白浊

李某，男，58岁，2008年1月26日初诊。

患者小便混浊，状如米泔，沉淀中有如白灰样沉淀物，小便频数，溺时无尿道疼痛感，曾用西药消炎，无效，已30余日，来找中医求治。查尿常规（-），患者舌淡苔白，脉沉。马元起主任认为，患者肾气不足，下焦虚寒，湿浊下注，气化无权，清浊不分而成斯症。从温肾利湿、分清化浊法，投萆薢分清饮（选自《杨氏家藏方》）调治。

处方：萆薢15g，石菖蒲10g，益智仁15g，云苓15g，乌药15g，甘草10g。

每日1剂，水煎300mL，分两次饭前服。

二诊：2008年1月28日。患者持上方到药店取药，当时萆薢无货，只将其他药味煎3剂，仍有白浊溺出，又嘱配齐药再煎服之。

三诊：2008年1月31日。当有萆薢之方服完第一剂，溺白减，3剂后溺白全无，如同常态，告愈。

【按】白浊一症，可分为下焦虚寒与湿热两型。萆薢分清饮因为出处不同而有两方之别，分别来自《杨氏家藏方》和《医学心悟》。但不论何方，萆薢作为分清化浊之主药，万不可缺。方中石菖蒲之通窍，乌药之温膀胱、助气化，益智仁之固涩，云苓之淡渗，甘草之缓急，起协同配合作用。马元起主任曾用此方治疗多例尿浊者，均获痊愈。西医之乳糜尿、硫酸盐尿也可参照治之。

三、肺燥咳嗽

孙某，女，55岁，2003年1月21日初诊。

患者1个月前感冒，经当地医生治疗好转，近来干咳不已，咳时遗溺，喉痒无痰，昼轻夜重，闻烟味易引起咳嗽。此系燥邪为患，化火伤阴，肺失清润而致，治以润燥清肺，选方清燥救肺汤。党参10g，炙甘草6g，杷叶6g，生石膏15g，杏仁6g，阿胶6g（烊化），麦冬6g，火麻仁3g，桑叶10g。

3剂，水煎，每日1剂，忌辛辣之品。

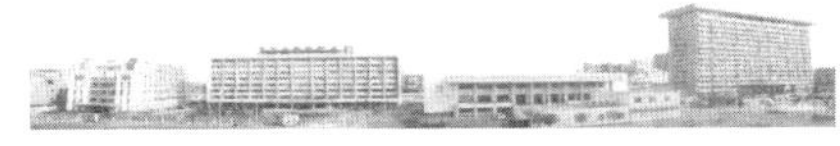

二诊：2003 年 1 月 24 日。服后干咳大减，喉痒已去，守方再进 3 剂。

【按】此类患者每当秋后和冬季即大批出现，多见于感冒后，干咳少痰、喉中痒是其特征，有时兼大便干，口渴喜冷饮。马元起主任认为肺为娇脏，喜润恶燥。环境污染、空气干燥是外在之原因，病后伤阴，肺失润泽是内在原因。用此方治疗不下数百例，屡试屡验。若兼大便干，麦冬、火麻仁之量偏重些；若兼口感喜冷饮，生石膏之量可增至 30～50g。

四、支气管扩张症

姜某，女，30 岁，2004 年 9 月 20 日初诊。

患者咳吐腥臭痰月余，经肺科专家确诊为支气管扩张症。先后用克林霉素等药物输液治疗共 32 天，不见好转。鉴于病情严重，也无法手术，故请中医治疗。刻下面色不华，吐痰色黄、偶带血丝，有腥臭味，不发热伴胸痛，影响睡眠，舌红苔黄腻，脉滑稍数。证属邪热蕴肺，化腐成脓，用苇茎汤加桔梗甘草汤，清热化浊，祛痰排脓。

处方：冬瓜仁 15g，芦根 15g，薏苡仁 15g，桃仁 12g，桔梗 10g，炙甘草 6g。

水煎服 300mL，分两次服。

二诊：2004 年 10 月 4 日。服完 3 剂后，咳痰减，夜间能入睡。6 剂后，咳痰减过半，腥臭味大减，胸痛无；15 剂后，偶有轻咳，无不适感。为巩固疗效，汤剂变丸剂，上方共为细末，炼蜜为丸，每丸重 10g，每次服 1 丸，日两次，连服 1 个月。

三诊：2004 年 11 月 5 日。经 X 光复查提示：两肺炎症吸收良好，遂停药观察。

【按】肺脓肿与支气管扩张症是两种不同的肺部疾病，前者发热，可达 39℃以上。本案无发热，然咳吐腥臭痰相同。马元起主任认为“有是证用是方”，故治疗肺脓肿之方也可用于支气管扩张症。本案西医已束手无策，然中药治疗 45 天恢复正常，随访 9 年未复发，可见中医中药之效果所在。

五、呃逆

孟某，男，63 岁，2006 年 5 月 29 日初诊。

患者 3 年前患脑梗塞，左半身行动不便，行走困难，需人搀扶，因情志不遂，从前天起呃逆不止，只有在睡熟时方能停止，尚能进食，二便通畅。马元起主任认为，此系肝气犯胃，胃气上逆。用平肝降逆、和胃止呕之旋覆代赭汤调治。

处方：旋覆花 6g，代赭石 20g，清半夏 15g，党参 10g，麦冬 10g，枇杷叶 10g，云苓 10g，甘草 6g，生姜 3g，大枣 5 枚。

水煎服，每日 1 剂。

二诊：2006 年 6 月 1 日。服完第一剂，呃逆即止，继续服用 2 剂巩固疗效，停药观察。

【按】服完 3 剂数月未犯。此中风之人行动不便，精神抑郁，情绪易激动，应时时养护胃气，使气血畅通，是调治之本。今情志不遂，动怒伤肝，木旺克土，胃气上逆，呃逆生焉。马元起主任认为，降逆止呕要疏肝理气，还要兼顾久病致虚，故选旋覆代赭汤。此病人至 2012 年 6 年间，共犯呃逆四次，皆因生气引起，亦均用此方治愈。

六、脾虚腹泻

张某，女，53 岁，2012 年 8 月 15 日初诊。

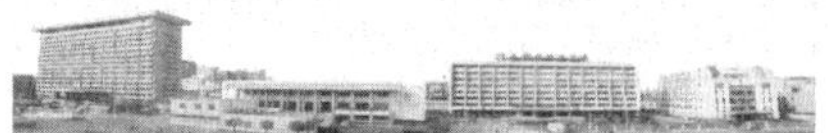

患者25年前生小孩后出现大便溏，日2～3次，手足不温，腹中发凉。刻下面色不华，形体偏瘦，脉细力欠，舌淡苔白而润。马元起主任认为是脾肾阳虚而致泻，先投以附子理中丸，每次1丸，一日3次，连用1个月。

二诊：2012年9月15日。服后手足不温、腹中冷均有所减轻，大便次数无明显改善，守原法，增健脾止泻之力，投以下法：

附子理中丸，1丸，中午服；参苓白术丸，1袋，早晚服。连用1周。

三诊：2012年9月23日。大便成形，每日一次，手足转温，腹中无发凉之感，饮食好，体重增，用上药，每日各服1丸，以资巩固。

【按】此例患者自产后引起腹泻，长达25年之久，曾用中西药治疗多次，终未得到根治，形体消瘦，面色不华，腹凉肢冷，乃脾肾阳虚所致。马元起主任谨守病机，坚持温阳祛寒、益气健脾为主，守此法长达40余日，终获痊愈，可见守方之重要。

七、水泻

赵某，男，55岁，2004年12月21日初诊。

患者因着凉而致腹泻如水注，无腹痛，每日10余次，恶心未吐，不欲食，口干，小便少。就近输液消炎治疗，不见好转，从夜间至中午泻6次，转中医治疗。马元起主任认为，证属水泻，系“形寒饮冷”所致，可采用“利小便实大便”之法，方选五苓散。

白术20g，云苓15g，猪苓15g，泽泻15g，桂枝10g。

水煎服，300mL，分两次服。

二诊：2004年12月24日。服完第一剂泻止，口不干渴，小便增多，有食欲感。3剂服完，大便成形，食欲如常，告愈。

【按】古有将大便溏薄者称之为泄，大便如水样者称之为泻，现临床上统称为泄泻。今之病例大便清稀如水，其泻如注，故称之为水泻。马元起主任认为此病若不及时救治，很快就会因泄泻太过，而致气随津脱，手足厥冷，脉微欲绝之危候。明代张景岳在《景岳全书·泄泻》中提出：“凡泄泻之病，多由水谷不分，故以利水为上策。”该患者为卒病暴注，故投温阳化气、利水渗湿之五苓散，药中肯綮，3剂霍然。

八、阑尾脓肿

温某，女，8岁，2002年10月9日初诊。

患儿因胃脘痛，家长按胃病给药治疗不见好，两天后出现发热，体温38.5℃，右下腹痛，拒按，有反跳痛、腹膜刺激征。西医按阑尾炎穿孔、腹膜炎，以禁食、抗生素输液等治疗，病情逐渐好转，体温正常，腹痛已减，唯右下腹之包块大如鸭蛋，不见消散，请中医会诊。患儿从发病到刻下已10天，身无大热，右下腹包块大如鸭蛋，拒按，系余热之毒未净，气滞血阻而成，立清余毒、散血结之法，用大黄牡丹皮汤加减，每日1剂。

二诊：2002年10月23日。查包块缩小，大如鸡卵，能进饮食，精神转佳，尚觉乏力，脉缓力欠，守原方加黄芪10g，再进3剂。

三诊：2002年10月26日。查包块消失，无腹痛，二便正常，饮食好，守上方再进3剂，以资巩固。

【按】此例开始属误治，造成阑尾炎穿孔形成脓肿。曾经西医西药正确救治，然最后之包块不易消散，求治于中医。马元起主任以《金匮要略》中的大黄牡丹皮汤（大黄5g，

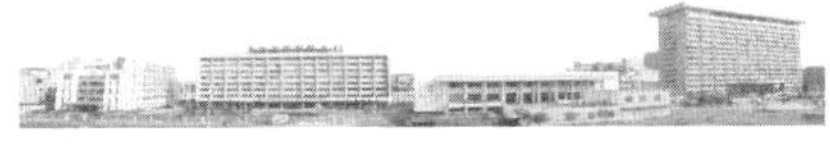

丹皮6g，薏米10g，桃仁6g，冬瓜子10g）为主，稍作加减治之，包块很快消散。根据当时患者情况，瘀阻明显，包块大，不易消时加鸡血藤10g，余热未净加金银花10g，疼痛加木香6g，元胡6g，乏力、气虚加黄芪10g等。以上均为儿童量。

九、术后肠粘连

韦某，女，42岁，2012年6月10日初诊。

患者10年前因阑尾炎手术后出现腹胀腹痛，刀口附近明显，食后尤甚。当时外科医生考虑为术后肠粘连所致。患者小腹冷胀，得温则舒，遇冷加重，喜按，伴月经色暗有块，行经时小腹冷痛尤显，大便不爽，舌暗，苔薄白，舌下静脉增粗，脉弦细。证属术后瘀血未除，又为寒邪所逼，且病久未愈而致体虚，立温经散寒、理气通瘀法。方选温经汤加味。

处方：当归10g，白芍10g，川芎10g，干姜6g，丹皮10g，肉桂6g，吴萸6g，党参10g，麦冬10g，半夏10g，炙甘草6g，阿胶10g（烊化），枳壳10g。

水煎服。

二诊：2012年10月25日。服药7剂后，腹胀腹痛明显好转，3个月未犯。近日因食冷物又出现腹胀痛，伴大便不畅，舌脉同前。嘱继续用上方7剂，以观动静。

三诊：2012年11月8日。服上方7剂后，腹胀痛一直未复发，经期及便后无腹胀腹痛。病10年之久，目前已无所苦。为防复发，巩固疗效，改用丸剂善后。上方共为细末，炼蜜为丸，每丸重10g，日两次。

【按】温经汤系仲景之方，具温经散寒、养血祛瘀之效，为虚、寒、瘀而设。马元起主任认为，无论何因，只要病机相同，均可用之。此案亦然，只在原方中加一味枳壳，以增宽中下气之力，取得疗效。

十、骨髓炎

黄某，男，38岁，1982年1月5日初诊。

患者以骨髓炎、左手感染于1981年10月10日入院，经56天治疗，伤口愈合差，转中医治疗。当时情况：左手无名指第三指缺，手指皮肤温度低，皮色紫暗，伤口有少许分泌物，其色淡如粉浆，伤口无疼痛感。马元起主任根据上述特征，诊此病属于阴疽，又鉴于反复发作长达四年之久，气血亏损，无力托毒外出，故用调补气血、回阳托里之法，缓缓求之。方用回阳三建汤，每日1剂。服中药时，停用一切西药。

处方：党参15g，黄芪15g，当归10g，川芎10g，山茱萸10g，附子10g，甘草6g，枸杞12g，云苓10g，红花10g，紫草6g，独活6g，陈皮6g，苍术6g，厚朴6g，木香6g，龙骨12g，牡蛎10g。

服3剂后有舒适感，分泌物减少，伤口逐渐缩小，肿胀消，自述手脚较前变温。20剂后，皮肤颜色转润，伤口愈合。25剂后，伤口愈合良好，原方减龙骨、牡蛎，继续用10剂，以资巩固。两个月后复查，X光片显示，骨纹理清晰，密度不高，无明显死骨，无骨膜反应。1年后信访，病情稳定，未再复发。

【按】患者去掉一节死骨，按一般规律，死骨去后，伤口会很快愈合。然本例虽经西医正确处置，伤口久久不能愈合，长达50余日。马元起主任根据久病体虚，气血亏损，无力托毒外出的具体情况，提出扶正祛邪的理念，收到良好效果，这充分体现了中医学辨

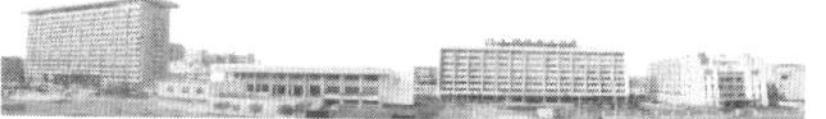

证论治的魅力。

十一、耳鸣

李某，女，31 岁，2012 年 4 月 1 日初诊。

患者 1 个月前不明原因突发耳鸣，伴听力下降，到市内大医院做各种检查，未发现异常。某中心医院诊断为突发性耳聋，给予高压氧及扩血管药治疗半个月，未见好转，改中医治疗。刻下除耳鸣且听力下降外，无任何不适。马元起主任根据肾开窍于耳，肾精亏，耳失聪的中医理论，结合《医林改错》中有“耳孔内小管通脑，管外有瘀血，靠挤管闭，故耳聋”，与西医耳鸣系耳内微循环障碍的观点，予益肾活血法调理：

杞菊地黄丸，每服 1 丸，日两次，连服 15 天；自制“化瘀通络胶囊”，每服 3 粒，日两次，连服 15 天。

二诊：2012 年 4 月 15 日。患者诉耳鸣大减，听力好转，守原法继服。

【按】3 个月后患者面告耳鸣消失，唯左耳听力尚未完全恢复。马元起主任认为，根据中医藏象学说，“肾气通于耳，肾和则耳能闻五音矣。”若肾中精气虚衰，髓海失养，可致耳聋耳鸣，所谓“髓海不足，则脑转耳鸣”。另外，“久病必瘀”的理论也有指导意义。马元起主任用补肾法加活血通瘀法治疗耳鸣、脑鸣的患者多例，疗效满意。化瘀通络胶囊系自制药，主要成分为三七、水蛭、川芎等。

十二、鼻渊

王某，男，22 岁，2004 年 9 月 1 日初诊。

患者前额头痛头胀已一年之久，西医诊断为额窦炎，经用抗炎药输液治疗，时轻时重，其效不佳，来请中医治疗。刻下患者自诉鼻塞不通，流清涕量多，不闻香臭，易感冒。查舌质淡，苔薄白，脉细无力。马元起主任认为，此为卫气不固，肺气失宣证，用玉屏散合苍耳子散治之。

处方：黄芪 15g，白术 10g，防风 10g，防风 10g，苍耳子 6g，辛夷 10g，白芷 10g，薄荷 6g。

水煎服，每日 1 剂，连用 3 天。

二诊：2004 年 9 月 4 日。服药后头痛轻，流涕减少，守原方再进 3 剂。

三诊：2004 年 9 月 7 日。头痛头胀已消失，鼻能闻香臭，病告愈。

【按】鼻渊亦称脑漏，西医诊断为额窦炎或鼻窦炎，多因感冒引起，时流浊涕，经年累月不止，常伴前额胀痛、鼻塞不通、香臭难辨等症，此系耳鼻喉科难治之病。马元起主任常用苍耳子散治之，多在 3～6 剂告愈。此患者“易感冒”系卫气不固之体，故加玉屏风散以护其卫，是因人制宜也。

十三、偏头痛

王某，男，51 岁，2007 年 10 月 18 日初诊。

患者左侧头痛，长达 15 年之久。曾到各大医院做各种检查。最后诊断：血管神经性头痛，血管痉挛，脑供血不足。用药后均无明显改善，时轻时重，多在用脑过度或心情不畅时发生。来求诊时诉：近日头痛频繁，眉头紧锁，查血压正常，脉弦，当下针患侧头维、列缺，双侧风池，行针半小时，并给中药偏散汤 3 剂，水煎服。

二诊：2007 年 10 月 21 日。服药后头痛大减，十去其七，效不更方，继用上方。停

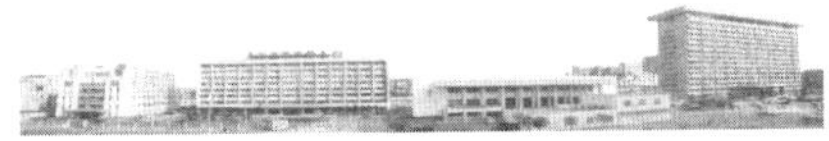

针刺治疗，以观动静。

三诊：2007年11月11日。共服21剂，头痛已止，状如常人，为巩固疗效，将上药共为细末，炼蜜为丸，每丸重10g，每次服1丸，一日两次。

【按】此案头痛15年，多方诊治不见好转。马元起主任认为此系肝气不宣，血瘀少阳经脉所致。先后用散偏汤21剂，又用丸药巩固之，共治疗41天而愈。观察5年，未再发作，说明散偏汤是治疗偏头痛的一张好方。然此方古今医家曾提出“一剂知，再剂已，不可多服”。马元起主任认为，只要服后头痛减轻，就说明药证合拍，多服几剂，甚至20剂也无妨。曾用此方治疗数十例偏头痛患者，多在5~6剂之上，无不良反应。其方组成：川芎30g，白芍15g，白芷2g，白芥子10g，香附6g，柴胡3g，郁李仁3g，炙甘草3g。水煎服。

十四、高热

郑某，男，60岁，2009年12月10日初诊。

患者40天前不明原因发热，到附近医院检查未发现异常，按“发热待查”治疗10天，不见好转，后请中医治疗。刻下患者自诉：间断高热40余天，最高时39℃，轻微恶寒，输液时发热减轻，停药后体温又起。今发热，体温3.8℃，伴少气乏力，口苦咽干，不欲食，脉弦数，舌红，苔薄腻。此乃少阳证，投小柴胡3剂，每天1剂，水煎服。

二诊：2009年12月13日。服药后，口苦减，食稍增，体温38℃，再用3剂观察。

三诊：2009年12月16日。体温恢复正常，口苦咽干已去，舌淡红苔白稍腻，脉缓，守原方加陈皮10g，以善其后。

【按】马主任认为，“寒热往来”应包括两方面的含义：其一，客观上有体温的升高及下降，即体温的波动；其二，主观上患者自觉发冷和发热相交替。以上两点均应属于寒热往来的范畴。此例患者高热40余天，体温波动不退，有典型的寒热往来症状，兼症有口苦、咽干、不欲食等，即可用和解少阳之法。他曾治高热多例，均用小柴胡原方3~5剂便愈，可见古方之神奇。具体用法用量：柴胡、黄芩各30g，量少效差或无效；党参20g，清半夏15~20g，炙甘草15g，生姜3~5片，大枣6枚。水煎，最好在发热前1小时服，取截断之意。

十五、黑色素病

孙某，男，36岁，2009年10月20日初诊。

患者面色黧黑10年之久，经市内各大医院皮肤专科确诊为黑色素病，均无很好疗效，求治中医。来诊时，除脸上皮肤明显色黑，其余皮肤均正常。自诉：手足欠温，冬天怕冷，余无所苦。鉴于肾主水，其色黑，马元起主任认为，此属肾阳亏虚，不能制水所致，用温肾法，徐徐调之。

处方：金匮肾气丸，每次服2丸，日二次，连续服，以愈为期。

【按】半年后见到患者，面色已恢复到正常，且告每天服肾气丸3丸或4丸，从未间断。服药后自觉手足转温，冬天不觉冷，是肾阳恢复也。马元起主任用此法治疗两例，用药均需半年以上，并嘱少饮酒，慎劳作。

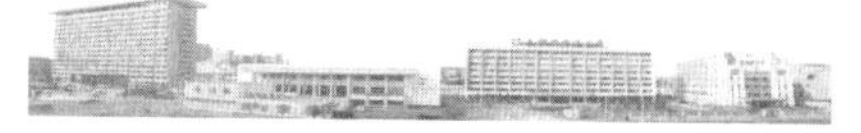

论　　著

一、论文

[1] 马元起．针刺治疗婴幼儿腹泻．天津中医，1987，(5)：34～35.
[2] 马元起．中药治疗妊娠剧吐．天津中医，1988，(5)：42.
[3] 马元起．清燥救肺汤临床应用．天津中医，1992，(6)：5.

【整理者】

马涛　男，1968年生，毕业于天津中医学院本科，主任医师，现在天津中医药大学第一附属医院针灸部工作。

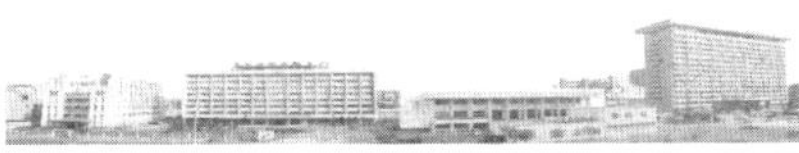

马 连 珍

名家传略

一、名家简介

马连珍（1937—2003），男，汉族，河北省玉田县人，中共党员，原天津市中医医院心内科主任。毕生致力于中医学教学、科研与临床工作，尤其在心血管疾病的中医临床治疗方面颇有建树。全国500名老中医专家，全国老中医药专家学术经验继承工作指导教师，享受国务院政府特殊津贴。天津市著名中医心血管病学专家，天津市第二批中医传承工作室——马连珍学术思想研究室导师、学术思想研究对象。曾就职于天津中医学院第一附属医院内科，并任天津中医学院讲师，后任天津市中医医院心内科主任。曾被评为天津市市级劳动模范，优秀共产党员，局级先进共产党员，院级模范、先进个人等。曾连续担任天津药材公司技术顾问。兼任天津市中医学会心血管学科组副组长等。

二、业医简史

马连珍主任1961年毕业于天津中医学院（现天津中医药大学），5年学习期间勤奋钻研，为日后奠定了扎实的专业基础。毕业同年至1983年就职于天津中医学院附属医院（现天津中医药大学第一附属医院），任内科主治医师，同时担任天津中医学院讲师、天津中医学院研究生班辅导老师，从事医学教学、科研与临床工作。在院期间，除系统的理论学习外，师从名老中医董晓初先生，对其经验进行全面的挖掘、整理和继承，使其经验得到了较好的传承和发扬。参加中医一附院“651”丸的研制，也为马主任成为中医心血管病方面的学术中坚打下了坚实的基础。1962年，到天津市传染病医院进修一年。1976年，参加天津市免疫学习班，进行3个月的学习。1981年到天津市胸科医院进行为期一年半的心血管内科专业的进修学习。1984年调入天津市中医医院工作，任内科副主任。1986年晋升副主任医师，1991年任天津市中医医院心内科主任。工作期间任劳任怨，克己奉公，医术精湛，他所负责的心内科设有55张床位，主要收治各种心血管疾病患者。危重患者多，病情变化快，但多年来全病房未出现任何差错和事故，治愈率、门诊量、床位周转率及使用率、病房管理等居全院最好水平，创造了良好的社会效益和经济效益，连续多年被评为先进集体和局级先进单位。

马主任从事中医工作40余载，潜心研究心血管疾病的中医治疗，虚心学习，勇于探索，善于思考，不仅在中西医界前辈的关怀与指导下积累了丰富的临床经验，还形成了独立的思路和方法，遣方用药，贴切精当，颇有建树。其治心血管系统疾病颇具匠心，以辨

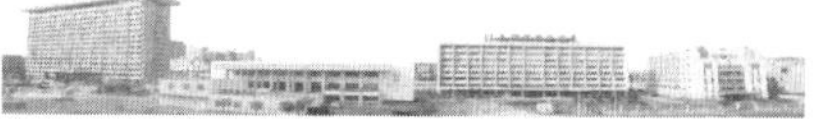

证精准、药简价廉、疗效显著为众人所称道，是学验俱丰、享誉津门的著名中医心血管病学专家。

三、主要贡献

马主任带领心内科继承和发展了中医药治疗各种心脏疾患的学术思想和临床经验，始终坚持“以中医中药为主，中西医并重，中医药现代化”的理念，运用中西医结合方法，在冠心病、心绞痛、心肌梗死、心律失常、心力衰竭、风心病、肺心病、高血压病、高血脂、高黏血症、心肌炎、心肌病等疾病的诊断治疗方面积累了丰富的临床经验，取得了满意的疗效。运用中西药消除胸痛、眩晕、头痛、心悸、失眠、水肿等症状，形成了一套完整独特的治疗方案，突出了个体化治疗的特点。

马主任在工作中始终坚持继承发扬中医学的优良传统，刻苦钻研，大胆创新，并学习掌握西医的诊断方法，形成了自己治疗心脏病的特色。在心肺同治的学术思想指导下，研制出“参附强心丸”，治疗慢性心功能不全，在我市几家大医院临床观察千余例，总有效率达90%以上。1989年经卫生部批准，并经过天津市有关专家鉴定，由达仁堂制药厂获准字，于1990年正式投放市场，填补了中成药治疗慢性心力衰竭的空白。其中红参大补元气，为君，回阳气于垂绝；附子回阳补火，散寒除湿，化气行水，兼暖脾土，为臣；葶苈子、防己除湿利水，泻肺涤痰；水红花子逐瘀行水。全方直中病机，标本兼顾，收效不凡，既为患者缓解病痛，也为整个科室今后的科研工作、临床治疗等奠定了基础。同时，马主任还研制了“心痛膏”，具有宣痹通阳、逐瘀止痛的作用，可缓解心绞痛，改善心肌缺血，经110例的临床统计，显效、有效率在90%以上。

马主任除在医院参加临床工作外，还先后参与了中医医院肿瘤小组和心血管小组的科研工作，参加了董晓初老中医学术思想与临床医案的整编工作，先后在国家、省市级有关期刊上发表学术论文近20篇。他还利用大量的业余时间参与编写、主持《当代中医外治临床大全》一书，任副主编、常务编委。该书由北京中国中医药出版社出版，约120万字，是一本阐述中药外治为主的工具书，对中医临床、教学、科研具有较高的参考价值。

在教学方面，马主任自1963年带教各级中医学院实习生，1970年开始曾担任各类进修生、研究生、本科生及西学中班的教学和辅导工作。先后为中医学院、中医学院提高班、西学中班以及南开、红桥、河北夜大讲授中医理论与临床课，培养住院医师十余人，作为老中医药专家学术经验继承工作指导教师，指导学术继承人多名。

学术思想

一、治学以医德为先，创新以继承为要

医德高尚，治学严谨。马主任六十年代从医，为名师之徒，秉承着“对待患者要一丝不苟，即使百事在身，也要患者第一”，“治病救人是天职，要对得起患者，对得起良心”的职业信条，言传身教，影响着众多后学。马主任为人忠厚善良，对待患者不分贫贱富贵一样仔细诊治，遇到经济困难的病人，总是认真询问病情，选用价廉效高的药品，还经常为患者垫付医药费。他注重医德，以“济世康民”“救死扶伤”为医者之根本宗旨。只要病房有疑难重症患者，即使是假日，马主任也总是亲自诊治并反复推敲研究处方用药。

振兴中华，发扬国粹。中医学有着悠久的历史，后世学子肩负着继承和发扬中医学的重大责任。马主任把培养年青一代视为己任。他常说："我的知识不是属于个人，而是永远归属于人民，应该回报于祖国，应该全心全意地为患者服务。"他从不保守，总是把自己的知识毫无保留地讲解给学生，望他们将中医学发扬光大。马主任临证中仔细推敲每一味中药的疗效，在病房管理中强调中医中药的作用。他对事业的责任心，对中医的热爱，永远是鞭策后辈前进的力量。

熟读经典，博采众长。马主任对于古典经文的学习孜孜不倦，刻苦勤奋，基础深厚，尤对《内经》《伤寒论》等经典著作更是反复研究，于临床有指导意义的经文逐字逐句地理解。他认为经典著作是古人实践的总结，文字精炼而含蓄，所以要认真仔细地反复细读，才能抓住其中的要领和精髓，只有熟读才能深得其中妙理，从中琢磨出规律性的东西。尤其对于不懂的古奥之句，至要费解之处，及医著名篇中的警句，更要一字一句地领会，反复切磋，正确体会其中的道理。"书读千遍，其义自见"，而不能望文生义，随意解释。马主任不仅推崇经典，而且博采众家之长，在诊病之余，还经常读《丹溪心法》《景岳全书》《温病条辨》《医宗金鉴》。他认为这些著作辨证详而方药精，临床实用，从医者不可不读。其遣方用药，除重点用《伤寒论》处方外，也宗以上诸书。

实事求是，躬勤实践。马主任为医谦虚谨慎，尊重事实，崇尚临床实践。他常告诫学生："中医学是实践性极强的科学，来不得半点虚假。任何一门科学都不能脱离实践而只读理论。若不立足于临床实践，只闭门读书，既不能验证古人，也不能验证自己，只是空头的理论家。"他强调理论与实践相结合，在实践中验证理论，做到相互为用，相互促进，才能使中医不断发展。马主任对于《伤寒论》中的 397 法 112 方掌握熟练，并指导后辈学习其中的法则，举一反三，不拘泥于一药一方。对于理解后的经文，要到实践中去证实，在实践中去芜存精，去伪存真，这样才能使中医理论不断发展和完善。

二、临证之要，舌脉为先

《素问》曰："微妙在脉，不可不察。"又曰："能合色脉，可以万全。"马主任通过长期实践，明确了舌脉不仅客观地反应人体脏腑气血运行的情况，还可以对疾病的寒热虚实定性、脏腑经络定位、深浅轻重定量、顺逆吉凶定势进行估计，尤其对心病的辨证更有无法替代的作用。心开窍于舌，在体为脉，除了结构经络上的实质联系，更重要的是心与五体、五官等具体器官的整体关系。舌脉变化可反映整体变化，首先是心的病变。马主任强调望闻问切四诊合参不能停留在理论上，而应落实到诊病治疗的实处。如临床常见的胸痹心痛之证，属阳虚血瘀必见舌质黯淡或有瘀斑，左脉涩而不畅；外感表证，右寸脉必见浮脉；舌红少苔提示胃阴不足；大病久病患者出现舌质绛而无苔，多提示胃气虚衰，预后不良。这些临床经验的积累，对临床具有十分重要的指导意义。

三、中西汇通，重在辨证

马主任师从董晓初先生，有扎实的中医理论功底。上世纪 80 年代初他曾在胸科医院进修深造，掌握中西医两种思路并扬其所长。他认为中医之所以有生命力，是因为具有科学的理论基础和辨证论治的思维方法，而现代医学可以借助先进的仪器设备对疾病作出准确诊断。欲提高中医水平，除了认真继承传统中医学术思想、深奥理论及前人宝贵的经验外，还要积极地吸收现代医学、现代自然科学和社会科学知识。但中医治病绝不能受其左右，不能一味辨病论治，如“心绞痛”即“活血化瘀”，肺感染即“清热解毒”等。即使有些许疗效，也不会持久，或者对某些患者无效，甚者可因误治变坏病，或伤元气，使原病加重。再如高血压病患者表现以眩晕为主症，同时并见面浮肢肿、舌体胖大、脉沉弦等肾阳虚衰征象，若采用传统滋阴潜降的方法治疗是徒劳无功的，只有脉证合参，给予温阳利水治疗，方能收到捷效。马主任主张用现代医学检测手段来确诊疾病，临床当中急症患者要配合西医的抢救措施，而不拘泥于中药一法一方，这是西医所长；而对于某些难于确诊的疾病，西医对症治疗效果不明显时，经过中医灵活的辨证施治，往往出奇制胜。故而马主任反复强调，辨证论治是中医的灵魂，中西医结合绝不能失去辨证论治的规范。要在古代医学经验的基础上，形成规律性的认识，以指导各类病证的治疗。

马主任在临床辨证中主要以《伤寒论》中的六经辨证为基础，因为六经辨证概括了脏腑经络气血的生理功能和病理变化，根据人体抗病力的强弱、病因的属性、病势的进展缓急等因素，将疾病演变过程中出现的各种证候进行分析、综合、归纳，从而讨论病变的部位、证候特点、损及何脏何腑、寒热趋向、邪正消长以及立法处方等问题，既是辨证的纲领，又是治疗的准则。马主任在临床中辨证准确，用方恰当，特别是对于六经病中的合病、兼证、变证等处理灵活，根据变化了的病情，重新辨证，然后依证立法选方，做到“观其脉证，知犯何逆，随证治之”。

四、扶正祛邪重温阳，心病治疗重心阳

马主任非常强调人体阳气的重要性。阳气为生命之根本，对人体起到了温煦和卫外的作用。如《内经》说：“阳气者，若天与日，失其所则折寿而不彰，故天运当以日光明，是故阳因而上卫外者也。”马主任根据经文所论，认为阳气在人体当中的作用，就像自然界中太阳的作用一样重要。阳气旺盛则人体正气充足，血运通畅，气血调和，阴平阳秘。如果阳气不足则出现阴寒内盛，阴阳失调，从而导致寒热病变。阳虚严重时，外则卫阳不固，血脉失于流畅，不能温煦肌肤，内则水谷不化精微，变生痰饮水湿，导致疾病的发生。因而马主任在治疗心脏病的过程中，提出温阳助气以推动血液运行的理论，在临床中研制出了“参附强心丸”治疗慢性心衰，以温补心肾之阳气，达到益气强心的作用。

马主任在提出温助阳气的同时，还强调人体正气的作用。他认为，虽然外邪是致病的因素，但更重要的还有人体正气的不足，如《灵枢·百病始生》曰“风雨寒热，不得虚邪，不能独伤人。此必因虚邪之风，与其身形，两虚相得，乃客其形”，明确提出了邪不能独伤人。疾病的发生必须具备“外邪”与“身形之虚”即外因与内因两个条件，外邪只有通过内邪才能起致病的作用，即“正气存内，邪不可干，邪之所凑，其气必虚”，所以在临证中要重视“扶正以祛邪”。邪正相争不仅关系着疾病的发生发展，而且决定着疾病的预后和转归。治疗通过用药物扶助人体的阳气、正气，以增加其抗邪能力，使病邪不能深入人体而驱邪外出。马主任除了扶阳助气，还主张治病用药不能伤正。他认为正气不足的原因，有原发于先天的禀赋不足，也有继发于后天的各种致病因素的影响，或医生用药不当、失治、误治等造成内伤脏腑，使化源不足，气血耗伤。扶正与祛邪在临床中不能顾此失彼，要详细观察，全面辨证。

中医有关心的生理及心病的各种临床表现，早在《内经》中就已有详细的记载。如

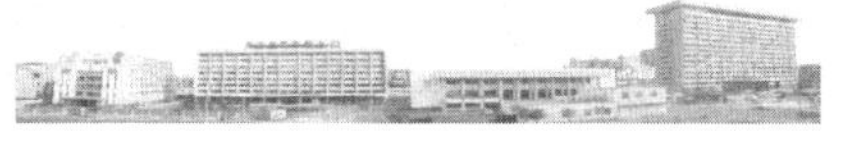

《灵枢·九针十二原》云："阳中之阳，心也。"心为阳脏，居于胸中，而胸为清阳之位，故为阳中之阳脏。心主血脉，是心的主要生理功能之一，是指心推动和调控血液在经脉中正常运行，使之起到营养全身各脏腑组织的作用。心主血脉的主要动力，有赖于心阳的鼓舞与推动作用。心为君主之官，主宰神明是心的另一重要功能，《素问·灵兰秘典论》有载："心者，君主之官也，神明出焉。"心之所以能够主神明，关键也在心阳。正如《素问·生气通天论》所说，"阳气者，精则养神"，心阳能够奉养心神，才能保证人体精神活动的正常发挥。马主任从以上功能特点出发来治疗心系疾病，认为心阳虚弱是心系疾病发生发展的根本所在，只要抓住心阳虚弱这一主要病理基础，就能从整体上把握住心病的主要矛盾。

五、继仲景学说，重心肾阳气

马主任在辨证过程中，十分强调中医的整体观：将人体看成是一个有机的整体，在结构上不可分割，在功能上相互协调、相互为用，在病理上相互影响；同时也认识到人体与自然环境、气候变化有着密切的关系，共同形成一个整体。人体正常的生命活动，一方面要靠各脏腑组织发挥自己的功能，另一方面要靠脏腑间相辅相成的协调作用和相反相成的制约作用，才能维持生理平衡。这种整体作用在心的统一指挥下，机体才能生机不息，即所谓"主明则下安……主不明则十二官危。"

马主任将人体看成一个整体，将生命和疾病都看成一个不断变化的过程。他认为心系疾病的发生是以少阴心肾为轴的病理改变。心肾两脏在生理上关系密切，具体体现在：第一，心肾经络相互联属，心肾两脏相互交通，阴阳水火的升降是通过足少阴肾经和手厥阴心包经的相互联系来实现的；第二，心为君火，肾为相火，君火相火相互滋生、相互制约；第三，肾藏精，心主神，精与神相互化生。大凡在论及心肾关系时，多以水火升降为论，概言之即心火下降于肾，与肾阳共司温煦肾阴，使肾水不寒；肾水上济于心，与心阴共同滋养心阳，使心火不亢。

马主任认为，心肾关系不独于此，在心系疾病的发展演变过程中还要强调肾中元阳对心阳的温煦作用。仲景在注重心阳的基础上，更重视心肾阳气的作用。《素问·五脏生成》云："心之合脉也，其荣色也，其主肾也。"肾为先天之本，为十二经脉之根，元阴元阳之所系。张景岳对心肾关系也曾论述："心本乎肾，所以上不宁者，未有不由乎下，心气虚者，未有不因乎精。"肾中精气乃人体生命之本，其中肾阳对人体各组织器官起推动与温煦作用，而心首当其冲。只有肾精充盈，阳盛阴秘，心得肾阳温煦推动，心气才能充沛，动血有权。当心肾功能失调，表现为心阳虚衰、肾阴不足时，则出现心肾不交、水火不能相济的症状，表现为心悸、胸闷、心痛、水肿等。马主任从心肾的生理特点出发，强调心系疾病的病位在心而本在肾的论点，在"欲补心必先实肾，欲补肾必先宁心"的理论指导下，采用温补心肾的治疗原则治疗心系疾病，尤其在充血性心力衰竭、缓慢性心律失常、高血压病等的治疗中广泛应用。

六、胸痹不独治心，而系五脏

马主任认为胸痹心痛病的发生多与年老体虚、饮食不当、寒邪内侵、情志失调等因素有关。《素问·举痛论》曰："寒气入经而稽迟，泣而不行，客于脉外则血少，客于脉中则气不通，故卒然而痛。"《金匮要略·胸痹心痛短气病脉证治》指出胸痹心痛病的病因

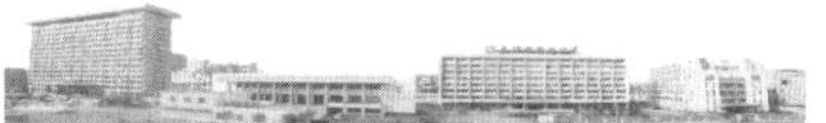

病机为："阳微阴弦，即胸痹而痛，所以然者，责其极虚也。今阳虚知在上焦，所以胸痹心痛者，以其阴弦故也。"马主任认为本证病理机制属心阳虚衰，阴寒凝滞，乃本虚标实之证。病位在心，涉及肝、脾、胃、肺、肾，故本证不能只从一个方面论治，而需根据患者临床症状，从五脏出发，辨证论治，方得奇效。

马主任还指出人体是一个整体，心与肝、心与脾、心与肺、心与肾、心与胃是相互为用、相互影响的。

心之为病与胃的关系密不可分。《素问·平人气象论》曰："胃之大络，名曰虚里，贯膈络肺，出于左乳下，其动应衣，脉宗气也。"《灵枢·经别》记载："足阳明之正……属胃，散之脾，上通于心"，故临床上胸痹心痛病多见胃系症状。

随着现代人生活方式的改变，竞争压力增大，多见肝气不舒，失于调达，肝郁气滞，气滞血瘀，痹阻于胸，胸阳不振，则发胸痹心痛病。《素问·脏气法时论》云："心病者，胸中痛，胁支满，胁下痛，膺背肩甲间痛，两臂内痛。"《灵枢·厥病》载："厥心痛，色苍苍如死状，终日不得太息，肝心痛也。"《薛氏医案·求病脏》亦指出："肝气通则心气和，肝气滞则心气乏。"《血证论》说："以肝属木，木气冲和条达，不致遏郁，则血脉通畅"。

心肺同居上焦，心主血，肺主气；心主行血，肺主呼吸；心主血脉，肺朝百脉，肺主宗气，贯通心脉，两者相互配合，保证气血的正常运行，维持机体各脏腑组织的新陈代谢。气为血之帅，气行则血行，心与肺，血与气，是相互依存的。气行则血行，血至气亦至。所以，若血无气的推动，则血失统帅而瘀滞不行；气无血的运载，则气无所依而涣散不收。因此在病理上，肺的宣肃功能失调，可影响心主行血的功能，而致血液运行失常。反之，心的功能失调，导致血行异常时，也会影响肺的宣发和肃降，从而出现心肺亏虚，气虚血瘀，痹阻于胸，不通则痛。

《灵枢·经脉》曰："脾之大络，名曰大包，出渊腋下三寸，布胸胁。"《灵枢·营气》则指出，营气"从脾注心中"。《素问·玉机真脏论》明确指出"心受气于脾"，《灵枢·厥病》则更进一步将脾胃失调所致的心痛定名为"胃心痛""脾心痛"。《灵枢·杂病》也说："心痛……取足太阴。"脾胃为后天之本，气血生化之源，若脾胃之气旺盛，则气血来源充足，心血满盈，若中焦阳气强健，心阳得以温煦，则阴寒可去，气充血通，因此心脏与脾胃密切相关，脾胃失调可以导致心病，发生胸痹心痛。

心居胸中属阳，在五行属火，肾在腹中属阴，在五行属水。心与肾的关系即上下阴阳水火的关系。生理状态下，心火下降于肾，与肾阳共同温煦肾阴，使肾水不寒；肾水上济于心，使心火不亢。心肾这种关系遭到破坏，形成了病理状态，称之为心肾不交。

马主任对心系疾患的治疗创立了心肝同治法、心脾同治法、心肺同治法、心肾同治法与心胃同治法。他在多年临床中，虽遵从五脏论治的学术思想，但不拘泥于固有形式，处方灵活，将此思路运用至临床中，疗效显著，为中医诊治胸痹病提供了依据。

七、调和肝脾，斡旋气机

马主任临床辨证十分重视气机升降在人体中的作用。他认为，心系疾病虽以心阳虚弱为主要病理基础，但也不能忽视气滞痰浊等证在疾病发展过程中的作用。肝能疏通、畅达全身气机，能储藏血液，调节血量，肝经别络上胸贯膈，且肝升肺降，可见肝气对畅调宗

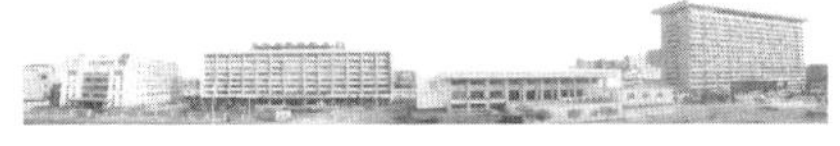

气（心气）具有重要作用。肝气疏则心脉舒畅，心脉通则血运有常。脾胃居中焦，为气机升降枢纽，脾胃升降正常，则五脏六腑升降有序，气机协调，若中焦气机壅滞，胃之大络受阻，则心脉淤滞。因此，肝脾二脏对人体气血运行与气机升降调节有着十分重要的作用，故马主任在心病治疗时常强调燮理脏腑气血，平调升降，斡旋气机，常用以下三法：

（一）疏利少阳法

心属火，肝胆属木，肝胆与心为母子关系，其病理影响不外母病及子与子病及母。情志抑郁，木郁化火，上扰心神，证见心悸不宁、心烦、口苦口干、胸胁胀满、苔腻，脉弦。治宜清解少阳之邪，调畅气机之郁滞。小柴胡汤寒热并用，升降协调，仲景名言其能使上焦得通，津液得下，胃气因和，故小柴胡汤有疏利三焦，调和上下升降，宣通内外经络，运转枢机之功。马主任临床常用小柴胡汤加黄连、黄柏调理气机，疏利痰湿等壅滞之邪，治疗高脂血症、冠心病、更年期综合征等。

（二）辛苦通降法

泄中有开，通而能降，并使气机畅利，以恢复中焦升降机能，临床常用药有黄连、吴茱萸、法半夏、生姜或干姜等。其中黄连、吴茱萸相合，即古方左金丸，是苦辛通降法中有代表性的一种配伍。黄连清肝火，佐以吴茱萸辛开肝郁，引热下行，清泄郁火而平降诸逆。前人说泻肝之用，苦辛为宜，临床上使用于肝火犯胃所致胸痹心痛，并根据不同的配伍，组成“心肝同治”“心胃同治”法。

（三）调和肝脾法

肝主疏泄，调畅气机，有疏达脾胃的作用；脾胃居中焦，升清降浊。肝脾共司中焦枢机，使清阳得升，浊阴得降。病理情况下，肝气郁结，不能疏土，或土壅木郁，都可使气机壅滞，心脉不畅而发心悸、胸痹之证，症见心慌，胸痛常于饭后发作或加剧，纳呆，脘满，胁肋胀痛，嗳气，或见神疲，乏力，便溏，舌淡苔白或腻，脉弦滑或弦缓。治疗常用四逆散加减调理肝脾，肝郁脾虚合用归脾汤，或选用逍遥散加减以疏肝健脾。

临证经验

一、冠心病、心绞痛治疗经验

（一）擅用“温”“通”两法

心居上焦，其性属火，为阳中之太阳。心的生理特点概括起来有四个方面：即心阳居上，照化阴寒；心为君主，主宰神明；心阳鼓动，主于血脉；心阳温煦，上利清窍。以上均离不开“心以阳气为主体”这一基本特点。《素问·生气通天论》曰：“阳气者，若天与日，失其所则折寿而不彰。”心阳虚弱是心系疾病发展变化的病理核心。

马主任在治疗心系疾病时，从心的功能特点出发，针对心阳虚弱这一主要病理基础，而立“温通心阳”这一治疗大法，并以细辛、桂枝、赤芍药、当归、通草为温通心阳，散寒通脉的基本方剂。方中桂枝辛甘助阳，入心，走血分，通利血脉，温通心中阳气；当归、赤芍药养血活血通脉；细辛、通草通血脉，散寒邪。合而达到温通心阳、散寒通脉之功。本方桂枝 10～15g，当归、赤芍药一般用量为 10g，细辛 3g，马主任临床把此方作为基础方剂，针对兼证的不同，依证化裁，在温通心阳的前提下，对症依法变方，以此派生出许多治法，成为心系疾病治法中的一个重要组成部分。

1. 温通心阳，宣痹止痛法

马主任认为，胸痹心痛多因心阳不足，心脉不畅而致，而心主血脉有赖于脾胃运化水谷精气的不断补充方能脉道充盈，宗气旺盛，循环畅通。而中阳虚弱，寒邪上逆，可致胸阳不展，心脉痹阻。他始终强调后天之本对心阳的滋生和温煦作用，因此在温通心阳基础上加高良姜、荜茇、冰片、白芷温中散寒止痛；人参益气补中，回复心阳；薄荷、冰片、白芷芳香开窍，宣通痹阻；丹参、川芎活血通脉。诸药合用，达到温阳宣痹、活血止痛之效。马主任以此方治疗冠心病心绞痛临床收效显著，并已将此方制成胶囊，取名“定痛救心胶囊”，被广泛用于临床。

2. 温通心阳，理气宽中法

脾胃居中焦，通连上下，为气机升降之枢纽。脾胃升降正常，则五脏六腑升降有序，气机协调。如脾胃升降失调，特别是胃气上逆，气机郁闷，或食滞中脘，和降失司，或阳明燥结，浊气上逆，均可使气机壅滞，胃之大络受阻，心脉瘀滞。此证患者舌脉虽仍为舌体胖大，但舌质暗淡，脉弦细，以心阳虚弱、心脉痹阻为特征。舌苔见黄厚腻或白腻为中焦气滞湿阻表现，治法宜标本同治，在温通心阳基础上，加川楝子、延胡索理气活血止痛；吴茱萸、黄连苦辛通降，恢复中焦升降气机；枳实宽中理气；厚朴下气除满。此法又称“心胃同治”法。

3. 温通心阳，化瘀通络法

心阳虚弱，无力推动血液在经脉中正常运行，则血运瘀滞，心脉痹阻。《灵枢·经脉》云：“手少阴气绝，则脉不通，脉不通则血不流。”阳虚日久必致血瘀，舌质见瘀斑或舌体紫暗，脉涩。治以温通心阳、化瘀通络之法。常选用丹参、川芎、赤芍药、红花、降香活血化瘀；水蛭、三七散瘀通络破滞；五灵脂、蒲黄活血化瘀，通利血脉。此法为标本同治之法。

4. 温通心阳，重镇安神法

心阳虚不能维护心主，奉养心神，则心中空虚，惊悸不安，甚至出现心阳不能敛摄心神而致心神浮越于外的烦躁，甚而惊狂。《灵枢·邪客》说：“心者，五脏六腑之大主也，精神之所舍也。”因此，在温通心阳基础上加生龙骨、生牡蛎、生龙齿重镇安神，远志、酸枣仁、炙甘草宁心定悸。

5. 温通心阳，疏肝理气法

足厥阴肝经与手厥阴心包经经络相通，故胸痹有“肝为起病之源，心为传病之所”之说。七情过激，肝气郁结，母病及子，心血为之瘀阻，心脉不通；素体柔滞，心气易滞，若肝经寒凝气滞不解，则心阳痹阻不通。故而在温通心阳基础上加疏肝理气的柴胡疏肝散、肝着汤（茜草、旋覆花）调畅气机，丹参饮理气活血。

（二）从五脏论治冠心病、心绞痛

1. 温通心阳，和胃止痛——心胃同治

症状：胸闷，憋气，心悸，气短，心前区疼痛牵及后背，胃脘部胀闷不舒、隐隐作痛，纳少，寐差，舌质胖淡，苔白厚腻，脉沉。

组方：定痛救心汤合半夏泻心汤加减。

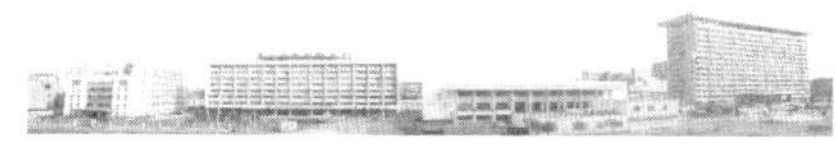

用药：细辛3g，良姜、白芷、荜茇、半夏、黄连、黄芩、党参、甘草各10g，冰片0.3g（冲服），丹参24g，干姜6g，大枣5枚。上药水煎服，每日1剂，每日2次，早晚各1次，饭后温服。奏效后可根据病情继续服用，辨证加减。

2. 宣痹通阳，舒肝止痛——心肝同治

症状：胸闷，气短，心悸，失眠多梦，后背压迫沉重感，两目干涩。

组方：定痛救心汤合归脾汤加减。

用药：细辛3g，良姜、白芷、荜茇、白术、党参、当归、炙草、远志各10g，冰片0.3g（冲服）。

如表现肝郁之症，伴两胁胀满、口苦咽干，应加用柴胡舒肝散。用药：细辛3g，良姜、白芷、荜茇、柴胡、川芎、香附、枳壳、陈皮、甘草、赤芍各10g。同上法服用。

3. 温阳止痛，宣肺降逆——心肺同治

症状：胸闷憋气，心悸气短，心痛彻背，咳嗽气喘，痰白质黏，口唇青紫，舌苔黄腻，脉滑数。

组方：定痛救心汤合二陈汤加减。

用药：细辛3g，良姜、白芷、荜茇、陈皮、半夏、茯苓、甘草、杏仁各10g，黄芪30g，大枣5枚。同上法服用。

4. 温补心阳，健脾行气——心脾同治

症状：胸闷憋气，面黄少华，心悸腹胀，纳少便溏，少气懒言，舌淡苔白，脉细弱。

组方：定痛救心汤合附子理中汤加减。

用药：细辛3g，良姜、白芷、荜茇、附子（先煎）、党参、甘草、白术各10g，干姜6g。如上法服用。

5. 温通心肾，活血止痛——心肾同治

症状：心悸怔忡，胸闷憋气，失眠多梦，肢肿尿少，后背刺痛，腰酸腿软，舌质胖淡，有齿痕，苔白，脉沉细无力。

组方：定痛救心汤合参附汤加减。

用药：细辛3g，良姜、白芷、荜茇、红参（先煎）、淡附子（先煎）、泽泻、甘草各10g，丹参24g，黄芪、云苓、猪苓各30g。

（三）温阳活血法治疗冠心病、心绞痛

心绞痛是指心脏本身病损所致的一种病症，以“两乳之间，鸠尾之间”即膻中部位与左胸疼痛为主。多由心脏阴阳气血偏虚以及寒凝、热结、痰阻、气滞，最终引起血瘀。其病位在心，但发病与心、肝、肾、脾脏的盛衰有关，可在心气、心阳、心血、心阴不足，或肝、脾、肾失调的基础上，兼有痰浊、血瘀、气滞、寒凝等病变，总属本虚标实之病证。

马主任认为，胸痹心痛病位在心，病机在于“阳微阴弦”，即上焦阳气不足，下焦阴寒内盛，此乃本虚标实之证。心主阳气，又主血脉，心脏依赖阳气鼓动血液运行而维持其生理功能。如心阳不足，寒自内生，鼓动无力，脉络瘀阻，不通则痛。根据其发病的机理，在治疗上制定了温阳宣痹、活血化瘀法。

温阳宣痹、活血化瘀法的关键在于助阳，体现了阳气在人体中起到的推动和温煦作

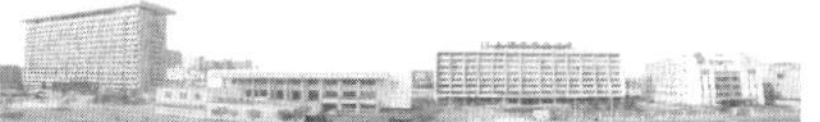

用。马主任在临床中强调辨证施治，认为治疗心绞痛温阳宣痹很重要，活血化瘀也不可忽视。所以马主任用活血化瘀方法治疗，代表方为冠Ⅱ丸。

1. 温阳祛寒，活血化瘀

病机：诸阳受气于胸中，心阳不振，复受寒邪，以致阴寒盛于心胸，阳气失展，寒凝心脉，营血运行失畅而致血脉瘀阻。

症状：胸闷心痛，形寒肢冷，心悸气短，心痛彻背，背痛彻胸，遇寒心痛加剧，痛如针刺，舌紫暗，苔薄白，脉紧。

组方：冠Ⅱ丸合当归四逆汤加减。

用药：丹参24g，桃仁10g，红花10g，川芎10g，赤芍10g，降香10g，当归10g，桂枝10g，细辛3g，甘草10g，通草10g。

2. 疏肝理气，活血化瘀

病机：清·沈金鳌《杂病源流犀烛·心病源流》云："心痛之不同如此，总之七情之由作心痛。"情志抑郁，气滞上焦，胸阳失展，血脉不和，故胸闷隐痛。气滞则血脉运行不畅，故而血瘀，为气滞血瘀证。

症状：心胸满闷，隐痛阵阵，痛无定处，时有太息，兼有脘腹胀满，舌红苔薄腻，脉弦细。

组方：冠Ⅱ丸合柴胡疏肝散加减。

用药：丹参24g，桃仁10g，川芎10g，赤芍10g，降香10g，红花10g，柴胡10g，香附10g，枳壳10g，炙甘草10g。

3. 温通心肾，活血化瘀

病机：心阳不足，久而及肾，或肾阳不足，不能鼓动心阳，阳气不振，血脉失于温运，痹阻不畅，发为心痛；同时心肾阳虚，阴寒痰饮乘于阳位，阻滞心脉，而发心痛。

症状：心胸剧痛，胸脘满闷，心悸气短，畏寒肢冷，腰酸乏力，微肿，舌质淡暗，苔白腻，脉沉细无力。

组方：冠Ⅱ丸合参附汤加减。

用药：丹参24g，桃仁10g，红花10g，川芎10g，赤芍10g，降香10g，红参10g，淡附子10g（先煎），肉桂4g，薏苡仁20g。

4. 滋补肝肾，活血化瘀

病机：年老体衰，肾阴不足，不能上济于心，心火旺盛，阴血耗伤，心脉失于濡养，血脉不能正常运行，则出现瘀血之象。

症状：胸闷憋气，心前区隐痛，腰膝酸软，喘息不得卧，头晕，耳鸣，心烦不寐，舌质红绛，少苔，脉细涩。

组方：冠Ⅱ丸合二至丸加味。

用药：丹参24g，川芎10g，桃仁10g，红花10g，赤芍10g，降香10g，女贞子12g，旱莲草15g，龟板15g。

5. 活血化瘀，通脉止痛

病机：寒凝、热结、痰阻、气滞、气虚等因素皆可致血脉郁滞而为瘀血。瘀血停聚不散，心脉不通，故作疼痛，如刺如绞，痛处不移。《素问·脉要精微论》云："脉者，血之府……涩则心痛。”血为气母，瘀血痹阻，则气机不运，而见胸闷；若肝气郁结，气滞则血瘀，闭塞心脉，故卒然剧痛。

症状：心胸疼痛较剧，如刺如绞，痛有定处，伴胸闷，或因暴怒而致心胸剧痛，舌暗红，紫暗或有瘀斑，或舌下血脉青紫，脉弦涩或结代。

组方：冠Ⅱ丸合血府逐瘀汤加减。

用药：丹参 24g，桃仁 10g，红花 10g，川芎 10g，赤芍 10g，降香 10g，当归 10g，生地 10g，桔梗 10g，甘草 10g，牛膝 10g，柴胡 10g。

马主任强调无论何因所引起的心痛，即使临床中血瘀的证候不明显，但由于“心主血脉”，“心痹者，脉不通”，故总与“心脉痹阻”的病机有关，辨证时对病程短者，应考虑其伴有血脉涩滞，对病程长者，则应顾及其伴有瘀痹心脉。

二、缓慢性心律失常治疗经验

缓慢性心律失常属中医学的“胸痹迟脉证”范畴。从本病临床见证剖析，心慌、气短为心主血脉、藏神功能失常，脉迟、神疲、恶寒病根在肾，为命门火衰。马主任指出，本病病位在心，其本在肾，尤其是肾阳对心气的激发推动作用至关重要。因此，心肾阳气不足，不能温煦周身脏腑血脉，寒凝心脉，脉络不畅是本病的主要病机。治疗上以“回复心肾阳气，固表通卫”为基本法则。以人参、附子为主，温通心肾之阳，并与升散阳气、宣通瘀滞及调和营卫法进行配伍，体现了用药温热、辛散的特点。基本方中麻黄辛温开散，助营脉通畅，一般用量为 10～15g，逐渐加大，且宜用炙麻黄，去其生用走表发汗之力；附子与人参等量，一般用 10～15g，温经助阳，通行十二经，该药宜先煎 40～60 分钟，以使更好发挥药力，同时减少毒性；桂枝辛温入血分，通心阳，调营卫；细辛为少阴经引经药，且能助附子温经散寒；赤芍药佐制桂枝、附子之温燥；生黄芪健脾补气，配合人参、桂枝振奋心阳；仙灵脾补肾壮阳。在此方基础上加减配伍，其具体应用主要有以下几法：

（一）温补心肾，和营通脉

马主任认为本病是以心肾阳微，脉络瘀滞为主，故拟用本法，临床注意加减配伍。如男性患者常配合青娥丸（补骨脂、胡桃肉、巴戟天、杜仲炭、肉苁蓉、乳香、没药）以补肾填髓壮阳；女性患者在此基础上加二仙汤（仙灵脾、仙茅、巴戟天、当归、知母、黄柏）化裁，补肾益精，调理冲任。

（二）温补心肾，益气健脾

脾为后天之本，气血生化之源，通过脾气的运化升清作用以营养四肢百骸，故脾气虚弱之人常表现为倦怠懒言、头昏气短、乏力等症，马主任在应用此法时常注意与补脾益气药的配伍，如红参、太子参、茯苓、白术等。

（三）温补心肾，疏肝解郁

马主任临证除灵活应用中医辨证论治外，同时提倡因人、因地、因时制宜，注意社会环境因素对疾病的影响。由于生活节奏加快，竞争日渐激烈，临床伴见肝郁不疏者尤为多见，故在应用此法时，常根据个体差异与疏肝解郁方药配伍应用，常用药有石菖蒲、远志、郁金等以疏肝解郁，开畅心窍，宣通气机。

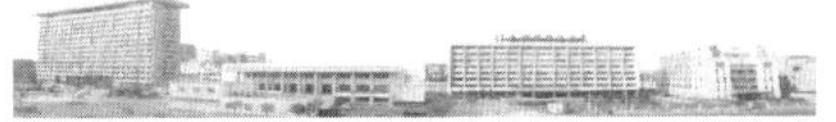

（四）温补心肾，活血化瘀

阳气虚弱，血行不畅，常导致瘀血为患，见舌质紫暗或有瘀斑，脉来涩而不畅。“气为血之帅，血为气之母”，临床可加用炒水蛭、三七粉、丹参、川芎等祛瘀通络。

（五）温补心肾，益气养阴

本病日久，阳损及阴，可形成阴阳俱损之证，临床见心烦、心悸、失眠、多梦等症。此时宜加用五味子、麦冬、玉竹、生地黄等，于阳中求阴，阴中求阳。

三、高血压治疗经验

“阳常有余，阴常不足”是高血压病发展演变的关键，以调节肝肾阴阳平衡为治疗原则，用药多以凉润潜降为主，辛温燥烈之品慎用，这已成为传统治疗高血压的手段。马主任根据多年临床观察，认为心主神明和肾主水与高血压病的发生有关。由于肾阳不足，火不生土，制水失职，上凌于心则心悸，上泛清阳则头眩。此证患者以眩晕为主症，必见舌体胖大，舌质黯淡，舌边有齿痕，脉沉弦等体征。故而设立温阳利水法，以真武汤为主方，配伍吴茱萸汤温中补肾，降逆止呕，瞿麦、萹蓄、泽泻、车前子利水渗湿，茯苓、猪苓、黄芪、防己健脾利湿，茺蔚子活血利水、清头目。该方法的确立对传统方法有一定的补充。

马主任将温阳利水法用于高血压病的治疗，是在仲景理论的指导下，依据本病虚实并存、病机因果及水易变动的特点，将温阳与利水有机结合。首先，选方用药体现了标本同治，补泻兼施：泻药（利水）有补药相济，则泻不伐正；补药有泻药相辅，则补而不壅，且邪去则补益更为得力，同时在温补肾阳的前提下，注意培土制水，助脾之化源以助肾，药物配伍如黄芪、白术、茯苓等。其次，动静相合，刚柔相济。辛热苦温药性刚燥，动而不守，但用之不妥易于伤阴；滋阴寒凉药性阴柔，静而不走，用之不当易于碍阳。附子、生姜、吴茱萸辛散走动，温燥助阳，泽泻、茯苓、猪苓、瞿麦、萹蓄动而下行利水，白芍阴柔酸敛、性静下沉归肾。本方将诸药配伍，能守能行，可收可散，使开合相宜，气化水行，阴阳协调。本法的灵活配伍，可避免药物偏性之弊而各尽其长，这与传统高血压病治疗方法有异曲同工之效。

马主任在临床治疗高血压病时，按“眩晕”辨证论治，采取一系列独特的治疗用药，还将利湿法运用到其中，皆取得良好疗效。

（一）平肝息风，利湿降压

《内经》曰：“诸风掉眩，皆属于肝。”平素阳盛之体，忧郁、恼怒太过，肝失条达，肝气郁结，气郁化火生风，上扰头目，表现为血压增高，头晕头胀，面色如醉，目胀耳鸣，脑部热痛，心中烦热，胸胁胀满，甚者昏不知人，四肢活动不利，舌质红，脉弦。治以平肝息风，安神潜阳并利湿，药用：全蝎、僵蚕、蜈蚣、地龙、磁石、代赭石、寒水石、生石决、生蛤壳、紫石英、云茯苓、猪苓、萹蓄、瞿麦。头痛加川芎、桃红、牛膝。

（二）健脾化痰，利湿降压

因饮食不节，肥甘太过或忧思劳倦，损伤脾胃，脾阳不振，脾失健运，水湿内停，积聚成痰，痰浊中阻，上蒙清窍，而发高血压病；或脾肾气虚，不能化气行水，水湿内泛，内阻经络，清阳不升，清窍失养而致头晕。伴头重头痛，脘闷纳呆，甚者呕恶，肢肿，舌苔白腻，脉弦滑。药用：半夏、白术、天麻、橘红、薏苡仁、木香、砂仁、枳壳、云茯苓、猪苓、车前草、萹蓄、瞿麦。有脘闷、口苦，可加枳实、厚朴、黄连。

（三）活血化瘀，利湿降压

因久病、烦劳过度或情志不畅，造成气血亏虚或瘀滞。气为血帅，气虚则血脉运行不畅而瘀阻；另气郁也可致血瘀；瘀血内停，阻滞经络，气血不能上荣于头目，或瘀血上冲，上扰清窍而致高血压。症见头晕头痛，日久难愈，痛有定处，伴心悸怔忡，胸胁胀痛，急躁易怒，舌暗红有瘀斑，脉涩。药用：桃仁、红花、当归、川芎、赤芍、柴胡、枳壳、牛膝、五灵脂、蒲黄、马鞭草、刘寄奴、茯苓、猪苓、萹蓄、瞿麦、车前草。可加全蝎、地龙等。

（四）补益气血，利湿降压

因先天不足、年老久病耗伤气血，气虚则清阳不升，头目失养；血虚肝失所养，虚风内动可致高血压；另因忧思过度，饮食不慎，损伤脾胃，气血生化之源不足致亏虚等。症见面白少华，四肢无力，动则心慌，气短，心悸，失眠，或食少便溏，舌淡，脉细。药用：党参、白术、黄芪、桂枝、当归、生姜、大枣、茯苓、猪苓、萹蓄、瞿麦、泽泻、车前草。脘闷嗳气者，可加木香、香附、砂仁。

（五）补益肾精，利湿降压

久病消耗，年老肾衰，先天不足或劳役过度，均可伤肾，使肾精亏耗。脑为髓之海，髓海不足则脑转耳鸣，脑失所养，致眩晕、高血压病。症见头晕耳鸣，面色晦暗少华，腰膝酸软，神疲乏力，心悸不安，甚者尿少肢肿，舌淡，脉沉细。药用：党参、制附子、仙茅、淫羊藿、补骨脂、骨碎补、当归、巴戟天、杜仲、知母、黄柏、牛膝、云茯苓、猪苓、泽泻、萹蓄、瞿麦、车前草。可随症加黄芪、防已等。

（六）温补脾肾，利湿降压

因饮食不节，情志不畅等损伤脾肾，可致脾肾阳虚，脾虚湿盛，肾虚气化不利，水湿泛溢，虚实夹杂，气机不利，清阳不升，湿浊阻碍而致高血压病。症见头晕或头痛，面黄或面色㿠白，神疲倦怠，头重肢沉，四末欠温或肢肿，舌质淡胖苔白，脉沉细。药用：红参、制附子、桂枝、黄芪、白术、白芍、当归、吴茱萸、生姜、大枣、茯苓、猪苓、萹蓄、瞿麦、泽泻、车前草。可加葛根、山萸肉、黄精。

四、充血性心力衰竭治疗经验

充血性心力衰竭以心脏舒缩无力，前后负荷过重，肺循环、体循环瘀血为病变机制，临床主要表现为心悸气短、喘促不能平卧、形寒肢冷、体倦乏力、尿少肢肿。马主任认为其症状当属仲景《伤寒论》少阴病篇之少阴寒化证范畴，病变机制为心肾阳气虚衰。心肾二脏主司人体气血运行与水液代谢，心肾阳虚，不温脾阳，运化失常则腹满纳呆、肢体作肿；肾阳虚衰，水气内停，上凌心肺，肾不纳气可致喘息、咳嗽不能平卧；心肾阳虚不能鼓动营血运行常致肝郁血瘀。由此可见，本病虽以心肾为本，但与肺、脾、肝三脏有密切联系。且在疾病的发展演变过程中常表现出“心肾阳虚，血瘀水停”之本虚标实证。因而在治疗时遵循“回复心肾阳气，救逆固脱”的治疗法则，同时根据兼证的不同采用不同的治疗方法，并运用中医整体观以及脏腑辨证理论，达到心肾同治、心肝肾同治、心脾肾同治、心肺肾同治的目的，治疗充血性心力衰竭均取得良效。

（一）回阳救逆法——心肾同治

心肾阳气虚衰，阴寒内盛是本病发生发展的主要病变机制，故而立大温大补之法，并以该方法作为本病治疗的主要法则，选用人参、附子为君，用量相等，一般用量为10～15g。人参甘温力宏，大补脾胃之元气，以固后天；附子大辛大热，温壮元阳，大补先天。二药相配，可上助心阳，下补肾命，中补脾土。黄芪补气固表助阳，并助人参、附子之力，加茯苓、猪苓淡渗利湿，桑白皮、葶苈子泻肺利水。此方补利兼施，标本兼顾，相得益彰。

（二）回阳利水法——心脾肾同治

脾胃为后天之本，位居中州。脾主湿，心肾阳衰累及于脾，或素体脾虚，健运失司，不能制水，使水湿下注，则肾气虚羸，终至心、脾、肾阳气俱虚，水湿停聚。临床表现以腹胀、脘满、肢肿的右心衰竭症状为主。用药特点：主方加干姜、白术、防己温中健脾，培土制水，健脾之化源以助肾；木香、大腹皮、陈葫芦、水红花子、川椒目行气消瘀利水。

（三）回阳肃肺平喘法——心肺肾同治

肾阳虚衰，蒸化不及，水饮停聚，下焦阴寒水气上凌心肺，或兼风寒外束，肺气郁闭，失其清肃之职而见喘咳之症。用药特点：常以主方与小青龙汤化裁。麻黄、桂枝、干姜、细辛辛散解表，温肺化饮；干姜能温脾肺之寒，使脾能散精，上归于肺，通调水道，下输膀胱，使水液不致停蓄为患；白芍药、五味子酸温收敛，止咳平喘，以防麻黄、干姜、细辛耗散肺气。该方配伍，收中有散，散中有收，收散相伍，相反相成，邪去而正不伤，使上下宣通，阴阳协调，能守能行，令肺气宣降有权，饮去气降而咳喘自平，肺开则水自通调，体现了中医学“动静相合”“刚柔相济”的施治特点。痰黄质黏不易咳吐者，为饮邪化热，可寒热并用，加生石膏、黄芩、远志等。

（四）回阳行瘀法——心肝肾同治

心肾阳气虚衰，气微不能鼓动营血畅达，致肝经血瘀，络脉郁阻，或因水肿日久，壅塞气机，血脉不畅。其病机特点突出了虚、水、瘀，临证表现以胁肋胀痛、肌肤甲错、唇黯或两颧黯红或肢体作肿为主症。《血证论》云：“病血者，未尝不病水；病水者，未尝不病血。”“瘀血化水，也发水肿。”用药特点：主方加炒水蛭、三七粉、鳖甲、穿山甲、郁金、红花、赤芍药等化瘀通络，达到温阳、活血、利水功效。

（五）回阳益气复脉法

《素问·阴阳应象大论》说：“阴在内，阳之守也，阳在外，阴之使也。”马主任认为，本证气阴双损，阳气将脱，阴液耗竭，出现汗出，喘满不能平卧，四末欠温，为气阴两伤、阴阳俱虚之证。用药特点：人参、附子加麦门冬、五味子、五加皮、玉竹益气养阴，强心救逆；龟板、蛤蚧、沉香补肾纳气。

（六）通补兼施法

马主任在使用回阳救逆法时十分重视与理气通腑法的配伍，寓温补于通下之中。徐灵胎云：“虚证宜补，实证宜泻，尽人而知之者。然或人虚而证实……若纯用补，则邪气益固；纯用攻，则正气随脱，此病未愈，彼病益深。古方所以有攻补同用之法。”本证见于正虚邪实之人，由于阳明腑实，浊气上逆，可使气机壅滞，而心气不能畅达，临床多见于

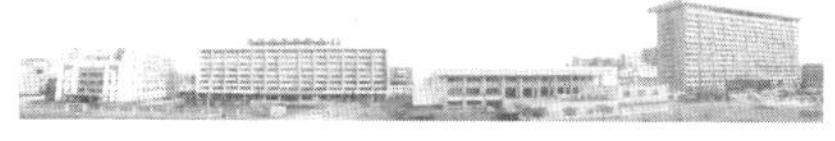

患者长时间卧床，肠蠕动减慢，每有大便秘结或数日不行。故在以人参、附子为主方的基础上，配伍大黄，通补兼施，通下不伤正，温补不助邪，同时又可行气活血，祛瘀生新。马主任研制的“参附强心丸”就体现了通补兼施的法则。

“参附强心丸”由《金匮要略》中的己椒苈黄丸和《妇人良方》中的参附汤加减组成，方中有人参、附子、葶苈子、大黄、桑白皮、猪苓等药。其中人参大补元气；附子大辛大热，入心、肾二经，上助心阳以通脉，中温脾阳以健运，下补肾阳以益火。二药共用，回复心肾阳气，扶正固本。桑白皮、葶苈子泻肺行水，猪苓利水渗湿，大黄荡涤肠胃。本方通补兼施，活血利水，标本兼治，相得益彰。

五、病毒性心肌炎治疗经验

（一）驱邪与扶正

病毒性心肌炎多起于外感之后，然外感者众多，而酿成病毒心肌炎者甚少，可见本病发生当有内外两种因素。《灵枢·百病始生》曰：“风雨寒热，不得虚，邪不能独伤人。”《素问·评热病论》曰：“邪之所凑，其气必虚。”可见，正气不足，不能抗御外邪是本病发生的重要因素。但有邪仍应驱邪，而以扶正祛邪为多用，如伴有风热上壅，咽喉肿痛时，在清热利咽解毒的同时，注重与黄芪、防风益气固表法的配伍。

（二）重视脾胃

病毒性心肌炎的病位主要在心，中医认为与中焦脾胃关系密切。本病多见小儿，易于伤食停积，损伤脾胃。脾失健运，痰湿内阻，郁而化热，痰热上扰而致心悸。脾运失职，气血生化乏源，气虚卫阳不固，营阴不守，又易复感时邪，故在本病的治疗过程中，健运中焦不容忽视，马主任多以保和散化裁应用。

（三）清补同用

病毒性心肌炎慢性期病机复杂，常有寒热错杂，虚实并见，正虚邪恋的情况，此时宜注重补气和滋阴护液。补气常用黄芪、太子参，滋阴善用麦冬、玉竹、五味子等，并与温通心阳、活血化瘀法配伍。“清补法”是马主任临床常选用的方法，即在应用以上法则的同时注重和疏解时邪、清热解毒等法的配伍应用，祛邪不伤正，扶正不留邪。对临床常见的心律失常后遗症，在辨证的基础上，配合苦参、黄连、葛根、羌活等，临床效果颇佳。

六、其他脏腑病证治疗经验

马主任治疗心系疾病疗效卓著，名扬津门，而治疗内科其他脏腑疾病亦颇具特色。

（一）调畅气机治脾胃

马主任治疗脾胃病，宗前人“治脾则以健而运，治胃则以通为补”之说，强调调节脾胃气机升降是治疗脾胃病的关键。无论寒热虚实，水湿痰浊均可导致中焦气滞，脾胃升降失调，影响水谷精微的敷布，因此在不同的治法中注重与行气宽中法的配伍。砂仁、枳壳行气宽中，化湿和胃，厚朴下气除满，为治疗脾胃病常配伍的药物。左金丸辛开苦降，金铃子散行气止痛，是常用的方剂。随着饮食的改善，生活节奏加快，湿热蕴结，中焦气机不畅而致脾胃病尤其多见，表现为胃脘胀满、嗳气频作、纳呆不食、舌苔厚腻，多见于本虚标实之证。在胃十二指肠球部溃疡的活动期、慢性胃炎急性发作期多见此证。此时马主任善用仙方活命饮加减化裁。该方有疡科第一方之称，用该方治疗脾胃病，意在清热化湿，理气行滞，活血止痛，急则治标。马主任在此选用“内病外治方”，认为“有是证，用是方”，只要认证准确，不必拘泥选方。他临床根据脾胃升降为顺、本寒标热的特点，认为应用本方宜中病即止，切勿久用，以免苦寒太过伤气伤阴。对于以痛为主的脾胃病，马主任在理气活血止痛的方法中，配伍温中开散法，常用甘松、荜澄茄、九香虫温开散结，理气止痛。

（二）疏通气机治肝

肝的主要生理功能是主疏泄，喜条达而恶抑郁。肝的疏泄功能主要关系着气机的调畅，它在人的精神情志活动、消化功能活动、气血运行等方面都起着重要作用。肝的疏泄功能正常，气机调畅，则气血和平，心情舒畅，可协助脾胃气机的升降，完成正常的消化吸收过程，又可协助人体血液的运行，使之调畅，不致瘀滞，且可通利三焦，疏通水道等。如果肝的疏泄失常，气机失调，可引起肝气郁结，肝郁化火，肝木克伤脾土，母病及子，出现“肝心痛”，肝胆湿热，郁而发黄，血瘀水阻引起癥瘕积聚等诸多变证。马主任认为肝最忌气滞，治宜疏肝调气，常用疏肝理气方有柴胡疏肝散、肝着汤，对那些阴阳乖戾，偏弱偏亢的患者宜用玳玳花、玫瑰花、苏梗、厚朴花、远志、佛手等疏肝解郁，芳香理脾；气滞血瘀者用丹参饮、血府逐瘀汤；肝郁气滞，少阳枢机不利用小柴胡汤；肝胆湿热，郁蒸发黄用甘露消毒丹等。“见肝之病，当先实脾”，故疏肝理气的同时，勿忘健脾。

（三）宣发肃降治肺

肺主气，为五脏六腑之华盖，主宣发肃降，临床肺的病变多以“咳”“痰”“喘”为主症，病机有寒热虚实之异，病位有表里深浅之分，均影响肺的宣降功能，肺气上逆而为咳、为喘。马主任常选用前胡、白前、桔梗、杏仁、胆南星等苦辛之品，能宣能通，作为治疗本病配伍的药物。同时根据脏腑表里关系，治肺不忘理气通腑，腑气通畅则咳喘自平，用枳壳、厚朴、莱菔子、大黄等。咳喘病久，虚实错杂之证，当从肺、脾、肾多脏论治，正所谓“五脏六腑皆能令人咳，非独肺也”。

（四）补肾固涩治肾

肾为先天之本，主水藏精，内寓元阴元阳，为人体生命的原动力。如果人的精气渐衰，形体随之衰老。肾阳虚衰，肾不化气行水，则水液停聚；固摄失权，则精微下泄；肾中阴阳失调，导致人体气机升降失常，脏腑功能紊乱。可见其他脏腑病变大多累及于肾，或肾脏病变迁及他脏。马主任擅治心病，重视肾对心病的影响及肾阳在心病发展过程中的作用。他特别强调，肾气虚衰是衰老的重要原因。临床所见更年期综合征、冠心病、高血压、糖尿病等大多发病于45岁以后，肾气衰减之时，马主任常用二仙汤、青蛾丸补肾壮阳，益精填髓；菟丝子、桑螵蛸补肾固涩。对因肾气不固，失其封藏固摄之权，精关不固而致的消渴证，临床使用五子衍宗丸补肾阳，滋肾阴，固涩精气。对久病咳喘，肺肾两虚之证多配伍蛤蚧，补肾纳气定喘。

七、常用药物应用经验

（一）附子

附子之功在回阳救逆，温补肾阳，通阳止痛，助阳除湿。古今善用附子者，首推张仲景。《伤寒论》112方中，应用附子的就有二十几首。在使用附子的处方中最重要的代表方为四逆汤。该方主治阳气衰微，阴寒内盛而致四肢厥逆、脉沉微细。方中用附子大辛大热温肾助阳，驱散寒邪为主药；干姜温中散寒，助附子加强回阳之功；炙甘草补中，温养阳气。三药配伍，组成回阳救逆的代表方剂。马主任在治疗心血管疾病方面，突出强调温阳的重要性，在诸多方剂中，都以附子为君药。他用附子并不以四肢厥逆、冷汗大出、下利清谷、脉微欲绝为指征。他说心系疾病基本病机是心阳虚衰或心肾阳虚，多见心悸、怔忡、短气、神疲乏力、舌体胖大、舌质黯淡、脉沉细弱，故以附子为主药，振奋心肾之阳，伍以人参、桂枝、干姜、茯苓、猪苓等，每收捷效。

马主任常用的药对有：

（1）附子配干姜：增加回阳救逆作用。附子无干姜不热。近代药理研究表明，姜、附同用，强心作用比单用附子更强。

（2）附子配人参：回阳救逆，益气固脱。

（3）附子配白术：附子补先天，白术补后天，为术附汤意，培补先后天，有温肾健脾利水功效。

（4）附子配桂枝：温通肾阳以助心阳，并能调和营卫。

（5）附子配生地：阴中求阳，阳中求阴，阳生阴长之用。

（6）附子配川军：温阳通下，活血化瘀。

（7）附子配黄连、连翘：辛热与苦寒配伍，温热而不化燥伤津损阴，用于本寒标热之证。

（8）关于附子的用量及方法，马主任常以10g为度，阳虚重证最大用量至15g，一般为10g，12g，15g，逐渐递增，同时要因人因地因时制宜，结合个体差异。个别患者可以用到30g。临床应用不当，常致中毒。制附子毒性低，但不失其温阳强心的效果。本药宜先煎。

（二）桂枝

桂枝味辛甘，入心经，为温通心阳之要药。桂枝是仲景在《伤寒论》中应用最广泛的药物之一，以桂枝为主药组成的桂枝汤被后世医家称为群方之首。桂枝具有解肌和营、温助心阳、温经止痛、通阳利水等功效，清代邹润安谓“桂枝用之道有六，曰和营，曰通阳，曰利水，曰下气，曰行瘀，曰补中”。

马主任认为心病之治，首重心阳，遣方用药常以桂枝为君药。桂枝甘温助阳，入心走血分，味辛能通，走而不守，故马主任说，温通心阳，非桂枝莫属。《伤寒明理论》曰“其气虚者，由阳气内弱，心下空虚，正气因动而悸也”，此即无阳以宣其气也。治宜温通心阳，以宣其气，使心气复振。气虚血瘀之胸痹心痛证，常用桂枝配细辛、当归、赤芍、白芷等，治疗心阳不足，阳气浮越而致心悸、怔忡；桂枝配伍甘涩质重的生龙齿、生龙牡，有收有散，温通心阳，重镇安神定悸。桂枝辛甘助阳，温中补虚，性散主行，芍药味酸性寒，和营缓急，性涩收敛，二药配伍，起到了辛散而不伤阴，酸寒而不恋邪，通营达卫，温中缓急止痛的作用。

桂枝温通经脉，马主任用桂枝，亦取其辛温通阳之性，既散经脉之寒邪，又温通阳气，鼓舞血行，使寒散不凝，血赢而通。用于治疗风寒湿痹，常配伍土鳖虫、蜈蚣、川乌、羌活、独活等。桂枝温化痰饮，治疗水饮上凌心肺或外寒束肺致心悸、喘、咳之证，马主任常用小青龙汤化裁。

古人云：桂枝下咽，阳盛则弊。马主任在临床上，见有阴虚内热，咽喉肿痛者，慎用

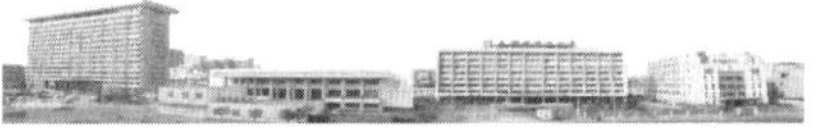

桂枝。

（三）茯苓

茯苓气味甘平，能补能泻。以茯苓组成的方剂，如五苓散、苓桂术甘汤、真武汤、桂枝茯苓丸等临床疗效显著，已成为千古名方。马主任临床常应用茯苓，并与他药配伍，组合巧妙，法度严谨。

1. 茯苓配附子

见于真武汤，用于阳虚水湿不化。附子大辛大热，茯苓得附子补火生土，使水有所归，附子得茯苓则增其温运利水除湿之功，用于阳虚水泛型眩晕。

2. 茯苓配桂枝

桂枝得茯苓则不发表而专于化气利水，茯苓得桂枝通阳除湿，两者合用，有利水化饮作用，正合仲景“病痰饮者，当以温药和之”之义。

3. 茯苓配猪苓

二者皆可淡渗利湿，与治水湿之泽泻、冬瓜皮等配伍有较强的利水消肿作用。

4. 茯苓配半夏

半夏燥湿化痰止呕，茯苓健脾化饮，茯苓配法半夏健脾和胃止呕，配清半夏燥湿化痰。

5. 茯苓配人参

人参健脾益气，扶正补虚，二药配伍，使人参补而不滞，为临床常用健脾药。

（四）虫类药使用经验

虫类药的使用，是马主任数十年临床经验的积累，在不同的疾病治法中配伍应用，往往可起到事半功倍的作用。

1. 全蝎、僵蚕、蜈蚣

马主任常以此三种虫类药联合使用。三种药物的药性归经基本相似，均入肝经，具有平肝息风之功，同时又可通络活血，临床常与血府逐瘀汤配伍应用，化瘀、通络、息风、醒神开窍，用于治疗风阳上扰，脉络瘀阻的眩晕、头痛及中风后遗症。对久病兼气虚者，与补阳还五汤配伍应用。

2. 僵蚕、蝉衣

僵蚕味咸辛，性平，蝉衣味甘，性寒，两药均归肺、肝二经，具有疏风泄热止痉功效。马主任在治疗病毒性心肌炎时常配伍应用僵蚕、蝉衣两药。他认为僵蚕、蝉衣具有免疫抑制、抗过敏、抗病毒及诱生干扰素的作用。

3. 水蛭

水蛭味咸苦，性平，入肝、膀胱经，具有破血瘀、散积聚、通经脉、利水道作用。张锡纯曰：水蛭破血瘀而不伤新血，专入血分而不伤气分。马主任强调临床用水蛭需审证用药，无论初病在经、既病在络之瘀血，还是寒邪凝结成块的瘀血皆可使用，但宜中病即止。常与三七粉配伍，相互为用，增强活血散瘀止痛作用。现代药理作用表明，水蛭具有抗凝纤溶、抑制血小板聚集、抗血栓等作用，并能增强心肌营养与冠脉血流量，对组织缺血缺氧有保护作用。

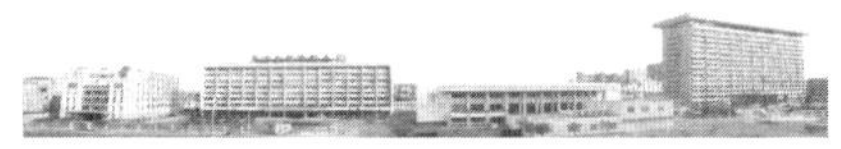

4. 九香虫

九香虫性温，味咸，入肝、脾、肾经，有补肾壮阳、理气通络止痛之功。《本草纲目》谓之“虫中之至佳者”。入丸散中，以扶衰弱最宜。马主任治疗胃脘痛，常用九香虫配甘松。九香虫为气分血药，擅长行气活血止痛。甘松芳香醒脾，温而不燥，两药相合，理气宽中止痛。若属气滞胃痛，常配合陈皮、苏梗、香附、柴胡等；脾胃虚寒者，常配合黄芪、荜澄茄、白术、茯苓等。

医案选介

一、冠心病、心绞痛验案

（一）心胃同治案

张某，女，54 岁。近日出现心前区疼痛，伴胃脘部胀闷，时胸闷心悸，舌质胖淡，苔白腻，脉沉。既往有冠心病、慢性胃炎史。

西医诊断：冠心病心绞痛，慢性胃炎。

中医诊断：胸痹心痛病。

辨证：脾胃虚弱，心脉痹阻。

治法：温通心阳，和胃止痛。

处方：定痛救心汤合半夏泻心汤加减。

细辛 3g，良姜 10g，白芷 10g，荜茇 10g，半夏 10g，黄连 10g，黄芩 10g，党参 10g，甘草 10g，冰片 0.3g（冲服），丹参 24g，干姜 6g，大枣 5 枚。

水煎服，每日 1 剂，早晚各 1 次，饭后温服。服药 4 剂，病情好转。

【按】心之为病与胃的关系密不可分，临床上胸痹心痛病多见胃系症状。

（二）心肝同治案

李某，男，62 岁。近日由于生气后情绪波动，造成胸胁胀满不舒，心前区、后背沉重疼痛，舌质红苔黄，脉弦。既往有高血压、冠心病史。

西医诊断：冠心病心绞痛，高血压。

中医诊断：胸痹心痛病。

辨证：肝郁气滞，心脉瘀阻。

治法：宣痹通阳，疏肝止痛。

处方：定痛救心汤合柴胡疏肝散加减。

细辛 3g，良姜 10g，白芷 10g，荜茇 10g，柴胡 10g，川芎 10g，香附 10g，枳壳 10g，陈皮 10g，甘草 10g，赤芍 10g。

水煎服，每日 1 剂，早晚各 1 次，饭后温服。4 剂好转，疗效良好。

【按】现代人多见肝气不舒，失于调达，肝郁气滞，气滞血瘀，痹阻于胸，胸阳不宣，则发胸痹心痛病。心肝同治，则常取捷效。

（三）心肺同治案

唐某，女，58 岁。每年冬季发作哮喘，咳白痰，伴有心痛彻背，口唇紫疳。有慢性支气管炎史 10 年，肺心病、冠心病史 5 年。

西医诊断：冠心病心绞痛，哮喘，慢性支气管炎，肺心病。

中医诊断：胸痹心痛病。

辨证：肺气亏虚，心脉瘀阻。

治法：温阳止痛，宣肺降逆。

处方：定痛救心汤合二陈汤加减。

细辛3g，良姜10g，白芷10g，荜茇10g，陈皮10g，半夏10g，茯苓10g，甘草10g，杏仁10g，黄芪30g，大枣5枚。

水煎服，每日1剂，早晚各1次，饭后温服。疗效满意。于立冬前以上方10剂煎服，连服两年，均已奏效。

【按】心肺居上焦，心与肺相互依存。心肺亏虚，气虚血瘀，痹阻于胸，不通则痛。

（四）心脾同治案

病案1

柴某，男，67岁。近日出现胸闷憋气，心前区隐痛。查心电图示心肌缺血。有五更泻病史，经常腹痛便溏，少气懒言。

西医诊断：冠心病心绞痛，心肌缺血。

中医诊断：胸痹心痛病。

辨证：心脾阳虚。

治法：温补心阳，健脾行气。

处方：定痛救心汤合附子理中汤加减。

细辛3g，良姜10g，白芷10g，荜茇10g，附子（先煎）10g，党参10g，甘草10g，白术10g，干姜6g。

水煎服，每日1剂，早晚各1次，饭后温服。服上方5剂，疗效满意。

【按】脾胃为后天之本，气血生化之源，若中焦阳气强健，心阳得以温煦，则阴寒可去，气充血通，因此心脏与脾胃密切相关，脾胃失调可以导致心病，发生胸痹心痛病。

病案2

李某，男，55岁，2002年10月15日初诊。

近1个月来，因工作繁忙，应酬较多，常感胸闷、气短、心前区疼痛，以饱餐后和饮酒后多发，伴倦怠乏力，面色少华，失眠，食欲不振，脘闷，大便溏薄，舌质黯淡，苔白腻，脉细滑。高血压病史10年，冠心病史2年余，伴有高脂血症。

心脏彩超示：主动脉硬化，左房增大，符合冠心病改变。

心电图示：ST段下移，T波倒置。

西医诊断：冠心病心绞痛，高血压，高脂血症。

中医诊断：胸痹心痛病。

辨证：心脾两虚，痰瘀交阻。

治法：益气健脾，化瘀祛痰。

处方：党参12g，茯苓15g，白术15g，丹参24g，炙甘草10g，香附10g，砂仁10g，枳壳10g，川芎10g，瓜蒌10g，薤白10g，黄芪30g，酸枣仁30g，焦四仙40g。

日1剂，水煎服。服药7剂后，面色较前红润，胸闷、心前区疼痛明显减轻，胃纳

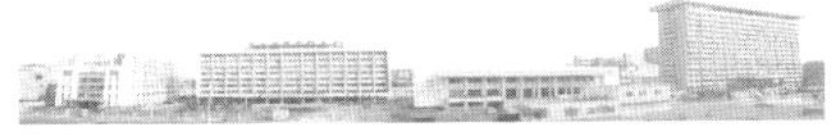

增，大便成形，寐安，舌质黯淡，苔薄白。前方减焦四仙、酸枣仁，加三七（冲）、细辛各3g。继服7剂。

再诊，胸闷、气短及心前区疼痛基本消失，复查心电图示：ST段回基线，T波较前直立。守方服药月余，未再复发，复查心电图大致正常。

【按】胸痹心痛属本虚标实之证。以气虚为其根本，由于心气虚无力推动血液的运行而生瘀血。脾气虚无以运化则生痰浊，痰浊积聚日久则痰瘀胶结，痹阻血脉而发病，益气健脾养心方为治本之策。

（五）心肾同治案

王某，女，50岁。胸闷憋气，烦躁不安，心悸怔忡，失眠多梦，前胸后背疼痛，腰背酸痛，面浮肢肿。舌质嫩红少津，脉沉细无力。

西医诊断：冠心病。

中医诊断：胸痹心痛病。

辨证：心肾不交。

治法：温通心肾，活血止痛。

处方：定痛救心汤合清心莲子饮、交泰丸加减。

细辛3g，良姜10g，白芷10g，荜茇10g，栀子10g，淡豆豉10g，莲子心10g，黄连15g，肉桂3g。

7剂，水煎服，疗效满意。继服14剂，病情明显好转。

【按】心与肾的关系即上下阴阳水火的关系。心阳与肾阴的生理关系失调，肾阴不足或心火扰动使两者失去了正常的协调关系，形成病理状态，即为心肾不交。

二、冠心病验案

（一）阳虚水泛案

王某，男，58岁，工程师，2000年10月8日初诊。

经心电图检查确诊为冠心病已5年，现偶有心前区刺痛，自觉心下有一股气流上冲胸部，胸满心悸，乏力，咳嗽痰多，头晕目眩，舌淡，苔白腻而厚，脉弦细。

西医诊断：冠心病心绞痛。

中医诊断：胸痹心痛病。

辨证：阳虚水泛兼痰湿。

治法：温阳利水。

处方：苓桂术甘汤加减。

茯苓30g，桂枝10g，白术10g，甘草10g，泽泻15g，瓜蒌壳30g，薤白10g，制半夏10g，陈皮10g，杏仁10g，薏苡仁30g。

每日1剂，水煎服。6剂后心前区刺痛及气上冲感均消失，痰少咳减，胸渐舒畅。续服6剂而诸症尽去。

【按】心阳亏虚，寒水上乘，胸阳不展，则发为胸痹。临床上症状典型患者可自觉从心下或少腹有气向咽喉或心胸上冲，不典型患者自觉胸满，夜间为甚，遇寒则加重。心悸每于晨起或饱食后发作，常伴有短气、咽堵等症状。

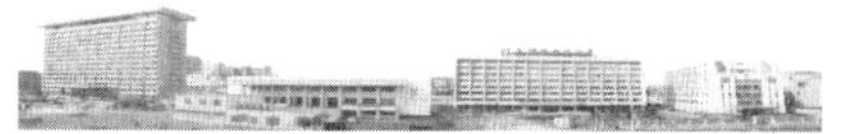

（二）气滞血瘀案

张某，女，66岁，干部，2001年8月18日初诊。

患者于2000年5月发生前壁心肌梗死，曾在当地医院治疗，心绞痛控制不满意，于2001年8月3日收住我院。入院后静滴硝酸甘油、口服扩血管药，心绞痛仍频发，请马主任会诊。症见胸闷憋气，动则心绞痛发作，伴左后背疼痛，咽部有窒塞感，汗出，面色㿠白，舌暗，苔薄白，脉弦。

西医诊断：冠心病心绞痛，陈旧性前壁心肌梗死。

中医诊断：胸痹心痛病。

辨证：气滞血瘀。

治法：行气活血。

处方：血府逐瘀汤加减。

柴胡10g，枳壳10g，白芍10g，川芎10g，香附10g，桃仁10g，红花10g，当归10g，赤芍10g，桔梗10g，牛膝10g，蒲黄10g，五灵脂10g，全蝎6g。

每日1剂，水煎服。6剂后心绞痛发作明显减少，可下床走动，故上方去全蝎，加黄芪30g，带药6剂出院。随访得知，尽剂后心绞痛消失。

【按】心气旺盛，方能血行如常。胸痹病机总属胸阳不展，气滞血瘀，闭阻心脉。临床上此类患者均有不同程度的舌暗紫或有瘀点、瘀斑，脉涩，心绞痛的特点多为压榨痛或刺痛，痛有定处，并伴有胸闷、憋气等症状。

（三）阴阳两虚案

李某，女，64岁，工人，2001年11月7日初诊。

有冠心病史15年，现心前区隐隐作痛，劳累后加重，伴胸闷憋气，心悸汗出，头晕失眠，舌淡苔白，脉沉细。

西医诊断：冠心病心绞痛。

中医诊断：胸痹心痛病。

辨证：阴阳俱虚，心神失养。

治法：阴阳双补，宁心安神。

处方：桂枝加龙骨牡蛎汤加减。

桂枝10g，白芍10g，生姜3片，大枣10枚，甘草10g，生龙骨30g，生牡蛎30g，郁金10g，石菖蒲10g，远志10g，党参10g，木香10g，珍珠母15g。

每日1剂，水煎服。服至6剂后心绞痛消失，其他症状亦明显减轻。

【按】胸痹日久，每易阳损及阴，致心之阴阳俱虚。临床上此类患者常见舌淡，苔薄白，脉沉细数，心前区隐痛，胸闷憋气，心悸汗多，头晕失眠。

三、缓慢性心律失常验案

郭某，女，50岁。初诊时间：1999年10月13日。

主诉阵发性憋气、乏力、头晕3年余。诊见头晕，胸闷，气短懒言，腰酸乏力，纳差，面黄少华，手足欠温，便溏，舌体胖大，舌质黯淡，舌苔薄白，脉沉迟，左脉涩。

动态心电图提示：窦性心律不齐，心率40～52次/min，偶发短时间窦停搏。心电图阿托品试验、异丙基肾上腺素试验阳性。心房调博试验及窦房结固有心率测定阳性，诊为

“病态窦房结综合症”。建议安装起搏器治疗，因经济原因患者不接受。曾用“阿托品”“血管扩张剂”等药治疗，效果不佳而前来就诊。

西医诊断：冠心病心绞痛，病态窦房结综合征。

中医诊断：胸痹心痛病。

辨证：心肾阳虚，脾阳不振，寒凝经脉。

治法：温补心肾，益气健脾，和营活血通脉。

处方：红参（先煎）10g，炙附子（先煎）10g，炙麻黄10g，仙茅10g，赤芍10g，巴戟天10g，当归10g，炒白术10g，莲子肉10g，砂仁10g，炙甘草10g，细辛3g，生黄芪45g，桂枝12g，仙灵脾24g，茯苓18g，知母6g。

水煎服，每日1剂，早、晚两次分服。

服药7剂，患者主症头晕、憋气、乏力明显减轻，心率52～56次/min，先后调整温阳药用量，炙麻黄、炙附子、红参增至12～15g，桂枝15g，加减治疗月余，病情明显好转，心率达56～66次/min。动态心电图示：无窦停搏。随访1年余，病情稳定。

【按】心肾阳气不足，不能温煦周身脏腑血脉，寒凝心脉，脉络不畅是本病的主要病机。

四、慢性胃肠疾病验案

（一）轻度糜烂型慢性胃炎

某男，48岁，于2002年12月就医。

患者患有慢性胃炎5年，反复发作，症见面色晦暗，消瘦，胃痛，胃胀，食欲减退，泛酸嘈杂，夜寐不安等，舌红绛少苔有裂纹，脉弦细。

镜下：慢性浅表性胃炎主要表现为点片状或条带状的红斑，病变区域往往红白相间，但以红相为主，胃黏膜欠光滑，表现为充血、水肿、出血等征象。

处方：仙方活命饮加北沙参10g，姜厚朴10g，焦神曲10g，五灵脂8g。

服药4剂，腹胀腹痛减轻，胃纳增加，大便正常。继服3月，腹胀腹痛消失，体重增加，复查胃镜胃黏膜光滑，未见充血水肿。

（二）十二指肠球部溃疡

某男，36岁，于2002年10月就医。

患者患有十二指肠球部溃疡2年，症见面色灰暗黧黑，食欲不振，阵发性胃脘痛或牵及小腹，空腹时尤甚，得食痛减，舌质红绛少津，苔花剥，脉细数。

胃镜可见：十二指肠球部水肿，充血，散在溃疡，最大5mm×4mm，大量黏液覆盖。

处方：仙方活命饮加牡丹皮15g，赤芍10g，五灵脂10g，石斛15g，知母10g，焦神曲10g。

服药4剂复诊，腹痛次数减少，食欲增加，效不更方。上方继服3个月，诸症消失。复查胃镜，十二指肠溃疡愈合。

（三）不完全性肠梗阻

某女，78岁，于2002年2月就医。

2天前因饮食不慎发生腹胀腹痛，恶心，无呕吐，腹部平片提示：少量液平，不完全性肠梗阻。因患者有过两次腹部手术史，体质较弱，家属拒绝手术，求助中医药治疗。就

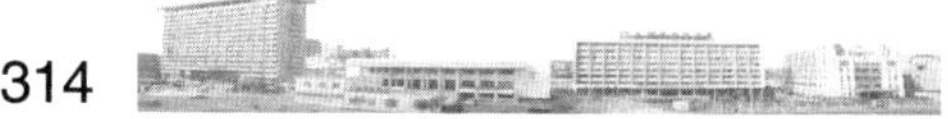

诊时面色苍白，少气懒言，腹胀，腹部隐痛，未进食，大便两天未行，舌质淡红，苔白而腻，脉弦大而滑。

处方：仙方活命饮去银花、防风，加枳实15g，焦槟榔15g，焦神曲15g，连翘18g，内金10g，沉香6g，大黄10g。

服药2剂，复诊时腹胀消失，大便已行。上方去大黄、枳实，继服4剂，诸症消失，饮食如常。

（四）慢性胆囊炎

某女，56岁，于2002年11月就医。

患有慢性胆囊炎3年，时发右上腹隐痛，稍有饮食不慎则腹痛加重，嗳气，腹胀，纳呆，大便不畅，舌质暗红少津，苔白腻，脉弦细。

肝胆超声示：胆囊回声粗糙，胆囊壁不光滑。

处方：仙方活命饮加茵陈、龙胆草15g，枳壳10g，黄柏10g，焦槟榔10g，柴胡10g。

服药4剂，腹痛次数减少，程度减轻，腹胀消失，嗳气减轻。继服3月，复查B超，胆囊回声清晰，胆囊壁较光滑。

【按】仙方活命饮出自《校注妇人良方》，被称为“疮疡第一方”，具有清热解毒、消肿溃坚、活血止痛的功效。主治疮疡肿毒初起而属阳证者。现代常化裁运用于脓疱疮、疖肿、蜂窝组织炎、乳腺炎、化脓性扁桃体炎等属于热毒实证者。运用于很多慢性胃肠疾病亦屡见奇效。究其病因病理，有异曲同工之处。慢性胃炎、胃溃疡等亦可归结为“胃痛”的范畴。其发病过程为寒热互结，气滞血瘀，营血阻滞，脉络瘀结，甚至肉腐溃烂。仙方活命饮正中病机之所在，起效快，作用强劲。

方中穿山甲攻坚理气；皂角刺软坚解毒，直达病所；防风、白芷、陈皮舒和营卫，理气解郁；乳香、没药芳香宣散，破结行气止痛；金银花、贝母、天花粉清热散结；当归尾荡涤血滞，通畅血脉；甘草解毒和中。临床辨证化裁，配合白术、枳壳、焦三仙、焦神曲、砂仁、焦槟榔、莱菔子等宽中理气、健脾和胃之品，疗效更佳。

现代证明，金银花、当归、赤芍抗菌消炎；贝母、赤芍、防风缓解胃肠平滑机痉挛；白芷、防风抑制变态反应；乳香、没药促进创面愈合，收敛生肌。马主任常提示，中医辨证胜于辨病，同病异治，异病同治，需抓住疾病症结，不必拘泥。

五、增味五痹汤验案

（一）病态窦房结综合征

赵某，男，47岁。1997年10月8日初诊。

间断发作胸闷、憋气，伴头晕、乏力2年，加重2个月。2个月前因劳倦当风诱发心慌，憋气，甚则伴头晕，眼前发黑，腰膝酸软，神疲乏力，面黄少华，舌质暗淡，舌体胖大边有齿痕，苔薄白，脉沉迟，左脉涩。

动态心电图提示：窦缓不齐，心率39～44次/分，偶发暂时间窦停搏。心电图阿托品试验、异丙基肾腺素试验阳性。心房调搏试验及窦房结固有心率测定阳性。建议安装起搏器治疗。因经济困难患者不接受，故前来服中药治疗。

西医诊断：病态窦房结综合征。

中医诊断：胸痹，眩晕。

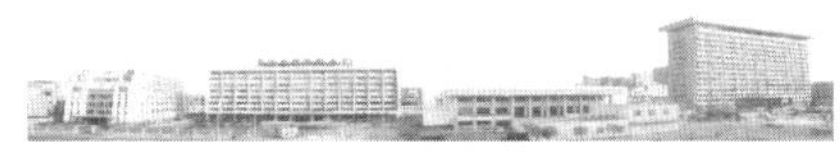

辨证：脏腑虚寒，胸阳痹阻，气血不畅

治法：温阳益气，散寒通滞。

处方：增味五痹汤加味。

炙麻黄10g，桂枝10g，红花10g，白芷10g，附子（先煎）10g，炙甘草10g，防风10g，羌活10g，葛根15g，生黄芪30g，细辛3g，红参（先煎）10g。

每日1剂，水煎服，早晚各1次。服药7剂，患者憋气、乏力明显减轻，无头晕，心率50～54次/分。

调整助阳药用量，炙麻黄、附子、红参各12g，桂枝15g。此方加减治疗1个月，病情明显好转，心率56～66次/分，动态心电图示无窦停搏，患者恢复日常工作。随访半年未复发。

【按】马主任认为，此证属胸痹迟脉证范畴，病因在于机体阳气虚衰，加之汗出当风，寒凝血脉，脉络不畅，心脉痹阻，故投以增味五痹汤温阳益气，散寒通滞。方中附子易川乌，取附子温五脏之阳功力优于川乌。选方用药切中病机，而获良效。

（二）产后关节痛

郝某，女，25岁。1998年7月25日初诊。

产后2个月，四肢关节作痛，呈游走性，无红肿，恶风，舌质淡红，舌苔薄白，脉细弱。

血沉32mm/h，抗“O”、类风湿因子均正常。

西医诊断：产后关节痛。

中医诊断：行痹。

辨证：气血不足，风邪外袭。

治法：补养气血，散风固表，温经通络。

处方：增味五痹汤化裁。

生黄芪45g，防风15g，羌活15g，葛根15g，续断15g，桑寄生15g，川乌（先煎）15g，桂枝10g，红花10g，白芷10g，防己10g，炙甘草6g。

每日1剂，水煎，分早晚2次服。服药4剂后，关节疼痛明显减轻。续服3剂后诸症消失，查血沉18mm/h。

【按】本例产后体力尚未完全恢复，气血不足，势所必然。加之暑天腠理开泄，体表虚弱，为风邪所袭，故见四肢关节游走疼痛，方用增味五痹汤。重用黄芪、防风、羌活，使全方具有补养气血、散风通络之功效，故可使四肢关节疼痛消失。

（三）腰椎管狭窄

尚某，男，48岁。1998年1月10日初诊。

因腰疼伴左下肢麻木，间歇跛行1年，加重1月而就诊。左下肢重着无力，不能行走，卧床疼痛可减轻，左小腿后外侧麻木，皮肤感觉减退，舌质暗红，苔白腻，脉濡。

腰椎CT扫描示：腰椎管狭窄。静脉滴注“能量合剂”及针灸治疗，症状不能完全缓解。

西医诊断：腰椎管狭窄。

中医诊断：着痹。

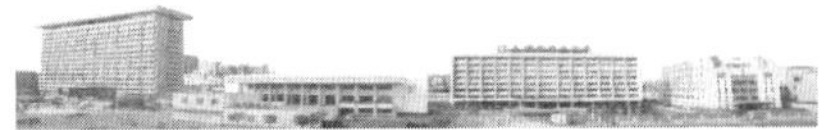

辨证：气血虚损，筋骨失养，邪气痹阻气血。

治法：补养气血，温经通络，祛湿散邪止痛。

处方：增味五痹汤化裁。

防己 30g，生黄芪 30g，羌活 24g，生麻黄 10g，桂枝 10g，红花 10g，防风 10g，白芷 10g，川乌（先煎）各 10g，葛根 24g，续断 15g，羚羊角粉 0.5g（冲服），炙甘草 6g，牛膝 20g。

每日 1 剂，水煎，分早晚 2 次服，嘱患者卧床休息。服药 7 剂，腰腿疼痛明显减轻，并可在室内适度活动。继服 14 剂后，腰腿疼痛症状消除，活动自如，恢复工作。随访半年无复发。

【按】由于长期劳损，气血虚耗，筋骨失养，风寒湿邪内侵，痹阻经络或附于肌肉、筋骨、血脉之中，壅滞不通，为本虚标实之证。本例舌脉表现，以“着痹”为主，方选增味五痹汤。重用防己、羌活祛风除湿；麻黄生用，发散风寒湿邪；川乌温经散寒止痛。诸药合用，切中病机，则病可愈。

（四）坐骨神经痛

李某，男，48 岁。于 1999 年 12 月 8 日初诊。

3 月前因坐骨神经痛，采用中西医治疗效果不显。近 2 周因天气寒冷而加重，沿右侧腰至腿后侧酸楚疼痛，舌质淡稍紫，苔薄白，脉紧。

检查：臀中部、臀线、腘窝和小腿沿坐骨神经走行有触痛点，直腿抬高试验阳性，踝反射及小腿后侧皮肤触觉均减退。

西医诊断：坐骨神经痛。

中医诊断：痛痹。

辨证：风寒湿痹阻经络，气血不通。

治法：散寒止痛，祛风除湿。

处方：增味五痹汤化裁。

麻黄（先煎）18g，川乌（先煎）10g，桂枝 10g，红花 10g，白芷 10g，葛根 15g，续断 10g，羚羊角粉 0.3g（冲服），黄芪 20g，防己 10g，防风 10g，羌活 10g，甘草 6g。

每日 1 剂，水煎，分早晚 2 次服。服 4 剂后上述症状基本消失，患者行走自如。随访至今未复发。

【按】坐骨神经痛属“痹证”范畴，本例为痛痹。其病机为风寒湿邪（以寒邪为主）客于肢体经络，经络痹阻，气血不通则痛，方用增味五痹汤。重用麻黄，以川乌易淡附子，增强散寒止痛之力，使全方具有散寒止痛、祛风除湿之功，药证合拍，疗效显著。

（五）类风湿性关节炎

刘某，女，45 岁。于 2000 年 11 月 10 日初诊。

1984 年开始关节疼痛，以四肢小关节为主，手指关节逐渐肿胀变形。近 2 周双膝关节肿胀疼痛，下肢重着无力，不能行走，生活不能自理，舌质暗红，苔白，脉濡。

检查：双膝关节明显肿胀，不能屈伸，双手食指、中指明显梭形改变。血沉 50mm/h，类风湿因子阳性。X 线摄片：双膝关节间隙变窄，双手指关节变形，间隙变窄。

西医诊断：类风湿性关节炎。

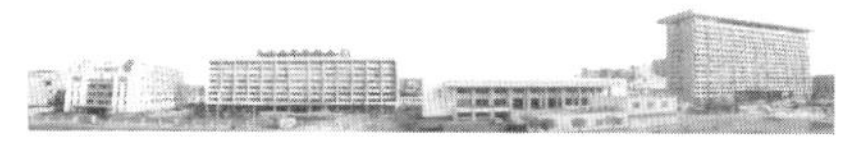

中医诊断：湿痹。

辨证：风寒湿邪留滞关节，痹阻气血，经络失和。

治法：除湿通络，祛风散寒。

处方：增味五痹汤化裁。

防己 30g，羌活 20g，麻黄（先煎）10g，桂枝 10g，红花 10g，白芷 10g，葛根 15g，淡附子（先煎）10g，续断 10g，羚羊角粉 0.3g（冲服），黄芪 20g，防风 10g，甘草 6g。

每日 1 剂，水煎，分早晚 2 次服。服 7 剂后双膝肿痛明显减轻，可扶拐行走。继服上方 14 剂后可行走自如，复查血沉 18mm/h，类风湿因子阴性。

【按】该患者病情迁延日久，为本虚标实之证，标实为寒湿留滞，闭阻气血，经络失和，故双膝关节肿胀疼痛，方用增味五痹汤。重用防己、羌活，增强祛湿通络之力，使全方具有除湿通络、祛风散寒之功效，故双膝关节肿胀疼痛较快消退。当然，这仅是急则治标之法，欲求根治，尚需治本。

六、外病方治疗内脏诸疾验案

（一）普济消毒饮案

孙某，男，20 岁，工人。2001 年 7 月 3 日初诊。

3 天前因洗凉水澡而感冒，继则出现心悸、头昏，在某医院诊为病毒性心肌炎。现心悸，胸闷，头昏，失眠，低热（体温 37.5℃），口干，咽痛，舌红而瘦，苔薄黄，脉数。

西医诊断：病毒性心肌炎。

中医诊断：心悸。

辨证：热毒攻心。

治法：清热解毒。

处方：普济消毒饮加减。

黄芩 10g，黄连 10g，连翘 20g，板蓝根 30g，马勃 10g，牛蒡子 10g，玄参 10g，桔梗 10g，陈皮 10g，薄荷 10g，僵蚕 10g，生地 10g，丹参 30g，甘草 6g。

水煎服，每日 1 剂。4 剂后发热、咽痛消失，心悸减轻，唯乏力和口干明显，上方去板蓝根、马勃、牛蒡子，加太子参、麦冬、五味子，继服 4 剂后诸症消失。

【按】普济消毒饮清热解毒、疏风散邪，为治疗大头瘟之方。马主任取其清热解毒之功，去散风之品，配以凉血活血之生地、丹参，其选方确有独到之处。

（二）当归四逆汤案

刘某，女，65 岁，农民，2001 年 12 月 3 日初诊。

心前区隐痛 4 年，近 1 周加重。现心前区隐隐作痛，牵及左后背痛，劳累后加重，伴心悸气短，形寒肢冷，舌淡苔白脉沉细。心电图示冠心病。

西医诊断：冠心病心绞痛。

中医诊断：胸痹心痛病。

辨证：阳虚血寒。

治法：温经散寒，调营通滞。

处方：当归四逆汤加减。

当归 10g，桂枝 10g，白芍 10g，生姜 3 片，大枣 10 枚，细辛 3g，通草 6g，黄芪 30g，

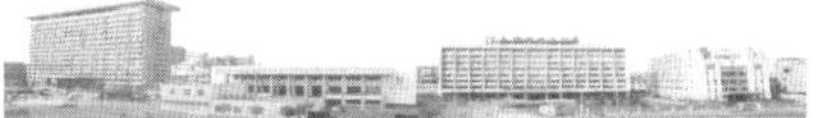

川芎 10g，红花 10g，赤芍 10g，丹参 20g。

水煎服，每日 1 剂。服 7 剂后心前区隐痛消失，偶有胸闷憋气，继服原方巩固疗效。

【按】当归四逆汤有温经散寒、养血通脉之功，临床多用于治疗手足厥冷。将本方用于冠心病，取其温经散寒、养血通脉之用，配以益气活血之黄芪、川芎、红花、赤芍、丹参，而获满意疗效。

（三）增味五痹汤案

杨某，男，31 岁，干部，2002 年 2 月 8 日初诊。

头晕、心悸、乏力 1 个月，查心电图示窦性心动过缓，心率 51 次/min。现症见头晕心悸，腰酸腿软，肢凉畏寒，体倦乏力，舌淡苔薄白，脉沉缓。

西医诊断：窦性心动过缓。

中医诊断：心悸，眩晕。

辨证：心肾阳虚。

治法：温通心肾。

处方：增味五痹汤加减。

炙麻黄 10g（先煎），淡附子 10g（先煎），桂枝 10g，红花 10g，白芷 10g，葛根 20g，黄芪 30g，防风 10g，防己 20g，羌活 10g，仙茅 10g，仙灵脾 10g，女贞子 10g，旱莲草 20g，甘草 6g。

水煎服，每日 1 剂。服 4 剂后心率升至 72 次/min，头晕、心悸偶见，腰酸畏寒消失，继服上方巩固疗效。

【按】增味五痹汤主治行痹、痛痹、着痹等，有祛风除湿、温阳散寒之效。将本方用于窦性心动过缓，是取其温通心肾之功用，配以补肾之仙茅、仙灵脾、女贞子和旱莲草，使其心率恢复正常。

（四）仙方活命饮案

韩某，男，39 岁，教师，2001 年 6 月 9 日初诊。

有十二指肠溃疡史 1 年，近 1 周因情绪波动而加重。现胃脘疼痛，口臭，牙痛，便秘，舌红，苔黄，脉弦数。

西医诊断：十二指溃疡。

中医诊断：胃痛，肠痈。

辨证：热毒壅遏，营血阻滞。

治法：清热解毒，调营和血。

处方：仙方活命饮加减。

金银花 30g，防风 10g，白芷 10g，当归 10g，陈皮 10g，白芍 10g，川贝母 10g，天花粉 20g，乳香 10g，没药 10g，穿山甲 10g，皂角刺 10g，川楝子 10g，延胡索 10g，甘草 6g。

水煎服，每日 1 剂。服 4 剂后胃脘痛大减，口臭、牙痛、便秘消失。继服原方 4 剂，胃脘痛消失。

【按】仙方活命饮主治体表部疮痈肿毒属阳证者，有清热解毒、活血消肿之功。将本方用于十二指肠溃疡，是取其清热解毒、和营调血之功，配以疏肝调气之川楝子、延胡

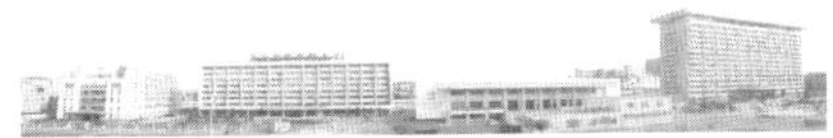

索，而使本病在短期内缓解。

以上四方原为治疗浅表部位疾病而立，马主任遵循辨证论治精神，将其用于内脏疾病的治疗，同样取得满意疗效，充分体现了异病同治的思想。

论　　著

一、论文

［1］郭庆虹，翟殿华，马连珍．吴茱萸汤的临床应用．上海中医药杂志，1964，11（10）：24.

［2］郭庆虹，马连珍．2例肝硬化腹水的辨证施治．上海中医药杂志，1965，10（6）：22－23.

［3］马连珍，郭庆虹，董晓初．以参附汤为主治疗心力衰竭3例的效果．上海中医药杂志，1965，12（11）：21－22.

［4］马连珍，天津市中医医院肿瘤组．治疗肝癌三例．天津医药，1974，（8）：409－410.

［5］阮士怡，张翰清，马连珍，等．参附汤加味治疗心力衰竭．天津医药，1977，（6）：262－264.

［6］阮士怡，原希偃，马连珍，等．中医药治疗风湿性心脏病并发慢性心衰36例疗效观察．天津医药，1982，（3）：173－175.

［7］马连珍．中西医对比观察对心肌梗塞40例的疗效比较．天津中医杂志，1983.

［8］马连珍，梁文艳．参附补心丸治疗慢性心功能不全245例．中西医结合杂志，1989，9（11）：686.

［9］马连珍．心痛膏治疗冠心病心绞痛110例疗效观察．天津中医，1990，（5）：6－9.

［10］王光明，赵林霞，马连珍．参附强心丸对慢性心功能不全患者心功能的影响．中国中西医结合急救杂志，2001，8（4）：230.

二、著作

［1］马连珍（副主编）．当代中药外治临床大全．北京：中国中医药出版社，1991.

［2］董建仁，边天羽，马连珍．津门医粹·第一辑——董晓初先生学术思想．天津：天津科学技术出版社，1989.

【整理者】

樊瑞红　女，1960年生，主任医师，学士学位，硕士生导师，1983年毕业于天津中医学院，现任天津市中医药研究院附属医院心病科主任。第二批全国老中医药专家学术经验继承工作继承人，师承马连珍主任。

王作顺　男，1966年生，主任医师，硕士学位，硕士生导师，毕业于天津中医学院，现工作于天津市中医药研究院附属医院心病科。

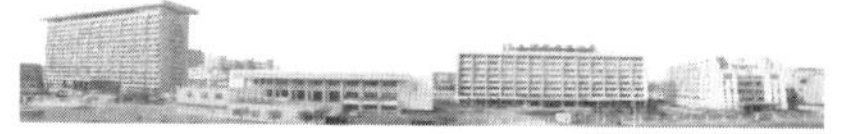

刘 文 峰

名家传略

一、名家简介

刘文峰，男，生于1939年1月9日，河北海兴县人。主任医师，教授，硕士生导师，享受国务院政府特殊津贴专家，第四批全国老中医药专家学术经验继承工作指导老师，天津市名中医，曾先后任天津中医药大学第二附属医院内科部部长、中医内科学学科带头人、糖尿病科主任、糖尿病研究室主任、中医内科教研室主任、糖尿病首席专家，曾荣获“天津市医德高尚百面红旗”光荣称号。建立国家中医药管理局全国名老中医传承工作室建设项目——刘文峰全国名老中医传承工作室，系天津市卫生局16个名中医工作室之一，曾任中国中西医结合学会委员、天津中西医结合学会糖尿病专业委员会委员。

二、业医简史

刘教授幼年家境贫苦，自幼勤奋好学，热爱医道，立志长大后济世活人，救死扶伤。1965年以优异的成绩毕业于天津中医学院，分配至成都军区第40陆军医院，学习刻苦，工作认真。他崇尚“大医精诚”“医者仁心”，工作闲暇反复研读诸多中医的经典著作，由于成绩突出于1971年参加了卫生部举办的毛泽东新医疗法学习班，1975年在成都中医学院内科进修学习。1978年调至成都军区军医学校任中医教研室副主任、副团职教员。1985年底转业至天津中医药大学第二附属医院工作至今。

三、主要贡献

刘文峰教授从事中医临床专业技术工作近50年，坚持每周一至周五上午在内科诊室出诊，诊治糖尿病及其并发症和其他各种疑难杂症具有独到之处。尽管门诊量很大，但刘教授都会逐一地细心诊治，为广大患者解除了诸多痛苦，得到他们的一致好评。所拟“糖利平胶囊”“降脂抗凝颗粒”“百部止咳糖浆”“骨质增生胶囊”等方制成院内制剂，疗效显著，取得了较好的经济效益和社会效益。由于刘教授多年来医、教、研工作成绩突出，于1999年4月6日起享受国务院政府特殊津贴。刘教授在大量临床实践中逐步认识到，随着社会的进步，人类生活环境的变化和生活水平的提高，疾病谱也在不断变化，特别是糖尿病已经成为人类健康的“重磅炸弹”。他全身心投入糖尿病及其慢性并发症的临床实践与研究中，自1999年退休至今，一直坚持门诊和每周查房1次，提出“脾不散精是糖尿病和糖尿病肾病的始动因素，并贯穿其始终”的学术观点，坚定地走中西医结合的道路。历经近50年的磨炼，刘文峰教授在内科病尤其是糖尿病及其各种慢性并发症的

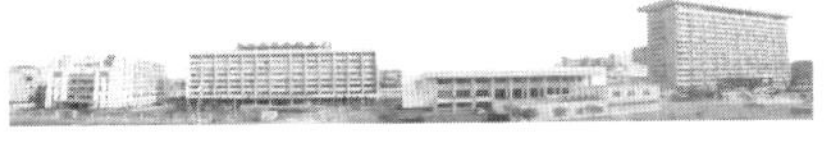

治疗中，积累了较为丰富的临床经验，不论在学术理论或在临床实践上，均有较深的心得体会。曾编写《中医临床实习手册》与《中医病症诊疗全书》，发表学术论文20余篇。作为老中医药专家，刘教授将精力全部投入到中医药学术探索和临床实践中，为了中医药的传承和发展，他无私地将自己宝贵的学术思想和经验传授于后学晚辈，这些都是他一直追求“苍生大医”精神境界的体现。

学术思想

一、脾虚“脾不散精”或“散精障碍”是糖尿病的基本病机

糖尿病是以高血糖为特征的慢性内分泌代谢疾病，根据临床特征属中医学“消渴”范畴。自古以来，对消渴病机阐述甚多，而阴虚燥热学说作为消渴基本病机的认识至今仍占有主导地位。然而，随着对糖尿病研究的日渐深入和长期临床实践观察，发现阴虚燥热学说与糖尿病患者临床表现并不完全相符，与临床上的辨证论治也不完全相符，既不能完全解释无症状糖尿病，也不能完全指导临床治疗。因此，近年来有诸多学者提出质疑，并相继出现了许多新的学术观点，如气虚说、肾虚说、肝郁说、脾虚说、血瘀说等。这些观点都是从糖尿病的不同角度、不同阶段提出的，对探讨、丰富糖尿病的中医病机理论无疑是大有裨益的。

刘文峰教授根据数十年临床观察体会，参阅历代医籍对消渴病的论述，结合现代医学对糖尿病的认识，认为糖尿病虽属中医消渴病范畴，但并不等同于消渴病。因此，阴虚燥热论，目前虽占主导地位，但并不完全适用于糖尿病。糖尿病是糖代谢紊乱的疾病，血糖升高是糖尿病唯一的诊断标准，高血糖是产生“三多一少”症状的关键因素；而糖代谢紊乱当属于中医学中饮食的消化、吸收与精微输布失常范畴，与肝、脾、肾的功能异常有关。饮食的消化吸收与精微输布，是在肝的疏泄调控帮助下、肾的元气温煦激发推动下，由脾胃的纳、运、升、降协调共同完成的。因此，水谷精微输布失常，病变脏腑应在肝、脾、肾，而脾主运化，是其最主要的病变。临床所见，糖尿病患者多有倦怠乏力、相对消瘦、形体肥胖、便秘或便溏等脾虚症状；从其病因来看，不论是饮食不节、情志失调，还是痰湿体质、形体肥胖，甚或是外感六淫，毒邪内侵，无不与损伤脾胃、脾失健运有关。总观其病因、病程演变与临床表现，刘教授认为，糖尿病的高血糖，是脾的运化水谷精微失常，脾气“不能散精”或“散精障碍”，致使水谷精微之一的葡萄糖“在血中蓄积过多”而成。因此，“脾不散精”或“散精障碍”是糖尿病发病之本，是其基本病机，并贯穿糖尿病全过程。而阴虚燥热，只是由脾虚“脾不散精”的病理产物痰湿瘀浊久蕴化热的结果，只能是糖尿病发病之标。

（一）历代医籍对“脾虚致消”的论述

脾虚与消渴的关系，历代医籍早有记载。如《素问·脏气法时论》载“脾病者，身重善饥”；《灵枢·本脏》云“脾脆……善病消渴”；《灵枢·邪气脏腑病形》曰“脾脉微小为消渴”；西晋·王叔和《脉经》云“消中脾胃虚，口干饶饮水，多食也肌虚”；明·周慎斋《慎斋遗书》云“盖多食不饱，饮多不止渴，脾阴不足也”；明·赵献可《医贯·消渴论》谓“脾胃既虚，则不能敷布津液故渴”；清·林珮琴《类证治裁·三消论治》云

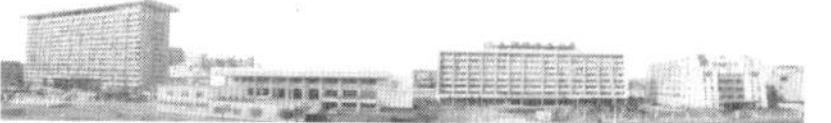

“小水不臭反甜者，此脾气下脱，症最重”，“中气不足，溲便为之变”；民国名医张锡纯更明确指出，“消渴一证，皆起于中焦而及于上下”，其病机为“元气不升，大气下陷，脾不散精。”纵览历代医籍记载，充分说明自古到今，有许多医家认为脾虚、清气下陷、“脾不散精”是导致消渴的基本病机，也是糖尿病的基本病机。

（二）脾失健运，“脾不散精”或“散精障碍”导致糖尿病的机理

1. 脾的散精功能失常导致血糖升高，引发糖尿病

《素问·灵兰秘典论》曰：“脾胃者，仓廪之官，五味出焉。小肠者，受盛之官，化物出焉。”《素问·经脉别论》曰：“饮入于胃，游溢精气，上输于脾，脾气散精，上归于肺，通调水道，下输膀胱，水精四步，五经并行。”上述经文充分说明脾具有消化和散精两大生理功能。脾除自身“仓廪之官，五味出焉”的消化功能外，中医学将小肠“受盛之官，化物出焉”的泌别清浊、消化吸收功能，也归之于脾。脾主运化，所以中医的脾是消化系统最重要的器官。如脾失健运，消化吸收障碍，则出现消化不良、腹泻、纳呆、腹胀等症。“脾气散精，上归于肺”，说明脾不仅有重要的消化吸收功能，更重要的是能将吸收后的水谷精微，如葡萄糖、脂肪、蛋白质、维生素等，转化为能量和热量，转化为维持人体生长发育及正常生命活动的各种营养物质。这种把水谷精微进一步转化并布散营养全身的作用，简称为“散精”。脾的这一重要功能，直接参与了三大营养等物质的代谢过程。如脾失健运，脾气“散精”功能障碍，则会导致糖、脂肪、蛋白质等代谢紊乱疾病。

脾的消化和散精功能，充分说明脾在饮食物质代谢过程中占有首要地位。糖尿病是以血糖升高为主要特征的疾病。葡萄糖是水谷精微之一，是机体最重要的能量和热量来源，而这种精微物质的转化和输布，必赖脾的散精功能得以完成。不论任何原因，凡损伤脾胃，影响了脾气散精功能，作为水谷精微之葡萄糖，必因脾的“散精”障碍而在“血中蓄积过多”，从而导致血糖升高，引发糖尿病。显然，“脾不散精”或“散精障碍”，不仅是糖尿病的始发因素，而且是决定糖尿病发生发展及病理演变的重要因素，贯穿糖尿病全过程，因此是糖尿病的基本病机。

2. 脾胰同居中焦，胰病及脾，致使“脾不散精”，糖代谢紊乱

需要特别指出的是，脾的散精和胰腺关系极为密切。在古典医籍《难经》中，把胰腺称为“散膏”，也称为“膵”。胰腺位于胃的后下方，横在十二指肠之上，由两类不同的腺体组成：一为有导管的外分泌腺，分泌胰淀粉酶、胰脂肪酶、胰蛋白酶，是机体主要的消化腺；二为无导管的内分泌腺，主要分泌胰岛素、胰高血糖素、生长抑素和抑多肽等多种激素。民国张锡纯把胰腺称之“膵”，他力主消渴起于中焦，《医学衷中参西录》说：“消渴一证古有上中下之分，谓其证皆起于中焦而及于上下。”“谓其证起于中焦，是诚有理，因中焦膵病而累及于脾也。盖膵为脾之副脏……逮至膵病累及于脾，致脾气不能散精达肺则津液少，不能通调水道则小便无节，是以渴而多饮多溲也。”显然，脾主运化、主升清、主散精的作用，包含了胰腺的全部功能。脾把饮食物质消化、吸收，转化成糖、脂肪、蛋白质等营养物质后，尚需进一步转化输布代谢，转化为能量、热量及人体生长发育所需的各种营养物质。脾的这种作用，涉及糖、脂肪、蛋白质三大营养物质的代谢，当然离不开胰腺分泌的激素，尤其是胰岛素的作用。如胰腺病损，胰岛素分泌绝对或相对不

足，糖原合成减少，糖原异生和分解增加，葡萄糖细胞代谢障碍，糖酵解障碍，葡萄糖不能转化为能量和热量，不能被组织细胞所利用，因而聚集血中，则形成以高血糖为特征的糖尿病。由此可见，脾胰同居中焦，同主消化，同主"散精"，同主物质代谢。胰腺外分泌腺所分泌的多种帮助消化的酶类，是脾主消化吸收的物质基础，而胰腺内分泌腺所分泌的激素尤其是胰岛素，是脾主"散精"的物质基础。因此，糖尿病起于中焦，脾虚"脾不散精"或"散精障碍"是对其基本病机的认识，无疑是有理论根据的。

（三）糖尿病诱发因素均损伤脾胃，致脾气"散精障碍"或"脾不散精"引发糖尿病

1. 饮食不节，损伤脾胃，脾气"散精障碍"

过食肥甘、醇酒厚味是导致糖尿病的重要诱发因素，也是导致中医消渴病的重要因素。《素问·奇病论》曰："夫五味入口，藏于胃，脾为之行其精气，津液在脾，故令人口甘也，此肥美之所发也，此人必数食甘美而多肥也。肥者令人内热，甘者令人中满，故其气上溢，转为消渴。"说明过食肥甘，伤及脾胃，中满内热，脾不散精而致消渴的道理。后世医家更进一步阐明饮食不节与消渴的关系，如《景岳全书》云："消渴者，其为病之肇端，皆膏粱肥甘之变，酒色劳伤之过，皆肥贵人病之，而贫贱者少有也。"《丹溪心法·消渴》说："酒面无节，酷嗜炙煿……于是炎火上蒸，脏腑生热，燥热炽盛，津液干燥，渴饮水浆，而不能自禁。"

从《黄帝内经》到历代医家都深刻认识到，过食肥甘、醇酒厚味是引发消渴的重要原因。数食肥甘，肠胃乃伤，脾不能"为胃行其精气，津液在脾"，过多的肥甘厚味不得正常运化，水湿精微壅滞中焦，困遏脾气，从而化生痰湿瘀浊，日久化热伤津，渴饮水浆，此即所谓"甘者令人中满，肥者令人内热"，中满内热转为消渴之理。显然，过食肥甘，脾失健运，"脾不散精"或"散精障碍"，致使水谷精微之一的葡萄糖在血中蓄积过多，是引发糖尿病的基本病机，也是消渴的基本病机。而阴虚燥热只不过是"脾不散精"或"散精障碍"的病理产物痰湿瘀浊久蕴化热的结果。

2. 情志失调，损伤脾胃，脾气"散精障碍"

精神刺激、情志失调是导致糖尿病的重要诱发因素，也是导致"脾不散精"引发消渴的重要因素。《灵枢·五变》曰："长冲直扬，其心刚，刚则多怒。"《临证指南医案·三消》云："心境愁郁，内火自燃，乃消症大病。"唐·王焘《外台秘要·消渴消中》谓："才不逮而思之，伤也；悲哀憔悴，伤也。"思伤脾，思则气结，脾失健运；怒伤肝，或肝郁化火，消灼胃津，或木旺乘土，肝郁脾虚。总之，持久的思虑忧愁郁怒、不良的心态、长期的精神压力可直接损伤脾胃，也可由肝郁化火或肝气横逆克伐中土，间接损伤脾胃，从而使脾不散精。精微不得正常输布与转化，在血中蓄积过多，则血糖升高而引发消渴。必须指出，精神刺激，情志失调，肝郁化火，可有"三多一少"的症状表现，说明肝与糖尿病的发生确有一定关系。但情志不舒导致肝失疏泄，肝郁或横逆，可导致多种疾病，只有在肝郁横逆克伐中土，影响了脾胃的消化功能，更关键的必须是伤及脾的"散精"功能，才会引发消渴病。显然，由肝及脾，由脾致消，脾才是致消之本。

3. 形体肥胖，致脾气"散精障碍"糖代谢紊乱

通过对糖尿病的发生与体重关系的调查显示，中国2型糖尿病约70%以上见于体重超重者。流行病学调查表明，肥胖是2型糖尿病重要的诱发因素。中医学认为，"肥人多

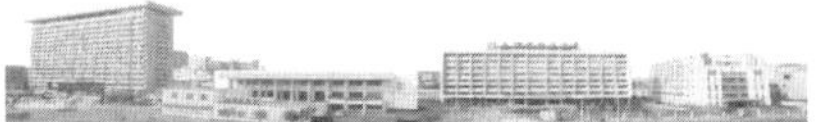

痰湿，肥人多气虚”，故把肥胖者称之为“痰湿之体”。造成肥胖的因素虽有很多，但随着经济的发展，生活的现代化，饮食结构的改变，饮食是导致当今肥胖者增多的首要因素。饮食不节，嗜食膏粱厚味，过多的水湿和水谷精微滞留体内，凝聚为痰。正如《张氏医通》所说：“饮啖过度，好食油麦猪脂，以致脾气不利，壅滞为痰。”清《石室秘录》进一步指出“肥人多痰，乃气虚也，虚则气不运行，故痰生之”，论述了肥、痰、气虚三者的相关性。

膏粱厚味营养丰富，含油脂较多，是生成膏脂（脂肪）的主要食物。进食适量的肥美，化生适量的膏脂，是机体生理所必要的。若数食肥甘、醇酒厚味，水谷精微盈盛，超出机体的生理需要，但尚未超出脾气散精的功能限度，膏脂聚集腹部、四肢皮下肌腠，则形体肥胖；膏脂聚集内脏周围则形成脂肪肝；膏脂过多，转化入血则形成高脂血症。这就是饮食不节、过食肥甘易导致肥胖及肥胖者多伴有动脉硬化、高脂血症、脂肪肝、心脑血管疾病的道理所在。

肥胖者为“痰湿之体”，肥胖日久，湿浊困脾，阻遏气机，使脾失健运，加之盈盛的水谷精微长期超负荷转化输布，从而使脾气散精作用日益衰减，以致造成“脾气散精无力”或“散精障碍”。由于水谷精微盈盛，作为水谷精微化生之一的葡萄糖，也因“脾气散精障碍”蓄积血中过多，使血糖升高，从而导致 2 型糖尿病的发生。从肥胖到糖尿病前期，再到糖尿病期，可以认为是脾由“散精”功能正常到逐渐异常、由正常散精逐渐衰减到“散精无力”或“散精障碍”的生理病理演变过程。“肥胖—脾虚—散精障碍—2 型糖尿病”这种“脾气散精障碍”的观点，与现代医学胰岛素抵抗的观点也基本吻合。

4. 禀赋不足，累及于脾，“脾不散精”或“散精障碍”引发糖尿病

糖尿病多存在与生俱来的先天肾精不足，元气亏虚是易患糖尿病的内在因素，这与现代医学所说的遗传易感因素相吻合。流行病学调查显示，糖尿病具有家族群集性，有明显的遗传特征，并已发现有数十种与糖尿病有关的人体基因变异。肾为藏精泄浊之总汇，脾为运化水谷之总司。二者在生理上有先天促后天，后天养先天的相互依赖关系。元气根于肾，壮于脾，是生命活动的原动力。精血津液的代谢与转化，无不依赖元气的气化功能。若先天禀赋肾精不足，元气亏虚，不能激发、推动、温煦脾阳，助脾运化，脾肾两虚，使“脾不散精”或“散精障碍”而血糖升高，可引发糖尿病。显然，只有在肾的元气或元阳亏虚，影响到脾的“散精”功能时，才可能引发糖尿病。因此，肾与糖尿病的发生有密切关系，但只是间接关系。

5. 糖尿病典型“三多一少”症状，由“脾不散精”或“散精障碍”所致

正如张锡纯所言，消渴一证“皆起于中焦，而及于上下”。脾主运化、主升清、主散精，主饮食物质的消化吸收和代谢。不论先天的禀赋不足，还是后天的饮食、情志、肥胖等因素，凡导致消渴病或糖尿病的诱发因素均伤及脾胃，使脾失健运，“脾不散精”或“散精障碍”。水湿和水谷精微停聚，久而蕴热，化燥伤津，脾病及胃，胃热炽盛，则消谷善饥而多食；脾不升清，不能散精达肺，肺津亏少，则燥渴引饮，或中焦热盛，上灼肺津，肺燥津伤，渴而多饮，或多尿津液丢失，饮水自救而多饮；水之主在肾，精之藏也在肾，而水之制、精之充均在脾。水液饮食物质的代谢，本应由脾气散精，上归于肺，经三焦水谷津液气血之通道，到达下焦，由肾的蒸腾气化和固摄，肾关的开合有度，将体内多余的水液和代谢产物化生为尿液，下输膀胱，排出体外，同时通过闭藏精气的功能，将机体所需要的津液和精微物质留于体内。脾虚者，肾精乏源，加之脾不散精，清气下陷，大量的津液与精微直趋达肾，超出了肾主水、藏精的功能限度，肾不能把过多的津液与精微物质全部摄纳，故精微随尿下泄，出现多尿、尿糖、尿甜；脾虚，脾不散精，四肢、肌肉失于濡养，则消瘦、倦怠乏力。总之，糖尿病是一种慢性的内分泌代谢疾病，从历代医籍对“脾虚致消”的论述，从脾的生理功能及在饮食津液代谢中的首要位置，从脾胰同居中焦及与胰腺的关系，从糖尿病诱发因素与脾的关系，从糖尿病“三多一少”的临床表现与脾的关系，充分说明脾虚“脾不散精”或“散精障碍”，既是糖尿病的始发因素，也是其基本病机，并贯穿糖尿病的全过程。

（四）小结

由于历史原因，糖尿病以血糖升高作为诊断依据，消渴则以临床症状来诊断。显然，可有无症状性糖尿病，而无无症状的消渴病，这是二者最大的不同。因此，阴虚燥热为消渴病基本病机的理论，不能完全适用现代医学的糖尿病。

糖尿病是糖代谢紊乱所致，当属于中医饮食物质的消化吸收与精微输布转化失常范畴，病变脏腑涉及肝、脾、肾，脾为后天之本，主消化、主散精，应是病变的核心脏器。

脾的生理功能，包含了小肠和胰腺的全部功能，因此脾具备了主消化、主吸收、主散精的物质基础。不论何种原因，凡伤及脾气，导致“脾不散精”或“散精障碍”，均能使水谷精微之一的葡萄糖在血中蓄积过多，血糖升高而引发糖尿病。“脾不散精”或“散精障碍”是2型糖尿病的基本病机。

凡导致糖尿病的诱发因素，都是损伤脾气散精的因素。糖尿病从前期到发病期，再到并发症期，从无症状期到有症状期，无不与“脾不散精”或“散精障碍”的程度息息相关。

统观糖尿病发生发展与转归，可概括为：“脾不散精”或“散精障碍”是糖尿病的基本病机；脾虚“脾不散精”为其始，中满内热为其化，气阴两虚为其常，痰瘀阻络为其变，阴阳两虚为其果，阴阳衰败为其终。

二、“从肝论治”和“从瘀论治”糖尿病

中医学的“消渴”范畴包括了现代医学的糖尿病（DM），我们现在所说的消渴病也多指糖尿病。传统的中医观点认为其发病病机为阴虚燥热，以阴虚为本，燥热为标，主张从肺、胃、肾三脏论治。刘教授通过多年临床观察发现，消渴病的发生发展，尽管与肺、脾（胃）、肾三脏有密切关系，然而肝在此病全过程中居重要地位，主要以肝郁为始动因素。中医认为，肝属木，为厥阴之脏。肝主疏泄，调畅情志和血与津液的运行输布，畅达全身气机，协调五脏气机升降出入运动。肝与消渴关系密切，沈金鳌《杂病源流犀烛》剖析“三消源流”指出：“夫厥阴之为病消渴七字，乃消渴之大原。然或单渴不止，或善食而渴，或渴而小便反多，后人乃有上中下之分。不知上中下虽似不同，其病原总属厥阴。”七情失调，肝失疏泄，其后果是：一则肝郁化火，阴伤燥热，上刑肺金，中伤胃液，下灼肾水，发为消渴；二则影响气血运行，痰瘀渐生，致病情加重，变证丛生。由此可见，肝与糖尿病发生发展密不可分，如清·黄坤载《四圣心源·消渴》曰“消渴者，足厥阴之病也”，“消渴之病，则独责之肝木，而不责之肺金”，为消渴病“从肝论治”的理论开创了先河。精神刺激、情志失调是糖尿病发生的重要因素。如《灵枢·五变》曰："怒则气上逆，胸中蓄积，血气逆留，髋皮充肌，血脉不行，转而为热，热则消肌肤，故为消瘅。"刘河间"三消论"云："五志过极，皆从火化，热盛伤阴，致令消渴。"叶天士在《临证指南医案》中指出："心境愁郁，内火自燃，乃消症大病。"肝主疏泄，调畅气机，若肝失调畅，气机紊乱，升降失常，日久则水液代谢障碍，水液不布，凝阻而生痰。痰湿既是肝郁的产物，又是导致血瘀与消渴病发生的原因。同时，肝藏血，气为血之帅，气机调畅则血运正常。若肝郁气滞，则致血瘀，从而导致不同程度的微循环障碍，瘀血滞于经络、脏腑，使气血与津液运行输布失调，从而对消渴病的发生发展产生影响。临床实践中，许多2型糖尿病患者病前多有长期的精神刺激史，如恼怒、抑郁等，病后又有思想压力，情绪不稳定，烦躁忧虑，致病情加重，形成恶性循环。因此刘文峰教授认为，肝郁则血瘀，或气滞血瘀，又可化火伤阴，致阴虚燥热；阴虚日久则耗气，致气阴两虚，或肝郁乘土致脾虚，也可致气阴两虚。故从病机角度而言，肝郁日久可演变成阴虚燥热、气滞血瘀、气阴两虚等病理变化，肝郁也是导致消渴病（糖尿病）发病的主要机理和始动因素之一。瘀血既是消渴病发病过程中的重要病理产物，又是重要的致病因素，同时可阻碍津液的敷布而加重消渴。瘀血阻滞贯穿于消渴病之始终，是形成和加重糖尿病及其并发症的重要原因。刘教授在继承传统理论的基础上，创新"从肝论治""从瘀论治"之法，提出了"疏肝清热，活血化瘀"的治疗方法，实为消渴病诊疗理念的新突破。需要指出的是，强调糖尿病与肝的关系，是就肝在糖尿病发病学中地位的重要性而言，并不排斥传统认识，旨在探索新理论和新疗法。

刘教授潜心研究中医中药，经过临床筛选，研制成中药制剂糖利平胶囊，临床上收到很好疗效，同时收到很好的经济和社会效益。其主要成分为香附、黄连、蚕砂，具有疏肝清热、活血化瘀的作用。方中香附辛微苦，甘平，入肝、三焦经，异名莎草根、香附子，具有理气解郁、止痛调经之功效。《汤液本草》云："香附子，益血中之气药也……又能化去凝血，是推陈也。"香附能辛散肝气之郁，苦降肝气之逆，甘缓肝气之急，使肝气调和则血行通畅而无郁滞，为方中之君药。《本草纲目》中载："消渴累年不愈，莎草根一两，白茯苓半两为末，每服三钱。""香附之气平而不寒，香而能窜，其味多辛而散，微苦能降，微甘能和。"又曰："大凡病则气滞而馁，故香附于气分为君药，世所罕知。"香附与不同中药配伍，还能发挥不同的临床功用。所以古人把香附称为"气病之总司，女科之主帅"。黄连与香附配伍疏泻肝火，行气清热。黄连清心火，泻肝热；香附疏肝解郁。二药清疏并用，寒不郁遏，疏不助火，相辅相成，共奏疏肝行气、清心泻肝火之功。黄连味苦性寒，入心、肝、胃、大肠经。《别录》中云："主五脏冷热，久下泄澼脓血，止消渴，大惊，除水利骨……"《本草纲目》云："消渴尿多，用黄连末，蜜丸梧子大。每服三十丸，白汤下。"动物实验和临床研究表明，黄连及其有效成分生物碱对于改善糖尿病及其并发症的各种症状具有明显效果。蚕砂甘、辛，温。入肝、脾经。其功用祛风除湿，活血止痛，和胃化浊。《别录》云："主肠鸣，热中，消渴，风痹，瘾疹。"《本草纲目》云："治消渴，癥结及妇人血崩。"又云："消渴饮水，晚蚕砂焙干为末，每用冷水下二钱，不过数服。"《本草再新》云："治风湿遏伏于脾家……血瘀血少……亦宜用之。"与黄连共为方中之臣药。综上所述，香附理气解郁，黄连解毒燥湿清热，蚕砂活血止痛，三药皆主治消渴，共奏疏肝清热、活血化瘀之功，组方配伍切合消渴肝郁之病机。

三、“脾肾亏虚”和“痰瘀邪实”是糖尿病肾病的病因病机

糖尿病肾病（DN）在古文献中虽无相应病名，但根据其发病机制和临床表现，当隶属尿浊、水肿、胀满、关格等范畴。《圣济总录》云：“消渴病多转变……此病久不愈，能为水肿。”《证治要诀》云：“三消久则小便不臭，反作甜气，在尿中滚涌，更有浮尿，面如猪脂，此精不禁，真元竭也。”以上述描很似DN的水肿、蛋白尿。对DN的病位病名，当代医家尚无同一认识，而对其病因病机的认识，更是众说纷纭。刘文峰教授赞成“病位在肾”、病名为“消渴病肾病”的说法，他结合自身对DN的发生发展及演变规律的认识，认为“脾肾亏虚”和“痰瘀邪实”是DN的基本病因病机。

DN由糖尿病发展演变而来，与糖尿病存在因果关系，确切地讲，DN是糖尿病久病之变。因此，DN的病因，除禀赋肾气亏虚作为内在因素或易感因素之外，余则与糖尿病病因相同，即饮食不节、情志失调、劳欲过度等。而其病机演变却有很大区别，是糖尿病久病致虚、久病致瘀、久病生痰、久病入络、久病及肾的结果。正虚邪实，虚实相兼，交互为患，损伤肾络，耗伤肾气，肾之气化、固摄功能失常，终使肾关开阖失度而致DN发生。其病机演变虽错综复杂，但寻其规抓其要，可用“虚、瘀、痰（湿）、热”四个字予以概括。

（一）脾肾亏虚，肾虚为本

1. 脾肾亏虚，是导致糖尿病肾病的重要环节

糖尿病日久，脾虚日甚，脾不散精，水谷精微不断从尿中排出，其结果：一是肾失后天之培育和充养，肾精乏源；二是脾气不升，过多的精微物质随津液直速达肾，必然增加肾主水、藏精功能的负担，日久耗伤肾气，此即脾病及肾。显然，随着持续的“脾不散精”和肾受损程度的加重，最终致使肾失固摄，精微下泄，出现尿糖、蛋白尿。因此说，DN的发生发展总以脾虚“脾不散精”为始动环节。脾为运化水谷之总司，肾为藏精泄浊之总汇。在DN演变过程中，虽有五脏柔弱，累及心肝脾肺、伤阴耗气、阴损及阳的基本发展趋势，但脾肾亏虚是导致DN发生的重要环节。

2. 肾虚为本，肾虚是糖尿病肾病的基本病机

（1）DN多有禀赋不足、肾气亏虚的内在因素：与生俱来的先天肾精不足，是易患DN的内在因素，这与现代医学所说的遗传易感因素相吻合。流行病学调查显示，DN具有家族群集性，对1型DM调查DN，有肾病的同胞比无肾病发生肾病的危险性高5倍。显然，DN的发生与遗传有关。

（2）糖尿病久病及肾，肾气亏虚：肾藏精，精化气，寓有元阴、元阳。肾所藏之精气，除保障本脏主水、主骨、主纳气、主生长生殖等功能外，尚能为其他各脏提供阴精和能量，激发各脏的生理功能，如同“精气之库”，随时保障各脏不时之需，为人体各脏阴阳之本，正如《类经附翼·求证录》所说：“五脏之阴气，非此不能滋，五脏之阳气，非此不能发。”若肾气亏虚，必会导致其他各脏阴阳失调。反之，其他各脏亏虚，日久也必然耗伤肾气。糖尿病迁延不愈，五脏柔弱，伤精耗气，日久必累及于肾，致肾气亏虚。

（3）DM及肾已演变成独立疾病：在DN演变过程中，脾肾亏虚虽为正虚的关键环节，然而，DN毕竟是由DM久病及肾、脾病及肾，致肾脏病变已发展成为一独立疾病，

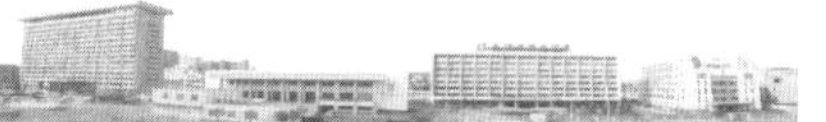

且DN由轻到重各期各阶段的临床表现，主要由肾主水、藏精功能的进行性下降所致，蛋白尿又是DN的唯一临床诊断依据，故DN的发生发展虽与脾肾虚损直接相关，但总以肾之先天禀赋不足，复因长期失于后天滋养及长期主水藏精负荷加重，肾气亏耗，不能藏精泄浊而致。正如《圣济总录》所云："消渴病久，肾气受伤，肾主水，肾气虚衰，气化失常，开阖不利，能为水肿。"

（4）DN特征性蛋白尿是由肾关开阖失度而致：人体物质代谢的过程，就是留精泄浊的过程。通过五脏六腑的功能，将饮食物转化的各种营养物质留于体内，供机体的生理需要，同时把多余的津液及其代谢产物及时排出体外，避免蓄积为毒为害。而在留精泄浊过程中，尤以肾关的开阖最为重要。肾主水、藏精、开窍于二阴。肾为胃之关，职司开阖。其含义是肾为脾的散精、津液的代谢把关，为后天的水液和水谷精微把关，即肾关开阖具有固精藏精、泄浊升清作用。肾关开阖是一个功能概念，是肾对津液代谢、留精泄浊、阴阳协调自动调节的功能体现，绝非机械的水液闸门开关。肾关开阖过程是：气化则开，固摄则阖；开则泄浊，阖则固精；开中有阖，阖中有开；泄浊中有固摄，固摄中有泄浊。肾关这种有机协调、有序不停的开阖，体现了肾对津液代谢的自动调节功能，谓之开阖有度。肾关开阖是肾实现主水、藏精功能必需的重要环节。正常情况下，肾关开阖有度，开则将体内多余的水液和代谢产物化为尿液排出体外，阖则将机体所需津液及水谷精微留于体内继续发挥生理作用。肾关的开阖，主要由肾的气化和固摄作用协调有度来完成。如肾的气化不利，肾关开阖失度，肾关开少不能泄浊，不能将代谢产物及多余水液化为尿液排出体外，则尿少、小便不利，津液与代谢产物滞留为水、为痰、为湿、为瘀、为浊，蓄积为毒、为害，危害机体、损伤肾脏；反之，如肾的固摄功能不足，肾关开阖失度，肾关阖少不能留精，则不能将机体所需津液与精微留于体内，便出现尿频、多尿、糖尿、蛋白尿。肾关开阖失度，还可有开多阖少、开少阖多等多种表现，但都可造成尿量多少和尿液成分的改变。血糖、蛋白质均为脾胃化生的水谷精微，通过入血流经肾脏，不论因虚因实、因寒因热，凡损伤肾的气化和固摄功能，致使肾关开阖失度，不能留精泄浊，便会产生糖尿、蛋白尿。DM肾病蛋白尿的产生是肾气亏虚，痰瘀交阻，正虚邪实交互为患，损伤肾络，肾的气化、固摄功能失常，最终导致肾关开阖失度而成。

上述说明，DM演变至DN过程中，五脏柔弱、正气虚损是重要因素，而脾为始动因素，脾肾亏虚为DN发生发展的重要环节，但由于肾受到长期多因素损伤，已发展至以肾气亏耗为基础，以脾肾气虚为轴腺，渐进性加重并累及他脏为病机演变特点的慢性独立疾病。因此在正虚中，肾虚为DN的基本病机。

（二）瘀血、痰浊、痰瘀交阻，蕴结化热成毒，痰瘀浊毒损伤肾络

1. 肾络瘀阻，贯穿始终

瘀血与消渴关系密切，如《血证论》曰："瘀血在里，则口渴。所以然者，血与气本不相离，内有瘀血，故气不得通，不能载水津上升，是以发渴，名曰血渴。瘀血去则不渴矣。"而瘀血致水肿，古人论述也颇多。显然，古代医家已深刻认识到瘀血是造成消渴及并发水肿的重要因素。现代通过大量临床和动物实验研究，一致认为，瘀血贯穿糖尿病的始终，是糖尿病各种慢性并发症的病理基础。因此，瘀血与DN关系密切，瘀阻肾络是形成DN的重要病因病机，并贯穿DN全过程。

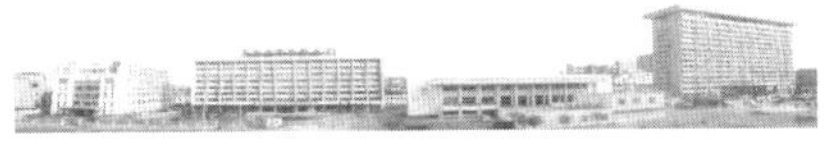

（1）瘀血成因：可分为阴虚血瘀、气虚血瘀、阳虚血瘀、气滞血瘀。在 DN 病程迁延过程中，始终存在阴阳失调、气血津精不足、脏腑功能紊乱的状态，成为多途径多因素形成瘀血的基础。早期阴虚血瘀：津液流失，阴虚燥热，阴不滋血，血行不利而瘀，燥热煎炼津血成瘀；中期气虚血瘀：脾肾气虚，血行无力而瘀；后期阳虚血瘀：脾肾阳虚或心肾阳虚，阳虚则寒，寒凝而血瘀；气滞血瘀贯穿始终：源于痰湿浊毒阻遏气机，或情志失调，肝失疏泄，气机不畅，气滞而血瘀。

（2）久病入络，肾络瘀阻：叶天士指出："大凡经主气，络主血，久病血瘀"，"初为气结在经，久则血伤在络"，"经年宿病，病必在络。"《灵枢·脉度》曰"经脉为里，支而横者为络，络之别者为孙"，指出从别络分出的更细小的络脉为孙络，人体通过络脉之间的相互吻合，将气血渗灌到各部位及各组织中，起到营养作用。叶氏的"久病入络""久病必瘀"论，明确指出病邪由经入络、由气入血、由功能性病变发展到器质病变的慢性过程。而这恰与消渴病日久不愈发展为 DN 的"久病入络"、肾络瘀阻的病机相吻合。营养肾脏的"孙络"，相当于负责肾小球供血的毛细血管，瘀血伤及肾络，失于气血的温煦濡养，肾气亏耗，气化、固摄功能失常，肾关开阖失度，则多尿或少尿；代谢废物堆积血中，水谷精微物质漏出，则形成蛋白尿、氮质血症。

2. 痰瘀交阻，毒损肾络是糖尿病肾病的病理基础

根据《辞源》"物之能害人者皆曰毒"的解释，可以理解为一切对人体有严重损害、使人痛苦的致病因素均可归为"毒"的范畴。因而由脏腑功能紊乱、阴阳失调所形成的病理产物，如痰浊、水湿、瘀血等日久不化，蕴而成为损害人体的致病因素，可谓之浊毒。从现代医学角度看，这种内生浊毒主要指体内各种超量的代谢成分及未被排谢的代谢产物，如血糖、血脂、血尿酸、血肌酐、尿素氮等。在 DM 发展到 DN 过程中，就存在损害人体的浊毒，如糖毒、脂毒、尿毒、瘀毒、痰毒、湿毒、热毒等。其中痰湿浊毒阻遏气机，壅塞经脉，壅滞三焦，久蕴化热，毒损肾络，是糖尿病肾病发生发展的重要原因及病理基础。

（1）痰浊来源：对 DM 和 DN 起损害作用的主要指无形之痰。①脾虚失运，聚湿生痰。《景岳全书》载："夫人之多痰，皆由中虚使然。果使脾强胃健，如少壮者流，则水谷随食随化，皆成气血，焉得留而为痰，惟其不能尽化，十留一二，则一二为痰，十留三四，则三四为痰矣。"此论深刻阐明脾虚生痰的道理。②肾气亏虚，酿生痰湿。肾为胃之关，职司开阖，若肾气亏虚，气化无权，肾关开阖失度，则体内代谢产物及多余水液滞留，成痰成饮，故有"肾为痰之本"之说。《景岳全书·杂证谟》亦云："五脏之病，虽具能生痰，然无不由乎脾肾，盖脾主湿，湿动则为痰；肾主水，水泛亦为痰。故痰之化无不在脾，痰之本无不在肾。"③三焦不利，酿生浊痰。三焦气化靠肾阳的温煦推动，肾阳亏虚，三焦不利，则气血郁滞，水运失常，滞留为痰为饮，久蕴痰湿浊毒，正如《济生方》所说："若三焦气塞，脉道壅闭，则水饮停聚，不能宣通，聚而成痰饮，为病多端。"④津血同源，血瘀酿痰。《灵枢·邪客》指出："营气者，泌其津液，注之于脉，化以为血。"说明津血都来源于脾胃对饮食物质的运化而生成的水谷精微，津是血液的主要组成部分。津血不仅同源，而且与元气、营气、宗气同行脉中，两者相辅相成，互为一体。气行血、血载气、津载血，故气或虚或滞，必致血行迟缓而瘀，血瘀甚者，也必致津凝成痰，可谓血滞为瘀，津聚为痰。⑤气不行津，气滞酿痰。若情志不遂，肝失疏泄，气机郁滞，气不行津，则津聚为痰。

（2）痰瘀交阻，加重肾络损伤，是 DN 的病理基础：痰湿浊邪与瘀血一样，作为病理产物，一旦形成又成为新的致病因素作用于机体。痰为阴邪，阻碍气机，遏伤阳气，壅塞三焦，影响气化；痰湿浊邪阻塞经络，气血壅滞，又成为形成或加重瘀血的重要因素。瘀血与痰浊，一经形成，同居脉中，极易胶结，交互为患，凝滞脉道，成为损伤脏腑、损伤脉络更为严重的致病因素；痰瘀交阻，气血不畅，蕴结日久，极易化热成毒，对机体的伤害更大；久病及肾，久病入络，肾为痰之本，故痰瘀交阻必伤肾络，致肾络气血壅滞，肾体失养，久则肾气虚损，肾阳虚衰。随着病程迁延，瘀阻日甚，直至闭阻肾络，肾之阴阳俱竭。

刘教授认为，在 DN 发生发展演变过程中，虽有阴阳之伤，但其由轻到重的发展趋势，是阴损及气，阴损及阳，气损及阳，阳损之甚即竭。就其临床表现而言，一般遵循“阴虚—气阴两虚—气虚—阳虚—阴阳俱竭”之病理过程，这一过程可视为 DN 发生发展由轻至重演变的内在规律。

四、坚持中西医结合，辨病与辨证相结合

1. 坚持中西医结合

刘教授一直倡导用中西医相结合的方法诊治疾病，其思路包括在诊断上的“病”“证”结合，在治疗时的综合协调，在理论上的相互为用。“病证结合”就是运用西医诊断方法确定病名，同时进行中医辨证，做出分型和分期，这样就从不同的医学角度审视疾病，既重视病因和局部病理改变，又全盘考虑疾病过程中的整体反应及动态变化，并以此指导治疗。这种结合本质上是一种对综合协调方式的把握，要求在治疗的不同环节按中西医各自的理论优选各自的疗法，不是简单的中药加西药，而是有机配合、互相补充，往往能获得更高的疗效。理论上相互为用是根据不同需要，或侧重以中医理论指导治疗，或侧重以西医理论指导治疗，或按中西医结合后形成的新理论指导治疗。比如治疗消渴病，现代医学理论和化学药物在调控血糖方面有自身优势，但不可忽视中医药在改善证候和治疗并发症方面独具特色的疗效，而就其并发症来说，在消渴病的整体诊治中也越来越受重视。

2. 辨病与辨证论治相结合

中医的辨证思维，是中医的理论精华。中医辨证必须与西医辨病相结合。中医诊病从整体观点出发，重视人体的整体和外界环境的联系，重视调整人体内在的正气，注意正气与邪气在病中的消长变化，这是中医的优势。但它也受到历史条件的限制，存在着缺乏客观检查指标的缺点。西医辨病是建立在解剖、生理、病理、生化等知识基础上，通过现代医学的各种检验方法取得临床资料，进行综合分析、归纳，做出诊断。西医辨病对致病因素及其作用下产生的一系列病理、生理变化认识比较客观、深刻，因而针对性强，这是西医的长处，但它偏重于人体局部病变，而忽视整体。因此，刘教授认为中医辨证与西医辨病相结合，要各取所长，克其所短，这种中西医结合形式，对疾病的观察和认识就比较全面和深刻，也能提升医疗质量。辨病和辨证是相辅相成的，两者结合才能更全面地诊治疾病，相互补充，取长补短，相得益彰，形成“双辨诊断”“双重诊断”。

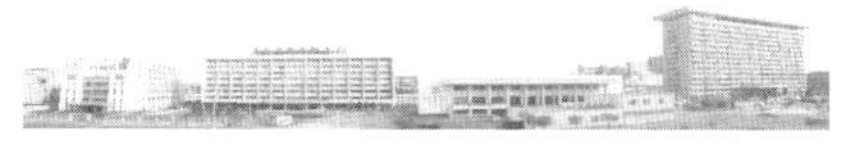

五、遣方用药“衷中参西”

张锡纯是近代中西医汇通派的先驱，其代表作《医学衷中参西录》开创了中西医结合之先河，对后世临床治疗用药产生了极大影响。刘教授深受张氏学术思想的影响，经过多年的临床实践，对张氏在遣方用药方面“衷中参西”的理念做了深入探讨和研究。刘教授在临床治疗潜方用药上“衷中参西”表现在两个方面：

其一，在用药方面，中西药物组合应用，发挥各自特长，往往使疗效更加显著，并且使病程明显缩短。比如在治疗糖尿病时，应用西药控制血糖，同时使用中药解决主要症状，使患者在血糖下降到理想状态之前，临床症状已经明显改善，这是单纯使用西药降糖难以达到的效果，而在临床实践中还发现合并应用中药可以使降糖过程大大缩短。当然，刘教授也认为，治疗上不能只标榜中医而排斥西医，仍以糖尿病为例，如果单纯重视中药疗法，而忽视高血糖状态的客观存在，拒绝使用西医降糖药物，往往会使患者临床表现迁延难愈。

其二，在明确西医疾病的诊断时，临床遣方用药结合现代中药药理研究结果，加入相应的中药，但前提是一定要符合中医辨证的理法方药。特殊情况可以遵循去性存用的原则，保留一些符合中药药理的药物，但一定在处方整体上不能偏离中医的辨证。

六、“久病必虚”“久病必瘀”

现代社会生活节奏很快，使许多人群患病而不自知，又或者知病而治疗不及时，往往使疾病由轻入重，由简入繁，迁延不愈而形成慢性疾病。再者，即使没有上述因素，以现在医学的发展程度，多数疾病并不能从根本上治愈，也就形成了我们常说的慢性病。慢性病是指起病症状隐匿、病程较长且病情迁延不愈的一类疾病，如高血压病、糖尿病、慢性胃炎、脂肪肝、溃疡性结肠炎等。这些疾病大多表现为寒热错杂，虚实并见，邪正混乱，为我们临床诊断与治疗带来极大困难。刘教授重视“久病必虚”“久病必瘀”之论，从虚、瘀两方面着手治疗慢性疾病，起到了提纲携领的作用，使我们在临床面对这些疾病时，能够有迹可寻。

（一）“久病必虚”

慢性病往往病程较长，正气在与邪气斗争的过程中，逐渐被耗伤；久病患者往往损及脾胃的功能；一些患者由于自身的饮食习惯或医疗的需要而偏食、忌口或进食减少等，这些都会造成饮食失调，致气血生化之源匮乏；不少慢性病发生于素体羸弱或年老体弱之人，而且因失治、误治、攻克太过，致伤正气者时而有之。由于以上诸方面的原因，慢性病患者因人因病可出现不同程度的脏腑、气血、阴阳亏虚之证。一般病程较短者多伤及气血，可见气虚、血虚及气血两虚之证；病程较长者多伤及阴阳，可见阴虚、阳虚及阴阳两虚证。脾为后天之本，气血生化之源，一旦中焦受困，脾失健运，气血生化乏源，最先所见即为气虚与血虚。而我们常说的虚证一般包括六个方面，即精虚、血虚、津液不足、气虚、阴虚、阳虚。其中阴虚、阳虚是指虚的性质而言，而物质上的虚则指精虚、血虚、津液不足、气虚四个方面而言，其中精、血、津液同源互化，故而又以气虚、血虚为主。刘教授根据《内经》“人之所有者，血与气耳”之说，认为气血是形体、脏腑、经络、九窍等一切组织器官进行生理活动的物质基础，气血“行之经隧，常营无已，终而复始”，起着营养和联络脏腑组织、表里上下的作用。人的生、长、壮、老、病、死，尽管其表现形式不同，但归根到底，都离不开气血的变化。气血以流畅和平衡为贵，若气血失畅，平衡失常，则会引起一系列连锁的脏腑寒热虚实病变，从而导致疾病丛生。因此，八纲、卫气营血、六经、脏腑、病因等辨证方法均离不开气血的变化。八纲辨证虽无气血二字，但气血即贯于八纲之中。阴阳的主要物质基础是气血，正如《寿世保元·血气论》所谓："人生之初，具此阴阳，则亦具此血气，所以得全生命者，气与血也。"血气调和，阴阳平衡，五脏安定；反之，气血失调，阴阳失衡，病形已成。表里之辨与气血密切相关，表证病邪在卫在气，里证病邪在营在血；虚实辨证不能舍气血而言虚实。《素问·刺志》谓："实者气入也，虚者气出也。""气实形实，气虚形虚，脉实血实，脉虚血虚。"故而虚证多为气虚或血虚。而气虚与血虚相较，又常常以气虚为重。根据《素问·举痛论》"百病生于气"的理论，刘教授指出"气为百病之长"。他认为气为一身之主，升降出入，周流全身，以温煦内外，使脏腑经络、四肢百骸得以正常活动。若劳倦过度，或情志失调，或六淫外袭，或饮食失常，均可使气机失常，而出现气滞、气逆、气虚、气陷等病理状态，并波及五脏六腑、表里内外、四肢九窍，产生种种疾病。正如张景岳所言："夫百病皆生于气，正以气之为用，无所不至，一有不调，则无所不病，故其在外则有六气之侵，在内则有九气之乱，而病之为虚为实，为热为寒，至其变化，莫可名状，欲求其本，则正一气字足以尽之，盖气有不调之处，即病本所在之处也。"同时，气机升降失常也是导致痰饮、瘀血等内生的根本原因。气为血帅，气能行津，气机一旦失常，即可引起血滞致瘀，津停致痰，故柯韵伯《伤寒来苏集》谓："诸病皆因于气，秽物不去，由气之不顺也。"据此，刘教授认为治疗慢性病首应治虚，而治虚则应以气虚为重。所以在治疗久病气虚之时，刘教授往往以大量黄芪为君药，疗效显著。

（二）"*久病必瘀*"

刘教授认为，慢性病证中，瘀血为害尤为多见。无论外感六淫，内伤七情，初病多气结在经，久病则血伤入络，故瘀血一证，久病多于新病。久病、频发之病必然兼瘀。其初病在气，久病入络是病变发展的规律，慢性病缠延不去，反复发作，导致体内气血流行受阻，脉络中必有瘀凝。如《素问·痹论》谓："病久入深，营卫之行涩，经络时疏，故不通。"《难经》谓："气留而不行者，为气先病也，血壅而不濡者，为血后病也。"《东医宝鉴》亦谓："久病日轻夜重，便是瘀血。"清代傅山更明确指出："久病不用活血化瘀，何除年深坚固之沉疾，破日久闭结之瘀滞。"故对病时轻时重，时发时止，年久不愈的沉疴、顽症、痼疾，当从瘀治。张景岳谓："气血不虚则不滞，虚者无有不滞者。"刘教授认为，五劳七伤消耗气血，正气不足，推血无力，体内必有瘀血内潜，即《医学衷中参西录》谓："劳瘵者，多兼瘀血。"久积从瘀，癥积久而不去，多由瘀血内结所致，故《诸病源候论》谓："瘀久不消则变为积聚癥瘕也。"刘教授认为，不论寒积、水积、气积、痰积、湿积，积久则碍气阻血，气血不行，瘀从中生，久积为瘀，久瘀必结，故久积不愈，当从瘀论治。同时，人体是一个整体，脏腑之间由经络相互交通相连，久病之后夹瘀，脉络不利，致经络痹阻不通。五脏功能失调，阴阳失衡，导致自我修复功能下降，也使疾病迁延难愈。所以活血化瘀不仅在于治疗疾病，而且可以激发机体本身的恢复功能，使治疗可以事半功倍。活血化瘀法并非单独地应用活血化瘀药物，而应以"必伏其所主，而先其所因"为原则，结合清除形成血瘀的致病因素，配以其他药物，与其他法则兼施并用，才能充分发挥活血化瘀之效。因此，刘教授在临床应用治瘀之法时，必先究其所因，运用益气化瘀、养血化瘀、温经化瘀、理气化瘀、除痰消瘀等法，临床疗效显著。

临证经验

一、糖尿病酮症治疗经验

糖尿病酮症是糖尿病的急性并发症之一。当糖尿病患者体内糖代谢紊乱加重，造成胰岛素相对不足，使血糖升高，脂肪分解加速，酮体生成增加，超过机体的利用能力时，导致酮体在血液内堆积，超过正常上限2mmol/L，尿酮体阳性，称糖尿病酮症；当酮体进一步积聚，蛋白分解，酸性代谢产物增多，血pH值下降，导致酸中毒的发生，称为糖尿病酮症酸中毒，多表现为尿酮体（+～++）。刘教授自拟中药清热消酮汤治疗本病。

功效：清热解毒，和胃降逆。

主治：糖尿病酮症，证属阴虚燥热。燥热灼液伤津，阴津极度耗损，久之则致气血运行不畅，三焦壅塞，气机升降失常，浊毒蓄积体内。症见具有不同程度的消瘦乏力，恶心纳呆，呕吐，烦渴多饮，口中异味，便秘，舌红苔黄，脉弦细。

组成：黄连10g，蒲公英20g，金银花30g，大青叶20g，茯苓30g，白术15g，陈皮15g，半夏10g，丹皮10g，赤芍10g，莱菔子10g，生大黄10g。

加减：视物模糊加青葙子、决明子，恶心呕吐加代赭石、竹茹，头痛头晕加钩藤、夏枯草等。

方解：糖尿病酮症属于中医“消渴”“呕吐”等范畴，中医学认为，消渴病阴虚为本，燥热为标，糖尿病酮症是消渴病的急危重症。由于患者禀赋不足、长期饮食失节、情志失调、劳欲过度等原因，致阴津亏虚，燥热内盛而发消渴。在此基础上，若复感外邪，致使燥热灼液伤津，阴津极度耗损，久之则致气血运行不畅，三焦壅塞，气机升降失常，浊毒蓄积体内，故采用清热消酮汤以达清热解毒、和胃降浊之目的。方中以黄连、蒲公英、金银花、大青叶清热解毒，茯苓、白术、陈皮、半夏健脾和胃降浊。诸药合用，能有效缓解糖尿病酮症临床症状，消除酮体，以达治疗之目的，临床疗效确切。

二、糖尿病周围神经病变治疗经验

糖尿病周围神经病变，相当于中医“痹证”和“痿证”等范畴。临床表现以麻木为主，间有刺痛，当属“痹证”中的“血痹”“脉痹”。痹者闭也，血气为邪气所闭，不得通行而病。《素问·痹论》明确指出：“痹在于脉则血凝而不流，在于肉则不仁，在于皮则寒。”刘教授认为，糖尿病日久不愈，久病必虚，久病必瘀，久病生痰，久病入络，而致“诸气血凝滞，久而成痹”。显然，气血亏虚，营卫不和，痰瘀阻络，血行不畅，筋脉失养为本病的基本病机。刘教授自拟荣络除麻汤治之。

功效：益气化痰，活血通络。

主治：糖尿病合并周围神经病变，证属气虚血瘀、痰瘀阻络。症见麻木，舌体胖嫩，舌质淡暗，苔白腻，脉沉涩。

组成：黄芪60g，白术20g，当归10g，川芎15g，白芍20g，生地10g，桃仁10g，红花10g，陈皮15g，半夏15g，茯苓15g，甘草10g，白芥子10g，全蝎5g，羌活5g。

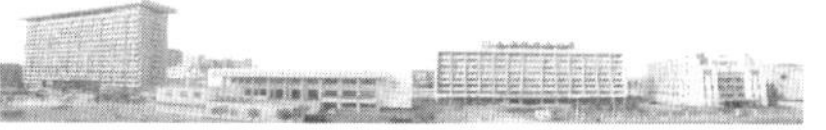

方解：方中大剂量黄芪补脾肺之气，因脾为生痰之源，肺为储痰之器，扶正而杜痰瘀之源，以增行血化痰之力，是为君；白术健脾祛湿，助脾运化，是为臣；桃红四物活血化瘀，二陈汤、全蝎、白芥子除痰通络，合而祛其痰瘀，均为佐药；少加羌活，温通散寒并引经，为使药。诸药合用，共奏益气、化瘀、除痰、散寒、通络之功。该方切中病机，标本兼顾，以通为用，使气血流通，营卫调和，筋脉得养，对气虚而痰瘀阻络或兼外寒侵袭之麻木疗效较佳。

三、糖尿病周围血管病变治疗经验

糖尿病合并周围血管病变是糖尿病常见并发症之一，其临床表现可归属于中医的“痹证”“血痹”“脉痹”等范畴。如《素问·痹论》曰：“风寒湿三气杂至，合而为痹也。其风气胜者为行痹，寒气胜者为痛痹，湿气胜者为着痹也。”又曰：“痹在于骨则重，在于脉则血凝而不流，在于筋则屈不伸，在于肉则不仁，在于皮则寒。”其总以脉络瘀阻、血行凝涩、筋脉失养为基本病机。刘教授认为，化瘀通脉是其最基本的治法。由于病因与临床表现不同，大致可分气虚血瘀、气阴两虚血瘀、阳虚寒凝血瘀、寒湿（痰湿）血瘀、湿热（热毒）血瘀等证型，刘教授临床常采用益气化瘀通脉法、益气养阴化瘀通脉法、温阳化瘀通脉法、温阳除湿化瘀通脉法、清热除湿化瘀通脉法等予以治疗。现将刘教授常用组方整理归纳如下：

（一）益气通脉汤

功效：益气养阴，化瘀通脉。

主治：糖尿病合并周围血管病早期，证属气虚为主，兼有阴虚，脉络瘀阻。症见肢体疼痛或麻木，下肢尤甚，酸软无力，间歇性跛性，气短自汗，畏风。舌暗淡或暗红，苔薄白，脉沉细或细涩。

组成：黄芪 60g，白芍 20g，桂枝 15g，生地黄 10g，当归 30g，牛膝 15g，桃仁 10g，红花 10g，川芎 15g，全蝎 10g，桑枝 30g，鸡血藤 30g。

加减：腰膝无力甚者加杜仲、菟丝子，痛甚者加五灵脂、没药、元胡，麻木甚者加地龙、白芥子、二陈汤，阴虚甚者加山萸肉、枸杞子、木瓜、白芍，瘀血甚者加水蛭、地龙，气虚甚者加党参、白术。

方解：《景岳全书》曰：“凡人之气血犹源泉也，盛者流畅，少者壅滞。故气血不虚不滞，虚者无有不滞者。”《血证论》曰：“人身之气以运血，人身之血即以载气。”《读医随笔》也曰：“气虚不足以推血，则血必有瘀。血虚不足以滑气，则气必有聚。”此言气血亏虚而致瘀之理。又曰：“疲劳汗出，则气伤津耗，气不以运血，津不足以载血矣。凡气怯津虚之人……而瘀痹作矣。”此道津亏气虚致瘀之理。糖尿病日久，必伤津耗气，致气阴两伤，气血亏虚。气虚不足以运血，津亏不足以载血，使脉络瘀阻，筋脉失养，而致肢体疼痛、麻木之主症。因气阴两虚、脉络瘀阻是其基本病机，故益气养阴治其本，活血通络治其标，标本兼顾为其正治。本方以大剂量黄芪补气以运血，生地黄、白芍养血生津和营，载血荣络，为君；归、芎、桃、红养血通脉，全蝎、桑枝、鸡血藤通经活络，共为臣药；桂枝温经通阳，以助气血运行，为佐药；本病多见于下肢，故用牛膝益肾化瘀，引血下行，为其使药。全方君、臣、佐、使配伍严谨，甚合病机，共奏益气养阴、化瘀通脉之功。虑其气为血之帅，气是推动血运的主要动力，本证虽有血虚阴亏致瘀之因，而气虚则是脉络瘀阻的基本因素，故就其益气养阴而言，当以益气为主，酌顾养阴。此即方名为“益气通脉汤”而不称“益气养阴通脉汤”之故。

（二）温阳通脉汤

功效：益气温阳，化瘀通脉。

主治：糖尿病合并周围血管病，证属寒凝阻络型。症见下肢冷凉、拘急、疼痛、麻木，得温痛减，遇寒加重，以下肢为著，入夜为甚，神疲乏力。舌体胖嫩，舌质淡暗或紫暗，苔白滑，脉沉弱或沉涩。

组成：黄芪 60g，白芍 20g，当归 30g，桂枝 15g，牛膝 15g，杜仲 20g，制附片 10g，川芎 20g，五灵脂 20g，全蝎 10g，鸡血藤 20g，甘草 10g。

加减：寒瘀痛甚者加制川乌、没药、元胡，下肢拘挛甚者加木瓜、吴茱萸，兼上肢麻木、疼痛者加桑枝、姜黄、羌活，足跟痛者加山茱萸、骨碎补、威灵仙，苔白腻湿盛者加苡仁、苍术、陈皮、半夏。

方解：《素问·调经论》曰：“血气者，喜温而恶寒，寒则泣不能流，温则消而去之。”“寒湿中人也，皮肤不收，肌肉坚紧，荣血泣卫气去，故曰虚。”《素问·举痛论》曰：“寒气客于脉外则脉寒，脉寒则缩踡，缩踡则脉绌急，绌急则外引小络，故卒然而痛。”又曰：“寒气入经而稽迟，泣而不行，客于脉外则血少，客于脉中则气不通，故卒然而痛。”上述所论明确指出，不论外寒、寒湿、阳虚内寒，皆能致经脉瘀阻、气血不通，从而产生肢体疼痛、拘急挛缩、麻木、冷凉等症。糖尿病日久，既有阴损及阳之阳虚内寒、脾肾阳虚之寒湿，又有正虚邪侵之外寒，内外寒邪袭于脉外、脉内，均可使皮肤、肌肉、经脉筋骨气血滞涩，不通而痛，不荣而麻，寒性收引而挛急。显然，寒中经脉、气血瘀阻是本证基本病机。故益气温阳、温经散寒、化瘀通脉之治法，与病机甚为合拍。温阳通脉汤方中制附片既温肾以生元阳，又温经以散寒邪，扶正祛邪，是为君药；桂枝、黄芪、牛膝、杜仲益中气，散寒气，温脾肾，强筋骨，通经脉，共为臣药；当归、川芎、五灵脂活血化瘀，与鸡血藤、全蝎通经活络，共为使药；白芍、甘草酸甘化阴，柔肝缓急，白芍伍当归以养血荣络，伍桂枝以调和营卫，是为使药。诸药合用，共奏温阳散寒、化瘀通脉、通经活络、益气养血之功。

（三）通脉除湿汤

功效：温阳通脉，活血利湿。

主治：糖尿病合并周围血管病，证属寒湿瘀阻型。症见下肢浮肿，沉重酸困，或疼痛、麻木，舌体胖嫩，舌苔白腻或白滑，舌质淡暗或紫暗，脉沉涩或沉弱。

组成：制附片 10g，白术 30g，桂枝 15g，茯苓 30g，牛膝 15g，杜仲 20g，葶苈子 30g，泽泻 30g，猪苓 20g，益母草 30g，水蛭 10g，莪术 15g，当归 30g。

加减：水肿甚者加桑白皮、瞿麦，以增利湿之力；水肿兼胀困者加香附、姜黄、乌药，以行气化瘀；水肿兼苔白腻、下肢酸困沉重者加苍术、苡仁、木瓜，增燥湿渗湿之功；水肿兼下肢疼痛者加五灵脂、没药、蜈蚣，以增强化瘀通络止痛之效；水肿兼下肢冷凉者加细辛，以激发肾中之阳气而通达四肢；水肿兼恶风畏寒者加黄芪、白芍，以益气固表和营；水肿兼关节疼痛者加独活、威灵仙，以散寒除湿，舒筋活络；水肿兼肢端麻木者加全蝎、黄芪、白芥子、鸡血藤，以益气化瘀，祛痰通络。

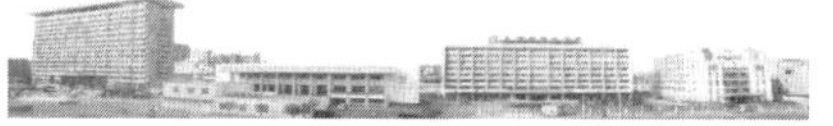

方解：古人云“湿盛则肿”，而本证之水肿虽为湿盛之状，然其病因乃是经脉不利，瘀血所化而成。正如《血证论》所云：“瘀血化水，亦发水肿，是血病兼水也。”《张氏医通》云：“其经脉不通化为水，流走四肢，悉皆肿满者，也曰血分，其症与水肿相类，而非实水也。”《兰台轨范》一书中，不仅阐述瘀血水肿病机，更提出了活血利水的治疗方药，如：“治瘀血流滞，血化为水，四肢浮肿，皮肉赤纹，名曰血分。莪术、当归、川芎、赤芍、元胡、陈皮、槟榔、桑皮、大腹皮、赤茯苓、葶苈子、瞿麦、大黄、细辛、官桂、甘草，加姜、枣，水煎服。血分之病，金匮有病无方，此为至当。”津液是血液的重要组成部分，正如《灵枢、邪客》所言“营气者，泌其津液，注之于脉，化以为血”。《灵枢·痈疽》也指出：“中焦出气如露，上注溪谷，而渗孙络，津液和调，变化而赤为血。”津血同源，津液之“津”，质地清稀，主要分布于体表，滋润肌肤及存在于体内脉管之中，以利气血的流通。瘀血化水，是指因血液的浓、黏、稠、凝，血管的狭窄，附壁斑块的形成，甚或血栓闭塞，使载血之津因流通受阻，不能在经脉中正常循性，被迫外渗孙络溢于肌腠而成水肿。因是下肢血管的血瘀，故其肿满也在下肢。既是瘀血致肿，则活血利水当为正治。但虑糖尿病久病不愈，伤阴耗气，阴损及阳，多为脾肾阳虚。又虑寒性凝滞，最擅致瘀，且下肢水肿、冷凉呈现一派阴盛阳虚之状，故仅言活血利水尚嫌不足，当用温阳通脉、活血利湿之治法，最为适宜，这也正合《素问·调经论》“血气者……寒则泣而不能流，温则消而去之”之意。除湿通脉汤方中水蛭破血化瘀，兼有利水之功，作为君药；莪术、当归化瘀养血，辅助水蛭增强活血化瘀之力，是为臣药；制附片、桂枝、杜仲、白术温脾肾，增气化，通经脉，散寒邪，与茯苓、泽泻、猪苓、益母草化瘀利湿，共为佐药；牛膝益肾化瘀、引经，为使药。诸药合用，共奏温阳通脉、活血利湿之功。

（四）清热通脉汤

功效：清热除湿，化瘀通脉。

主治：糖尿病合并周围血管病，证属寒湿化热或湿热下注，脉络瘀阻型。症见舌苔黄腻、下肢浮肿、酸困疼痛或麻木等。

组成：萆薢 30g，苍术 20g，苡仁 30g，牛膝 15g，黄柏 15g，木瓜 20g，葶苈子 30g，桑白皮 30g，虎杖 20g，当归 30g，地龙 20g，忍冬藤 30g。

（五）荣筋活络汤

功效：益气养血，化瘀通络。

主治：糖尿病合并周围血管病变。症见精血亏虚，络脉瘀阻，筋脉失养而致的肢体麻木或疼痛等。

组成：黄芪 60g，当归 30g，白芍 30g，鹿角胶 20g（烊化），山萸肉 30g，葛根 30g，木瓜 20g，桑枝 30g，全蝎 10g，鸡血藤 30g，丹参 20g，白芥子 10g。

（六）活络镇痛汤

功效：温经散寒，活络镇痛。

主治：糖尿病合并周围血管病变，以肢体冷凉疼痛为主，或兼有麻木。

组成：桂枝 15g，制附片 10g，当归 30g，五灵脂 20g，牛膝 10g，制没药 10g，元胡 30g，全蝎 10g，白芍 30g，姜黄 30g，红花 10g，羌活 15g，甘草 10g。

加减：气虚者加黄芪、白术，冷凉甚者加制川乌，瘀痛甚者加制乳香、水蛭，兼痰湿

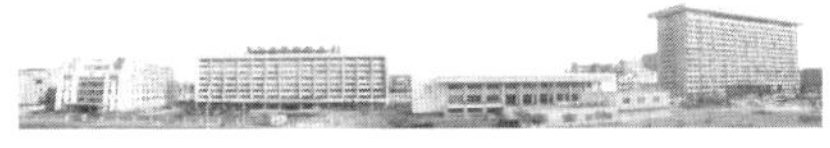

者加半夏、白芥子、陈皮，局部漫肿者加僵蚕、牛蒡子。

方解：夫血得温则宣流，得寒则凝涩不利，不通则痛。脉中气血，贵在流通。糖尿病合并周围血管病变以冷痛为主症者，莫不与寒凝血瘀有关。寒性凝滞，主收引、主痛，外寒侵袭或阳虚阴盛，必致血凝不行，血脉痹阻而痛甚。寒凝血瘀，血为有形之物，瘀血阻滞，则局部肿胀疼痛，痛有定处，疼痛较剧，刺痛不已，痛处冷凉，得温痛减。此属脉痹、血痹或痛痹范畴。治当温阳散寒，化瘀通脉。方中制附片、桂枝、羌活内温脾肾之阳，外散寒湿之邪，扶正祛邪，温通血脉，是为君；归、芍养血活血，与没药、元胡、五灵脂、全蝎、红花、姜黄活血化瘀并善于止痛，共为臣药；牛膝益肾化瘀，引血下行，是为佐药；甘草调和诸药，是为使药。全方共奏温阳散寒、化瘀通脉、镇痛除麻之功。

（七）益气养阴通络汤

功效：益气养阴，化瘀通络，除麻镇痛。

主治：糖尿病合并周围血管病，证属气阴两虚，脉络瘀阻。症见下肢疼痛、麻木、酸软无力。

组成：黄芪60g，生地黄20g，玄参20g，石斛20g，当归30g，牛膝15g，杜仲15g，丹参20g，桃仁10g，红花10g，蜈蚣2条，全蝎10g，桑枝30g，鸡血藤30g。

五、糖尿病视网膜病变治疗经验

糖尿病视网膜病变是糖尿病常见并发症，属于中医学“消渴目病”“视瞻昏渺”“暴盲”等范畴。前人对本病早有认识，如《河间六书·宣明论方·消渴总论》指出，消渴一证可“变为雀目与内障”。《儒门事亲·刘完素三消论》曰：“夫消渴者，多变聋盲……之类。”《证治要诀》载：“三消久之，精血既亏，或目无所见，或手足偏废。”指出了精血亏损是糖尿病致盲的主要病机。目前中医界较普遍认为，本病因久病伤阴，肝肾阴虚，目失所养，虚火内生，上扰目窍，灼伤目络，或因阴血亏虚，气无所化，气阴两虚，血失气摄，溢于脉外，或因脾肾两虚，水湿内生，上扰清窍所致。不同医家，认识侧重点不同。刘教授认为，糖尿病眼病的病因病机总体可归为气虚血瘀、痰湿内阻、肝肾阴虚、肝郁生热、血热妄行等因素所致的目络阻滞，失于滋养，其中以“虚”为本，以“瘀”为标，诸多病理因素可相互掺杂，交互影响，故治疗中应标本兼顾。刘教授重视肝郁致病因素，自拟清肝明目汤，辨证加减治疗该病症。

功效：清肝解郁，化瘀明目。

主治：主治眼压高，目胀痛，头痛，视力下降等。

组成：决明子30g，女贞子20g，青葙子20g，牛蒡子15g，车前子30g（包），蔓荆子20g，夏枯草20g，黄连10g，香附10g，羌活15g，川芎15g，当归10g，龙胆草10g，半夏10g。

方解：方中龙胆草、黄连、夏枯草、香附解肝郁，清肝热；决明子、青葙子、车前子、半夏平肝清热，除湿明目；羌活、蔓荆子、牛蒡子祛风通络，止头目疼痛；川芎、当归祛头风，化瘀血，治头痛。全方共奏疏肝清热、利湿化瘀、明目、降眼压之功效。

六、糖尿病合并冠心病治疗经验

冠心病属中医“胸痹”“胸痛”“心痛”“厥心痛”“真心痛”“心悸”“怔忡”等病范畴。历代医家对其症状作了精辟的描述。《素问·脏气法时论》言：“心病者，胸中痛……膺背肩胛间痛，两臂内痛。”《灵枢·厥病》云：“厥心痛，与背相控……如以锥针刺其心，真心痛，手足青至节，心痛甚，旦发夕死。”《金匮要略》指出：“夫脉当取太过不及，阳微阴弦，即胸痹而痛，所以然者，责其极虚也，今阳虚知在上焦，所以胸痹心痛者，以其阴弦故也。”其症可见“胸痹不得卧，心痛彻背”，说明心主血脉，由于心阳虚损，不能推动血液运行，或心气不足，或浊阴弥漫胸中，日久心脉痹阻而成胸痹心痛。刘文峰教授认为，消渴合并胸痹，多在气阴两虚的基础上发展而来。消渴日久不愈，久病必虚，久病生痰，久病入络，久病必瘀，或因情志不舒，气机不畅，或遇外寒侵袭，寒凝血滞，最终导致心脉瘀阻不通，发为胸痹。总之，本病为虚实夹杂、本虚标实之证，气、阴、阳之虚为本，气滞、寒凝、痰浊、瘀血之实为标。病机关键为心脉痹阻，血行不畅。刘教授强调辨证分型论治，将消渴病合并胸痹分为气虚血瘀、气阴两虚血瘀、气滞血瘀、痰浊瘀阻、寒凝血瘀、阳虚血瘀等证型。

1. 益心1号

功效：益气化瘀通络。

主治：消渴病合并胸痹，证属气虚血瘀型。

组成：生黄芪60g，太子参20g，白术15g，麦冬10g，五味子15g，枳壳15g，丹参20g，当归15g，川芎20g，三七粉3g（冲），海风藤20g，益母草20g。

2. 益心2号

功效：益气养阴，活血化瘀。

主治：消渴病合并胸痹，证属气阴两虚夹瘀型。

组成：生黄芪60g，太子参20g，麦冬10g，五味子15g，玉竹20g，丹参20g，当归15g，川芎20g，三七粉3g（冲），枸杞子20g，赤芍20g，佛手15g。

3. 益心3号

功效：行气止痛，活血化瘀。

主治：消渴病合并胸痹，证属气滞血瘀型。

组成：香附15g，白芍15g，枳实20g，甘草10g，檀香15g，丹参30g，丹皮15g，川芎20g，元胡30g，白蒺藜30g，赤芍20g，佛手15g。

4. 益心4号

功效：豁痰开痹，化瘀通脉。

主治：消渴病合并胸痹，证属痰浊瘀血型。

组成：瓜蒌皮20g，薤白10g，半夏15g，陈皮15g，石菖蒲30g，檀香15g，丹参20g，当归15g，川芎20g，红花10g，海风藤30g，羌活15g。

5. 益心5号

功效：通阳开痹，活血通脉。

主治：消渴病合并胸痹，证属寒凝血瘀型。

组成：薤白10g，半夏15g，桂枝15g，檀香15g，丹参20g，当归15g，川芎20g，干姜10g，海风藤30g，枳实15g，三七粉3g（冲），淫羊藿20g。

6. 益心6号

功效：益气通阳，化瘀止痛。

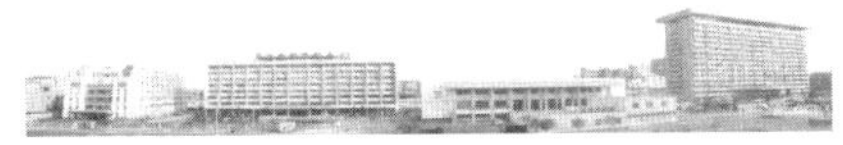

主治：消渴病合并胸痹，证属阳虚血瘀型。

组成：生黄芪60g，瓜蒌皮15g，薤白10g，桂枝15g，檀香10g，丹参20g，当归15g，川芎20g，海风藤30g，淫羊藿20g，三七粉3g（冲）。

七、糖尿病肾病中西医结合辨治经验

刘文峰教授认为，糖尿病日久，“久病不已，穷必及肾”，“脾不散精，久必及肾”，“久病必虚，久病必瘀”，“初病在经，久病入络，肾络瘀阻”。糖尿病日久不愈，由脾及肾，由气及血，由经及络，由气及阴，故糖尿病肾病早期，病变脏腑虽涉及五脏，但主要病变在脾、肾、肝。肾主水藏精，职司开阖，是其病变核心脏器。此期病机之气阴两虚乃脾肾气虚，肝肾阴虚，其瘀血乃气虚阴虚所致之肾络瘀阻。而肾精不足，脾肾气虚，肾络瘀阻，肾关开阖失司，肾之气化固摄失调，乃其主要病机特点。刘教授根据糖尿病肾病病机演变规律，结合现代医学分期标准，认为糖尿病肾病的中医治疗应分早、中、晚三期分型辩证论治。

（一）早期——微量白蛋白尿期

临床特征：肾脏体积增大，肾小球滤过率升高，出现微量白蛋白尿，30～300mL/24小时。

症状：口干，神疲，乏力，腰膝痠软，舌质暗红，或舌胖嫩淡红，舌苔少津或薄白，脉沉弱或沉细。

病机：气阴两虚，肾络瘀阻。

治法：健脾益气，益肾固精，化瘀通络。

方药：自拟培元复肾汤加减。

生黄芪60g，生地黄20g，山茱萸20g，女贞子20g，五味子15g，金樱子30g，覆盆子30g，补骨脂30g，牛蒡子15g，丹参20g，川芎20g，降香10g，红花10g，三七粉3g（冲），车前子20g，虎杖20g。

方义：本方以大剂量生黄芪温补肺脾，实宗气，以复气化与固摄作用；生地黄、山茱萸、女贞子、五味子滋补肝肾阴血之中寓有涩精固摄之义，金樱子、覆盆子、补骨脂温补肾阳之中寓有固尿涩精之用，如此阴阳并补而和调，肾气大复而开阖适度；丹参、川芎、红花、降香、三七化瘀通络，改善肾脏微循环，肾体得气血濡养，肾主水藏精之功得复；牛蒡子、车前子、虎杖三药清热利湿，泄浊护肾，防湿瘀互结，久蕴化热，浊毒伤肾。全方合用，共奏益气升清、益肾固精、化瘀通络、利湿泄浊之功。扶正祛邪，肾之阴阳平衡、气化固摄功能协调，肾关开阖适度，主水藏精之功自复矣。

（二）中期——持续蛋白尿期与肾功能不全代偿期

临床特征：尿白蛋白持续大于300mg/24小时，尿蛋白定量大于0.5g/24小时。肾小球滤过率GFR正常或开始下降，肾功能开始进行性减退，并出现高血压、水肿等。

1. 临床糖尿病肾病以蛋白尿为主

刘文峰教授认为，脾不升清，散精障碍，清气下陷，津液精血直趋达肾，致使肾脏负荷加重；肾之气阳不足，肾关开阖失司，肾不藏精主水，肾失固摄，精气随尿下泄，故出现持续蛋白尿。气阳两虚，痰湿瘀热交阻，浊毒内蕴，肾不固精为此证之病机特点。

症状：面色萎黄，腰膝酸软，小便频数或清长，浑浊如脂膏，视物模糊，手足冷凉或

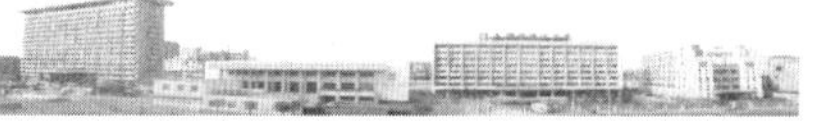

麻木，舌质淡暗，舌体胖大苔白或腻，脉沉弱。

病机：在气阴两虚的基础上，脾肾气虚日益加重，渐致肾阳亏虚，其病理产物之湿、痰、瘀、热也随之增多，正虚邪实相互影响，互为因果，损伤肾体，形成恶性循环。

治法：健脾温肾，化瘀通络，清热除湿，泄浊解毒。

方药：培元保肾汤加减。

生黄芪40g，熟地15g，山茱萸20g，杜仲20g，骨碎补30g，鹿角胶15g（烊化），丹参20g，川芎15g，三七粉3g（冲），降香15g，红花10g，黄连10g，黄芩10g，积雪草20g，牛蒡子15g。

2. 临床糖尿病肾病以水肿为主

此症系大量蛋白丢失所致。刘教授认为，本证中医病机乃脾肾阳虚，湿瘀肾络，肾体失用。脾既不能运化水湿也不能运化水谷，致使水湿泛溢，精气下泄；肾阳亏虚，气化固摄功能降低，肾关开阖失司，不能正常藏精主水，气化不足而尿少浮肿，固摄不力而精微漏出，产生蛋白尿。

症状：尿少水肿，以双下肢浮肿多见，甚者可出现全身水肿。舌淡胖，舌苔白，脉沉细或滑。

治法：温补脾肾，化瘀利水。

方药：温阳利水汤加减。

制附片10g，桂枝10g，白术30g，泽泻30g，猪苓30g，茯苓皮30g，冬瓜皮30g，桑白皮30g，生黄芪40g，当归10g，鹿角胶15g（烊化），赤小豆30g，王不留行30g，泽兰20g，益母草30g。

方义：本方可分三组：其一温阳化气，补精血以扶正治本，附片、鹿角胶、桂枝温脾肾之阳，当归、黄芪、白术合鹿角胶健脾益肾补精血；其二化瘀通络兼利水，标本兼顾，王不留行、泽兰、益母草既能化瘀通络，又可利水；其三峻猛利水以治其标，泽泻、猪苓、茯苓皮、冬瓜皮、桑白皮、赤小豆利尿力强而除湿消肿。全方温补脾肾之阳而增化气行水之功，益气血、补精髓而增扶正之力，除湿瘀交结以杜肾体损伤，利肾功恢复，同时在温阳利水、化瘀利水基础上加用强力利尿药，扶正去邪，标本兼顾，以达强势利水消肿之功。

3. 临床糖尿病肾病以高血压为主

此为本虚标实之证，本虚以肝肾阴虚为主，标实为湿热内阻或湿瘀交阻。

症状：阳亢症状较少，以阴虚为主要表现，在病变发展过程中始终存在着“水湿”“瘀血”“湿热”的见症，如面色青黑，唇舌紫暗，尿少色黄，头沉困重，头晕眼花，大便干结，肢体浮肿，舌苔黄腻等。

治法：滋补肝肾，清利湿热，活血化瘀。

方药：育阴利湿化瘀汤。

生地黄15g，山萸肉20g，女贞子20g，旱莲草30g，牛膝15g，杜仲20g，龟板15g（先煎），车前子20g，泽泻30g，益母草30g，石韦30g，地龙20g，黄芩20g，降香20g。

方义：方中生地、山萸肉、女贞子、旱莲草、龟板滋补肝肾之阴，少加牛膝、杜仲温肾阳，以达”阳中求阴”之旨；车前子、泽泻、益母草、石韦清利湿热而不伤阴；地龙、降香、黄芩活血通络，清热而降压。全方合用，共奏育阴利湿、清热化瘀、降压之功。

4. 临床糖尿病肾病以轻度肾功能不全为主

本证病机主要是脾肾气阳渐虚，瘀血浊毒内停，肾失藏精主水泻浊之能。

症状：腰膝或肢体酸痛，手足冷凉，肢体麻木，视物模糊，头晕，神疲乏力，尿少浮肿，舌质淡暗或暗红，舌体胖嫩，有齿痕，舌苔薄白或白腻，脉沉细或沉弱或沉涩。血压明显升高，尿中持续蛋白尿，血肌酐、尿素氮轻中度升高。

治法：益气温肾，化瘀泻浊。

方药：生黄芪40g，熟地20g，山萸肉20g，肉苁蓉15g，补骨脂40g，巴戟天15g，牛蒡子15g，水蛭5g，土鳖虫10g，蜈蚣2条，蚕砂30g，虎杖30g，积雪草30g，益母草30g。

（三）晚期或末期——终末期糖尿病肾病或肾衰竭期或尿毒症期

刘教授认为，本期病机主要是肾元虚衰，浊毒内停，耗气伤血，气血阴阳俱虚，痰瘀互结，水湿浊毒停滞，甚至凌心射肺，上犯清阳，蒙蔽清窍所致。

病理特征：肾小球受损较多，尚可维持功能，肾小球表现为结节样或系膜增生样病变，肾小管间质病变重，血管透明变性。

临床特征：肾功能损害，血肌酐、尿素氮持续升高，高度水肿，贫血及高血压加重。

症状：神疲乏力，面色黧黑，头晕目眩，尿少甚至尿闭，周身浮肿，舌淡胖，苔腻，脉沉弱或沉涩或弦滑。

治法：益气温阳，化瘀利湿，解毒泻浊。

方药：自拟温阳化瘀泻浊汤加减。

生黄芪60g，熟地20g，山萸肉20g，菟丝子30g，巴戟天30g，制附片15g（先煎），补骨脂40g，生大黄15g，桃仁15g，水蛭10g，石韦30g，虎杖30g，土茯苓40g，半夏10g。

方义：方中黄芪补肺脾之气；熟地、山萸肉、菟丝子、巴戟天、附子、补骨脂在补阴基础上温补肾阳以化气行水；大黄、桃仁、水蛭化瘀泻浊；石韦、虎杖、土茯苓利湿清热，解毒泻浊，佐半夏和胃降浊。全方合奏益气温肾、化瘀利湿、解毒泻浊之功。

八、石菖蒲配伍经验

石菖蒲始载于《神农本草经》，原名菖蒲。属天南星科多年生草本植物，药用根茎。本品气味芳香、浓烈，辛苦，性温，归心、胃经，属开窍类药。具有化湿开胃、开窍豁痰、醒神益智之功。常用于脘痞不饥，噤口下痢，神昏癫痫，健忘耳聋，还可用于声音嘶哑，痈疽疮疡，风湿痹痛，跌打损伤等。《神农本草经》云："主风寒湿痹，咳逆上气，开心孔，补五脏，通九窍，明耳目，出音声。久服轻身，不忘，不迷惑，延年。"刘文峰教授临床应用石菖蒲配伍用药灵活，经验丰富，深得其要，现述如下：

（一）石菖蒲配伍远志

《神农本草经》谓石菖蒲"通九窍"，久服"不忘，不迷惑"，为治痰瘀浊邪蒙闭清窍所致健忘、失眠、痴呆、中风等症之要药。又远志"主咳逆伤中，补不足，除邪气，利九窍，益智慧，耳目聪明，不忘，强志倍力"。二药均有安神定志、化痰开窍之功，而石菖蒲善于芳香化浊，醒脑开窍，远志则长于安神益智。合而用之，其宁心安神、醒脑益

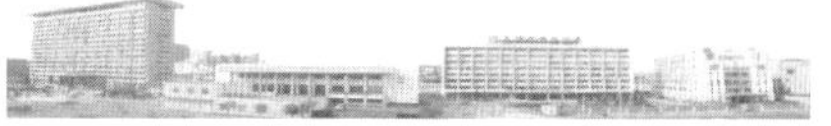

智、豁痰开窍之力大增，是治疗健忘、不寐、痴呆、失语、神经及精神类疾病常用的主要对药。

1. 治疗多种类型的神经衰弱

刘教授自拟安神益智汤，药物组成：石菖蒲15g，远志10g，茯苓30g，肉苁蓉10g，党参15g，枸杞子30g，淫羊藿15g，五味子10g，百合30g，炒酸枣仁20g，黄连10g，阿胶（烊化）15g。治疗神经衰弱，失眠，健忘，精神抑郁，焦虑，神疲乏力等症。本方在开心散、苁蓉散、黄连阿胶汤的基础上演化而成，具有滋而不腻、温而不燥、寒热兼顾、攻补兼施、药性平和的特点。

2. 治疗老年痴呆症及痴呆为主的中风后遗症

刘教授自拟醒脑益智汤，药物组成：熟地黄20g，龟板20g，巴戟天20g，菟丝子20g，肉苁蓉10g，黄芪60g，丹参30g，当归15g，川芎20g，红花10g，石菖蒲30g，远志10g，茯苓40g。刘教授认为老年痴呆症的基本病机是肾气亏虚于下，痰瘀互结，清窍瘀阻于上。肾藏精生髓，脑为髓海，元神之府。肾精不足，脑海空虚，元神失养；痰瘀互结，脑络瘀阻，气血不畅，元神失荣，或瘀血内阻，直伤元神；正虚邪实，损伤清窍，元神失用，神机失灵。脑伤则神亡、神昏、神呆、神乱、神弱，皆以脑伤程度而异。此证属脑伤神呆、神弱、神迷不明，故出现健忘、反应迟钝、焦虑等神志病变，属虚、痰、瘀所致的下虚上实、本虚标实之虚中夹实证。醒脑益智汤方中熟地黄、龟板补血滋阴，益精填髓；巴戟天、菟丝子、肉苁蓉温养真元，固精益肾。五药阴阳济和，补肝肾，益精髓，健脑益智。黄芪、丹参、当归、红花益气养血，活血化瘀，除脑脉之瘀阻，畅脑脉之气血；川芎活血化瘀，善达巅顶，可透过血脑屏障，帅众药直达病所，为治脑络瘀阻之要药；石菖蒲、远志、茯苓化痰浊，通神明，开清窍。全方共奏填精髓、益气血、除痰消瘀、安神益智、醒脑开窍之功。

（二）*石菖蒲配伍胆南星*

胆南星是由中药天南星同牛胆汁拌制而成的加工品，温燥之性大减，功专祛痰定惊，是祛经络风痰之要药。石菖蒲则是芳香豁痰开窍之要药。二药配伍，用于风痰阻络、脑络瘀阻清窍之中风、癫痫，相互为用，切中病机，其效益彰，除风痰、开清窍之力大增，不失为治疗风痰瘀阻于脑络或痰蒙清窍之对药佳配。

1. 治疗中风后遗症

刘教授自拟醒脑化瘀汤，药物组成：黄芪60g，葛根30g，何首乌20g，龟板15g，肉苁蓉10g，淫羊藿20g，川芎20g，红花10g，水蛭15g，地龙20g，胆南星10g，石菖蒲20g，怀牛膝15g。本方升清阳，益精髓，除痰消瘀，醒脑开窍，用于治疗中风后遗症。刘教授认为凡属风痰上壅，痰浊阻络，出现舌苔厚腻，脉沉涩或沉滑或弦滑者，均可用石菖蒲、胆南星以涤痰息风，芳香化浊，醒脑开窍。舌苔黄腻属痰热者，加郁金、瓜蒌、黄芩以清热化痰；流涎神呆者，加远志、郁金、白术、益智仁以化痰摄涎；便秘者，加当归、桃仁、生大黄以通腑泄热。中风急性期后病机为本虚标实，以本虚为主，所谓本虚，即气血不足，肾精亏虚，髓海不充，脑脉失养，肢体功能障碍；标实，即痰浊、瘀血阻滞脑府脉络，而痰浊、瘀血又为正气亏虚所致。气虚不能行血而成瘀，不能行津而成痰，根据“急则治其标，缓则治其本”的原则，结合中风病变在脑，偏瘫诸症皆为痰瘀互结，闭阻脑脉，损伤元神所致，以补气填精为主，达到“以补为通，以补为用”的目的。中风后遗症的治疗，既要除痰消瘀，更要益气填精，修复元神之损伤，恢复脑府之精明，故治以益气填精，除痰消瘀，醒脑开窍。醒脑化瘀汤方中黄芪、葛根补元气，升清阳，助行血，荣脑海，为君药；何首乌、龟板、肉苁蓉、淫羊藿益精血，和阴阳，填精髓，益脑智，为臣药；佐以川芎、红花、水蛭、地龙、胆南星、石菖蒲逐血中之瘀，化络中之痰，散痰瘀之凝结，开瘀阻之清窍，载血中之清气精血滋养脑府之元神；怀牛膝补肾活血，更能引血下行，为佐药。全方针对病机，遣药配伍，层次清晰，共奏益气升阳、填精补髓、除痰消瘀、醒脑开窍之功。

2. 治疗癫痫

石菖蒲豁痰开窍，益智安神，古今都作为治疗癫痫的重要药物。中医学认为凡癫痫者多与痰有关。刘教授自拟菖蒲定痫汤，药物组成：石菖蒲30g，胆南星10g，郁金15g，生铁落30g，天麻15g，陈皮15g，半夏10g，茯苓20g，全蝎10g，地龙20g，蜈蚣2条，白芍30g，甘草10g。本方豁痰开窍，定痫息风，用于治疗癫痫。刘教授认为癫痫者素有积痰内伏，每逢情志失调、劳累、外伤等诱发，致使气机逆乱，风痰上扰，阻塞脑络，蒙蔽清窍。菖蒲定痫汤方中石菖蒲、胆南星、郁金豁痰解郁，醒脑开窍；陈皮、半夏、茯苓健脾燥湿，降逆化痰以杜生痰之源；生铁落重镇潜阳息风；全蝎、地龙、蜈蚣通络解痉息风；天麻、白芍、甘草柔肝平肝，潜阳息风。全方共奏祛痰化瘀、通络解痉、醒脑开窍、息风定痫之功。

（三）石菖蒲配骨碎补、葛根

石菖蒲善于开窍，为治耳聋之要药。耳为空清之窍，以通为用。不论虚实耳聋，皆可加用石菖蒲。石菖蒲辛温芳香，气味浓烈，化浊祛痰、通窍作用较强。虚证渐聋，石菖蒲用之，意在开窍防塞。开窍则能改善耳神经功能，防塞是防止滋补药的滋腻滞塞。石菖蒲用于实证暴聋，重在化浊开窍。另有突发性耳聋，多由气滞血瘀、耳窍闭塞所致，宜在行气化瘀中加石菖蒲以开耳窍。石菖蒲、骨碎补、葛根三药皆有利窍聪耳之效，石菖蒲长于化痰开窍聪耳，骨碎补长于益肾化瘀聪耳，葛根长于升阳益气聪耳。三药合用，虚实兼顾，优势互补，相得益彰。配伍适宜可治疗各种耳聋耳鸣病症。刘教授在治疗虚证耳聋时多酌情配伍熟地黄、黄柏、枸杞子、五味子、磁石、黄芪、水蛭等，以补肾益气为主，佐以除痰化瘀；实证耳聋多酌情配伍通草、泽泻、刺蒺藜、香附、川芎、地龙、磁石等，以芳香化浊、行气化瘀而通耳窍；突发性耳聋多酌情配伍香附、黄芪、当归、赤芍、水蛭、地龙、川芎等，以活血化瘀为主，佐以补肾益气，使瘀祛脉通，精气充耳，自然窍开耳聪。

（四）石菖蒲配辛夷、白芷

石菖蒲气味芳香浓烈，善化秽浊、通九窍；辛夷善宣壅通鼻窍，为治疗鼻渊之要药；白芷芳香上达，可化湿浊、通鼻窍，活血消肿排脓，李东垣云“疗风通用，其气芳香，能通九窍”。三药合用，化浊通窍、除秽复嗅之力大增，适用于各种鼻炎的治疗。刘教授自拟慢性鼻炎汤，药物组成：黄芪40g，白术20g，防风10g，辛夷15g，白芷10g，石菖蒲20g，川芎15g，桃仁10g，地龙10g，黄芩10g，桔梗10g，甘草10g。本方益气固表，化浊止涕，散风祛瘀，宣壅通窍，用于治疗慢性单纯性鼻炎、变态反应性鼻炎。流清涕甚者，去地龙、黄芩，少加桂枝、细辛；浊涕黄稠甚者，加金银花、蒲公英、鱼腥草；鼻窦炎者，加薏苡仁、冬瓜、芦根；头痛甚者，加大川芎、白芷的剂量。

（五）石菖蒲配郁金

石菖蒲芳香化浊，行气止痛，尤善豁痰开窍；郁金为血中之气药，既能活血化瘀，又可行气化痰，更长于解郁，是治疗气血痰瘀之要药。二药配伍，相互为用，相得益彰，行气化瘀、豁痰通窍之功倍增。

治疗痰浊瘀血之心绞痛，可与瓜蒌薤白半夏汤加丹参、三七粉、降香、延胡索等配伍。治疗热病神昏，可配清宫汤、安宫牛黄丸等；寒湿痰浊蒙蔽清窍之神昏，可配苏合香丸，加胆南星、远志等；中风昏迷，加远志、丹参、安宫牛黄丸等。

（六）小结

石菖蒲舒心气，畅心神，怡心情，益心志，妙药也。清解药用之，赖以祛痰秽之浊而卫宫城；滋养药用之，借以宣心思之结而通神明。石菖蒲功效多，应用广，故欲取得佳效，全凭配伍之妙。

医案选介

一、外感发热案

病案1

王某，女，39岁。2011年3月7日初诊。

主诉及病史：发热3天。体温最高达39℃，自服退烧药后体温可降至38℃左右，时有寒战，口干，纳可，腰痛，小便色黄，量少而频，大便干。

查体：舌红，苔腻，脉弦数。

辅助检查：查尿常规白细胞（+++），余项正常。

西医诊断：泌尿系感染。

中医诊断：发热。

辨证：外感热邪内侵膀胱，膀胱热灼致泌尿系感染，正盛邪实。

治法：解表清里，解毒退热。

处方：自拟柴银石膏退热汤加减。

柴胡20g，黄芩20g，大青叶20g，金银花20g，蒲公英15g，土茯苓30g，知母15g，生石膏30g，青蒿20g，地骨皮20g，芦根20g，车前子20g，鱼腥草20g，瞿麦10g。甘草10g。

生石膏用文火先煎40分钟，再纳余药煎20分钟，水煎2次，共取药液400mL，分2次服用，每日1剂，热退即止。

3剂后，体温恢复正常，一般情况良好，脉微弦，舌苔微黄，二便调，停药观察，未再复发。

病案2

赵某，男，45岁。2012年4月12日初诊。

主诉及病史：低热1周，体温37.8℃，多于后半夜发热。患者1周前感冒，自服感

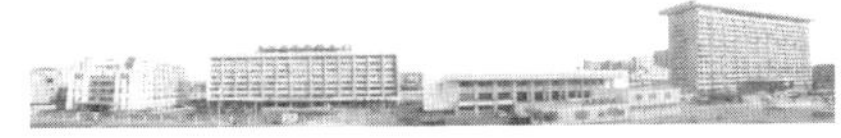

冒药后症状好转，偶有咳嗽，无痰，时有汗出，纳差，小便可，大便干。

查体：舌暗红，苔薄黄，脉细数。

辅助检查：查血、尿常规均正常。

西医诊断：感冒。

中医诊断：发热。

辨证：外感热邪内传入里，正虚邪实。

治法：解表清里，解毒清热。

处方：柴银石膏退热汤加减。

柴胡 20g，黄芩 20g，羌活 15g，大青叶 20g，葛根 30g，川芎 15g，金银花 20g，连翘 15g，桔梗 15g，土茯苓 30g，知母 15g，生石膏 20g，青蒿 30g，地骨皮 30g，芦根 15g，莱菔子 10g，麦芽 10g，佛手 10g，虎杖 30g，甘草 10g。

7 剂后，体温正常，无咳嗽、汗出，纳可，二便调，嘱患者注意锻炼，增强体质。

【按】外感发热多属伤寒和温病的范畴，如《伤寒论》中有“发热恶寒”之太阳证，“寒热往来”之少阳证，“但热不寒”之阳明证。外感发热病位多在三阳经、卫气分及相关脏腑。初起多为实热证；中期虽可见虚象，但仍以邪实为主。外感急性发热是邪毒袭人，肌体与邪毒相互作用，正气抗邪，邪正相争的标志，特点为多实热，起病急，热势高，传变速，易生变证，最易伤阴耗气，故治疗应当迅速清出邪毒，把好三阳或卫气分关，阻断其传变。柴银石膏退热汤正是据此而设，由小柴胡汤、银翘散、柴葛解肌汤、白虎汤等合方加减而成。方中由三组药物构成：第一组是柴胡、葛根、银花、羌活，为解表退热药，辛温辛凉并用，不仅可增强发散退热之力，速退表热，且无伤阴耗气之虞；第二组为清里药，即石膏、知母、青蒿、芦根，既能清泄里热，又可助解表药透散表热；第三组是黄芩、连翘、大青叶、蒲公英，清热解毒，既有较好的解热作用，又有较强的清除邪毒作用，诚为退热之因、治病之本。综观全方，表散中参有清泄，清泄中参有透散，表散与清泄中参有清热解毒，故既治标又治本，既解表又清里，可退表热、里热，也可退表里俱热，可谓表里同清同治之方。案 1 患者以泌尿系感染为主要临床表现，故加土茯苓、车前子以通淋利湿泄热。案 2 患者加大青蒿、地骨皮用量以清虚热。现代药理研究发现，虎杖具有广谱抗病毒的作用，患者血常规白细胞正常，可能是病毒导致的感冒，故方中重用清热解毒药虎杖以抗邪。

二、咳嗽案

病案 1

王某，女，55 岁。2013 年 3 月 20 日初诊。

主诉及病史：咽干、咽痒 10 余日。现咽干、咽痒，干咳少痰，口干、多饮。自服清肺消炎丸、蒲地蓝消炎片，未见好转。

查体：舌暗红，苔薄黄，脉滑。

辅助检查：心电图示窦性心律。血常规基本正常。

西医诊断：上呼吸道感染。

中医诊断：咳嗽。

辨证：风热侵袭，滞留咽喉，热毒郁闭，喉咽不利。

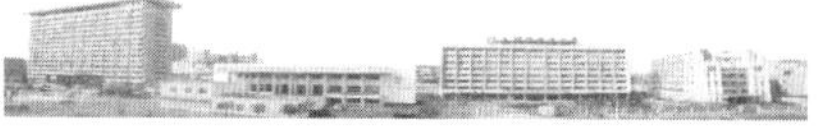

治法：疏风清热，解毒利咽。

处方：金银花 20g，连翘 20g，牛蒡子 10g，射干 10g，板蓝根 15g，黄芩 15g，大青叶 15g，杏仁 10g，百部 30g，马勃 10g，荆芥 15g，玄参 30g，麦冬 15g，僵蚕 10g，蝉衣 10g，桔梗 15g，甘草 10g。

二诊：患者服药 3 剂后，咽干、咽痒缓解。时有顿咳，原方更服 3 剂，诸症缓解。

【按】患者为风热侵袭，肺为娇脏，又为华盖，最先受累，而咽喉为肺之门户，则所受之邪滞留咽喉。热毒郁闭，喉咽不利，故见咽喉疼痛、咽痒、音哑。其舌质红，苔黄微腻，脉滑均为外感风热之象。方中银花、连翘、荆芥疏散风热，清热解毒，是为君药；牛蒡子、马勃、射干、板蓝根、黄芩清热解毒，利咽散结，是为臣药；僵蚕、蝉衣、桔梗、甘草祛风化痰，利咽开音，是为佐药。患者有伤阴表现，故加玄参、麦冬养阴清热。全方合用，共奏辛凉疏风、清热解毒、利咽散结、开音化痰之功，对急性咽喉炎者颇为适宜。

病案 2

张某，男，48 岁。2012 年 11 月 28 日初诊。

主诉及病史：自觉咽中如有物梗 1 周。患者 2 周前患感冒，未系统服药。近 1 周自觉咽干、咽痒，咽中如有物梗，咯痰则爽，咳后胸痛。既往吸烟史 20 余年。

查体：舌质红苔黄，脉弦。

辅助检查：查血常规未见明显异常。

西医诊断：慢性咽炎。

中医诊断：咳嗽。

辨证：风痰阻于气道，咽喉不利。

治法：疏散风热，祛痰利咽。

处方：牛蒡子 15g，荆芥 15g，桔梗 15g，金银花 20g，射干 10g，板蓝根 15g，蒲公英 20g，玄参 15g，丹参 15g，赤芍 15g，石菖蒲 30g，郁金 15g，僵蚕 10g，蝉衣 10g，厚朴 10g，陈皮 15g，葶苈子 15g，甘草 10g。

二诊：患者服用 7 剂后，诸症皆除。嘱患者日后多饮水，忌辛辣刺激食物，适量减少吸烟量。

【按】喉咽直连气道，为肺之内窍与门户。外邪侵袭，喉咽首当受之，继累于肺，故临床既有咽喉不利之症，又有肺系咳嗽之症。风性善行数变，且易致痒，风夹寒热之邪袭咽，易迅行下犯气道。如风邪偏盛，可致咽喉不利、咽痒较甚，并致肺失宣发，见咽痒、咳嗽。其特点为：咽痒必咳，不痒不咳，干咳无痰，甚或咳痰不爽，伴有喘鸣。本病病因为感受外邪，风邪偏盛，侵袭咽喉，累及气道，故咽喉不利、咽痒。治当向上向外，利咽宣肺，驱邪外出，而不是向下向里，泻肺肃肺。方中用荆芥、牛蒡子、僵蚕、蝉衣、金银花、桔梗、甘草等疏风利咽宣肺之品以顺势散之、宣之、达之，邪除而咳自止矣。

三、泄泻案

病案 1

李某，女，64 岁。2012 年 2 月 8 日初诊。

主诉及病史：慢性腹泻史 7 年余，稍进油腻或生冷之品则大便次数增多，水谷不化。此次遇寒引发，为水样便，一日七八行，且泻下不爽，脘腹胀闷不舒，纳少，腰酸乏力。

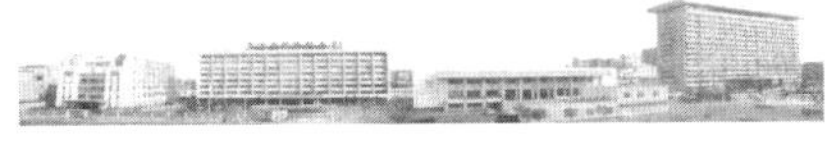

查体：舌淡胖，脉沉细弱。

中医诊断：泄泻。

辨证：脾肾阳虚夹湿热。

治法：温阳止泻，清热利湿。

处方：干姜10g，肉桂15g，补骨脂15g，黄连15g，黄芩15g，大青叶15g，葛根35g，白芍30g，白术20g，广木香15g，乌梅15g，芡实20g，焦山楂20g，车前子（包）20g，茯苓30g，甘草10g，生薏苡仁20g。

二诊：患者自诉服药3剂后大便次数明显减少（每日三四次）。原方继服2周。

三诊：大便正常，一般情况良好，纳可，嘱继续守方2周。此后观察3个月，未复发。

【按】温清并用止泻汤为刘教授治疗慢性腹泻的经验方，此方是在葛根芩连汤基础上加味而成，全方可分为五组药物。一组为葛根、黄连、黄芩、甘草、大青叶。其中葛根解表退热，升阳止利，黄芩、黄连清热燥湿，厚肠止利，甘草甘缓和中，调和诸药。四药合用，外疏内清，表里同治，配大青叶清热解毒以燥湿止泻。二组为干姜、肉桂、补骨脂。其中干姜温中散寒，肉桂补火助阳，散寒止痛，温经通脉，补骨脂补肾壮阳，温脾止泻。三药共用，温补中下二焦，可温阳止泻。三组为白芍、白术、广木香。其中白术健脾益气，燥湿利尿，广木香行气止痛，健脾消食，白芍养血敛阴，柔肝止痛，且白芍合肉桂为治泻利要药，芍药能土中泻木，合肉桂则有敛中寓散之意，使酸敛而不碍邪。三药合用，能柔肝健脾止泻。四组为乌梅、芡实、焦山楂。其中乌梅涩肠止泻，生津止渴，芡实益肾固精，健脾止泻，焦山楂消食化积，行气散瘀。三者共用，能涩肠止泻。五组为车前子、茯苓。车前子利尿通淋，渗湿止泻，茯苓利水消肿，健脾渗湿。二药并用，可利湿止泻。综观全方，五组药物分别从清热燥湿止泻、温阳止泻、柔肝健脾止泻、利湿止泻、涩肠止泻五个方面着手，清热温补并用，通利涩肠共行，且助化食滞、行肝郁。全方寒热并用，标本同治，功能清热利湿，温阳止泻，可用于多种慢性腹泻的治疗。

病案2

孙某，男性，55岁。2012年12月19日初诊。

主诉及病史：腹泻、溏便半年余。症见慢性腹泻，溏便，日下3~5次，或黏液便，肠鸣腹痛，腹胀，情志变化或遇寒而腹泻加重，饮食油腻或冷凉而腹泻加重，甚则五更而泄。

查体：舌质淡，苔白腻，脉沉细。

辅助检查：心电图示窦性心律。血常规基本正常。结肠镜示慢性结肠炎。

中医诊断：泄泻。

辨证：脾肾阳虚，肝失疏泄。

治法：抑肝健脾，温肾培土，除湿止泻。

处方：葛根30g，苍术20g，黄连15g，黄芩15g，茯苓30g，薏苡仁30g，肉桂15g，炮姜炭15g，金樱子30g，白芍30g，木香15g，党参20g，升麻10g，焦山楂20g，甘草10g。

7剂，水煎服，取水300mL，煎取150mL，每日两煎，分两次服。嘱避风寒，注意休

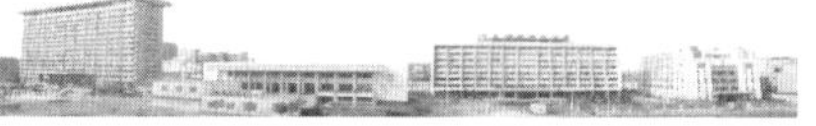

息，忌食辛辣肥甘，保持心情舒畅。

二诊：服用前方后，患者腹泻次数减少，见有成形便。偶有腹胀，便后不解，此为肝郁气滞所致，原方加陈皮 10g，砂仁 10g，调理脾胃气机，使脾升胃降，气机调达，更服 10 余剂而愈。

【按】刘教授认为，慢性腹泻的中医治疗有以下几个要点。一是以脾为核心，兼调肝肾。慢性腹泻多由脾、肝、肾三脏功能失调所致，而尤以脾胃功能为要。脾失健运，则水谷不分。同时，脾之升清运化有赖于肝气调达，脾阳健运需肾阳温煦。故总以健脾为主，辅以抑肝、温肾之品，脾、肝、肾同调，治有侧重。二是疏理消导。前贤云："暴泻属实，久泻属虚。"但因至虚之处常是容邪之所，故久泻易出现虚中夹滞，或湿热未净，或气机壅滞，或入络留瘀。此时不宜仅予滋补，当加用行气疏导通利之品，以免闭门留寇。值得注意的是，久泻滑脱多损伤津液，对此不宜分利太过，应伍用涩肠生津之品。三是温清并用，升清降浊。慢性腹泻多寒热错杂，久泻脾肾阳气已伤，而湿热未净，或复感湿热之邪，抑或酒食积热，故可加用清热利湿之品。总之，久泻多属脾肾阳虚，湿浊内蕴，致使脾运无权，清浊相干，寒热错杂，故治疗当从清热、温阳、利湿、涩肠多方面着手。刘教授指出，凡慢性腹泻者，多为虚中夹实、寒热错杂，均可以此方加减治疗，惟实热者不宜。

四、眩晕案

病案 1

周某，男，53 岁。2012 年 10 月 18 日初诊。

主诉及病史：颈椎病史 3 年，眩晕伴黑矇 2 天。现头晕目眩，与颈部旋转有关，时有黑矇，心慌，汗出，偶有头胀感，无恶心呕吐、四肢麻木，小便黄，大便可。未服相关药物。

查体：心率 80 次/分，血压 140/85mmHg。舌暗淡，苔厚腻，脉沉弦。

辅助检查：颈椎 X 线片示颈椎正常生理曲度消失，椎间隙狭窄，椎管狭窄。

西医诊断：颈椎病。

中医诊断：眩晕。

治法：散寒除湿，化瘀柔筋，平肝息风。

处方：天麻 10g，半夏 15g，白术 20g，川芎 15g，泽泻 40g，葛根 30g，羌活 15g，野菊花 20g，白芍 20g，水蛭 3g，地龙 10g，菖蒲 20g，牡蛎 30g，浮小麦 15g，五味子 15g，百合 10g，仙鹤草 40g，姜黄 20g。

水煎服，每日 1 剂，早晚各 1 次，每次 150mL。并嘱患者清淡饮食，禁食辛辣刺激物，勿大幅度旋转头部，保持心情舒畅。

二诊：药进 7 剂后，患者自诉眩晕、黑矇症状明显改善，舌暗淡，苔白厚，脉沉弦，原方去百合，加鹿衔草 20g，再进 7 剂。

三诊：患者自诉眩晕、黑矇症状已经完全消失，偶有半夜耳鸣，原方去天麻、野菊花，加百合 15g，连翘 15g，7 剂。嘱患者平素纠正不良姿势和习惯，加强颈肩部肌肉的锻炼，注意颈肩部保暖，监测血压。随访未再复发。

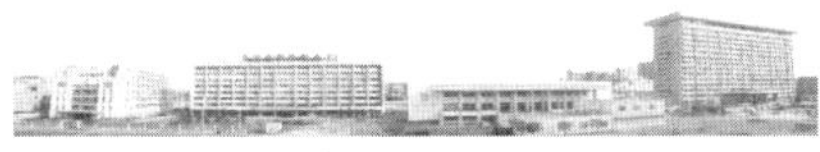

病案 2

李某，男性，54 岁，2011 年 4 月 13 日初诊。

主诉及病史：头晕，视物旋转一天。既往体健。现头晕，视物旋转，如坐舟船，无头痛，伴有恶心，无呕吐，轻微耳鸣，无口角歪斜、肢体活动不利等不适。

查体：舌质淡暗，苔白腻，脉滑。

辅助检查：心电图示窦性心律。血常规基本正常，血压 135/85mmHg。颅脑 CT 显示皮质动脉硬化性脑病，颈椎像示颈椎病，耳鼻喉科查耳道未见异常。

中医诊断：眩晕。

辨证：痰浊瘀血上冒清空而发眩晕。

治法：除痰消瘀，息风止眩。

处方：天麻 15g，川芎 10g，白蒺藜 30g，钩藤 30g（后下），生地黄 20g，白芍 30g，牛膝 15g，葛根 40g，地龙 20g，水蛭 15g，泽泻 40g，半夏 15g。

7 剂，水煎服，取水 300mL，煎取 150mL，每日两煎，分两次服。嘱避风寒，注意休息，忌食辛辣肥甘，保持心情舒畅。

二诊：服用前方后，患者头晕、视物旋转、恶心、耳鸣诸症缓解。自觉头沉，大便不畅，考虑郁而化热，原方加大黄 10g 通腑泄热，给邪出路，继服 3 剂而愈。

【按】眩晕是中老年人的常见病症。眩是视物昏花或眼前发黑；晕是自感身体或外界景物旋转，站立不稳。二者常同时并见，故称为眩晕。轻者闭目即止，重者如坐车船，旋转不定，站立不稳，或伴有恶心呕吐，汗出心慌，面色苍白，甚则昏倒等临床表现。眩晕多见于高血压、颈椎病、耳源性疾病、脑动脉硬化、椎基底动脉供血不足、贫血等患者。在古代医书中，眩晕最早见于《内经》，称之为眩冒，且名称多样，如头眩、目眩、癫眩等。刘教授深谙中医古籍，结合临床诊疗经验，总结眩晕的病机包括五个方面：因痰作眩、因虚作眩、因风作眩、因瘀作眩、因寒作眩。根据患者症状以及颈部 X 线片分析，刘教授认为患者属于颈椎病中的椎动脉狭窄型，由于颈椎关节退行性改变的刺激，压迫椎动脉，造成椎基底动脉供血不全，因此有头晕、黑矇等症状，且与颈部旋转有关。中医辨证属于眩晕范畴。方中半夏、白术、泽泻、菖蒲健脾燥湿化痰；天麻、野菊花、牡蛎平肝潜阳息风；川芎、水蛭、地龙活血化瘀通窍，且虫类药善入经络，镇痉祛风；羌活、葛根、白芍、姜黄散寒除湿、通络解痉。刘教授认为上四味药或归于膀胱经，或作用于后项肩颈部，可解除颈部的肌肉痉挛；而仙鹤草除有活血行气通经之功效外，还可健脾补气，止眩晕。案 1 患者由于眩晕而有心慌、汗出的症状，因此加浮小麦、五味子、百合养阴敛汗。

五、水肿案

张某，男，62 岁。2012 年 12 月 11 日初诊。

主诉及病史：双下肢麻凉伴水肿 1 周。患者 1 月前无明显诱因出现双下肢麻凉，伴水肿，乏力，无胸闷憋气，纳可，二便调。既往糖尿病病史 10 年，血糖控制欠佳。高血压病史 3 年，平素血压 140/90mmHg。否认药物及食物过敏史。

查体：皮肤色暗，双下肢水肿（+）。舌暗，苔腻，脉弦涩。

辅助检查：血常规、尿常规、肾功能、肝功能大致正常，24 小时尿微量白蛋白

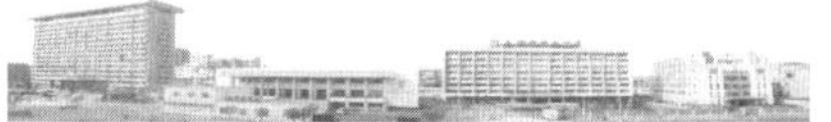

17mg/L。心电图示窦性心律，心率75次/分，轻微ST-T段低平。下肢彩超示双下肢动脉狭窄伴斑块形成。

西医诊断：糖尿病下肢血管病变。

中医诊断：消渴合并脉痹、水肿。

治法：温阳通脉，化瘀利湿。

处方：自拟通脉利湿汤加减。

当归30g，玄参30g，金银花20g，三七粉3g（冲），莪术20g，川芎20g，王不留行30g，茯苓皮30g，桑白皮30g，冬瓜皮40g，车前子30g（包），肉桂10g，黄芪50g，赤小豆40g。

继服降糖药：瑞易宁5mg，每日1次；拜糖苹100mg，每日3次；吡格列酮分散片30mg，每日1次。

二诊：患者服药7剂后水肿减轻，双下肢麻凉减轻，继续服用原方7剂。

三诊：患者已服药1月，双下肢水肿消失，一般情况良好，血糖控制尚可，停中药观察，嘱患者适当运动，注意下肢保暖。

【按】根据糖尿病合并下肢疼痛、麻木并伴有水肿的临床表现，当属中医消渴合并“血痹”“脉痹”“水肿”的范畴。痹者闭也，血气为邪气所闭，不得通行而病。消渴病中后期气阴两虚，脏腑代谢功能紊乱，气虚运血无力，血流缓慢，津亏液少，不能载血畅行，黏滞瘀阻而发脉痹。《素问·痹论》曰：“痹……在于脉则血凝而不流，在于肉而不仁，在于皮则寒。”水肿者，多由肺、脾、肾三脏津液代谢失常所致，而此患者之肿，虽与脾肾阳虚有关，但主要由瘀血所致，由下肢血管病变使然，正如唐容川《血证论》所云：“瘀血化水，亦发水肿。是血病兼水也。”刘教授认为，消渴日久，血脉瘀阻，血气为邪气所闭，不得通行而为“痹”。津血同源，津载血行，血行受阻，津液外渗，而成水肿。此即瘀血化水之理。阳虚寒凝，血脉瘀阻，为本案基本病机。处方以四妙勇安汤和决水汤加减，方中黄芪补气以运血，肉桂温阳利水，当归、三七粉、莪术、川芎、王不留行活血化瘀，茯苓皮、车前子、赤小豆、桑白皮、冬瓜皮利水消肿，玄参、金银花清热凉血解毒，以防瘀血日久化热。诸药合用，共奏温阳通脉、化瘀利湿之功。

六、不寐案

吴某，女，54岁。2012年10月25日初诊。

主诉及病史：失眠病史3年余。糖尿病病史9年，血糖控制不理想（空腹血糖8.5mmol/L）。患者自诉每晚需服用舒乐安定1片入睡。近1月余由于血糖波动较大，导致情志不舒，服用舒乐安定后仍旧入睡困难，或醒后难以入眠，时有夜间汗出，烦躁不安。现神疲乏力，口干，时有头痛，面色微泛红，小便可，大便不成形。

查体：心率92次/分，血压150/90mmHg。舌暗红，苔薄白，脉细数。

中医诊断：不寐。

辨证：阴血亏虚，心神失养。

治法：交通心肾，滋阴养血，清心安神。

处方：安眠汤。

黄连10g，百合30g，淫羊藿30g，枸杞子30g，酸枣仁30g，五味子15g，知母15g，

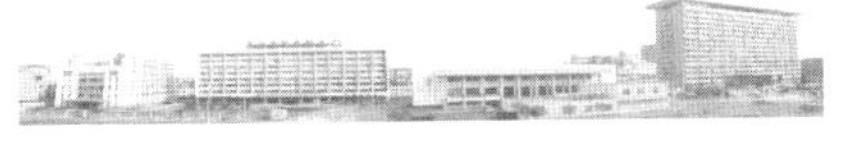

川芎15g，茯苓20g，生龙齿20g，丹参20g，合欢皮30g，夏枯草30g，半夏10g，夜交藤20g。

水煎服，每日1剂，分早晚服用。停服舒乐安定。并嘱患者清淡饮食，禁食辛辣刺激物，保持心情舒畅，控制饮食，加强运动。

二诊：药进7剂，神疲乏力、口干头晕等症状消失，入睡快，汗出减少，大便有所改善。原方再进7剂。

三诊：患者已服药半月余，精神佳，自诉每晚连续睡眠可达5小时，无神疲乏力、头晕等症状，大便亦恢复正常，空腹血糖6.4mmol/L。原方加白术15g，茯苓改15g，继服7剂巩固治疗。嘱患者平素多做运动，加强对血糖的控制，保持心情舒畅。随访半年，未再复发。

【按】失眠属中医不寐范畴，《景岳全书·不寐》对形成不寐的原因做了精辟的分析："不寐证虽病有不一，然惟知邪正二字则尽之矣。盖寐本乎阴，神其主也。神安则寐，神不安则不寐。其所以不安者，一由邪气之扰，一由营气不足耳。有邪者多实，无邪者皆虚。"所谓治病必求于本，阳主动，阴主静，阴平阳秘是睡眠正常的前提。若阴虚，则静不足而动有余，心神妄动而不藏，失眠乃作。治疗消渴所致不寐，必须结合消渴病的病因病机辨证论治。刘教授认为，2型糖尿病患者伴发的失眠以热扰者居多，多由心肝肾阴血亏虚引发。阴虚内热，热扰心神致心神不宁；血虚心神失养，神不守舍，日久气滞血瘀引发不寐；而大多糖尿病老年患者多由肾水亏损，水不济火，上扰心神，心肾不交而致不寐。刘教授多年潜心研究，结合长期的临床实践，参考现代药理研究，在酸枣仁汤的基础上进行加减，自拟安眠汤，用于2型糖尿病合并失眠者的临床治疗，收效甚好。方中酸枣仁养血除烦，宁心安神；黄连清心降火；知母、茯苓清热养阴以宁心神；枸杞子、五味子、合欢皮、百合养阴安神，使清中有养，清养相合而安神；丹参、川芎养血活血，血脉通则心神宁；夏枯草、半夏为清热安神之对药；淫羊藿可使阴阳相济，心肾相交。全方标本兼治，共奏清热养阴、养血活血、宁心安神之功。

七、痛风案

刘某，男，51岁。2013年5月21日初诊。

主诉及病史：左侧第一跖趾关节肿痛3天。纳可，二便调，未诉其他不适。既往痛风病史1年。

查体：左侧第一跖趾关节红肿而热。舌红，苔黄腻，脉滑。

辅助检查：肾功能：BUN 9.13mmol/L，CRE 117μmol/L，UA 601μmol/L。

辨证：湿热痹，痛风。

治法：清热除湿，凉血化瘀，解毒通络。

处方：虎杖20g，秦皮20g，威灵仙20g，络石藤20g，萆薢20g，土茯苓30g，女贞子20g，苍术20g，薏苡仁20g，牛膝20g，生地黄20g，赤芍15g，葛根30g，百合20g，甘草10g。

嘱患者忌海鲜、豆类、啤酒，保持大便通畅。

二诊：患者服药14剂后，疼痛基本消失，局部红肿减轻，查肾功能：BUN 6.39mmol/L，CRE 103μmol/L，UA 486μmol/L。继服原方14剂，巩固疗效。

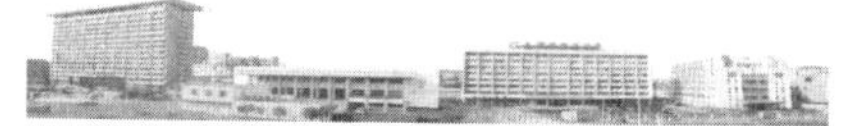

【按】本案为痛风性关节炎急性发作，属中医湿热痹范畴。湿热下注见足趾红肿热痛，治当清热除湿，凉血化瘀，解毒通络。本方为四妙散加味。方中秦皮、威灵仙、络石藤清热祛湿通络；生地黄、赤芍凉血化瘀；土茯苓、萆薢、女贞子均为治疗痛风之佳药，现代药理研究发现，上三味药均有降低血尿酸的作用。

八、甲亢案

张某，女性，55岁，2012年6月12日初诊。

主诉及病史：多食、消瘦伴心悸1月余。症见多食易饥，体重下降伴心悸，汗多，怕热，性急易怒，口干，双手微颤，无多饮、多尿等症，大便不成形。

查体：舌淡红，少苔，脉细数。

辅助检查：心电图示窦性心动过速，心率108次/分钟，甲状腺B超示甲状腺肿大、血流丰富，甲状腺功能 TT_3 4.66nmol/L，TT_4 286.22nmol/L，TSH 0.12μIU/mL。血常规基本正常。

辨证：气阴两虚，阴虚热盛，痰瘀互结。

治法：益气养阴，清热泻火，疏肝活血，化痰散结。

处方：黄芪龟板汤。

黄芪60g，黄精15g，生地15g，龟板15g，香附20g，夏枯草30g，黄连10g，浙贝20g，生牡蛎30g，丹参20g，瓜蒌皮15g，白芥子10g。

龟板先煎40分钟，再纳入其他药物共煎30分钟，每日两煎，分两次服。嘱避风寒，注意休息，忌食辛辣肥甘，保持大便通畅，保持心情舒畅。

二诊：患者服药7剂，易饥、汗多、怕热、性急易怒略有减轻，仍心悸，心率98次/分钟。考虑阴虚内热，扰动心神而见心悸，故原方加知母20g，百合15g，以养心阴，清心火。

三诊：更服7剂，心悸减轻，此后坚持治疗两月余，诸症减轻，查体，心率86次/分钟，复查甲状腺功能 TT_3 2.54nmol/L，TT_4 148.74 nmol/L，TSH 0.21μIU/mL。

【按】甲亢隶属“瘿病”范畴，在甲亢早、中期，正虚邪实热盛是其特点。虚则气阴两虚，实则热盛、痰瘀交结。热在肝心胃，气虚脾与肺，阴虚肝与肾。肝主气机条达，若肝失疏泄，肝郁化火为甲亢热盛之源，肝火盛则性急易怒；肝火伤阴、肝风内动而手颤；肝胆火旺而口苦目眩，挟痰上注而突眼；母病及子，肝火扰心而心悸、脉数、心烦少寐；木火乘阳土，致胃热而消谷善饥。肝失疏泄，肝阳挟痰犯上，袭扰清窍而损目伤睛；肝气横逆，挟痰循经上行，气、火、痰、瘀在颈前相互凝结成块则为瘿。热盛伤阴，壮火食气，故气阴两虚，气、火、痰、瘀交结壅滞，为甲亢早、中期的基本病机。方中大剂量黄芪伍黄精益脾肺之气，敛汗固卫；龟板、生地黄、知母滋补肝肾之阴液；香附、夏枯草、黄连疏肝解郁，清泻肝、心、胃之火热；丹参、瓜蒌皮、浙贝、白芥子、生牡蛎活血化痰，软坚散结。诸药合用，共奏益气养阴、清热泻火、化痰散结之功。

九、胃痛案

病案1

李某，男，65岁。2013年4月17日初诊。

主诉及病史：胸闷、腹胀、食少呕恶10余天。症见食后胀满益甚，伴烧心，胃脘隐

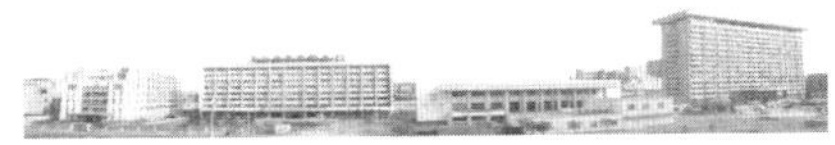

痛，腹胀，便溏，遇寒则加重，喜温喜按。

查体：舌质淡嫩、边有齿痕，舌苔薄白，脉滑。

辅助检查：心电图示窦性心律。血常规基本正常。胃镜示十二指肠溃疡。

中医诊断：胃痛。

辨证：脾胃虚寒。

治法：健脾益气，温中和胃，行气消痞。

处方：党参20g，白术20g，茯苓20g，陈皮15g，半夏15g，木香15g，砂仁10g，枳壳20g，白芍30g，吴茱萸2g，黄连10g，炮姜15g，肉桂10g，甘草10g。

二诊：患者服药7剂后，胸闷腹胀较前缓解，无明显恶心、呕吐，但有反酸、咳嗽，此乃胃火上逆之故，原方加乌贼骨30g，煅瓦楞子30g，和胃降逆并能中和胃酸，继服10余剂诸症缓解。

【按】患者年逾六旬，平素饮食不节导致脾胃虚寒，而见诸症，治宜健脾益气，温中和胃，行气消痞。本方旨在健脾和胃，温运中焦，使胃降脾升，纳运和调，脾胃虚弱或虚寒所致诸症自消。方中香砂六君加炮姜、肉桂温中健脾益气，芍药甘草汤缓中止痛，四君枳术汤健脾消痞，吴萸、黄连是左金丸，用以制酸，四君、炮姜、肉桂、黄连温中健脾止泻。全方气虚补之，中寒温之，气滞行之，疼痛缓之，痞满消之，胃酸抑之，呕逆降之，便溏止之，总以健脾益气、温中散寒为本。脾胃健、升降调、纳运和，诸症悉除。现代药理学研究认为，方中所用理气药陈皮、砂仁、木香、枳壳对胃肠平滑肌都有双向调节作用，既能舒张平滑肌，解痉止痛、止吐、止泻，又能兴奋平滑肌，增强胃肠蠕动，以排出积气而消胀满。本方辨证准确，选药精良，疗效甚显。

病案2

朱某，女，52岁。2012年8月15日初诊。

主诉及病史：胃痛、嗳气3天。症见食后胃痛、胃胀、嗳气，偶有反酸，无烧心，两胁下时有疼痛。每于生气后加重。食欲可，二便调。

查体：舌质暗红，苔薄黄，脉弦。

辅助检查：胃镜检查示慢性胃炎（轻度返流）。

中医诊断：胃痛。

辨证：肝气郁滞，横逆犯胃。

治法：疏肝和胃，行气化瘀，调中制酸。

处方：柴胡15g，白芍20g，枳壳30g，陈皮15g，半夏15g，茯苓15g，苏梗15g，佛手15g，檀香10g，煅瓦楞20g，元胡20g，蒲公英10g，甘草10g。

二诊：患者服药7剂后，胃痛、嗳气减轻，无反酸、烧心，两胁下偶有疼痛。嘱原方继续7剂。诸症皆瘥。

【按】本方为四逆散、枳术丸合方化裁而成。脾胃气运常赖肝木疏泄，若情志不遂，肝郁气滞，则胃失和降、胃脘作胀。全方疏肝柔肝缓急，健脾消痞，行气化瘀，和胃清胃，消食制酸，止痛消胀，具有较强的疏肝和胃作用，对肝气犯胃或肝郁化火犯胃所致的胃炎以及返流性胃炎有较好的疗效。

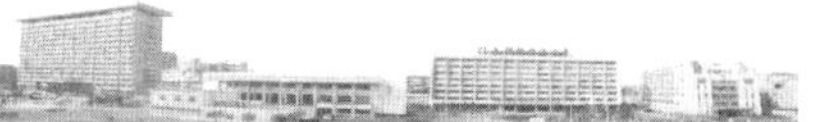

十、糖尿病肾病案

周某，男性，66 岁，工人，天津人。

主诉及病史：双下肢水肿 3 月余。既往糖尿病史 16 年，平素口服二甲双胍、优降糖控制血糖。症见双下肢水肿，乏力，纳少，便秘，小便不畅，无恶心、呕吐等。

查体：舌质淡暗，苔白腻，脉沉细。

辅助检查：尿常规尿糖（++），蛋白（+++），24 小时尿微量蛋白 221mg，空腹血糖 7.7mmol/L，血生化检查肝肾功能均正常。

辨证：阴阳两虚挟瘀而致水肿。

治法：健脾益肾，活血化瘀，佐以清热利湿，泄浊解毒。

处方：黄芪 60g，熟地黄 20g，枸杞子 20g，菟丝子 20g，淫羊藿 15g，泽泻 30g，积雪草 30g，益母草 20g，秦皮 30g，川芎 20g，丹参 30g，蜈蚣 2 条，全蝎 10g，生大黄 6g。

停用口服降糖药，改为注射胰岛素控制血糖。

复诊：服用前方后，患者双下肢水肿较前缓解，乏力减轻，仍有便秘，纳少。考虑仍为气虚瘀血，脾胃升降失司，故腑气不通，但虚证日久，不可能短期建功，腑气不通又会影响脾升胃降，故现阶段通腑治疗亦是当务之急，原方大黄改为 10g，加强通腑泄浊之功。更服 7 剂，大便已畅。其后守法服药 20 余剂，水肿消失，余症状皆缓解。复查尿常规，尿糖（+），蛋白（-），空腹血糖 7.1mmol/L，查 24 小时尿微量蛋白 67mg，与原方制成胶囊，口服 30g，每日 3 次。服药 3 个月，查尿常规尿糖（-），蛋白（-），24 小时尿微量蛋白 12mg。遂停药，嘱其控制血糖，控制饮食，监测 24 小时尿微量蛋白，均未大于 30mg。

【按】患者年近七旬，久病消渴，素体气阴两虚。阴虚日久，阴损及阳，阳虚水泛，而见双下肢水肿；气虚无以行血，阴虚脉络不利，日久而夹瘀，脉络不利，体液不循常道，溢于脉外而加重水肿；肾阳衰微，膀胱气化失司，故而小便不利；瘀而气滞，腑气不通，故而大便秘结；乏力是气虚阳虚之故。其舌质淡暗，苔白腻，脉沉细为阴阳两虚夹瘀之象。

处方重用黄芪，补脾气以升清，利水消肿；配伍熟地、淫羊藿、枸杞子、菟丝子，补益肝肾；泽泻、益母草利水渗湿消肿；秦皮清热燥湿收涩；积雪草清热解毒，利水消肿；川芎、丹参、蜈蚣、全蝎活血化瘀。诸药合用，共奏健脾益肾、活血化瘀、清热利湿、泄浊解毒之功。本例患者治疗时应注意本虚与标实兼顾的原则，阴阳两虚导致腑气不通而便秘，而腑气不通影响脾升胃降，使气血生化乏源，又会加重本虚，故而治疗时应标本兼顾，才能取得满意疗效。现代药理研究证实，本方选择的大多数药物都可治疗肾病，从而有降低蛋白尿的作用，这也体现了遣方用药衷中参西的特点，故而起到了事半功倍的作用。

论　著

一、论文

[1] 刘文峰．试谈发热的热型与病机．天津中医，1987（2）：16－17.

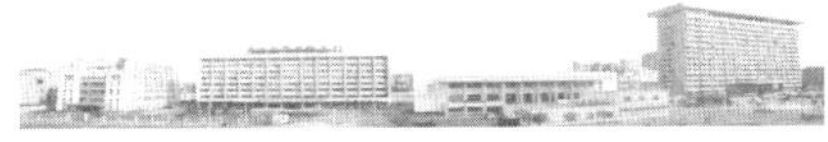

［2］刘文峰，张素灿．除麻镇痛汤治疗糖尿病性周围神经炎31例．中华中医药学会首届糖尿病（消渴病）国际学术会议论文集，1994.

［3］张素仙，刘文峰．“解热败毒饮”退热作用的临床研究．天津中医学院学报，1994，（4）：7－8.

［4］王德惠，刘文峰，郗美华．糖利平治疗血瘀气滞型糖尿病62例．辽宁中医杂志，1999，（11）：501－502.

［5］王德惠，刘文峰，郗美华，等．疏肝清热、活血化瘀法治疗2型糖尿病120例疗效分析．天津中医，1999，（2）：16－18.

［6］张凯，刘文峰．刘文峰教授治疗咽喉疾病经验介绍．新中医，2008，（9）：22.

［7］刘文峰．中医专家谈中西医结合治疗糖尿病（下）．天津糖尿病教育专刊·糖尿病之友．2011，（1）：13－14.

［8］刘文峰．益气化瘀祛痰通络——谈中西医结合治疗糖尿病合并周围神经病变（一）．天津糖尿病教育专刊·糖尿病之友．2011，（2）：24－25.

［9］刘文峰．温阳散寒化瘀通络——中西医结合治疗糖尿病合并周围神经病变（二）．天津糖尿病教育专刊·糖尿病之友．2011，（3）：15－16.

［10］刘文峰．益气养阴化瘀通脉——谈中西医结合治疗糖尿病合并下肢血管病变．天津糖尿病教育专刊·糖尿病之友．2011，（4）：12－13.

［11］刘文峰．柴银石膏退热汤．中国中医药报，2011－6－10.

［12］刘文峰．肾关开阖失度是蛋白尿的基本病机．中国中医药报，2012－1－20.

［13］刘文峰．黄芪龟板汤．中国中医药报，2012－2－6.

［14］刘文峰．疏风利咽止咳汤．中国中医药报，2012－3－5.

［15］刘文峰．肉桂鹿角胶汤．中国中医药报，2012－4－16.

［16］杜瑞斌，刘文峰．刘文峰治疗糖尿病周围神经血管病变验案．云南中医中药杂志，2012，（8）：1－2.

二、著作

［1］韩冰主编，刘文峰参编．中医病证诊疗全书．天津：天津科学技术出版社，1999.

［2］王德惠．刘文峰医案汇编．天津：天津科学技术出版社，2014.

［3］刘文峰．刘文峰中医学术思想及临床经验集．北京：中国中医药出版社，2016.

【整理者】

梅超红　男，1985年生，毕业于天津中医药大学，医学硕士，现在天津中医药大学第二附属医院工作。

王德惠　女，1963年生，毕业于天津中医药大学，师承医学硕士，现在天津中医药大学第二附属医院工作。

杜瑞斌　男，1972年生，毕业于天津中医药大学，师承医学硕士，现在天津中医药大学第二附属医院工作。

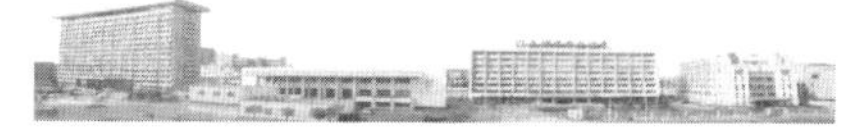

杨　素　珍

名家传略

一、名家简介

杨素珍，女，1939 年 6 月 27 日出生，汉族，河北省唐山市人，中共党员，天津市第一中心医院急救医学研究所中西医结合科主任医师、教授。擅长中西医结合治疗肾病及病毒感染性疾患，曾任天津市第一中心医院（以下简称一中心）急救医学研究所临床部副部长、中西医结合科主任、中医科主任、中西医结合急救医学研究室主任、药事委员会委员、院内职称评定专家委员会委员、医疗事故鉴定委员会委员。兼任中国中医药新技术开发委员会常务委员、天津市卫生局科研基金评审专家、《中华综合医学杂志》编委。2012 年被评为天津市名中医。

二、业医简史

（一）家庭影响，志向学医

杨素珍主任 1965 年毕业于河北中医学院，1985 年毕业于中国中医研究院研究生班，1965 年至今在一中心从事临床与教学工作 50 余年，先后在南开大学医学院、天津医科大学、天津市职工医学院任教。

杨主任学医与其家庭影响有关，杨主任童年在外祖父家度过。外祖父扈振亭是唐山市开平地区名老中医，擅治眼病和鼓胀病等，设有诊所、药房，并在家中种植部分中药材，如枸杞、菊花、麦冬、白芍等。舅父扈国丰继承父业，在家乡从医多年，有着丰富的治疗鼓胀病、咳喘病的经验，日寇侵华期间参加革命，进行抗日工作。新中国成立后任唐山市丰润县卫生局局长，创建丰润县中医院，积极推动中医事业的发展。

对杨主任一生影响最大的是她的母亲扈玉萍，其在父兄从事医疗工作的环境下耳濡目染，掌握了一定的制药、用药及看病的知识，成年后经常为自己的孩子、家人及邻居解决病痛之苦。如用扫帚上的新竹叶煎水，治疗邻家小儿急性尿潴流；用猪苦胆套敷患指，治疗小儿疔疮；用马齿苋治疗痢疾、肺痈；用蒲公英治疗乳腺炎等。杨主任还经常看到母亲接济乞讨者及贫困邻居，除送衣送食外，还送中药给病者。在上世纪 40 年代，缺医少药的环境下，母亲的这些举动深受邻居及亲友的尊重。于是她在 1960 年报考河北中医学院，1965 年 9 月毕业后分配到天津市第一中心医院中医科，从此走上了从医之路。

（二）师承名家，受益终生

天津市第一中心医院是一家综合性大医院。杨主任参加工作时，中医科设有 40 张床，

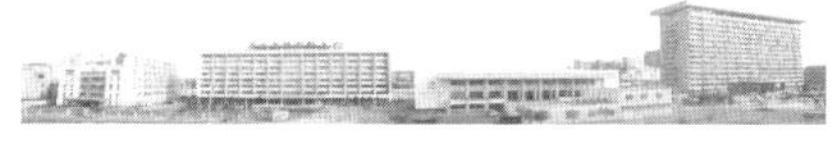

医护人员30多名，收治的病种多为肝硬化、肝硬化腹水、肝昏迷，肺气肿、肺心病，高血压病，脑血管病等。时任科主任于东川是天津市著名中医，针灸科主任郑静候是天津市知名针灸专家。院领导安排杨主任拜于老为师，跟师学习三年。于老擅治疑难重症，辨证准确，用药精专，如用大陷胸汤治疗结胸症（急腹症），用四逆汤、参附汤治疗寒厥虚脱症，用镇肝息风汤治疗诸风掉眩症等。于老治学严谨，对学生要求严格，使杨主任既学到了很多知识，又积累了治病用药的经验，受益终生。杨主任后来又随李棠甫主任学习。李主任擅用攻下祛邪法治疗痞、满、燥、实、坚诸证，用开达膜原法、分消走泄法治疗湿热蕴结证，重用大黄、芒硝、槟榔、草果、厚朴、枳实、柴胡、葛根等。

1974年，天津市卫生局及一中心医院成立了中西医结合急救医学研究室，著名内科专家王今达教授负责全面工作，杨主任被选派参加此项工作。王今达教授重视人才培养，制定了一整套培养计划，使杨主任学习了多种抢救技术，如抽动脉血做血气分析，下胃管、三腔管、气管插管及各种穿刺技术等。她认真管理患者，深入细致地观察病情变化，不断总结经验，参与总结制定“三证三法”（三证即毒热证、瘀血证、急性虚证，三法即清热解毒法、活血化瘀法、扶正固本法）的临床及科研工作。在急救医学研究所工作的20年，通过临床锻炼和刻苦学习，杨主任用中西医结合的方法救治了大量危重的疑难病症，还得到了张久山主任、崔乃杰主任、李跃汉主任的大力指导和帮助。

1984～1985年，杨主任在中医研究院研究生班系统学习了中医四部经典著作《黄帝内经》《伤寒论》《金匮要略》《温病学》，对中医经典著作有了更深入的理解，中医理论水平有了更大的提高。

杨主任在50余年从医从教过程中，对待患者认真负责，医德高尚，多年来被评为院内先进个人、优秀共产党员、院内十佳标兵，1995年被评为天津市卫生系统三八红旗手、卫生系统百面红旗、局级优秀共产党员，受到表彰。

三、主要贡献

（一）挖掘经典，疗效显著

杨主任热爱中医事业，在长期的临床实践中积累了丰富的临床经验，又通过对中医经典著作的深入学习和探讨，从理论上进一步得到提高。她针对常见急症、疑难症，挖掘经典理论精华，用于临床实践。如用“去苑陈莝”理论治疗急性肾衰、高度水肿，在“肺与大肠相表里”的理论指导下用清下并用法（选方凉膈散）治疗大叶性肺炎、休克性肺炎、休克肺等所致的呼吸衰竭，用活血化瘀法（选方血府逐瘀汤）治疗急性弥漫性血管内凝血，用回阳救逆法（四逆汤）治疗厥脱证及各类休克，用扶正固本法（选方托里消毒散、参苓白术散等）治疗重度营养衰竭、伤口久不愈合及久泻不止者，用分消走泄法、开达膜原法（方用三消饮、达原饮）治疗病毒感染性高热及湿热内蕴性疾患，用柴葛解肌汤治疗三阳合并证、外感高热等，均取得了显著的疗效。

（二）改革剂型，便于抢救

为了及时抢救患者，杨主任亲自制成多种剂型，如清肺汤、柴葛解肌汤、当归补血汤、参附汤、独参汤、血府逐瘀汤、三仁汤、生脉饮、四逆汤、大黄粉等以备急用。

在急性肾功能衰竭的患者中，曾出现多例难治性高度水肿，杨主任亲自制作芦氏方，配方如下：黑白丑各60g，红糖100g，老姜500g，大枣60g。该方加工制作十分繁琐，每

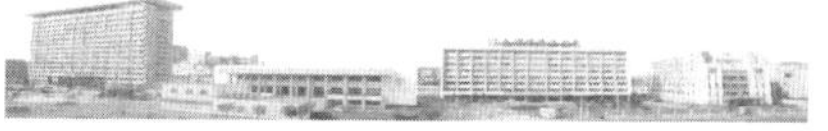

次均需半天时间，但为了抢救的需要，杨主任都主动承担。患者服用后二便通利，排除大量水液，水肿消退明显。其过程曾拍成科教影片。

（三）树脂除钾，方法可靠

急性肾衰患者在无尿少尿期经常合并高钾血症，可导致心脏骤停，造成死亡。治疗急性肾衰的中药如清热解毒药、活血化瘀药钾离子含量均很高，经测试达到 80～90 毫当量/升，用阳离子树脂交换 1 小时后，可降至 20 毫当量/升。具体方法是：取中药煎剂 100mL，加树脂 50g，混匀放置 1 小时进行交换。经处理后的中药，肾衰患者服用后从未发生高钾血症。

（四）潜心教学，受益者众

1965～1973 年，杨主任曾在天津第二医学院（当时的卫生学校）担任中医教研室的教学任务，培养出许多中西医结合优秀人才及领导干部。她还负责筹建院内中医教学队伍，组织培训全院医护人员，坚持办班 18 期（1 期 10 天），使全院 80～90% 以上医护人员受到培训，其中包括急救专家王今达、内科专家张久山、妇科专家汤言英等。这些学员回科室后在中西医结合工作中发挥了很大作用，为一中心医院创建中西医结合医院、创建急救医学研究所打下坚实的基础。

1973～1993 年，在急救医学研究所任临床部副部长、中医研究室主任期间，杨主任组织各种形式的讲课，让学员尽快掌握中医药知识。首先，她积极参与全国危重病学习班的授课任务，编写“三证”“三法”的讲义，结合临床实践介绍典型病历，深受中西医学员的好评，促进了中西医结合事业的发展。其次，受聘于天津医科大学、南开大学医学院，任一中心医院中医教研室主任。1992～1993 年还受聘于天津职工医学院，主讲中医急症，深受来自基层的学员欢迎，并与他们多年保持联系，予以学术指导。

杨主任在担任教学期间，多次被评为优秀教师。

（五）面向临床，建设队伍

1993～2003 年，由于一中心中医科主任及老年医师相继退休，部分中医大夫被抽调到行政部门，中医队伍后继乏人，工作困难很大，门诊量走低，虽有病房但病床使用率极低，中医科面临生存和发展的困难。杨主任在院领导支持下重新组建队伍，将分散在其他科室及行政部门的中医院校毕业生招集回来，同时新接收三名中医院校毕业生，组建了一支老中青相结合的中医队伍。科室新增床位 20 张，在大家的努力下，床位使用率达到 90% 以上，多次受到院方表彰。由于对工作严谨、服务态度好、医德医风高尚，收到大量的表扬信与锦旗，被评为天津市卫生系统百面红旗。

2001 年李志军主任全面主持中西医结合病房工作，杨主任与李主任密切合作，积极开展医、教、研活动，使病房工作得到较快发展，推动和促进了中西医结合急救事业的发展。

（六）科研成果

“疏肝利胆法结合西医疗法对有机磷中毒肝损害的保护作用的实验研究”2000 年获天津市科学技术成果奖。

完成单位：天津市第一中心医院、天津市急救医学研究所。

主要完成人共 10 人，杨素珍为第 2 完成人。

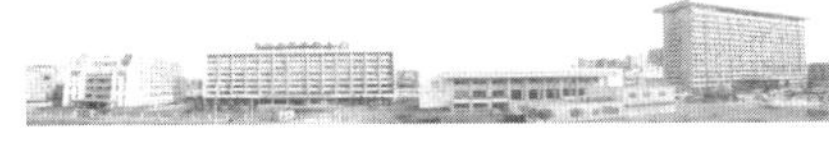

学术思想

一、坚持以中西医结合方法治疗急性肾功能衰竭

急性肾功能衰竭（简称急肾衰）多由于重度感染、败血症、各类中毒、挤压伤等原因造成肾脏严重缺血及中毒，使肾功能迅速恶化，出现一系列急性尿毒症综合征。临床表现为高度水肿，发热出血，恶心呕吐，昏迷躁烦，无尿少尿，便秘，舌红苔腻，脉象弦滑等。急肾衰病例多以湿毒、热邪、瘀血为病理基础，以病情急剧变化为发病特点，以驱除病邪、给邪出路为治疗原则。杨主任在多年的临床实践中努力探索中西医结合之路，汲取中医学的精华，用“去菀陈莝”法为指导，同时结合现代医学的先进技术，治疗急性肾功能衰竭，取得满意效果。

二、对急性肾衰少尿期的认识

急性肾衰少尿期是急性肾衰中最危险的阶段，病死率极高，多表现无尿、少尿、水肿及恶心呕吐等症，属中医学“癃闭”“关格”的范畴。

癃闭是指小便量少，点滴而出，甚则闭塞不通为主症的一种疾患。历代医家多有论述，如《素问·宣明五气》篇曰：“膀胱不利为癃，不约为遗溺。”《素问·标本病传论》篇曰：“膀胱病，小便闭。”《灵枢·本输》曰：“三焦……实则闭，虚则遗溺。”阐明了本病的病位在膀胱，而与三焦气化息息相关。

关格是以小便不通、呕吐不止为主要临床表现的病证。小便不通名曰关，呕吐不止名曰格，两者并见名曰关格。张仲景在《伤寒论·平脉法》谓：“关则不得小便，格则吐逆。”李用粹在《证治汇补》中指出：“既关且格，必小便不通，旦夕之间，陡增呕恶，此因浊邪壅滞三焦，正气不得升降，所以关应下而小便闭，格应上而呕吐，阴阳闭绝，一日即死，最为危候。”

癃闭、关格的发生多因三焦气化失司，水邪、湿毒内蕴进一步发展侵犯其他脏器，造成多脏器功能衰竭，预示着此病的危险性及难以治愈性。

三、肾脏缺血与肾脏中毒是急肾衰发病的主要原因

（一）病因分析

杨主任长期在急救一线工作，深谙掌握现代医学理论的重要性。她探索急肾衰现代医学病因论为中西医结合治疗奠定了深厚的基础。

现代医学理论认为急性肾功能衰竭多由于严重感染、失血、休克、大手术及挤压伤等因素造成肾脏的血流量急剧下降，肾小管坏死。另外，由于生物毒素的影响及化学毒素的刺激，肾脏中毒也是急性肾衰竭的重要原因。

杨主任在多年的临床工作中观察了近百例急性肾功能衰竭病人，就其发病原因分析，因感染性因素造成的急性肾功能衰竭占50%以上，多见于感染性休克、中毒性肺炎、化脓性胆管炎、化脓性腹膜炎、阑尾炎穿孔、急性腹膜炎、胃次全手术化脓性腹膜炎等，还多见于妇产科水囊引产后宫腔感染等。此外，因挤压伤造成的急肾衰约占1/4以上，多见于全身软组织殴打伤、多发性肋骨骨折、上臂绞榨、房屋倒塌后压榨、动静脉破裂、肝脾破裂、马车轧伤、断肢、断臂等伤后，由于大量肌红蛋白细胞阻塞肾小管，造成急性肾功能衰竭。杨主任曾收治过15例流行性出血热合并急肾衰，多见于青壮年，属自然疫源性急性传染病，黑线姬鼠是主要的带菌者，其排泄物（粪便、尿液、唾液）污染后可通过多种方式传染给人，在收治的患者中，有因接触摔打老鼠者，有面粉加工厂工人、厨师等。其余急肾衰病例，多见于各类中毒，如毒蕈中毒、鱼胆中毒、急性磷化锌中毒、木通中毒、酒精中毒、酒糟热敷中毒、误服汽油中毒等。

以上病例病因各异，均可造成肾脏的缺血及中毒，很快形成肾实质损伤，出现急性肾功能衰竭，表现为发病急剧、尿闭、水肿等一系列毒热充斥三焦，湿毒瘀血阻瘀经络的危险证候。

（二）临床分型

1. 无尿、少尿期

（1）湿毒蕴结型

突然出现少尿、无尿，甚则尿闭，大便秘结，神昏或嗜睡，恶心呕吐，舌苔厚腻，口腔异味，脉象弦滑。

多由于误食鱼胆、毒蕈或被毒蛇、毒蜂所伤等，造成邪毒内陷，上犯心神，湿邪中阻，胃气不降而致恶心呕吐、舌苔厚腻；下犯肾与膀胱，气化不行，故突然少尿，甚则尿闭，小便滴沥不出。

（2）邪热亢盛型

症现神昏谵语，少尿，吐血，咯血，衄血，斑疹紫黑或鲜红，舌深绛紫黯，苔黄脉滑，多合并急性弥漫性血管内凝血（DIC）。

由于各种感染、中毒致邪热亢盛，邪入心包，扰乱心神，则见高热神昏谵语；邪热过盛，耗竭津液，故少尿；热伤血络，血液外溢，则吐血、衄血、咳血、斑疹紫黑或鲜红；热毒炽盛，故舌深绛紫黯，苔黄，脉滑数。

（3）瘀血阻络型

症见血尿，尿少，尿闭，周身瘀斑、疼痛不止，大便秘结，恶心呕吐，舌质暗，舌苔腻，脉涩。

多见于严重的外伤及挤压伤后，脉络损伤，气化失常，故少尿，尿闭，血尿；血瘀不畅，不通则痛，则瘀斑累累，全身疼痛；血瘀气滞，气机升降失常，浊邪上逆则恶心呕吐；血脉瘀阻，故舌瘀紫，脉涩；浊毒不能外泄则苔腻。

2. 多尿期

多尿期尚可出现气阴两虚、湿热余邪和肾阴亏损等型。气阴两虚型多表现为全身疲乏，咽干思饮，尿多清长，舌红少津，脉细。湿热余邪型多表现为头晕心烦，纳呆，恶心，口中黏腻，舌红，苔腻，脉实有力。肾阴亏损型多表现为腰酸疲乏，尿多不禁，口干欲饮，舌红，苔少，脉细。

四、“去菀陈莝”，给邪出路

“去菀陈莝”始见于《素问·汤液醪醴论》，是治疗水肿病的大法。对于水肿病，原文中强调“平治于权衡，去菀陈莝，微动四极，温衣，缪刺其处，以复其形。开鬼门，洁净府，精以时服……”对于“去菀陈莝”法历代医家均有评述及探讨。王冰说“去菀陈莝”谓“去积久之物，犹如草茎之不可久留于身中也”。丹波元坚著《鸡峰普济方》

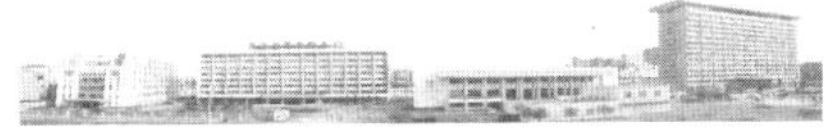

述："去菀陈莝，谓涤肠胃中腐败也"，指出泄大便可去水邪。张志聪说："积者谓之菀，久者谓之陈。"尽管说法有别，但基本精神是祛除和消减郁积陈久之物，以消水肿腹满。

经文中提出的"温衣，缪刺其处""开鬼门，洁净府"，是指通过针刺放血和缪刺通络法消除瘀滞，疏通血脉，通过发汗及通利二便法消除水肿腹满。另外《灵枢·小针解》记述"菀陈则除之者，去血脉也"，亦有活血化瘀之意。血液瘀滞和水液停蓄有内在的联系，互为因果，通过针刺放血、缪刺通络及饮利药，可推动血液循环，促进津液运行，达到消除水肿的治疗效果。这些疗法均属于"去苑陈莝"范畴。

杨主任在临床工作中收治了大量的急性肾功能衰竭病人，其中高血容量综合征、高度浮肿、高氮质血症都是危及生命的严重合并症。通过用"去菀陈莝"法通利二便、活血化瘀等，达到给邪以出路，使病人安全度过危险期。

（一）高血容量综合征

多发生在急性肾衰少尿或无尿期。由于无尿又忽视了液体的严格控制，出现全身高度浮肿、肺水肿、脑水肿，以及咳喘不能平卧，恶心呕吐，神志昏蒙等。根据中医学"小便闭，利二便"的原则和"大便动则小便自通"的临床经验，肾脏暂不能排水则以肠道代之，以达到排水、排钾，解除高血容量的危害。紧急情况下通常采用以下几种方法：

1. 通便利水法

（1）生大黄粉10～15g，甘露醇粉50g，凉开水调服，每日服用1～2次。

（2）生大黄粉6～9g，硫酸镁6～10g，20%甘露醇125mL，口服每日1～2次。

2. 结肠透析法

（1）大黄30g，附子30g，生牡蛎30g。每剂煎200mL，保留灌肠，7天一疗程。

（2）大黄30g，槐角30g，生牡蛎30g。用法同上。

在缺医少药的农村，或负担不起透析费用者，采用上述方法治疗既方便又经济，而且给邪以出路，使堆积在体内的水邪与代谢所产生的废物从肠道排出，有助于减轻全身水肿，防止肺水肿、脑水肿，减轻肾脏周围水肿，改善肾脏血流量，有助于肾功能恢复，使病人安全地渡过无尿、少尿期这一危险阶段，疗效显著。

（二）高氮质血症

高氮质血症指血中非蛋白氮（包括尿素氮、肌酐、肌酸、胍类及酚类等）升高，是产生尿毒症证候群的根本原因，也是急性肾衰少尿期又一危险因素。由于肾脏缺血及中毒，患者可出现神志改变、贫血、厌食、恶心呕吐、抽搐等。根据发病原因及临床症状可归属中医的瘀血证、毒热证范畴。治以清肾活血汤（大黄15～30g，黄芪30g，赤芍15g，川芎15g，益母草30g，连翘20g，水蛭粉6g，三棱15g，莪术10g），其中重用大黄。

经我院中西医结合研究室实验证实，以上方药有促进缺血性肾损伤修复的作用及较强的解毒效果。据有关文献报道，以大黄为首的活血化瘀药有改善微循环、加速血流量、解除平滑肌痉挛、减少血管阻力、改善血液性状、减少血小板集聚、增加纤维蛋白溶解活性的作用，还能改善毛细血管通透性、减少血浆蛋白的漏出、减轻变态反应性炎症等。

（三）消化道症状

急性肾衰由于肾功能损伤，尿素、胍类、酚类等代谢产物潴留，对胃肠道的刺激常可引起恶心、呕吐、纳少、便秘、心中烦热、舌质暗红、苔黄腻等症状，为进食及服用中药

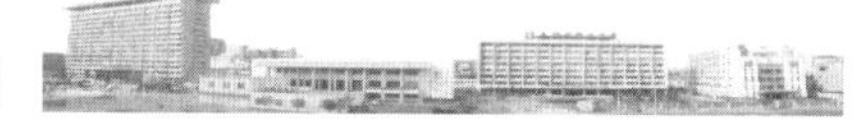

造成很大困难。经长期临床观察，大部分患者在未经血液及腹膜透析下，单纯服用中药即可解除消化道症状。治疗原则是缓中泻火，和胃止呕。选用《金匮要略》大黄甘草汤：大黄粉 4.5g，甘草粉 4.5g，饭前或药前 15 分钟服用，能达到止呕作用。待止呕后再服用大黄 10～15g，芒硝 10～15g（冲），甘草 6g，每日 1 剂。一般服药后腹泻 5～6 次，头晕、乏力、嗜睡、心中烦热等症状均可减轻，达到通里、泻火、解毒的目的。

（四）挤压综合征

现代医学认为，挤压伤所致急性肾功能衰竭，以四肢或躯干肌肉丰富的部位长时间受压后出现的肢体肿胀、肌红蛋白尿、高钾血症为特点，多见于地震、建筑物倒塌、车祸、殴打伤等情况下，其主要病理基础是横纹肌溶解，肌细胞破坏，肌细胞内的肌红蛋白等成分释放入循环血液中，从肾小球滤出，阻塞肾小管，形成肌红蛋白管型，进而造成急性肾功能衰竭。

挤压伤主要表现为受伤、受压部位疼痛，严重者皮肤变硬，张力增高，运动失灵，远端皮肤苍白发凉，全身皮肤青紫，大片瘀斑，常合并休克、低血压、肌红蛋白尿，少尿、无尿，尿液呈酱油色或棕褐色，呈低钙血症、代谢性酸中毒、急性弥漫性血管内凝血（DIC），急性呼吸窘迫综合征（ARDS）以及多脏器功能衰竭等。血肌酐持续升高，每天超过 44.2μmol/L。杨主任曾收治一例挤压伤急肾衰患者，血肌酐高达 1400μmol/L，出现高钾血症和高血容量综合征，病情十分危险，通过运用“去菀陈莝”法通利二便及相应的西医治疗，在未经透析的情况下，很快得到治愈。

中医学文献中，类似此症的记载并不少见，一般归为堕坠伤、跌打伤、践踏伤等引起的疾病中，同时提出了通利二便及活血化瘀的方法。如《外科正宗》记述：“凡损伤，大小便不通……实者用破血药加木通，尚未通加芒硝。”“跌扑者，有已破未破之分，亡血瘀血之故，且如从高坠堕而未经损伤皮肉者，必有瘀血流注脏腑，人必昏沉不醒，二便必难，当以大成汤通利二便，寻常坠堕轻者以复元活血汤调之。”此类患者多见皮肤大面积青紫瘀斑、血尿、多处骨折、胸部刺痛、二便秘结、舌质暗、脉弦滑，实为跌打损伤瘀血停积，可选用复元活血汤加味治疗。方中重用大黄峻下毒热，荡涤瘀血，通便泄浊，给邪以出路，达到去菀陈莝的目的；桃仁、当归、红花、穿山甲、花粉通经活血；加用苏木去瘀消肿，专治死血、败血；皂刺专攻血脉，直达经络，古代用治杖伤，外敷治扑损刀伤；方中还重用柴胡疏肝行气。诸药合用，取得满意疗效。

临证经验

一、扶正固本法在危重症中的运用

扶正固本法是中医学的重要治法之一，治疗以本虚为主的各类疾病，对于急性危重症、疑难病有特殊疗效。

（一）概述

扶正固本法属八法中的补法。扶正，即扶助正气、补益气血阴阳。固本，即培补脾肾，恢复脏腑功能。扶正固本法主要作用是顾护人体正气。中医学很强调正气的功能，有关正气在发病、治疗、预后等方面的作用，均有精辟阐述。《内经》记载“正气内存，邪

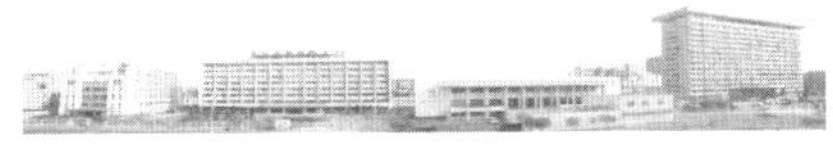

不可干”，“邪之所凑，其气必虚”，阐明正气在发病中的重要性。此外，从治疗及预后上也有详细记载，《素问·汤液醪醴论》篇记载：“形弊血尽而功不立者何？岐伯曰：神不使也。”说明采用针刺、药物等法治疗，只有借助人体正气，才能发挥作用。如果正气衰败，无论采取什么措施，都将无济于事。明代医家张景岳指出：“世未有正气复邪不退者，亦未有正气竭而命不倾者。”

扶正固本法包括健脾止泻法、补气摄血法、养血复脉法、养阴生津法、滋阴润肺法、温肾纳气法、温阳化饮法、健脾利水法、托里透毒法、益气固脱法、回阳救逆法等，常用方药如四君子汤、补中益气汤、参苓白术散、当归补血汤、六味地黄丸、独参汤、生脉散、四逆汤、参附汤等。适用于虚证、虚实夹杂证及急危重症（多脏器衰竭）出现的急性虚证。

（二）临床运用

危重病人感邪深重，变化急骤，容易出现尿闭、水肿、喘促、气逆、惊悸、出血、昏迷痉厥、闭脱等危重证候及亡阴、亡阳、气脱、血脱等病理变化。

1. 喘证

喘以呼吸急促，甚则张口抬肩为特征，是以症状命名的一种疾患，多并发于各种急慢性疾病中，常为某些疾病的重要主症及论治的中心。《直指方》说：“诸有病笃，正气欲脱之时，邪气盛行壅而为喘。”说明喘是邪盛正衰，疾病危重时的症状之一。喘分实喘和虚喘。实喘为邪气实，虚喘为肺肾亏损、精气内虚，严重时可喘脱致死。杨主任临床运用扶正固本法治疗虚喘，积累了丰富的经验。

（1）肺虚喘：症见面色苍白，喘息气短，呼吸表浅，呼多吸少，气难接续，动则喘剧，汗出如油，舌质淡红而干，脉象虚数或散，多于久病或危重病，或温热病阴伤气脱时出现。治以益气救阴，固脱。方药：生脉散加减。人参、麦冬、五味子各10g，山萸肉15g。

（2）肾虚喘：症见喘促加剧，呼多吸少，气不得续，呼吸时停时续，状若抽泣，四肢厥冷，汗出如油，脉微细欲绝或见散乱。治以纳气固脱，回阳救逆。方药：全真一气汤加减。附子、人参、麦冬、五味子、龙骨、牡蛎、怀牛膝。

（3）外伤喘：明代《症因脉治》曰：“伤损喘逆之证，张口抬胸，喝喝喘急，不能接续。”治疗方面，“理气调逆，和血去瘀，四磨汤合四物汤。”四磨汤由人参、槟榔、台乌药、沉香四药组成，有益气扶正、理气降逆的作用。四物汤由当归、川芎、芍药、地黄组成，有养血活血的作用。临床多用于外伤及术后出现的喘促。这种喘促根据临床症状及血气分析多诊为成人呼吸窘迫综合征（ARDS）。根据前人的经验及临床体会，杨主任带领治疗组自订ARDS方（黄芪、黄芩、当归、葶苈子、桔梗、杏仁、桑皮、郁金、血竭），称益气活血宣肺渗湿汤。ARDS重要的病理变化为肺部微循环障碍，弥漫性肺损伤，因此要宣肺活血。临床应用时可根据患者的不同表现再随症加减。

（4）产后致喘：产后出现喘促的病因，《太平圣惠方》记述：“产后虚喘者，由脏腑不和，气血虚伤，败血冲心，上搏于肺。肺主气，血冲于肺，气与血并，故令虚喘也。”其临床表现如《症因脉治》所述：“喉中气急，喘促抬肩，目慢唇青，身无表邪，此产后内伤喘症也。”治疗如《证治准绳》云：“五味子汤治产后喘促，脉伏而厥，五味子、人参、麦冬、杏仁、陈皮。”如患者张某，女，28岁，住院号103540，妊娠8个月，患毒血症、低蛋白血症，因输入血浆发生过敏反应，随即娩出一对死婴，羊水恶臭，阴道裂伤，出血800mL，血压下降。根据病史、症状及化验诊为DIC，给以血府逐瘀汤治疗。第二天出现呼吸困难，胸闷憋气，呼吸40次/分，鼻翼扇动，心悸无力，言语低微，舌质灰暗，脉弦滑无力，急查血气分析，诊为成人呼吸窘迫综合征。中医辨证为气血双亏，瘀血乘肺，治以补益气血，佐以宣肺化瘀，用益气宣肺活血渗湿汤加党参30g。以中药治疗为主，后经清热解毒、滋阴退热剂治疗痊愈出院。

2. 痈疽诸毒

痈疽诸毒概括了一切外科疾病。外科疾病的内治法，分清、托、补三法。其中托、补二法属于扶正固本法的范畴。

托法即托里消毒法，其能使疮疡毒邪移深就浅，早日成脓，使扩散的脓肿局限化，使邪胜者不致脓毒旁窜、深溃；正虚者不致毒邪内陷，从而达到脓出毒泄、肿疼消除的目的。临床多用于痈疽诸毒疮形已成，脓毒不易外达者；或疮形平塌，根盘散漫，不易透脓，以及溃后脓水清稀而坚肿不消者；或术后伤口久不愈合者。杨主任将托法用于挤压伤、急肾衰患者。如截肢术后和内脏破裂修复术后营养不良，长期发热、伤口久不愈合、肾功能不能恢复者。常用方剂为托里十补散、托里消毒散、托里定疼汤等，随证选用。常用的是托里消毒散，《医宗金鉴》记述：“此方治痈疽已成内溃迟滞者，因气血不足，不能助其腐化也，宜服此药，托之令其速溃，则腐肉易托，而新肉自生矣。”药用皂角刺、银花、甘草、桔梗、白芷、川芎、生黄芪、当归、白芍、白术、人参、茯苓。

补法即补益法，是外科常用的大法，可用各种扶正补益的药物使体内气血充足，适用于疮疡、外伤及术后出现气血不足、阴虚阳虚等证。分为调补气血法、滋阴法、助阳法。调补气血法用于气虚血少，疮疡溃后不愈，脓水清稀，神疲者，可用八珍汤。补阴法用于阴虚之体，如一切疮疡不论已溃、未溃，见形疲色悴、口干咽燥、耳鸣目眩、脉细数、少苔者，治以六味地黄丸或大补阴丸。助阳法用于阳气不足，如一切疮疡肿形软漫，不易酿脓腐溃，溃后肉色晦暗，新肉难生，见大便溏泄、小便频数、肢冷自汗、脉象细微、苔薄质淡者，用桂附地黄丸。在杨主任的指导下，我院普外科曾用托里消毒散治疗难治性肠瘘12例，取得良好效果。运用扶正固本法治疗各种出血症、水肿病及昏迷等危重病，亦有较好的治疗效果。

3. 急性虚证

杨主任在急救医学诊疗中心的多年实践中，特别是在危重病抢救过程中，发现急性营养衰竭和急性免疫功能低下所表现的症状可归属“急性虚证”范畴。临床表现为急骤出现面色苍白，神疲懒言，胃纳极差，舌淡白，脉沉细，有别于中医传统理论“久病多虚”的虚证，因此称急性虚证。根据辨证，可分为急性气虚、急性血虚、急性阴虚、急性阳虚。如果处理不当，常导致并发严重感染或心肺功能的不稳定，甚至心跳骤停。根据以上辨证，气虚选用独参汤、参芪汤，血虚选用当归补血汤、参麦注射液，阴虚选用生脉饮、固阴煎，阳虚选用参附汤、四逆汤，可在短期内使急性虚证逆转，白细胞吞噬功能增强，糖代谢恢复正常，病人转危为安。

综上所述，扶正固本法是治疗常见病、危重病有效的大法。除有效的治疗心血管系统、消化系统、免疫系统疾患及痈疽诸毒、急性虚证外，尚能改善呼吸系统功能，治疗虚人感冒、慢性气管炎、哮喘、肺心病及呼吸功能衰竭等；改善泌尿系统功能，治疗慢性肾炎、肾病综合征、慢性肾衰；增进造血功能，治疗再生障碍性贫血、肾性贫血及妇科贫血证。应用扶正固本法应注意以下事项：

（1）辨别虚实真伪。“大实有羸状”，若误用补益会助邪伤正。

（2）注意调理脾胃。补药要通过脾胃运化而起作用，如不注意调理脾胃，药物不能很好的吸收运化，则难以达到治病的效果。所以，运用扶正固本法要注意药物配伍，如久服熟地要用砂仁拌，久服生地要配陈皮、苍术，久服山药要佐木香。

（3）正确煎服药物。补益药要温火久煎，早晚饭前服用。

二、厥证与休克性肺炎

《伤寒论》云：“凡厥者，阴阳气不相顺接，便为厥。厥者，手足逆冷者是也。”此条讲述了厥证的病理机制与证候特点。病理机制主要是阴阳气不相顺接，症状主要是四肢厥冷。厥证有寒厥、热厥之分，因为厥证多发生在病情危重及病情转折之时，病情复杂，二者常易混淆，临证时要辨别清楚，否则易造成失误。

寒厥证多见于素体虚弱，阳气不足，正不胜邪者，或由于热性病治疗不当，如过汗、过吐和过下等损伤了阳气，致阳气衰败，成为厥证。如《伤寒论》第353条记载：“大汗出，热不去，内拘急，四肢疼，又下利厥逆而恶寒者，四逆汤主之。”临床多表现为高热骤降或起病时体温不升，面色苍白，大汗淋漓，口唇紫绀，呼吸急促，神昏或烦躁不安，四肢厥冷，胸腹发凉，舌淡，脉微细欲绝。多见于微循环衰竭期。

《伤寒论》第335条记述：“伤寒一二日至四五日，厥者必发热，前热者后必厥，厥深者热亦深，厥微者热亦微，厥应下之。”阐述了热厥的病理机转与病势轻重的推断及治疗。热厥的形成主要因为热邪深伏，阳气内郁，不能外达。这种厥逆与寒厥截然不同。寒厥是内外均寒，而热厥是里真热外假寒。由于热势郁伏，有轻重深浅的区别，因此四肢厥冷的程度也随之不同。热邪伏郁愈重的，四肢厥冷也愈甚，热郁较轻的，四肢厥冷也就比较轻微，即所谓“热深厥亦深，热微厥亦微。”

厥应下之，指用泻下清宣剂清涤蕴热，腑实已成的宜用下法，腑实未成的可用清解法。临床中，辨别厥证的寒热真假关系到疾病的治疗与预后，十分重要。

感染性休克多表现热深厥深、阳气郁伏的热厥证，其四肢厥冷、神志淡漠等症状极容易与寒厥症混淆。临床中应仔细鉴别。

休克型肺炎是以周围循环衰竭为主要表现的一种重症肺炎，亦称“中毒性肺炎”，多见于冬春两季，起病前多有受寒、上呼吸道感染及劳累等诱因。原发病可为慢性支气管炎、支气管哮喘和肺气肿，属中医学厥脱证范畴。临床表现为意识恍惚，烦躁不安或昏迷不省人事，呼吸急促，面色晦暗，口唇、指甲紫绀，四肢厥冷，胸腹部灼热，尿短赤或无尿，大便秘结，舌质红，苔干黄燥，脉微细欲绝。中医辨证属肺热郁闭，热深厥深，治以清泄肺热，透达阳气，用凉膈散加四逆散。

据临床观察，在中毒性肺炎中，约80%以上的患者出现腹胀、便秘。根据中医学“肺与大肠相表里”“厥应下之”的理论，采用清下法，清肺泄热，透达阳气，处方：大黄15g（后下），芒硝15g（冲服），栀子10g，薄荷6g，黄芩15g，连翘20g，甘草6g。四

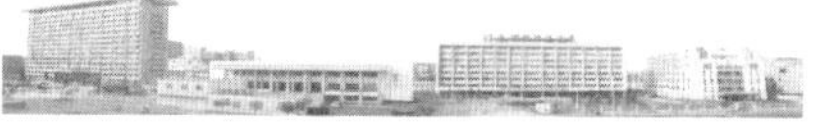

肢厥冷，微循环障碍者加四逆散（柴胡15g，炒枳实10g，白芍15g，甘草6g）；胸闷憋气，咳嗽者加桑白皮30g，杏仁15g；痰多而黄，胸部隐痛者加冬瓜仁30g，桃仁10g，薏苡仁30g，芦根30g；腹胀，便秘甚者加重大黄、芒硝用量（各加至30g），另加厚朴10g。服法：每天2剂，每剂煎200mL，每6小时服150mL。

杨主任曾观察15例患者，除输液补充血容量及维持电解质、酸碱平衡外，部分患者选用抗生素，而大部分患者选用凉膈散治疗，全部治愈，平均休克纠正时间10～24小时；体温降至正常时间为4.1天。

医案选介

一、达原饮治疗病毒感染性高热

魏某，男，28岁，干部，1988年8月7日初诊，住院号91227。

主诉：恶寒发热20天。

病史：20天前开始有头疼、身痛、鼻塞，曾服抗生素及感冒药无效，体温逐渐上升，高达40℃，症见畏寒发热，继而出汗，伴有口苦咽干，头晕，恶心，口渴喜冷饮，胸腹胀满，大便秘结。既往身体健康，个人无不良嗜好。

体格检查：苔黄腻，舌质被舌苔掩盖，脉象弦滑，精神倦怠，面色晦暗，未见其他阳性体征。

辅助检查：胸部X光（－），肝功能（－），肥达氏反应（－），尿常规（－），血常规淋巴细胞偏高。

西医诊断：病毒感染性高热。

中医诊断：外感发热。

辨证：湿热郁遏，阻滞三焦。

治疗：清热燥湿，开达膜原。

处方：达原饮加减。

槟榔20g，厚朴10g，草果9g，知母15g，白芍20g，黄芩15g，甘草3g，葛根30g，柴胡20g，大黄15g。

水煎服，每日2剂。共煎600mL，每6小时服用150mL。

二诊：8月8日。入院后第二天，服药后排下大便，量多，自觉胸闷减轻，精神好转，体温下降。

三诊：8月9日。大便已通，体温下降到37.8℃，仍有口苦咽干，原方去大黄，继服2剂。

入院后第三天（8月10号）体温正常，改用三仁汤调理脾胃，清热化湿。四天后症状消除，痊愈出院。

【按】开达膜原法及达原饮来自吴又可所著《瘟疫论》。《瘟疫论》是一部论述急性传染病的专著，全书以逐邪为第一要义，尤其推崇大黄。根据杨主任临床经验，运用达原饮要具备恶寒发热、舌苔厚腻这两个主要症状，另外可见头晕、口苦、身重、胸闷、恶心、便秘等症状，体征上可见肝脾肿大、淋巴结肿大，查末梢血白细胞偏低，淋巴细胞偏高。

临证可根据邪传部位加引经药。邪传少阳加柴胡；邪传阳明加葛根；邪传入里，腹满、便秘、苔黄加大黄。临床所见，严重的病毒感染多出现湿热之邪溢于少阳与阳明的一系列症状，因此加用柴胡、葛根、大黄。

二、柴葛解肌汤治疗病毒感染性高热

邢某，男，32 岁，工人，1989 年 6 月 6 日初诊。

主诉：恶寒发热 7 天。

病史：7 天前恶寒发热，头痛，曾多次服用退热药及抗生素治疗，体温持续升高到 40℃，静脉输入抗生素，仍高热，收入院治疗。患者恶寒发热、头身疼痛，口苦，口渴，恶心，便秘，大便四日未行。既往身体健康。

体格检查：体温 39.2℃，心率 88 次/分，呼吸 24 次/分，血压 110/75mmHg。除咽部充血外，未见其他阳性体征，舌质红，苔黄腻，脉弦滑。

辅助检查：外周血白细胞偏低，中性 0.78，淋巴 0.22，血红蛋白 13g/L。肝功能正常，肥达氏反应（-），未见狼疮细胞，3 次血培养无细菌生长，抗链“O”测定 600U 以下，尿常规（-）。心电图、X 线检查未见异常。

西医诊断：病毒感染。

中医诊断：外感发热。

辨证：湿热之邪内蕴，三阳合病。

治疗：辛凉解肌，和解少阳，清解阳明。

处方：柴葛解肌汤加减。

柴胡 30g，葛根 30g，白芷 10g，生石膏 30g，黄芩 10g，白芍 15g，大黄 15g（后入），芒硝 15g（冲服），厚朴 15g，甘草 3g。

每日 2 剂，共煎 600mL，每 6 小时服 150mL。

二诊：6 月 7 日。服药 2 剂后恶寒、头疼减轻，体温下降，大便已通，排出干燥球形大便。

三诊：6 月 8 日。服药 4 剂后，体温恢复正常，自觉症状缓解，痊愈出院。

【按】病毒感染性发热约一半以上属三阳合病。症见恶寒发热、口苦口渴、眩晕、头身疼痛、汗出、胸闷、便秘等，舌质红苔白腻或黄腻，脉滑。治以辛凉解肌，和解少阳，清解阳明。方用柴葛解肌汤。

柴葛解肌汤为明·陶华所制订，最早见于《伤寒六书》，后世医家多有发展。在《医宗金鉴》中记述：“若用于三阳合病，表里轻邪者，无不效也。”从方剂组成上分析：柴胡和解少阳，疏泄气机，驱邪外出，有很好的抗病毒感染及退热作用；葛根、白芷能清解阳明，升发清阳，鼓舞脾胃之气上升；羌活解太阳之表；黄芩、生石膏清泄里热；白芍、甘草酸甘化阴，防疏散太过。本例患者因便秘、苔黄，故去羌、活，加硝、黄以下阳明里实之热。

三、小柴胡汤治疗病毒感染性发热

张某，女，58 岁，企业家，2013 年 1 月 29 日初诊。

主诉：恶寒发热 7 天。

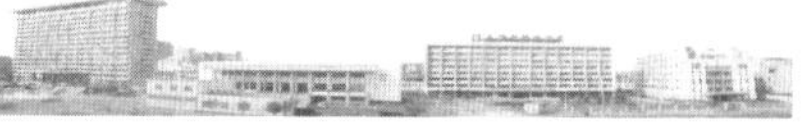

病史：7 天前出现身疼，头痛，发热，体温 38℃。曾服解热镇痛药及抗生素治疗。3 天后症状逐渐加重，恶心欲吐，体温升至 38.5℃，静脉输入抗生素 2 天仍高热，请杨主任会诊。患者精神倦怠乏力，恶寒发热，口苦，胃脘胀满，恶心欲吐，纳少，既往有类风湿性关节炎、高血压、冠心病史。

体格检查：体温 38.2℃，心率 90 次/分，呼吸 26 次/分，血压 130/80mmHg，手指及膝关节已变形，舌质淡，舌苔薄白燥，脉象细滑无力。

辅助检查：外周血白细胞计数 4.2×10^9/L，肝功能（-），尿常规（-），胸片（-）。

西医诊断：病毒感染。

中医诊断：外感发热。

辨证：邪郁少阳。

治法：和解少阳，扶正祛邪。

处方：小柴胡汤加陈皮、砂仁。

柴胡 20g，黄芩 10g，太子参 15g，大枣 4 枚，生姜 4 片，半夏 10g，甘草 6g，陈皮 10g，砂仁 10g。

每日 2 剂，共煎 600mL，每 6 小时服用 150mL。

二诊：1 月 30 日。服药 2 剂后，恶寒发热、头身痛减轻，体温下降至 37.5℃，恶心欲吐、胃脘胀满症状消失，已能正常进食。

三诊：1 月 31 日。改 24 小时服用 1 剂，煎 300mL，分 3 次服用。

四诊：2 月 1 日。体温降至正常，体力恢复，关节疼减轻，患者十分感谢。

【按】小柴胡汤见于《伤寒论·辨少阳病脉证并治》第 96 条，主治往来寒热、胸胁苦满、不能进食、心烦欲呕等症，多见于病毒感染性发热及肝胆疾患等。

小柴胡汤应用广泛，疗效确切，组方严谨。方中柴胡升散，黄芩降泄，二者配伍起到和解少阳之功；佐以半夏、生姜和胃降逆止呕，恢复脾胃功能，人参、大枣、甘草固护正气，扶正祛邪。临床上对于虚人感冒或失治、误治，正气受损者疗效显著。

以上 3 例病毒感染性发热的鉴别如下：

小柴胡汤证邪在半表半里，以恶寒发热、口苦为主，一般症状比较轻，治宜和解少阳退热。柴葛解肌汤证属三阳合病，邪郁太阳、少阳及阳明经，主要表现为发热重，恶寒轻，以头身疼痛为主，选用柴葛解肌汤辛凉解肌，和解少阳，清解阳明。达原饮证为湿热之邪伏于膜原，症见高热不退，恶寒加重，面色晦暗，便秘，舌苔厚腻，掩盖舌质，为病毒感染性发热的重症。治以清热燥湿，开达膜原，方用达原饮加减。

四、萆薢分清饮治疗泌尿系感染性高热

孙某，男，82 岁，教师，2007 年 4 月 14 日初诊，住院号 164052。

主诉：间断高热 5 个月。

病史：患者于 2006 年 11 月 16 日在一中心泌尿外科行膀胱肿瘤切除术加输尿管移植手术，术后 4 个月反复高热，曾 5 次住院，尿培养查到大肠埃希菌，经抗生素治疗有效但不持久。因患者高龄，反复高热，多次组织院内外专家会诊。杨主任会诊时见患者面色无华，恶寒发热，口苦胸闷，口干不欲饮，乏力，小便频数，大便滞下不畅。

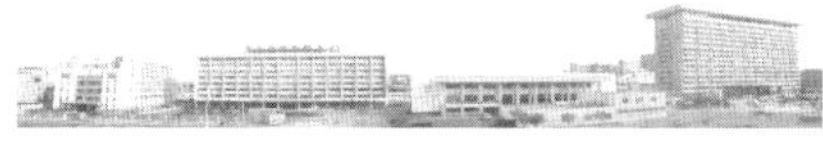

体格检查：体温 39.6℃，心率 80 次/分，呼吸 30 次/分，血压 130/75mmhg，查体未见阳性体征。舌质暗，舌苔厚腻，微黄，脉象弦滑。

辅助检查：查血培养（-）、尿培养查到大肠埃希菌，复查 CT 未见感染病灶及盆腔肿瘤。

西医诊断：泌尿系感染（肿瘤切除术后）。

中医诊断：内伤发热。

辨证：湿郁发热。

治法：停用抗生素，采用中药治疗，施以清热利湿、扶正固本法。

处方：萆薢分清饮、小柴胡汤加减。

萆薢 20g，益智仁 10g，乌药 10g，菖蒲 10g，柴胡 30g，黄芩 10g，苍术 20g，生黄芪 30g，茯苓 30g，枳壳 15g，厚朴 10g，甘草 3g。

颗粒剂，每日 1 剂，水冲服。

二诊：4 月 16 日。服药 2 剂后，恶寒发热减轻，小便通利，次数减少，精神好转，食欲增加，体温下降至 38℃以内。

三诊：4 月 20 日。服药 6 剂后，体温正常，大便通畅，舌苔消退，又以三仁汤治疗，好转出院。门诊随访 1 年，体温一直正常，肿瘤未复发，身体恢复健康。

【按】此高龄患者肿瘤术后反复高热 4 个月，曾住院 5 次，后采用中药清热利湿、扶正法治愈。杨主任有两点体会：第一，湿热之邪为患，如油裹面，难解难分，病程长，难以速愈，用中药清热利湿、通利三焦，达到湿热分离目的，使高热消退。第二，患者 82 岁，正气已虚，加之手术创伤及术后 4 个月内反复高热，正气亏损，驱邪无力，故方中重用黄芪、茯苓、益智仁、甘草等，达到扶正祛邪的目的。

五、行血破瘀法治疗挤压综合征——急性肾功能衰竭

邱某，男，38 岁，监狱服刑人员，1978 年 2 月 2 日入院，住院号 99174。

主诉：少尿 5 天，无尿 2 天。

病史：入院前 5 天因纠纷被 4 人殴打，全身重伤，胸部刺痛，呼吸受限，不能转侧，双眼部及胸腹部出现大片青紫瘀斑，尿呈酱油色，收入院治疗。既往身体健康。

体格检查：体温 37.8℃，呼吸 18 次/分，心率 96 次/分，血压 170/90mmhg。神志清楚，表情痛苦，被动体位，双眼睑有蓝紫瘀斑，胸腹部及腰部可见对称性瘀血斑 25×32cm，相当于体表面积的 12%，胸廓基本对称，呼吸受限，肾区叩击痛，双下肢浮肿。舌质紫暗，苔黄燥，脉象细滑。

辅助检查：血肌酐 1400μmol/L，尿/血毫渗透压 243/275，24 小时内生肌酐清除率 4.07 升，尿蛋白（++++）。胸片报告：右侧 7~11 肋骨、左侧 4~6 肋骨骨折。

西医诊断：挤压综合征，急性肾功能衰竭。

中医诊断：尿闭，跌打伤。

辨证：湿毒内蕴，瘀血阻络。

治法：活血化瘀，解毒通下。

处方：复元活血汤加减。

柴胡 24g，花粉 24g，当归 15g，桃仁 15g，红花 15g，穿山甲 10g，乳香 10g，没药

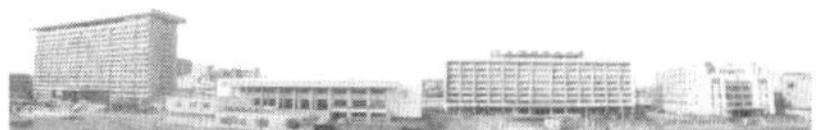

10g，甘草10g，大黄30g（后下），苏木30g，皂角刺30g。

每日2剂，频服。

二诊：2月3日。患者服药3小时后，通下稀便650mL，同时排小便120mL。服药后20小时，排尿530mL，胸闷痛减轻，皮肤瘀斑逐渐消退，大黄改同煎。

三诊：2月4日。服药后44小时，尿量总计为1570mL，68小时后尿量共为2730mL，并多次排除稀便。药后第五天进入多尿期，中医治以补肾固摄为主，选用缩泉丸加味。服药4剂腰酸无力明显减轻，皮肤瘀斑完全吸收，多尿期持续8天后，尿量恢复正常，复查肾功能完全恢复正常，痊愈出院。

【按】患者为挤压伤致急性肾衰重症，由于无透析条件，主要采用中医中药治疗。辨证为尿闭水肿，湿毒瘀血内停，根据中医“小便闭，利二便”的治则，重用大黄峻下毒热瘀血，通便泄浊，达到给邪以出路的目的，体现了“去菀陈莝”法的精神。

治疗中重用大黄，大黄除有泻下作用外，还可清解血分毒热，改善血中氮质潴留，通过泻下减轻内源性尿素的负荷，排除血中尿素氮和肌酐的含量，促进肾功能恢复。

六、凉膈散治疗哮喘持续状态，急性呼吸衰竭

谭某，男，52岁，军人，1974年4月8日由空军医院转入我院，住院号89548。

主诉：因哮喘持续状态不能缓解住院。

病史：病人患有肺气肿、肺心病，因肺感染等因素呈现哮喘持续状态已3天，神志昏迷，面色青紫，已行气管切开，呼吸机辅助呼吸，静脉给予消炎、解痉平喘药，但不能缓解，又予静脉冬眠疗法，醒后哮喘仍持续，经会诊用箭毒打断呼吸（用呼吸机辅助呼吸），病情十分危重。

查体：神志昏迷，面色青紫，时有躁动，腹胀如鼓，五日无大便，口中异味，舌苔黄厚而燥。脉象弦滑。

西医诊断：哮喘持续状态，呼吸衰竭。

中医诊断：喘证，昏厥。

辨证：痰浊阻肺，腑气不通，痰迷心窍。

治疗：因病情危重，王今达所长组织全科中西医会诊。根据查体所见，辨证为上中二焦热盛，腑气不通，肺气不降。治以通便泄热，清降肺气法。选方凉膈散。重用大黄、芒硝各30g。

二诊：服药20分钟后开始排气，随后排出稀水样大便500mL左右，夹有粪块，恶臭弥漫整个病房。

三诊：又服药1剂，排便3~4次，便稀量多，神志转清醒，哮喘停止。家属及单位十分惊奇并表示感谢。

【按】患者呈哮喘持续状态，有阳明腑实证的表现，故选用凉膈散清热泻肺，通下腑实，体现了肺与大肠相表里理论的临床实用价值。

中医学的经络学说与脏腑学说均有肺与大肠有经络相连、互为表里的记载。如《灵枢·本输》曰“肺合大肠，大肠者传导之府”。《灵枢·经脉》曰“肺手太阴之脉，起于中焦，下络大肠……”说明肺与大肠有经络相连。据临床观察，哮喘及其他肺部疾患的患者常合并腹部胀满、大便秘结。现代医学认为，在感染性疾患中，肠源性内毒素血症对肺部损伤较重，严重者可造成呼吸衰竭。采用清下法荡涤胃肠实邪，通便泄浊，驱邪外出，可改善呼吸功能，减轻肺部损伤。

七、温肾健脾回阳救逆治疗重度腹泻营养衰竭

周某，女，79岁，教师，2011年6月8日初诊。

主诉：自汗、恶寒、腹泻3周。

病史：素体虚弱，因老伴故去，情绪悲伤。近1个月极度乏力，纳少，大便溏泄，每日3~4次。近半个月症状加重，周身多汗，恶寒加重，四肢厥冷，夏季仍穿棉衣裤。经中西医多方治疗，症状不缓解。

体格检查：身体瘦弱，精神差，面色苍白，舌淡苔薄白，脉沉细。查肝肾功能无异常，腹部B超（-）。

西医诊断：慢性腹泻，营养不良。

中医诊断：泄泻。

辨证：脾肾阳虚，阴寒内盛。

治法：温肾健脾，补中益气，回阳救逆。

处方：四逆汤、补中益气汤、玉屏风散等方加减。

黄芪30g，白术30g，防风12g，麻黄根30g，浮小麦30g，党参30g，柴胡12g，升麻12g，茯苓30g，附子15g，干姜9g。

每日1剂，水煎300mL，分2次服用。

二诊：2011年6月15日。服药7剂后，出汗稍减，仍恶寒腹泻，要求继续服用中药。

三诊：7月22日。仍有冷汗出，身凉。重用四逆汤加四神丸，处方如下：黄芪40g，白术40g，防风24g，麻黄根40g，浮小麦40g，党参40g，柴胡15g，升麻18g，附子15g，干姜15g，肉豆蔻12g，吴茱萸10g，五味子18g，补骨脂20g，诃子20g。

颗粒剂，每日1剂，每剂冲400mL，分3次服用。

服药1个月后症状减轻，体力增加，大便每日1~2次，成形，多汗减轻，恶寒怕冷大有好转。连续治疗4个月，大便正常，每日1次，纳食增加，体重增加。连续治疗半年，出汗已止，四肢转温，脱去棉衣裤，恢复正常生活，体重增加10斤。

【按】老年妇女平素身体虚弱，丧偶后心情悲痛，加重病情，出现手足厥冷，恶寒多汗，腹泻，属脾肾阳虚、阴寒内盛的寒厥证。故采用回阳救逆、温肾固脱、涩肠止泻等法，选用四逆汤、参附汤、四神丸、补中益气汤、玉屏风散等方加减，使阴寒痼疾得以控制。

八、托里消毒散治疗术后伤口迁延不愈

刘某，男，27岁，农民，1978年5月6日入院，住院号110970。

主诉：发热43天，伤口久不愈合。

病史：患者既往健康。入院前5天被载重马车轧过，血压为50/40mmHg，因肠破裂，行部分肠切除术。术后第三天无尿，出现急肾衰，经血透等综合治疗，肾功能基本恢复，但存在严重感染及低蛋白血症，曾选用多种抗生素，并多次补充白蛋白等，持续高热43天不退，开始由腹腔感染逐渐发展为多脏器感染败血症，肠瘘形成，粪便漏出，大便溏

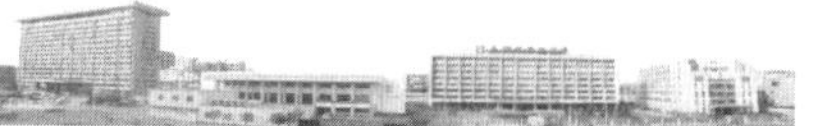

泄，每日 4 ~5 次。患者极度衰竭，失去生存希望，多次要求出院。

体格检查：体温 39℃，呼吸急促，腹部伤口裂开，颜色紫暗，久不愈合，脓汁黏稠、腥臭，脉象弦滑，重按无力，舌质淡，苔薄白腻。

辅助检查：血培养 4 次均为产气杆菌，化验为低蛋白血症。

西医诊断：营养衰竭，伤口迁延不愈合。

中医诊断：痈疽。

辨证：脾虚气亏，邪毒内陷。

治法：益气健脾，清热利湿解毒。

处方：托里消毒散加减。

黄芪 60g，红参 20g，白术 15g，茯苓 30g，当归 20g，杭芍 30g，皂刺 15g，川芎 15g，银花 30g，连翘 20g，甘草 10g，桔梗 10g，白芷 10g。

每日 1 剂，水煎服，每剂煎 300mL，分 3 次服用。

二诊：1978 年 6 月 19 日。服药 5 天后大便成形，食欲增加，精神好转，心悸、气短减轻，体温降至 38℃。服药 2 周后肠瘘长平，伤口愈合，体温正常，各项实验室检查恢复正常，痊愈出院。

【按】本案高热，伤口久不愈合，经补液及输入蛋白，效果不显著，加用中药托里消毒散，重用参芪、当归补气养血，托毒外出，病情得到缓解，体现了“扶正祛邪”的治疗原则。正如明代医学家张景岳指出：“世未有正气复邪不退者，亦未有正气竭而命不倾者”。

九、参苓白术散治疗术后严重腹泻

孙某，女，49 岁，农民，于 1984 年 7 月 23 日入院，住院号：91542。

主诉：术后腹泻，每日 10 ~20 次，已持续 2 周。

病史：因宫内孕第 7 胎，妊娠 4 个月引产，产后大出血入院，行子宫残端切除术。术后高热不退，烦躁不安，面色红赤，口渴欲饮，体温 38℃，持续半个月不降，腹部伤口不愈合。患者术后第二天出现腹泻，每日 10 ~15 次，已腹泻 2 周。患者极度消瘦衰竭，发热口渴，无力，纳少，腹泻稀水便，曾用消炎药、止泻药、收敛药及营养剂，症状不缓解，8 月 6 号加用中药治疗。

体格检查：舌质红，无苔，脉滑数无力。

辅助检查：曾多次送大便常规检查，均为阴性。为了排除伪膜性肠炎，曾 2 次送细菌菌群比例培养，均在正常范围。

西医诊断：急性腹泻。

中医诊断：泄泻。

辨证：脾胃虚弱，气阴两伤。

治法：健脾益气养阴。

处方：参苓白术散加生脉饮、沙参麦门冬汤加减。

党参 30g，白术 20g，茯苓 30g，麦冬 30g，五味子 10g，沙参 30g，扁豆 20g，山药 30g，莲子肉 15g，砂仁 6g，花粉 30g，诃子 10g，陈皮 10g。

每日 2 剂，水煎服，连服 6 剂。

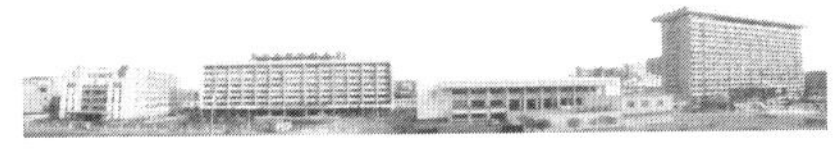

二诊：8 月 9 日。服用 6 剂后，稀水便改为溏便，次数减少，每日 5～6 次，精神好转，食欲增加。

三诊：8 月 11 日。又服用 4 剂，大便恢复正常，每日 1 次，体温恢复正常，伤口基本愈合，准备出院。

【按】术后高热不退，腹泻 2 周，舌红少苔，脉象细数，辨证为中气不足，脾失运化，兼有气阴两伤，选方参苓白术散健脾益气，加沙参麦门冬汤滋阴益气，合生脉饮益气养心，起到了扶正固本、健脾止泻的作用。

论　　著

一、论文

［1］李棠甫，杨素珍．中医对呼吸窘迫综合证的认识．成都中医学院学报，1980，2（1）：10.

［2］李棠甫，杨素珍，李荣成．通便泄浊法治疗急性肾功能衰竭并发呕吐的经验介绍．中医杂志，1981，（1）：36.

［3］杨素珍．达原饮在治疗病毒感染性发热中的运用．中医杂志，1981，（5）：33－34.

［4］杨素珍．行血破瘀法治疗挤压综合征－急性肾功能衰竭报告．新中医，1984，（1）：40－41.

［5］杨素珍．大黄甘草粉在急性危重病合并胃肠道症状中的运用．天津中医药，1988，（2）：7。

［6］杨素珍．托里消毒散治疗危重病患者营养衰竭致伤口迁延愈合．中国危重病急救医学，1994，6（6）：354.

［7］杨素珍．80 例病毒感染性发热的治疗报告．中西医结合实用临床急救，1994，（1）：36－37.

［8］杨素珍．凉膈散治疗休克型肺炎临床观察．中西医结合实用临床急救，1996，3（4）：182－183.

［9］杨素珍，吴中彤．大黄在急性肾功能衰竭中的运用．江西中医药，1996，37（5）：12－13.

［10］杨素珍．去菀陈莝法治疗挤压综合征的体会．中西医结合实用临床急救，1997，4（9）：414－415.

［11］柴云生，杨素珍，王琨．生脉饮加参脉汤对急性心肌梗死后心绞痛患者左心功能的影响．中西医结合实用临床急救，1998，5（12）：536－537.

［12］李跃汉，杨素珍．疏肝利胆中药与胆汁引流相结合对犬有机磷农药中毒肝损伤保护作用的研究．中国危重病急救医学，1999，11（5）：12.

［13］徐晓阳，杨素珍．重症脑出血合并脑梗塞治疗一得．江西中医药，2000，31（5）：16.

［14］杨淑华，杨素珍．小儿病毒性心肌炎的中西医治疗：附 80 例疗效观察．中国中

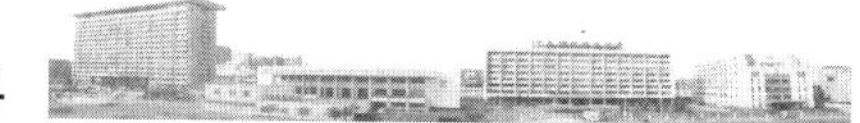

西医结合急救，2001，8（1）：40.

［15］李庆，杨素珍．龙胆泻肝丸致慢性肾衰竭病例报告．中国中西医结合急救，2003，10（6）：383.

［16］李庆，杨素珍．活血化瘀法临床运用举隅．北京中医，2005，24（4）：12.

［17］丁文涛，杨素珍，谷川，等．中西医结合治疗术后肠瘘12例．中国中西医结合急救，2007，14（4）：230.

二、著作

［1］崔乃杰，高天元，杨素珍．工厂保健医生手册常见危重病诊治（杨素珍撰写中医部分）．天津：天津科学技术出版社，1984.

［2］秦明秀，杨素珍．甲亢诊断与治疗知识．天津：天津科学技术出版社，2000.

【整理者】

杨素珍　女，1939年生。主任医师、教授。天津市第一中心医院急救医学研究所中西医结合科退休。

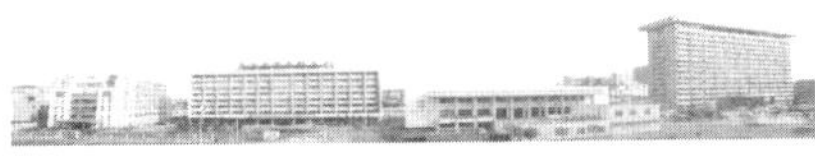

王　云　凯

名家传略

一、名家简介

王云凯，男，1939 年 11 月生，汉族，河北省唐山市人。中国共产党党员，天津中医学院（现天津中医药大学）教授，硕士研究生导师。主要从事中医妇科、内科临床与教学，在消化系统、心脑血管系统疾病以及月经病、盆腔系统疾病的治疗方面积累了丰富的经验。曾任河北新医大学中医系内科教研室副主任、河北中医学院金匮教研室主任，天津中医学院针灸系治疗学教研室主任及系主任。兼任河北省中医药学会常务理事、河北省中医基础理论研究会主任委员、《河北医学院学报》编委、《河北中医学院学报》主编、《河北中医》杂志编委会副主任委员、河北省科普作家协会理事、全国针灸教育研究会理事。被评为河北省第二届名中医、唐山市十大名老中医。1998 年被收入《世界名人录》（中国卷）和《亚洲名人录》（印度版），享受国务院政府特殊津贴。

二、业医简史

王云凯教授 1965 年 7 月河北中医学院医疗专业本科毕业后，分配至天津中医学院，任临床教学组妇科助教。1969 年 3 月在天津中心妇产科医院进修，同年底天津中医学院与河北医学院合并，更名为河北新医大学，随校迁石家庄，在该校第二附属医院妇产科继续进修。经过两年的临床学习，能够运用中西医两种方法诊治常见妇产科疾病。1971 年底参加学校组建的针刺麻醉研究组，在针灸科门诊开展疼痛疾病的治疗，同时进行针刺麻醉的动物实验，在取得经验的基础上开展了甲状腺、胆囊部位疾病手术的针刺麻醉，在患者神志清醒的情况下手术，虽有利于患者的术后恢复，但增加了施术者的难度。此后因开展中西医结合工作的需要，调至内科病房，与西医同仁合作，开展消化系统疾病中西医结合治疗的研究，能够运用中西医两种方法治疗消化系统常见病。1973 年 7 月因教学需要调回学校中医系，任内科教研室副主任，随第一期大普学员赴唐山人民医院进行临床带教；1974 年 7 月赴天津市王串场中医院（现天津中医药大学第二附属医院）带教第二期大普学员实习内科；1975 年 7 月后在该院继续带河北省西医学习中医班实习内科，并负责该院内科一病区二诊。教学相长，在指导学员实习中，得到西学中学员的帮助，诊疗疾病的西医技能得到提高，同时摸索中西医结合治疗疾病的经验。1976 年 7 月唐山大地震后，带该班学员参加抗震救灾 3 个月，稍事休整又带该校 27 名医务人员参加丰南县抗震救灾。在缺医少药的情况下，充分发挥了“一根针，一把草”的作用，为很多伤病员解除了痛苦。1978 年底返校，在附属中医院任内科副主任，从事内科临床与教学。1983 年底调入河北中医学院金匮教研室，任教研室主任，从事金匮教学并培养硕士研究生。1988 年底调至天津中医学院针灸系，担任针灸治疗学与临床课教学。1993 年赴韩国讲学，1995 年 7 月至 1997 年底在德国明斯特市讲学并从事医疗工作，取得了满意的疗效。1999 年底应聘唐山市丰南区中医院，从事内科、妇科门诊，指导进修人员十余名。15 年来，诊治 115630 人次，深受患者好评。2004 年被评为唐山市十大名老中医，2005 年被评为唐山市百名名医。根据多年的临床实践，总结研制了“枳香和胃胶囊”治疗慢性胃炎和消化性溃疡病，“辛芷祛痛胶囊”治疗血管神经性头痛，“淋石通液”治疗泌尿系感染与结石，收到很好的临床疗效，后经河北省药监局批准，成为院内和同类医院制剂。

三、主要贡献

（一）历时 20 年，参编《中医大辞典》

为了适应医学发展的形势，满足医药卫生人员学习中医的迫切需要，1974 年 2 月卫生部批准并委托中国中医研究院（现中国中医科学院）、广州中医学院（现广州中医药大学）联合主编《中医大辞典》。1975 年邀请全国 11 家中医科研、教学单位的 227 名专家、学者参加编撰工作。自此，王云凯教授参与方剂词目的搜集、整理与编写。

《中医大辞典》的编写工作分为三个阶段，历时 20 年。第一阶段从 1975 年开始，先编写普及本《简明中医词典》，于 1979 年终稿，由人民卫生出版社出版。第二阶段从 1979 年开始，决定先分为基础、临床等 8 大部分，编成 8 个分册。值此，王教授与五位同仁承担了方剂分册的编写工作。先从民国以前近 700 余种图书中摘录了近万余方剂，后经分析、筛选、整合，保存词目 7500 条。每个词目包括方名、出处、别名、组成、制法与用法、功能、主治等项，重要的方剂还列有加减、简略方解和按语等。经过 4 年的修订、整合，于 1983 年 5 月定稿，经专家审订后，定名为《中医大辞典·方剂分册》，共 91 万字，由人民卫生出版社出版。到 1987 年 8 个分册出齐后，便开始了第三个阶段的工作，即在广泛征求意见后，各分册一同审校、删并、修订，同时扩大文献范围，除发掘传统资料外，又充实了现代中医科技成果、有效方剂，以及藏、蒙、维等少数民族医家、医著、医方。经过 3 年的全面修订，将 8 个分册的词目按笔画笔顺合编，统为一册，定名为《中医大辞典》。该辞典总词目 36300 条，插图 140 余幅，总字数 450 万，1995 年 5 月人民卫生出版社出版，成为一部供医疗、教学、科研工作应用的工具书，既反映了祖国医药学发展的历史继承性，又反映了现代医药卫生事业的新成就。其释文简明扼要，引用文献要而不繁。中国科学院院长郭沫若生前为本书题笺，更使本书增辉。该书 1997 年获国家中医药管理局中医药研究二等奖，1998 年获国家科技进步二等奖，2001 年获立夫中医药学术著作贡献奖（台北）。

（二）艰辛实践，主编《中华独特疗法大成》

我国传统医药学经过几千年的发展，积累了诸多治疗疾病的方法。丰富多彩的传统医疗方法，是传统医学疗效的重要保证，也是祖国医药学特色的所在。

祖国医药学丰富的治疗经验，主要蕴藏在大量的文献中。但是，数千载的历程，文献记载每多散失、脱讹，以致难以识别；或因门派，缄藏石室；亦有以玄说杂陈，良莠混淆者，凡此种种，非博学者难窥其真。迨至近代，受西医疗法的影响，致使很多医法方术日渐萎缩，濒于失传，殃及岐黄后人，每于临证，或偏重针、药忽略其他，或只知针、药不晓其余。于是很多学者着手整理中医学的治疗方法，但只是论及某法的操作与适应证，而对一种疾病有多少种治疗方法，则检索甚难。有鉴于此，王云凯教授于1993年拟就编写大纲，定名为《中华独特疗法大成》，邀京、津、冀46位同仁参加本书的编撰工作。

《中华独特疗法大成》分为方法篇和治疗篇。方法篇根据用药与否，又分为药物疗法和非药物疗法。药物疗法根据给药途径分为内服法、外用法两节。内服法收录汤剂疗法、时辰疗法等35种治法，外用法收录丹药疗法、痔核硬化疗法等66种治法。非药物疗法分为四节，其中针灸疗法收录毫针疗法、砭镰疗法等103种治法，推拿疗法收录成人疗法、房室按摩疗法等6种治法，气功疗法收录六字诀、保健功等24种治法，其他疗法收录埋线疗法、拍打疗法等53种治法。全书共收集287种治疗方法。每一种方法从发展源流到具体实施运用，均予详细介绍，有利于读者掌握和运用。治疗篇分为内、儿、妇、外、眼、耳鼻咽喉口齿、骨伤科7章。其中内科80种病证，儿科36种病证，妇科57种病证，外科69种病证，眼科65种病证，耳鼻咽喉口齿科35种病证，骨伤科57种病证，共399种病证。在简要阐述该病证定义、临床特点、发病原因和基本证型后，按药物疗法和非药物疗法的顺序，综合介绍该病的常用治疗方法，极大地丰富了各种疾病的治疗手段。经过两年的努力，在很多学者的支持下，该书得以编成，共159万字，由中国工程院院士石学敏教授作序，河北科学技术出版社于1997年8月出版。2004年4月获天津市科学技术成果奖。

（三）广罗文献，编撰《中国名医名著名方》

中医学自肇源迄今，经先秦之积累、汉魏之奠基、晋唐之繁荣、两宋之梳理、金元之争鸣、明清之精湛、近现代之发展，可谓异彩纷呈，然而也使得学习、研究者因无所适从而踌躇却步。

大凡事物，计目则繁，举纲则简，中医学亦然。躬亲病榻，救死扶伤，创造了实效的，无非医家；积腋聚沙、条分缕析而升华出医学理论的，无非医著；医家孜孜以求、医著谆谆以教的归结点，无非是遣药疗疴的效验医方。知此三者之要，大概就可以见三知九了。基于此，王教授起编撰《中国名医名著名方》之念，大纲拟就后，邀请四位同道参加编著工作。

名医部分，经过对众多医家学术贡献的比对，择功伟者录之，共辑选130人。对每位名医依时代先后编排，叙述其生卒年月、里籍、生平事迹、主要学术著作与学术观点，以展示医家的杰出成就、严谨的学风、高尚的品格，为后学树立榜样。另外还扼要提示了时代背景、文化氛围、地理环境对医家的影响，借以探讨名医成才的规律。

名著部分，从浩繁的医籍中遴选名著415部，按基础、内、外、妇、儿等科编排。在此部分详尽地介绍了名著作者和主要内容，并给予分析评价，指出现存版本，以便读者掌握中医学的主要理论和学说，了解中医学术史的发展脉络，明晓各书的贡献和局限所在，为进一步深入学习和研究提供检索的方便。

名方部分，将搜集的万余方分析筛选，择其善者3480方，按功用分类编排。这一部分除准确说明各方的出处、别名、组成、用法、主治外，还画龙点睛地总结出该方的功效，以利读者领悟组方遣药的奥妙，比较类方的异同，从而在正确掌握和运用原方的基础上，灵活化裁，应变临床。

该书245万余字，成于1993年8月，由河北科学技术出版社出版，至2010年已刊印3次，曾获北方十省市科技图书二等奖。

（四）改革探索，主编新世纪创新教材《中医妇科学》

教学内容与体系是实现培养目标的保证。普通高等中医院校历版《中医妇科学》教材不无缺憾，如总论部分很少论述经络与女性生理、病理的关系，各论对妇科疾病的治疗也仅阐述中药；《针灸学》《针灸治疗学》教材，不但总论缺少妇科的基础知识，给各论教学与学习带来不便，而且各论涉及妇科疾病较少，辨证分型过简，与临床需要相距甚远。为了适应临床实际需要，便于学生学习，王教授于1993年借担任针灸系针灸治疗学与中医临床课教学之机，审慎地进行了教材与教学改革的尝试，即把针灸治疗学分解，将相关内容并入临床各科之中，各科总论融进针灸知识，各论治疗针药合讲。这种教学方法在专科班试行两年，效果良好。于是自1995年开始，本科也进行同样的改革尝试。又经两年探索，“关于中医院校五年制针灸专业课体系和课程优化”的课题在国家中医药管理局立项。为了完成该课题，课题组在津沽中医教学、科研、医疗单位调研的基础上，开展了更加广泛地调研，涵盖全国中医院校、科研单位、二甲以上医院及基层医疗单位。综合调研结果，充实课题内容后，课题又被列为教育部世界银行贷款课题。研究结果表明，针灸系课程结构需进一步完善与深化，针灸学专业需将中医临床课程针药合讲。2002年，全国高等中医院校多名专家同意本课题结论，决定编写针灸专业创新教材，王教授承担了《中医妇科学》的主编任务。

该教材包括总论、各论两部分。总论共七章，第一章介绍了中医妇科学的萌芽、奠基、形成与发展，二至七章阐述了女性生殖器官的生理与病理特点、妇科疾病的诊断要点、治疗原则以及预防保健等基础知识和基本理论。在历版教材的基础上，本部分补充了经络与女性的生理关系和对病理的影响、妇科疾病针灸治疗与配穴原则。各论仍沿袭传统的分类方法，将妇科疾病分为经、带、胎、产、杂病五章，涉及59种常见病、多发病。对于每一种病证，首先阐明定义，简述历史沿革与源流，而后为病因病机、诊断要点、鉴别诊断、辨证、治疗、病案举例、古代文摘、现代研究。在诊断要点中，除按传统罗列病史和症状要点外，补充了必要的西医诊断方法，以提高学生的临床诊断能力；辨证部分，按国家已颁布的规范和标准进行分型；治疗部分，根据临床实际情况，有的突出中药治疗，有的侧重针灸治疗，但绝大部分病证是既讲述中药治疗方法，又细说针灸治法与选穴，对每一病证针药结合论治；古代文摘选录前贤对该病精辟之论述与论治之精华；现代研究汇集了当今医家对该病研究的新进展，使继承与发展相结合。该教材2009年由中国中医药出版社出版，获全国普通高等学校优秀教学成果奖。

学术思想

一、师古不泥古，学术要创新

中医学不仅具有独特的理论体系，而且具有丰富的防治疾病的技能，为中华民族的瓜瓞绵亘作出了卓绝的贡献。继承先人的宝贵经验，小而言之可以提高个人的学术水平，大

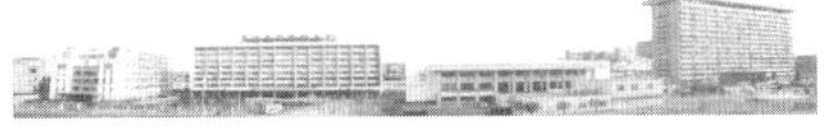

而论之是发展中医事业的根本保证。

早在学生时代，王云凯在先生们的垂教下，就能熟背《伤寒论》《金匮要略》，多年临证，更是深得其益。比如，当遇五脏虚证时，遵仲景肝虚“补用酸，助用焦苦，益用甘味之药调之”，“余脏准此”之教而立法遣方，常有桴鼓之效。又如，“病痰饮者，当以温药和之”，几成治疗痰饮的不二法门；“然黄家所得，从湿得之”，“诸病黄家，但利其小便”，短短数语，熟记于心，不但掌握了黄疸的病因，而且懂得了黄疸病的治疗大法。熟谙仲景之教，则可临证不惑。王教授在妇科病房值诊时，有一产后肝硬化腹水患者，腹大如瓮，胀急欲破，痛苦难耐，每以抽腹水应急，但病稍缓复如故。后用仲景十枣汤逐之，一剂药后，泻下水便盈盆，后用健脾利水法调理痊愈出院。患者虽出院，但每忆及此事都喜愧交织。因开药后未说明服药时间，患者于晚间服药，药后2小时恶心欲吐，甚则感觉胃欲翻转；又约1小时，呕恶虽减，但腹痛肠鸣；又半小时，大便泻下，时急时缓，医患彻夜未眠。次晨接班时，倍受指责，因晚间服药，既不便护理，又不便救治。后再读《金匮要略》，方知仲景于十枣汤后早有明注，本方应“平旦温服之”。可见，学古人书，特别是经典之作，应“一字一句不使顺口念过”，而且既要读有字经，还要“读无字经”，并于“无字中求神”。

王教授认为，时代在前进，科学在发展，囿于时代的限制，古人的经验难免存在不足，后来者当在继承的基础上有所发展。如前所言，仲景“然黄家所得，从湿得之”，“诸病黄家，但利其小便”，只是示人以常，并非所有黄疸皆由湿而致，当利小便治疗。如溶血性黄疸，治疗当以健脾为要，如泥仲景之说，则会贻误患者。又如“病痰饮者，当以温药和之”亦言其常法，若饮郁化热，喘咳痰鸣，又当清化痰热。它如仲景在《金匮要略》论胸痹心痛发生原因是“阳微阴弦”，治疗当通阳宣痹，并提出“心肺同治”“心胃同治”“虚实异治”“标本缓急”等不同方法，举出栝蒌薤白白酒汤等9方。这些论述虽为后人所遵奉，但验之临床，仲景之说则有偏全之嫌。因胸痹心痛尚有痰热郁阻而致者，若病情发展，由痰及血，瘀血阻滞之证亦不少见，倘若病情久延，又可见心络瘀阻，即久痛入络之证。可见，随着时代的发展，人们对胸痹心痛的认识更加全面，更加深刻，治疗方法有新的扩充与发展，从而补充了仲景学说之不足。由此看来，师古可以继承先人的经验，为发展中医奠定基础，但又不可泥古，泥古则会停滞不前。师古不泥古，不断求索创新，中医学才会与时俱进。

二、中医好，西医好，衷中参西更好

王教授认为，中西医各成体系，不论对疾病的认识，抑或疾病的治疗，两者不尽相同，其临床疗效也各有优劣。两者若能互相吸纳，取长补短，必将提高疗效，促进医学发展。近年来西医学习中医的成果已现端倪。就中医而言，若能摒弃门户之见，衷中参西，取西医之长，补中医之短，也必将促进中医学术的进步与发展。

首先，就病名而言，中医的疾病名称，除部分疾病，如感冒、中风等是按病因命名外，大多是以发病过程中的某个主症而定，如头痛、发热、咳嗽等，但随着病情的变化，主要症状的改变，又改称不同病名。如一位慢性结肠炎的患者，以腹泻就诊时，中医称之为泄泻，如见便下脓血，大便不爽时，又得改称痢疾；治疗中大便变得干稀交替时，不但医生难以名病，患者亦不知身患何证。如果参照西医以病机病位命名的方法，直呼本病为慢性结肠炎，然后辨证施治，岂不更有利于疾病的治疗。

其次，就辨病辨证来说，中医的辨证实际是定“主症”，而后根据脉症表现诊为何种证型，即所谓的辨证，再依证型而立法遣方用药。若遇某些疾病，如传染性肝炎、肾小球肾炎，经治舌脉无异，身无所苦，无证可辨时，依中医传统，则无法遣方，此时就需借助西医的病名，根据中医对本病的认识而进行治疗。由此看来，中医的辨病应扩充为既辨中医之病，又辨西医之病，明两病而后辨证论治，更有利于提高疗效，促进中医学术的发展。

再者，就治疗来看，中西医各有所长，亦各有所短，取彼之长，补己之短，是提高诊疗效果的重要保障。早在内科病房时，王教授曾救治一因肠结核腹泻的患者。泻下完谷一个多月，一日数十次，身体尫羸。依其脉证，诊为脾肾两虚，治以健脾补肾，意取兜涩之效，但数更其方，仍泻下不止，且药随粪出。后因患者腹痛，请外科会诊，考虑“肠道有近路”，在争得患者及家属意见后，行剖腹探查，结果发现结肠与十二指肠粘连并形成通道，距肛门约70cm，后经手术治疗而出院。在妇产科病房时，曾收治一位“崩中下血”患者，出血甚急，用“塞流”之法，罔效。经超声检查，提示子宫8.6cm×7.4cm×6.8cm，肌层回声不均，诊为子宫肌腺症，结合患者已无生育要求，行子宫全切术，病乃愈。

王教授临证近50年，深悟中医工作者如在深研中医的基础上，认真学习西医，临证时衷中参西，不但可以提高诊疗水平，而且通过中西医互参，也将提高中医的学术水平。

临证经验

一、高血压病

高血压病又称“原发性高血压”，或“特发性高血压”，是一种主要由于高级神经中枢功能失调引起的全身性疾病，以高血压为主要特征，伴有血管、心、脑、肾等器官的生理或病理改变。

（一）病因概为三端

1. 精神因素

长期精神紧张，或情怀抑郁，或恼怒伤肝，肝气不舒，郁而化火，风火炎上，扰乱清空，或肝郁化火，耗损肝阴，阴不敛阳，肝阳上亢，皆可引起高血压病。

2. 饮食因素

过食肥甘，或嗜酒无度，损伤脾胃，酿湿生热，日久化火，灼津成痰，痰热瘀阻经脉，上扰清窍，可引起高血压，见头晕目眩。

3. 内伤劳损因素

劳伤过度，肝肾两虚，或年迈体衰，肾阴不足，肝失滋养，阴不敛阳，肝阳偏亢，上扰清窍，可引发本病。若病情历久，肝阳化风化火，入络上冲，或风火相煽，灼津成痰，风火挟痰，扰动心神，蒙蔽清窍，使病情更加复杂。

（二）辨证施治分为六型

高血压病的治疗，须先排除继发性高血压，如肾小球肾炎、慢性肾盂肾炎、肾动脉狭

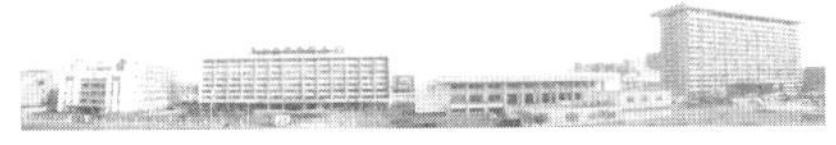

窄等引起的肾性高血压，嗜铬细胞瘤、原发性醛固酮增多症、柯兴综合征引起的高血压，先天性主动脉缩窄或多发性大动脉炎引起降主动脉或腹主动脉狭窄导致的高血压，头部外伤、脑肿瘤或血肿、脑干感染等引起的高血压等，而后依据临床表现分为以下6型施治：

1. 肝火上扰型

症状：眩晕耳鸣，头目胀痛，面红目赤，烦躁易怒，口苦便燥，甚则头痛如裂，恶心呕吐，舌质红，苔黄燥，脉弦数。

治法：清肝泻火。

处方：清肝泻火汤（自拟）。

龙胆草10g，黄芩12g，栀子10g，泽泻15g，生地15g，菊花12g，决明子15g，夏枯草20g，甘草10g。

若头痛眩晕甚者，加天麻10g，钩藤15g（后下），石决明20g；口苦便秘甚者，加大黄10g；肢体麻木，加地龙10g，鸡血藤15g。

2. 肝阳上亢型

症状：眩晕耳鸣，头目胀痛，心烦易怒，少寐多梦，舌红，苔黄厚，脉弦数而硬。

治法：平肝潜阳。

处方：天麻钩藤饮(《杂病证治新义》)。

天麻10g，钩藤15g（后下），石决明20g，牛膝15g，益母草15g，黄芩10g，栀子10g，杜仲15g，桑寄生15g，夜交藤15g，茯神15g，甘草10g。

若头痛目眩，加菊花12g，桑叶12g；少寐多梦甚者，加丹参15g，酸枣仁15g，珍珠母20g。

3. 阴虚阳亢型

症状：眩晕耳鸣，头痛，面潮红，心烦少寐，舌红，苔薄黄，脉弦细数。

治法：滋阴潜阳。

处方：滋水潜阳汤（自拟）。

菊花12g，桑叶12g，生龙骨20g，生牡蛎20g，龟板12g（先煎），白芍15g，生地15g，玄参15g，天冬15g，石决明15g，牛膝15g，甘草10g。

若头痛明显，加僵蚕12g；少寐多梦，加酸枣仁15g，夜交藤20g。

4. 肝肾阴虚型

症状：眩晕耳鸣，腰膝酸软，五心烦热，少寐多梦，舌红少苔，脉弦细数。

治法：滋补肝肾。

处方：加减一贯煎（自拟）。

菊花12g，生地15g，枸杞子15g，麦冬15g，沙参15g，鳖甲15g（先煎），龟板15g（先煎），生龙骨20g，生牡蛎20g，制何首乌15g，甘草10g。

若腰膝酸软明显，加杜仲15g，续断15g；少寐多梦甚者，加酸枣仁15g，五味子10g，夜交藤20g；耳鸣重听，加磁石15g，柴胡10g。

5. 痰浊内蕴型

症状：胸闷恶心，肢体沉重，肌肤麻木，头晕目眩，多梦倦怠，舌淡胖，苔腻，脉弦滑。

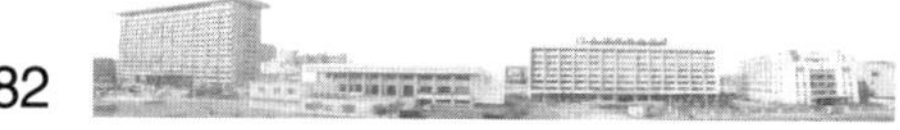

治法：健脾化痰，息风降逆。

处方：加味半夏白术天麻汤（自拟）。

天麻10g，半夏15g，白术15g，陈皮15g，茯苓15g，白蒺藜15g，钩藤15g（后下），泽泻15g，甘草10g。

若眩晕较重，甚则恶心呕吐，加代赭石15g，胆南星12g；舌苔厚腻，湿浊较重，加白蔻仁10g，薏苡仁20g；舌苔黄腻，口苦，痰郁化热者，加黄连10g，竹茹10g。

6. 阴阳两虚型

症状：眩晕耳鸣，烘热汗出，汗后畏寒，手足欠温，精神疲惫，腰膝酸软，舌淡红而润，苔薄白，脉弦细，两尺弱。

治法：调补阴阳。

处方：加味二仙汤（自拟）。

菊花12g，僵蚕10g，仙茅10g，淫羊藿12g，巴戟天15g，当归15g，知母10g，黄柏10g，枸杞子15g，牛膝15g，杜仲15g，甘草10g。

若心烦少寐，加合欢皮15g，酸枣仁15g；烘热明显，加秦艽15g，银柴胡15g，地骨皮15g；汗出较多，加煅牡蛎20g，浮小麦20g，麻黄根15g；汗后畏寒较明显，加黄芪30g，党参15g。

高血压病病因复杂，病及五脏，但重在肝肾。病情虚实皆见，实者多属风、火、痰邪，天麻、钩藤、石决明多是息风要药，龙胆草、夏枯草、黄芩乃泻火妙品，陈皮、半夏、胆南星等又是祛痰常用之药。虚者多是肝肾不足，阴虚者常用山茱萸、熟地、山药之类，阳虚常用枸杞子、巴戟天、淫羊藿等。另外，在本病的治疗中均可酌加重镇之药，如龙骨、牡蛎、龟板、鳖甲、代赭石、磁石。倘若阳气偏虚，重用黄芪30g以上，可增加降压效果。

二、冠状动脉粥样硬化性心脏病

冠状动脉粥样硬化性心脏病，简称“冠心病”，是冠状动脉因发生粥样硬化而使血管狭窄或闭塞，导致心肌缺氧而引起的心脏病。我国古代医籍虽无冠心病之名，但许多描述颇似冠心病不同阶段的表现，如《素问·脏气法时论》说：“心病者，胸中痛，胁支满，膺背肩胛间痛，两臂内痛。”从这段文字可以看出，早在《内经》时代，医者对典型的心绞痛和不典型心绞痛的部位即有所认识。《灵枢·厥病》曾有“痛如以锥刺其心”及“真心痛，手足青至节，心痛甚，旦发夕死，夕发旦死”的记载，这与心肌梗塞的发病完全一致。而至汉代，张仲景《金匮要略·胸痹心痛短气病脉证治第九》所描述的症状，如胸背痛，心痛彻背、背痛彻心，喘息咳唾、短气不足以息，胸胁支满、不得卧、胁下逆抢心等，较《内经》更为细腻，同时也可窥见冠状动脉的功能不全与呼吸困难的关系。由上可以看出，冠心病当属于中医“胸痹”“心痛”的范畴。

（一）本虚标实，心脉痹阻是本病的基本病机

心主血脉，血流脉中，赖心气推动，任何原因引起心气不足或心络痹阻，即可引起冠心病的发生，而导致冠心病的原因可概括为以下几种：

1. 年老体衰

高年之人，形体渐衰，若肾气不足，肾阳亏虚，则心阳失煦，进而心气不足，脉道不

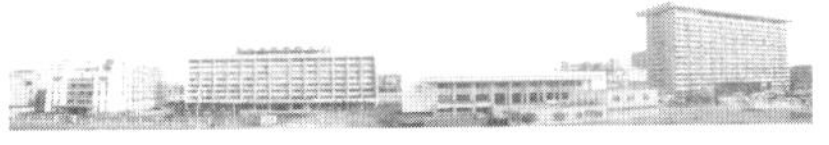

充，血行不畅，抑或心肾阳虚，阴寒痰浊凝聚心胸，阻滞心脉，均可引起本病，仲景“阳微阴弦”说即属于此。倘若肾阴虚损，阴虚火旺，心脉失于濡养，抑或火旺灼津成痰，痰热上扰于心，亦可引起冠心病。

2. 饮食失调

平素饮食不节，过食肥甘厚味，损伤脾胃，聚湿生痰，酿成痰脂，上犯心胸，气血循行不畅，心脉痹阻，遂成本病。若痰脂流连日久，可成痰瘀交阻之证，使病难愈，即明·龚信所说“心脾痛者，亦有顽痰死血”之候。

3. 情志内伤

由于忧思恼怒，心肝之气郁滞，血脉运行不畅，则气滞血瘀，痹阻心络，此即《灵枢·口问》“忧思则心系急，心系急则气道约，约则不利”之谓，因而发生冠心病。

4. 曲运少动

劳伤心神，曲运少动，则气结不行，血运迟缓，久则气滞血瘀，心脉受阻，发生本病。

5. 寒饮凝聚

《素问·调经论》云：“寒气积于胸中而不泻，不泻则温气去，寒独留而血凝泣，凝则脉不通。”若素体心气不足或阳气不振，阴寒偏盛，阴寒痰浊上乘心胸，痹阻心阳，即可引起本病。若阴寒痰浊偏盛之人偶感寒邪，使气血凝滞，则更易诱发本病。

由上所述可以看出，本病的病位虽在心，但病变发生与脾肾密切相关。阳气虚寒是病变之本，而气滞、痰浊、阴寒、瘀血则为病标，若病情缠绵，必兼瘀阻心络之候。

（二）分型施治，重在通脉宣痹

冠心病的主要症状是胸痛、心悸、脉结代，甚或肢冷汗出，脉微欲绝，或喘咳咯血等。对于本病的辨证，可依胸痛的性质、疼痛的部位、脉搏的徐疾、舌象的色质等进行。根据本病的病机特点，通脉宣痹是其基本治疗法则。

1. 寒凝心脉型

症状：心背彻痛，心悸气短，遇寒辄发，甚则心痛如绞，形寒肢冷，手足不温，舌淡润，苔薄白，脉沉紧或结代。

治法：温阳祛寒，宣痹通脉。

处方：加味当归四逆汤（自拟）。

檀香3g，荜茇5g，桂枝10g，细辛2g，当归15g，白芍12g，甘草10g。

若痛剧肢厥，冷汗，急当含服冠心苏合丸。

2. 痰浊痹阻型

症状：胸膺憋闷疼痛，咳唾痰浊，脘痞不饥，形体肥胖，身重乏力，每因过量饮酒或过食肥甘而发病或加重，舌淡润，苔白腻，脉弦滑。

治法：通阳宣痹，豁痰泄浊。

处方：豁痰宣痹汤（自拟）。

瓜蒌15g，薤白10g，半夏15g，陈皮15g，枳壳10g，桂枝10g，茯苓15g，甘草10g。

若痰郁化热，口苦黏，苔白腻而黄，去桂枝，加黄连10g，胆南星10g，菖蒲10g，郁金12g。

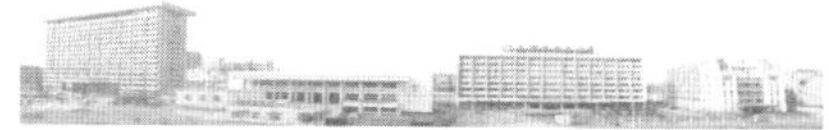

3. 瘀阻心脉型

症状：心胸刺痛，痛有定处，或痛彻肩臂，短气，心烦不安，舌紫黯或有瘀斑、瘀点，苔薄白，脉弦涩或结代。

治法：活血通脉，化瘀止痛。

处方：丹参通脉饮（自拟）。

丹参15g，川芎10g，降香10g，水蛭5g，制乳香5g，制没药5g，甘草10g。

若兼气滞，而见胸痛胁胀，嗳气转舒，加檀香3g，陈皮12g，半夏15g；若痰瘀并见，胸满痞闷，加瓜蒌15g，郁金12g。

4. 心气不足型

症状：心胸隐痛，胸闷短气，动则心悸，神疲肢倦，自汗，舌淡苔白，或舌淡胖有齿痕，脉结代无力。

治法：益气养心，温阳通脉。

处方：补气养血通脉汤（自拟）。

人参10g，黄芪10g，五味子10g，丹参15g，川芎10g，酸枣仁15g，生龙骨20g，炙甘草12g。

若遇冷心痛加剧，身倦畏寒，四肢欠温，心阳亦虚者，加桂枝10g，干姜10g；若手足厥冷，脉微细弱，肾阳亦虚者，加熟附子10g；若阳虚寒凝心脉，心胸冷痛者，加川椒6g，吴茱萸2g，荜茇5g；若因寒凝，气血瘀滞，心胸刺痛者，加降香10g，延胡索10g，红花10g，川芎10g。

5. 气阴两虚型

症状：胸闷或痛，心悸气短，倦怠懒言，口干少津，舌红少苔，脉细数无力或结代。

治法：益气养阴，通脉止痛。

处方：加味生脉饮（自拟）。

人参10g，黄芪15g，五味子10g，麦冬15g，桔梗10g，黄精15g，丹参15g，白芍12g，川芎10g，酸枣仁15g，生龙骨20g，炙甘草12g。

若心神不安，烦躁惊悸，少寐多梦，加夜交藤15g，远志10g，合欢皮15g，茯神15g；若心胸疼痛，加降香10g。

另外，本病历久，多兼瘀血阻络，因此在辨证分型施治中，均可选加活血化瘀之品，而且根据疼痛的轻重，常可判断瘀阻之微甚。若疼痛较轻，可选加当归、丹参、川芎、赤芍、鸡血藤等；疼痛较重，可选加乳香、没药、桃仁、红花之类。对于病久不愈者，当加虫类药，如水蛭、虻虫、土鳖虫等，以达入络搜剔之效。

三、慢性胃炎

慢性胃炎是指不同病因引起的各种胃黏膜炎性病变，通常包括慢性浅表性胃炎和慢性萎缩性胃炎。慢性肥厚性胃炎、肉芽肿性胃炎比较少见。慢性浅表性胃炎约占慢性胃炎的80%，慢性萎缩性胃炎约占10%～30%，且常在慢性浅表性胃炎的基础上发展而来。

（一）对病因病机的认识

慢性胃炎的发生，原因是多方面的，但脾胃虚弱、饮食不节是导致本病的主要原因，情志所伤、劳逸过度、外邪侵袭是本病的诱因。另外，脏腑疾病的传变也是造成本病的内环境。

1. 脾胃虚弱

素体虚弱，或其他疾病的影响，导致脾胃虚弱，使胃黏膜屏障受损，胃运动功能障碍，或分泌功能紊乱，日久可引起慢性胃炎。

2. 饮食不节

饮食不节导致慢性胃炎的原因非常复杂。如食用不洁、腐败、被细菌污染的食物，使脾胃受伤，酿湿生热，以致脾胃运化功能失常。若迁延失治，可成慢性胃炎。若过度饥饿或节食减肥，脾胃功能失常，日久可损伤胃黏膜屏障；饱食无度，胃不能及时排空，可致血中胃泌素上升，胃酸分泌过多，胃黏膜因而受损；嗜食香燥辛辣之物，耗伤胃阴，可引起胃黏膜分泌障碍；过食生冷，则胃阳受损，胃功能减弱，动力失常；过量、经久的烟酒可破坏胃黏膜屏障，增加胃酸的反弥散等，均可引起慢性胃炎。

3. 情志所伤

郁怒伤肝，木郁克土，或忧思伤脾，土壅木郁，以致肝脾或肝胃不和，从而使植物神经功能紊乱，胃肠内分泌运动与消化功能失常，从而引起慢性胃炎。另外，肝气郁滞，胆道失和，胆气上逆，胆汁返流，使胃黏膜屏障受损，也可使胃黏膜发生炎性改变。

4. 劳逸过度

过劳则耗气，使脾胃虚弱，运化功能降低，气血运行迟缓；过度安逸，气血瘀滞，也可使胃肠运动与循环障碍，分泌功能紊乱，终使胃黏膜屏障功能减弱，抗病能力降低，引起慢性胃炎。

（二）辨病与辨证的探讨

慢性胃炎主要根据症状、胃镜所见及组织病理进行诊断。诊断时应辨病与辨证相结合。

1. 辨病

一般来说，慢性胃炎缺乏特异性的症状，不同类型的慢性胃炎症状不尽相同。慢性浅表性胃炎85%的患者有上腹部隐痛，其次是腹胀、嗳气、食欲不振、反酸、恶心等，而慢性萎缩性胃炎多为脘腹胀满，有的伴有疼痛，病情严重的可见出血、贫血、消瘦等症状。胃镜检查是诊断慢性胃炎的重要手段。一般来说，慢性浅表性胃炎主要是黏液增多，黏膜红白相间，以红为主，可有轻度充血、水肿，或糜烂出血；还有的伴有痘疹样改变。慢性萎缩性胃炎在胃镜下可见黏膜红白相间，但以白为主，或部分出现苍白，还可见黏膜下血管网，黏膜皱襞变薄，胃黏膜活组织检查时，可提示黏膜萎缩，有的还伴有肠上皮化生或异型增生。

2. 辨证

慢性胃炎的辨证，既要把握症状特点，又需参考胃镜检查。就症状而言，如果以胃痛为主的，要区分疼痛的性质。若胀痛嗳气多属肝胃不和；刺痛舌黯多属胃络瘀阻；隐痛畏凉常是脾胃虚弱或虚寒；灼痛口苦或口臭，若舌苔黄腻为脾胃湿热，舌红少苔乃是胃阴不足。如以痞满胀为主，其中痞胀甚至疼痛，嗳气声高为胃气壅滞；痞胀食少，大便不实为脾虚气滞；痞满食少，食后痞塞不舒为胃阴不足。胃镜检查结果对于辨证亦很重要。若黏膜病变活动，充血、水肿、渗出黏液增多，或胆汁返流，多是肝胃不和或脾胃湿热；炎症

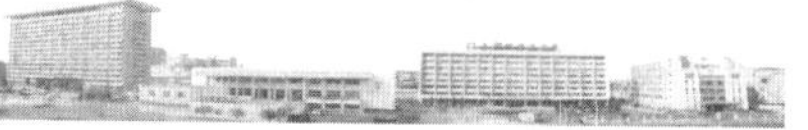

轻，黏膜红白相间，以白为主，或黏膜略厚，多是脾胃虚弱；黏膜干燥、分泌量少，血管可见，多是胃阴不足；黏膜充血或灰黯有瘀斑，或有出血点，多是胃络瘀阻。

（三）分型施治

中药治疗慢性胃炎当辨证分型，而辨证分型时，除依据脉症表现外，还应结合病理变化，选方用药，才能提高疗效。

1. 肝胃不和型

临床表现：胃脘痛或胀，嗳气嘈杂，反酸，苔薄白，脉弦。多见于慢性胃炎的早期、活动期，多属浅表性胃炎。一般胃泌酸功能较高，胃肠功能紊乱较明显。胃镜检查见胃黏膜急性、活动性炎症，特别是胃窦部损伤较重，分泌物较多，可伴胆汁返流。

治法：疏肝和胃。

处方：加减柴胡疏肝散（自拟）。

柴胡10g，白芍15g，浙贝母12g，乌贼骨15g，陈皮15g，半夏12g，制香附12g，枳壳10g，延胡索10g，黄连10g，吴茱萸2g，甘草10g。

若烧心，胃酸多，加煅瓦楞子12g；脘腹胀重，加厚朴花10g，木香10g；大便干，加大黄6g。

2. 脾胃湿热型

临床表现：胃脘灼热胀痛，或痞满，嘈杂反酸，渴不欲饮，口苦口臭，尿黄，舌红苔黄厚或黄厚而腻，脉弦数。多见于慢性浅表性胃炎的初中期，或糜烂活动期。胃镜检查可见黏膜急性、活动性炎症，充血糜烂明显。

治法：清热化湿，和胃制酸。

处方：萸连安胃饮（自拟）。

黄连10g，黄芩10g，陈皮12g，砂仁10g，半夏12g，枳壳10g，吴茱萸2g，制香附12g，白芍15g，谷麦芽各15g，甘草10g。

若热重口干、口苦，加蒲公英15g；口黏乏味而湿重者，加藿香12g，佩兰10g，苍术12g；恶心呕吐，加竹茹10g，紫苏梗15g，生姜3片。

3. 脾胃虚弱型

临床表现：胃脘隐痛或痞满，食少乏力，食后痞闷，或泛吐清水，舌淡苔薄，脉虚弱。多见于慢性胃炎的中晚期，或缓解消退期，多属浅表性胃炎、萎缩性胃炎伴胃下垂者。一般胃肠功能减弱，胃酸偏低。胃镜检查可见胃黏膜慢性炎性病变，或红白相间，以白为主，黏膜粗糙有颗粒感，胃窦部炎症不重。

治法：健脾和胃。

处方：香砂六君子汤(《名医方论》)。

党参15g，炒白术15g，茯苓15g，木香10g，砂仁10g，半夏12g，陈皮12g，生姜3片，大枣5枚。

若胃脘痞胀，加厚朴10g；胃痛明显，加炒白芍15g，制香附12g；胃寒喜暖，脾胃虚寒者，加吴茱萸2g，高良姜10g。

4. 胃阴不足型

临床表现：胃脘隐痛，灼热，痞闷不舒，口干便燥，舌红裂少苔，脉细数。多见于慢

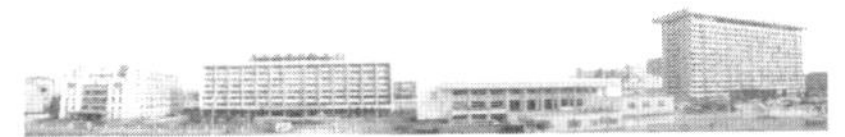

性胃炎的中晚期，多属于萎缩性胃炎，胃酸常偏低。胃镜检查可见黏膜片状红白相间，干燥变薄，黏膜减少。

治法：益胃养阴。

处方：加减沙参麦冬汤（自拟）。

北沙参 15g，麦冬 15g，玉竹 15g，百合 15g，乌梅 12g，制香附 12g，延胡索 10g，白芍 15g，甘草 10g。

若胃胀明显，加香橼 10g，佛手 12g；大便干燥，加麻仁 15g，桃仁 10g。

5. 胃络瘀阻型

临床表现：胃脘刺痛拒按，食后痛剧，便黑或潜血阳性，舌紫黯或有瘀斑，苔白腐，脉弦涩。多见于慢性胃炎的中晚期，或糜烂性活动期，多属萎缩性胃炎或糜烂出血性胃炎。胃镜检查可见黏膜充血、色黯，伴出血点或黯红斑，或黏膜肿胀伴瘀斑出血点等。

治法：活血化瘀。

处方：加味丹参饮（自拟）。

丹参 15g，檀香 10g，砂仁 10g，蒲黄 10g，五灵脂 10g，白芍 15g，延胡索 10g，甘草 10g。

若黏膜色黯或有出血点、黯红斑者，加三七粉 3g（冲服），白及 10g。

（四）对症选药

本病辨证分型治疗是必要的，但有时也需对症选加药物，这对提高疗效是十分重要的。如胃脘疼痛，根据疼痛的性质，可选加不同的药物。胃胀痛，可选加枳壳、厚朴、木香、制香附等行气止痛；胃脘挛痛，可选加白芍、甘草及大量厚朴等缓急止痛；胃脘冷痛，可选加高良姜、肉桂之类温中散寒止痛。如胃酸较多，而见烧心、嘈杂、吐酸等，可选加乌贼骨、煅瓦楞子、煅牡蛎等，因为这些药物都含有碳酸钙、磷酸钙、碳酸镁等，应用此类药物可以制酸护膜；若泛酸属热者，可加黄连、吴茱萸；泛酸属寒者，可加木香、砂仁之类。假如消化不良，胃脘痞满撑胀，胃酸偏高者，可加神曲、稻麦芽之类，胃酸偏低者，可加山楂、鸡内金等。此外，还应结合病理选加不同药物，如胃黏膜急性炎症，属热的可加蒲公英、败酱草清解胃热，幽门螺旋杆菌阳性的更为相宜；属虚热的可选加天冬、麦冬、石斛等。假如出现肠上皮化生或异型增生，在辨证用药的基础上，可选加白花蛇舌草、半枝莲、败酱草、莪术、乳香、没药等。如属胆汁返流，可选加柴胡、白芍、枳壳等。

对于慢性胃炎，查明病因，在分型施治的基础上，结合病症的一些特点与病理改变有针对性的选择一些药物，多能收到较好的临床效果。

四、溃疡病

溃疡病是胃肠道与胃液接触部位的慢性溃疡，其形成和发展与酸性胃液和胃蛋白酶的消化性作用有密切关系，所以又称消化性溃疡病。溃疡病以胃和十二指肠为多见，溃疡发生在胃的称胃溃疡，发生在十二指肠的叫十二指肠溃疡，两者均有溃疡发生的称复合性溃疡。本病以上腹部疼痛为主要特征。由于溃疡在愈合后每易复发，所以患者上腹部疼痛也有屡愈屡发的特点，可长达数年、数十年。没有并发症的患者，其疼痛有典型的节律性，一般胃溃疡是进食—疼痛—缓解，疼痛在中上腹稍高处，或在剑突下和剑突下偏左处；十

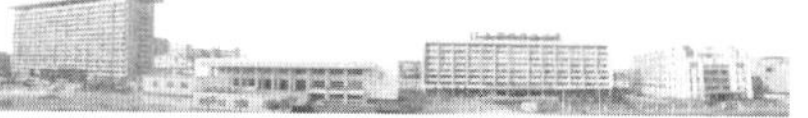

二指肠溃疡是饥饿—疼痛—进食—缓解，疼痛也多出现于中上腹部，或在脐上方，或在脐上方偏右处。溃疡病的发作多有周期性，尤以十二指肠溃疡为突出，好发于每年早春和秋末冬初。本病可发生于任何年龄，以青壮年为多见，男性高于女性。溃疡病防治不当，可以引起大出血、穿孔、幽门梗阻等严重并发症。中医没有溃疡病的名称，但据其临床特点，可以归属于“胃脘痛”和“心痛”的范畴，某些情况又与吞酸、嘈杂、呕吐、反胃、血证有关。

（一）病因病机

引起溃疡病的原因，西医认为主要是幽门螺旋杆菌感染、胆汁返流、胃酸和胃蛋白酶分泌过多与非甾体类药物应用不当等。中医则认为本病的发生原因是多方面的，概括起来主要是：

1. 饮食因素

《素问·痹论》说：“饮食自倍，肠胃乃伤。”如果饥饱无常，或暴饮暴食，特别是空腹过度疲劳时，饱食后又未能休息片刻，更易损伤脾胃。如脾不运化，胃气不降，气机阻滞，则胃脘疼痛，久而酿成本病。另外，饮食的偏嗜，也可引起本病。如脾胃素虚，嗜食生冷，伤及中阳，使脾胃虚寒，脉络拘引，则胃脘疼痛；若嗜食辛辣酒浆及吸烟，损伤脾胃，酿湿生热，蕴结于中，胃气不降，也可引起胃痛、吞酸、嘈杂，久则形成本病。至于其病理变化，通常而论，嗜食辛辣者多损伤于胃，呈现胃热之证，久则胃阴受损；因于寒凉者多损及脾，呈现虚寒表现，日久脾阳衰微，生痰停饮，甚或血失统摄。

2. 情志因素

忧思恼怒，肝气郁结，特别是在就餐前后受到精神刺激，更易使肝气横逆犯胃；肝胃不和，则胃气不降；若肝气顺乘于脾，则脾气壅滞，日久亦可引起溃疡病发生。既病之后，如肝胃不和，初则气机阻滞，胃失和降，继则因肝郁化火，肝气犯胃，损伤胃阴，若火热炽盛，尚可损伤胃络，迫血妄行；久则气滞不畅，血络受阻，引起胃络瘀血之证，即所谓“久痛入络”。如肝脾不和，初则肝气不舒，脾气壅滞，继则因肝郁化火，脾运不及，而致湿热内生；或因脾阳受损，水湿不运，酿湿生痰；日久中阳虚寒，脏腑失煦，血失统摄，因血不循经，引起复杂的病理变化。

以上两种因素可以单独致病，但合而致病者更为多见。饮食不节，脾胃受伤，易被肝气所犯；而肝郁克犯脾胃，脾胃受损者，又易被饮食所伤。此外，本病每于早春与秋末冬初发病，说明与外感寒邪、寒伤中阳有关。再者，本病多见于脾胃虚寒之人，说明体质禀赋与本病的发生也有一定关系。

（二）分型与治疗

对于溃疡病的治疗，虽然有的医家用一方统治，并取得了一定的疗效，但根据本病的不同病机和临床表现，大多数医家认为应以分型施治为妥。目前对本病的分型，有的分为三型，似属过简；有的分为十型，又过于细繁。王教授根据临床常见病例，分为肝胃不和、湿热中阻、瘀血停滞、脾胃虚寒、胃阴不足五型施治，更近临床。

1. 肝胃不和型

症状：胃脘胀痛，两胁胀闷，食纳量少，食后胀甚，每因情志不遂而发病，伴嗳气、时太息等，苔薄白，脉弦。本型多见于溃疡病早期或疤痕期。

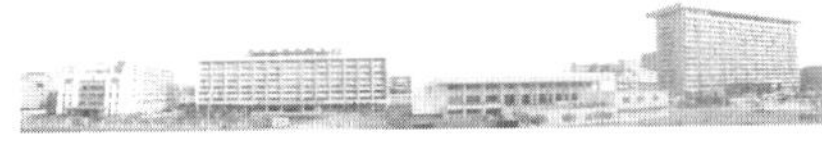

治法：疏肝理气，和胃止痛。

处方：柴胡疏肝散(《景岳全书》) 加减。

柴胡10g，白芍15g，川芎10g，制香附12g，陈皮15g，枳壳10g，木香10g，苏梗15g，延胡索10g，甘草10g。

若胃脘撑胀，嗳气转舒，挟食滞者，加炒白术15g，神曲15g；若肝郁化火，肝火犯胃，胃脘灼痛，吞酸嘈杂，口苦便秘者，加栀子10g，黄连10g，瓦楞子12g，浙贝母12g；如火热郁滞，灼伤胃络，呕血、便黑者，加藕节炭12g，三七粉3g（冲服）。

2. 湿热中阻型

症状：胃脘疼痛，嘈杂灼热，口苦黏，恶心欲呕，小便黄，大便黏腻不爽，苔黄腻，脉滑数。本型多见于溃疡病的急性活动期。

治法：清热化湿，理气和胃。

处方：加味清中汤（自拟）。

黄连10g，栀子10g，蒲公英20g，苏梗15g，枳壳10g，陈皮12g，半夏12g，白豆蔻10g，茯苓12g，甘草10g。

若湿重口黏不爽，胸脘痞闷，苔白腻微黄，加藿香12g，佩兰12g；若热重口臭气秽，大便干结，加大黄6g，厚朴12g。

3. 瘀血停滞型

症状：胃脘刺痛或如刀割，痛有定处，按之剧痛，痛甚可见肢冷唇黯，舌紫黯或有瘀斑、瘀点，脉弦涩。

治法：活血化瘀，理气止痛。

处方：加味失笑散（自拟）。

延胡索10g，蒲黄12g，丹参15g，檀香5g，砂仁10g，白芍15g，甘草10g。

若胃脘刺痛，两胁撑胀，气滞亦甚者，加制香附12g，枳壳10g；若瘀滞日久，血络受损，络破血溢，呕血、便黑者，方中蒲黄宜炒用，加花蕊石12g，三七粉3g（冲服），地榆12g。

4. 脾胃虚寒型

症状：胃痛经久，其痛绵绵，喜温喜按，空腹疼痛加剧，得热、得食稍减，劳累或受寒凉后加重，大便溏薄，舌淡苔薄白，脉虚弱。本型多见于溃疡病的活动程度较轻、趋向愈合时。

治法：健脾和胃，温中止痛。

处方：良附丸(《全国中药成药处方集》)。

高良姜10g，制香附12g，沉香6g，木香10g，干姜10g，当归15g，青皮10g。

若烧心反酸，加乌贼骨15g，瓦楞子12g；兼有寒饮，泛恶清涎者，加半夏12g，陈皮15g；中焦虚寒，脾失统摄，大便色黑或呕血者，加白及10g，三七粉3g（冲服），艾叶10g，侧柏叶12g。若因感受寒凉，胃脘冷痛者，可加吴茱萸2g，桂枝10g；兼见胸脘满闷，时时叹息，肝脾不和者，加柴胡10g，白芍15g。

5. 胃阴不足型

症状：病程历久，胃脘隐隐灼痛，日暮较重，饥不欲食，心中烦热，入夜口干，消瘦

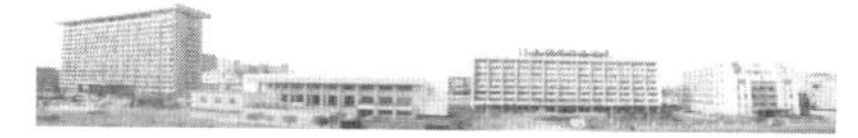

乏力，大便干结，舌红少苔，或舌裂少苔，或中剥，脉细数。本型多见于溃疡病的慢性退行期。

治法：益胃养阴，和中止痛。

处方：沙参麦冬汤(《温病条辨》) 加味。

沙参 15g，麦冬 12g，玉竹 15g，天花粉 15g，白芍 15g，白扁豆 15g，桑叶 12g，甘草 10g。

若疼痛较剧，加川楝子 10g，佛手 12g；胃脘灼热，嘈杂反酸，加煅瓦楞子 12g，黄连 10g，蒲公英 15g。

本病虚证多于实证，虚证又以虚寒者多见。在分型治疗时，还可结合疼痛的性质、嘈杂反酸、吐血便黑等情况选加药物。如胃脘冷痛选加檀香、砂仁；痞闷疼痛加用木香、枳壳；胀满疼痛可加厚朴、制香附；刺痛剧烈加延胡索、丹参之类；嘈杂反酸加黄连、吴茱萸、瓦楞子、乌贼骨；呕血便黑加三七粉、艾炭、地榆等。

五、月经先期

月经先期也称经水先期、月经超前、经早或月经不及期，是常见的月经病。本病如不及时治疗，常可伤耗阴血，甚至崩中漏下。因此，正确认识和积极防治本病是十分重要的。

(一) 先期之因，并非皆热

月经先期的原因，历代医家多以血热立论。如实热、虚热、郁热、痰火等皆可导致月经先期，所以朱丹溪说："经水不及期而来者，血热也。"但就临床所见，月经先期的发生，因其他原因而致者亦不少见。如郁怒伤肝，疏泄失常，或木横侮土，脾失统摄，可使月经先期；经期、产后余血未尽，感受寒凉，血为寒凝，或忧思气结，血行不畅，瘀血阻滞胞宫，新血不得归经，月经亦先期而行；又如禀赋薄弱，中气不足，或饮食劳倦，脾胃受损，以及大病、久病，脾肾虚衰，使冲任不固，也能使月经先期。此外，嗜食肥甘，逸而少动，躯脂丰盛之体，痰浊内生，下流血海，痰血相激，也能使月经先期来潮。可见，月经先期的原因，血热者虽多，但肝郁者有之，血瘀者有之，气虚者有之，痰湿者亦可见。因此，临证时不可概言"先期者血热也"。

(二) 经量色质，参伍求因

月经先期的证候表现十分复杂，怎样从复杂的证候中，辨明疾病的根本原因，这是临证的关键所在。辨别之法，主要是掌握经量、色、质的特征，结合全身见症，而后进行综合归纳。一般来说，若月经量多，色紫，质稠，伴有面赤唇红，心烦口燥，舌红苔黄，脉数者，为实热内盛；量少而黄昏时较多，色红，质稠，伴有颧红，手足心热，舌红少苔，脉细数者，为虚热内扰；如量或多或少，色或淡或紫，并见小腹作胀，甚至连及胸胁、乳房，舌淡，脉弦者，是为肝郁之证；量少，色紫黯有块，并见腹痛拒按，块下痛减，舌淡泛青，脉来细涩者，多是血瘀之候；假如月经色淡，质稠，又见面色萎黄，气短神疲，小腹空坠，舌淡，脉虚者，多因气虚所致；量多，色淡，质却稠黏，又见身体虚胖，面色浮黄，头晕肢疲，烦闷呕恶，舌淡苔黄，脉虚滑者，则属痰湿之证。在复杂的证候中，若能抓住这些基本特征，多能条分缕析，从而找出疾病的癥结所在。

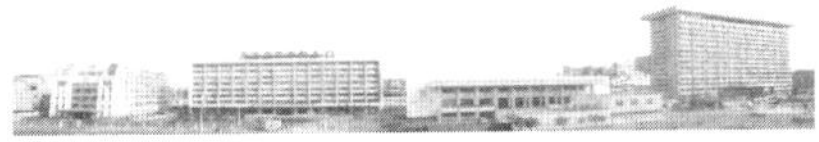

（三）随证施治，灵活变通

治疗月经先期，贵在和血调经。而和血之法，又应随证变通。如实热者清热凉血；虚热者凉血养阴；肝郁者疏肝解郁；血瘀者活血化瘀；气虚者补气摄血；痰湿者化痰理气。凡此种种，皆属和血之法，俾使气血冲和，则经候如常。临证可以四物汤为主，囊治先期诸证。实热者，酌减归、芎之量，以防辛温动血，并以生地易熟地，加黄柏、知母、丹皮诸药，取其凉血清热，当邪热一清，血自宁静。虚热者，宜加生地、玄参、地骨皮、阿胶等，意在凉血滋阴，阴血充旺，火热自平。若肝郁之证，可伍柴胡、橘叶、茯苓、白术疏肝解郁，培土疏木，一俟肝气条达，脾气健运，月经自然调和。如因瘀血阻滞，当伍桃仁、泽兰、红花、香附、丹参活血行气，当瘀血一去，血自归经。若属气虚为患，可去川芎行血动血之品，酌加党参、黄芪、山药、白术等补气摄血，血有统驭，经水必守信而行。至于痰湿先期，宜加苍术、天南星、白术、茯苓、香附等理气化痰之品，去地、芍阴柔滋腻之药，当痰湿蠲除，血无痰激，可自安和，而无先期之苦。此外，在治疗中须注意清热不可过用苦寒，以免戕伐生气；滋阴不可过于阴柔，以免滞气碍血；理气不用破气之品，以防损伤正气；化瘀不用攻破之药，以防伤血动血；气虚者补气虽属正治，但用药不宜过于收涩，以防壅气滞血；痰湿者燥湿虽属对症治法，当避免刚燥太过，以免助热动血，变生他证。

六、小儿泄泻

小儿泄泻是一种儿科常见病，多见于两岁以下的婴幼儿，一年四季均可发生，惟夏秋两季发病最多。本病最易耗伤气液，严重者可引起伤阴或伤阳的危重证候。若病程迁延，因营养不良，常可使小儿发育迟缓。因此，积极防治本病，具有非常重要的临床意义。

（一）病因三端，湿为魁首

小儿泄泻的原因很多，概括起来不外三种：一因喂养不当，伤于乳食。如食无定时定量，或过食肥甘生冷食物，无力消化，或乳母多嗜肥甘，乳汁过多，均可使小儿脾胃受伤，不能消磨水谷，运化精微，以致清浊不分，并走大肠而成泄泻。二是感受外邪。如小儿解衣失盖，风冷乘袭，寒客肠胃，使脾胃传化功能失常，即可引起泄泻。此与《内经》“寒客于小肠，小肠不得成聚，故后泄腹痛”同义。若因夏暑湿盛，感受湿邪，脾被湿困，健运失职，水湿直趋肠道，可成“湿盛则濡泄”之病。若因暑热蒸腾，肌肤不密，暑湿内侵，乱于肠胃，清浊相干，下迫大肠；或母从热处来，乳中有热，即行哺乳，邪热内传小儿，使胃肠功能紊乱，就可导致《内经》所说“暴注下迫”之证。三是小儿禀赋薄弱，或后天喂养不当，或过用寒凉攻伐，使脾胃虚弱，运化无权，或因脾胃虚弱，又受惊恐，肝气横逆，乘脾犯胃，运化失常，水谷不能化为精微，津液糟粕并趋一窍而下，即发生泄泻。

由上看来，小儿泄泻原因虽多，但择其要者，与湿关系最为密切。因为脾被湿困，或暑湿内侵者，湿盛自不待言；而伤食所致者，由于水谷不得消磨，清浊不分，混杂而下，其湿必盛；至于脾胃虚弱，水湿不运者，由于“水反为湿，谷反为滞”，合污下降，其湿亦盛，可见古人“无湿不成泻”、“湿多成五泄”之说确属经验之谈。

（二）受病脏腑，脾胃为最

胃为水谷之海，脾主运化转输，小肠可受盛化物，大肠传导变化，四者分工协作，食

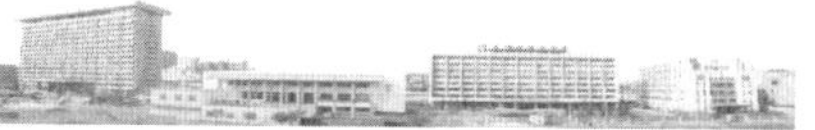

物得以消磨，水谷精微得以转输，则泄泻无由肇起。所以，泄泻之患，其病在脾、在胃、在大小肠。然脾胃乃仓廪之官，如果脾胃功能健旺，消化吸收正常，其精微可化气生血，其糟粕可成粪而圊出，则泄泻无由发生。但小儿脾胃薄弱，一旦感受外邪，或伤于乳食，最易使其功能失调，水谷因之不能转输，清浊并趋于肠，泄泻即作。可见本病的发生，主要在于脾胃受伤。所以《济生方》说："泄泻者，乃由中州不运，脾胃有伤也。"

（三）治有多法，谨守病机

治泻之法，前人论述甚伙。《医学集成》谓"先理其中焦，分利水湿，然后断下"。《万病回春》则说"治须分利小便，健脾燥湿为主，若久泻多而不止者，当用补住为要"。李中梓论述更详，他在《医宗必读》中提出"治法有九"，即淡渗、升提、清凉、疏利、甘缓、酸收、燥脾、温肾、固涩。先哲所论，有简约者，有博赡者，然其要一也，即谨守病机。

1. 病初祛邪，勿早兜涩

泄泻始发，邪气初犯，正气未伤，或虽伤未甚，治当祛邪。邪祛正安，虽不止泻，其泻自止。当此邪盛之时，切勿早行兜涩，若逆而施之，滥投补益固涩之品，邪轻者虽可暂获小效，但因邪气留连，正气日伤，偶有不适，则旧恙复作；若病邪较重，因闭门留寇，邪无去路，反使病情转剧或发生变端。故《万病回春》曾告诫后学，"泄泻初起，不可就用补塞，恐积气未尽，而成腹疼饱闷、恶心烦躁、发呃而死。"然泻有多因，祛邪之法亦有多途，归纳起来，主要有四：

（1）消食导滞法

用于伤食作泻，症见泻下酸臭，嗳腐少食，腹痛胀满，泻前哭闹，泻后痛减转安，舌苔厚腻，脉滑略数，指纹红滞者，治宜消食导滞。当积滞扫除，则泄泻可止。药用山楂、神曲、麦芽及厚朴、枳壳之类，方如保和丸。又因乳食停滞，中气失和，水谷不运，湿邪偏盛，又常与调中利湿法同施。若食积内停，久则化热，又多伍以清热之品。

（2）疏风散寒法

若泻由风冷而成，症见肠鸣，腹痛皱眉，面带白色，寒热不渴，鼻塞涕清，舌苔白润，指纹淡青者，宜用本法治疗。可选用荆芥、防风、紫苏、生姜、大枣等药，藿香正气散即是常用的代表方。然风寒内侵，伤及肠胃，阳气被遏，必水湿不运，故治疗中常需伍以分利之品。盖邪气伤人，多是同气相感，感受风冷者多属中阳偏虚之质，因此在运用本法时，又需与健脾温中法合用。

（3）清热利湿法

用于暑热内蒸，乱于肠胃，症见暴注下迫，大便色黄，或呈水样，或如粥糜，肛门发红，心烦口渴，小便短赤，舌苔黄腻，指纹色紫者。药用葛根、黄连、黄芩、六一散等，葛根芩连汤可增损应用。暑热作泻，热必伤津，泻必耗液，所以本法又常与益脾生津药同用。

（4）调中利湿法

若脾被湿困，湿盛成泻，症见便稀如水，淡黄不臭，或杂有乳状小块，肠鸣腹痛，口淡不渴，身重疲倦，夜寐不宁，苔白腻，指纹淡红者，当以本法治之。湿去肠实，则泄泻自止，此即"利小便以实大便"，喻嘉言谓之"急开支河"法，一般可用苍术、陈皮、砂

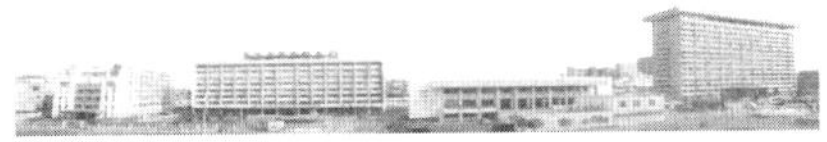

仁、木香、茯苓、车前子等，胃苓汤乃是有效之方。盖脾主湿，脾土健运，水湿不生；又脾恶湿，水湿壅盛，土必受伤，所以湿盛泄泻，脾土多虚，故本法又常与健脾益胃法同用。

2. 病久扶正，勿行挞伐

泄泻病久，或暴泻正伤，治疗应以扶正为要，开散之品当禁，苦寒、分利之药亦当慎用。扶正之法，主要有三：

（1）健脾益胃法

泄泻久作，脾胃必虚。脾胃一虚，水谷不化，则泄泻无有始终，或便稀如水，或带白色奶块，或有不消化食物。常常食后即泻，腹满而软，并见神疲肌瘦，面色苍白，睡中露睛，舌淡苔薄，指纹色淡或沉隐者，宜用健脾益胃法，可用党参、白术、山药、扁豆之类，使脾胃健旺，水谷善分，则泄泻可痊，钱氏七味白术散即是有效良方。盖脾胃薄弱，易夹食滞，所以此时又需佐以消食导滞之品。又脾胃气弱，每易夹惊，故在健脾益胃之时，又应注意是否夹惊，如有粪如青苔，睡中惊叫者，当佐以镇惊安神之药。若脾虚气陷，肠滑不固，泻不能禁，或重坠脱肛者，又需佐以升提固涩之品，使健脾益胃以补虚，升提以举陷。

（2）温中回阳法

若泻因寒作，暴泻不已则元阳被伤，若因中虚而致，良久不复，气随泻去，气去则阳衰，出现食入即泻，完谷不化，面色苍白，肢冷而指纹沉隐等伤阳之证者，治宜此法。一般可用人参、白术、附子、炮姜之类，附子理中汤即是常用之剂。但温燥之品，不可久服，以免阳复而液竭。故当阳回肢温之后，即应转投温补脾肾、敛阴止泻之剂，参、术、山药、五味、莲肉、白豆蔻、补骨脂等即属妙品。

（3）清热敛阴法

热泻伤阴，症见泻下黄水，小便短赤，口渴唇红，目凹囟陷，皮肤干燥，精神萎靡，时而躁扰，啼哭无泪，舌绛少津，脉象细数，指纹涩红者，清热敛阴乃是当务之急，可用黄连、生地、沙参、麦冬、乌梅、五味之类，吴鞠通之连梅汤颇效。若药后邪热衰减，则应转投酸甘化阴、益胃生津之剂，不可过用苦寒以竭胃气。

3. 药治功半，食养获痊

小儿泄泻，药物治疗固属必要，而饮食调养同样重要。只有把药物治疗和食物调养有机地结合起来，才能收到良好的效果。一般来说，证轻者限制饮食，停食不易消化的食物。如母乳喂养者，应缩短每次哺乳的时间；人工喂养者，可暂给米汤、稀藕粉等，以减轻脾胃的负担，利于脾胃功能的恢复。证情严重，特别是伴有呕吐者，应结合肠道补液，禁食 12 ~ 24 小时。泄泻好转后，食物可由少到多，由稀到稠，经 3 ~ 4 天（重者 5 ~ 10 天）可恢复正常饮食。对于慢性泄泻的小儿，除给予易于消化的饮食外，应辅以山药扁豆粥，或莲子大枣粥，不仅有利于小儿营养的补充，还可健脾益胃止泻。

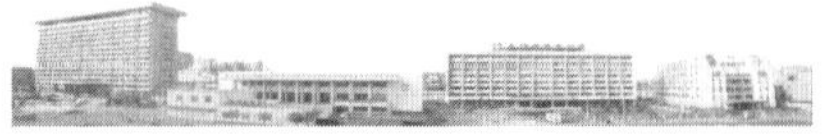

医案选介

一、妇科

（一）月经先期

宋某，女，41 岁，干部，1974 年 3 月 27 日初诊。

主诉：月经提前 1 年余。

现病史：1 年前外出时正值经期，突遇暴雨，此后月经每次提前 3～5 天或 9～10 天不等，量少，色紫黯，偶有血块，腹痛，经前尤甚，伴经前胸闷呃逆，而经净自止。末次月经 3 月 2 日，带经 6 天。舌黯，苔白厚，脉弦涩，两尺稍弱。

诊断：月经先期，血结胞宫型。

治法：温经行血，顺势荡邪。

处方：延胡索散(《证治准绳》）加减。

当归 15g，川芎 12g，赤芍 6g，桃仁 12g，红花 9g，延胡索 9g，生熟蒲黄各 5g，桂枝 6g，吴茱萸 3g。

二诊：3 月 31 日。上方服 3 剂，经血未见，腹痛如故，辗转不安，头上汗出，呈现病重药轻，瘀血欲通不达之象，遂于方中加入土鳖虫 6g，取虫类搜剔之功，并加香附 9g，川牛膝 9g，理气通经，引血下行。

服上方 2 剂后，经血如崩，血块甚多。家属因此慌恐不安，急来院询问，故出诊探视。见其出血量多，六脉和缓，神情安静，腹中安和，于是嘱其安卧少动，注意观察。第二日家访，经血渐少，腹痛亦止。后以养血调经法治疗，月经恢复正常。

【按】经期淋雨，寒凝胞宫，新血不得归经，故月经先期而潮，以延胡索散温经行血，瘀血去而新血得以归经，故病愈。

（二）月经过多

康某，女，49 岁，家庭妇女，1976 年 11 月 24 日初诊。

主诉：月经过多 7 月余。

现病史：1 年前因月经错后，每逢经期即腹痛，经量少而色黯，经血过后腹痛得减，因已近更年期，故不曾介意。7 个月前忽然经血过多，并挟血块，持续 10 天以上，经后疲乏无力，心悸气短，遂去医院就医。西医检查无阳性体征表现，服安络血、维生素 K 等药无效，而转诊中医。先诊为血热经血妄行，用清经散无效，后诊为脾不统血，投以归脾汤加炭药止血，亦罔效。1976 年 11 月 23 日晚，又觉腹部胀痛，腰痛如折，次晨腹痛难忍，经血来潮，量多，遂门诊就医。刻见面色苍黯，口唇不鲜，腹胀痛，按之甚，口觉干渴，但饮水不多，舌黯、边尖有紫斑，脉寸口虽有滑动之象，但关尺按之涩滞。

诊断：月经过多，瘀血阻滞型。

治法：逐瘀调经。

处方：桃红四物汤(《医宗金鉴》）加减。

当归 15g，川芎 10g，桃仁 10g，红花 10g，制香附 15g，莪术 9g，蒲黄 10g，阿胶 12g（烊化），益母草 15g，续断 15g，川牛膝 15g，鳖甲 10g（先煎），丹皮 10g，甘草 10g。

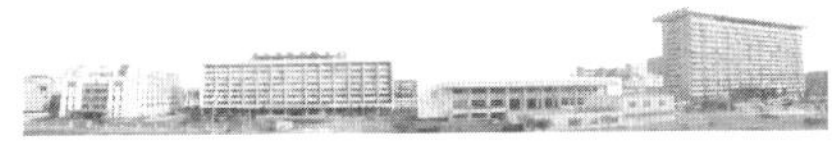

水煎服。

二诊：11 月 25 日。服上药 1 剂，经血大下，血块紫黯甚多，病人卧床，不敢活动，家属急来院邀诊。刻见经血虽多，但腰腹疼痛顿减，脉转和平，此乃瘀去经调之佳兆，停用前方，再以和血调经止血之法治之。

处方：当归 15g，川芎 10g，熟地 15g，白芍 12g，丹皮炭 12g，制香附 12g，阿胶 12g（烊化），艾叶 6g，炒丹参 10g，仙鹤草 12g，甘草 10g。

水煎服。

三诊：11 月 27 日。服上药 2 剂，经量日减，腰腹疼痛已除，神安脉弱，再以养血调补冲任为法。

处方：当归身 15g，川芎 10g，白芍 12g，熟地 15g，川断 10g，制何首乌 15g，阿胶 15g（烊化），艾叶炭 6g，黑荆芥 10g。

水煎服。

服上方 2 剂，经血停止，随访 3 月，月经正常。

【按】血热则迫血妄行，故《万氏女科》说："凡经水太多者，不问肥瘦，皆属血热。"又气能统血，若气虚统摄无权，冲任不固，经血亦可量多，所以《女科准绳》曾谓："劳伤气血，冲任虚损，月水过多。"故月经过多多属血热、气虚所致，所以前医投以凉血清热之剂不效，遂改补脾统血之方。本例经血虽多，但无烦热之证，血热已属不确；经血虽多，而腰腹痛甚，气虚也无的据。结合舌黯、边尖有瘀斑，脉虽寸口滑动，但关尺涩滞，乃血动而不畅之征，故诊断为瘀血阻滞，血不归经。欲止其血，必先去瘀，俾瘀去血调而无所苦，故以逐瘀调经之法而收功。

（三）月经过少

张某，女，34 岁，会计，1976 年 5 月 10 日初诊。

主诉：月经过少近 4 个月。

现病史：生育两胎，刮宫 5 次，始觉腰酸，小腹隐痛，月经渐少，但经期尚准，不甚介意。近 4 个月来月经错后，点滴即净，色黯红，心中烦躁，夜寐欠佳，故来就诊。检查所见：形体消瘦，手足心热，入夜则烦热难眠，寐则梦多，按压小腹疼痛，牵及会阴，腰酸，命门穴按之酸痛，舌裂少苔，脉细弱，两尺尤甚。

诊断：月经过少，肾虚冲任失调。

治法：补肾填精，调养冲任。

处方：生熟地各 15g，山萸肉 15g，龟板 10g（先煎），鹿角胶 9g（烊化），山药 15g，杜仲 15g，续断 15g，怀牛膝 15g，当归 15g，丹皮 10g，甘草 10g。

水煎服。

二诊：5 月 24 日。上药服 5 剂，自觉腰酸、手足心热好转，因经期将至，仍宗原方加泽兰 9g，卷柏 9g。水煎服，6 剂。

三诊：6 月 1 日。药后经量增多，色近正常，腹坠腰酸亦减，药证合拍，虚损渐复，再以二诊方增量 3 倍，研细末，炼蜜为丸，每服 9g，日 3 次。

经用上方调理 2 月，月经正常。

【按】房室过度，多次胎孕，本已斫伤肾气，复因多次刮宫，冲任受戕，因而月经过少。不填其精，精血无源，不养奇经，冲任难复，故以龟鹿饮化裁，以期补肾填精，充裕血源，滋养奇经以理冲任。方中二地、山萸肉、杜仲益精养血，补益肾精；龟板、鹿角胶乃血肉有情之品，补精血而益奇经，即取“精不足者，补之以味”之意；续断、牛膝既补肝肾之虚，又通经和络以助血行；当归、丹皮和血调经。全方补通为伍，源充流畅，则月经涩少得痊。

（四）崩漏

陈某，女，25岁，学生，1972年10月5日初诊。

主诉：月经量多，12天不止。

现病史：17岁月经初潮，经期1～3月不等，直至19岁月经周期才渐恒定。自2年前上大学后，月经量多，经期延长。经血多时注射安络血，或服云南白药，血量能减少。每于经后感乏力气短，时有心悸，但不影响学习。西医诊断为功能性子宫出血。此次经行如崩，12天仍未停止。经血色淡，中挟少量黑色血块，腹坠腰酸，头晕目眩，气短心悸，稍稍活动则经血增多，因肌注雌二醇无效来诊。面少血色，口唇色淡，苔薄白，六脉浮取微弱小动，重按无力更甚，血红蛋白8.5g/dl。

诊断：崩漏，脾肾两虚，冲任不固。

治法：补脾益肾，固涩奇经。

处方：党参15g，蜜炙黄芪12g，茯苓9g，炒白术12g，山药15g，紫石英12g，阿胶12g（烊化），枸杞子12g，陈棕炭12g，茜草炭9g，海螵蛸10g，煅龙骨20g，甘草9g。

水煎服，3剂，并嘱停用西药。

二诊：10月9日。服上药经血渐少，但腹坠腰酸、短气乏力未愈。药虽见功，虚损未复，再进脾肾双补之剂：党参12g，蜜炙黄芪15g，当归身9g，白芍9g，熟地12g，山萸肉15g，枸杞子15g，杜仲15g，山药15g，阿胶12g（烊化），茯苓12g，茜草炭15g，陈棕炭15g，甘草6g。水煎服，3剂。

三诊：10月12日。经血已止，腹不坠，但仍感气短心悸，腰酸肢软，舌淡，脉虚无力。补脾益肾药效已知，无须改弦：党参15g，蜜炙黄芪15g，茯神15g，桂圆肉12g，杜仲15g，山萸肉15g，枸杞子15g，阿胶12g（烊化），甘草10g。水煎服，3剂。

上药服完，经血已净，面唇渐转红润，腰膝已无酸软之苦，嘱晨服归脾丸9g，补脾以生血，晚服六味地黄丸9g，益肾以调冲。服药20余天，体力恢复，月经来潮，并无不适感觉。

【按】初潮已迟，周期延长，脾肾两虚，冲任未充，血源不裕已知，后因劳倦，脾肾受损，冲任不固，以致经量增多，经期延长；经量过多，冲任更伤，崩中漏下显属必然，故用张锡纯固冲汤以治。方中党参、黄芪、茯苓、白术、山药、甘草补脾气以生血统血；紫石英、枸杞子、海螵蛸、煅龙骨益肾气而固涩奇经，合而用之，使脾肾得补，冲任固守，则血不离经，血止可期；血去过多，故以阿胶补血养阴；佐陈棕炭、茜草炭止血而消瘀，以防经血骤止，而有留瘀之弊。当经渐止，加用当归身、白芍、熟地，意在养血以充血源。

（五）经前泄水

崔某，42岁，女，工人，1973年11月15日初诊。

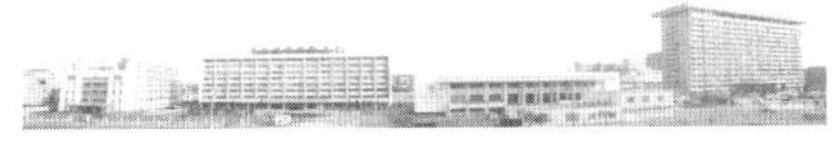

主诉：经前泄水近半年。

现病史：患者生育3胎，流产1次，营养欠佳，工作亦感劳累，因之身体日渐衰弱。晨起眼睑微肿，气短乏力，每晚回家即感腰酸身困，难以操持家务。两年多来月经较多，色淡红，白带亦多。近年来每于月经前2~3天阴道即有少量流水，且日渐增多，常需用卫生纸兜垫，身体越感不支。近期月经将至，故来就诊。诊见面色萎黄虚浮，眼胞微肿，舌质淡，苔薄白而润，牙龈色淡，脉沉细无力，两尺尤甚。

诊断：经前泄水，脾肾两虚。

治法：健脾益肾。

处方：党参15g，黄芪24g，白术12g，山药12g，巴戟天15g，菟丝子15g，补骨脂9g，狗脊9g，薏苡仁15g，车前子9g（包煎），炙甘草10g。

水煎服，3剂。

二诊：11月19日。服药2剂，阴道又见泄水。服完3剂，泄水较前略少，经血已见，除气短稍轻外，余症同前。恙属痼疾，难以速挽，沉着应战，原方再进5剂。

三诊：11月26日。上药服完，月经已止，面色较前红润，虚浮之象渐失，腰酸身困亦减，但食纳尚少，前方去车前子，加砂仁6g，炒麦芽12g，继服。

以上方加减共服药40余剂，体力恢复，诸症皆愈。4月后去该厂参观时相见，询问病情，言未复发。

【按】《傅青主女科》云："妇人有经未来之前，泄水三日，而后行经者……是脾气之虚……脾属湿土，脾虚则土不实，土不实而湿更盛，所以经水将动，而脾先不固，脾经所统之血欲注于血海，而湿气乘之，所以先泄水而后行经也。"纵观本证病史，恙由胎孕过众，先天之本受戕，胞脉受伤，本当调养后天，以滋肾气，安奠先天，又因饮食不当，劳倦过度，后天亦损，以致脾肾两虚，源流不足，经血色淡；湿气偏盛，下流血海，占据胞宫，经水将动，水湿先行，因成斯证。故以健固汤加味，健脾益肾，调理先后天而收功。方中党参、黄芪、白术、山药、甘草健脾补气，脾健气充，形体得养，水湿得以运化；巴戟天、菟丝子、补骨脂、狗脊补肾而养胞脉，诸品同用，实为从本图治；水湿偏盛，故选茯苓、薏苡仁、车前子健脾利水，使已成之湿得以蠲除，乃治标之味。全方脾肾同治，标本两顾，故获良效。

（六）经行身痛

李某，女，29岁，工人，1973年3月2日初诊。

主诉：每逢经期周身关节疼痛，活动不便1年多。

现病史：恙起1年以前，因经期汗出纳凉，感受风寒，觉全身关节拘紧疼痛，恶寒头痛，遂服速效伤风胶囊，自此"感冒"虽愈，而关节痛楚未痊，且每至经期关节疼痛加重，活动不便，怕冷，得热则疼痛稍减。若自行揉按、活动，关节拘紧亦稍轻。曾行针刺治疗，针则效，不针诸症依然，故转服中药。舌苔薄白，脉弦紧。

诊断：经行身痛，血虚风寒乘袭，痹阻脉络。

治法：祛风散寒，养血通络。

处方：桂枝四物汤(《医宗金鉴》）加减。

当归15g，川芎9g，白芍9g，桂枝12g，防风9g，羌活9g，威灵仙9g，甘草10g。

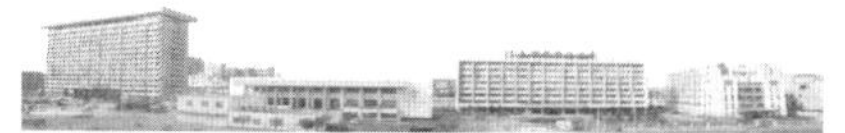

水煎服，3 剂，每日 1 剂。

二诊：3 月 6 日。服药 3 剂，疼痛稍减，但功效不著。痼疾缓图，前方加麻黄 6g，细辛 3g，再进 5 剂，以观动静。

三诊：3 月 12 日。药后疼痛大减，仅感腰酸微痛，于上方加续断 12g，杜仲 15g，补肾强筋壮骨。

再进 5 剂，诸症未再复发。

（七）经行隐疹

高某，女，38 岁，农民，1974 年 9 月 5 日初诊。

主诉：每逢经期隐疹 10 余年。

现病史：患者行盛体丰，每逢经前即身痒，临经痒甚，搔抓难耐，隐疹迭起，高出皮肤，心烦难寐，遇热痒甚，上下眼睑因疹块叠见，两目难睁。曾服苯海拉明，服则小效，不服瘙痒依旧，故转中医治疗。此时月经已潮，皮肤因搔抓破损甚多，脉滑数有力，舌质红，苔黄厚而腻。

诊断：经行隐疹，风挟湿热，壅遏肌肤。

治法：清热燥湿，凉血祛风。

处方：消风散(《医宗金鉴》) 加减。

荆芥 12g，防风 9g，蝉蜕 6g，当归 15g，生地 15g，苦参 10g，苍术 12g，知母 12g，丹皮 12g，地肤子 12g，木通 6g，生甘草 10g。

水煎服，每日 1 剂，余渣多加水煎，用净白布趁热蘸擦皮肤，至皮肤发红。注意保暖，勿受风邪。

二诊：9 月 30 日。上方服 6 剂，月经即净。服药期间，身痒稍减。此时临经尚有 1 周，因来就诊。舌脉如前，再投原方 5 剂，用如前法，并嘱若有效继服 3 剂。

3 个月后，本村医生来城，捎来患者一信，言病已愈。

（八）经前痤疮

朱某，女，21 岁，工人，1975 年 7 月 18 日初诊。

主诉：经前痤疮 6 年。

现病史：15 岁月经初潮，经期尚准，但经量较多，每逢经前即觉口鼻干燥“冒火”，鼻两侧面部发痒，搔抓脱屑，有时起红色小丘疹，月经过后痒及丘疹均渐失。起始丘疹较少，后两颊亦见，鼻头红如酒渣鼻，经后丘疹虽消，但因有丘疹化脓，而使皮肤受损，且鼻头色红不减。曾用西药治疗（药物不详），效果不佳。此刻月经将近，而颊丘疹甚多，有的脱屑，有的化脓，鼻燥灼热红赤，舌质红，苔黄中腻，脉弦数。

诊断：经前痤疮，湿郁热蒸，毒热蕴结于面。

治法：清热燥湿，凉血解毒。

处方：龙胆泻肝汤(《太平和剂局方》) 加减。

龙胆草 9g，黄芩 10g，栀子 9g，柴胡 9g，木通 6g，蝉蜕 6g，连翘 12g，土茯苓 15g，甘草 10g。

水煎服，每日 1 剂，服至经净，嘱下次经前 1 周再诊。

二诊：8 月 13 日。上方服 5 剂，心中烦热、口鼻干燥均减，而痤疮未见动静，原方

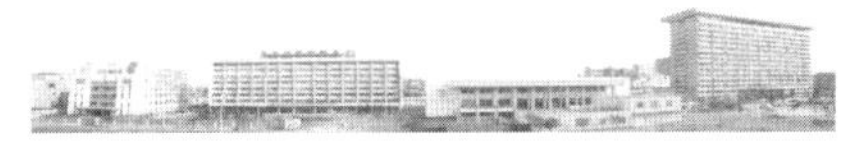

加牛膝9g，引血下行。每日1剂，如前法再服5剂。

三诊：8月19日。药后口鼻灼热已失，面部痤疮较前减少，鼻红亦轻，继服上方。两个月经周期后，痤疮痊愈。

【按】患者为湿热内盛之质，湿热蕴蒸于内，临经血聚于下，气盛于上，使湿热愈炽，上蕴面部则成斯证。邪热炽盛当以清泄，湿热内蕴又当分利，故以龙胆泻肝汤收功。

（九）经行不寐

杨某，女，24岁，护士，1983年9月14日初诊。

主诉：经行不寐半年余。

现病史：体质纤弱，在卫校上学期间，每因功课紧张或考试临近，即感不寐头痛，心烦不安。毕业后，因注意生活调养，作息有序，未再发生此证。后因月经未净，连日突击整理文件，而觉头痛不寐，似有旧病复发之势。自以为突击工作结束，定会好转，故未引起注意。但近半年来每逢临经即见此证，经净之后渐渐消失，故来就诊。诊见形体消瘦，神情困顿，月经量少，色红，舌质淡红，苔薄中心微黄，脉细数，两尺无力。

诊断：经行不寐，阴虚火旺。

治法：滋阴养血，安定心神。

处方：柏子仁15g，酸枣仁15g，当归9g，麦冬9g，天冬9g，玄参9g，丹参9g，沙参12g，桂枝10g，茯苓12g，夜交藤15g，朱砂1.5g（晚冲）。

水煎服，每日1剂，经净停服，下次经前再诊。

二诊：10月8日。月经将至，故来就诊。上方共服6剂，服药期间睡眠稍安，头痛亦缓，但仍感口干咽燥，腰酸，舌脉如前。心神稍安，肾水未充，仍宗前法，略增补肾之味：柏子仁15g，酸枣仁15g，麦冬9g，天冬9g，玄参9g，丹参9g，沙参12g，茯苓12g，当归15g，制何首乌15g，熟地9g，续断12g，甘草9g。水煎，服法如前。

三诊：11月6日。药进6剂，睡眠好转，头不痛，腰酸近愈，改用丸药调理，每早服归脾丸1丸，睡前服天王补心丹1丸。

经用丸药调理1月，病痊愈。

【按】患者素体纤弱，阴血不足，又加劳心过度，营阴暗耗，以致阴虚火炎，心神被扰，故素有不寐、头痛；多火之躯，虽经调养，阴血稍复，复因劳累，再伤阴血，前功尽弃，临经血聚于下，火炎于上，扰动心神，故致不寐。盖阴虚而火炎，滋阴可制火亢，故用天王补心丹化裁。方中当归、丹参养血；麦冬、天冬、玄参、沙参滋阴；柏子仁、酸枣仁、茯苓、桂枝、朱砂、夜交藤安神。阴血充足，心神可安，故药后睡眠改善。但全方养心力胜，益肾功逊，因而腰酸不减，故二诊加熟地、制何首乌、续断增强补肾之力，使方义更加周匝，因之收效转著。

（十）妊娠失音

李某，女，29岁，教师，1976年5月18日初诊。

主诉：咽干喉痒，突然失音2天。

现病史：形体消瘦，孕后常感手足心热，时有头晕，因妊已近9个月，行动不便，故未曾用药。近日来咽干喉痒，有时干咳，昨日突然失音，语声不出，故由其爱人陪同来诊。舌红少苔，中见薄黄，脉细数而显滑象。

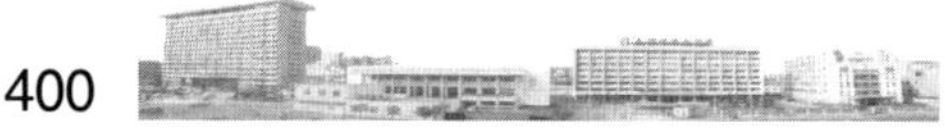

诊断：妊娠失音，肺肾阴虚，声门失润。

治法：滋阴益肾，生津润肺。

处方：滋肾润肺汤（自拟）。

熟地 12g，丹皮 6g，玄参 12g，麦冬 12g，石斛 9g，山药 9g，桔梗 9g，泽泻 6g，细辛 1.5g，甘草 6g。

水煎服，3 剂。

二诊：5 月 21 日。肺肾兼顾，阴液得滋，语声渐出，但仍声嘶而低。前方减细辛，加沙参 12g，瓜蒌皮 6g，继服 3 剂。

药服完，语声续出，干咳亦失。

【按】肾脉入肺中，循喉咙，挟舌本；肺为发声之器。盖瘦人多火，阴液本虚，复经胎孕消耗，阴液更伤，肺燥失润，舌本失荣，不能发声，乃成此证。滋肾润肺汤恰合病机，故取效甚捷。

（十一）卵巢囊肿

佟某，女，22 岁，农民，1999 年 4 月 13 日初诊。

主诉：患“卵巢囊肿”半年多。

现病史：1 年多来月经错后 5 ~ 10 天，量多，色黯有块，常少腹胀痛，经期加重，并觉恶心欲便。曾去某市医院就诊，经彩色超声检查诊为“卵巢囊肿”，嘱手术治疗。我院妇产科门诊彩色超声检查提示左侧卵巢囊肿 10.2cm × 9.7cm × 6.3cm，要患者住院手术。患者因年龄较小，家长怕影响生育，希望用中药保守治疗。腹部触诊，右少腹包块如掌大，可起伏移动，按之痛，余无所苦。脉弦滑，舌淡红，苔白腻。

诊断：癥瘕，水血互结胞宫。

治法：理气行水，散瘀消癥。

处方：桂枝茯苓丸(《金匮要略》) 加味。

桂枝 10g，茯苓 20g，丹皮 10g，赤芍 12g，桃仁 12g，川牛膝 15g，鳖甲 12g（先煎），三棱 12g，莪术 12g。

水煎服，每日 1 剂，连服 10 剂。

二诊：4 月 23 日。服药 6 剂时月经来潮，经血色黯量多，但腹痛较前和缓，右少腹癥块似有松软之象，余无变化。药用当归 12g，枳壳 12g，延胡索 10g，桂枝 10g，茯苓 15g，丹皮 10g，赤白芍各 6g，桃仁 12g，川牛膝 15g，鳖甲 12g（先煎），三棱 10g，莪术 10g。水煎服，每日 1 剂，连服 15 剂。

三诊：5 月 10 日。疼痛基本消失，癥块缩小大半。前方加党参 15g，白术 15g，制香附 12g。水煎服，每日 1 剂，连服 10 剂。

共服药 35 剂，诸症减，彩色超声检查示右侧卵巢囊肿消失。

【按】卵巢囊肿属于中医癥瘕的范畴，多因气滞、水停、血结而成。本案遵“坚者消之，结者散之，留者攻之”之旨，以理气、行水、消瘀、散结而收功。又遵《内经》“大积大聚，其可犯也，衰其大半而止，过者死”之训，在癥块渐小之后，增入益气养血之药，以复其正。

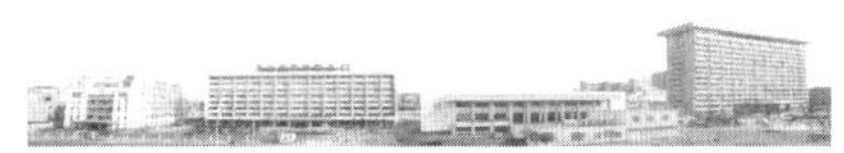

二、内科

（一）奔豚气病

韩某，男，62岁，农民，1974年11月14日初诊。

主诉：脐下悸动多年。

现病史：多年前常感脐下悸动，入夜尤剧，甚则惕动不安，难以成寐。半月前因邻里纠纷，心情不快，不仅脐下悸动加剧，且感有气自少腹部“上撞”，腹部突起如掌大肿块；气冲至胸部则烦乱闷极，坐卧不安；气冲至咽喉则感梗塞不通，喘息唾沫，两耳作响，痛苦欲死，如有人以掌重按脐下悸动处，症状可减缓，每次发作3～5分钟，每日发作少者1次，多者2～3次，发作过后诸症皆失。曾在本县医院就诊，诊断为“神经官能症”，服用谷维素、安宁等药不效。后服汤药数剂，亦无效。遂由其子陪伴至省二院就诊，亦诊为“神经官能症”，仍建议服用上类药物。因对诊断不悦，转来我院。患者在候诊间突感悸动欲作，急叫其子将其扶至诊断床上，卧未安，即感气从少腹上冲，发作情况与既往相同。发作止后，惟感疲劳，神情慌恐，稍事休息，即恢复常态。诊见苔中黄而厚，脉弦劲而数。

诊断：奔豚气病，肝经郁热上冲。

治法：养血清肝，平冲降逆。

处方：黄芩12g，龙胆草10g，葛根12g，半夏12g，当归15g，川芎12g，白芍20g，茯苓20g，合欢皮30g，酸枣仁30g，生姜3片，甘草10g。

水煎服，每日1剂，分4次服，3剂。

二诊：11月18日。药后自觉气上冲之势减轻，发作时虽感脐下悸动，心胸烦乱，但喘息唾沫、耳鸣作响有减，苔黄亦减退。上方本应用李根白皮，因药房无药，改用龙胆草，今患者家属找来此药，再以前方去龙胆草，加李根白皮15g，继服3剂。

三诊：4月22日。服药后气冲渐平复，黄苔渐去，脉象和缓，但脐下仍时有悸动，夜寐欠佳，再以养肝清热、安神定志为法。

处方：酸枣仁18g，茯苓20g，知母12g，川芎9g，白芍12g，代赭石15g，生地12g，生龙骨20g。

水煎服，每日1剂，5剂。

信访得知，药后病愈，已能从事农田劳动，病证未再复发。

【按】患者年事已高，肝阴不足，气火偏旺，气火欲动则脐下悸动；相火内扰，心神不安则惕动不寐。复因情志所伤，肝经气火挟冲气上逆，则气从少腹上冲。盖肝脉挟胃，属肝络胆，贯膈布胁肋，注入胸中，上达咽喉，气火上冲至胸，心神被扰，则烦乱闷极，肺失肃降则喘息唾沫；又胆附于肝，为阴阳升降之路，肝气上逆，胆络失和则耳鸣作响，奔豚之病乃成，故《金匮要略》有奔豚病“皆从惊恐得之”之训。冲气往复，当肝经气火下降，则诸症暂失。肝热奔豚，仲景明示“奔豚汤主之”，故投奔豚汤原方，加合欢皮、酸枣仁增加舒郁安神之力而取效。

（二）水肿

李某，男，36岁，干部，1974年3月2日初诊。

主诉：浮肿反复发作3年。

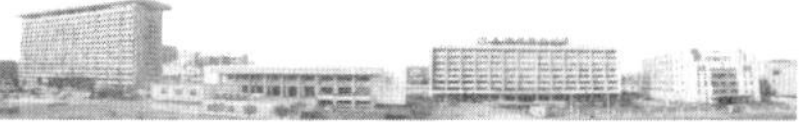

现病史：浮肿3年多，时愈时发，发时一身悉肿，皮薄光亮，两腿按之如泥，小便不利，余无所苦。有时服药肿消，有时不服药肿亦退，肿消一如常人。多次尿常规检查无异常发现，曾经某院诊断为“功能性水肿”。近10余天来浮肿又作，面目光亮肿甚，两眼微开一缝，两腿肿，按之凹陷，小便不利，故来院就诊。诊见舌淡，苔薄润，脉沉难辨。

诊断：水肿，脾虚膀胱气化不利。

治法：温阳化气行水。

处方：茯苓15g，白术12g，猪苓9g，桂枝9g，泽泻9g，车前子12g（包煎），甘草9g。

水煎服，每日1剂，3剂。

二诊：3月25日。服上药肿势不减，舌脉如前，再以健脾化湿、理气消肿为法。

处方：陈皮15g，茯苓皮15g，生姜皮6g，大腹皮9g，桑白皮9g，黄芪20g，防己9g，甘草10g。

水煎服，每日1剂，3剂。

三诊：3月28日。肿势依然，药证不谋，当改弦更张，拟发汗行水法。

处方：麻黄9g，白术15g，生石膏20g，浮萍9g，蝉蜕6g，防己12g，生姜3片，大枣5枚。

水煎服，每日1剂，5剂，并嘱药后饮热水，温覆取汗。

四诊：4月3日。药后即觉微微汗出，小便量甚多，身体甚感轻松。药已中病，当追穷寇，再进3剂。

五诊：4月8日。药后仍微似汗，小便骤增，浮肿已近全消，六脉亦出，再行温阳健脾，化气行水。

处方：防己12g，黄芪30g，桂枝12g，茯苓30g，白术12g，山药15g，甘草10g。

水煎服，每日1剂，3剂。

以后用本方调理，共服9剂，浮肿未再复发。

【按】仲景有云：“诸水者，腰以下肿，当利小便；腰以上肿，当发汗乃愈。”因患者两腿肿甚，故遣五苓散加味，以期洁净府，使水从小便而泄，但药未中病，肿势毫无松动之象，又觉全身皆肿，疑为水盛皮中，故用五皮饮加味治之，意想脾气转输，水湿可得蠲化，但仍不应病。屡投皆错，思忖再三，忽忆《金匮要略·水气病脉证并治第十四》“里水者，一身面目黄肿，其脉沉，小便不利者，越婢加术汤主之”之训，茅塞顿开。本证面目肿甚，色泽鲜明，脉沉难辨，小便不利，正与仲圣所说相合，乃水停皮中，郁而化热之证，故三诊投越婢加术汤加味，而获显效。方中越婢汤发汗行水，兼以泄热；蝉蜕、浮萍伍麻黄增加开鬼门之力；白术、防己伍麻黄行表里之湿，俾水湿表里分消，则肿势顿减，可见仲景大哉，圣人也。

（三）腹满

病案1

刘某，1岁，稚童，1977年10月6日初诊。

主诉：腹满无大便3天。

现病史：患儿近3天来哭闹不乳，吮乳则吐，无大便，腹满胀不能触及，急诊收入西

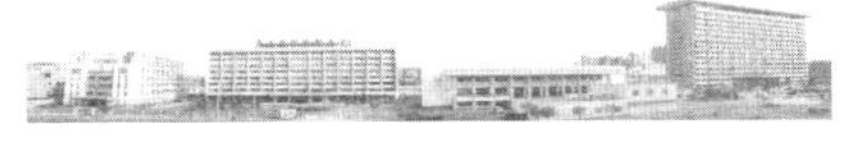

医病房，诊断为“肠梗阻”，拟行手术治疗。家属虑及孩子大小，惧怕手术，要求中医会诊。检查所见：患儿不乳不食，啼哭烦躁，腹部胀满，按之哭闹更甚，3 天来未排便，舌苔白厚而黄，指纹紫滞。

诊断：腹满，阳明里实，腑气壅滞。

治法：通腑导滞。

处方：厚朴 9g，枳实 6g，大黄 4.5g（后下），炒莱菔子 6g。

水煎，频频喂服，1 剂。

二诊：10 月 9 日。初服得药则吐，渐渐能受，腹鸣而转矢气，此乃腑气欲通之佳兆，原方迭进。上方服后，大便通利，腹胀呕吐皆失而出院。

【按】《金匮要略·腹满寒疝宿食病脉证治第十》指出：“痛而闭者，厚朴三物汤主之。”本患儿在上吐乳不食，在下大便不通，在中满胀拒按，正属腑气壅滞，“痛而闭”之证，故用三物厚朴汤加莱菔子。厚朴、枳实量重而先煎，大力行气除满；大黄后下，通腑力专；莱菔子消食导滞。四药精专力宏，故收效甚捷。

病案 2

吕某，女，53 岁，工人，1990 年 4 月 9 日初诊。

主诉：腹满胀，呃逆近 1 年。

现病史：1 年前时有呃逆发生，嗣后则感腹胀，呃逆渐渐加重，食少稍舒，多食则脘腹胀重，无烧心、反酸，大便量少，解而不畅，曾就诊于西医，服用健胃解痉药，效果不佳。近年来觉脘腹撑胀，食后胀满难耐。呃声高亢而频，得呃或转矢气则满胀稍舒。行全消化道钡剂造影，除胃幽门蠕动迟缓外，无任何阳性发现，诊断为“胃肠功能紊乱”。腹部胀满，叩之中空，向上推按则呃逆频作，但无腐臭之气；向下推揉则觉舒畅，因腹部胀大，裤扣不能系，上衣下两扣亦不能系。体健不衰，苔白厚而燥，脉寸关滑动，两尺似觉涩滞。

诊断：腹满，中焦气机阻滞。

治法：理气除胀，降逆止呃。

处方：木香 9g，砂仁 9g，白蔻 9g，陈皮 10g，厚朴 9g，枳壳 12g，半夏 9g，谷麦芽各 15g，甘草 10g。

水煎服，每日 1 剂，3 剂。

二诊：4 月 14 日。药后无功，胀呃依然。六腑以通为用，改投小承气汤加味。

处方：厚朴 10g，枳实 10g，大黄 9g（后下），炒莱菔子 10g，甘草 10g。

水煎服，每日 1 剂，3 剂。嘱服第 1 剂大便若通，可将大黄减半。

三诊：4 月 18 日。服药 3 剂，满胀呃逆不减。药虽未能愈病，亦无伤正之象。病属实邪坚积，疏通无误，上方加芒硝 6g（兑冲），继服 1 剂。

四诊：4 月 20 日。服药后，先腹中雷鸣，矢气频传，继则大便得下，稀薄量多，中挟干结粪便如球，腹转宽松。患者自觉药已中病，又自己加服 1 剂，药后大便 2 次，但量较前减少，便后带有黏液，腹部松软，呃逆已止，沉疴已去，当健脾行滞，和中消食，以资巩固。

处方：白术 12g，厚朴 9g，枳壳 9g，陈皮 9g，茯苓 12g，半夏 9g，木香 9g，神曲

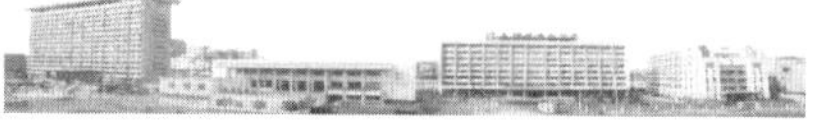

15g，谷麦芽各15g，甘草6g。

水煎服，每日1剂，5剂。

服本方旬余，食纳正常，病康复。

【按】病历年余，况又步入老年，胃肠渐衰，因思本证当属脾虚气滞，故用理气行滞药治疗。但病重药轻，毫无起色；后遵“六腑以通为用”之旨，治以除满止呃之法，方选小承气汤，仍药证不合。细推脉证，病虽历年，而形体健壮，攻下虽未愈病，但无伤中之象，本证属实无虞。又仲景三承气汤，调味承气汤重在调胃，小承气汤治上焦痞硬，而本证脘腹痞满，大便难解，已具“痞、满、燥、实、坚”之表现，因此三诊以大承气汤通腑软坚而收功。

（四）蛔厥

董某，女，37岁，农民，1976年9月16日初诊。

主诉：胃痛，发热3天。

现病史：既往有胃痛及吐蛔病史。3天前因在田间劳动生吃胡萝卜胃痛发作，发热，住西医内科，诊断为“胆道蛔虫症”。曾用抗生素、普鲁本辛、杜冷丁治疗，体温虽降，但痛呕不止，转请中医会诊。刻见患者神情疲惫，脘腹顶窜疼痛，连及肩背，呻吟转侧，难以成寐，甚则呕吐酸苦，汗出肢冷，口苦不食，食则吐，大便秘结，3日未行，苔黄腻中褐，脉动大小不定。

诊断：蛔厥。

治法：安蛔驱虫。

处方：乌梅丸加减。

乌梅15g，细辛3g，川椒9g，黄连12g，黄柏9g，当归12g，川楝子10g，苦楝皮12g，使君子12g，枳壳9g，槟榔9g，大黄9g（后下）。

每日1剂，水煎两次，先食醋1小杯，而后服药，3剂。

二诊：9月20日。上药服1剂，痛有安时；又服1剂，痛缓呕止；3剂后大便下蛔27条，疼痛基本停止。再以上方减味服之。

乌梅15g，川椒9g，黄连10g，黄柏9g，当归12g，川楝子9g，苦楝皮12g，使君子12g，枳壳9g，槟榔9g，甘草10g。

水煎服，每日1剂，3剂。

药后痛安呕止，痊愈出院。

【按】蛔厥的治疗，张仲景早就示人“乌梅丸主之”。因本证寒轻热重，故减方中人参、附子、桂枝、干姜等辛热之品，以防助热，而加川楝子、苦楝皮、使君子，意在驱蛔，加枳壳、大黄通腑，使蛔从便出。

（五）血痹

董某，男，57岁，农民，1982年11月20日初诊。

主诉：右大腿外侧麻木1年。

现病史：右大腿外侧麻木，有时以针刺之亦不觉疼痛，如睡热炕则觉舒服。西医诊断为“末梢神经炎”，曾服维生素B_1及B_{12}等，疗效不著，转诊中医。检查局部皮肤无异常改变，约25cm×12cm一块痛觉迟钝，除偶有咳嗽吐痰外，全身无其他不适。舌质淡，苔

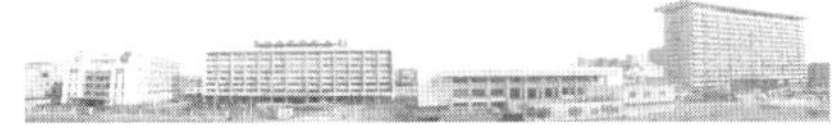

中厚色白，脉沉缓。

诊断：血痹，气血不足，痰湿痹阻。

治法：温阳益气，化痰通痹。

处方：黄芪桂枝五物汤(《金匮要略》) 加味。

黄芪 15g，桂枝 12g，白芍 9g，当归 15g，白芥子 9g，橘络 6g，生姜 3 片，大枣 5 枚。

水煎服，每日 1 剂。局部梅花针叩刺，日 1 次。

经治月余，顽麻消失。

【按】血痹的发生多由气血不足，即《金匮要略》“阴阳俱微”所致。由于阴血阳气不足，血行不畅，肌肤失养，所以顽麻不仁。结合本证所兼痰湿之象，故用黄芪桂枝五物汤温阳行痹，加白芥子、橘络祛皮里膜外之痰，复加局部叩刺促进血行，收到满意疗效。

（六）甲状腺腺瘤

刘某，男，74 岁，农民，2008 年 5 月 16 日初诊。

主诉：颈部肿块 3 个月。

现病史：3 个月前，颈部右侧发现如栗子大一肿块，不痛不痒，故未介意。近 2 个月迅速长至鸭蛋大，按之较软，并随吞咽上下活动，但吞咽无碍，偶有心悸。经某院彩色超声检查提示：右侧甲状腺实质性肿物，70mm × 38mm × 38mm，甲状腺系列化验正常，该院外科诊为“甲状腺腺瘤”，决定手术治疗。因年事已高，畏惧手术，故来我科中药治疗。患者除偶感心悸外，余无不适。舌淡红，苔白腻，脉弦细略滑。

诊断：瘿瘤，气滞痰凝，挟血阻滞少阳。

治法：理气化痰，软坚散结，佐以安神。

处方：海藻玉壶汤(《外科正宗》) 化裁。

海藻 15g，昆布 15g，郁金 10g，夏枯草 15g，浙贝母 12g，玄参 12g，牡蛎 20g，三棱 12g，丹参 15g，远志 10g，合欢皮 15g，酸枣仁 15g，茯神 15g。

水煎服，每日 1 剂，5 剂。

二诊：5 月 21 日。服药 5 剂，颈部肿块已小大半，心悸渐除，药已应病，勿须更张，仍遵原意拟方：浙贝母 15g，玄参 20g，牡蛎 20g，夏枯草 20g，郁金 12g。继服，每日 1 剂。

三诊：6 月 20 日。上方服 21 剂，颈部肿块消失，彩色超声检查提示：右侧甲状腺实质性肿物消失。后随访 1 年，未复发。

【按】甲状腺腺瘤属中医瘿瘤范畴，《诸病源候论》认为“瘿者，因忧恚气结而生”，《外科正宗》认为本病是因“五脏瘀血、浊气、痰滞而成”。本案以理气化痰、软坚散结为法，选用海藻玉壶汤施治，恰合病机，故收效甚捷。

三、儿科泄泻验案

（一）饮食所伤

苏某，男，8 个月，口气酸臭，不欲吮乳已达 1 月。近 1 周来，大便每日 6 ~ 7 次，酸臭难闻，状如蛋花汤样，有时夹有乳块。泻前哭闹，泻后稍安。腹胀，按之则啼哭不止。苔略腻，指纹红滞。乳食内积，脾胃不得转化，故治宜消食导滞，勿使稽留。方用保和丸化裁。

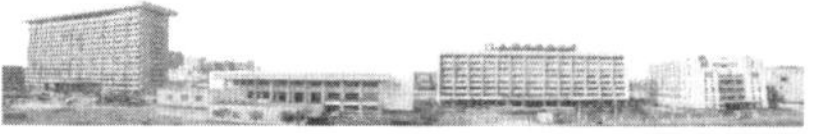

处方：焦神曲 6g，炒麦芽 6g，焦山楂 5g，陈皮 3g，厚朴 4g，茯苓 6g，黄连 1.5g，连翘 6g，甘草 10g。

水煎服，日 1 剂。

服 3 剂后，大便次数减少，腹部柔软，乳食略增。原方去黄连、陈皮，加炒白术 6g，服 2 剂，泻止食增，病未再作。

（二）暑湿相干

刘某，男，6 个月。随母探亲，路途冒暑，复食母乳，乳热伤中，作泻 1 周。曾服抗生素及止泻药，仍暴注下迫，便黄气臭，肛门鲜红，烦躁哭闹，时有呕吐，唇干咂舌，小便短赤，舌红，苔薄黄略腻，指纹色紫。暑湿相干，乱于谷道，清浊相混，奔迫于肠，故成暴注下迫之证，治当清解暑热，分利水湿，方用葛根芩连汤合六一散化裁。

处方：葛根 3g，黄芩 3g，黄连 4.5g，苍术 3g，厚朴 5g，六一散 3g（兑服），竹叶 1.5g，芦根 5g。

水煎服，日 1 剂。

小儿脏气清灵，随拨随应，服 1 剂泄泻即减，小便通利，又 1 剂，干渴之证亦除。后以上方去苍术、黄芩、竹叶、芦根，加荷梗、山药、扁豆、焦山楂各 3g，服 3 剂，泄泻辄止。

（三）脾虚挟食夹惊

袁某，女，11 个月。胎禀不足，生机萎顿，喂养不当，脾胃受伤，面色萎黄，行瘦神疲，夜卧易惊。近月来便稀色青，食后作泻，乳食不化，腹胀膨膨，舌淡，苔白润，指纹青紫不活。脾胃薄弱，运化力微，复受惊吓，木来侮土，土气被戕，水谷不运，遂成泄泻。健运脾胃以治病本，安神镇惊以祛惊邪，消食化滞以祛食积，三法相合，共拟一方。

处方：党参 5g，炒白术 6g，茯苓 6g，炒扁豆 6g，炒山药 6g，焦山楂 5g，炒麦芽 5g，砂仁 1.5g，钩藤 5g（后下），朱砂 0.6g（冲服）。

水煎，分 4 次服，日 1 剂。

经服上方 6 剂，大便为成形软便，次数减少，饮食有所增加，惊惕未作，故去钩藤、朱砂。又 3 剂，泄泻未作，嘱常服山药莲子大枣粥。月后，小儿健康活泼。

（四）暴泻伤阳

陈某，女，13 个月。1 周前患泄泻，日 10 数次，虽服药治疗，泄泻未止，形体瘦弱，肢末欠温，胃纳无几，腹平而软，睡时露睛，目睛凹陷，哭声低微，舌淡少苔，指纹沉隐。小儿阳气无多，暴泻不止，急当温阳以救逆。若阳回肢温，则生机有望，以附子理中汤加大参、附剂量。

处方：人参 4g（先煎兑入），熟附子 5g（先煎），炮姜 3g，甘草 3g，煨豆蔻 3g，补骨脂 3g。

水煎，日 1 剂，分 4 次服。

3 剂后大便基本成形，手足渐温，神情已渐活泼。药已中病，又投 3 剂，病基本痊愈。因小儿体弱，嘱用党参（研末）2g，炒扁豆 3g，山药 5g，莲子肉 3g，白糖 15g 煮粥，每日食 2 次。月后，小儿身体转健。

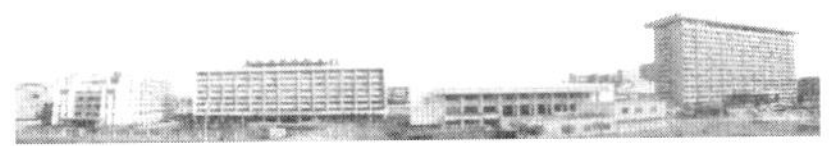

四、针灸验案

（一）过敏性肠炎

某女，31岁，工人，1996年8月22日初诊。

主诉：腹泻近1年。

现病史：10年前阑尾炎术后赴西班牙休假，第二天即发生腹泻，经治好转，后发现每因吃某些蔬菜和水果病即发作。轻时大便溏薄，日2~3次，重时腹泻如水，日10余次，小腹拘急疼痛，经德国某大学医院诊断为“过敏性肠炎”，因治疗效果不佳，转诊中医。诊见形体消瘦，食少乏味，腹痛便溏，月经错后，色淡量少，舌淡苔薄白，脉细弱。

诊断：泄泻，脾胃虚弱，运化失职。

治法：健脾益气，温中止泻。

处方：中脘、足三里、三阴交、关元、天枢行补法，关元、天枢加温针灸，日1次。

调治20余日，病未再发。

【按】患者体弱形瘦，禀赋不足，脾胃虚弱，稍有食伤，中气受损，运化失职，水谷不得转输，下流大肠，遂成本病。故补中脘、足三里、三阴交以益脾胃，化水谷；关元乃足三阴经与任脉之会，又为小肠募穴，针灸并用，可振奋阳气，温化水液；天枢为大肠募穴，温补可理大肠而行燥化之职。诸穴合用，中州强健，水谷消磨，燥化得宜，腹泻乃止。

（二）过敏性哮喘

某女，63岁，家庭主妇，1996年7月2日初诊。

主诉：哮喘6年。

现病史：因对桦树花粉等过敏，先觉鼻痒、鼻塞，喷嚏流涕，头额疼痛，继则咳嗽气喘，痰多难出，甚则呼吸困难，不能平卧。罹患6年，病发时每用激素制剂咽喉喷雾治疗，病愈发愈重，6年来不能远足。脉沉弦，舌质淡红，苔薄微黄。

诊断：哮喘，痰饮内停，肺失宣降。

治法：温肺化痰，降气平喘。

处方：印堂、迎香、天突、内关、尺泽、列缺、足三里、丰隆行平补平泻法，病缓时加灸肺俞、关元，日1次。

调治16次，可操持家务，治疗月余，已可旅游外出。

【按】患者年事已高，正气渐衰，肺脾之气渐虚，不耐邪侵，遇花粉等异气刺激，使肺之宣降功能受损，清窍不利，则鼻塞、喷嚏、流涕；水液不布，停聚为痰，蕴阻于肺，则喘咳，呼吸困难。印堂、迎香宣通鼻窍；尺泽、列缺宣肺散邪；天突、内关肃肺降气；脾为生痰之源，肺为贮痰之器，痰浊内阻，故取足三里、丰隆健脾胃，化痰浊，以杜生痰之源，且可培土生金，以绝后患。病缓时灸肺俞、关元以培其本，故病逐渐向愈。

（三）过敏性皮炎

某女，24岁，大学生，1996年9月12日初诊。

主诉：皮肤斑丘疹，瘙痒近2年。

现病史：皮肤斑丘疹时轻时重，轻时以胸项头面为主，重时泛发全身，疹红灼热，瘙痒脱屑，冬轻夏重，历时约2年。经某大学医院诊为“过敏性皮炎”。有时伴白睛红赤、

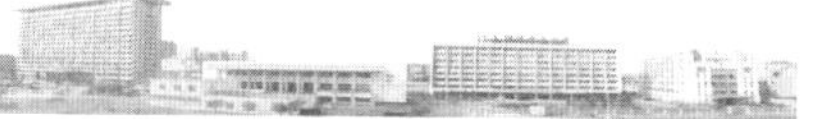

灼痒，偶有口颊黏膜水泡，或见鼻痒流涕。虽经多方治疗，病无起色。因搔抓难耐，严重时影响睡眠与学习，遂转中医试诊。脉细数，舌淡红，苔薄黄。

诊断：斑疹瘙痒，血热风燥，肌肤失润。

治法：清热凉血，祛风止痒。

处方：大椎、曲池、少商三棱针点刺放血，合谷、内庭、血海针用泻法，日1次。

经近月治疗，病未再发。

【按】肺开窍于鼻、外合皮毛，白睛为肺所主，风热上干于目，则白睛赤痒；阳明多气多血，外主肌肉，风盛热燥，熏灼肌肤，则见斑疹、色红灼热。太阴阳明相表里，两经热盛，血燥生风，酿成本证，故取大椎、曲池、少商放血泻热，以祛风止痒；合谷、内庭清泻阳明火热；血海凉血调营。在施治中眼痒甚加攒竹、鱼腰、太冲，施泻法，祛风止痒；鼻痒流涕加刺鼻通、迎香，施平补平泻法，以宣窍止涕；心烦少寐加刺内关、神门，平补平泻，以宁心安神。经治皮疹日少，至15次时皮疹全消，后未再发。

论　　著

一、论文

[1] 王云凯．蛔虫病证治．河北中医，1980，(1)：62－66.

[2] 王云凯．太乙膏浅析．中成药研究，1981，(8)：44－45.

[3] 王云凯．漫话月经先期．辽宁中医，1982，(12)：14－15.

[4] 王云凯，张惠茹．生肌散的研究．中成药研究，1986，(2)：31－32.

[5] 王云凯．《金匮》湿病诠释．河北中医药学报，1986，(6)：4－6.

[6] 王吉匀，王云凯．小儿泄泻证治浅谈．河北中医，1989，(4)：17－19.

[7] 王云凯．针灸治过敏．针刺研究，1998，(4)：296－297.

[8] 潘兴芳，王云凯，郭义，等．大鼠经络线钙调（CaM）活性分布特异性的实验研究．天津中医，2000，(4)：35－36.

[9] 王云凯，董耀林，王秀玲．慢性胃炎证治谈．河北中医，2004，(11)：825－827.

二、著作

[1] 简明中医辞典（参编）．北京：人民卫生出版社，1979.

[2] 中国医学百科全书（参编）．上海：上海科学技术出版社，1983.

[3] 中医大辞典．方剂分册．北京：人民卫生出版社，1983.

[4] 中医自学读本．内科．石家庄：河北科学技术出版社，1984；台湾：调和出版事业有限公司，1997.

[5] 中医自学读本．妇科．石家庄：河北科学技术出版社，1984；台湾：调和出版事业有限公司，1997.

[6] 中医自学读本．金匮．石家庄：河北科学技术出版社，1984；台湾：调和出版事业有限公司，1997.

[7] 重订医学衷中参西录．石家庄：河北科学技术出版社，1985.

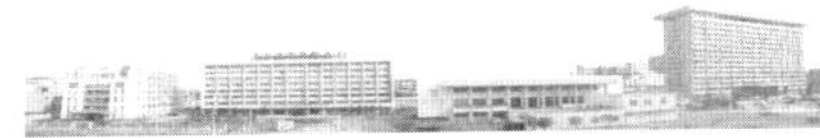

［8］中医晋升指导．石家庄：河北科学技术出版社，1985.

［9］中医学多选题库．金匮要略分册．太原：山西科学教育出版社，1986.

［10］金镜内台方议（点校）．北京：人民卫生出版社，1986.

［11］袖珍针灸手册．石家庄：河北科学技术出版社，1988.

［12］中医学问答题库．金匮要略分册．北京：中医古籍出版社，1988.

［13］袖珍中医临床手册．石家庄：河北科学技术出版社，1992.

［14］中国名医名著名方．石家庄：河北科学技术出版社，1993.

［15］中医学纲目．内科．北京：人民日报出版社，1993.

［16］新编药性歌括四百味．天津：天津科学技术出版社，1994.

［17］金元四大家医学全书．朱丹溪卷（校勘）．天津：天津科学技术出版社，1994.

［18］中华推拿大成．石家庄：河北科学技术出版社，1995.

［19］中医疾病诊治大典．石家庄：河北科学技术出版社，1996.

［20］内科危重症．天津：天津大学出版社，1996.

［21］新编中医学．天津：天津科学技术出版社，1996.

［22］医方集解（点校）．天津：天津科学技术出版社，1997.

［23］中华独特疗法大成．石家庄：河北科学技术出版社，1997.

［24］临床常用百穴精解．天津：天津科学技术出版社，2000.

［25］妙手推拿治百病．石家庄：河北科学技术出版社，2000；台湾：星定文化出版有限公司，2001.

［26］针灸妙方治百病．石家庄：河北科学技术出版社，2000；台湾：星定文化出版有限公司，2001.

［27］素问玄机原病式（点校）．石家庄：河北科学技术出版社，2000.

［28］中医妇科学．北京：中国中医药出版社，2009.

【整理者】

王秀玲　女，1974 年生，毕业于河北医科大学中医学院中医系，医学硕士，副主任医师，供职于河北唐山丰南区中医院，任内科副主任。

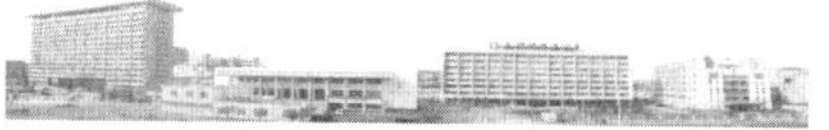

张俊富

名家传略

一、名家简介

张俊富，男，1940 年 4 月 14 日生，汉族，山东省平原县人，农工民主党党员，天津市第一医院、天津市肝病研究所主任医师，天津中医药大学硕士研究生导师，天津市名中医，全国第五批老中医药专家学术经验继承工作指导老师。曾任天津市肝病研究所中西医结合研究室主任，天津中医药大学第一附属医院肝胆科顾问。兼任中华中医药学会肝病专业委员会副主任委员，世界中医药学会联合会肝病专业委员会常委，中国中西医结合学会肝病专业委员会委员，天津市中西医结合学会常务理事、肝病专业委员会主任委员、管理专业委员会常委、中药学会委员，中西医结合肝病杂志编委。系天津市河北区有突出贡献知识分子，曾荣获天津市中西医结合优秀奖、一等奖，中国中西医结合学会“中西医结合贡献奖”，中华中医药学会（内科）肝胆病分会“突出贡献奖”。其领导的中西医结合肝病研究室获天津市中西医结合先进集体称号。

二、业医简史

张俊富主任 1962 年毕业于河北区卫校中医班，4 年的中医学习奠定了初步的中医理论基础，后师从天津名医杨浩观、谷济生二位主任，其间除了日常门诊，还经常到各科会诊疑难病症，如心肌梗死、乙型脑膜炎、败血症、破伤风、肾性高血压、尿毒症、肝硬化腹水，风湿性心脏病和小儿肺炎等，临床能力有很大提高。1963 年到天津总医院中医科进修，在杨达夫老先生身边学习，杨老的大家风范，对他有很大影响；1964～1966 年在天津第二医学院学习，深造中医理论；1970 年参加医院中西医结合肿瘤科筹备工作，负责该科中医治疗方案的制定和患者诊疗；1972 年参加天津市肺心病防治工作，和医院内科西学中医生共同诊治患者；1978～2002 年调天津市肝病研究所，除继续得到谷济生老师的指导外，更得到著名肝病专家韩康玲院长的指导，在二位老师的指导下开展中西医结合治疗慢性乙型肝炎、肝硬化、脂肪肝的临床和实验研究工作。1991 年被确定为全国 500 名名老中医谷济生主任医师的学术继承人，全面继承了谷老的学术经验。2002～2010 年被聘为天津中医药大学第一附属医院肝胆科顾问，参与肝胆科临床、科研及教学工作，协助科主任建设科室，指导开展慢性乙型肝炎、脂肪肝、自身免疫型肝炎的治疗，制定脂肝消汤剂、自免肝汤剂、乙肝解毒汤剂协定处方，指导参与国家“十五”“十一五”传染病重大课题申请。

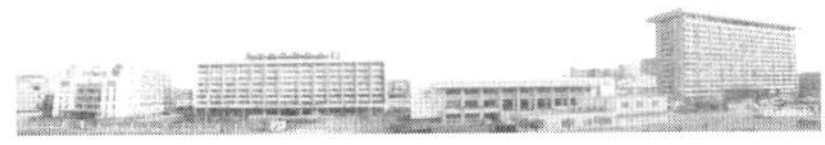

三、主要贡献

从 1978 年开始开展中医辨证论治慢性乙型肝炎的研究工作，突出中医特色，以辨证论治为主，结合辨病，通过大量临床观察总结出慢性乙型肝炎的病因是肝胆湿热疫毒，病机为正虚邪恋，治疗以扶正祛邪为主，将慢性乙型肝炎分为湿热、肝郁脾虚、肝肾阴虚、肝郁血瘀、脾肾阳虚为主的五型，并被全国中医肝病专业委员会采用；创立了清热解毒、舒肝健脾、活血化瘀、滋肾养肝、温阳益气为主的治肝五法；研制出五个协定处方，治疗慢性乙型肝炎的显效率达 72% 以上，居国内领先水平（鉴定专家评语）。对五型相关生化指标、免疫、病理等进行相关研究，使中医证型具有更明确的指标；对治肝五法及五个协定处方进行试验研究，建立的肝肾阴虚、肝郁脾虚动物模型得到同行专家的重视和采用。1982 年与广西中医研究所共同研究中药山豆根制剂治疗乙型肝炎，在国内首先发现山豆根对乙肝病毒的抑制作用，并在《中医杂志》发表《山豆根注射液治疗慢性乙型肝炎抗 HBV》的论文，得到国内中医、西医专家的高度重视，被列为国家“六五”重点科研课题。开展中药治疗慢性肝炎肝纤维化的研究，主张肝纤维化的病因是湿热疫毒，病机为脏腑功能失调，痰血瘀阻是肝纤维化的临床表现；提出清热解毒、调理肝脾肾功能，活血化痰、软坚散结的治疗法则，改变了单纯活血化瘀法抗肝纤维化的治疗局面；自主研制了“抗纤软坚冲剂”，取得了较好的临床疗效。近几年积极开展脂肪肝、自身免疫性肝炎的中西医结合治疗工作，提出自身免疫性肝炎的病机以肾虚为主，采用滋肾柔肝的治则，取得很好的临床疗效。就肝移植术后胆道并发症的治疗在全国中医肝病专业委员会大会做专题报告，并由《中西医结合肝病杂志》作为专家论谈发表，为全国之先。

1. 承担和参加的科研课题

（1）国家级重点课题

①“六五”重点攻关课题“肝炎灵治疗慢性乙型肝炎对 HBV 复制指标影响的研究”。

②“七五”国家重点课题“中医治疗慢性乙型肝炎系列药研究”。

③“八五”国家重点攻关课题“滋肾柔肝冲剂治疗慢性乙肝抗肝纤维化临床研究及实验研究”，获北京市科技进步三等奖。

④“十五”国家重大课题“慢性乙型肝炎中医证型及治疗”。

⑤“十一五”参加国家重大传染病课题“中医治疗乙型肝炎无症状携带者证候调查及治疗研究”。

（2）市卫生局课题

①“慢肝一号方治疗慢性乙型肝炎的实验研究”。

②“益气健脾四号方治疗慢性肝炎实验研究”。

③“滋肾养肝三号方治疗实验性肝病的研究”。

④“慢性肝炎及肝硬化中医分型与微量元素关系的研究”。

⑤“慢性肝炎与微量元素关系的研究”。

⑥“HBsAg 无症状携带者中医治疗微量元素的观察”。

2. 获奖情况

（1）“肝炎灵治疗慢性乙型肝炎对 HBV 复制指标抑制的研究”获 1986 天津市卫生局科技进步一等奖，市科技成果三等奖。

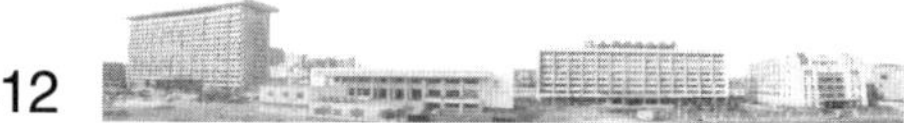

（2）“中医治疗慢性肝炎的研究”获1987年天津市卫生局科技进步一等奖。

（3）“复方仙灵脾冲剂治疗慢性乙型肝炎的实验研究”获1993年天津市卫生局科技进步三等奖，国家科委科技成果奖（证书编号：012601，国家登记号：950017）。

（4）“抗纤软坚冲剂抗肝纤维化临床及实验研究”获2000年天津市卫生局科技进步二等奖，天津市科技进步三等奖。

（5）“慢性肝炎肝硬化中医辨证分型与内分泌激素的关系”获1997年天津市科委科技成果认证。

（6）“慢肝宁胶囊的新药研制开发”获2001年天津市卫生局科技成果推广二等奖。

3. 国家专利

（1）慢肝宁胶囊（已转让）。

（2）复方仙灵脾冲剂，专利号：ZL 941182754；国际专利主分类号 A61K35\78；证书号 D58458（2000年4月7日国家知识产权局）。

4. 新药研发

国家三类新药慢肝宁胶囊获国家新药证书，2000年转让给湖北健民药厂生产（新药证书编号：国药证字 Z20000011）。

学术思想

张俊富主任在长期的医疗实践中，对于慢性乙型肝炎的诊治颇有心得，现将其学术思想简述如下。

一、崇尚“肝肾同源”“肝肾同治”理论

（一）对“肝肾同源”理论的认识

张俊富主任认为“肝肾同源”的医学基础根源于《内经》，哲学思想渊源于《易经》，临床实践丰富于汉唐金元，理论体系形成于明代，实验研究发展于现代。“肝肾同源”理论数千年来一直指导着临床辨证和治疗。早在《素问·阴阳应象大论》中就有“肾生骨髓，髓生肝”的论述。肝藏血，肾藏精，精血同源于水谷精微。《张氏医通·卷五·诸血门》亦称“气不耗，归精于肾而为精；精不泄，归精于肝而化为清血”，说明肝肾互补，精血互化，肾精通过气化作用可以化生为血，血也能转化为精，故肾精足而肝血旺，肝旺则肾精充盈。肾为肝之“母”，肝为肾之“子”，肾通过“髓”生养肝而发生“母子”关系。从病理上讲，子病及母就是肝脏有病可以影响到肾，所以慢性肝病除有肝郁气滞、肝郁血瘀等证型变化外，肾阴虚、肾阳虚也非常多见。故明代医家李中梓根据《内经》理论，结合自己的临床经验提出著名的“乙癸同源”“肝肾同治”的观点。

张主任认为，中医“肝肾同源”理论从哲学的观点反映了肝肾两脏生理、病理和物质属性的同一性，预示了肝肾两脏可能有相同生物活性物质和靶细胞。近年来不少学者对肝、肾本质进行了深入的研究，国内学者比较一致的结论是将肾虚定位于下丘脑，肝病证候的出现与大脑皮层密切相关。以上实验研究将“肝肾同源于精血”的认识推进到肝肾同源于脑，肝肾同源于神经－内分泌－免疫网络。同时也将肾本质的研究从围绕丘脑—垂体及其4个靶腺（肾上腺、甲状腺、性腺、胸腺）轴的范围扩展到下丘脑—垂体的第5

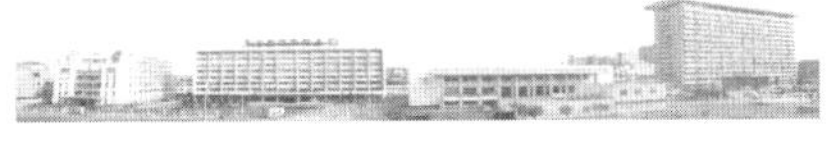

个靶腺轴，即下丘脑－垂体－肝轴。通过对肝肾阴虚型证候的实验研究提示，“肝肾阴虚”是慢性肝炎和肝硬化最常见的证型。为了探究“肝肾阴虚”的病理学基础和滋肝补肾慢肝3号方的作用机制，张主任以 CCl_4 造成肝损伤动物模型，用利血平、甲状腺素片造成肝肾阴虚模型，并应用慢肝3号方治疗。结果表明：慢肝3号方对肝肾阴虚的动物模型有治疗作用，病理显示纤维结缔组织增生不显著，肝细胞再生现象较显著，对 CCl_4 肝损伤动物有护肝降酶、促进肝细胞再生、胶原纤维减少的作用，并可增强实验动物的细胞免疫功能。正因为慢性肝炎中医辨证大多存在肝肾阴虚的表现，而滋补肝肾药对肝细胞有修复和再生的作用，故证明补肾可以养肝。

（二）肝血虚和肝阴虚是慢性乙型肝炎的主要病机

关于慢性乙型肝炎的治疗，临床多数医家遵从《金匮要略》“见肝之病，知肝传脾，当先实脾”的理论，把健脾运脾放在重要位置。张主任指出慢性乙型肝炎的病机为“湿热毒邪残未尽，肝郁脾肾气血虚”，外因为湿热毒邪，内因为正气亏虚。正虚是缘于“肝为罢极之本”，肝血虚不耐劳作。《金匮翼·胁痛统论》说：“肝郁胁痛，悲哀恼怒，郁伤肝气。”“肝虚者，肝阴虚也。阴虚则脉绌急，肝之脉贯膈、布胁肋，阴虚血燥，则经脉失养而痛。”张主任根据“肝体阴用阳”理论，指出肝血虚和肝阴虚是慢性乙型肝炎的基本病机。肝“体阴”是指肝属阴脏，所藏血液能濡养肝体，保持肝体柔和，故称肝体阴。慢性乙型肝炎肝血虚和肝阴虚的形成是“湿热疫毒”中热邪性质所决定的，热为阳邪，易耗伤津血，津血亏虚，则肝阴虚进一步发展；慢性乙型肝炎病程长，“久病必虚”也是肝阴亏虚主要原因之一。慢性乙肝患者倦怠乏力、头晕耳鸣、腰膝酸软、双目干涩、烦躁少寐等症状，属于肝阴虚的病理变化。张主任用利血平和甲状腺素、四氯化碳模拟人“肝肾阴虚动物模型”，发现实验动物肾上腺、垂体、甲状腺有不同程度萎缩，部分动物早期肝硬化、肝纤维化、肝细胞炎性坏死，用益肾养肝的慢肝宁方治疗后，上述器官损害明显减轻，指出肝肾虚的病理基础可能和肾上腺－甲状腺－垂体轴相关。临床上用益肾养肝的慢肝宁治疗肝肾阴虚慢性乙型肝炎150例，收到良好效果，症状改善率达80%以上，肝功能、免疫学指标也得到明显改善，说明益肾养肝是治疗慢性乙型肝炎的重要方法之一。

二、重视肝气虚和肝阳虚在慢性乙型肝炎中的作用

肝的生理功能主要有主疏泄与藏血，而肝气为其基础。在《内经》的有关论述中，主要突出肝气在筋的运动和目的视物方面的生理功能。如《素问·经脉别论》中认为“食气入胃，散精于肝，淫气于筋”，明确指出肝气的来源以及与筋的关系，即食物→胃→精微→肝→气→筋，《素问·平人气象论》更有“肝藏筋膜之气”的记载。《素问·六节藏象论》明确指出：“肝者罢极之本，魂之居也，其华在爪，其充在筋，以生血气。”《素问·生气通天论》进一步明确“阳气者，精者养神，柔者养筋”。《灵枢·脉度》曰：“肝气通于目，肝和则目能辨五色矣。”对于筋，不能简单地仅从组织学概念来理解，而应从筋的生理功能以及实现该功能的物质基础与代谢过程来作深层次的的分析理解。筋乃运动的主体，运动能力的减弱或关节不利，动作由敏捷到迟缓，视力老化或减退，是人体老化最先出现或最突出的表现，从一个侧面体现了肝气的盛衰在机体衰老疾病过程中的主要作用。临床常见的慢性乙型肝炎、肝炎后肝硬化等疾病中，上述肝气虚的临床表现颇为常见，尤其是“疲乏无力”症状突出，慢性肝病患者“主诉”的关节酸楚、不能久视、视力模糊或减退、爪甲干枯、两胁拘急、筋挛等也是较为常见的临床表现。已故全国名老中医张伯臾曾明确指出：“临床中肝气虚、肝阳虚并不少见，在肝炎、肝硬化病例中尤多。其症见胁肋隐痛或胀痛绵绵，劳累则增剧，神疲乏力，腹胀纳呆，面色晦暗萎黄，悒悒不乐，甚者畏寒肢冷。”肝阳虚常用黄芪、党参、巴戟、当归、白芍等治疗。张锡纯在《医学衷中参西录》的黄芪解中论述到：“黄芪为补肺脾之药，今先生用以补肝，竟能随手奏效，其义何居？答曰：肝属木而应春令，其气温而性喜条达，黄芪之性温而上升，以之补肝原有同气相求之妙用。愚自临床以来，凡遇肝气虚弱不能条达，用一切补肝之药皆不效，重用黄芪为主，而少佐以理气之品，服之覆杯即见效验，彼谓肝虚无补法者，原非见道之言也。”所以，黄芪在现代临床中医治疗肝病中使用率较高，其补肝气的作用不可忽视。

三、重视继承，不断创新

张俊富主任非常重视继承工作与创新发展。他中医基础理论扎实，不断学习古代名家的著述，从中吸取营养。他认为要重视中医的继承工作，就不能忽视经典理论的学习。他形象的比喻，中医的继承和创新就像一棵树，继承是树根，而创新发展是树冠，只有根深，才能叶茂。

张主任在慢性乙肝的治疗中，根据《素问·六元正纪大论》“湿热相搏，民当病疸”的理论，结合慢性乙型肝炎经常出现黄疸、倦怠等症状，病程迁延，有反复发作的临床特点，提出慢性乙型肝炎的病因为“湿热疫毒”理论。中医理论认为湿为阴邪，阻遏阳气，其性黏滞，决定慢性乙型肝炎病程长，容易造成脾肾阳虚的病理变化；热为阳邪，易伤津耗液，所以容易造成肝肾阴虚的病理变化。治疗上强调辨证论治，创“治肝五法”，即清热利湿、疏肝健脾、滋阴养肝、活血化瘀和益气健脾，取得较显著疗效。其研制开发新药的“慢肝宁胶囊”已批准生产，“复方仙灵脾冲剂”获国家专利。

四、提倡辨病与辨证相结合

张俊富主任在乙型肝炎临床诊疗及科研实践中非常重视中西医结合，提倡辨病与辨证相结合。他指出乙型肝炎是现代医学病名，它的病因学、流行病学、临床表现、实验检查（生化、病理等）及转归等都有一套完整的的体系。中医是没有这一命名的，我们要想认识它、掌握它，就必须掌握乙型肝炎的相关知识，然后从中医文献中查找相应的资料，结合辨证求因、辨证论治，不断认识它。这个过程就是中西医结合的过程，只有二者融会贯通，才能发挥中医特长。张主任首先提出慢性乙型肝炎的中医辨证，既有中医辨证、舌、脉内容，又有血液生化、免疫、病毒性、病理学内容，实现了客观辨证与微观辨证的统一。他开展的“治肝五法”动物实验研究，明确了五法的作用机理，使五种治疗法则更有针对性，疗效更好。其建立的“肝郁肝虚”和“肝肾阴虚”两个动物模型，为研究中医证型和开展中药实验提供了条件。张主任还开展了中药治疗肝纤维化的实验研究，指出肝纤维化的病因为湿热疫毒，病机是肝、脾、肾功能失调，痰热瘀阻是肝纤维化的病理基础，其研究的“抗纤软坚冲剂”用于慢性乙型肝炎，不仅可改善患者肝功能，而且使血清肝纤维化4项指标、肝脏病理组织学纤维化程度明显减轻，形成了从急性乙型肝炎到慢性乙型肝炎肝纤维化的辨证分型治疗体系。

临证经验

张俊富主任从事中西医结合研究和治疗慢性肝病40余年，临床积累了丰富的经验，兹简要总结如下：

一、慢性乙型肝炎的治疗

慢性乙型肝炎是感染乙肝病毒所致的传染性疾病。中医虽然没有“肝炎”这一名词，却有大量关于本病的记述，见于“黄疸”“胁痛”“鼓胀”“积聚”等内容中。中医认为本病的发生与外感湿热疫疠之气、恼怒伤肝、饮食、劳倦、痰饮、瘀血等密切相关，而正气亏虚是发生本病的内在因素。

乙型肝炎的急性期和慢性肝炎的活动期多表现为身、目、小便俱黄，右胁胀痛，口苦口臭，恶心厌油，大便秘结或黏滞不爽，兼有发热或身热不扬，口干或口黏，倦怠乏力，舌红，苔厚腻，脉弦滑或稍数等症。证属肝胆湿热，疫毒蕴结。由于湿邪与热邪以及人体体质偏阳虚、偏阴虚的区别，本病的转归有两种趋向：其一向脾虚肝郁，湿邪阻遏证候发展；其二向肝肾阴虚，痰瘀阻络证候发展。若经久不愈，最终可导致肝脾肾三脏及气血阴阳俱虚。因此，慢性乙肝正邪交争过程可以用14个字来概括：“湿热羁留残未尽，肝郁脾肾气血亏。”应该强调的是，对慢性肝炎来说，矛盾的主要方面是正气虚，而不是邪气实，是“正虚邪恋”。因此治疗的重点应该在后7个字上下功夫，即调治好肝郁脾肾气血亏。

张主任通过多年的临床与实验研究，创立了“治肝五法”：即清热利湿法、疏肝解郁法、益气健脾法、滋肝补肾法、活血化瘀法，其中以解毒、活血、滋补肝肾尤为主要。而无论采用什么法则必须针对以下4个环节，即改善肝功能、改善肝脏病理、调控免疫、清除乙肝病毒。如在乙肝急性期或慢肝活动期，多采用清热解毒和凉血解毒法，乙肝慢性期多采用疏肝解郁、益气健脾、滋肝补肾法，慢性乙肝早期肝硬化多采用滋肝补肾、活血化瘀法治疗。

“治肝五法”适应证及用药如下：

（一）肝郁气滞型

临床见症：胸闷不舒，情绪烦躁或抑郁，精神疲倦，失眠多梦，以右胁疼痛为主，偶或在左胁，右胁痛多为胀痛或窜痛，或连右背，或牵胸乳，或引少腹，情绪激动则痛甚，卧则痛减，胸脘满闷，口苦，嗳气，纳呆，舌淡红，苔薄白，脉以弦为主。

治则：疏肝解郁。

处方：慢肝1号方。

药物：柴胡、白芍、枳壳、丹参、郁金、白术、鸡骨草。

加减：肝区痛甚者加金铃子、元胡，情绪波动大者加酸枣仁、五味子，消化不良者加焦三仙、陈皮。

（二）湿热未尽型

临床见症：身体困重，食少纳呆，胸胁胀满，恶心厌油，口干口苦，手足心热，尿短赤，大便或结或溏，或有黄疸，舌质红，舌体胖，舌苔白厚或腻，或色微黄，脉濡数或濡缓。

治则：清热解毒，利湿和中。

处方：慢肝 2 号方。

药物：茵陈、栀子、泽泻、薏苡仁、蔻仁、茯苓、鸡骨草、垂盆草、丹参、郁金、板蓝根、连翘、藿香、甘草。

加减：热像明显，如黄疸、口渴多饮，加大黄、金钱草，湿重加汉防己、秦艽、苍术。

（三）肝郁脾虚型

临床见症：面色萎黄，体倦肢乏，活动汗出，少气懒言，胁下隐痛，食少纳呆，便溏，尿清而短，舌淡或有齿痕，苔薄白而滑，脉沉缓或细滑。

治则：益气健脾。

处方：慢肝 4 号方。

药物：党参、白术、茯苓、柴胡、香附、肉豆蔻、补骨脂、五味子、丹参、郁金、鸡骨草、垂盆草、生麦芽、砂仁。

加减：腹水明显加泽泻、猪苓，气虚加黄芪、巴戟天，消化不良加神曲、麦芽、鸡内金。

（四）肝肾阴虚型

临床见症：疲倦乏力，头晕目眩，失眠多梦，腰膝酸软，手足心热，胁部隐痛，津少，口干纳呆，遗精，月经失调，面色晦滞，有肝掌或蜘蛛痣，舌红苔少或无苔，脉细数或细弦。

治则：滋肝补肾。

处方：慢肝 3 号方。

药物：沙参、党参、首乌、生地、熟地、麦冬、当归、川楝子、丹参、郁金、炙鳖甲、鸡骨草、垂盆草。

加减：低热加地骨皮、丹皮、知母，齿鼻衄血加茜草、白茅根、三七。

（五）肝郁血瘀型

临床见症：面色晦暗，颊部赤缕，上身血痣，鱼际发红，纳呆腹胀，齿鼻皮肤出血，性情急躁，胁部刺痛，尿色深黄，胁下癥积，质地较硬，皮肤不泽，巩膜晦黄，舌质暗紫或有瘀斑，苔薄白或腻，脉涩或沉涩或细。

治则：活血化瘀，益气软坚。

处方：慢肝 5 号方。

药物：黄芪、当归、赤芍、丹参、泽兰、炙龟板、炙鳖甲、益母草、水红花子、白术、茯苓、三七、郁金、垂盆草、鸡骨草。

加减：疼痛明显加没药、元胡、灵脂。

二、肝纤维化的治疗

肝纤维化是慢性肝炎发展到肝硬化必然经过的病理过程。张主任认为“湿热疫毒”是造成肝纤维化的病因，是肝纤维化的启动因子。湿热久羁，一方面可以耗伤阴血，造成肝肾阴虚；另一方面可以阻遏脾阳，致脾失健运，脾肾阳虚。脾虚不能运化水湿，可形成痰浊，阻滞经脉；久病入络，可形成瘀血。所以肝脾肾虚是纤维化发展的病机基础，痰浊、瘀血阻络是纤维化形成的病理表现。因此，抗肝纤维化的原则是：清热解毒以清除病因；调整肝脾肾功能以阻止肝纤维化发展；活血化瘀，软坚化痰，降解已形成的肝脏纤维。

（一）清热解毒——清除病因

湿热毒邪稽留是发生慢性肝炎的根本原因，是疾病发展变化的启动因子。湿热毒邪为患，壅滞于肝，则肝失疏泄；留阻于脾，则脾失健运。肝为藏血之脏，湿热疫毒伤肝，迁延持续不解，必伤及气血，造成气滞血瘀，瘀阻肝络。湿热毒邪在慢性肝炎的发病中起重要作用，且在整个病程中始终存在。所以清热解毒、清除病因是治疗慢性肝炎的关键，宜针对湿热毒邪的轻重及其演变分别施治。

湿热较重，病情活动，病毒复制指标持续阳性，转氨酶明显升高，甚至血清胆红素升高者，重在清热解毒，可选用虎杖、山豆根、黄芩、山栀子、茵陈、公英、野菊花、鸡骨草等。既往临床观察和实验研究表明，乙肝病毒（HBV）的复制程度与湿热毒邪轻重有一定的相关性，湿热毒邪程度愈重，临床症状愈突出，病情恶化愈快。

湿热不著，临床表现轻中度慢性肝炎或乙肝病毒携带者，最突出的问题是病毒标志物持久不能清除，尤其是母婴传播的青少年，往往临床无自觉症状，形成免疫耐受。治疗当扶正祛邪，扶正的重点是益气健脾、滋补肝肾，祛邪应清热解毒、凉血化瘀。根据病情，结合现代药理，宜选用灵芝、仙灵脾、冬虫夏草、桑寄生、黄芪、党参、女贞子、生地等。

湿热疫毒伏于血分，胶结不化，缠绵黏滞，归于肝而壅滞不解，可致肝络瘀阻，同时影响肝的疏泄功能，促进血瘀的进一步发展。患者表现为舌质红赤或紫暗或有瘀斑，治疗当凉血解毒，可选用赤芍、丹皮、白茅根、郁金、生大黄、茜草、桃仁、红花、水红花子等。

（二）调整肝脾肾功能——阻止肝纤维化

肝纤维化是慢性肝炎共有的病理特征，是导致肝硬化的病理基础。又因肝纤维化是可逆性病变，故阻止肝纤维化是当今国内外肝病界研究的热点。中医学认为“久病必虚”“久病及肾”“肝病传脾”，慢性肝炎迁延日久，必然导致脏腑的功能失调，气血阴阳失衡，所以调整肝脾肾功能是阻止肝纤维化的关键。张主任根据中医辨证分别选用疏肝健脾、滋补肝肾，温补脾肾等法，药物如黄芪、黄精、白术、茯苓、人参、山药、仙灵脾、菟丝子、肉桂、鹿茸、麦冬、生地、女贞子、旱莲草、五味子、首乌等。同时根据患者气血阴阳亏虚的实际情况选药组方，并注意补气不能壅滞，养血不能留瘀，扶正不能留邪，分别佐以柴胡、香附、丹参、虎杖等行气、活血、解毒之品。

（三）活血化瘀，软坚化痰——降解肝脏的病理产物

肝纤维化是慢性肝炎发展到肝硬化必然经过的中间阶段，是对慢性肝损害的一种修复反应，但往往因纤维过度沉积而导致纤维化，乃至发生肝硬化。所以降解已形成的肝脏纤维化，清除肝脏的病理产物是防止肝硬化的重要治疗手段。慢性肝炎日久由气及血，血行不畅，可致气滞血瘀；木克脾土，脾虚不运，湿聚成痰，痰湿阻滞血脉亦可致瘀血。瘀血与痰浊交阻最终形成肝硬化，甚至发展成肝癌，这时正气已虚，并且多合并腹水、胃底食

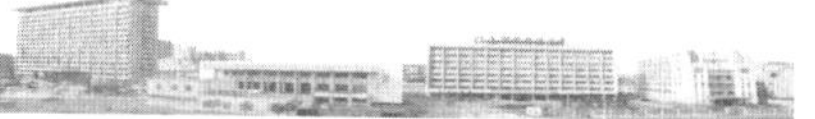

道静脉曲张、凝血机制障碍、贫血、低蛋白血症等，治疗应以养血化瘀为主，慎用破血药。可选用三七、丹参、郁金、红花、桃仁、丹皮、赤芍、水红花子、䗪虫、山甲、牡蛎、鳖甲、地龙、夏枯草、瓜蒌。

张俊富主任研制的抗纤软坚冲剂由黄芪、蛰虫、炙鳖甲、生牡蛎、丹参、柴胡、桃仁、三七、鸡内金、水红花子、虫草、虎杖、甘草组成。该方多法并用，标本兼顾，是针对肝纤维化病因、病机较为全面的方剂。研究结果表明，抗纤软坚冲剂能改善肝功能，有效降低血清 ALT、AST 及 TBIL，提高血清白蛋白水平，而且对反映肝纤维化的指标 PCIII、LN、HA 有明显降低其表达的功效。

三、非酒精性脂肪肝的治疗

非酒精性脂肪肝（NAFLD）是指除外酒精和其他明确的损伤因素，以肝实质细胞脂肪变性和脂肪贮积为特征的临床病理综合征。包括单纯性脂肪肝、脂肪性肝炎和肝硬化。临床研究显示，肥胖、高脂血症、糖尿病、高血压以及饮食结构和生活方式的改变等，与 NAFLD 的发病密切相关。中医学无脂肪肝病名，根据临床表现可归属于中医的“胁痛”“肝着”“痰浊”“积证”“肥气”等范畴。

NAFLD 的病因多与饮食失节（过食肥甘厚味、饥饱失常），情志郁结，过度肥胖，过于安逸及久病体虚等有关。病机为饮食失节，损伤脾胃，运化失司，清阳不升，浊阴不降，水湿内停，湿聚成痰，郁而化热；内伤七情，特别是郁怒伤肝，思虑伤脾，肝脾不调，气机不畅，导致肝失疏泄，脾失健运，湿热内蕴，痰浊内结，瘀血阻滞，肝、脾、肾三脏功能失调，最终形成湿浊痰瘀互结，痹阻肝络而形成脂肪肝。除痰、湿、瘀这些病理产物外，同时还与机体气血亏虚、肝失调养及肾精亏耗有关。因此，脂肪肝以痰瘀互结为基本病机特点，初病多实，久病多虚实夹杂，病位在肝，涉及肺、脾、肾。

对于 NAFLD 的治疗，张俊富主任认为，中医讲求治病求本，以健脾益气为大法，配合化痰降浊、活血解毒、疏肝解郁法，随证化裁。张主任总结多年临床经验，自拟脂肝消汤剂（本院协议处方）：丹参 15g，大黄 5g，姜黄 12g，泽泻 10g，白术 10g，葛根 10g，鸡骨草 12g，荷叶 10g。用法：水煎 30 分钟，分 2 次早晚服。痰湿较重加苍术、生苡仁、白蔻仁，痰热较重加瓜蒌、贝母，肝火偏盛加草决明、龙胆草、栀子、茵陈，肝肾阴虚加何首乌、女贞子，瘀血阻滞加赤芍、红花、丹皮。脂肝消汤剂应用于临床 10 余年，取得了较好疗效。方中白术、葛根、泽泻、荷叶健脾利湿，鸡骨草、大黄清热解毒，丹参、姜黄活血行气。诸药配合，共具健脾祛湿、清热化瘀之功。另外，对于 NAFLD，药物治疗是一方面，更重要的是改变不良的生活方式和饮食习惯，做到饮食有节，劳逸有度，恬淡虚无，经常运动，才能巩固治疗的效果。

四、自身免疫性肝炎的治疗

近 10 年来，由于临床医师的认识水平和检测技术的提高，自身免疫性肝炎的发病率逐年增高，对该病的研究也越来越多，但中医治疗与研究甚少。由于本病与机体异常免疫密切相关，因此在治疗上，西医仍以激素作为首选药物。虽然在急性期病情可以得到缓解，但长期服药，存在较多严重的副作用，复发率高。中西医结合治疗，以中药滋肾柔肝方联合免疫调节剂（甘草酸二胺、胸腺肽）可以提高疗效。

在多年中医治疗慢性肝炎基础上，张主任认为自身免疫型肝炎有如下发病特点：

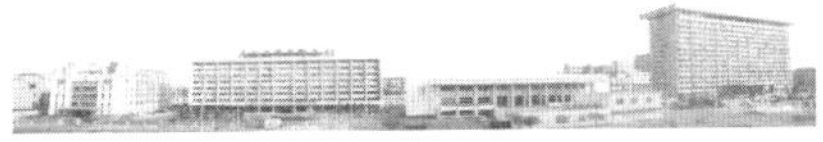

①年龄：多见于双峰期（即青春期和绝经期）；②性别：女性多见，男女比为1∶4～6；③病情隐匿，反复发作，病程较长。

根据中医理论，青春期肾气未充，绝经期肾气渐衰，所以病因上，内因主要为禀赋不足，肾气亏虚，临床表现为肝肾阴虚者为多；外因为感受外邪，尤其是风热毒邪，风热为阳邪，易耗津伤阴。该病女性患者居多，女性多忧善感，易为“七情”所伤，情志不调，肝郁气滞，郁久化热，可进一步加重阴虚的病理变化。又阴虚生内热，风热、虚热相加，化为火邪，灼伤肝络，久病入络，从而造成肝脏损伤。病机上，肝肾禀赋不足是本，湿热瘀毒是标，内外因相互影响，故临床治疗滋补肝肾要贯彻始终。

张主任自拟滋肾柔肝方由生地、山萸肉、女贞子、柴胡、白芍、全蝎、地龙、秦艽、丹参、茜草、豨莶草、鸡血藤、丹皮组成。方中重用生地、山萸肉、女贞子滋补肝肾；柴胡、白芍于阴润之中疏肝解郁，以达“水中疏木”之功；全蝎、地龙、秦艽、丹参、茜草、豨莶草、鸡血藤、丹皮祛风解毒，化瘀通络。诸药合用，共奏滋肾柔肝、凉血化瘀之功。兼湿热加半枝莲、草河车，兼脾虚加山药、党参、黄芪，兼瘀血加赤芍、莪术，兼脾肾阳虚加仙灵脾、巴戟天。

五、肝移植术后胆道并发症的治疗

（一）中医对肝移植术后胆道并发症的认识

肝位于腹部，横膈之下，右胁之内。肝为魂之处，藏血之脏，在体合筋，在五行属木，主动主升。《素问·灵兰秘典论》曰“肝者，将军之官，谋虑出焉”。《素问·六节藏象论》有“肝者，罢极之本，魂之居也”的记载。肝的主要生理功能是主疏泄和主藏血。胆既为六腑，又为奇恒之腑。二者有经脉相连属而互为表里。《灵枢·本输》称“胆者，中精之腑”。胆藏洁净之液，即胆汁。胆汁味苦，色黄绿，由肝之精所化生，汇集于胆，泄于小肠，以助饮食物之消化，是脾胃得以正常运化的主要条件。《东医宝鉴·内景篇·卷之三·胆腑》曰“肝之余气溢入于胆，聚而成精”，是指胆汁的生化来源。胆汁的化生和排泄，由肝的疏泄功能控制和调节。若肝的疏泄功能正常，则胆汁的排泄通畅，脾胃的运化功能健旺；反之，疏泄失常，就会影响胆汁的排泄和分泌。因此，肝与胆在生理上密切相关，病理上互相影响。

张主任认为肝移植大都见于终末期肝病患者，移植前久病、重病，肝的藏血和疏泄功能均有严重障碍，再加上肝移植过程对肝脏的损伤，肝的疏泄功能进一步减退，不仅可影响胆汁的分泌和排泄，出现胁下胀满、疼痛、口苦、纳食不化，甚至出现黄疸等，还由于气机疏通和畅达障碍，形成气机不畅和气机郁结的病理变化。气郁则血流不畅，肝血瘀阻，进而加重了肝失疏泄的病理变化，从而导致胆道并发症的发生和发展。

肝移植患者由于术前疾病的影响，普遍存在正气亏虚、阴阳气血失调的病理基础，再加上手术后大量免疫抑制剂的应用，正气亏虚进一步加重，易罹患各种感染，造成胆汁积热成浊或成石瘀阻在胆道，故正虚也是胆道并发症常见原因之一。

（二）胆道并发症的治疗思路与方法

肝失疏泄和肝血瘀阻是肝移植术后胆道并发症的主要病理基础，所以其治疗大法是疏肝利胆、活血化瘀。常用的药物有柴胡、枳壳、白芍、红花、赤芍、丹参、莪术等。胆是六腑之一，又为奇恒之腑，以通为用，张主任认为通腑泄浊是治疗胆道并发症不可或缺的法则。只有使胆道通畅，胆腑浊邪外泄，胆道并发症才可缓解，常用药物有茵陈、栀子、大黄、郁金、金钱草、海金沙等。根据患者的证候类型，通腑泄浊包括温通和寒通两种。湿热瘀阻的用寒通法，加黄柏、龙胆草；寒湿阻滞的用温通法，加附子、干姜、桂枝。

肝移植患者普遍存在正气亏虚的病理特点，“虚则补之”是理所当然，但必须注意，此类患者不能妄补，因为抗排异的需要，必须抑制机体的免疫功能，所以患者长期服用免疫抑制剂。中药尤其是补益药如黄芪、人参、茯苓、白术、鹿茸、仙灵脾、巴戟天等都有增强机体免疫的作用。如果长期大量服用，势必加剧排异反应，所以必须慎重应用。张主任临床常选用一些平补之品，如女贞子、山萸肉、当归、生地、杜仲等，如必须用人参、黄芪等峻补剂，也只能短暂、间歇使用，中病即止，或者和通腑泄浊药联用。张俊富主任应用“疏肝活血，通腑泄浊”法治疗肝移植术后胆道并发症患者 40 余例，取得一定疗效。

医案选介

一、慢性肝炎

病案 1

王某，男，36 岁，工人。1991 年 6 月 28 日初诊。

主诉与病史：患慢性肝炎 2 年，间断两胁胀痛，乏力，肝功能异常。曾在外院延医屡治，效果不佳。肝功能持续异常，化验 ALT 159.6U，AST 69 U。HBsAg（+），HBcAb（+），血糖 9.94mmol/L。肝穿病理提示：慢性迁延性肝炎伴脂肪变。自觉胸脘痞闷，右胁尤甚，情绪烦躁易怒，口渴，乏力，失眠多梦，尿黄，饮食尚可，大便正常。

查体：形体略胖，皮肤巩膜无黄染，腹软，肝脾肋下未及，舌质红，苔薄白略黄，脉弦缓。

西医诊断：慢性乙型肝炎、糖尿病。

中医诊断：胁痛。

辨证：肝郁气滞，阴血不足。

治法：疏肝解郁，养阴柔肝。

处方：柴胡疏肝散加减。

醋柴胡 10g，醋香附 10g，枳实 10g，杭芍 15g，丹参 10g，郁金 10g，川楝子 10g，元胡 10g，砂仁 6g，枸杞 10g，山药 15g，炒白术 10g，丹皮 10g，栀子 10g，甘草 10g。

每日 1 剂，水煎，早晚温服。7 剂。

二诊：7 月 5 日。服药后诸症悉减，胁胀痞闷消失，守方 7 剂。

三诊：7 月 12 日。烦躁、口渴消失，寐安。继服前方，减枳实、川楝子、元胡等行气止痛药，酌加沙参、麦冬、生地、女贞子、生黄芪以益气养阴。治疗月余，肝功能恢复正常，血糖降至 8.83mmol/L。又守方治疗月余，血糖 5.86mmol/L，ALT、AST 均正常，体重由 71.5 公斤下降至 67.5 公斤。

病案 2

付某，男，54 岁，工人。1984 年 9 月 15 日住院，住院号 135701。

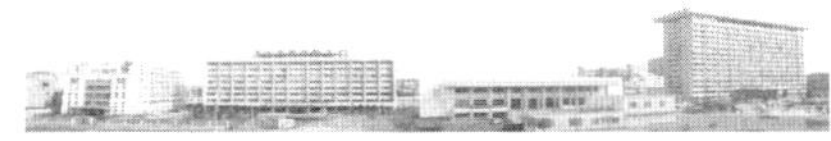

主诉与病史：10 年前患黄疸型肝炎，治愈后未再复发。住院前 5 天突然恶心，厌油，不欲食，胸胁胀满，口干口苦，乏力，尿赤，便秘，继则皮肤巩膜黄染，色鲜明。

查体：神志清楚，心肺（-），腹软，肝大，肋下 3cm，脾未及，舌质红，苔黄厚腻，脉弦滑有力。

辅助检查：肝功能 ALT550U，胆红质 13.6mg%，TTT 13.6U，A/G 3.14/3.35，HBsAg 1∶1024。

西医诊断：慢性乙型肝炎。

中医诊断：黄疸。

辨证：肝胆湿热。

治法：清热利湿。

处方：茵陈 30g，栀子 10g，大黄 10g（后下），柴胡 10g，丹参 15g，郁金 15g，鸡骨草 30g，垂盆草 30g，鸡内金 15g，苍术 10g，白术 10g，泽泻 10g，枳壳 10g，甘草 10g。

每日 1 剂，水煎，分两次温服。7 剂。

二诊：大便通，每日 3 次，恶心、厌油减轻，大黄减量为 6g。14 剂。

三诊：服药 3 周后黄疸明显消退，胆红质 5.9mg，舌苔转薄白。肝穿刺病理提示：肝细胞水样变、气球样变及嗜酸样变，门管区及间质大量炎细胞浸润，肝细胞内胆色素淤积，胆管扩张，小胆管胆栓。继续治疗 2 个月，肝功能恢复正常，肝穿刺病理提示：肝细胞炎性浸润及变性坏死均明显好转，淤胆消失。

病案 3

齐某，男，45 岁，干部。1990 年 2 月 29 日入院，住院号 142561。

主诉与病史：患慢性乙型肝炎 5 年，平素无自觉不适。于入院前 1 月出现倦怠乏力，头晕目涩，腰膝酸软，两胁隐痛，自觉手足心发热，心烦失眠。查肝功能 ALT 170U，TTT 8U，病毒指标 HBsAg 阳性，HBeAg 阳性。

查体：神志清楚，皮肤巩膜无黄染，浅表淋巴结未及，心肺（-），腹软平坦，肝脾未及，腹水征（-），舌红少苔，脉沉细。

西医诊断：慢性乙型肝炎。

中医诊断：胁痛。

辨证：肝肾阴虚。

治法：滋补肝肾，养血柔肝。

处方：一贯煎加减。

沙参 10g，麦冬 10g，生地 10g，熟地 10g，枸杞 10g，当归 10g，川楝子 6g，郁金 10g，酸枣仁 15g，柴胡 10g，白芍 15g，鸡骨草 30g，垂盆草 30g，甘草 10g。

每日 1 剂，水煎，分两次温服，7 剂。

二诊：胁痛、腰酸减轻，仍心烦寐差，加栀子 10g，丹皮 10g。7 剂。

三诊：诸症减轻，继续守方治疗 14 剂后，复查肝功能 ALT 29.3U，AST 24.2U，TTT 16.2U，A/G 42.2/29.0，乙肝病毒指标 HBeAg 转阴，抗 HBeAb 转阳，HBsAg 阳性。

四诊：无不适，原方制成胶囊，巩固治疗 3 月余，调理收功。随访 2 年，未复发。

【按】以上三例患者均诊断为慢性乙型肝炎，但中医辨证不同，治疗方法不同，都取

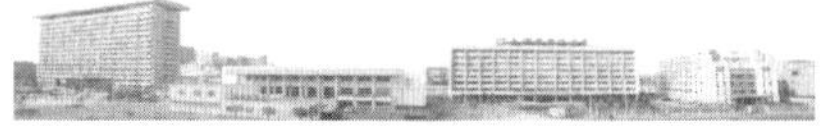

得恢复肝功能、改善临床症状的疗效，说明辨证论治是中医治疗慢性肝炎的根本手段，同病异治是中医辨证论治的特点之一。

二、重症肝炎

病案 1

刘某，男，43 岁，干部。1994 年 2 月 28 日入院，病案号 143463。

主诉与病史：乏力、纳差，恶心呕吐，尿黄半月。化验肝功能：谷丙转氨酶（ALT）541U，胆红素（BIL）125μmol/L。入院后黄疸迅速加深，入院 1 周 BIL 升至 520.9μmol/L，ALT 2628.0U，谷草转氨酶（AST）3206.2U，A/G 38.6/35.7g/L，血凝血酶原时间（PT）50s（正常对照 15.3s），活动度 15%，乙肝指标均阴性，HAV－IgM 阴性，抗 HBeAg 阳性，抗 HBcAg 阳性。食欲锐减，2 两/日，极度乏力，口苦，恶心，便秘，皮肤瘙痒，大便间断颜色变浅。

查体：精神萎靡，巩膜、皮肤重度黄染，呈金黄色，无出血点，心肺无异常，肝上界在锁骨中线第 5 肋间，下界肋缘下未及，脾未及，腹水征（－），舌质红绛，苔黄腻，脉弦滑数。

西医诊断：病毒性肝炎（亚急性重症）。

中医诊断：急黄。

辨证：热毒炽盛。

治法：清热凉血解毒。

处方：自拟解毒益肝汤。

茵陈 60g，栀子 10g，大黄 10g（后下），生地 30g，玄参 15g，赤芍 30g，丹参 10g，丹皮 10g，茜草 15g，郁金 15g，广角粉 3g（冲服），瓜蒌 15g，陈皮 10g，泽泻 10g，车前草 30g。

每日 1 剂，水煎，分两次温服，5 剂。配合西医支持疗法。

二诊：症状如前，守方治疗，5 剂。

三诊：纳食较前稍多，黄疸渐退，BIl 462.8μmol/L，继续守方治疗，10 剂。

四诊：黄疸反跳加深，BIL 上升至 1028.0μmol/L，ALT 81.6U，AST 105.1U。考虑患者阳明腑实较甚，非清热解毒药所及，故加芒硝 10g 冲服，助大黄通腑泄热，荡涤肠胃湿热，以釜底抽薪，重用赤芍 60g 增强清热凉血之功。同时加强的松 20mg，每日 3 次，1 周后逐渐递减，配合静脉输入胎肝悬液及人白蛋白。治疗 1 周，BIL 下降至 463.4μmol/L，血 PT 25s（正常对照 15s），活动度 51%，守方加附子、仙灵脾补肾助阳以化湿。治疗一个半月，肝功能正常，BIL 微量，血 PT 17s（正常对照 15s）。

病案 2

尤某，男，35 岁，干部。1993 年 1 月 3 日入院，病案号 143078。

主诉与病史：患慢性乙型肝炎 1 年，肝功能反复异常。于入院前 10 天无明显诱因恶心呕吐，厌油纳差，口苦，脘腹痞满，腹胀，继则皮肤巩膜黄染，色鲜明，尿黄赤如浓茶水，便溏，每日 3 次，牙龈出血。化验肝功能 ALT 578.4U，AST 162.4U，BIL 226.7μmol/L，A/G 30.6/35.5g/L，HBeAg 18.5，血 PT25s（正常 14s），活动度 34%。一周后 BIL 271.2μmol/L。

查体：精神不振，巩膜皮肤深度黄染，可见肝掌及蜘蛛痣，心肺正常，腹软，肝脾未及，腹水征（++），腹部压痛，轻反跳痛，无肌紧张，舌质暗红，苔白厚腻，脉虚弦滑。

西医诊断：病毒性乙型肝炎（慢性重症）。

中医诊断：黄疸。

辨证：湿热郁毒内阻，正虚邪实。

治法：清热凉血解毒。

处方：自拟解毒益肝汤。

茵陈 30g，栀子 10g，生地 15g，赤芍 30g，丹参 10g，丹皮 10g，茜草 15g，郁金 15g，瓜蒌 15g，陈皮 10g，泽泻 10g，车前草 30g，秦艽 10g，防己 10g，甘草 10g。

每日 1 剂，水煎分两次温服，7 剂。配合西药支持疗法及静滴胎肝悬液，人白蛋白等。

二诊：便溏，神疲乏力，加人参 10g（先煎），仙灵脾 15g，7 剂。

三诊：大便正常，BIL 215. 3μmol/L，血 PT22s（正常对照 14s），活动度 51%。继服原方 14 剂。

四诊：BIL 下降至 78. 4μmol/L，ALT 39. 9U，AST 54. 7U，A/G 43. 2/24. 9g/L，血 PT 18. 7s（正常 15s），继续守方治疗月余，肝功能正常，血 PT 12s（正常对照 10. 8s），遂改医院协定方复方仙灵脾冲剂 2 袋，每日 2 次，冲服。治疗 3 个月，HBeAg 转阴。随访 1 年，肝功能正常。

【按】急性及亚急性重症肝炎属于中医“急黄”“瘟黄”（又称“肝瘟”）范畴，慢性重型肝炎多由慢性肝炎或肝炎后肝硬化发展而来，具有“久病入络”“内结为瘀血”的特点，属于“瘀血黄疸”。中医多分为热毒炽盛、热入心包、痰浊内阻、瘀血发黄、寒湿发黄几型，往往交叉重叠，互相影响，辨证治疗不能拘泥于某证某型，而应全面分析，综合治疗。

三、肝硬化腹水

病案 1

李某，男，50 岁，干部。2007 年 1 月 10 日初诊。

主诉及病史：因发现乙型肝炎肝硬化腹水、糖尿病 10 个月，先后 4 次住院，经保肝利尿、输血浆蛋白及腹水回输、胰岛素降糖治疗，仍腹水不消，遂来门诊。患者尿少，腹胀，乏力，纳可，大便溏，2 次/日。既往饮酒史 20 年。

查体：面色晦暗，形体消瘦，腹胀大如鼓，四肢疲软，舌淡红，苔薄，脉沉缓。

辅助检查：肝功能 A/G 31. 4/31. 8g/L，ALT 34. 7U，AST 50. 4U，γ-GT 83u/L，ALP 183. 0u/L，TBIL30. 15μmol/L，甲胎蛋白 4. 0ng/mL，乙肝 HBV-DNA 1.1×10^{4}；乙肝五项：HBsAg 阳性、抗 HBc 阳性。血常规：WBC 1.8×10^{9}/L，RBC 3.38×10^{12}/L，Hgb 111g/L，PLT 53，N% 51. 1%。B 超提示：肝硬化、大量腹水、脾大。

西医诊断：肝硬化腹水，糖尿病。

中医诊断：鼓胀（水鼓）。

辨证：脾虚气滞湿阻。

治法：健脾益气利水。

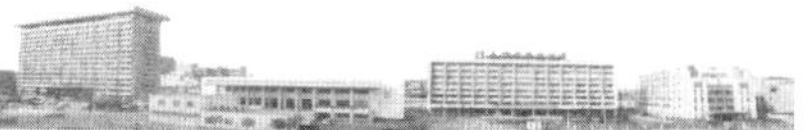

处方：党参30g，生黄芪30g，白术10g，茯苓15g，猪苓15g，泽泻15g，桂枝6g，淫羊藿15g，巴戟天15g，丹参15g，益母草30g，赤芍10g，大腹皮10g，车前草15g，车前子15g，甘草10g。

14剂，每日1剂，分两次服。

二诊：患者尿量较前增多，但仍腹胀大，舌脉同前，原方加葶苈子10g，桑白皮15g，杏仁10g，以开水之上源。

三诊：尿量明显增多，腹胀明显减轻，下肢不肿。B超提示：肝硬化，少量腹水。予原方加生牡蛎30g，鳖甲30g以软坚散结。守方加减用药2个月，腹水消失。

【按】酒食不节，损伤脾胃，运化失司，酒湿浊气蕴聚中焦，壅阻气机，水湿内停，而成鼓胀。久病体虚，本虚标实，治疗应扶正与祛邪兼顾，待正气充足，脾气建运，则腹水自消。

病案2

何某，女，67岁，家庭妇女。2007年2月3日初诊。

主诉：肝硬化病史5年，腹胀、尿少3月余，腹胀大如鼓，伴咳嗽1周。

病史：患者于2002年消瘦，乏力，尿少，化验肝功能异常，抗核抗体1∶400，抗线粒体抗体（+），IgG1980mg/dl。B超提示：肝硬化腹水。诊断：自身免疫性肝炎，原发性胆汁性肝硬化。因肝硬化腹水住院3次，予保肝利尿对症治疗。以后患者腹水反复出现，间断口服保肝利尿剂及中药汤剂等。于2007年2月3日就诊，症见畏寒、咳嗽，咯黄黏痰，微喘1周，伴腹胀，尿少，纳少，便秘，无发热、腹痛。

查体：神志清楚，形体羸瘦，骨消肉脱，极度衰竭，双肺呼吸音粗，未闻及干湿性啰音，偶闻痰鸣，腹部胀大如鼓，腹水征（++++），四肢瘦弱如柴，双下肢无水肿，舌质红，苔薄黄腻，脉细弦滑。

辅助检查：肝功能：A 34.2g/L，G35.6g/L，ALT 33.6U，AST 45.2U、g - GT 428.6u/L，ALP 361.4U，TBIL 16.4μmol/L。肝胆B超提示：肝硬化、大量腹水。

西医诊断：肝硬化腹水，慢性气管炎。

中医诊断：鼓胀，咳喘，虚劳。

辨证：肺热脾虚水停。

治法：清宣肺热，健脾利湿。

处方：炙桑皮15g，炙麻黄5g，杏仁10g，生石膏15g，葶苈子10g，炒莱菔子10g，生大黄5g（后下），大腹皮15g，茯苓15g，猪苓15g，白术15g，泽泻15g，太子参15g，车前子20g（包煎），甘草10g。

水煎服，每日1剂，早晚分服，5剂。配合西药利尿剂安体舒通60mg，每日两次，呋塞米20mg，每日两次。

二诊：咳嗽减轻，咯少量白痰，无喘憋，大便通，尿量明显增多，腹胀明显减轻，继续原方减去生大黄、生石膏、炙麻黄、葶苈子，重用太子参30g扶助正气，加减化裁，调理月余，患者腹水基本消失，饮食增加，症状缓解。

【按】肝硬化腹水多因脾虚不运水湿，健脾利水虽然是主要的治疗方法，但对于顽固腹水，少佐瓜蒌、麻黄、杏仁、桑皮、葶苈子等清宣肺热、泻肺降气之品，能起到清上通

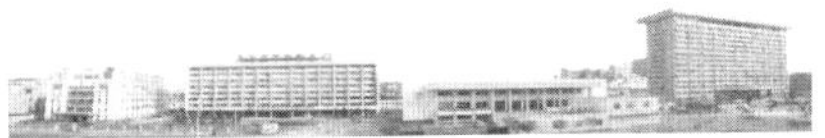

下、泻上利下的作用。

四、自身免疫性肝病

病案 1

马某，女，54 岁，职员。2005 年 8 月 19 日初诊。

主诉及病史：发现自身免疫性肝炎 3 月，曾因肝功能异常、黄疸住院治疗，经保肝、调节免疫治疗，病情一度好转。出院后 1 月余，病情复发。于 2005 年 8 月 19 日再次就诊，症见：虚烦不眠，急躁易怒，腰酸乏力，口苦口干，尿黄，大便正常。

查体：形体消瘦，巩膜轻度黄染，未见蜘蛛痣，可见肝掌，腹软，肝脾肋下未触及，肝区叩击痛（-），舌红少津，脉沉细数。

辅助检查：肝功能 ALT 45.6U/L，AST 65.26U/L，GGT 110U/L，ALP 150U/L，TBIL 42.76μmmol/L，DBIL 10.25μmmol/L。ANA（+）。腹部 B 超：肝实质损伤，胆囊多发结石，胆囊炎。

西医诊断：自身免疫性肝炎。

中医诊断：虚劳。

辨证：阴虚火旺。

治法：滋阴降火。

处方：知柏地黄汤加减。

生地 15g，丹皮 10g，泽泻 10g，山茱萸 10g，女贞子 15g，知母 10g，黄柏 10g，赤芍 15g。

水煎服，每日 1 剂，早晚分服，7 剂。

二诊：夜寐转安，仍口干，纳食稍减，进食后腹胀，脉细。原方加当归 10g，青蒿 15g，黄芩 15g，鸡内金 10g，7 剂。

三诊：口干缓解，舌红苔薄白，脉细。停黄芩，加麦冬 10g。调养 2 周，诸症缓解，复查肝功能：ALT 20.2U/L，AST 31U/L，GGT73U/L，ALP 82U/L，TBIL 21.96μmmol/L，DBIL 14.43μmmol/L.。后以知柏地黄汤、加味逍遥散加减化裁治疗 3 个月，病情稳定。随访 1 年，肝功能正常。

【按】自身免疫性肝病多见于中年以上女性，病情隐匿，反复发作，临床表现以肝肾阴虚者为多，又因女性多忧善感，易为“七情”所伤，肝气郁结，郁久化热，进一步加重阴虚，致阴虚阳亢，故以知柏地黄汤补肝肾，泻相火。阴阳平衡，诸症自消。

五、黄疸

董某，女，61 岁，工人。2005 年 7 月 21 日初诊。

主诉及病史：发现自身免疫性肝炎重叠原发性胆汁性肝硬化 4 年。4 年间因黄疸、腹水、上消化道出血、肝功能反复异常多次住院治疗。于 2005 年 7 月 21 日因身、目、尿黄 3 个月就诊，症见身目黄染、黄色晦暗、皮肤瘙痒、倦怠乏力、纳差、尿黄、大便正常。

查体：形体消瘦，皮肤巩膜中度黄染，未见蜘蛛痣，可见肝掌，腹软，肝肋下未触及，脾肋下 3cm。舌暗红，苔薄白滑，脉沉弦滑。

辅助检查：肝功能 ALT 56U/L，GGT 473U/L，ALP 391U/L，TBIL 133μmmol/L，DBIL 83.9μmmol/L，ALB 25.7g/L，GLB 43.5g/L。腹部 B 超：肝硬化、脾大。ANA

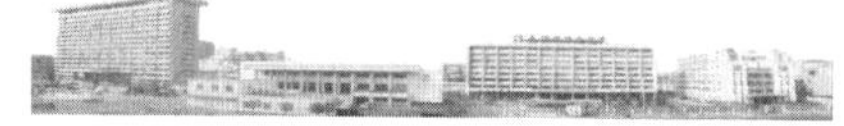

（+），AMA（+）。

西医诊断：自身免疫性肝炎，原发性胆汁性肝硬化重叠综合征。

中医诊断：黄疸（阴黄）。

辨证：脾虚寒湿兼血瘀。

治法：温阳健脾，祛湿活血。

处方：茵陈 30g，附子 10g，肉桂 6g，干姜 6g，茯苓 15g，鸡内金 10g，郁金 10g，炒白术 10g，地肤子 15g，汉防己 15g，秦艽 30g，丹参 15g，生地 15g，半枝莲 30g，赤芍 30g，当归 10g。

水煎服，每日 1 剂，早晚分服，7 剂。

二诊：皮肤瘙痒好转。原方续服 7 剂。

三诊：身目黄染、尿黄减轻，诉乏力，纳食少。复查肝功能：ALT 35.4U/L，AST 65U/L，GGT 498U/L，ALP 462U/L，TBIL 63.68μmmol/L，ALB 30.5g/L，GLB 41.7g/L。原方去地肤子、汉防己，加苦参 10g，莪术 10g，仙灵脾 15g，巴戟天 10g，14 剂。

四诊：身目黄染、尿黄减退。原方去附子、肉桂、干姜，加地龙 20g 活血通络。调服 1 个月，诸症明显缓解。复查肝功能：ALT 28.2U/L，AST 54.3U/L，GGT 485U/L，ALP 342U/L，TBIL 53.1μmmol/L，ALB 30.5g/L，GLB 41.7g/L。继以健脾活血之法调治。随访至今，病情稳定。

【按】如果黄疸较深，颜色晦暗或颜色尚鲜明，用清热解毒凉血药黄疸仍不退，或消退缓慢，应考虑湿热留恋，气机郁滞，佐以附子、干姜、仙灵脾、巴戟天等，其目的并不在运用温药温补阳气，而在于助阳化湿，通利小便，气机宣通，水道通调，则湿邪可以从小便而去，黄疸自然消退。

六、肝癌

董某，女，45 岁，家庭妇女。2009 年 3 月 6 日入院，住院号 195610。

主诉：自觉乏力，肝区不适。

病史：发现乙肝病毒“小三阳”10 余年，有乙肝家族史，2008 年 8 月化验肝功能异常，乙肝病毒高复制，肝穿病理提示 G3－4，S3－4，故口服贺普丁抗病毒治疗。2 个月后肝功能恢复正常，HBV－DNA $<10^3$，以后定期复查乙肝相关指标。2009 年 3 月上腹部 B 超发现肝右叶占位，2.2cm×2.0cm，化验肝功能正常，甲胎蛋白 467ng/ml，乙肝病毒 HBsAg（+），抗 HBs（－），HBeAg（－），抗 Hbe（+），抗 HBc（+），HBV－DNA $<10^3$。

查体：舌胖，边有齿痕，质暗红，舌苔薄白，脉弦缓。

西医诊断：肝癌（乙肝后肝癌）。

辨证：肝郁脾虚，湿热瘀毒。

治法：益气扶正，化瘀解毒。

处方：柴胡 10g，瓜蒌 15g，生黄芪 15g，茯苓 15g，生苡仁 30g，党参 15g，生牡蛎 30g（先煎），炙鳖甲 30g（先煎），白花蛇舌草 30g，重楼 30g，半边莲 30g，莪术 15g，贝母 10g，玄参 15g，山楂 15g，甘草 10g。

水煎服，每日 1 剂，7 剂。同时行 B 超引导下无水乙醇介入治疗，每周 1 次，共治疗

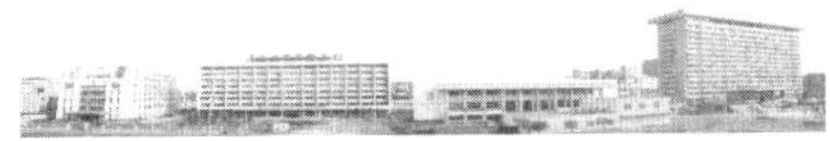

4 次。

二诊：无水乙醇介入治疗后轻度低热，无其他不适，守方继服。

三诊：治疗 4 周后复查 B 超，癌肿消失，甲胎蛋白恢复正常，为 11.2ng/ml。以后继续服中药汤剂，每 3 个月监测甲胎蛋白、肝功能、腹部 B 超等指标。随访 1 年，肝功能正常，甲胎蛋白 16.29ng/ml，腹部 B 超未提示占位性病变。

【按】肝癌的病机多为“本虚标实”，脏腑气血亏虚为本，痰、湿、瘀、毒互结为标。张主任认为，从肝病到肝癌的根本变化环节是脾虚气滞，脾虚可能是癌变的关键，所以在治疗上以益气健脾扶正治本。其依据是《金匮要略》开篇提出的“见肝之病，知肝传脾，当先实脾。”选用黄芪、党参、白术、茯苓等提高机体的免疫力；重楼、白花蛇舌草、半边莲、虎杖等清热解毒，祛除邪气；玄参、贝母、莪术、山楂等化痰活血。诸药合用，祛除病理产物以消散肿瘤。

七、肝移植术后胆道并发症

病案 1

徐某，男，45 岁，天津市人，工人。2001 年 3 月 11 日初诊。

主诉及病史：患者 3 个月前因乙型肝炎肝硬化、肝功能衰竭在天津某医院行肝移植术，手术顺利，术后很快恢复。3 月初开始尿黄，口苦，纳差，黄疸逐渐加深。化验肝功能提示：ALT 76U，AST 81U，胆红素 316μmon/L，直接胆红素 198 μmon/L，ALP 765U/L，GGT 851U/L。于原手术医院行核磁共振等检查，提示胆道并发症。

查体：身目黄染，黄疸较深，黄色鲜明，舌质红，苔薄黄腻，脉弦滑。

西医诊断：肝移植术后胆道并发症。

中医诊断：黄疸（阳黄）。

辨证：湿热瘀阻，胆汁淤积。

治法：活血化瘀，清热利湿。

处方：茵陈 30g，炒栀子 10g，大黄 10g，龙胆草 10g，柴胡 10g，赤芍 30g，红花 15g，丹参 30g，白术 10g，半夏 10g，生地 30g，鸡内金 10g，生甘草 10g，海金沙 15g，金钱草 30g。

水煎服，每日 1 剂，7 剂。

二诊：自觉口苦减轻，食纳略增，黄疸渐退，舌质红，苔白，脉弦滑。原方加王不留行 15g，车前草、车前子各 10g，再服 7 剂。

三诊：纳可，身目黄染减轻，以上方略施加减。

治疗两个月，肝功能正常，黄疸消退，症状消失。随访迄今，患者除按常规服抗排异药、抗 HBV 药外，未再服任何药物，胜任日常工作。

病案 2

池某，男，41 岁，温州市人，医生。2003 年 4 月初诊。

主诉及病史：患者因乙型肝炎肝硬化失代偿肝功能衰竭，于 2002 年 10 月初行肝移植手术，术后恢复较好。于今年 1 月开始纳差，尿黄，乏力，腹胀，黄疸逐渐加深。两个月前开始腹泻，每日排 10～20 次稀水样便，体力逐渐下降，形体消瘦，乏力加重，来诊时由家人搀扶，语音低微，胆道 T 型管引流不畅，经常有絮状物流出，有时能从 T 型管引流出泥沙样物。

查体：身目黄染，黄色晦暗，舌质暗红，苔薄白，脉细弱。

辅助检查：肝功能 ALT 192U，AST 185U，总胆红素 429.5μmoL/L，直接胆红素 318μmoL/L，ALP 865U，GGT 965U。

西医诊断：肝移植术后胆道并发症。

中医诊断：黄疸（阴黄）。

辨证：寒湿凝滞，气滞血瘀。

治法：温阳健脾，化湿止泻。

处方：党参 30g，白术 15g，茯苓 15g，制附子（先煎）10g，干姜 10g，茵陈 30g，车前 30g，鸡内金 10g，炒陈皮 10g，黄连 6g，补骨脂 10g，肉豆蔻 10g，甘草各 10g。

水煎服，每日 1 剂，7 剂。

二诊：腹泻明显好转，每日大便 2～3 次，食欲增加，体力渐增，能自己来院就诊，但黄疸不见消退，胆道 T 型管引流不畅，胆汁黏稠，伴有絮状物，巩膜、皮肤深度黄染，颜色晦暗，舌质暗，苔白，脉虚弦。处方如下：

茵陈 50g（先煎），附子 10g，桂枝 10g，金钱草 30g，海金沙 15g，红花 15g，丹参 15g，白术 10g，王不留行 15g，白芥子 10g，熟地 15g，砂仁 10g，鹿角霜 30g，郁金 10g，防风 10g，甘草 10g。

每日 1 剂，并配合四神丸，每日两次，每日 1 袋。上方化裁连服 3 个月，黄疸消退，无明显自觉症状，带药回原籍。经随访，患者已恢复工作。

【按】中医认为胆为六腑之一，又为奇恒之腑，以通为用，所以通腑泄浊是治疗胆道并发症的主要治疗法则。只有使胆道通畅，胆腑浊邪外泄，胆道并发症才可缓解，常用药物有茵陈、栀子、大黄、郁金、金钱草、海金沙。根据患者的证候类型，通腑泄浊包括“温通”和“寒通”两种。湿热瘀阻的用寒通法，加黄柏、龙胆草；寒湿阻滞的用温通法，可加附子、干姜、桂枝。

论　　著

论文

［1］张俊富，崔丽安，苑淑芳．慢性肝病虚证若干指标观变．天津中医，1985（2）：10－12.

［2］张俊富，王培生，韩康玲，等．肝炎灵对慢性乙型肝炎 HBV 指标影响．天津医药，1985，13（4）：237－238.

［3］张俊富，王培生，韩康玲，等．肝炎灵对慢性活动性肝炎患者乙型肝炎病毒的疗效分析．中医杂志，1985（4）：237－238.

［4］崔丽安，张俊富．病毒性肝炎重度黄疸的辨证论治．天津中医，1986，11（1）：8－10.

［5］张俊富，谷济生，王培生，等．蜂芪乙肝片治疗慢性乙型肝炎 57 例．天津中医，1988，5（6）：7－8.

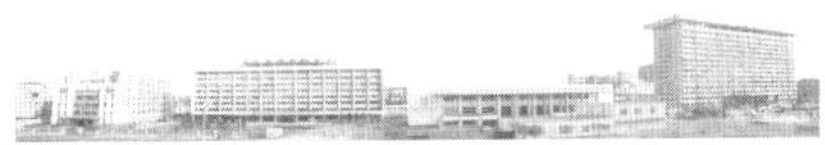

［6］张俊富，崔丽安，黄越，等．慢性乙型肝炎中医辨证分型与乙肝病毒复制指标的关系．中医杂志，1989，(12)：25－26.

［7］张俊富，崔丽安，苑淑芳，等．辨证分型治疗 HBV 复制指标阳性慢性乙型肝炎 250 例疗效分析．天津中医，1990，(4)：26－28.

［8］张俊富，崔丽安，王培生．慢性肝炎及肝硬化辨证分型与内分泌激素关系的探讨．中西医结合杂志，1991，11（3)：147－149.

［9］张俊富，崔丽安，苑淑芳，等．活血化瘀益气软坚法治疗肝炎后肝硬化临床观察．中西医结合肝病杂志，1992，2（2)：17－18.

［10］张俊富，崔丽安，苑淑芳．乙肝 1 号治疗慢性乙型肝炎的临床研究．中医杂志，1993，34（11)：673－675.

［11］崔丽安，张俊富．解毒益肝汤为主治疗病毒性肝炎重度黄疸型 44 例．中西医结合肝病杂志，1994，4（2)：26－27.

［12］张俊富，崔丽安，谷济生．解毒益肝汤为主治疗重症肝炎 20 例疗效分析．天津中医，1994，11（5)：4－5.

［13］张俊富，谷济生，崔丽安．慢肝宁胶囊治疗慢性活动性乙型肝炎 154 例疗效分析．天津中医，1994，11（6)：1－3.

［14］崔丽安，张俊富．慢性肝炎湿热、肝郁、脾虚型与肝脏病理学关系的研究．天津中医，1994，11（6)：7－8.

［15］苑淑芳，张俊富．乙型肝炎 pre－S2 与中医分型的关系．天津中医，1994，11（6)：9－10.

［16］张俊富，崔丽安，苑淑芳，等．肝炎灵治疗慢性乙型肝炎的疗效．天津中医，1995，12（4)：10－12.

［17］张俊富．谷济生主任治疗慢性乙型肝炎的经验．天津中医，1995，12（1)：1－3.

［18］张俊富，崔丽安．慢性肝炎及肝硬化辨证分型与血清肝纤维化关系的研究．中西医结合肝病杂志，1995，5（4)：10－11.

［19］崔丽安，张俊富．柴胡冲剂治疗病毒性肝炎及对血清 HA 的影响．天津中医，1996，13（2)：20－22.

［20］张俊富，崔丽安，苑淑芳．乙肝养阴活血冲剂抗肝纤维化的临床观察．天津中医，1996，13（3)：14－15.

［21］张俊富，崔丽安，苑淑芳．活血化瘀法治疗慢性乙型肝炎 264 例临床观察．上海中药杂志，1996，31（12)：15－17.

［22］崔丽安，张俊富，苑淑芳．柴胡冲剂治疗慢性肝炎肝硬化 43 例临床观察．天津中医，1997，14（3)：97－98.

［23］崔丽安，张俊富，陆伟，等．从慢性肝病胃黏膜的改变探讨中医“肝病传脾”理论的意义．中西医结合肝病杂志，1997，7（4)：201－203.

［24］苑淑芳，张俊富．病毒性肝炎肝硬化中医分型与肝癌血清学指标的关系．天津中医，1997，14（3)：102－104.

［25］崔丽安，温玉焕，张俊富，等．慢性肝炎患者中医辨证分型与外周血 T－淋巴

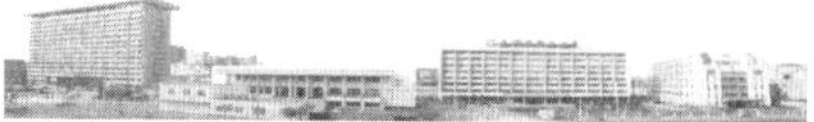

细胞亚群及可溶性白细胞介素Ⅱ受体的关系．中医杂志，1998，39（8）：488－489.

［26］苑淑芳，张俊富，崔丽安，等．抗纤软坚冲剂抗肝纤维化的临床研究．中西医结合肝病杂志，1999，(4)：33－34.

［27］施伯安，张俊富，崔丽安，等．复方仙灵脾冲剂和抗乙肝免疫核糖核酸治疗慢性乙型肝炎30例疗效观察．天津中医，2000，17（4）：7－8.

［28］程镭，崔丽安，张俊富．肝硬化食道静脉曲张与中医血瘀证的内在研究．天津中医，2000，17（5）：9－11.

［29］崔丽安，张俊富．从慢性肝炎、肝硬化出血倾向探讨中医“肝藏血”“脾统血”理论的意义．中西医结合肝病杂志，2002，12（1）：48－49.

［30］毕青、张俊富、崔丽安．抗纤软坚冲剂对转化生长因子β1及其受体的影响．临床肝胆病杂志，2002，18（3）：181－182.

［31］崔丽安，张俊富．安肝珠胶囊治疗慢性病毒性肝炎200例．上海中药杂志，2002，36（11）：17.

［32］崔丽安，邵凤珍，张俊富．补肾药对复合免疫损伤大鼠肝纤维化转化生长因子β1及其受体的影响．河北中医，2003，25（11）：878－880.

［33］邵凤珍，张俊富，崔丽安．滋肾柔肝活血法联合免疫调节剂治疗自身免疫性肝炎临床疗效评价．中西医结合肝病杂志，2005，15（4）：202－203.

［34］崔丽安，施伯安，张俊富，等．慢肝宁胶囊对慢性乙型肝炎患者内分泌激素的影响．中西医结合肝病杂志，2005，15（5）：272－273.

［35］崔丽安，张俊富，邵凤珍．慢性肝炎中医分型与客观化指标关系的探讨．山东中医杂志，2006，25（1）：23－26.

【整理者】

崔丽安　女，1958年生，主任医师。现就职于天津中医药大学第一附属医院肝胆科，从事中西医结合研究和治疗慢性肝病工作。1982～2002年在天津市第一医院肝病研究所工作，师承张俊富主任。

齐红梅　女，1970年生，主任医师，天津市第一医院康复科主任。全国第五批老中医药专家学术经验继承人。

柴霞　女，1972年生，医学硕士、副主任医师，现在天津市第一医院急诊科工作。全国第五批老中医药专家学术经验继承人。

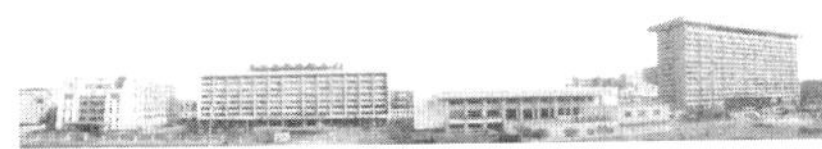

李　慧　吉

名家传略

一、名家简介

李慧吉，男，汉族，祖籍浙江，1940 年生于天津市，天津中医药大学教授、博士生导师。擅长中医基础理论、中医病因证候学及心身医学（Psychosomatic Medicine）研究。历任林业部大兴安岭林管局中心医院中医科主任，天津中医学院（现天津中医药大学，下同）第二附属医院急症科（急症研究室）主任，天津中医学院中医系主任，天津中医学院中医研究所所长等职。是天津市政府授衔专家（中医心身医学），享受国务院政府特殊津贴。兼任中国中西医结合学会心身医学专业委员会主任委员，中华医学会心身医学学会常务委员，天津市中医药学会终身理事，天津市中西医结合学会理事，天津市中西医结合学会心身疾病专业委员会主任委员等职。多年担任国家自然科学基金，北京市、天津市及河北省自然科学基金项目评审专家。曾多次应邀赴加拿大、马来西亚等国讲学，讲授中医基础理论及心身医学，现为加拿大中医针灸学会荣誉委员。

二、业医简史

李慧吉教授 1963 年毕业于天津中医学院医疗专业本科，先后在林业部内蒙古林管局中心医院、林业部大兴安岭林管局中心医院、天津中医学院第二附属医院等大型综合性医院从事中医内科、西医内科、中西医结合内科、急症科等临床工作。上世纪 80 年代中期调入天津中医学院中医系，后调至中医研究所，主要从事科研、教学工作，历经中医、西医、急症等不同学科的实践锻炼，接触并汲取了具有丰富实践经验和深厚理论造诣的中医、西医、西学中医生的学术思想和经验，基本掌握了中西医两套本领。在中西医两种学术体系的比较学习和实践中，一方面体验了中西医学术体系的优势和不足，力求运用中医学术思想和理论来弥补西医的不足，另一方面探索运用现代科学、现代医学手段对中医理论和实践经验进行诠释、应用和发展，逐渐形成了“全面继承，科学创新，有所发扬”的学术理念，明确了基础研究的方向和领域（病因、病机、证候学、心身医学等），并坚持学习多学科知识，特别是现代科学方法，以保证学术研究的科学性和持久性。

三、主要贡献

（一）率先开展病因病机证候的基础（实验）研究

李慧吉教授自上世纪 80 年代开始在国内率先开展中医病因病机证候的系统实验研究。他根据中医病因学既承认致病的客观因素，更注重从证候表现探求病因的“审证求因”

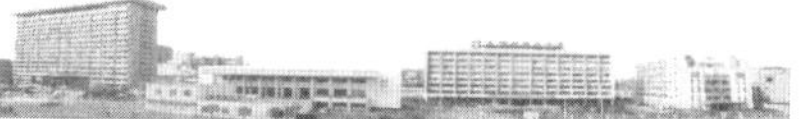

特点，采用模拟病因“以因定证”“药物反证病因”“审证求因”等方法，制作了能反映基本病机的基本证候动物模型（如湿证、气机失调证等）和基本证候与疾病相结合的病证结合模型（如应激性溃疡气机失调证大鼠模型、实验性糖尿病气机失调证大鼠模型、支气管哮喘气机失调证豚鼠模型等），并对动物模型进行多层次多领域的宏观、微观观察与现代指标检测、中药干预及证候反证、理论分析总结。这在一定程度上揭示了基本病机基本证候的现代科学基础，为中医病因病机证候研究奠定了基础，积累了经验。

（二）倡导“基本病机”研究，认为“基本病机”是病因病机证候现代研究的切入点

病机即病理，基本病机是病机中最基本、最基础的层次，它包括：①概括证候性质的“阴阳失调”而形成的寒、热、寒热错杂等证；②概括邪正情况“邪正盛衰”的虚、实、虚实错杂等证；③概括气机运行升降失常的气滞、气逆、气结、气消、气陷、气脱等证；④概括气血津液失常的气虚、血虚、血瘀、血寒、血热、痰湿、水肿、津枯液燥等证。临床具体证候都是由这些基本病机加上疾病的部位共同组成的，即包括了疾病的部位、性质、病因、邪正对比等内容。基本病机反映机体某个方面最基本的病理，因此可作为现代研究的切入点，进而探讨基本病机与现代学科的相关联系，成为中医学现代研究和发展的一个重要方向和领域。

提倡“基本病机”研究对充实、发展辨证论治的理论和实践具有重要意义。辨证论治作为中医学术的一大特色和优势，在病位、病性、病因、邪正情况等方面注重对疾病证候的分析，突出个性。而提倡“基本病机”是突出辨证论治的另一方面，即对疾病证候的综合，突出共性。因此用“基本病机”可以寻找、归纳多种证候和疾病的共性，从而为治疗常规的建立、药物研发和基础研究提供依据。

提倡“基本病机”研究，对急症的辨证论治也具有指导作用。李教授在急症科工作期间，针对急症“危”“急”和不宜常规辨证用药的特点，创立了以虚实为纲，以扶正、祛邪为首要方法的中医急症辨证原则，即对急症患者先辨虚实：正气尚存，未见衰竭者，以祛邪为主（如清热、解毒、攻下、发汗、温里、破结等）；如正气已衰，已见衰竭者，则以扶正为主（回阳救逆、强心、补气补血等），待急症缓解后再以常规辨证论治。

（三）倡导“形神合一”“心身相关”的思想和理论，创建具有中西医结合特征的心身医学学科体系

李慧吉教授与天津市中医药研究院武成主任医师共同致力于心身医学和心身疾病的基础与临床研究，在本市创建了具有中医西医心理等多学科结合特征的心身医学学科体系。心身医学是指从躯体、心理相互联系、相互影响，即“心身相关”的基本理论出发，对待人类健康和疾病问题的综合一整体医学学科。心身疾病是一类精神躯体性疾病，是精神心理因素在其发生发展中起重要作用的躯体疾病。心身医学不仅以心身疾病的诊治和研究为目的，而且涉及对人类心身健康观念的根本改革，体现了从目前单纯生物医学模式向生物—心理—社会医学模式的转变。

李教授从中医病因病机证候领域，提出心身疾病的“双核心”理论，即心身疾病的核心病机是以气逆、气滞为主的“气机失调”和由此而产生的瘀血、痰结、寒热结聚等合而为病，心身疾病的核心证候是“气机失调证”，该证候存在于心身疾病的全过程。他针对核心病机，提出心身疾病的治疗原则是理气、降逆、散结。经天津市卫生局批准，在

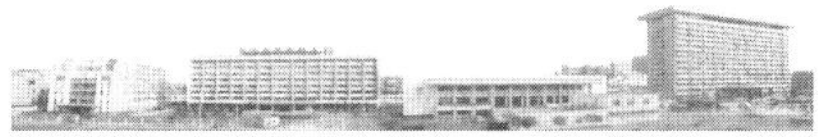

天津市中医药研究院附属医院生产了复方中药“心身1－5号”和“心舒1－2号”系列院制剂用于临床。以上病机、治则理论经实验研究证实：气机失调证与神经－内分泌－免疫网络调节功能密切相关，具有理气降逆散结功能的“心身1－5号”和“心舒1－2号”有良好的调节神经内分泌免疫网络功能的药效学效应。

他还在本市率先组建了天津市中医药研究院心身疾病研究所和天津市中医药研究院附属医院心身疾病科，开展心身疾病的临床和研究工作。

李慧吉教授共培养中医基础和心身医学专业方向硕士、博士生30余名，由他倡导并担任主任委员的中国中西医结合学会心身医学专业委员会（二级学会，1996年）和天津市中西医结合学会心身疾病专业委员会（1994年），在全国组织开展了心身医学的多学科研究和普及工作。

李慧吉教授的科研获奖情况如下表：

获奖项目名称	获奖年度	类别	完成人排序
消化性溃疡心身相关病证结合的临床与实验研究	1994	天津市卫生局科技进步二等奖	1
	1997	天津市科技进步三等奖	1
应激性高血压大鼠心身相关的实验研究	1997	天津市卫生局科技进步三等奖	1
应激与支气管哮喘相关性的实验研究	1998	天津市卫生局科技进步三等奖	2
心理防御机制对2型糖尿病患者血糖的影响	2005	天津市卫生局科技进步三等奖	1
心身疾病心身相关的神经内分泌免疫网络机制及复方中药干预的研究	2005	中国中西医结合学会科技三等奖	1
情志（心理因素）致病的心身相关机制及复方中药干预的研究	2006	天津市科技进步三等奖	1

学术思想

李慧吉教授经过长期的医疗、教学、科研实践，并与现代医学多学科进行对比、结合研究，主要有以下学术观点：

一、在战略上中医学的自身发展与多学科介入研究并行

李教授认为，当代学者既要全面地继承与保持中医的学术思想、理论体系、临床经验，并按照其自身规律不断发展，也要从现代医学、生物学、数学等自然科学和哲学、心理学等人文科学等多角度对中医理论体系和实践方法进行分析、验证、诠释和评价，目的是挖掘并总结出具有现代指导意义的理论、观念、方法，并揭示其现代科学内涵。

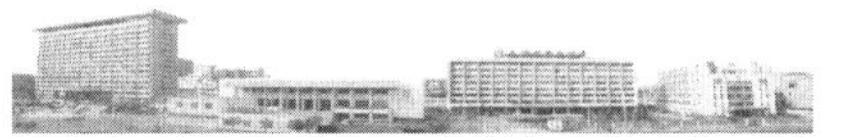

二、根据中医学术特点，选择现代研究的切入点——基本病机

(一) 基本病机是中医病机最基础、最基本的层次

中医学理论整体上具有自然科学、人文科学等多学科交织综合和现代科学“复杂巨系统”的特征，由无数个小系统交叉叠加而成。中医学的每一个概念都是一个小的“巨系统”，都包含有多层次多领域的内容。比如“证候”就包含了病位、病性、病因和邪正对比等多层次多领域内容。因此中医的某个概念、某个理论不能与具有“系统论”特征的现代自然科学概念简单对应。

基本病机包括阴阳失调所致的寒、热（火）、寒热错杂、寒热真假、阴虚、阳虚，邪正盛衰所致的虚、实、虚实错杂、虚实真假，升降失常所致的气滞、气逆、气陷、气脱、气结，气血津液失常所致的气虚、血虚、血热、血寒、血瘀、湿、燥、风等。中医基本病机，类似现代医学的病理生理层次，蕴藏着丰富的现代科学内涵，是中医现代研究的切入点，对注重个性，注重分析的中医辨证论治理论和实践是不可缺少的基础和依据。

(二) 基本病机理论对急症辨证论治具有指导作用

急症因其病情紧急、危重，治疗手段、给药途径和剂型也需快捷，不同于常规的辨证论治。因此，急症的辨证原则是“先辨虚实”：如正气尚存，无明显衰竭情况时，以“祛邪为主，审其病性”，即审其基本病机寒、热、湿、燥、瘀、实等，投以清热解毒、辛温或辛凉开窍、攻下、逐水、涌吐等相应药物；若正气已衰，出现衰竭情况时，则以扶正为主，审其邪正对比情况而投以回阳、敛阴、救逆、固脱等相应药物。待其急症缓解再予常规辨证论治。

(三) 基本病机彰显了不同病证在证候上的共性

基本病机在大多数情况下贯穿病证的始终。诸如不同心身疾病具有共同的基本病机(气机失调)，李教授称之为“核心病机”。正因为如此，临床上对某些疾病的治疗常规、药物开发等，基本病机就是关键依据。

此外，基本病机（核心病机）虽贯穿病证的始终，但随着病情变化和治疗进行，有时占主导地位，有时居次要地位（比如由“气滞”逐渐发展为“虚中挟郁”)，这就需要在临床上牢牢把握辨证论治，在基本病机辨证基础上再予多次辨证。

三、基础研究的思路和方法

李教授运用生理学和心理学相结合的方法，通过动物实验研究，探讨中医病因病机证候相互关系、现代科学内涵及中药干预的效应，亦为中医基础的现代研究积累了资料。

实验研究包括四个重要环节：

(一) 动物模型的制作

在实验研究中很难造出完全符合中医某一具体证候特征（包括病因、病位、病性和邪正情况等）的动物模型，于是课题研究人员采取了模拟病因的方法，以标准的实验级动物（大鼠为主）为造模对象模拟病因，“以因定证”制作了能体现基本病机、基本证候的动物模型，将病、证造模方法叠加，制作病证结合的动物模型。例如：以高湿恒温造模箱，模拟外湿病因制作了大鼠湿证（外湿）模型。高湿恒温造模箱加高脂饮食模拟内湿，制作了内外湿合邪的湿证模型。以旋转、限制、拥挤等多种应激方法制作了大鼠气机失调证模型。改良睡眠剥夺方法，采用以“独站水台”为心理应激，制作了气机失调证的动

物模型。以束缚水浸方法，制作了消化性溃疡（病）气机失调证的病证结合模型。以连续足底电击模拟情志刺激制作了高血压气机失调证病证结合的大鼠模型。以高脂饮食（猪油、胆碱、蛋黄粉、玉米面混合）饲料喂养并加用电刺激箱进行足底电击制作了冠心病气机失调证病证结合的大鼠模型。给实验豚鼠小量雾化吸入卵蛋白，在其呼吸道脆弱状态下，再放入电击箱中进行足底电击，制成支气管哮喘气机失调证病证结合豚鼠模型。以大鼠尾静脉注射链脲佐菌素30mg/kg，1次/日，连续2天，并加高脂饮食，待30天后给予光、电刺激（或给予限制、旋转、拥挤等刺激方法），制成糖尿病气机失调证病证结合的大鼠模型。

（二）药物反证与治疗

针对动物模型的病证特征，采用在临床上确有疗效的方药，核算好剂量，选择合适的剂型和给药途径（一般为煎剂口服，给药时间可以在造模后或造模前）。给药的目的一个是对动物模型病证特征的反证，另一个则是验证探讨药物治疗的效果和作用机理。

（三）实验指标的选择、观察和数据的计算处理

实验指标的选择和检测，一方面是验证动物模型的病证特征确切可信，另一方面是揭示动物模型病证特征形成的具体过程（机制）和药物干预治疗的效果、途径。

实验指标包括宏观和微观指标。宏观指标主要包括模型的外观、精神、动态、反应、体温、二便、饮食、舌质舌苔、排泄物等最能体现中医证候的宏观表现，是确定中医证候的主要依据。微观指标主要围绕动物模型的“病”选择，涉及病理、生化、免疫等多领域，器官、组织、细胞、分子等多层次。

对实验中得到的数据要选择适当方法做好统计学处理，特别是流行病学调查研究的统计学处理更要设计周密、方法恰当、计算准确，以使结果可信。

（四）实验结果的分析

每项实验在经过动物模型制作，观察指标的选择、检测及必要的统计学计算处理后，便得到了某个模型动物的“证候”（或病证结合）特征和相对应的现代科学指标（如病理学、生物化学等）。这种相对应的指标也可称为证候与某些现代科学内容的相关性，即可视为中医证候的现代科学基础，可以作为实验研究的核心理论成果加以总结、分析和延伸。

鉴于中医理论具有“复杂巨系统”的特征，即便是基本病机、基本证候也包含了现代病理生理学多领域、多层次的科学内含，因此某一个实验结果所显现的该证候与它的现代科学内容具有相关性，但不具有特异性。需反复多次的实验积累，使其愈加科学客观。

四、倡导“心（心理）身（躯体）相关”的健康疾病观

李教授继承发扬中医学“形神若一”理论，与天津市中医药研究院武成主任医师合作，创立了具有中西医多学科结合的心身疾病病机证候理论、治疗理论，探讨研究了其现代生物学基础。

（一）心身疾病的病机证候理论

心身疾病（psychosomatic diseases）是指在其发生发展过程中与精神心理因素密切相关的一组躯体疾病，如消化性溃疡、支气管哮喘、高血压病、冠心病、2型糖尿病等。这一组疾病有着共同的病因——情志因素（精神心理因素），因此形成共同的病机（基本病

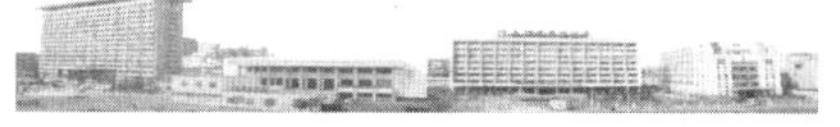

机），即以气滞、气逆为主的气机失调和由此而产生的瘀血、痰结、寒结、热结、寒热互结等。因此多种心身疾病的共同核心证候是以气滞、气逆为主的气机失调证。此共同的核心病机和核心证候称为心身疾病病机证候的双核心理论。之所以冠以“核心病机和证候”，是因其贯穿心身疾病的全过程。依照病程、病情、治疗等过程，其核心病机大多占主导地位，呈现为实证，有时占次要地位，呈现为虚实挟杂证。

（二）心身疾病的治疗理论

心身疾病的核心病机是以气滞、气逆为主的气机失调和由此而产生的瘀血、痰结、寒结、热结、寒热互结等。因此心身疾病的核心治疗原则为理气降逆散结。临床上多以旋覆代赭汤、半夏泻心汤、四磨饮子等加减化裁，配合心理疏导、针灸、按摩等多种治疗方法予以综合干预。

心身疾病的双核心理论及其治疗原则，是依据心身疾病在病因、病机上的共性，从基本病机提出的。这对建立心身疾病的治疗常规，治疗药物的开发生产以及证候的现代科学研究都有重要意义。李教授在注重心身疾病共性的同时，仍然注意因个体病程等不同而存在的个体差异，即个体辨证，又称之为二次辨证。共性辨证和个体辨证的结合，才是中医辨证的特色和优势。

科研实践与成果简介

一、湿邪致病的实验研究

李教授以标准 Wistar 大鼠为受试动物，以湿度 90% ~100%，温度 28℃ ±2℃（夜间 25℃ ±2℃）的造模箱模拟六淫外湿环境，以熟地煎剂或加灌液态脂肪模拟膏粱厚味，制作单纯外湿、单纯内湿及内外湿合邪的大鼠湿证证候模型，并设藿朴夏苓汤、三仁汤、四君子汤药物治疗组。造模时间 7 ~20 天不等。结果显示，模型动物初见精神不振、竖毛、拱背、倦卧懒动、纳食减少、腹泻，同时体重增长缓慢，毛枯不荣，肛周污秽、便溏等，呈现湿阻证表现，和由湿阻转入脾虚湿阻证的变化。经分别给予具有宣畅三焦、清利湿热的三仁汤和藿朴夏苓汤及具有健脾益气养胃作用的四君子汤后，上述诸症均可消除。

生物学指标检测显示，造模动物胃液 pH 值明显增高，胃酸分泌减少，血清胃泌素明显降低，胃肠推进运动减慢，D－木糖排泄率下降等，表明病因湿邪特性与湿证的实质皆与现代医学消化系统的病理生理密切相关。

实验还显示，造模动物血浆环腺苷酸（cAMP）浓度明显降低，全血 5－羟色胺（5－HT）水平升高，经相应药物治疗后，可恢复正常，表明湿邪致病能引起全身反应，cAMP 的明显降低是细胞物质代谢的病理生理状态，而血浆 5－HT 则是强烈的血管收缩剂和平滑肌收缩的兴奋剂，又属于中枢神经系统的抑制性递质，与睡眠、镇痛、体温调节相关。因此湿证与血浆 cAMP 和全血 5－羟色胺密切相关。

同时，造模动物血清肌酸激酶（CK）指数明显升高，血清乳酸脱氢酶（LDH）指数明显降低，后腱肌糖原明显降低；经药物治疗后可以恢复，表明湿邪困脾、脾主四肢的特性。其病理生理基础与以上两种酶的指数变化、肌肉细胞损伤及乳酸沉积密切相关。

此外，造模动物的血清钾离子（Ka^+）升高，钠离子（Na^+）不变，而镁离子

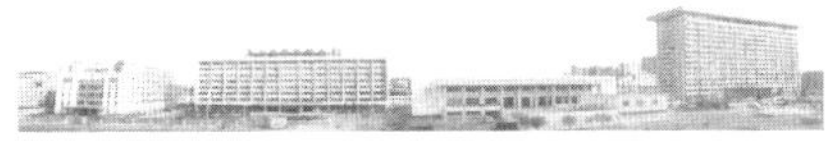

(Mg^{2+}) 降低，表明湿邪侵袭可影响机体的水盐平衡、核苷酸还原酶的活性和神经肌肉的应激性，这也是湿证的病理生理学基础之一。经相应药物治疗，上述离子改变可恢复正常。

上述实验表明，与湿邪、湿证密切相关的病理生理变化涉及多个系统、多种组织、多个器官、多个层次。像众所周知的湿证的水代谢、免疫、营养障碍、植物神经等病理生理基础，本实验尚未包括在内，有待深入广泛研究。

二、消化性溃疡的心身相关研究

（一）临床研究

对确诊的229例消化性溃疡病例，随机分为观察组（口服西药泰胃美，400mg/次，每日2次，黄连素300mg/次，每日3次，另予中药心身1号片，辅以支持性心理治疗）121例，对照组（泰胃美、黄连素剂量同观察组）108例，进行流行病学调查及3年随访。

临床疗效以胃镜下所见为准，溃疡面愈合、消失为治愈。其中6~8周愈合者为痊愈，8~12周愈合者为好转，12周以上愈合或未愈合者为无效。结果提示：观察组痊愈79.34%，好转15.7%，无效4.96%；而对照组分别为80.56%、12.96%和6.48%。统计学显示两组疗效无明显差异。随访痊愈者提示，观察组一年复发率为8.93%，两年复发率为16.07%，三年复发率为25%，而对照组分别为71.8%、93.6%和100%。两组在复发率方面有显著性差异。表明观察组复发率的降低与中西药加心理的综合治疗措施密切相关。

观察组中医体质分类提示：痰滞质占62.81%，痰湿质占19.84%，阴虚质占11.57%，阳虚质占5.78%。观察组121例中，具备气机失调证候的为103例，占85.12%，揭示了消化性溃疡的活动期主要矛盾和核心证候为气机失调。同时，其并不因溃疡愈合而消失，溃疡愈合时“气机失调”仍占79.34%，说明气机失调的病机处于心身疾病的主导地位，与体质、生理特点、性格特征有关。

（二）实验研究

采用束缚水浸（4小时或20小时以内）方法模拟情志刺激制做成应激性溃疡病证结合大鼠模型，并随机分为造模组（单纯应激）、空白组（未做任何处理）、中药组（应激加中药，予具有理气降逆散结作用的复方中药心身1号片，系经市卫生局批准的院内制剂，造模7天前灌胃给药，每日1次，共7天），雷尼替丁组（应激加雷尼替丁，应激前半小时灌胃给药），阿普唑仑组（应激加阿普唑仑，应激前半小时灌胃给药）。空白组、造模组应激前半小时给生理盐水2mL，灌服。

造模初期可见挣扎、撕咬、反抗、呼吸急促、心跳加快，呈现兴奋状态。随后逐渐转为抑制，呼吸相对平稳，不易唤醒，对外界刺激迟钝，四肢可见轻度瘀血和缺血，基本符合中医“气机失调”的表现。造模组大鼠的胃液pH检测，胃黏膜溃疡指数的统计，胃黏膜标本大体观察及包括超微结构在内的胃黏膜组织学均证实胃黏膜的急性广泛损伤，符合应激性“溃疡病”的表现。实验显示：各组模型的上述指标以中药组改善最为明显，这证明了中药心身1号良好的药效学效应，也反证了气机失调证模型的成功。

生物学指标显示：模型组中枢（垂体）去甲肾上腺素（NE）、多巴胺（DA）含量明

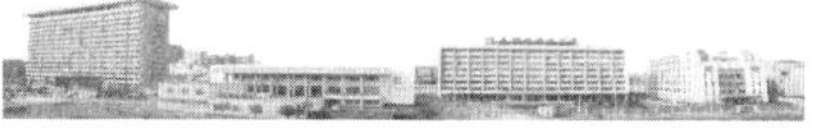

显升高，乙酰胆碱（ACh）含量降低，脑组织、胃组织和血清中P物质（脑肠肽）明显升高，血清免疫球蛋白A（IgA）和胃液分泌性免疫球蛋白（SigA）明显降低，证明模型大鼠的应激性反应是通过神经内分泌免疫网络调节系统实现的，大鼠“气机失调”证的现代生物学基础与神经内分泌免疫网络调节功能密切相关。实验结果还显示，中药心身1号组模型大鼠以上绝大部分指标（DA、ACh除外）均有明显改善，说明中药心身1号具有调节气机、调节神经内分泌免疫网络功能的药效学作用。

在有关应激性溃疡心身相关的另一项实验研究中，课题组对各组大鼠进行束缚水浸7小时后，检测其下丘脑和胃黏液中均有即刻早期基因（C－fos）的转录因子（C－fos-mRNA）和促肾上腺皮质激素释放激素基因的转录因子（CRFmRNA）的表达，尤以模型组（单纯刺激组）表达量增高为显著，而中药心身1号组上述表达有降低趋势。C－fos-mRNA与CRFmRNA表达增强能激活下丘脑—垂体—肾上腺轴活动，是应激性溃疡形成的生物学基础，也是情志致病气机失调证的分子生物学基础。而具有理气降逆散结作用的心身1号复方中药的良好疗效也证实了其在分子生物学层面的药效学效应。

三、2型糖尿病心身相关的研究

（一）临床研究

李教授对临床已确诊的192例2型糖尿病患者的临床辨证、心理精神症状（三项或三项以上）、躯体症状（三项或三项以上）进行了频次分析、聚类分析和主成分分析，提示2型糖尿病症候群具有以高血糖特异症状与合并症相关的躯体症状为主，精神心理症状为高载荷的特征。同时，应用简明心境量表（BPOMS）对192例2型糖尿病患者和106例正常对照组成员进行了临床调查和相应的神经内分泌功能检测，发现2型糖尿病患者与对照组成员比较有明显的抑郁、焦虑情绪，实验血浆葡萄糖（FPG）和糖化血红蛋白（HBAIC）明显升高，而2型糖尿病组的皮质醇（COR）和促肾上腺皮质激素（ACTH）明显降低。病程分类显示：新诊断和有明显合并症的2型糖尿病患者COR和ACTH水平明显高于无合并症者，其焦虑状态、紧张、抑郁因子得分也高于无合并症者。这都说明外环境的应激（急慢性应激）时时影响着机体的神经内分泌功能和情绪变化，影响着2型糖尿病的转归。

（二）实验研究

课题组还采用国际公认的糖尿病化学模型诱导药——链脲佐菌素（STZ）小剂量注射和限制、旋转、拥挤三种应激方式相结合模拟病因，建立了实验型糖尿病（病）气机失调证（证）相结合的大鼠模型。该模型是在大鼠胰岛β细胞遭到链脲佐菌素破坏的基础上，又遭外界刺激后制成的，符合2型糖尿病的临床发病特征。结果显示，在应激初期，大鼠表现为强烈反抗、嘶叫不停、呼吸加快、大便次数及尿量增多、血糖升高，随着造模时间延长，大鼠反应减弱，表现为抑郁无望、体重下降、胰岛素含量下降、胰岛总面积缩小。其微观和宏观表现符合糖尿病（病）气机失调证（证）病证结合的特征。而中药组大鼠在给予具有理气降逆、活血散结、滋阴清热、宁心安神作用的复方中药心身2号后，血糖降低，行为表现改善，反映了心身2号的治疗效应，也反证了该模型气机失调证候的成功。

分子生物学指标显示：模型组和单纯应激组大鼠下丘脑旁核即刻早期基因转录因子

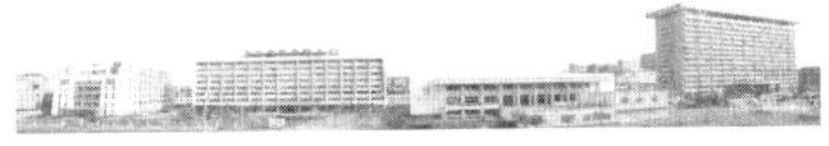

(C－fosmRNA) 转录活动增强、C－fos 蛋白合成增多，表明其下游 HPA 轴（下丘脑—垂体—肾上腺轴）功能活跃，激素释放增多。本实验还选择了与应激相关的一种交感神经末梢递质——神经肽 Y（NPY）作为检测指标，结果显示：模型组与单纯应激组单纯 STZ 性 NPYmRNA 明显升高（与血浆胰岛素变化趋势相反）。

实验还选择了大鼠肝细胞 α 受体的 mRNA 表达指标，对各实验组模型进行了观察，结果显示：模型组、单纯应激组的表达增多，中药组表达量明显降低。

此外，本实验运用基因表达谱芯片技术对各模型组造模后脑组织基因差异表达进行了检测和分析，初步结果显示：模型组糖代谢中甘露醇苷酶和肌糖单磷酸酶表达减少，细胞骨架结构蛋白下降，HMGCoA 合酶、十八酰辅酶 A 脱氢酶表达上调，揭示蛋白质合成减少和脂代谢的紊乱。模型组的基因表达谱还显示：有 145 条基因的表达与正常对照组有明显差异，其中多个免疫相关基因的表达水平显著下调，说明应激对免疫功能的影响十分明显。

实验结果还显示：给予具有理气降逆、活血散结、滋阴清热、宁心安神作用的复方中药心身 2 号的中药干预组上述各项指标均有明显改善，表明心身 2 号具有良好疗效，其药效学有一定的分子生物学基础。

四、冠心病心身相关的实验研究

李教授依据中医情志致病理论，以足底电击模拟情志刺激，制作了冠心病气机失调证病证结合大鼠模型。将实验大鼠随机分为 6 组，各组造模时间均为 12 周。①单纯电刺激组：采用电刺激对实验大鼠进行足底电击（20～30 秒/次，间隔 20～30 分，4 小时/日）；②正常对照组：正常饲养；③高脂组：采用高脂饲料（猪油、胆碱、蛋黄粉、玉米面混合）喂养；④高脂加电刺激组；⑤中药高脂刺激组：造模方法同④组，10 周后给予复方中药心身 5 号灌胃，共 2 周；⑤西药高脂加刺激组：造模方法同④组，10 周后给予“消心痛”灌胃，共 2 周。

造模后①、④、⑤、⑥组的大鼠表现为：电击时竖立对峙，跳跃躲避，窜叫不安，电击结束后仍对峙，躁动不安，明显厌食，易于激惹，基本符合气机失调证的表现。

心电图检测：①、③、④、⑤、⑥各组均表现为 ST 段抬高 0.05mV 以上或 T 波倒置。

电镜下组织形态学观察：除正常组外，各组心肌与血管均呈现不同程度的缺血样改变。

血液生化指标检测：血中儿茶酚胺（CA）以①、④组含量增高明显，⑤组含量较①、④组明显降低。血脂（包括胆固醇、甘油三酯、高密度脂蛋白、低密度脂蛋白）监测显示：①组血脂无明显变化，③组血脂明显升高，④、⑤、⑥组呈升高趋势。

本试验结果表明：大鼠模型的宏观表现、病理生理和生化检测符合冠心病（病）气机失调（证）病证结合的特征；以电刺激模拟情志刺激、“以因定证”的造模方法是可行的；电刺激的传导至发病是通过神经—内分泌网络调节系统实现的；具有理气降逆、活血散结作用的复方中药心身 5 号的治疗作用，一方面反证了模型大鼠气机失调证的特征，另一方面显示出心身 5 号调节神经内分泌网络系统功能的药效学效应。

五、应激与支气管哮喘相关性的实验研究

李教授采用卵蛋白吸入与电刺激（足底电击模拟情志不遂）复合方法建立了豚鼠支

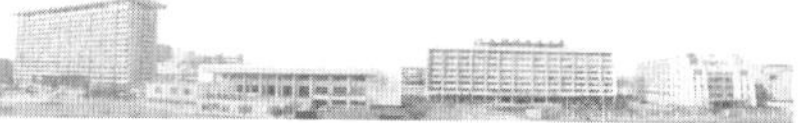

气管哮喘模型。其宏观表现为抖毛、搔鼻动作、点头呼吸且呼吸加深加快，肋间隙随呼吸凹陷。光镜观察可见：支气管腔内有大量炎性细胞浸润，包括中性粒细胞和嗜酸性粒细胞。电镜下可见：小支气管管腔狭窄，上皮细胞变性，杯状细胞增加。从宏观和微观上看，该豚鼠模型符合支气管哮喘气机失调证病证结合的特征。

实验指标显示：模型组豚鼠脑垂体去甲肾上腺素（NE）和乙酰胆碱（ACh）分别低于和高于单纯吸入卵蛋白组豚鼠，证实应激可通过中枢和周围神经递质的分泌异常，呈现乙酰胆碱（Ach）升高的迷走反应，从而加速或导致哮喘。

模型组免疫球蛋白 E（IgE）水平明显高于单纯卵蛋白组，同时，可增强 IgE 抗体产生的白介素 4（IL－4）水平升高，而抑制 IgE 产生的干扰素 γ（IFN－γ）降低，表明应激可通过下丘脑—垂体—肾上腺皮质轴影响神经内分泌系统对细胞因子的分泌调节，从而引起机体免疫状态的改变，继而发生哮喘。

模型组嗜酸性细胞（Eos）、肥大细胞（MC）脱颗粒率、血浆血栓素 B_2（TXB_2）等明显增高，提示应激可介导炎症反应，导致哮喘。

以上检测指标在服用具有理气降逆、活血散结、清热化痰作用的复方中药心身 3 号组，均有明显改善，宏观症状亦趋好转。这一方面反证了豚鼠支气管哮喘模型病证结合的特征，更显示出心身 3 号具有抗炎、抑制介质释放、调节免疫、稳定下丘脑—垂体—肾上腺轴的药效学效应。

六、应激性高血压心身相关的研究

李教授于电刺激箱中对大鼠施行足底电击（每次刺激 30～60 秒，间隔 20～30 分钟，每日连续刺激 4 小时，共 6 周），模拟情志刺激，制成大鼠应激性高血压模型。同时设置正常对照组，中药治疗组（造模刺激 6 周停止后，予以复方中药心身 4 号灌胃，2 周），西药治疗组（造模刺激 6 周停止后，予以复方降压片灌胃，2 周）和自然恢复组（造模 6 周停止后，予蒸馏水灌胃，观察 2 周）。造模后模型组大鼠竖立对峙、躁动不安、跳跃逃避、易于激惹、明显厌食，药物治疗组大鼠对峙、逃避、易激惹现象明显减少。收缩压在接受刺激一周后明显上升，停止刺激后仍保持较高水平。药物治疗组收缩压逐渐下降，与自然恢复组有显著性差异，中西药两组之间无显著性差异。组织形态学观察显示：各组大鼠心、肝、脾、肺、肾等脏器均无明显病理改变。

模型总体具备应激性高血压（病）和气机失调（证）病证结合的特征。灌服具有理气降逆散结功效的心身 4 号后，中药组血压明显恢复，也反证了该模型具气机失调证的特征。

血流变学结果显示：造模组与正常对照组相比全血黏度升高，红细胞压积增高，红细胞电泳时间延长，红细胞变形指数下降，药物治疗组能减低全血黏度与红细胞压积。

血液生化检测显示：造模组大鼠下丘脑肾上腺素（E）、去甲肾上腺素（NE）、多巴胺（DA）含量较对照组升高，尤以去甲肾上腺（NE）最为显著，药物治疗组各物质含量较模型组降低，中西药两组间无明显差异。

血浆肾素（PRA）、血管紧张素（ATII）、醛固酮（ACD）的检测显示：造模组较各组升高，药物组同造模组相比肾素（PRA）无明显变化，中药组能使血管紧张素下降，西药治疗组能使醛固酮降低。

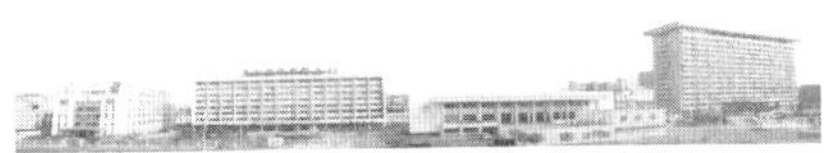

血浆6－酮－前列腺素（$6-KeTo-PGF_1\alpha$）和血栓素（TXB_2）检测显示：造模组较正常对照组6－酮－前列腺素含量显著降低，血栓素（TXB_2）含量显著升高。中西药组模型6－酮－前列腺素含量升高，血栓素（TXB_2）含量降低，但中西药组之间无显著性差异。

各种检测指标综合分析可见：情绪刺激时，通过交感神经兴奋，刺激肾素－血管紧张素释放及肾素－血管紧张素对交感神经末梢递质反馈释放，扰乱了血液生化环境的稳定和血液流变学的改变，形成血压的持续升高。这一系列神经内分泌及血液学的变化，是气机失调证的现代病理生理基础。中药模型组的良好治疗结果表明，具有理气降逆、散结息风潜阳作用的复方中药心身4号能抑制交感神经兴奋性，减少血管紧张素分泌，保护内环境稳定，改善血液循环，从而稳定血压，改善情绪，具有心身并调的药效学效应。

七、心理（情绪）应激与免疫功能的相关性研究

（一）慢性心理（情志）应激的免疫学效应

李教授自行设计了6cm×6cm的小站台，放入20cm深的水箱中，站台高于水面4cm，将雄性Wistar 2月龄大鼠置于站台上，使其活动空间受限，模拟情志刺激（每日两次，第一天每次60分钟，以后每隔3天每次增加30分钟），共2周，制作气机失调证模型，并设定对照组和中药治疗组。中药治疗组的刺激同模型组，并于每次刺激前30分钟予复方中药心舒2号灌胃。

造模初始大鼠表现为紧张、惊恐、易激惹、排便次数增多等，造模后期逐渐表现为行动呆滞、拱背、反应迟钝、毛发散乱无光泽、体重增长缓慢，同时穿行格数、治理次数、挣扎时间减少，鼠尾垂吊时间延长，符合中医气机失调证的宏观表现。药物组经给予具有理气降逆散结作用的复方中药心舒2号，与模型组比较上述表现有明显改善，这也反证了模型组气机失调证的证候特征。

检测显示：模型组血清皮质醇（CORT）、血浆促肾上腺皮质激素（ACTH）、下丘脑促肾上腺皮质激素释放激素（CRH）和垂体促肾上腺皮质激素（ACTH）明显升高，血浆与下丘脑儿茶酚胺（CA）、5－羟色胺（5－HT）含量显著降低，而去甲肾上腺素和肾上腺素含量明显升高，表明慢性应激能激活下丘脑－垂体－肾上腺皮质轴，通过这一神经内分泌网络实现其应激效应。药物治疗组对上述指标均有明显改善，说明心舒2号具有调节神经内分泌网络功能和拮抗情绪应激的作用。

与免疫相关的指标显示：模型组大鼠白细胞总数和淋巴细胞比率下降，胸腺和脾脏指数明显减少，胸腺皮质与髓质的面积比和脾脏淋巴鞘直径与边缘区直径比明显降低，而中药组大鼠的胸腺与脾脏组织损伤减少，上述各项指标均有明显改善。

模型组大鼠血清抗卵清蛋白（OVA）抗体和免疫球蛋白G（IgG）抗体显著降低，而中药组明显升高；造模组血清白细胞介素－1β（IL－1β）、白细胞介素－2（IL－2）含量显著降低，而中药组两种白细胞介素含量增高；模型组大鼠脾脏白细胞介素－1β转录蛋白（IL－1βmRNA）、白介素－2转录蛋白（IL－2mRNA）、白介素－6转录蛋白（IL－6mRNA）的表达量显著减少，而中药组大鼠以上三种转录蛋白的表达明显上调；模型组大鼠脾脏CD_4^+、CD_8^+，T细胞表达率和CD_4^+/CD_8^+比值显著降低，而中药组大鼠则正好相反；模型组胸腺与脾脏组织的即刻早期基因（C－fos）阳性细胞表达率减弱，而中药组表达增强。以上指标变化表明，大鼠在慢性情志（心理）应激状态下，主要表现为免疫抑制，特别是特异性体液免疫反应和T淋巴细胞功能的抑制。而中药组的各项指标表明，具有理气降逆活血作用的复方中药心舒2号具有改善免疫抑制的药效学作用。

（二）急性心理（情志）应激的免疫学效应

李教授还以束缚（将大鼠四肢和门齿用布绳固定在鼠板上）5.5小时后，再放入37℃水浴中浸40分钟（液面与大鼠胸骨剑突持平）模拟情志刺激，制作急性应激诱发气机失调证大鼠模型，并设空白对照组和中药治疗组，中药治疗组于刺激前3天，予复方中药心舒1号灌胃（2次/日，1mL/100g体重），服药3天后，予模型组同样的刺激（束缚、水浸）。经刺激，模型大鼠表现为嘶叫、挣扎、易激惹，嗅闻动作、后腿直立等探索行为明显增多，排便排尿次数和修饰频繁等恐惧表现突出，互嗅互咬、追逐等行为亢进，与正常组、中药组有显著性差异。胃黏膜可见广泛充血与出血点，呈现应激性溃疡气机失调证病证结合的特征。灌服具有理气降逆散结作用的复方中药心舒1号的中药治疗组，胃黏膜充血、出血程度明显低于模型组，其宏观表现与模型组有显著差异，也反证了模型的病证特征。

检测指标显示：模型组大鼠血清皮质酮（CORT）、垂体促肾上腺皮质激素（ACTH）、下丘脑促肾上腺皮质激素释放激素（CRH）含量明显高于对照组，表明急性应激是通过激活下丘脑－垂体－肾上腺皮质轴这一神经内分泌网络而实现的，而中药治疗组上述指标有明显改善，表明心舒1号具有调节神经内分泌网络功能、拮抗应激情绪应激的功效。

免疫指标监测显示：应激后模型组白细胞计数升高，淋巴细胞百分比减少，胸腺指数和脾脏指数较对照组明显下降，胸腺与脾脏病理形态学改变以萎缩、抑制为主，较正常组与中药组明显。模型组脾T淋巴细胞增值率较对照组明显下降，显示急性应激可使细胞免疫受到抑制。模型组血浆白介素1β（IL－1β）和白介素－6含量升高，而白介素－2（IL－2）含量下降，提示模型大鼠出现炎症反应。模型组大鼠脾组织的白介素－1转录蛋白（IL－1mRNA）、白介素－6转录蛋白（IL－6mRNA）表达上调，而白介素－2转录蛋白（IL－2mRNA）和白介素－2R转录蛋白（IL－2RmRNA）表达下调，这与血浆白介素的含量是一致的。而中药组的上述基因表达则趋于平缓，说明复方中药心舒1号具有调节神经内分泌免疫网络功能、改善急性应激状态下免疫功能的药效学效应。

论　　著

一、论文

［1］武成，李慧吉.50例糖尿病患者的心理现状分析.中国临床心理学杂志，1996，4：30－31.

［2］武成，李慧吉.消化性溃疡心身相关病证结合的临床分析.中医杂志，1996，37（8）：476－478.

［3］李慧吉，武成、张世林，等.心身1号抗应激溃疡的实验研究.中医杂志，1997，38（10）：623－625.

［4］武成，李慧吉，潘从清，等.应激与支气管哮喘相关性的实验研究.中国中医

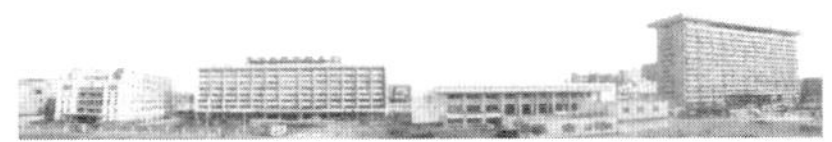

基础医学杂志，1998，4（5）：20－23.

［5］李慧吉，武成、郑林，等．心身4号对应激性高血压大鼠神经内分泌网络的影响．中国中西医结合杂志，1999，19：18－29.

［6］李慧吉，武成．内科心身疾病的辨证施治．美国中华健康卫生杂志，1999，2（5）：196.

［7］李慧吉，武成．情志医学研究．天津中医，2000，17（6）：4－5.

［8］李慧吉，武成．心理疾病——抑郁症的诊断与中医分型．天津中医，2001，18（1）：37－38.

［9］李慧吉，武成．非典与应激．天津中医药，2003，20（3）：70.

［10］李庆和，李慧吉，李杰，等．慢性应激对气机失调证大鼠行为的影响．中国中西医结合急救杂志，2004，11（4）：251－252.

［11］李庆和，李慧吉，步怀恩，等．慢性应激引发大鼠行为改变及复方中药的调节作用．天津中医药，2005，22：71.

［12］张世林，杨幼新，李慧吉，等．心身5号对电击应激大鼠心肌超微结构的影响．天津中医药，2005，6：6.

二、论著

［1］何裕民主编，李慧吉副主编．心身医学．上海：上海科学教育出版社．2000

［2］徐斌主编，李慧吉参编．心身医学——心理生理医学基础与临床．北京：中国医药科技出版社．2000.

［3］杨沪生主编，李慧吉参编，中医基础理论．北京：中国医药科技出版社．1992.

【整理者】

梅妍　女，1968年生，医学博士，毕业于天津中医药大学，现任天津市中医药研究院附属医院心身科主任，硕士生导师。

邓 鹤 鸣

名家传略

一、名家简介

邓鹤鸣，男，出生于1940年11月28日。主任医师，教授，全国老中医药专家学术经验继承指导老师，天津市名中医，国家中医药管理局邓鹤鸣名老中医药专家传承工作室名老专家，天津中医药大学第二附属医院首席外科专家。曾任全国中医高等教育研究会西医外科分会副理事长，天津市中医药学会常务理事，天津市中医药学会第四届理事会综合学科委员会副主任委员。

二、业医简史

邓鹤鸣教授1964年毕业于天津医学院，本科学历。同年7月分配至天津中医药大学第二附属医院工作，其后曾西学中3年，从事中医外科临床专业技术工作50年。

三、主要贡献

邓鹤鸣教授擅长外科腹痛性疾病（如急慢性胆囊炎、胆石症、胰腺炎、阑尾炎、肠梗阻等）、外科急慢性感染性疾病、下肢静脉曲张性慢性溃疡、软组织慢性窦道、丹毒、甲状腺疾病（如慢性甲状腺炎、甲状腺结节）、乳腺疾病（如乳腺肿块、乳腺增生）、肛肠疾病及便秘等。

作为国家中医药管理局“十二五重点专科·中医外科”顾问、学术继承人，主持完成中医药科研课题“近端瘘管切开术治疗复杂性瘘管的研究”。其治疗各种急腹症突出中医药特色，倡导“整合疗法”，取得良好效果。在肛瘘发病机理的研究中，首次提出“肛瘘主管道学说”，并开展“近端瘘管切开挂线术”治疗复杂性肛瘘。此外，独创传统中药配合“子午流注”、“生理周期”治疗乳腺增生性疾病。

邓教授重视临证经验总结，并挖掘整理古典文献，不断创新，参与及指导下级医师（包括师带徒人员）进行科研工作，取得的科研成果如下：

1. 金黄膏的临床及实验研究，成果号：津20020258。
2. 环套、加压、生肌法治疗臁疮腿的研究，成果号：津20060709。
3. 近端瘘管切开术治疗复杂性肛门瘘的研究，成果号：津20060724。

在中医传承教学方面，培养研究生1名，作为国家级名老中医指导学术经验继承人2名。发表学术论文9篇，指导下级医师撰写并发表论文120余篇。

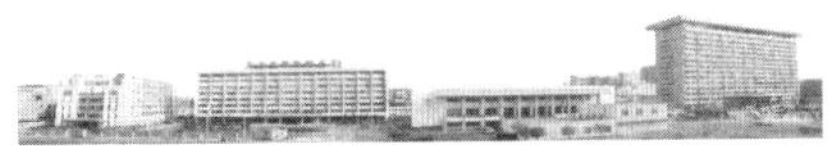

学术思想

邓教授从医50年来，热爱中医外科事业，并倾注了大量心血，崇尚“理论思辨”，注重“崇原创新”，现将其主要学术思想简述如下：

一、理论思辨

邓教授遵循中医外科“审证求因，审因论治”的基本理论并加以发挥，形成了独具特色的理论体系，对于临证工作具有重要意义。

（一）注重中西医结合，强调辨病辨证

邓教授认为，症即症状，指患者的自我不适感觉，是主观感受；征指体征，指患者的客观异常表现；证候是有一定内在联系的一组症状和体征的组合。中医的征主要是舌苔和脉象，其次是面色、精神、语声、体感温度、二便的颜色、气味等。这是在科学比较落后的时代能搜集到的患者的一些客观表现，比较直观。随着科学不断发展进步，通过各种仪器的检查和测定，征的内容大大增加和深化，这是我们感官（眼、耳、鼻、皮肤等）感知的延伸，理应将其纳入征的范畴进行中医辨证。他认为，把现代医学成果直接拿来为我所用，应该视为中医本身的发展和进步，而不是什么“西化”的问题。把现代医学的成果拒之中医门外，是没有道理的，也是不可能的。

首先，我们现在所说的“辨证与辨病相结合”实际上是把一个患者身上的体征人为分为中医部分和西医部分。科学在不断地发展、进步，病人的“体征”在不断的增加和有新的发现，如继续固守原来的“征”是不行的。症状和体征是中医辨证的基本素材，素材越丰富，越深入，辨证越精准。“体征”没有中、西之分。把现代科学技术如B超、CT、核磁、导管技术、各种实验室技术等所得的结果作为“体征”资料统统纳入中医辨证的范畴内，是中医的发展和进步，是中西医汇通的一大步，也是第一步。

其次，如何把现代科学技术所得的“体征”资料纳入中医辨证范畴内？答案是用固有的中医辨证思维方式。辨证论治是中医的核心。用“比类取象”的方法，从八纲、脏腑、气血津液、六经、三焦、卫气营血等角度进行辨证，得出证候诊断，依此处方用药。而中药的四气五味、升降浮沉、归经，治疗的八法与处方，与辨证方法同属一个思维模式。因此，用中医中药治疗，原有的辨证论治思维模式不能改变，起码在现阶段是如此。

再次，现代医学的体征和化验结果如何具体进行中医辨证？这是一个比较新颖而复杂的问题，需要在临床实践中不断地探索和完善，不可能一蹴而就。过去就有人在这方面做过尝试，如把消化道溃疡作为疮疡进行辨证论治。外科方面，腹腔内感染、脓肿，像阑尾包块、阑尾脓肿、肠间脓肿、盆腔脓肿、膈下脓肿、肝脓肿等，应用现代科学技术可以做出明确的诊断。邓教授认为可以“痈”的辨证作为这些疾病的核心辨证，或者称为基础辨证，这是辨证的共性，但是它们的病因病机、兼证有所不同，因而证型有异，处方用药也会有所差异。

（二）注重整体辨证，强调辨析阴阳

邓教授精于整体辨证，主张以阴阳辨证为纲。外科病症虽多以外在表现为主，但其发病原因多为机体内在阴阳失衡所致，故在临床辨证中，首先要分清阴阳，才能抓住疾病的

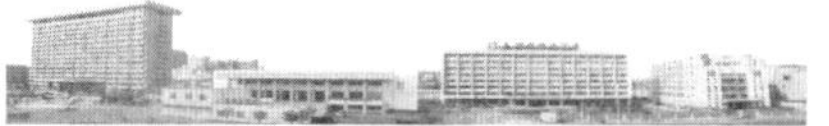

本质，做到执简驭繁。在阴阳辨证中要注意以下几点：①局部和全身相结合：阴阳辨证虽然以局部症状为主，但不能孤立地以局部症状为依据，还要从整体出发，全面辨证，才能正确无误。②辨别真假：临床中有许多疾病属于阳证似阴，或阴证似阳，不能只从局部着眼，要深入分析，抓住疾病的实质，才能辨别真假。③消长与转化：疾病在发展变化过程中阴证和阳证之间是可以互相转化的，这是由于阴阳与病位之深浅、邪毒之盛衰有关；疾病亦可自身转化，如本属阳证，若临床上给予大量苦寒泻火之剂，或外敷清热消肿解毒之药（或者使用大量抗生素后），红热疼痛等急性症状消失，炎症局限，逐渐形成一个稍红微热隐痛的木硬肿块，消之不散，亦不作脓，这是阳证转为半阴半阳证的表现。

辨阴证阳证是采用类比的方法将一些常见的症状加以归纳分析，概括地分为阴阳两类，而且大都是以疮疡为代表，它只是一个相对的概念，在临床辨证的过程中，绝不能拘泥于此，而要进行综合分析。因为临床表现是复杂多样的，而且病情又处在不断发展和变化中，所以某一个病在其演变过程中不可能自始至终表现为单纯的阴证或阳证，而是阴中有阳、阳中有阴或阴阳相兼，或阴阳发生转化。因此在辨别阴证阳证过程中要注意以下几点：外科疾病辨阴证、阳证，应全身辨证与局部辨证相结合，不能仅以局部症状为依据，而应根据患者体质的强弱、气血的虚实、发病的缓急、病程的长短等情况，综合分析，从整体出发，才能辨证准确；就局部辨证而言，也应分析主次，掌握重点，方不致诊断失误。例如丹毒，皮肤红赤，灼热，疼痛较甚，属阳，但其肿势平塌应属阴，全面权衡，仍为阳证。再如瘰疬，初起局部皮肤不红，不热，微痛属阴，但肿而有块，范围局限应属阳，综合分析，阴多阳少，故仍为阴证。

邓教授强调辨证时注意阴阳的消长转化。阴阳转化，既有疾病自身的转化，又有治疗后发生的转变。概括地讲，正气由衰转强时，证型要由阴转阳；邪气由盛转衰时，阴证亦可转为阳证；阳证由于正气衰弱亦可转为阴证。所以临床的关键在于抓住正邪的盛衰，扭转阴阳的转化，使阴证转为阳证，防止阳证转为阴证。阴阳辨证的价值正在于从阴阳的转化中，提示疾病的本质和趋向，通过临床施治，最终取得阴阳平衡，使疾病痊愈。

（三）注重内外兼治，强调扶正祛邪

外科疾病的治疗方法，分内治和外治两大类。外治是根据就诊时的阴阳辨证，按疾病的不同时期而施药。内治是遵从整体观念，同时结合外科疾病发展过程的特点，针对病邪与正气的强弱，在疾病的不同时期确立消、托、补的治疗原则，并循此治则运用具体的治疗方法，如解毒、清热、和营等。用药时要注意如下几点：一是中病即止，忌单用苦寒之品治之。因过寒则易伤阴败胃，并且易“冰凝肌肤”，使气血流通受阻，肿胀不易消散，因此应尽量择用花草和甘寒清热解毒之品，如银花、野菊花、芦根等。二是在清热同时勿忘加入活血理气通络之品，如丹参、当归、青皮、陈皮等，一则缓解过寒之弊，二则使气机得通，瘀血易化，经络通畅，肿胀亦消，三则止痛。此外应慎用解表或发汗之品。仲景有“疮家虽身疼痛，不可发汗，汗出则痉”之说。临证不少疮疡患者可见不同程度发热、恶寒之症，切不可一味解表，当以清热祛邪为本治之，热去邪除，其寒热当自解；阴证者当以扶正祛邪为主，切不可一味祛邪，因阴证多发于年老或体弱之人，其证也多伴有虚寒之候，故治疗时当以扶正为主，兼以祛邪，这样才能更好地提高患者的抗病力，使邪易解。若以祛邪为主，其正更虚，则邪不易去。故治疗时当首辨其虚补之，在此基础上再辨

其邪而治之。对于外科疾病，内外兼治效果更好。

（四）注重脏腑辨证，强调顾护脾胃

在治疗外科疾病过程中，邓教授重视脏腑辨证，且分外强调脾胃与外科疾病的关系。脾居中焦，《素问·太阴阳明论》说："脾与胃以膜相连。"脾主运化，统摄血液，在体合肌肉而主四肢。脾气主升，喜燥恶湿，开窍于口，其华在唇，在志为思，在液为涎。脾与胃通过经脉相互络属，构成了表里关系。肾为先天之本，脾为后天之本，凡学中医之士无人不晓脾胃之重要性。尤其在中医外科疾病中，属火毒者居多，故清热解毒法的运用比比皆是，但医者不能只知疗疮治疡，视脾胃而不见。要做到调治脾胃贯穿治疗始末，凡见食欲较差，或食不知味，或无饥饿感者，都坚持无论何治法均加入化痰健脾、开胃消导药。如苔腻者加陈皮、半夏、茯苓、莱菔子、焦四仙等化痰健脾之品；恶心者加竹茹、砂仁、旋覆花等降逆止呕之属；口臭食积者加莱菔子、鸡内金等消导之药；腹胀者加大腹皮、厚朴、槟榔等理气散结之类；腹胀便溏者加白术、山药、茯苓、扁豆、黄芪等益气健脾之味；便秘、腹胀、舌淡者加白术、火麻仁、肉苁蓉、当归等健脾补肾、益气养血润肠之品；肝郁克脾胃者加柴胡、枳壳、半夏、白芍等疏肝和胃之品。总之，无论辨为何病何证，凡脾胃虚弱、胃气不降、脾胃湿热等证，均需加入健脾、消导、化痰、理气、化湿之药以促进脾胃恢复，绝不能单以清热解毒投之。在外科疾病后期，如溃疡期，脓泄后气血亦伤，需补之，但未必全以党参、黄芪、当归、熟地黄补之。疮疡溃后患者全身及局部气血必流通不畅，故不宜纯补之。一般溃后患者（因前期治疗）脾胃也受创，通过调理脾胃，可增进患者食欲，补其后天之源，再辅以调和气血，使气血得以流通，其病更易痊愈。邓教授常曰："就诊中医者以慢性病居多，疡科亦然，其属纯虚、纯实者甚少，而辨为虚实夹杂者甚多，故重视脾胃就显得尤为重要。"

（五）注重辨病审证，强调合理遣方用药

1. 辨病求实

曾接诊一"慢性阑尾炎"的患者，服中药大黄牡丹皮汤加减 5 剂不效，其疼痛反而加剧，再诊其麦氏点确有压痛，但细问患者疼痛时轻时重，且有完全缓解之时，并诉疼痛加剧时向会阴放射，故做泌尿系 B 超，提示右输尿管结石，约 0.6cm 大小，后改三金排石汤，7 剂，嘱多饮水，多蹦跳。5 天后来诊告知：第四天服药后疼痛加剧，不能忍耐，在附近医院注射阿托品 0.5mg，傍晚排尿排出结石一枚而愈。患者有急性阑尾炎史，查下腹麦氏点有压痛，诊为阑尾炎，故按肠痈治之。服用大黄牡丹皮汤不效，腹痛反而加重，且疼痛有缓解期并向会阴部放射，最后经 B 超诊断为泌尿系结石，服排石汤而愈。这说明诊断的重要性。邓教授一贯认为："无论中医、西医，也无论中药、西药，只要能医好患者之苦，皆为好方好法好药。百姓看病也绝不会问是中医、西医，唯问可否解决问题，缓解病情，减轻痛苦。若治愈疾病则唯其称道，唯其首选也。"

2. 审证求因

中医临证是通过四诊及其他方面所搜集到的资料找出致病因素而治之，也即通常所说的辨证施治。面对无效病案，医者应重视四诊，重新辨证，常可取效。值得注意的是，此"因"多指该病的病因和致病的病机，与西医所说的病因、病理不同，不可对号入座。现不少中医一提到各种炎症就想到清热解毒，一遇到糖尿病就想到如何用中药降糖，一碰到

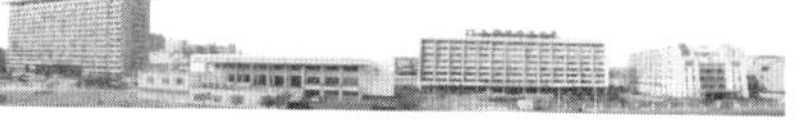

血栓就想化瘀，或单纯根据中药中的各种有效成分去用于治疗等，这些均非中医的辨证施治，辨证求因。

3. 辨方求准

病症不效或少效者还常因疾病辨证准确，但择方不当，也会影响疗效。

4. 辨药求精

临床上不效患者还可见一种情况，诊断无误，辨证正确，择方也准，而是具体药的择用、药量不对或主药未选对而致不效。如谢某，女，36岁，经友人介绍来诊，主诉习惯性便秘4年余，经结肠传输试验诊为结肠慢传输病。中医诊为脾虚气滞，服某师中药枳术丸30余剂不效。来诊时患者症见便秘，3～5日一行，大便不干，便后仍有便意，兼见腹胀、纳呆、舌胖大而淡，脉细。其诊断、辨证、择方基本正确，邓师也以枳术丸加味治之。脾虚气滞择枳术丸加减无疑，但其方中白术只用10g，枳实仅用15g，意用枳术丸，实为枳术汤，故无效。枳术丸治脾虚便秘是白术20g，枳实10g；而枳实20g，白术10g，实为枳术汤。枳术汤专治脾虚水气停于胃脘者，当以心下痞满为主，故不效。改为白术30g，余同前者，7剂后便秘基本缓解，大便1～2日一行，便后便意感消失。因此病需较长时间治疗，故嘱原方制成丸剂缓图之。本案诊断、辨证、择方基本无误，但其主药之量不足而无效，改后取得了较好的疗效。此为用药之不精。

二、遵从吴尚先理论，善用外治

清·吴尚先著《理瀹骈文》，该书的问世，标志着中医外治体系的发展与成熟，对后世中医外治法的发展产生了重要影响，对现代临床和科研工作也同样具有重要的参考和研究价值。《理瀹骈文·略言》曰："外治之理即内治之理，外治之药亦内治之药，所异者法尔……外治必如内治者，先求其本。本者何？明阴阳、识脏腑也……虽治在外，无殊治在内也。外治之学，所以颠扑不破者此也；所以与内治并行，而能辅内治之不及者此也。"邓鹤鸣教授遵循吴尚先理论观点，在临床上注重外治与内治并重，且善用外治，力求殊途同归，对一些外治药物的应用也多有心得。

（一）金黄膏（散）的挖掘、整理、应用

金黄膏来源于明·陈实功《外科正宗》的如意金黄散，主要药物组成有天花粉、黄柏、大黄、姜黄、白芷、厚朴、陈皮、甘草、苍术、天南星等。以上药物共磨为散，瓷器收储。"治痈疽，发背，诸般疔肿，跌扑损伤，湿痰流毒，大头时肿，流疮，火丹，风热天疮，肌肤赤肿，干湿脚气，妇女乳痈，小儿丹毒。凡外科一切诸般顽恶肿毒，随手用之，无不应效"，经历代应用，"成为疮家良便方也"。金黄散属于箍围药之一，临证应用时针对病症的阴阳属性或用茶调，或用葱汁调，或用黄酒调，或用蜜调，或用兰根捣汁调，适用于疮疡肿疡期。用麻油炸膏即属于油膏。现应用较多的是麻油炸药，入黄蜡成膏，即金黄膏。多年来历代医家对金黄（散）膏在临床的应用进行了大量的观察并取得了很好的效果，许多医家用其治疗各种疖、痈、坏疽、丹毒、注射感染、外伤感染等。邓教授带领团队，证实金黄膏有抑菌、抗炎、提高溶菌酶的含量、促进微循环、调节局部免疫等诸方面的作用。另外，现代研究证明金黄膏有较好的透皮作用，也就是说通过皮肤的吸收效果显著，所以在一些急腹症早期可起到消散作用，对一些失去手术机会形成脓肿者效果颇佳。

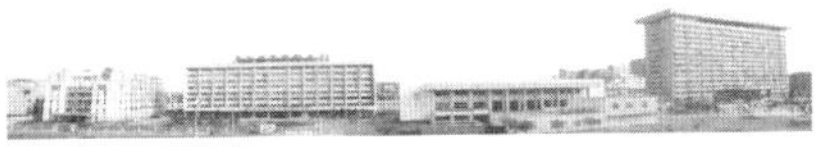

邓教授认为，阴证疮疡要慎用金黄膏，避免冰凝肌肤而再发变证。箍围药古称敷贴，是借药粉箍集围聚、收束疮毒的作用，肿疡初起轻的可以消散；即使毒已结聚，也能促使疮形缩小，趋于局限，达到早日成脓和破溃；破溃后余肿未消者，可用它来消肿、截余毒。需要注意的是：凡皮肤湿烂，疮口腐化已尽，摊贴油膏者，应薄而勤换，以免脓水浸淫皮肤，不易收燥。目前调制油膏大多应用凡士林，凡士林系矿物油，可刺激皮肤引起皮炎，如见此等现象应改用植物油或动物油。若对药物过敏者，则改用其他药。油膏用于溃疡腐肉已脱、新肉生长之时，也应摊薄，若过厚则使肉芽生长过剩而影响疮口愈合。

邓老在外用中药的应用过程中，提出了中药本身的透皮作用，认为部分中药起到了关键作用。他对于外科经典的外用药金黄膏颇有心得。

金黄膏出自明代陈实功《外科正宗》的如意金黄散，由大黄250g，黄柏250g，姜黄250g，白芷250g，天花粉500g，生南星100g，苍术100g，厚朴100g，甘草100g等组成，经麻油炸药，据季节的不同加入黄白蜡而制成膏，有清热解毒、散瘀化结、消肿止痛、祛腐生肌等功效。邓老带领团队进行了系统研究，结果显示，“金黄膏”可抑菌、抗炎、镇痛、解痉，有减轻局部疼痛、水肿、渗出物过多和继发性感染、促进坏死组织脱落、加速愈合等作用。

金黄膏的药物组成中包括了苦寒药1000g，包括大黄、黄柏、天花粉等，辛温药900g，包括姜黄、白芷、南星、陈皮、苍术、厚朴等，调和药甘草100g。邓老认为，苦寒药与辛温药的比例为10：9，从中可以看出辛温药所占的比例较大。金黄膏的主治病症为炎症性病变，炎症的特点是红肿热痛，属热证，但是金黄膏组方中包含了较多的辛温药，此种组方的依据是中医反治法中的热因热用理论。“热因热用”语出《素问·至真要大论》：“帝曰：反治何谓？岐伯曰：热因寒用，寒因热用，塞因塞用，通因通用，必伏其所主，而先其所因。”在金黄膏中辛温药的应用为热因热用。辛能散能行，能“开腠理，通气”，这已成共识。现代中医界一般认为“腠理泛指皮肤、肌肉、脏腑的纹理及皮肤肌肉间隙交接处的结缔组织，分为皮腠、肌腠、粗理、小理、膲理等”。辛温药可以开腠理，使皮肤通透性增加，使药物能够更好地进入体内，所以辛温药在金黄膏中起到的作用是促进药物透过皮肤进入人体，即引药入内。辛属五味之一，辛味药有发散和开闭行气的作用，辛温药在金黄膏中的另一个作用是散邪于外。

（二）红升丹的临床应用

红升丹首载于明代陈实功著的《外科正宗》，是升丹中常用的一种。凡溃疡初期，脓栓未溶，腐肉未脱，或脓水不净，新肉未生的阶段，均可使用。红升丹属于经典的提脓祛腐药，能使疮疡内蓄之脓毒早日排出，腐肉迅速脱落。一切外疡在溃破之初，必须先用提脓祛腐药，若脓水不能外出，则攻蚀越深，腐肉不去则新肉难生，不仅增加患者的痛苦，还影响疮口的愈合，甚至造成病情变化而危及生命。邓教授认为，提脓祛腐是处理溃疡早期、中期的一种基本方法。其经验是：若疮口大者，可掺于疮口上；疮口小者，可粘附在药线上插入；亦可掺于膏药、油膏上盖贴。若纯粹是升丹，因药性太猛，须加赋形药使用，常用的如九一丹、八二丹、七三丹、五五丹等。在腐肉已脱，脓水已少的情况下，宜减少升丹含量。

近年来，由于红升丹的毒性，国家出台了关于限制“红升丹”使用的措施，因此关于红升丹的临床与实验室研究也越来越少。红升丹作为中医学有特色的外用药，如何更好地继承及发扬，值得我们深思。邓教授认为，根据临床经验和其毒理研究，每日红升丹剂量不宜超过0.1g，同时要密切检测患者的肝肾功能、血常规，如有异常应需及时停药。他认为，由于汞有蓄积作用，研究替代药是我们努力的方向。

（三）芒硝应用体会

芒硝（mirabilite）为硫酸盐类矿物芒硝经加工精致而成的结晶体，主要成分为含水硫酸钠（$NaSO_4 \cdot 10H_2O$），临床应用较为广泛。内服具有泻热通便、软坚润燥、泻火消肿的功效，临床用于热性便秘诸证。芒硝与大黄合用可治疗急腹症，泌尿系结石。《神农本草经》载芒硝“除寒热邪气，逐六腑积聚，结固留癖，能化七十二种石”。《别录》载芒硝“一通经脉，利大小便及月水，破五淋，推陈致新”。在此启发下，邓教授在临床实践中以芒硝为主，配以利尿通淋药物，治疗泌尿系统疾病，疗效甚佳。此外，芒硝外用具有清热解毒、破血行血、散结消肿的功效，可治内、妇、儿、外、皮肤、五官等科多种疾病。根据病种及患病部位可分别采用以下几种使用方法：

1. 干敷法

将芒硝研碎，装入双层纱布袋中，置于患处，待芒硝遇热潮解或结成块时再更换。适用于回乳、乳癖、乳痈，外科的痈肿、炎症、骨伤肿胀和妇科的外阴水肿、会阴侧切伤口硬结等。

2. 湿敷法

将芒硝用凉水拌匀，敷于患处，药干再洒以凉水，经常保持湿润；或以开水冲化，纱布吸湿，敷于患处。适用于皮下瘀血肿痛、静脉炎、盆腔炎、阴茎水肿等。治痔疮及肛周脓肿，取芒硝100g，马齿苋50g，五倍子、红花各30g，鱼腥草30g，苦楝皮30g，用纱布包好后加水2000ml，水煎取汁1500ml，先熏后洗患处，或煎汤坐浴。每日2~3次，消炎、止痛、消肿作用极佳，可使疼痛消失，痔核缩小。

三、治疗便秘注重辨证施治，反对滥用攻伐

（一）青壮年便秘注重预防为主，善用通降，慎用通腑泄热

随着人们生活水平的提高、饮食食谱的改变，以及生活、工作压力的增加，习惯性便秘的患病率逐年上升。便秘多由大肠积热，或气滞，或寒凝，或阴阳气血亏虚，致大肠传导功能失常而成。从脏腑而言，肺与大肠相表里，肺热肺燥移于大肠，导致传导失职而成便秘；脾主运化，脾虚运化失常，糟粕内停，亦可形成便秘；肾主五液、司二便，肾精亏耗则肠道干涩，肾阳不足，命门火衰，则阴寒凝结，传导失常，亦可形成便秘。可见，便秘虽属大肠传导失职，但与肺、脾、肾诸脏腑之功能密切相关。治疗原则上，便秘宜通便为主，但通便不能都用硝、黄之类攻下，而应针对不同证型，辨清证候，审察病因，根据寒热虚实而治之。便秘日久，肠道气机阻滞，可有腹胀痛、脘闷嗳气、食欲减退，甚则腹痛呕吐。浊阴不降，清阳不升，往往引起头晕、头胀痛、烦躁、失眠、易怒等。大便干燥，更可引发痔疮、肛裂以致便血。排便努责，可致疝气，更甚可出现虚脱等危症。故本病贵在预防为主，治疗应辨明脏腑寒热虚实，灵活采用通腑之法。肠腑以通为用，以降为顺，降则和，不降则阻塞不通，反而升逆。临证治疗应灵活，勿妄投攻下。治疗便秘方法数不胜数，但患者及医家为图一时之快，常常选用大黄、番泻叶、芦荟、蓖麻油等刺激性

较大的泻药，殊不知此类药物具有双重性，既有泻下作用，亦可引起继发性便秘，且妄投攻下，日久易耗伤正气。本证的预防之法，首要在于消除病因。饮食上避免过食煎炸、辛辣、厚味，不可过食寒凉生冷，宜多进食粗粮、蔬菜、水果，多饮水；生活起居避免久坐少动，宜适当体力活动，以助气血流通；定时登厕；避免过度七情刺激，保持精神舒畅。

（二）治老年便秘善用“润法”，反对滥用攻伐

老年便秘的病因、病机有其自身的特点，决定了治法的特殊性。《素问·上古天真论》云：“女子七岁，肾气盛，齿更发长……七七，任脉虚，太冲脉衰少，天癸竭，地道不通，故形坏而无子也。丈夫八岁，肾气实，发长齿更……八八，则齿发去。”可以概括为“男子不过尽八八，女子不过尽七七，而天地之精气皆竭矣。”因此，老年人普遍存在“天地之精气皆竭”的状态，便秘多表现为不同程度的“阴阳气血津液亏虚，推动乏力津枯肠燥”，见大便艰涩。其病位在大肠，与肺、脾、肾、肝相关。病机关键为虚实两端，津亏肠燥。

邓教授治老年便秘善用“润法”，反对滥用承气等攻伐。润法是中医治疗大法之一，有清润、温润、辛润、增润之不同。邓教授临证常用（清润法）、温阳润下（温润法）、辛散润下（辛润法）、增液润下（增润法）四法，代表方剂分别为麻子仁丸、济川煎、辛润汤、增液汤。

麻子仁丸源于医圣张仲景所著之《伤寒杂病论》，是一首治疗胃肠燥热，脾约便秘的著名方剂。《伤寒论·辨阳明病脉证并治》云：“趺阳脉浮而涩，浮则胃气强，涩则小便数，浮涩相搏，大便则硬，其脾为约，麻子仁丸主之。”《金匮要略·五脏风寒积聚病脉证并治第十一》也有相同的论述。本方采用润肠药与清热泻下药配伍，具有润肠泄热、行气通便功效，治疗由于胃肠燥热，津液不足而致的大便干结、小便频数等症状。临床广泛应用于各种原因所致的胃肠燥热型的便秘，有良好的临床疗效。

济川煎出自明代著名医家张介宾所著之《景岳全书》，是治疗肾阳虚衰，精津不足便秘之代表方。原书云：“凡涉虚损而大便秘结不通，则硝黄攻击等剂必不可用。若势有不得不通者，宜此主之，此用通于补之剂也。”该方以肉苁蓉、当归、牛膝温肾益精，养血润肠，在温润治本的前提下，顾及肾虚气化失职，水液代谢失常，以致浊阴不降，故以泽泻入肾泄浊，枳壳降气宽肠，使浊降腑通而大便得下，以增其润下之功；又浊阴不降，因于清阳不升，故少佐升麻升清以降浊。全方以温肾益精、养血润肠为主，与升清降浊相合，具有欲降先升，寓通于补之配伍特点。文献报道其广泛应用于各种原因所致的肾阳虚衰之便秘。

辛润法最早见于《素问·脏气法时论》，“肾苦燥，急食辛以润之”。“燥”是指干燥的表现，是一种病理结果，是继发于腠理闭合、津液运行不畅的病理表现。辛本无润之功效，而是通过“辛走气”“辛散”的作用，使津液在气的推动下，得以正常的输布、排泄，从而达到了“燥者润之”的目的。辛润法治疗便秘的代表方剂是辛润汤，出自清代沈金鳌的《杂病源流犀烛》。方中应用升麻、红花、槟榔、归身四味辛味药，使人体闭合之腠理开泄，寒邪得散，阳气得通，气机通畅，津液得以正常输布排泄，机体得润，从而治疗大肠风秘燥结之证。

增液润下法即增水行舟法，出自清代医家吴鞠通《温病条辨》中焦篇之阳明温病，

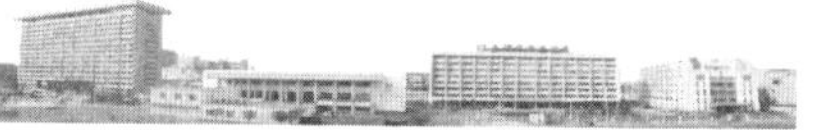

其代表方剂为增液汤。“阳明温病，无上焦证，数日不大便，当下之，若其人阴素虚，不可行承气者，增液汤主之。”此指以滋阴生津药物滑润肠道，使热结液枯的粪便得以自下，犹如水涨则船自行，适用于津液不足的大便秘结证。

经过40余年的临床验证，邓教授应用上述各种润法治疗由于多种原因导致的便秘，有良好的疗效。

四、治疗肠结注重“辨病、辨证、辨体”的有机结合，倡导整合疗法

（一）提出“辨病、辨证、辨体相结合”的原则

肠结是临床上的常见病与多发病，邓教授认为其治疗主要遵循“六腑以通为用”的理论，因此，取得了较好的疗效。邓教授通过挖掘整理《伤寒论》《金匮要略》《医林改错》等，结合临床实践和经验的积累，形成了较为完整的理论及治疗体系，即“辨病、辨证、辨体相结合”的原则与整合疗法。

邓教授认为，肠结（肠梗阻）是外科急腹症之一，其发病率、病死率高，且分型复杂，属中医学中“关格”的范畴，不通为关，不入上逆为格。既往以外科手术治疗为主，而邓老应用中西医结合的方法，以中医中药治疗肠梗阻取得了很大进展。他认为肠梗阻的诊断并不困难，只要有痛、吐、胀、闭四大临床症状即可，但更重要的是进一步确诊梗阻的性质、部位、程度和病因。梗阻性质即梗阻是单纯性还是绞窄性，单纯性机械性肠梗阻不伴血运障碍，纹窄性肠梗阻伴肠管血运障碍，此为肠梗阻病人需要鉴别的第一要务。另外还要根据梗阻的部位、程度和病因，结合患者的体质强弱、气血虚实、发病缓急、病程长短综合分析，从整体出发，力求辨证准确。

邓教授将肠梗阻分为三型辨证论治。

1. 气滞型

腹痛阵作或持续胀痛，恶心，呕吐，无排便及排气，肠音亢进或消失，腹软，苔薄腻，脉弦。治以调胃承气汤加味：厚朴10g，炒莱菔子30g（包煎），枳壳10g，生大黄10g（后下），芒硝10g（冲服），制香附10g，甘草10g。

2. 瘀阻型

腹痛剧烈，腹部中度膨胀，可见明显肠型，并有明显的定位性压痛、反跳痛和轻度肌紧张，可及包块，伴有胸闷气促，呕吐，无大便，不排气，发热，小便黄赤，舌质红，甚者青紫，苔黄腻，脉弦数或洪数。辨证为瘀血阻滞，肠气不调。治宜破瘀通腑，方用桃核承气汤加减：炒莱菔子30g（包煎），桃仁泥10g，厚朴10g，枳实15g，生大黄10g（后下），芒硝10g（冲服），郁李仁10g，枳壳10g。

3. 疽结型

脘腹胀痛，痞满，腹胀如鼓，全腹巨痛，反跳痛，肌紧张，肠鸣音减弱或消失，呕吐剧烈，呕出血性液体，伴见发热，烦躁，自汗，肢冷，口干舌燥，苔厚腻，脉沉细而数。辨证为燥屎内结。治宜通里散结，方用大承气汤加味：厚朴10g，炒枳实15g，大黄10g（后下），芒硝10g（冲服），炒莱菔子30g（包煎），制香附10g，乌药10g，木香10g，青皮10g，甘遂末1g（冲服），黑白二丑各10g。

肠结有虚实之分、缓急之别、程度之异，因此在治疗上必须详审病因，知犯何逆，随证治之，不可一味以攻之。

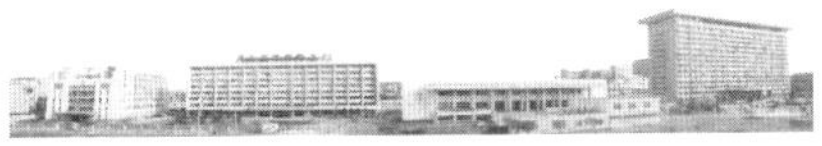

改进用药途径，直肠给药（即保留灌肠）是治疗肠梗阻时安全、有效的用药途径，其优点：一是作用迅速，药物吸收较完全。直肠给药，药物经直肠下静脉丛直接吸收入下腔静脉，药效发挥迅捷，吸收较完全，避免了药物经口－胃－小肠吸收－门脉－肝－腔静脉的过程，也减少了胃酸破坏、肝脏分解药物成分。二是减少肠内容，防止肠过度扩张，有利于病后恢复。

（二）倡导整合疗法，突出中医药特色。

邓老以“前瞻性思维，创造性思路”，继承已有的、行之有效的中医与中西医结合治疗各种肠结急腹症的方法，突出中医药特色，倡导“整合疗法”，取得了良好的效果。他在辨病、辨证、辨体的“三辨思想”指导下，制定了行之有效的个体化诊疗方案，整合并优化各种手术、口服、外敷中药、灌肠、温灸、按摩、理疗等方法，取得非常满意的疗效。具体特点如下：①疗程短、恢复快；②并发症少，复发率极低；③促进肝胆、胃肠功能的早期恢复，有效防治多脏器功能衰竭；④全方位、多途径改善症状，明显减少死亡率、提高治愈率。

五、倡导主管道学说，继承发扬挂线法

近70年来，国内外许多专科医生从解剖、生理、病理、病因、发病机制及治疗等方面对肛门瘘进行了大量的观察与研究，取得了较大的进展。邓教授对其进行了总结，创新性地提出肛门瘘形成机制的新观点，首次明确提出“肛瘘主管道”的概念，倡导主管道学说。他在中西医结合的思想指导下，多方面探索肛瘘手术治疗，取得了重要成果。

（一）开创性地提出肛门瘘病因与发病机制

目前对于肛门瘘的病因和发病机理的认识主要有以下几种：

（1）隐窝肛腺感染学说：是目前被大多数人公认的肛瘘发病学说。通过对肛腺进一步的研究，发现位于肌层内的肛腺且具有黏液分泌功能者尤易发生肛瘘。不少学者在这方面进行了一些研究和观察，从不同的侧面提出导致隐窝肛腺易于感染的因素，如腹泻与炎症损害致局部免疫功能降低及性激素对肛腺导管的影响等。

（2）中央间隙感染学说：认为肛周脓肿细菌侵入的门户不是隐窝肛腺，而是损坏的肛管上皮；不是沿肛腺形成括约肌间脓肿，而是在中央间隙内最先形成中央间隙脓肿；该处残留的上皮细胞是导致感染的致病因子。目前此学说并不被公认。

（3）肛周脓肿与肛瘘关系密切学说：肛周脓肿绝大多数最终形成肛瘘，是毋庸置疑的事实。文献报道肛周脓肿成瘘率87%～100%，肛周脓肿和肛瘘实际上是一种疾病的不同阶段。

（4）肛瘘内口的位置：根据隐窝肛腺感染导致肛瘘的理论，绝大多数内口在齿线肛窦附近。

邓教授总结了肛门瘘病因和发病机制的各种学说，结合自己的观察和实验研究，首次提出肛门括约肌在肛瘘发病机制中的重要作用，获得天津市科委科技成果奖。

观察发现肛瘘主要病变位于瘘管穿经肛门括约肌肌间或肌内部分以及直肠黏膜下部分，没有发现不穿经肛门括约肌的瘘管。病变主要表现为局部瘘道狭窄和狭窄前的感染、脓肿，后者表现为管壁不完整，局部膨大，呈脓腔状，色紫暗，内有坏死组织、脓苔及少量脓液。

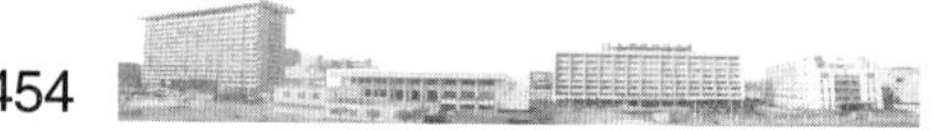

（二）规范高位瘘管挂线操作方法

肛瘘手术治疗历史悠久，传统的手术方法如瘘管切除缝合术、瘘管切开术等一直沿用至今。中医的药线、药棒脱管法，中西医结合的低位瘘管切开、高位瘘管挂线治疗，也已应用多年。十余年来，国内外学者在新疗法、新术式方面做了大量广泛研究，并取得一定成果。

虽然术式名称各异，具体操作也不尽相同，但其共同的特点是手术切开内口及与内口相连的一段瘘管，用支管予以扩创引流、旷置。如蹄铁形肛瘘的 Hanley 手术、肛瘘截根术等。这种手术方式伤口小，对于有多个外口、一个内口的复杂性肛瘘可一次手术治愈，且对肛管直肠周围正常解剖结构破坏小，对维护其正常生理功能有很大好处。手术要点是切开与内口相连的一段管道，有的医者切至肛缘，有的切至瘘管弯曲部，有的切开 1.5cm 等，有的称切开“主管道”，但对主管道缺乏明确定义。有的作者提出距肛缘最近的外口至内口的瘘管为主管道。

在以上观点的基础上，1992 年邓教授根据肛门括约肌在肛瘘发病机制中的重要作用这一观点，进行了“近端瘘管切开术”治疗复杂性肛瘘这一术式的研究与总结，并对肛瘘主管道提出了明确的含义。即主管道是指与内口相通连、穿经肛门括约肌部位的那段瘘管，可以是 1 条，也可能是多条。所谓“近端瘘管切开（挂线）术”就是将此主管道完全切开。因此，在手术过程中必须仔细地探明穿经肛门括约肌的主管道的走行、数目以及准确的内口位置。

他借鉴现代医学的研究成果，围绕着肛门瘘发病机制的全过程，结合中医学理论，创立了一种全新的规范手术疗法，具有方法简单、不必将精力过多放在旷置瘘管的位置上、疗程短、疗效满意、易于操作和推广的特点。

六、优化臁疮中西医结合治疗方案

臁疮（下肢静脉淤血性溃疡）是常见的周围血管病。静脉性溃疡是慢性静脉功能不全的严重并发症，发病率为 1% ~2%。随着人们生活水平的提高，社会的工业化以及人口的老龄化，该病的发病率呈上升趋势，特别是以中老年人群为主，严重影响患者的生活质量，并带来一系列社会经济学问题，已引起广泛的关注，俗称“臁疮腿”“老烂腿”。由于各种原因造成的下肢静脉长期高压、淤血，继而下肢肿胀，浅静脉曲张，肢体相对缺氧，皮肤出现营养性改变，随着病变加重，会出现难治性溃疡。

几十年来，邓教授带领团队不断探索中西医结合方法治疗臁疮。先是单纯局部辨证换药，继而对浅静脉行手术剥除，外部加压包扎，但效果均不理想。随着对交通支的进一步认识，离断功能不全的交通静脉，改善局部营养，从而达到治愈溃疡的目的，所以解决交通支病变是关键。后来采用改良的 Linton 手术方式，但仍有一定盲目性，表现为手术费时费力，常因曲张浅静脉破裂出血或溃疡附近皮肤出血导致寻找交通支困难，因此交通支结扎不彻底。

邓教授基于腹腔镜技术的不断发展和完善以及对交通支在臁疮发病过程中重要作用的进一步认识，开展了腔镜筋膜腔交通支离断术（SEPS），取得了满意的效果。具体方法是在远离溃疡处切开两个小口，分别为 10mm 和 5mm，进入筋膜腔，用腔镜离断所有小腿交通支。和传统术式相比，SEPS 手术的优点是交通支结扎彻底，切口感染率、切口延迟愈合率和溃疡复发率明显降低，具有住院时间短、创伤小、恢复快的特点。尤其为因溃疡面的存在不能手术治疗的患者带来了福音。单纯大隐静脉曲张也能采用 SEPS 术，更具优势，效果更好。

此外，邓教授带领团队在天津市率先应用腔镜下筋膜腔交通静脉离断术结合外用中药治疗臁疮（老烂腿）。他强调中药外治一定要遵循“去腐与生肌”的基本原则。中医药疗法围绕着慢性下肢静脉性溃疡的形成机制，结合中医学辨证论治、整体观念的原则及祛腐、煨脓生肌长皮的特点，使溃疡周围静脉高压明显减轻，静脉血液逆流阻断，从而改善局部淤血状态。同时使沉积的纤维蛋白水解、吸收，并使 tPA 升高，有利于清除局部纤维蛋白，恢复局部氧弥散和皮肤供氧。

七、治疗乳癖强调肝郁、脾虚和/或肾虚为发病之本

乳癖（乳腺增生病）是临床常见的一种乳腺疾病，以周期性乳房胀痛、乳房肿块为临床特点。现代医学认为乳腺增生病的原因是内分泌及免疫系统失调。乳腺增生病在乳腺科门诊中占 50% ~70% 以上，不仅影响生存质量和工作效率，更可对女性的躯体和精神产生不良影响。

邓教授认为乳癖（乳腺增生病）的发生与肝脾肾三经关系最密切，其次是冲任二脉。肝郁、脾虚和/或肾虚为发病之本，气滞、痰凝、血瘀为发病之标。由于情志不遂，忧郁不解，久郁于肝，或受到精神刺激，急躁恼怒，可导致肝气郁结，气机阻滞，蕴结于乳房胃络，不通则痛，故乳房疼痛，肝气郁久化热，热灼津液为痰，气滞痰凝血瘀，即可形成乳房肿块。或先天不足，肾气亏虚，冲任失养而致乳房疼痛；气血失和，郁结乳房而结块。或肾阳亏虚不能驱散阴寒痰湿之邪，经脉阻塞而致乳房结块、疼痛。或肝郁太过，克制脾土，或忧思伤脾，导致脾土虚弱，运化水湿功能失常，而痰浊内生。

邓老根据自己的体会将乳癖分为四型论治：

1. 肝郁气滞型

症状：精神抑郁，乳房胸胁胀痛，乳房肿块较小，质软，或时有时无，每遇忧思恼怒则诸症加重。苔薄白，脉弦。

治法：疏肝理气，活络散结。

方药：逍遥散加味。

柴胡 10g，白芍 12g，当归 12g，郁金 10g，香附 12g，橘核仁 10g，元胡 10g，白术 10g，云苓 15g，全栝楼 30g，鹿角霜 12g，薄荷 6g，炙甘草 6g，麦芽 30g，夏枯草 12g。

水煎服，隔日 1 剂，1 个月为 l 疗程，连服 3 个月。

食疗：金橘 30g，嚼服，每日 l 次。因本型症状较轻，可不用外治药物。

2. 肝郁痰凝型

症状：好发于 16 ~30 岁中青年妇女，一般单个发生，发病部位以外上象限为多，内上象限次之，间或一侧乳房多个肿块。块形如鸡卵，质地坚实，表面光滑，边缘清楚，无压痛，皮核不相亲，乳头不抬高，不内陷，乳房外形不变，无橘皮症。

治法：疏肝理气，化痰软坚。

方药：逍遥散合小金散加减。

柴胡 6g，当归 12g，丹参 30g，赤白芍各 12g，橘核仁 12g，海藻 20g，昆布 20g，醋青

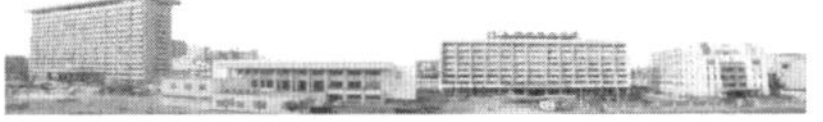

皮10g，制香附10g，全蝎6g，大白花蛇12g，制马钱子0.6g，乳香、没药各6g，地龙10g。

水煎服，隔日1剂。连服3个月。

3. 肝郁痰血交阻型

症状：好发于中年妇女，乳房肿块呈多发性，结节、条索状，质地中等，有韧性。肿块大小随情志消长，伴轻微疼痛，亦有刺痛者。每因劳累、天气不好加重。肿块与皮肤、胸壁无粘连，可自由活动，边缘多数清楚，表面光滑。乳房外形不变，乳头溢液多为草黄色、棕色或血色。

治法：理气活血，化痰软坚。

方药：柴胡10g，当归10g，赤白芍各12g，丹参30g，莪术10g，穿山甲12g，王不留行10g，鹿角霜12g，青皮6g，香附10g，大白花蛇12g，全蝎6g，地龙6g，昆布10g，海藻20g，牡蛎50g。

水煎服，隔日1剂，行经期停药。连服3个月。

4. 肝郁脾虚，冲任失调型

症状：30～40岁未婚妇女、未曾生育者或从未哺乳者多发，哺乳较少者更为常见。多为双侧乳房同时发病，结节大小不等，肿块边缘不清，质硬不坚，表面较光滑，活动度好，肿块随喜怒消长，疼痛与月经周期关系十分密切，多为间歇性、弥漫性钝痛或刺痛，遇劳加重。经前7～10天肿块增大，疼痛加剧。经潮时疼痛锐减或消失，肿块亦随之减小。疼痛常放射至同侧上肢、项颈及背部。病程缓慢，不溃破，乳房外形不变。伴有乳房发育不全、月经不调、痛经或不孕，腰疲乏力。

治法：疏肝理脾，调和冲任，通络散结。

方药：逍遥散合金铃子散、二仙汤加减。

柴胡10g，当归12g，白芍12g，郁金10g，香附12g，橘核10g，鹿角霜10g，仙茅10g，仙灵脾12g，巴戟10g，川断10g，元胡10g，炒川楝子10g，白术10g，茯神10g，麦芽30g，炙甘草6g。

水煎服，隔日1剂。连服3个月。

经闭加五灵脂10g，蒲黄10g；腰痛重加怀牛膝25g，杜仲30g；痛经加益母草30g，红花10g；如有妇科疾病，在治疗乳癖的同时，需兼顾妇科炎症，才能收到满愈的效果。

本病与卵巢功能失调、黄体分泌减少、雌激素分泌相对增高有关。邓教授认为“治未病”理论对乳腺增生病防治具有重要的意义，包括未病先防、既病防变和病愈防复。

（一）未病先防

邓教授认为乳腺增生病与心理应激有密切的相关性。他认为机体激素的分泌调节受大脑、下丘脑与垂体等器官功能活动的影响，而激素分泌的正常与否能直接影响心理状态与行为。精神情绪亦会影响内分泌系统，心理应激是机体通过认识、评价而察觉到应激原的威胁时引起的心理、生理机能改变的过程。中医藏象与七情学说很早就认识到不良的环境或精神刺激与躯体疾病的发生发展有着密切的关系。乳腺增生病明显具有心身疾病的特点，患者多有紧张、不安及易发怒等个性特征，与家庭负性生活事件引起的心理应激关系非常密切。古人云“妇人之病，多起于郁”，诸郁不离乎肝。同时，中医学认为气与血息

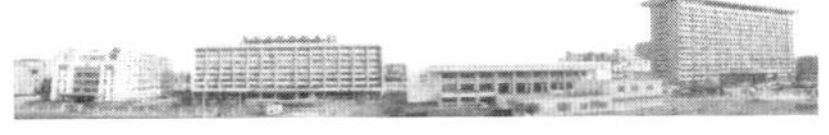

息相关，气为血帅，气行则血行，气滞则血瘀，血行不畅则乳腺随之发生改变，从而形成乳腺增生病。进行情志调治，未病先防，保持良好的心理状态，有利于本病的临床防治。

（二）既病防变

对于乳腺增生病与乳腺癌之间有无关系，有何种关系，以及关系的密切程度，一直存在着争议。就大多数的研究结果来看，患有乳腺增生病的妇女，以后发生乳腺癌的危险性较正常人群要大，特别是乳腺癌家族史更大大增加了这种危险性。因此，可以说乳腺增生病与乳腺癌之间存在着确切的联系。关于乳腺非典型增生（癌前病变），早在明清时期就有不少医家提出在“结核多年”，“忧怒抑郁，朝夕累积，脾气消阻，肝气横逆，气血亏损”，“失于将理，冲任不和”，“脏腑乖戾之气”等因素下易使乳癖恶变为“乳岩”。其中论述最广的是病久肝脾气血亏损，阴虚生火，火灼阴极，阴极阳衰，血无阳不散，虚阳与血相积，血渗于心经，渐成乳岩之说，并且明示了乳岩逆转的可能性：“潜思乳岩必由脏腑乖戾之气所生……能化其气，异疾可消。”《外科正宗》中提到：“如此症知觉若早，只可清肝解郁汤，或益气养荣汤，患者再加清心静养，无窒无碍，服药调理，只可苟延岁月。”邓教授强调病后防变是降低乳腺癌发病率的关键，重在情志条达，保持乐观豁达的精神状态。

（三）病愈防复

中医讲究整体观，把人看成有机整体，各脏腑之间相生相克，气血津液相互转化，环环相扣。邓教授认为，“治未病”的思想便是“整体观念”的集中体现。对乳腺增生患者来说，病愈后虽然已没有相应的症状体征，但是，根据中医学的整体观念，要辨别体质，分析劳损，总可以找出蛛丝马迹，为防病提供依据。根据乳腺增生病患者的临床症状，结合四诊所见，确定证型，以内治法为主要治疗手段，配以外治疗法综合治疗，可以提高治愈率，减少复发率，再加之调理情感，保护内环境的平衡，阴阳调和，精神内守，有利于减少乳腺增生病的复发和转变，从而达到中医治未病中“治其未发”的目的。乳癖、乳岩三级预防中关于病因与发病的一级预防起到了补充和具体化的重要作用，作为新的服务理念和模式，对构建中医特色的预防保健服务体系具有较大的意义。

邓教授创立了在辨证施治基础上，配合“子午流注”“生理周期”治疗乳腺增生性疾病的治疗方法。结合中药外敷、针灸、火罐等传统疗法，从女性内分泌角度进行局部症状与整体激素水平的调节，综合调整神经与内分泌系统，达到治愈乳腺增生，力求阻断癌变的效果。同时，运用经络按摩、点穴等手法治疗乳腺发育不良、乳腺萎缩、松弛、下垂等病症。

医案选介

一、泄泻

吴某，男，46 岁。因腹泻、腹痛不愈 4 年余，经结肠镜检查发现乙状结肠黏膜充血、水肿，有数个小出血点和溃疡，诊为慢性结肠炎。服激素、抗生素、肠黏膜保护剂及中药（清热利湿、涩肠止泻）均无明显效果，停药后仍腹泻，3 ~ 5 次/日，时而便鲜血，腹痛而泻，泻后痛减。口臭，时有腹胀、纳食不香，大便臭秽不可闻，脉滑，舌苔腻。邓教授

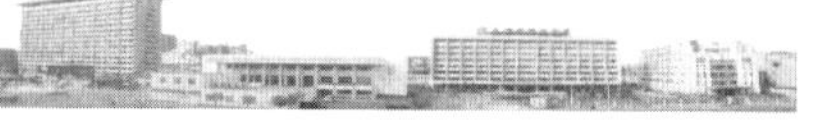

辨证为肠胃积滞，处方以保和散合平胃散加生大黄10g加减，前后共服60余剂，最后以参苓白术散收功而愈。此患者初服药后腹痛略增，大便略多，5～6次/日，后因积滞排出，大便1～2次/日，且逐渐成形。其主要病因为肠中积滞，古人即谓“无积不成泄也”。诊断依据为舌苔厚腻，纳食不香，口臭，大便臭秽，时有腹胀。此前服用清热利湿、涩肠止泻中药不效，是明显未辨明泄泻之病因，改消导剂为主，佐以攻下之大黄治之而愈。

二、胸痹

一女性患者，因生气致胸闷、心悸、失眠，他院诊为心动过速，心肌缺血，服中药10剂不效。观其以逍遥散为主，辨证不可谓不对，择方也无大错。细询无纳呆、腹胀、便秘等症，反见舌暗红、有瘀斑。辨证为气滞血瘀，改投柴胡疏肝散加桃仁、枣仁，7剂后症状明显减轻，20余剂后复查心电图正常，心悸、胸闷、失眠具消而愈。逍遥散和柴胡疏肝散均可治疗肝气郁结所致疾病，所不同是逍遥散中有茯苓、白术健脾益气，是为肝郁脾虚而设，而柴胡疏肝散中辅以川芎、芍药活血化瘀，气滞血瘀更为适宜。此患者除有肝郁之候外，其舌暗红、有瘀斑明显为肝郁血瘀，故柴胡舒肝散加化瘀之桃仁和养血安神之枣仁更对症，这就是中医的辨证施治，西医的“个体化”也。

三、痞证

病案1

刘某，女性，73岁。患者绞窄性肠梗阻肠内疝复位术后3周，近2日来腹胀满，但不痛，偶有呕吐，肠鸣，便溏，舌苔腻而微黄。辨证属寒热错杂之痞证，治以寒热平调、消痞散结的半夏泻心汤。

处方：半夏15g，黄芩9g，干姜9g，人参9g，炙甘草9g，黄连3g，大枣4枚。

服6剂后痊愈。

【按】本证中气受伤，脾胃、大小肠功能失调，故而寒热互结其中，清浊升降失常。其症状为心下痞满、干呕、肠鸣下利。本方是由小柴胡汤化裁而来，方中半夏、干姜辛温除寒，和胃止呕；川连、黄芩苦寒泄降除热，清肠燥湿；人参、大枣、炙甘草补中益气，养胃。

病案2

陆某，女性，67岁。重症胰腺炎恢复期，近来胃脘嘈杂灼热，纳差，反酸口苦，心烦燥热，肠鸣便溏，遇冷症重。舌质淡，苔薄黄，脉沉细数。辨证属寒热错杂之痞证，治以辛开苦降、调中和胃的半夏泻心汤。

处方：半夏9g，黄连6g，黄芩10g，干姜6g，茯苓12g，党参15g，枳壳9g，厚朴10g，陈皮12g，神曲15g，麦芽15g，甘草6g，大枣6枚。

服6剂后痊愈。

【按】本例患者寒热错杂，治疗宜辛开苦降，寒温并用，调中和胃。半夏泻心汤为治疗中气虚弱、寒热错杂、升降失常而致肠胃不和的常用方，又是体现调和寒热、辛开苦降治法的代表方，临床应用以心下痞满、呕吐泻利、苔腻微黄为辨证要点。

四、胆囊炎

张某，女，38岁，职工。3天前，突然右肋疼痛痛连同侧肩背，输液治疗数次，经B

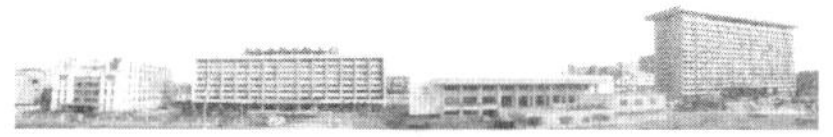

超检查为胆囊炎。今日午后突发右上腹剧痛，胸肋胀满，恶心呕吐。现右上腹有压痛，舌红苔白润，脉弦有数意。辨证属上热下寒，湿浊郁阻肝胆，治以辛开苦泄，疏肝利胆化湿，以半夏泻心汤加味。服3剂后痊愈。邓教授认为，急性胆囊炎常因油腻饮食而诱发，发作时右上腹持续性疼痛，阵发性加重，可向右侧背部放射，常伴有恶心呕吐。半夏泻心汤和胃降逆，开结除满。与柴胡合用，涵小柴胡汤于其中。小柴胡汤主治胸肋苦满，心烦喜呕，口苦，或肋下痞硬而痛等症，与胆囊炎的症状相似。加茵陈以清肝胆之热，理肝胆之郁滞。郁金、枳壳疏肝解郁以止肋腹之疼痛。半夏泻心汤加柴胡、枳壳、郁金、茵陈对胆囊炎急性发作疼痛伴呕吐的治疗作用疗效可靠。

五、急性胰腺炎

商某，男，87岁。上腹部疼痛，寒战高热，胸胁苦满，呕不止，大便不解或协热下利，舌苔黄，脉弦数有力。诊断为急性胰腺炎。辨证属少阳阳明合病的腹痛，治以和解少阳、内泻热结的大柴胡汤。

处方：柴胡24g，黄芩15g，芍药15g，半夏9g，生姜15g，枳实9g，大枣4枚，大黄10g（后下）。

服3剂后痛减，热退。

【按】方中重用柴胡为君药，配臣药黄芩和解清热，以除少阳之邪；轻用大黄配枳实以泻阳明热结，行气消痞，亦为臣药；芍药柔肝缓急止痛，与大黄相配可治腹中实痛，与枳实相伍可以理气和血，以除心下满痛；半夏和胃降逆，配伍大量生姜治呕逆不止，共为佐药；大枣与生姜相配，能和营卫而行津液，并调和脾胃，功兼佐使。总之，本方既不悖于少阳禁下的原则，又可和解少阳，内泻热结，使少阳与阳明合病得以双解，可谓一举两得。

论　　著

一、论文

［1］邓鹤鸣．脉象图示解．天津中医学院学报，1985（3）：21－26.

［2］邓鹤鸣．《伤寒论》与《金匮要略》中有关外科急性腹痛的辨证治疗．天津中医，1992（2）：43－44.

［3］邓鹤鸣，袁玉华，汤延厚，等．近端瘘管切开术治疗复杂肛瘘．天津中医，1992（6）：16.

［4］王红，邓鹤鸣，石建华，等.3例骶尾部藏毛窦诊断与治疗体会［A］．第十九次全国脾胃病学术交流会论文汇编［C］．中华中医药学会脾胃病分会.

［5］关靖，邓鹤鸣．邓鹤鸣教授中医外科的学术思想初探．陕西中医，2011（7）：874－876.

［6］曹颖，王红，邓鹤鸣，等．肠痈不同证型的季节性特点．内蒙古中医药，2014（34）：133.

［7］王红，邓鹤鸣，韩俊泉，等．腹壁巨大切口疝伴肠瘘一例．中华疝和腹壁外科杂志（电子版），2015（1）：86－88.

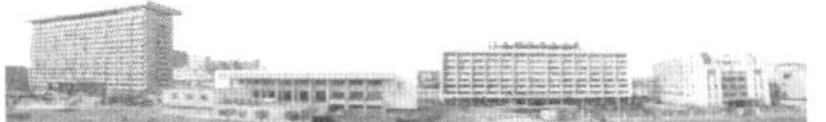

［8］王顺华，邓鹤鸣，王红．金黄膏与负压封闭引流技术治疗糖尿病合并背痈的疗效观察．内蒙古中医药，2015（5）：10－11.

二、著作

［1］韩冰．中医病症诊疗全书．天津：天津科学技术出版社，1999。

［2］李乃卿．西医外科学．北京：中国中医药出版社，2003。

［3］王洪．西医外科学习题集．北京：中国中医药出版社，2005。

［4］姜良铎．中医急诊学．北京：中国中医药出版社，2009。

【整理者】

王红　男，1965 年生，毕业于天津中医药大学，博士，现在天津中医药大学第二附属医院工作。

曲鹏飞　男，1979 年生，毕业于天津中医药大学，博士，现在天津中医药大学第二附属医院工作。

韩俊泉　男，1977 年生，毕业于承德医学院，学士，现在天津中医药大学第二附属医院工作。

刘斌　男，1979 年生，毕业于河北医科大学，硕士，现在天津中医药大学第二附属医院工作。

关靖　女，1965 年生，毕业于天津中医药大学，硕士，现在天津中医药大学第二附属医院工作。

栗 锦 迁

名家传略

一、名家简介

栗锦迁，男，1941 年 2 月 26 日出生，汉族，天津市人，中国共产党党员，主任医师。曾任承德医学院中医系副主任、河北省教委高级职称系列评审委员、天津市中医药研究院院长助理、天津市中医药研究院附属医院副院长、中华中医药学会仲景学说分会理事。2002 年兼任天津中医学院中医内科学专业硕士研究生导师。2010 年兼任天津中医药大学中医传承班指导老师。2011 年荣获天津市卫生局颁发的天津市名中医荣誉证书。2011 年入选天津市卫生局名老中医专家传承工作室指导老师。2005 年至今入选全国第三、四、五批老中医药专家学术经验继承工作指导老师，培养学术继承人 7 名，其中中医临床硕士 5 名。2012 年入选国家名老中医专家传承工作室。

二、业医简史

1962 年，栗师从河北中医学院毕业，被分配到河北省宽城县基层卫生单位。那里的环境极其艰苦，缺医少药，白天要在山间崎岖的小路上巡诊，晚上则在昏暗的油灯下学习精读各种医学典籍。在此期间他为不少患者解决了疑难病症，农民的淳朴与真诚也深深地教育、影响了他。他遵行“三人行必有我师”之古训，不耻下问，不以科班出身为高，不以民间医生及广大劳动人民为低，哪怕他人有一丝之处高于己，亦以其为师，虚心求教。栗师曾经对我们说过几则小事，足证其行。栗师下乡期间，曾见一病者左眼患麦粒肿，一田间老妪以绣花针刺其同侧对耳屏出血数滴而病愈。他立即将此案及治法记于随身小本上，并在日后应用于临床。同是下乡期间，曾有一胸痹患者，栗师处以栝楼薤白白酒汤，不效，后经一乡间老翁处以四君子汤加味而痊。栗师求教于此翁，恍然而悟《金匮》中以人参汤治疗胸痹之条文。类似此种事例不胜枚举。栗师凭着对中医学的热爱和执着追求，勤奋的努力，还有其在医道方面的天赋和悟性，在医学之路上一步步地提高。他还将现代科学研究的方法论与认识论和中国众多哲学思想融入中医学的学习与实践中，通过大量阅读文献，认为道家、儒家学说对中医学的影响较深。这种既尊崇中医古代哲学思想，又注意结合现代科学技术的方法，使得他在中医学的学习中达到事半功倍之效，亦为他日后在中医学上的精进打下了良好的基础。

栗师不仅对医道精通，还对药学有着广泛的涉猎和研究。他常说“不知药不可以为医”，经常利用休息日向药农及老药工请教药材的种植、采摘、修治、炮制、鉴别、储存

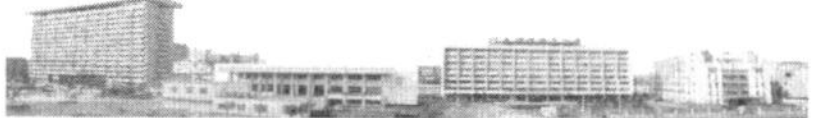

等及各种剂型（如丸、散、膏、丹等）的制作事宜，并经常亲自实践。

1976 年，栗师调入河北省承德医学院中医系担任系副主任一职。由于系主任一职长期空缺，故而栗师实际上承担了系里从管理到教学的几乎全部事务，这对他个人的能力提高有着极大的好处。在此期间，他不仅要亲自给学生讲授中医学的多门课程，还必须坚持做好临床工作，并亲自为年轻教师提供生活、学习以及业务上的各种帮助，先后曾为十多名教师提供攻读硕博士学位的机会，使青年才俊不至埋没，为中医学的发扬光大做出了贡献。栗师对同事、学生一视同仁，如为青年教师安排进修、助其考研、为其联系导师，指导研究生读书、临床，为本科生传道、授业、解惑，将他们带入中医学这座神圣的殿堂，使其在这中医学的海洋中畅游。

在这个时期，栗师也从未放松对学业的要求，一方面与其他同道、学生教学相长，一方面通过各种途径聆听了十余位国家级大师的教诲和点拨，并得到众多国内同仁的帮助。

1992 年，栗师调入天津市中医药研究院，担任院长助理，兼任附属医院副院长之职。此时此刻的他医术已臻化境。在辨病辨证时他强调总体把握阴阳，分清表、里、寒、热、虚、实，理清脏腑经络，遣方用药尤重经方，常说“实践是检验真理的唯一标准”，认为经过近两千年的临床应用，经方沿用至今必然有极高的科学性和使用价值，且临床实际使用效果奇佳，说明其并未过时。他强调使用经方必须要做到辨证准确，若非如此，可能会导致无效或起到反作用，所以必须提高个人修为。他常说：“医乃是一门活到老学到老之学，医者必须勤奋，努力钻研其术，否则必成庸碌之辈。”当然，他也是用自己的实际行动教育、引导着众多弟子、后学，在这崎岖的业医之路上前行。

在多年的临床工作中，栗师是孙思邈“大医精诚”精神的实际践行者。他常说医生的经验和提高是在为患者治疗过程中得到的，因此医生要感谢患者为自己成长提供宝贵的实践机会，亦是基于此，他时常告诫学生，患者是我们最好的老师，要尊重患者。栗师在临床过程中对患者不分贫富、高低、贵贱，均认真对待，一方面认真听取患者的病情陈述，以求得最为准确明晰的辨证，一方面耐心地解释患者提出的问题，以减轻患者的疑虑，可谓不厌其繁。对暂时不能确诊的疑难重症患者更是关爱倍至，往往在认真查阅文献及深思熟虑后才慎重给予处置。其对病患的尊重、关爱、体贴颇受患者好评和喜爱。

在完成繁重的教学和临床工作的同时，栗师还积极从事科学研究，例如他参与的国家自然科学基金及河北省卫生厅资助项目“LAK 细胞过速输入疗法治疗急性白血病的实验研究”1994 年 12 月获河北省科技进步三等奖（第三完成人）。

学术思想

栗锦迁主任医师注重中医传统理论，强调临证时必须按照中医辨证论治的体系进行诊断、立法、遣方、用药。临床上擅长以益气、温阳、健脾、化痰、活血法治疗冠心病、慢性心功能不全、心律失常、高血压病、糖尿病、脑血管疾病、失眠等老年病、常见病。下面就栗师学术思想阐述如下：

一、注重阳气的作用

在气血关系中，气是矛盾的主要方面，是机体生命活动的决定因素，血的生成需要气

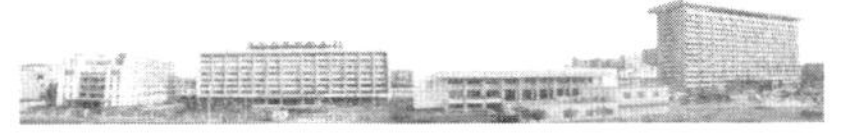

的生化，血的运行也需要气的推动，方可如环无端，周流全身。临床上栗师非常注重阳气的作用。《素问·生气通天论》曰："阳气者，若天与日，失其所则折寿而不彰。"张景岳亦云："天之大宝只此一丸红日，人之大宝只此一息真阳。"人体血液、津液的正常运行和生命活动的维持均有赖于阳气的充盛。他尤其注重心脾肾三脏之阳，强调心为君主之官，位于胸中，为阳中之阳；脾居中焦，为气血生化之源，气机升降之枢；肾居下焦，内蕴命火元阳。若心火不能下温脾阳，肾火不能上蒸脾土，致土不化物则水谷难化精微，不能濡养全身；若脾阳不足，气血生化乏源，肾阳虚损不能上济心火，则宗气衰微，不能贯心脉以行气血；心阳不振，温煦鼓动失职，则心脉挛缩，瘀血、痰湿等阴浊之邪上乘阳位，而发胸痹、心悸等症；若胸阳不足，脾阳不振则心火不能下济于肾，后天精气不能滋养先天元气，致肾阳亏虚，命门火衰，肾之封藏、蒸化水液、纳气等功能失职，而见水肿、厥冷、喘息等危重之症。

栗师认为阳气不足是产生痰饮、瘀血的主要原因。《素问·阴阳应象大论》曰："阳化气，阴成形。"阳之气化功能是津液、血液正常运行、转输的必要条件，若阳虚不能化气，则津液、血液的运行、转输失常，易产生瘀血和痰湿等病理产物。痰湿和瘀血既是病理产物，又是两种不同的致病因素。痰是津液不化而形成的病理产物，所谓"积水成饮，饮聚成痰"。湿、痰、饮一源三歧，名异而实同。瘀血是人体血液循行不畅或离经之血着而不去的病理产物。由于津血同源，故痰、瘀的产生当有其共同的致病基础，临床上也多见痰、瘀相互夹杂。总之，阳气亏虚则其温煦、推动、统摄之力不足，致津液、血液的运行不利而成痰饮、瘀血。

年届花甲之人，命火式微，阳不胜阴，火不敌水，此为老年人患心脑血管病的重要原因。栗师指出，注重阳气，对临床治疗胸痹、心悸、水肿等心血管疾患具有重要指导意义。如《金匮要略》胸痹篇中以瓜蒌薤白白酒汤、瓜蒌薤白半夏汤为代表的治疗胸痹诸方均以辛温通阳为主；《伤寒论》中补益心气（阳）之桂枝甘草汤、健脾化饮之苓桂术甘汤、治疗"少阴病，脉微细，但欲寐"的四逆汤及治疗脾肾阳虚水泛重证的真武汤等方药亦均以温阳为主。

在慢性心功能不全的治疗中，栗师强调，心为阳脏，为阳中之阳，其在五行属火，火性炎上，以温热上升为其特性。心阳既能温煦五脏，又能温养血脉，一旦心阳失于温煦，寒凝血脉，则肺之肃降，脾之运化、肝之疏泄、肾之蒸腾都会受到影响，而致气滞、血瘀、痰阻、水停，从而影响血脉的功能。栗师据《金匮要略·胸痹心痛短气》篇"责其极虚故也"，认为心气虚、心阳虚为冠心病、心律失常、慢性心功能不全等心血管疾病正气亏虚的主要病机。治疗上注重益气温阳，临证时多参、芪同用，其甘温之性既能大补元气，又能升提阳气。栗师擅用黄芪，以其实卫而补虚，视为补气之要药。对于四肢厥冷，"脉微细，但欲寐"者，栗师主张以大辛大热之附子力挽心肾之阳，参、附相伍，有"顷刻回阳于命门之内，瞬息化气于乌有之乡"之效，并提出将精神状态的改善与否作为阳气是否来复的指征。栗师曾予一尿毒症心功能 4 级的心脏病患者附子 100g，麻黄 15g，细辛 15g，伍用红参、山萸回阳救逆，患者坚持服药已生存两年，收到意想不到的效果。

对于眩晕的治疗，凡体胖、舌淡胖、苔腻、脉细无力属痰湿体质者，栗师认为多为阳气不足，湿邪阻碍，清阳不能上升清窍所致。对此类患者，主张在化痰祛风的同时重用黄芪、葛根等益气升提之品，强调升提阳气不等于升高血压，只要辨证准确，尽可使用。

栗师注重阳气并不是一味的补益阳气。他反复强调既要注重阳气的不足，也应依据患者的体质、病位、病情酌情用药。如患者明显畏寒、手足厥冷、精神萎靡和（或）下利清谷、脉微细无力，则应用大辛大热之附子以通行十二经，回阳救逆；若“心下逆满，气上冲胸”或“背寒如掌大”者，则用苓桂术甘汤或桂枝甘草汤；对于平素乏力、大便不成形、消瘦、舌淡有齿痕、脉细无力者，多以四君子汤或香砂六君子汤为治；对于肾阳不足者，主张用巴戟天、淫羊藿、补骨脂等药效和缓的温补之品，除非阳衰已极，不主张使用大热之品，以免伤阴。在用辛热之药时，多有阴敛之品相伍，如附子伍山萸，桂枝配白芍等，以求阴阳平衡，做到“阴中求阳，阳中求阴”，而成阴平阳秘之功。在心血管疾病的治疗中，对于阳虚之重证擅用附子回阳，轻证则常用桂枝温通阳气。

二、强调脾胃在心血管疾病治疗中的重要性

栗师在心血管疾病的诊治中，强调脾胃的功能及心脾之间的关系，认为二者之间有四个方面的联系：

①经脉关系：《灵枢·经脉》曰：“脾足太阴之脉……其支者，复从胃，别上膈，注心中。”《素问·平人气象论》：“胃之大络，名曰虚里，贯膈络肺，出于左乳下，其动应衣，脉宗气也。”心与脾以支脉、大络等经气相通，相互影响。

②五行关系：脾胃属土，心属火，二者为母子关系，若子病及母，可因脾胃失调而波及心脏。

③气血关系：脾胃为生血之源，心主血脉，脾胃损伤则血液不足，血脉枯涸，心失所养，而致心病。

④心居上焦，肾居下焦，水火相济，心肾相交，有赖于脾胃气机有序。

临证时，栗师常用四君子汤、香砂六君子汤、温胆汤、苓桂术甘汤、理中汤、归脾汤、补中益气汤等加减施治心血管疾病。栗师认为，益气健脾以补虚之本，活血和（或）化痰以祛其实邪，才能获良效。化饮、化痰、化瘀的根本在脾胃之气的健运。若只用活血化痰之品以治其标，而不补益脾胃之虚损，实为舍本逐末之举。故临床当健脾化湿或运脾化湿。脾虚失健则运化无常，湿邪内生故当健脾化湿，方如四君子汤、参苓白术散等；脾为湿困，气化阻遏，清浊不分，当以运脾化湿为治，运脾者，燥湿之谓，即芳香化湿或苦温燥湿。脾喜温恶寒，喜燥恶湿，当用甘温苦温为宜，不可过于寒凉，以防伤阳。健脾、运脾当以和为主，贵疏不宜滞，贵平不宜强。

三、强调辨证论治

在疾病的诊治过程中，栗师强调应严格按照中医诊病思维——辨证论治来诊治疾患。认为辨证论治是中医基础理论指导下的临床诊治原则，只有辨证准确才能有正确的理、法、方、药。辨证论治是中医取得临床疗效的基础和保证。在辨证论治过程中，只有辨清病位、病性、病因、病机、病程才能为诊断、治疗提供依据。对辨证方法的分类，栗师认为：《内经》主要讲阴阳的偏盛偏衰。汉至明清，针对病因不同，致病特点有异，先后确立了六经辨证、脏腑辨证、卫气营血辨证、三焦辨证不同的辨证方法。尽管辨证方法不同，但在具体运用时应将其有机的结合起来，如脏腑辨证病位在肺，则三焦辨证病位在上焦，卫气营血辨证时则邪在卫分，六经辨证为太阳受邪。当然也要注意不同辨证体系的特异性，如外感温热之邪或疫戾之邪，则多用卫气营血辨证；而水湿之邪为患则可用三焦辨证。诸法之中以脏腑辨证为最基本的辨证方法。

在辨证的过程中栗师强调以下三点：①突出整体观念，包括因时、因地、因人制宜，注意气候变异可导致不同性质的疾病，如冬日之伤寒，夏日之中暑。还应注意个体体质差异在发病中的作用，如肥胖之人多易患痰湿之邪。②要随病情变化进行动态观察，注意疾病某一阶段的特点。一种疾病在不同发展阶段有着不同的证候表现，应抓住当时主要病机施治。③依据治疗效果判断辨证是否正确，使治疗始终处于辨证论治过程之中，使用药物尽量符合病程不同阶段的特点。

在辨证的原则上栗师强调：首先要分清主次，要抓住病人最不适的症状即主症，对主证发生的时间、性质、发生的经过都要辨清楚，同时要兼顾兼症。若主症与兼症的病机相符，则可认为辨证准确，否则要进一步辨证。其次要辨明真假，抓住疾病的本质，尤其是关键性症状，如“背寒如掌大”为脾虚水停中焦，“叉手自冒心”为心之阳气亏虚，妇人经前乳胀为肝郁。这些关键性症状对辨证及用药有极大的帮助。

在辨证的步骤上栗师认为必须四诊合参，缺一不可，因为四诊是客观、准确、系统、全面、突出重点获取临床资料的重要方法，是探求疾病本质、正确使用理法方药的唯一途径。但临床上往往收集资料越多则信息越复杂，易干扰辨证思路。反之则易漏失特征性症状，而使辨证难度增加。因而问诊要详而有要，简而不漏，突出中医特色。例如对心血管疾病的患者应在胸痛、心悸、胸闷的症状基础上再进一步详问发病的时间、诱因、持续的时间、疼痛的性质，这才有利于辨证。

辨证时栗师尤其注重舌脉。舌诊时强调必须包括舌体、舌色、舌苔、舌下脉络四个方面。诊脉时栗师强调以下 4 个方面：①至数：即速率。②节律。③依寸、关、尺三部及浮、中、沉三种力度诊脉。④必须诊脉五十至以上，否则至数太少，可能漏失病理脉象。另外，诊脉者应使自己平静不躁，调匀气息，方可诊脉，切忌脉诊时妄聊其他，而使指下难明。⑤注意脉象之不同。栗师认为中医诊脉重在脉象，与西医诊脉重在脉搏有所不同，如像如珠玑之滑脉，中医认为多与痰湿有关，又像似弓弦之悬脉多与肝气瘀结有关。这种脉象之异应在临证中认真鉴别。

栗师强调：辨证时既不能同西医某些疾病对号入座，也不能以西医诊断代替四诊。治疗上不宜中药西用，否则就失去了中医学的精髓，也一定不会有好的临床疗效。例如对于补气和补阳药物的使用，有人认为高血压病患者不能用黄芪、人参等补气药，否则血压会进一步升高。栗师认为，对于出现乏力、头部汗出、脉细弱等气虚见证者，补气药不仅可以使用，而且多可获得良好效果。补气升阳不等于升血压。对于慢性心功能不全的患者，附子、桂枝、淫羊藿等在辨证基础上尽可使用。总之，必须遵守辨证论治的法则，以此指导临床，才是真正的“中医之道”。

临证经验

一、化痰法的应用

栗师认为许多疑难病症是由痰邪所致，所谓“怪病多痰”。痰是指水液在体内代谢失

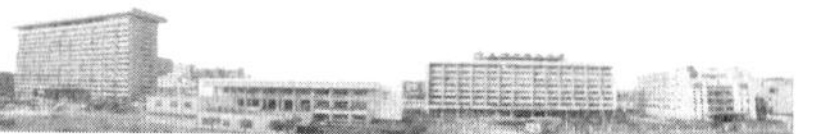

常而形成的病理产物，包括有形之痰和无形之痰。有形之痰为可外辨之痰，以呼吸道排出之痰为主，要从痰的色、质、量、味来分辨其不同属性；无形之痰则只见其引起的相关病症而不见其形，后者在致病上似较前者更为重要，要从舌、脉及体质、病程等方面进行辨证。在辨证时要注意分清痰的寒热属性，而予清热、燥湿、润燥等不同的治法。《济生方·痰饮论治》曰："人之气道贵乎顺，顺则津液流通，绝无痰饮之患，调摄失宜，气道闭塞，水饮停膈而结成痰。"

痰饮的产生尤与肺、脾、肾三脏功能失调有关。栗师认为有形之痰的生成多责于脾肺，无形之痰多责于脾肾，强调脾虚水液运化失常为痰邪产生的关键。

化痰法为中医学所特有的治疗方法。栗师认为，痰之治法当以仲景"温药和之"为原则，用药时当注意，温既有麻黄、桂枝、干姜之辛温，又有苍术、厚朴之苦温，既有白术之甘温，又有五味子之酸温的不同。"和"乃调和脏腑之功能。痰证之病机为正虚邪实，治疗当以驱邪为先。在心血管疾病中见胸闷痛、背寒如掌大、舌水滑或有齿痕、脉弦滑者，宜用温化之法，予苓桂术甘汤之类；若见舌红苔腐、寐差、多梦等精神症状者，宜用清化之法，予温胆汤或黄连温胆汤之类；全身困重或下肢沉重者为湿重，宜用燥湿之法，予二陈汤之类；胸闷痛、苔黄腻、脉滑数，痰热结于胸中者，予小陷胸汤之类；胸闷痛、苔白腻者，宜用辛温通阳豁痰之法，与瓜蒌薤白半夏汤之类。诸法之中，栗师尤重温化和清化，主张根据病位的不同选用不同的药物，如痰浊中阻则多用半夏、白术、茯苓、生姜，痰浊上扰清窍则多用天麻、菖蒲、远志，痰阻胸中则多选瓜蒌、薤白之辈，同时勿忘生痰之本的治疗。对于痰证的治疗还应注意以下方面：①健脾化痰，强调健脾而不补脾，用药以党参、白术、茯苓为多，方以六君子汤为代表，因其有助脾运化水湿之功；兼脾阳亏虚时予理中汤以加大温化之力。甘寒益胃之品，如北沙参、麦冬、石斛等易滋腻生湿，不利于脾的运化，则不宜使用。②温肾化痰，以甘温柔润之品，如补骨脂、枸杞子、沙苑子、巴戟天、淫羊藿等，能助阳化饮，又不致化燥伤阴，而辛温燥热的肉桂、附子则当慎用。③对于痰邪盛者，宜分步治疗，先祛其邪，再补其虚，若补益过早则实者更实，痰邪难化。④对于病程日久，痰邪化热者，用药上注意燥润并用。此时痰热可能已经伤津，若只予化痰之品，过燥则可使痰邪更为胶固，适量给与麦冬、玄参等滋阴之品使稠浊之邪浮游，则易祛除。⑤要注意患者体质。对于体质肥胖、面白虚浮者，即使无苔腻、脉滑之征，若用诸多补法不效时，从痰论治多可获效。

二、活血化瘀法的应用

众所周知，瘀血既是病理产物也是致病因素，活血化瘀法广泛用于心脑血管病的治疗，是中医临床常用治法。活血化瘀药依其作用强弱有和血行血、活血化瘀、破血消癥之分。栗师认为正确认识和使用活血化瘀药是十分重要的。和血类药物指有养血、活血作用者，如当归、丹参、赤芍、丹皮、鸡血藤等。活血类药物指有活血、化瘀作用者，如川芎、红花、郁金、三七、大黄、益母草、元胡、乳香、没药等。破血类药指有破血消癥攻坚作用者，如三棱、莪术、水蛭、虻虫、土鳖虫等。临证时要根据病情使用。对于津血不足，血脉失养而致血行不利者宜予和血活血药，多用于心血管病轻证；对于以瘀血证为主者，宜予活血化瘀之品；对于血瘀重证而见唇舌紫暗、有瘀斑瘀点者，可予破血药，但此类药破气耗血，不可久服，若久用应伍以补益气血之品。临床上栗师常将活血药与不同药物配伍，如理气活血用于气滞血瘀，多配伍柴胡、枳壳、陈皮、木香、厚朴；对于气虚不能推动血液运行而发生的瘀血采用补气活血法，常配伍黄芪、党参、白术等；对寒邪或阳虚所致的血瘀证常伍以桂枝、附子、细辛、干姜等温经散寒药以温阳活血；对痰瘀互结者，伍用瓜蒌、半夏、苍术等化痰活血；对阴虚而致血脉泣而不行者，伍用生地、元参、麦冬等滋阴之品以滋阴活血；血瘀伴浮肿、小便不利者，予茯苓、猪苓、泽泻、车前草等利水药以利水活血；血瘀而有风寒之邪者，配伍羌活、独活、防风等以祛风活血；血瘀伴血虚者，配以阿胶、龙眼肉等补血药以补血活血。

三、安神法的应用

中医认为，心主血脉，主神志，为神之居，血之主，脉之宗。《素问·灵兰秘典论》曰："心者，君主之官，神明出焉。"《灵枢·邪客》："心者，五脏六腑之大主，精神之所舍也。"

在心血管疾病的治疗中，栗师十分强调"安神"的作用，并依据患者证候的不同而采用不同的治法。如对于心血亏虚所致者，治以养血安神，药用桂圆肉、熟地、当归、阿胶等；热扰心神者，治以清心安神，予黄连、栀子、竹叶等；因阴虚所致者，治宜育阴安神，予生地、麦冬、元参、枣仁等；心气虚者，宜益气安神，予人参、五味子等；对于心神浮越者，宜镇静安神，药用龙齿、龙骨、磁石、珍珠母等；因痰浊扰心所致者，宜化痰安神，予远志、菖蒲、半夏、竹茹等。

四、用药特点

（一）药味要少而精，危重病症更是如此

对慢性心功能不全的治疗，栗师常以当归补血汤合生脉散加减施治，偏于水饮酌加温阳化饮之品如桂枝、茯苓等；偏于痰邪酌加化痰药如半夏、石菖蒲、瓜蒌等；偏于瘀血阻滞心脉者，伍以活血化瘀之品；动则喘甚，肾不纳气者予山萸肉。对于病情危笃者，多以四逆汤或参附汤加减，常一、两剂药即起沉疴。对危急重症栗师黄芪用量多为50～100g；人参10～50g；山茱萸25～60g；附子10～30g，最多用至100g。药物剂量一定要依病症的轻重而定，不能拘于常量而不变。

（二）注重药物配伍上的阴阳平衡

1. 散收并用

如附子伍山茱萸，附子大辛大热，通行十二经，以山茱萸酸敛之性伍之，可使其既达到辛温通阳的作用，又不至发散太过。

2. 燥润并用

如半夏伍麦冬，半夏性温味辛，燥湿化痰，降逆止呕，消痞散结，伍以性微寒、味甘微苦、滋养肺胃之阴的麦冬，则可避免过燥伤阴，或滋阴而生痰浊之弊。

3. 升降并用

如枳壳伍桔梗，枳壳理气下行，桔梗载药上行，一升一降，使中焦气机得畅，脏腑功能升降有序。

4. 气血并用

如黄芪伍当归，黄芪补气，当归补血，气可帅血，血可载气，二者配伍，相得益彰。在理气活血方面也应如此，如逍遥散、血府逐瘀汤即属于此范畴。栗师强调在具体使用中

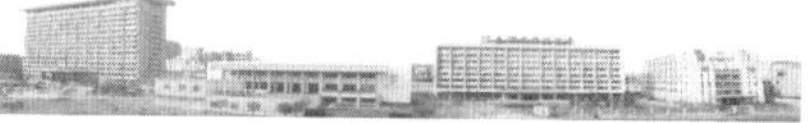

应有所侧重，注意主要矛盾和矛盾的主要方面，这也是学习、继承经方的一个方面。

（三）注重药物的归经

遣方组药时，栗师注重药物的归经。归经包括趋向和归属，与中药作用部位的选择性有关，它以经络学说为依据，是中药学理论的重要组成部分，不可忽视。如五味子、乌梅均为收涩之品，但前者归肺、心、肾经，后者归肝、脾、肺、大肠经，故在治疗心血管疾病时多用五味子敛心气，宁心神，而在治疗肝脾肾病变时多选用乌梅。同时注重利用不同药物治疗不同症状的特点，依证候而有选择，如前胸闷痛多予瓜蒌，后背闷痛常予薤白，肩背沉重则予羌活、片姜黄，颈项强痛多用葛根以舒缓太阳经气。

（四）注重方剂和药物使用上的适应证、煎服法、副作用

栗师擅用附子，认为对于心肾阳衰、脾胃虚寒、寒凝经脉诸证，附子只要使用得当，往往效如桴鼓。但在使用时要注意以下几个方面：

其一，辨证要准。一定要辨清寒热虚实，掌握时机，灵活配伍。对于心肾阳虚、脾阳不振而见手足厥冷、脉沉细无力、面色苍白、溲清舌淡者，附子一定要尽早应用。《伤寒论》曰："少阴病，脉沉者，急温之，宜四逆汤。"这里只讲脉沉，说明阳气虚衰尚未至亡脱阶段，就应急用附子以温之，这个"急"字提示回阳救逆时附子一定要早用，若至厥过肘膝、唇青囊缩、口鼻息冷时则晚矣。张景岳亦云："回阳之功，当用于气将去之际，便当渐用，以往挽回，若用于既去之后，死灰不可复燃矣，尚何益于事哉。"

其二，栗师用附子回阳救逆时，遵"四末为诸阳之本"之旨，要求必须查患者手足背之寒热，凡手足趾明显清冷时即及时使用。药物用量的指征是：手指、足趾凉用量在10～15g左右，厥冷至腕、踝用量在15～20g，厥冷至膝、肘用量应为25～50g。栗师曾以一剂药100g附子之量而救一危笃之患。

其三，注意煎法。《伤寒论》中凡用附子者，除附子泻心汤注明别煮取汁外，其余诸方多为与他药共煎。《伤寒论》虽未注明附子宜久煎，但从用水量和煮取量分析，可看出《伤寒论》中凡用附子皆久煎，如四逆汤是水三升煮取一升二合，煮取量为用水量的40%，而桂枝加附子汤则以水七升，去渣温服一升，煮取量为用水量的七分之一，说明《伤寒论》已认识到久煎可制其毒。栗师认为附子应较他药先煎一小时，且多与等量生姜同煎。附子用于回阳救逆，当中病即止，不可久用。若用于风寒湿痹，栗师多采取附子与通经活络之品制丸药久服，取峻药缓用之义。

其四，注重疗效判定。附子用于回阳救逆时以水肿减退、四末转暖、精神好转、诸症减轻为有效，反之则无效，其中尤应注意患者的精神状态。同时要注意观察是否有中毒表现。附子中毒首先表现为口腔、咽部黏膜有烧灼感，继之可见恶心、呕吐、肢体发麻，甚者心慌气短、烦躁不安、抽搐、昏迷等。为防止中毒，栗师要求用附子应"以知为度"，即用附子后必须询问患者口、舌及口唇的感觉。若患者口、舌无麻辣之感，说明药量尚不为过；若药后有舌尖麻木之感，则说明附子用量已足；若有口唇、牙龈、舌面麻辣感则为用量偏大，应及时停药或减量。中毒反应轻者可用绿豆、甘草水煎服以解其毒。

又如在使用细辛时，剂量多为5～15g。宋朝陈仪《本草别说》曰："细辛若单用末，不可过半钱匕，多则气闷塞，不通者死。"栗师认为"细辛不过钱"是在以下两个特定条件下的要求：第一，古人用药多求道地药材，细辛只用其植物的根系，而非全草；第二，

服法上必为单味药研末冲服。现在所谓细辛多为植物全草，用药方法上多为水煎服，且与其他药配伍使用，因此不必拘于“细辛不过钱”之说。

栗师善用黄芪。黄芪甘、微温，归脾、肺经，补气升阳，益卫固表，利水消肿，托疮生肌。栗师认为黄芪是补气之要药，使用的指征是：体倦乏力、水肿、肥白而多汗者。对于胸中大气下陷，气息微弱，心悸气短，大汗淋漓，脉微若无者，常与人参伍用。人参大补元气、生津止渴、安神，黄芪升阳固表、利水消肿，二者同用，在心血管疾病的治疗中常可取得良效。栗师特别推崇《药性微蕴》所言：“黄芪补元气，此非补元气，乃补卫气也，为卫气升由元气耳。大凡肥白多汗者元气便虚，元气既虚，未有卫气能独实者。谓曰补元气亦可，补元气即补卫气也。”《灵枢·本脏》曰：“卫气者，所以温分肉，充皮肤，肥腠理，司开阖者也。”对于气阴两虚者，伍以党参、麦冬、五味子；而对于阴虚盗汗者，多与黄柏、地黄、地骨皮等同用。栗师认为，只要有头汗出、心胸汗出、动则汗出，舌淡、舌体中间有裂纹，脉细弱无力者，均可使用黄芪。在慢性心功能不全和肾功能不全的治疗中，使用黄芪用量宜大，以50g～75g为宜，并应使用生黄芪。生黄芪走表，利水之力强。栗师强调，对于标实邪盛、阴虚阳亢、气滞湿阻等见面黑形实而瘦者，不宜使用黄芪。若服之则令人胸闷。若脉象弦劲有力，亦不可用。

(五) 注重药物的量效关系

栗师强调处方配伍的严谨性，尤其是药物之间的剂量比例不同，则药效明显有别。如当归补血汤中黄芪与当归的比例为5∶1；五苓散中重用泽泻；补中益气汤中柴胡量宜小，用其升阳的作用，而小柴胡汤中以其和解少阳，四逆散中取其疏肝解郁，可使用10～15g的常规剂量。白术补气健脾、燥湿利水，以常量伍人参、茯苓、干姜等益气补脾；若通便，则常用60g以上取效。茯苓利水渗湿、健脾安神，栗师认为其用量在15～25g时健脾、利水的疗效好；若用于平悸则需大量，常在35～50g之间。枣仁治疗心肝血虚之心悸、失眠，对于疗效欠佳者，栗师主张予30～60g，多可获奇效。栗师认为药量应以病证的虚实轻重而异，对重证、实证用量宜大，轻证、虚证用量宜小。如桂枝在温通心阳时可用四两（桂枝甘草汤），而在宣发阳气时，仅用六铢（麻黄升麻汤），相差48倍，说明桂枝在不同的病证中用量有异。学习经方时，注意药量的变化对灵活用药颇有益处。

五、常用方剂

栗师善于用方，如升陷汤、生脉饮、四逆汤、温胆汤、柴胡加龙骨牡蛎汤、半夏泻心汤、苓桂术甘汤、乌梅丸等，皆可信手拈来，每每用之而见奇效。

(一) 升陷汤

升陷汤出自《医学衷中参西录》。张锡纯根据《灵枢·邪客》“宗气积于胸中，出于喉咙，以贯心脉而行呼吸焉”的观点提出“大气”理论，认为：“是大气者，原以元气为根本，以水谷之气为养料，以胸中之地为宅窟者也。夫均是气也，至胸中之气独名为大气者，诚以能撑持全身，为诸气之纲领，包举肺外，司呼吸之枢机，故郑而重之曰大气。”《灵枢·五味》曰：“谷始入于胃，其精微者，先出于胃之两焦，以溉五脏，别出两行营卫之道。其大气之抟而不行者，积于胸中，命曰气海，出于肺，循喉咽，故呼则出，吸则入。天地之精气，其大数常出三入一，故谷不入，半日则气衰，一日则气少矣。”张锡纯制方升陷汤，用生黄芪、知母、柴胡、桔梗、升麻补益大气。

该方药简效宏，为后学典范。君药为生黄芪，重用生黄芪，善补气又善升气，为升补胸中大气之主药；因黄芪性稍温，知母凉润以济其之温燥；柴胡为少阳之药，能引下陷大气自左上升；升麻为阳明之药，引下陷之大气自右上升；桔梗为药中之舟楫，能载诸药之力上达胸中，故用之为向导，兼有活血之功，诚如《本经》所言“主胸胁痛如刀刺”，盖为瘀血所致。诸药合用，可使下陷之宗气宅归其位，宗气渐充，复行贯心脉而行呼吸之职能，则诸恙自平。全方黄芪量占近半，自为该方君药，也是治疗心衰早期或气虚为主的心衰疾病的首选。临床中以胸闷、短气、乏力、动则加剧、水肿、自汗出、舌淡苔薄、脉弱不任按为主症。栗师在临床上用量从30g加起，最多至120g，有渐进的过程。在气虚明显时加人参或党参，增强补气强度。在此，君药选取生黄芪而非党参，原因有二：其一为生黄芪性味甘温，偏于益气升阳，入脾、肺两经，补脾又补肺，功效更全；其二为生黄芪有升健之意，其气更易达于胸中。而党参、人参专补脾气以增强生气之根，还有益气生津之涵义。栗师认为党参补气不如黄芪，而人参补气虽强于黄芪，但升阳之力逊于黄芪，故以黄芪为首选。

栗师强调临床心力衰竭所表现出的气短不足以息、胸中满闷、怔忡、气息将停而危在顷刻等大气下陷证候，是由量变到质变的过程。大气下陷多起于宗气不足，见于慢性心肺疾病的代偿期或轻度失代偿阶段，而大气下陷证主要见于各类心肺疾患引起的心肺功能低下及心功能衰竭状态。呼吸困难为心衰病最基本的病状之一，如呼吸急促，动则喘甚，或咳喘气急，胸满憋闷，甚至咯吐泡沫样痰，其病机在于胸中大气下陷而不转，不能鼓动血脉运行，血脉瘀滞而不行。“血不利则为水”，致使水饮、瘀血内停，临床上表现为喘促难续，咳逆依息不得卧，语声低微，面色暗滞或见青紫，舌有紫斑，六脉沉迟微细，关前尤甚。

在临床中对于喘证的鉴别也是应用该方的要点，必须分清虚实。实喘多因外邪、痰浊阻肺，肺失宣降而致，其呼吸声粗，深长有力，剧时息肩，脉滑数有力；大气下陷之喘为吸气难，浅短难续，言语无力，无息肩，脉细弱无力。临证之际必须详加分析，以免犯虚虚实实之戒。栗师同时强调，证型之间表现虽各有差异，但有内在联系，因此在处理病症时需要灵活。首先要认真学习张锡纯制方思想，升陷汤中知母除制约黄芪温热之外，也具有养阴之功，从而气阴兼顾。对大气下陷并心肺阳虚而出现心冷、背紧恶寒，制方以回阳升陷汤加桂枝、干姜，助黄芪以温通心肺阳气，气与阳兼顾；大气下陷兼有气分郁结、经络湮淤者，制方以理郁升陷汤，用柴胡、乳香、没药以解郁行淤，补与通兼顾。其次，栗师在临床用药中总结如下：①当涉及脉细弱，舌红，苔薄少或无，示阴分虚损，需合生脉饮以益气养阴。②当涉及气不足以息示大气下陷时，在补气升举中，再加重葛根，以增强升陷之功。③当涉及脉沉、畏冷示心阳亏虚时，轻者加桂枝、甘草以温通心阳，重者加附子、淫羊藿以温补心阳。④当涉及胸中满闷示气机不利时，加枳壳以调节气机升降。⑤胸中满闷兼有心前区刺痛示气滞瘀血阻络时，轻者加郁金、木香以调胸中气血，重则重用郁金，气滞显则重用木香，舌质紫暗重者加桃仁、红花、川芎、赤芍以加重活血化瘀力度。⑥胸中满闷并痰多、舌苔白厚腻示痰浊阻胸时，加菖蒲、远志以豁痰通窍；兼有舌质暗红、舌苔白腻示痰瘀互结时，予菖蒲、郁金以化瘀开窍；兼有大便不通时，加瓜蒌、薤白以涤浊开壅。⑦当涉及心悸、舌苔厚腻示痰浊扰心时，加温胆汤以涤痰安神；若舌苔白滑示水饮凌心时，予苓桂术甘汤以温化水饮；仅有心悸而痰浊不显时，重用党参或红参，加龙骨、牡蛎、酸枣仁以补心气、养心血、镇心神，并重用茯苓，其平悸更速、更效。

（二）生脉饮

生脉饮首载于孙思邈《千金方》，由人参、麦冬、五味子组成，对该方用药的论述为：“脉为血之道，得气则充，失气则弱，本方以补气使血道充盈，脉气以复，故名生脉饮。”后该方扩展于《医学启源》，有益气生津、敛阴止汗的功效，主要治疗温热、暑热、耗气伤阴证以及久咳伤肺、气阴两虚证。故《医方集解》说：“人有将死脉绝者，服此能复生之，其功甚大。”

考虑大多数慢性心力衰竭患者均经历较长病程，栗师认为病程愈久，气虚日重，而阴液必损，气阴两伤；其次在中医治疗慢性心力衰竭时重用、过用益气温阳之品也存在温燥伤阴的问题。因此，明晰使用益气养阴法切入点成为关键。

首先是气阴两虚为主的患者，可见气短而喘、乏力、心悸、懒言、神疲、汗出、口干渴，或潮热盗汗、五心烦热、脉弦细弱、舌红少苔而干。在心衰过程中应当注意伤阴的情况，密切关注舌体、舌苔情况。若见舌体瘦小，舌质红，舌苔薄少或有剥脱，上覆津液少，便可使用。栗师同时强调认清不适合滋阴的情况：对于存在痰湿、痰热的患者，如有气喘声粗、喉中痰鸣、咳吐痰多、胃脘胀闷、舌苔厚腻，当以化痰为先，不应急于单独使用养阴药，以免由于其过于滋腻，痰饮不化；而对于气虚而水饮不化、水饮内停型患者，由于湿邪阻碍气机，以至于津液不能上承，而表现出一些阴虚征象，此时若单纯滋阴，只会使本为阴邪的水湿更难祛除，症状愈重，故辨证中不可不察。此方虽简，但含义颇深，在慢性心力衰竭治疗中使用范围最广，临床中应当对其加减化裁，以更切中病机。气虚明显时，可加入生黄芪、红景天、炒白术，或以红参易党参，加重补气力度；当出现气虚喘咳，甚至吐血衄血时，加入川贝、百合、沙参，尤其重用麦冬以柔养肺体，并对证予以三七、白及行血止血；阴虚证重时，加入山萸肉、玉竹、生地等，并强调说麦冬虽不直接补足心阴，但能解心腹结气，且通过补肺胃之阴，健旺宗气以补心阴；当因心阴不足而烦躁少寐时，加酸枣仁以补母助子，加元参以启肾水上济心火，或以黄连阿胶汤养阴清热兼顾；当阴虚及阳而阳气欲脱时，重用红参或高丽参以大补元气，并加入附子、山萸肉、龙骨、牡蛎以收敛欲散之元阳；若夏季以暑热夹湿为特点，因时加入青蒿、佩兰以除暑清热。

其次，在疾病进展过程中，随着气虚、阴虚、阳虚的进展，会伴随瘀血、痰浊、水饮等病理产物的产生，使虚者更虚，邪者更盛，因此在治疗中除使用补益之剂外，必须清除病理产物。瘀血重者，加川芎、赤芍等以血府逐瘀汤之意行消之；痰浊盛者，以瓜蒌薤白之意祛散之；水饮上犯者，以苓桂术甘汤之意治水之路，或以真武汤之意治水之源；水邪泛滥者，以五苓散之法通行水路。通过上述方法使得“邪去正自安”。

（三）四逆汤

四逆汤首见于《伤寒论》太阳病篇，而详论于少阴病篇。该方由附子一枚、干姜一两半、炙甘草二两组成，为回阳救逆之方。因四逆汤以姜、附大辛大热之剂伸发阳气，外达皮毛而除表寒，里达下元而温痼冷，甘草亦补中散寒之品，又以缓姜附之上僭，三药协和以达彻上彻下、温经暖肌，使阳气达于四末，厥逆自除。

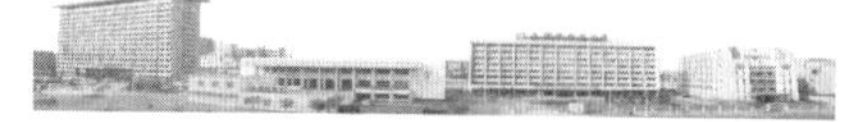

栗师强调在辨证中脉象是使用该方的着眼点，并且他对该方的分析与《医方集解》《医宗金鉴》分析稍有不同，认为治疗阳虚阴寒之证，尤其心衰重症阳气欲脱之时，炙甘草尚无力担当君药之职，附子才为该方之根。《本经》首载附子："辛温，……温中……破癥坚积聚，血瘕，寒湿痿躄，拘挛膝痛，不能行步"；张仲景于《伤寒论》中在阳虚表卫不固汗出、风寒湿犯、太阴下利清谷、少阴厥逆烦躁、阴盛格阳诸病症中的应用尤为精到；《汤液本草》言其为"入手少阳三焦、命门之剂，浮中沉无所不至，味辛大热，为阳中之阳，故行而不止"；虞抟言其"禀雄壮气质，有斩关夺将之气，能引补气药行十二经，以追复散之亡阳"；而李时珍和陈修园更明确地指出附子回阳之功，《本草纲目》赞其有"退阴回阳之力，起死回生之功"，《本草经读》称其"火性迅发，无所不到，故为回阳救逆第一品药"。虽然各医书对附子描述温命门之火，壮补元阳，但该方不单单应用于少阴肾经病变，少阴更当包含心经。在《医贯》中描述"论少阴之为病，脉微细，脉合于心，即此已甚明白矣"的基础上，章太炎提出少阴病属心不属肾的论断。此外，临床上慢性肾衰竭的表现也支持该论断。根据其表现，慢性肾衰竭当属少阴肾病范畴，而病人更多卒于心力衰竭。栗师强调该方若想取得最佳的临床效果，除了精准辨证之外，对于附子的使用是使其发挥最佳疗效的基础与关键。临证要点可简单概括为：病症看得准，附子用得早，剂量用得足，煎煮心有数，临证善加减。

该方用于阳衰阴盛证，主要症状可见畏寒、但欲寐、汗出清冷、手足厥冷、手足青至节、下利清谷、小便清长、脉沉微、重者欲绝、舌淡苔白而润。栗师尤其注重对脉象的把握，沉而无力是使用该方的关键。该方使用时首先突出一个"急"字，"急当救里"，"急温之"，体现用药的时间要快，决不应待到冷汗淋漓、四肢厥冷、脉微欲绝才使用，以防成亡羊补牢之恨。其次是急当治其标的观点，当症状缓解后，应"中病即止"。随着病情的向愈，治疗思路也应相应转变。由于四逆汤组方特点为求回阳之功，达回阳之速，方中未用阴柔之品。因此长时间使用会有伤阴耗津之弊，会再次造成阴阳偏颇，故在急症逆转之后，要以益气养血、顾护阴阳为要，并辅以活血化瘀、祛痰行水。只有胆大而心细地使用本方才会挽救生命于顷刻，而不戕害生命于无知。简言之，阳虚轻证可以小量，阳虚重证用量需重。《伤寒论》中治疗表阳虚漏汗的桂枝加附子汤，治疗阳虚后背恶寒的附子汤，治疗阳虚而风寒湿所凑的骨节疼烦、掣痛、不能自转侧的桂枝附子汤，三方中炮附子的用量差异即是最好的例证。治疗少阴寒邪所致下利清谷、四肢厥冷、脉微细沉的四逆汤用生附子一枚，治疗厥逆证又里寒外热、脉微欲绝的阴盛格阳证则要求用大生附子一枚。附子大者每枚约20g，中及小者当在10～15g左右，并且若是生附子的话，其效能还会更大，应该是炮制附子的2～3倍之多。生者回阳救逆，炮者温经扶阳，散寒除湿。生附子起效快，作用强，维持时间短，而炮附子起效作用慢，但维持时间长，二者强心作用均呈一定的量—效、时—效关系。因此根据阳虚和阴盛的情况可以逐渐增加附子剂量。由于现在使用附子多为炮制，在治疗阳虚重乃至格阳、阳脱者时用量宜相应增大。再者以扶阳著称的"火神派"使用附子少则60g，多则上百克，也足可以证明附子使用的安全性。

煎煮是附子使用过程中的要点和难点，《伤寒论》中助阳、祛寒湿多久煎，而回阳救逆时煎煮时间缩短。药理研究证明附子的有毒成分主要为乌头碱。乌头碱经煎煮，水解成毒性较弱的苯酰乌头原碱和乙酸，前者又可进一步水解成毒性极微的乌头原碱和苯甲酸。

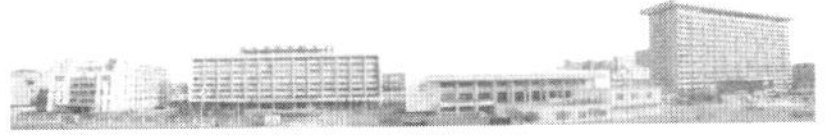

考虑现在的炮制方法，剂量在20g以下时，可以同他药一同煎煮；而当超过30g时，需要久煎，中间不可再加入冷水，以防乌头碱析出而增加其毒性。从临床应用看，煎煮1小时效果是安全可靠的。在煎煮中配合甘草、干姜、生姜，都会制约附子的毒性，以增加安全系数。若在服药过程中出现舌尖麻木，则为附子的毒性反应，此时的临床效果也会突出，应强调“以知为度”，不再加大用量；但若出现口唇麻木，发展为四肢、全身麻木，手足有蚁行样刺痛感，口腔、食管、胃部烧灼感，头晕、恶心、呕吐，说明附子中毒，须立即停药，并用甘草、生姜、红糖、绿豆等品煮水解毒；若出现中毒重症时，如呼吸抑制等，急需急诊救治，如洗胃、导泻，或使用阿托品、去甲肾上腺素急救。

该方效专力宏，对于病症虽有单刀直入的优势，但应用于临床也反映出不足以照顾复杂病机的弊端，因此必须善于临证加减，使方剂优势得以最大发挥。在以附子、干姜追复散失元阳之际，也该重用山萸肉、龙骨以收敛元气；气虚明显，加党参或红参、生黄芪补助心气以固脱；对喘息不得卧的心衰重症，栗师尤喜加用葶苈子以泻肺开壅，利水消肿。药理实验研究也显示葶苈子具有很好的强心、利尿的作用，而没有洋地黄类副作用，临床验之，效果显著。

（四）半夏泻心汤

半夏泻心汤为仲景所创名方，由半夏、黄芩、黄连、干姜、人参、大枣、甘草七味药组成。原方主治寒热互结，气不升降所致的痞证，即“伤寒五六日，呕而发热者，柴胡汤证具，而以他药下之，柴胡证仍在者，复与柴胡汤。此虽已下之，不为逆，必蒸蒸而振，却发热汗出而解。若心下满而硬痛者，此为结胸也，大陷胸汤主之。但满而不痛者，此为痞，柴胡不中与之，宜半夏泻心汤。”全方辛温与苦寒并用，辛温开气散浊，苦寒清热除湿，寒热并用以和阴阳，辛开苦降以调升降，补泻兼施以理虚实。

栗师根据多年临证经验，总结出本方的应用要点有五：一是病位。中虚寒热错杂之痞证，必见于胃脘部，仲景原文“心下”是也。所谓“心下”，《伤寒溯源集·结胸心下痞》曰：“心下者，心之下，中脘之上，胃之上脘也。胃居心之下，故曰心下。”国医大师王绵之亦指出：“心下就是指胃。”栗师认为，这里的胃应包括脾在内。胃脘痞满不舒，源于寒热错杂，加之素体脾胃虚寒或误下误治之后脾胃虚弱，运化功能失常，故除主症痞满外还兼见中焦失运的表现。如胃气不降者可见嗳气、恶心、呕吐，脾气不升则可见肠鸣泄泻等。二是舌象。患者舌苔往往黄腻或黄白相间而腻，舌淡有齿痕。三是辨清寒热虚实。本方寒证可见口淡不渴、大便稀溏、恶寒喜暖、肠鸣腹泻。热证可见烦燥、消谷善饥、恶心呕吐、口苦喜饮、大便黏滞，脾虚则腹满、肠鸣、飧泄、食不化。胃热则消谷，令人悬心善饥。辨清其寒热虚实的轻重对于组方用药颇为重要。四是方中寒热药的比例可调。经方药物配伍与药量配比十分严谨，方药与症状、体征之间严格对应，有是证则用是方，无是证则去是药。栗师强调临床中症状一旦变化，方药也当随之改变。根据寒热虚实的多少，方中寒热药的剂量应当作出相应的、动态的调整。如若患者主诉心下痞而兼见平素大便干结，则方中干姜剂量宜减，黄连剂量可增，而以寒泻为甚者，则应把干姜用量调大。五为临床用药加减。本方寒热并用，偏于和中消痞，是脾胃病常用方剂，临床中应当对其更好地加减化裁，以期更加切中病机。痞满甚者，可加用枳实，加大泄胃实之力；心下有振水音者，可加茯苓，利水渗湿；脾虚重者加用白术、茯苓，取四君之义，着重补脾气；胃气上逆者选用代赭石、旋覆花以降胃止嗳；纳食呆滞者选用砂仁、神曲、麦芽等以助消导之力；泛酸者加用吴茱萸、煅瓦楞子等制肝止酸。

（五）温胆汤

据《医方发挥》载，温胆汤最早源于隋代姚僧垣《集验方》，后见于唐代《千金方》、宋代《三因方》中。二者均谓其主治“大病后虚烦不得眠，此胆寒故也”。后世对于温胆汤组方而存在“温胆”与“清胆”的激烈争论。一为根据所述病机“胆寒”，坚持“温胆”之意，另一根据所用竹茹、枳实寒凉，坚持“清胆”之说。栗师强调，温胆汤根据用药格局发生变化，的确有寒热之殊，不过不必过分争论何方正统，临床中“温胆”与“清胆”两种情况均存在，不可执着于方剂的寒热之争，而忽略临床的真实情况，只有根据寒热虚实合理选择方剂，才能更好地服务临床。栗师根据临床得出，使用该方时必须把握以下几组证候：有胆气外泄之口苦，有胆气犯胃之喜呕，有心胆共病之善恐，有痰浊扰心之心悸，有虚烦不眠或卧起不安，舌苔腻，或白或黄，或舌边夹有黏液，脉滑。上述五组临床证候中任意一组结合相关舌脉，便可使用温胆汤治之。而在临床中，痰浊无处不在，表现形式多种多样，辨证也是复杂多变，或是痰浊夹虚证明显，或痰浊化热扰及心神，或痰湿热犯脾胃，或痰瘀互结留恋经络，因此在温胆汤的基础上配合补气健脾、宁心安神、清热除湿、活血通络之品，以更好的针对临床中的辨证，同时形成应用范围更广泛的温胆汤系列方剂。

（六）柴胡加龙骨牡蛎汤

柴胡加龙骨牡蛎汤源自《伤寒论》：“伤寒七八日，下之，胸满烦惊，小便不利，谵语，一身尽重，不可转侧者，柴胡加龙骨牡蛎汤主之。”原方组成为柴胡、黄芩、清半夏、茯苓、桂枝、党参、大枣、生姜、生龙骨、生牡蛎、大黄、铅丹。栗师紧紧抓住“胸满烦惊”为情志病最为典型特点，以此方畅达少阳之郁，清肝胆之热，平定神魂之不安。该方以黄芩、大黄清热泻火；半夏、茯苓化脾生之痰湿；桂枝畅达气机；党参、大枣、生姜健脾化气，一防肝病传脾，一补肝血来源以调节肝气疏泄；大黄通结导滞，以泻内实；柴胡升散外邪；生龙骨平肝，以镇心神肝魂；生牡蛎益阴，镇养神魂。全方寒温并用，补泄共施，寒以清心凝神，温以化痰开郁，补以健脾，泄以祛滞，既以柴胡、黄芩疏解少阳气机不利，又以茯苓、半夏、铅丹化痰安神，更以龙牡收敛镇摄。是方貌似用药繁杂，实容升降、补泻、散敛、温清于一体，是治疗胸满烦惊、一身尽重之良方，尤其对于体质较强、精神症状明显者更佳。栗师在临证使用该方时强调有三点必须了然心中：其一，该方适用于肝失疏泄，气郁化火，痰浊内扰而扰乱神魂之实证，虚证患者当慎用，以防清热、行气更伤气血；其二，要把握实证要点，除典型“胸满烦惊”外，其人善怒，眠差，舌质红或暗红，舌苔腻，脉滑实，尤其需注重舌脉，以辨清虚实；其三，谨守病机，灵活随症治之，不可执一而论。

当表现为气机郁滞明显时，合越鞠丸加减，栗师常加苍术 30g，川芎 15g，香附 20g，以增强疏泄之力。越鞠丸出自《丹溪心法·卷三·六郁五十二》，其言“越鞠丸，解诸郁，又名芎术丸。”重在使气流通，郁自解。朱丹溪治郁“药必兼升降”，主张“香附乃阴中快气之药，下气最速（与芎、术同用），一升一降，故郁散而平”。他认为：“苍术治湿，上、中、下皆有可用，又能总解诸郁。”当表现神情郁闷，兴趣索然明显时，酌加温

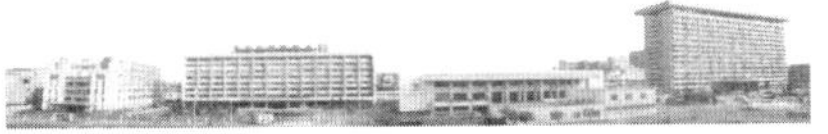

肝之品，如肉桂、吴茱萸、附子温补肝气肝阳以促进肝之疏泄。当肝郁化火而热象明显，表现出极端易怒、头胀、失眠明显时，加大黄芩用量，以清热散郁，酌情加栀子、龙胆草、夏枯草、川楝子以清热；当大便干燥难解时，酌情加重大黄用量，以荡涤阳明之热、胃肠之实。当表现出虚证时，原方去大黄，酌加黄芪、党参、当归、熟地等补养气血之品，或者以桂枝龙骨牡蛎汤、酸枣仁汤合越鞠丸化裁。其主虚烦不得眠，正如罗谦甫所言："肝藏魂，人卧则血归于肝，又肝者罢极之本，阳气者，烦劳则张，罢极必伤肝，烦劳则精绝，肝伤精绝，则虚劳虚烦不得卧明矣。"因此必须注重养肝，从而调节肝体与肝用，以合肝脏体阴用阳之说。当以心烦表现明显时，合朱砂安神丸之意，加重清心火力度，以平衡君火、相火。若存在阴虚火旺，心烦易怒、不得眠时，合黄连阿胶汤之法，清热养阴两相兼顾，此时尤当注意舌诊，若舌苔厚腻时，不宜使用。当主诉以失眠为主时，除了疏肝气、清肝热、镇静安神之外，适当使用交接阴阳之品，如半夏、夏枯草、夜交藤。舌苔厚时半夏可以加大用量，肝郁化火征象明显时夏枯草尤堪重用，因其又兼顾清肝热。当痰湿之象明显时，适当加入陈皮、砂仁以健脾化痰。栗师尤善用石菖蒲与远志组合。石菖蒲开窍启闭宁神，远志通于肾交于心，两者相合，化痰开窍安神之力更强。

（七）乌梅丸

乌梅丸方出《伤寒论·厥阴病脉证并治》篇："伤寒，脉微而厥，至七八日肤冷，其人躁无暂安时者，此为脏厥，非蛔厥也。蛔厥者，其人当吐蛔。今病者静，而复时烦者，此为脏寒，蛔上入其膈，故烦，须臾复止，得食而上又烦者，蛔闻食臭出，其人常自吐蛔。蛔厥者，乌梅丸主之。又主久利。"从方剂组成来看，辛温之品重于苦寒之辈，对寒重热轻之上热下寒及肝脾不和所致反复发作的胁肋胀痛、嗳气、厌食、腹胀、腹痛、矢气多、大便溏泄、心情急躁、口苦口干、舌红、脉弦缓之属肝胆有热，脾胃虚寒等多种病证，既能清肝胆之热，又能温脾胃之寒，既可扶正，又可祛邪。在使用本方时尤当注意寒热轻重的辨证，调节各类药物的用量与比例，以达清热不伤阳气之运行，祛寒不助相火之上冲。本方有黄柏、黄连之苦寒，但以川椒、细辛、附子、干姜、桂枝辛热助阳散寒，以人参、当归之甘温补养气血。乌梅得少阳之生气，禀木气之最全，为补肝敛肝之佳品。诸药共用，以调节厥阴阴阳失调、肝胃失和为主。本方亦为寒热并用之剂，但偏于收敛止利。

医案选介

一、心悸

病案1

张某，女，58岁，干部。初诊日期：2001年3月7日。

主诉：胸闷、心悸1年，加重3个月。

病史：患者20年前于天津某医院诊为风湿性心脏病、二尖瓣狭窄伴闭锁不全，未予重视及正规治疗。2002年出现严重心功能不全，危及生命，遂于市某医院行"二尖瓣置换术及三尖瓣修补术"。术后恢复良好。近1年来逐渐出现心悸，心率时快时慢，只能短时平卧。近3个月出现胸闷、下肢水肿，今来我院就诊。现症：胸闷，心悸，乏力，畏寒，四末不温，上腹胀满不舒，寐差，二便可。

体格检查：舌淡红，中间有裂纹，瘀斑明显，苔薄，脉结代。血压130/80mmHg，心率50次/分，心律不齐。

中医诊断：心悸。阳气亏虚，瘀血内停。

治法：益气温阳，活血化瘀。

处方：生黄芪50g，当归10g，党参15g，麦冬20g，五味子15g，桂枝15g，茯苓50g，枣仁25g，白术20g，赤芍20g，川芎10g，益母草30g，细辛5g，丹参30g。

水煎服，每日1剂，共7剂。

二诊：2001年3月14日。患者服药后乏力、心悸减轻，时有憋气、胸痛，仍畏寒，舌淡红，中间有裂纹，舌体上有瘀斑，脉结代。栗师认为宜加大补气之力，故以红参替换党参，因红参药性温热，故去细辛，去枣仁以防过腻，加甘草补气并调合诸药，其他药物不变以守方义。

处方：生黄芪50g，当归10g，红参10g，麦冬20g，五味子15g，桂枝15g，茯苓50g，白术20g，丹参30g，赤芍20g，川芎10g，益母草30g，甘草10g。

水煎服，日1剂，14剂。

三诊：2001年4月1日。坚持服药3周，诸症好转，已无乏力、心悸、胸痛、胸闷、畏寒等症，嘱其继服两周以固疗效。

【按】患者久病，且行手术治疗大伤气血，心之阳气虚亏则悸动不安；心阳不足，鼓动无力则心率缓慢；失于温煦则畏寒、四末不温；气虚则乏力，心神失养则寐差；阳气亏虚则推动、帅血之力不足，致瘀血阻滞心脉，而见胸闷不舒；舌淡红，舌体中间有裂纹伴瘀斑，苔薄，脉结代为阳气亏虚，瘀血阻脉之象。

方中生黄芪、当归为当归补血汤，补益气血，党参、麦冬、五味子为生脉散，两者相伍，共同补益心之气血亏虚；桂枝、茯苓、白术取苓桂术甘汤之义，温化痰饮；枣仁养血安神；川芎、赤芍、益母草、丹参活血化瘀，且益母草具有利水之功，丹参功同四物，亦养心血；细辛辛温通阳，与桂枝相伍共助心脉之畅通、心气之鼓动。茯苓用量至50g，取其平悸之功。党参、黄芪并用，既补气也升阳；五味子酸敛，聚敛气血以免耗散；党参、茯苓、白术相伍，取四君子汤之义，补益中焦脾胃，使气血化生不竭，营血充足，心脉得养。诸药相合，使心血充足，运行畅达，心神得安。

病案2

侯某，男，50岁，农民。初诊日期：2011年7月5日。

主诉：3年前因活动后心悸、气短、乏力，在外院确诊为肥厚性心肌病。现心悸、气短，活动后加重，时有胸痛，自汗，下肢轻度水肿，小便短少，口干不欲饮，咳嗽痰白、量多、质地清稀，手足怕冷。

体格检查：舌胖有齿痕，舌淡稍紫，苔白腻水滑，脉沉。

西医诊断：肥厚性心肌病。

中医诊断：心悸。心气不足，痰瘀内阻。

治法：益气活血，化痰祛湿。

处方：红景天6g，五味子20g，麦冬15g，生黄芪90g，山萸30g，半夏15g，云苓

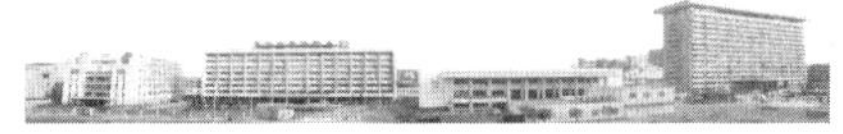

30g，橘红 30g，大贝 15g，桔梗 20g，紫菀 20g，冬花 20g，附子 10g，赤芍 20g，川芎 20g。

水煎服，日 1 剂，14 剂。

治疗效果：患者历时两个月用本方 49 剂后，气短、心悸、胸痛明显改善，嘱患者坚持用药，以期控制病情发展。

【按】患者心悸、气短、乏力、自汗出，为心气不足所致；下肢轻度水肿，小便短少，属气虚不能运化水湿之邪；痰白、量多、质清稀、气短懒言，为痰饮阻肺，肺气失于肃降；舌淡胖有齿痕、稍紫为阳虚血瘀之症。故以红景天、五味子、麦冬益气，以改善心肌营养，增加心肌营养性血容量，改善心功能；赤芍、川芎活血降低血液黏稠度，防止血小板聚集；半夏、云苓、橘红、大贝、桔梗、紫菀、冬花温化痰湿，通调水道；附子壮阳，解四末之厥；重用山茱萸以固元气。

二、眩晕

沈某，男，39 岁，干部。初诊日期：2004 年 9 月 4 日。

主诉：眩晕半年，加重 2 周。

病史：患者平素因工作紧张，睡眠无保证，常自觉困倦。半年来出现头晕，困倦，偶有心悸。近两周症状加重，出现晃动感，遂来我院就诊。现症：站立时自觉前后晃动，头晕，困倦，口黏，口苦，时有心悸，午后腹胀，大便不成形。

体格检查：舌红边有齿痕、敷有黏液，苔黄腻，脉细滑。血压 130/85mmHg，脉搏 76 次/分，心律齐，心电图大致正常。

中医诊断：眩晕。脾气亏虚，痰热郁阻。

治法：益气健脾，清化痰热。

处方：半夏 20g，白术 15g，天麻 15g，生黄芪 50g，当归 10g，葛根 25g，川芎 15g，石菖蒲 20g，黄连 10g，橘红 25g，茯苓 25g，枳壳 10g，泽泻 30g。

水煎服，每日 1 剂，7 剂。

二诊：2004 年 9 月 11 日。晃动感明显减轻，仍有头晕，乏力，口黏，口苦，偶有心悸，但诸症均较前好转，诉寐差，舌淡红、舌边有齿痕并敷有黏液，苔黄腻，脉细滑。

患者服药后症状好转，说明前方立法正确，此诊酌加枣仁以安神，助患者改善睡眠。

处方：半夏 20g，白术 15g，天麻 15g，葛根 25g，石菖蒲 20g，茯苓 25g，橘红 25g，枣仁 20g，黄连 10g，泽泻 30g，生黄芪 50g，当归 10g，川芎 10g，枳壳 15g。

水煎服，每日 1 剂，14 剂。

三诊：2004 年 9 月 26 日。患者已无头晕及晃动感，乏力、心悸、口黏明显好转，口不苦，寐可，仍有餐后腹胀，舌红、舌边有齿痕，苔薄，脉细。嘱其原方继服 1 周以巩固疗效，诸症消失后坚持服用香砂六君子丸以调理脾胃。

【按】患者平素劳倦无度，饮食不节，损伤脾胃，而致气血生化不足。气虚则乏力、困倦；气血亏虚，心脉失养、心神不宁则见心悸、寐差；脾虚生痰，痰浊阻滞，清阳不升则头晕；清窍蒙蔽则自觉站立不稳，有晃动感；脾之运化失职则午后腹胀、口黏、大便不成形；痰浊之邪日久化热，则见口苦；舌红、舌边有齿痕且敷有黏液，苔黄腻，脉细滑为脾虚痰浊化热之象。

处方为半夏白术天麻汤与黄连温胆汤、当归补血汤之合方。半夏白术天麻汤主治痰阻脑窍之眩晕，黄连温胆汤健脾化痰清热，当归补血汤补益气血。三方和用，标本兼治。方中半夏、石菖蒲、橘红化痰；白术、茯苓健脾；天麻祛风；葛根升提阳气，使脑窍得清阳之气供养；川芎活血，且引药上行；黄连苦寒，清热燥湿；枳壳理气；黄芪、当归补益气血。诸药合用，共奏益气健脾、清热化痰之功。

三、肺胀

杨某，男，60岁，干部。初诊日期：1998年10月5日。

主诉：胸闷，气喘。

病史：原有慢性支气管炎病史40余年，冠心病史10余年。近几年来，每当冬季，咳嗽气喘发作频繁，现咳吐黄色痰，质黏，不易咳出，量多，伴胸闷气促，不能平卧，动则气喘，汗出如雨。

体格检查：手足逆冷，双下肢水肿如泥，阴囊水肿，肝大平脐，有腹水，面唇紫绀。舌淡暗有瘀斑，苔白腻，中心黄，脉沉细而促。

西医诊断：肺源性心脏病，心功能不全。

中医诊断：肺胀。心肾两虚，阳虚水泛，痰热上扰，证属上热下寒。

治法：温补心肾，清热化痰。

处方：人参20g，附子20g，生黄芪50g，云苓30g，赤芍20g，葶苈子20g，黄芩20g，半夏15g，橘红30g，车前子20g，山豆根10g，五味子20g，山萸30g，桑皮20g。

水煎服，每日1剂，7剂。

治疗效果：1周后咳喘、心悸渐好转，水肿亦减。方减山豆根再服。本患者历经3个月的治疗，病情进入坦途。

【按】本患者属寒热虚实错杂之证。其标为痰热阻滞，肺气失于肃降，其本为心肾阳虚，寒水凌心。上为痰热阻肺，下为心肾阳衰，治疗总以温补心肾之阳以治其本，清化痰热治其标。本方以真武汤、生脉散合方。人参、黄芪益气，附子温癸水之寒，山萸、五味子收敛固涩，益气生津，益肾宁心，复加清肺化痰、泻肺利水之葶苈子、黄芩、桑皮、云苓、车前子、山豆根，以赤芍活血化瘀，清乙木之风以解筋惕肉瞤。是方总以益气回阳、温肾崇土、化气利水为治。盖回阳救逆之附子与大补元气之人参是温法与补法的结合，是阳与气的相互促进。本方若单用附子温阳，虽一时阳回，恐难以持久；若单用人参，元气虽复，但元阳未振，阴寒难以消散。只有两药相合，才可力挽患者欲绝之阳。又附子大辛大热，人参甘平，此又含调和平衡之意。张景岳曰："其有元阳下亏，生气不布，以致脾困于中，肺困于上，而为喘促，为痞满，为痰涎呕恶，为泄泻畏寒。凡脉见虚弱，证见虚寒而咳嗽不已，此等证候皆不必治嗽，但补其阳而嗽止。"

四、胸痹

姜某，女，73岁，干部。初诊日期：2002年8月6日。

主诉：胸闷、胸痛，憋气，呼吸困难。

病史：原有高血压病史12年，糖尿病史6年，慢阻肺史60余年，风心病史45年。2005年行MVR手术，2008年行冠脉支架植入术，术后呼吸困难，未见好转。现胸闷、胸痛，憋气，呼吸困难，动则喘甚，失眠，心悸，自汗，胃纳不佳。

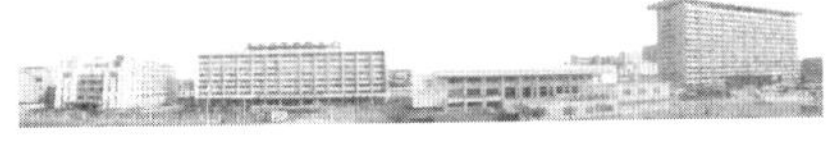

体格检查：舌体胖，色淡有瘀斑，中心有裂，苔薄白，脉沉细。

中医诊断：胸痹。气阴两虚，心血瘀阻证。

治法：益气养阴，活血化瘀。

处方：红景天6g，麦冬20g，五味子20g，山萸45g，生黄芪90g，当归15g，葶苈15g，赤芍20g，川芎20g，桂枝15g，枣仁45g，云苓45g，白术20g，桔梗15g，枳壳15g。

水煎服，每日1剂，7剂。

二诊：2002年8月14日。用药7天后，心痛憋气、咳喘、自汗及食欲好转，但大便溏。原方减葶苈子，炒白术改为焦白术。

三诊：2002年8月21日。服7剂后，呼吸困难明显改善，食欲见佳，便溏已止，病情平稳，继续以中药调理。

【按】冠心病介入术治疗，从中医学角度看当属急则治其标，乃以通为主之策，术后当缓则治其本，以补为主。又介入术后总属元气大伤，加之患者年高久病，心、肺、脾、肾诸脏功能减退，主心气（阳）阴两虚，兼瘀血阻滞之势，治疗自当补益心脾为主，兼以活血化痰为法。是方以生脉散加黄芪、山萸益气养阴；当归入心经，具补血活血之功，且其性温而润，善行走，既助红景天、黄芪补气，又能补而不滞，更增赤芍、川芎化瘀之功；白术、云苓、桂枝补益心脾，温阳化饮。桔梗开肺气，祛痰止咳，载药上行，又能助脾气上归于肺，通调水道，以祛湿健脾，还能除胸中瘀血，止疼痛，与枳壳调节胸中气机升降；葶苈子泻肺平喘；枣仁养血安神。

五、泄泻

曹某，女，78岁，干部。初诊日期：2011年7月8日。

主诉：腹泻，日十余次。

病史：1986年3月因直肠癌行手术，治疗后肛门扩约肌功能缺失，每日大便不下十余次，有便意即当排泄，大便稀溏，呈水样便，时有黏冻样物。数经治疗，泄泻不解。近日来又受凉，腹泻加重，患者形体瘦弱，知饥但不欲食，喜热饮但不多饮，四肢欠温，乏力，腹泻多于后半夜及黎明时分加重，口干，时有口腔溃疡，盗汗，烦燥，失眠，时有惊醒。

体格检查：舌红稍瘦，少苔，中根部有剥脱，脉沉细数。

中医诊断：泄泻。上热下寒，木郁土虚。

治法：清上温下，健脾。

处方：乌梅（炒炭）30g，川连15g，黄芩10g，干姜10g，吴萸（洗）10g，焦白术20g，云苓30g，红景天12g，肉蔻（去油）20g，补骨脂30g，益智仁30g，附子10g，巴戟30g，枳壳10g，诃子20g。

水煎服，每日1剂，7剂。

二诊：2011年7月16日。腹泻次数、烦燥稍减，原方再进。

治疗效果：连续四诊，腹泻次数为每日2~3次，能自行控制，疲乏肢冷等症均减。原方减附子以防温热太过，加半夏燥湿，做丸剂，徐徐图治。至今已半年余，未再反复。

【按】患者年迈久病，1957年因肾结核切除右肾，1986年又行直肠癌根治术，术后

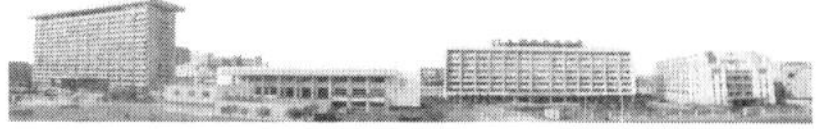

长年便溏，下肢欠温，知饥而不欲食，尤畏寒凉，此为脾肾阳虚之兆，而口干、舌红、少苔、烦燥、失眠、盗汗又为上热之象，加之久痢滑脱，后半夜及黎明时分加重，多属虚证，故辨证为上热下寒夹虚。

处方取乌梅丸合四神丸之意。芩连清热、燥湿、止痢，兼制相火上冲；附子、干姜、巴戟温通阳气；诃子、补骨脂、吴萸、肉蔻温补脾肾，涩肠止泻；红景天、焦术、茯苓健脾益气；枳壳调理气机；半夏燥湿降逆。综观全方，以附子、干姜、吴萸、补骨脂等温热药为主，助阳破阴，芩连为辅，防止温热太过，清热不伤阳。全方寒温、辛酸、苦甘同用，从而达到酸敛温通、滋补清热之功。

乌梅味酸性平，入肝、脾、肺、大肠经，有收敛、生津、止渴、安蛔之功。古人云：乌梅味酸，且秉木气最全，花于冬而实于夏，得少阳生气而成，故于肝郁脾虚之证能治肝、柔肝、生津，炒炭则增加酸涩之力。本方以吴萸取代川椒、细辛，一是不需杀虫，二是吴茱萸为阳明厥阴之品，对寒呕、久泻效佳。使用时矫正其味，当以开水反复冲洗7次，以去辛温燥烈之性，并加用大枣。肉蔻应去油，以防呕恶。

论　　著

一、论文

［1］栗锦迁，赵铁华．生脉散加黄芪对LAK细胞抗肿瘤活性的正向调节作用．中国中西医结合杂志．1993，13（8）：471.

［2］栗锦迁．《灵枢·本神》析疑一则．中国传统医药研究．北京：中医古籍出版社．1996.

［3］栗锦迁．健脾化痰法在冠心病治疗中的运用．天津－香港脾胃学说研究会大会交流．1997

［4］栗锦迁．舌象与冠心病防治．亚洲医药，1997，8（9）：258.

［5］栗锦迁．用善抑恶话附子．亚洲医药（第二届全国中药毒副作用会议专刊），1997，（9）：21.

［6］栗锦迁．简举举痛论痛证．承德医学院学报，1990，（2）：59.

［7］孙云翔，栗锦迁．葛根素扩血管作用及机制初探．中草药，2002，33（8）：233.

二、著作

1. 刘华斌，周中原主编，栗锦迁参编．中级药技师资格专业理论试题集·医学情报部分．栗锦迁为编天津科技翻译出版服务公司，1993.

2. 职延广主编，栗锦迁副主编．中国传统医药研究．北京：中医古籍出版社，1996.

【整理者】

苏明　男，1967年生，本科，双学士，副主任医师，1990年毕业于天津医学院，1996年毕业于北京中医药大学。2003年成为国家第三批老中医药专家学术经验继承人，师从栗锦迁主任医师学习中医内科，2006年毕业。现在天津中医药研究院附属医院糖尿病科从事临床和科研工作。

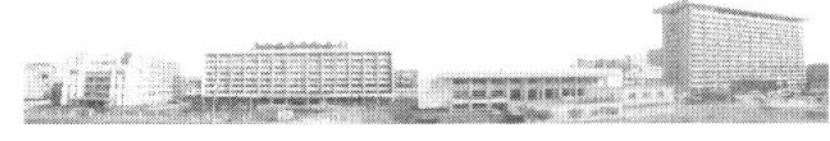

李志道

名家传略

一、名家简介

李志道，男，1941 年 10 月 11 日出生，汉族，河北省大城县人。天津中医药大学教授，硕士研究生导师。曾任天津中医学院针灸系经络腧穴教研室主任。历任两届中国针灸学会理事，三届中国针灸学会腧穴分会副会长，两届天津市针灸学会常务理事。

二、业医简史

李志道教授出身于医学世家，其父李中和是天津市名中医，精医达文，针药并重，为儒医之典范。李志道教授或总结其医疗经验，或伺诊于临床，或聊天于茶余饭后，无处不受其益。这是李志道教授成长的一个重要环节。

李志道教授 1968 年毕业于天津中医学院（现天津中医药大学）6 年制本科。前 10 年在基层医院从事医疗工作。1978 年调入天津中医学院，任教学工作。为了完成教学任务，李志道教授总结出要用补课、科研和充电的态度备课。为了讲好每一堂课，他字字推敲，句句斟酌，经过多年不懈努力，逐渐成为知识渊博、具有独到见解的针灸学教师，他的一些学术观点促进了针灸学的发展。

三、主要贡献

（一）编制针灸专业教学计划，为大型针灸系列丛书《中国针灸荟萃》铺垫纲要

1979 年天津中医学院拟建 5 年制针灸专业，李志道教授任时针灸系筹备组秘书。因为是全国首建，专业内容尚属空白。在领导和专家的指导下，李志道教授查阅大量文献资料，征求多方意见，历时半年有余，废寝忘食，易稿十余次，终于编制完成了全国第一部《五年制针灸专业课程设置》、《针灸专业授课进程》。其中《五年制针灸专业课程设置》的内容基本概括了针灸学科的全貌，历史上第一次对针灸学科应有的专业知识进行系统归纳与分类。此文被时任湖南科技出版社社长朱杰发现，朱杰以此文为基础，组织全国著名专家编撰出版了历史上第一部大型针灸系列丛书《中国针灸荟萃》。

李志道教授自任教以来，先后担任本科生、研究生、留学生的针灸学、经络学、腧穴学、中医基础理论、中医诊断学、古代针灸学、中药学等多门课程的教学工作，以针灸方面的课程为主。李志道教授认真的教学态度、丰富的教学内容、生动的教学方法，给学生留下了深刻的印象，得到学生的好评。他两次被评为院级教学楷模，一次被评为院级先进工作者。在第一次遴选教学楷模活动中，学校为了全面真实了解课程设置的合理性和教师

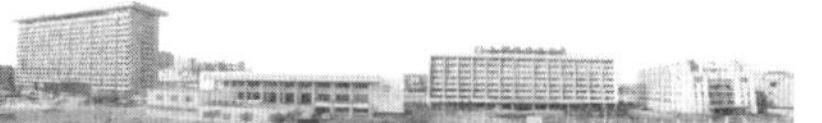

的教学态度及效果等内容，对多届毕业生进行访谈。李志道教授得到诸多往届毕业生的好评，与教过的许多学生已经成为挚友。

（二）首创针灸处方学课程，主编第一部《针灸处方学》教材并获奖

用中药治病很早就有“方”的概念，方剂学早已成为中医学科的重要桥梁课。鉴于《方剂学》在中医学中的重要作用，2001 年李志道教授在各方领导的支持下，在全国率先开设了针灸处方学课程，并独立撰写了《针灸处方学》院内教材，内部印刷 2 版，开创了针灸专业设针灸处方学课程的先河，为针灸学的教育作出了新贡献。2002 年该教材被全国高等中医药院校教材建设研究会选定为新世纪全国高等中医药院校创新教材，李志道教授任主编，于 2003 年出版。2007 年获全国高等中医药院校教材建设研究会颁发的“全国高等中医药院校优秀教材奖”。

李教授曾担任了全国统编本科教材《经络腧穴学》、专科教材《针灸推拿学》副主编，《经络学》编委。在这之前，还编写了 3 部内部使用的教材。

（三）修正国标经穴位置

1990 年中华人民共和国第一次发布了国家标准《经穴部位》，因为是国标，必须强制推行。在推行的过程中，也发现了一些问题。李志道教授把发现的问题总结成文，在杂志上发表。经检索，相关文章李志道教授占了绝大多数。从文献角度看，他是 1990 年版《经穴部位》的主要研究者。他发现的主要问题有：

①应舍弃部分简便取穴法。

②有些用词不准确。如题目是“经穴部位”，内容却有经外奇穴的内容。关于“动脉搏动处”的定位方法，只说在动脉搏动处，不说在其旁边，这种说法是不准确的。他如“上方”一词太泛，等。

③有些腧穴位置描述不够确切。如听宫、二间、公孙、府舍、漏谷、地机、列缺等。

李志道教授的绝大部分观点已被 2006 年版 GB《腧穴名称与定位》所采纳。编撰《腧穴名称与定位》第一稿时李志道教授是起草人之一，第二稿时是审定人之一。

此外，李教授的《丘墟透照海临床应用》一文 1981 年获天津市科协优秀论文奖。《常见病耳穴治疗图解》1994 年获北方十省市优秀图书二等奖。

他还受学校派遣，多次出国讲学和学术交流。

李志道教授退休之后，仍勤于临床，笔耕不辍。正在主编的《腧穴明理与临床实践心得》基本完稿，已与人民卫生出版社签订出版协议。目前他还担任天津中医药大学校级教学督导组成员，为培养后学继续发挥余热。

学术思想

一、重视研究古代经络文献，阐他人之未发

《灵枢·本脏》：“经脉者，所以行血气而营阴阳，濡筋骨，利关节者也。”在正常情况下，经络能运行气血，协调阴阳，传导信息到人体各部。当发生气血不和及阴阳失衡时，也是通过经络将疾病的信息反映出来。针灸治病就是通过通调经气、平衡阴阳而实现其目的，即《灵枢·刺节真邪》所谓：“泻其有余，补其不足，阴阳平复。”鉴于经络在

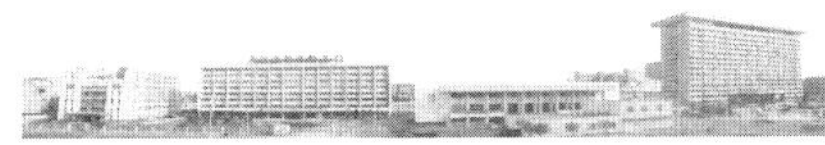

生理、病理和针灸治病中的重要性，作为针灸专业的一名教师，40余年来李教授从未间断对经络的研究。从1982年在《中医杂志》发表第一篇经络研究论文《〈足臂十一脉灸经〉学术观点在〈内经〉中的体现》，到2012年在《针灸临床杂志》发表经络实质研究的论文《从中西医对照研究略谈对经络本质的认识》，整整40年，足以证明了这一点。

（一）研究《帛书》经脉篇与《黄帝内经》经脉关系的第一人

1973年长沙马王堆三号汉墓出土的帛书医经，经过考古者整理，命名为《五十二病方》。其中有关经脉内容的有两篇，称之为《足臂十一脉灸经》和《阴阳十一脉灸经》。其成书年代都早于《内经》，而《足臂十一脉灸经》的成书年代又早于《阴阳十一脉灸经》。因此，在研究经络学说的形成和发展史上，《足臂十一脉灸经》更具有重要意义。不少观点在《内经》中仍有体现。《足臂十一脉灸经》有两个最突出的特点，一是只有十一条经脉，二是经脉都是向心性循行。这两点在《内经》中有诸多体现，现总结如下：

1. 在标本根结学说中的体现

根与本位于四肢末端，结与标位于头面躯干，与《足臂十一脉灸经》中经脉皆为向心性循行的观点相一致。

2. 在五输穴中的体现

十二经脉中的五输穴，脉气都是向心性地扩大。五输穴的这种观点用《灵枢·经脉》的观点难以解释。因为，十二经脉一半是向心性循行，一半是远心性循行。用《足臂十一脉灸经》中经脉皆为向心性循行的观点，可以使五输穴的意义得到满意解释。故而可以推测，五输穴的形成也是在《足臂十一脉灸经》观点指导下产生的。

《灵枢·经脉》篇记载了十二条经脉，而《灵枢·本输》篇中却只记述了十一条经脉的五输穴。《足臂十一脉灸经》中也恰恰缺少手厥阴心包经，二者一致。

3. 在经脉循行方向中的体现

《灵枢·邪客》载，手太阴肺经是向心性循行，与《灵枢·经脉》手太阴之脉的循行方向完全相反，而与《足臂十一脉灸经》的循行方向却相同，可见《足臂十一脉灸经》的痕迹。

（二）对阴维脉阳维脉的起点另立新说

《难经》曰："阳维起于诸阳会也"，"阴维起于诸阴交也"。这样重要的语句，有的医家不作注释，有的注释不够贴切。根据《针灸甲乙经》的记载，悬钟是"足三阳络"，李志道教授认为这句话的意思就是足三阳经交会穴，三阴交是足三阴经交会穴。据此李志道教授认为"阳维起于诸阳会"是指阳维脉起于外踝上三寸的悬钟穴；"阴维起于诸阴交"是指阴维脉起于内踝上三寸的三阴交穴。两条脉起点对称，正符合阴阳对称之理。与李时珍的《奇经八脉考》和现代医籍相比，阴维脉长了一段，阳维脉短了一段。

（三）研究奇经八脉亡佚环节与节点

奇经八脉亡佚的观点早已有之。但亡佚的根据是什么？亡佚的环节与节点在哪里？目前尚未见到具体理由。李志道教授的观点如下：

1. 亡佚理由

第一，上肢没有奇经八脉，与理不符。第二，十二经脉中每一条经脉都有一个郄穴，奇经八脉中4条经脉有郄穴，而其他4条奇经八脉没有郄穴，这是不合理的。第三，只有

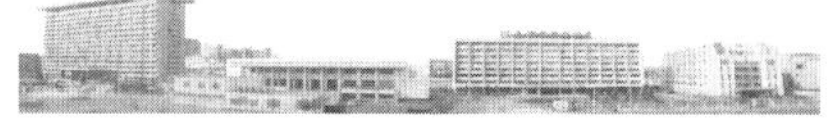

阴维脉的起点是郄穴筑宾，与其他各脉的起点不相匹配。也就是说，阴维脉不应该起于郄穴筑宾。有一段关于阴维脉的文献记载肯定是亡佚了。第四，关于《内经》与《难经》的关系，学者已达共识：《难经》是解释《内经》的。但是关于奇经八脉，有一部分内容这两部书却恰恰相反。比如，《内经》只有“阴维脉”“阳维脉”6个字，别无其他内容。《难经》就有两句话：“阳维起于诸阳会也，阴维起于诸阴交也”，共16个字，明确说明了阴阳维脉的起始点，远远超出解释的内容，不符合《难经》是解释《内经》的关系。

2. 亡佚的环节与节点

第一，《黄帝内经》的编撰者没有见到奇经八脉的完整内容，因此该书中没有完整的奇经八脉的内容。第二，《难经》的编撰者见到了完整的奇经八脉的内容。因此即使《难经》是解释《内经》的，关于阴维脉、阳维脉的内容仍然比《内经》多。第三，皇甫谧没有见到完整的奇经八脉，只是见到了奇经八脉的交会穴，与《内经》《难经》又有所不同。而正是这些交会穴，才为李时珍画出奇经八脉的分布线提供了基础。第四，根据《针灸四书》记载，推断元代少室隐者见到了完整的奇经八脉内容。但他只把有关交会穴的内容传给山人宋子华，宋子华又传给窦汉卿。就名字推断，少室隐者似乎是位道人，山人宋子华似乎是位文人，窦汉卿肯定是位医生。通过这样间接传递，医生窦汉卿只见到结果，没见到全文，但留下了全文的影子。在信息交流非常不方便，所存竹简近乎孤本的年代，一些书籍时隐时现是非常正常的。例如孙思邈《备急千金要方》中没有《伤寒论》的内容，晚年的《千金翼方》才有《伤寒论》的内容，说明孙思邈直到晚年才见到《伤寒论》。《黄帝内经太素》《十四经发挥》在中国已经亡佚许久，以后在日本发现日文本，从日文本再翻译成中文本，才使我们重见此书。这些史实可以佐证李志道教授的观点。

综上，可以得出以下两点结论：第一，上肢应有4条奇经八脉。从八脉交会穴“列缺通任脉，后溪通督脉，外关通阳维脉，内关通阴维脉”可以推断，上肢就分布着任脉、督脉、阳维脉、阴维脉，文中“通”字是否就是交会的意思？第二，历史上有认为《内经》遗篇是刺法篇者，是否可以是奇经八脉篇呢？因为《内经》中关于刺灸法的内容已经不少，而奇经八脉这么重要的内容却没有系统的文字，实在与理不符。

（四）系统全面研究卫气循行，为经络实质研究打下基础

经过李志道教授多年的潜心研究，卫气的内容比现行白话文医籍丰富了许多，其中卫气运行形式是其研究的突破点。这个突破点体现在以下三个方面。

1. 卫气运行的基本形式

营卫相随，共周其度。脉外之卫气与脉内之营气相互伴随，同按十四经流注次序，日夜运行五十周。这是卫气最基本的运行形式。

2. 卫气运行的调节

白天加强在六阳经的运行，夜间加强在五脏的运行，即《灵枢·卫气行》全篇内容。

3. 卫气的应激运行

卫气的应激运行是指卫气运行的速度加快，不循“常”道。具体表现如下：

（1）在生理功能上的体现：《灵枢·经脉》：“饮酒者，卫气先行皮肤，先充络脉，络脉先盛，故卫气已平，营气乃满，而经脉大盛。”《灵枢·营卫生会》：“人有热，饮食下胃，其气未定，汗则出，或出于面，或出于背，或出于身半，其不循卫气之道而出，何

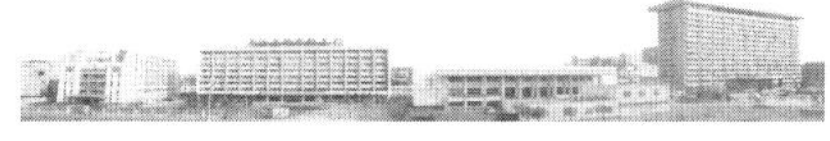

也？岐伯曰：此外伤于风，内开腠理，毛蒸理泄，卫气走之，因不得循其常道。此气慓悍滑疾，见开而出，故不得循其道。”

以上两段文字形象地描述了卫气“慓悍滑疾”“不得循其常道”的这个特性。

（2）在针刺中的体现：针刺腧穴时，酸麻重胀等感觉沿经络迅速向远端传导而不出血，正是刺中卫气的结果。因为此种现象正是卫气被激发后“慓疾滑利”的表现。

在张介宾的《类经》中，在类编卫气循行时只把《灵枢·卫气行》篇的全部内容选入其中，李志道教授认为这种类编是不全面的，丢掉许多内容。本文中所引内容，除去《灵枢·卫气行》篇的内容，《类经·卫气行》全部摒弃了。

（五）提出经络的纵行说、横行说、层次说

在《黄帝内经》中，关于经络的内容颇多，把诸多内容加以归纳，将有助于中医理论的提高和对经络实质的研究。李志道教授通过研习古代文献，结合临床实践，认为经络存在着纵行、横行和层次状三种分布形式。

1. 经络分布纵行说

十二经脉、十二经别、奇经八脉（带脉除外）、十二经筋、十二皮部、十五络脉都属于经络纵行分布的范畴。

2. 经络分布横行说

是指在机体内存在着一类从体表向人体中心呈垂直分布的经络。

（1）文献中关于经络横行分布的论述：《素问·皮部论》：“邪客于皮则腠理开，开则邪入客于络脉，络脉满则注入经脉，经脉满则入舍腑脏也。”这样，皮—络—经—腑脏，成为疾病的传变层次。

（2）在病机和诊断中的体现：验之临床，这种横行说在病理和诊断上有着非常重要的意义。经常遇到这样情况：素有脾胃虚寒者，遇到风寒之邪则胃脘痛；素有寒痹的患者，遇到风寒之邪则疼痛加剧；素有阳虚头痛的患者，遇到风寒之邪则头痛加剧。这种病理现象，不可能是从纵行的经络向里传递的。它是呈水平线向中心垂直线传递的。据此可以认定，在机体中确实存在着一类横向分布的经络。

腰为肾之府，肾虚之人，常可见腰酸痛。肾在腰之分野处，肾虚为什么会出现腰痛呢？就是因为在人体中存在着横行的经络，肾虚时横向分布的经络失养而造成腰痛。

（3）在治疗作用中的体现：古人早已认识到并运用了这一规律。《灵枢·背俞》曰：“欲得而验之，按其处，应在中而痛解，乃其腧也。”从另一个角度说，背俞穴、募穴只是腧穴所在，主治所在的一种特定形式，从人体内分布着横行经络角度出发，那么每个脏腑都可以有许多个背俞穴和募穴用来治疗相关的脏腑病。

3. 经络分布层次说

《伤寒论》的六经指的是整个机体内纵向地分成6个层次，从表及里依次是太阳、少阳、阳明、太阴、少阴、厥阴。方有执在《伤寒论条辨》中说：“经是各居其所有，其各该所辖部属方位之处所皆拱极而听命的。以邪之进也，不由经道而在部位方所上超直而径进，故但提纲挈领，举六该十二以为言。”例如，“太阳者，以太阳所主皮肤言也……后人不察，如诸家纷纷争以经络一线而嚣颂（讼），岂不大谬。”由此肯定，伤寒学派的六经辨证，实际上是从经络的层次说发展起来的，与十二经脉纵行线状概念无关。

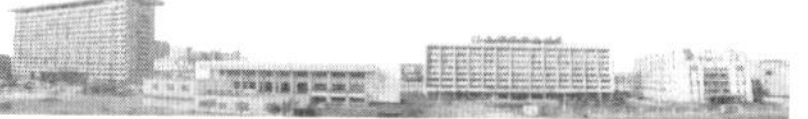

二、探究经络实质

李志道教授用了近30年的时间，突破了单纯用实验方法研究的局限，打破了占主流地位的经络是“未知论”——“经络是未知的组织结构，或是已知组织结构的未知功能”的观点，得出经络是“已知论”的观点。其研究结果于2006年在马来西亚国际针灸会议上发表，名《经络是血管　卫气是神经》，2012年在《针灸临床杂志》发表，即《用中西医对照方法对经络实质的认识》。主要内容如下：

（一）经脉和络脉与西医学的血管关系密切

中医认为“脉为血府”，西医认为血管里边是血液。

（二）中西医对脉管分类的依据具有相似性

“经”原义是“纵丝”，“络”原义是“絮”。“经络”是“经脉”和“络脉”的简称或总称。经脉和络脉二词是偏正结构的名词。“脉”是正，是主体；“经”与“络”是偏，是界定“脉”的大小的。据此，经脉是指大的、纵行的、数量固定的血管。络脉是指小的、多方向的、没有固定数量的血管。

西医学将全身的血管分成动脉、静脉、毛细血管三类。

中西医对血管的命名虽不同，但对脉管分类都依据不同的大小、不同的方向，这两者又具相似性。

（三）中医的卫气与西医的神经关系密切

李教授将《黄帝内经》中关于卫气的全部内容一一与神经相对照，惊奇地发现，卫气的功能与神经的功能非常相似。

1. 从解剖角度看，卫气和神经相仿

卫气的位置与神经的位置相一致，基本位于血管的旁边。《灵枢·营卫生会》曰：“营在脉中，卫在脉外。”也就是说卫气与营气是傍行的。西医解剖学中，神经与血管傍行。

2. 卫气和神经的分布与分类相仿

西医学的神经系统中有躯体神经与内脏神经两部分：躯体神经主要分布于头面五官、躯干四肢；内脏神经则主要分布于内脏。

将经络与神经的分布与分类进行对照不难发现，经络学说中十二经脉、奇经八脉的躯体部分和十五络脉与神经系统中的躯体神经相似。十二经脉、奇经八脉的内脏部分和十二经别，与神经系统中的内脏神经相似。

3. 卫气与神经在反应速度上相似

卫气与神经的反应速度和反应范围很相似。一是卫气运行速度快。《素问·痹论》曰：“卫者，水谷之悍气也，其气慓疾滑利。”二是卫气运行范围大。《灵枢·卫气》：“其浮气之不循经者，为卫气。”《灵枢·营卫生会》也云：“此气（卫气）慓悍滑疾，见开而出，故不得从其道。”

在西医学中，反应最快的当属神经系统。躯体神经的传导速度大约是15～42米/秒，植物神经的传导速度大约是1米/秒，并且它的反应范围往往很大。

4. 卫气的部分功能和交感神经与副交感神经交替兴奋的功能相类似

《灵枢·卫气行》载，卫气白天加强了在六阳经运行二十五周，夜间加强了在五脏运

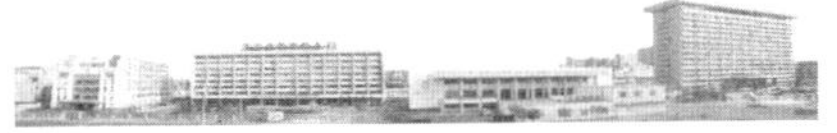

行二十五周。将这部分内容和交感神经与副交感神经的交替兴奋进行对比发现，二者有极为相似之处。

卫气属阳，主动，是功能活动的基础。白天人体活动多，卫气加强在阳经的运行，与交感神经的兴奋很相似；卫气夜间加强在五脏的运行，以增强内脏的功能，与副交感神经在比较安静状态时兴奋很相似。

5. 卫气的功能很像大脑皮层支配睡眠的功能

《灵枢·大惑论》曰："夫卫气者，昼日常行于阳，夜行于阴。故阳气尽则卧，阴气尽则寤。"

西医学认为，睡眠是由大脑皮层支配的。失眠或嗜睡属大脑皮层细胞兴奋与抑制功能障碍。从这点看两者又有相似之处。

6. 卫气与运动神经有相似的功能

《素问·逆调论》谓"卫气虚则不用"，中医学认为运动功能受损是卫气虚损。

西医学认为，中风病偏瘫属脑血管病。由于脑血管梗塞或出血，使支配骨骼肌运动的中枢神经功能丧失所致。单纯的脑神经或周围神经损伤也会导致骨骼肌功能丧失。如面瘫属脑神经的面神经损伤，腕下垂属桡神经损伤等。

因此，卫气的功能很像运动中枢和支配运动的周围神经的功能。

7. 卫气的功能很像感觉神经的功能

《灵枢·刺节真邪》曰："卫气不行，则为不仁。"中医学认为麻木不仁是由卫气涩滞不能畅行所致。西医学认为，麻木、疼痛或感觉丧失为传入神经的感觉神经功能障碍所致。因此，卫气的功能很像感觉神经的功能。

截瘫患者丧失了部分运动和感觉功能，西医学认为是损伤了运动神经和感觉神经。中医学认为这种既不用又不仁的现象当属卫气虚。遗憾的是，《黄帝内经》用卫气虚解释不仁不用的观点目前应用甚少，也应属于中医进一步挖掘的内容之一。

8. 卫气对营气的作用与交感神经支配血管平滑肌的功能相类似

《灵枢·经脉》曰："饮酒者，卫气先行皮肤，先充络脉，络脉先盛，营气乃满，而经脉大盛。"这段文字是指卫气首先被酒精激发，激发之后带动营气，使脉管充血的病理过程。这种过程符合上文所述卫气"慓悍滑疾"的生理特性。

从西医学角度看，乙醇在人体乙醇脱氢酶的催化作用下转化为乙醛，而乙醛具有让毛细血管扩张的功能。

9. 卫气温、充、肥、司的功能很像交感神经支配皮下腺、汗腺的功能

《灵枢·本脏》曰："卫气者，所以温分肉，充皮肤，肥腠理，司开阖者也。"卫气的这种功能与交感神经支配汗腺、毛囊、皮下腺的功能非常相类似。

（四）针刺得气，刺中的部位多为中医学的卫气，西医学的神经

《素问·五脏生成》载，腧穴是"卫气之所留止"之处。针刺时不出血，说明刺中的不是血管，而是血管的外面，血管的外面正是卫气，说明针刺是刺中了卫气。针刺时在局部一定会出现酸麻重胀，或是酸麻感很快向远端传导，卫气的生理特性是慓悍滑疾，正符合针刺时很快出现针感的现象。

西医学认为，无论是局部的酸麻重胀，还是酸麻感很快向远端传导，都是来自神经。

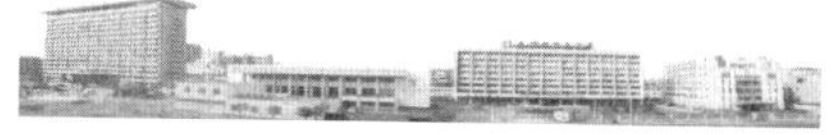

（五）中医学经筋与西医学神经的关系密切

中医学的“经筋”一词，目前普遍认为相当于西医学的肌肉、肌腱和韧带。李志道教授通过反复观察研究尸体标本和请教外科医生发现，神经干的形态和肌腱的形态非常相似，都是条索样的，都是用肉眼可以清楚看到的，而且很有韧性。因此古人很有可能将神经干和肌腱混在一起，统称经筋了。这一观点可以在《灵枢·经筋》篇足少阳经筋的“维筋相交”和足阳明经筋的“卒口僻”病证中得到印证。

西方医学对解剖学中肌腱与神经的关系也有一个认识过程。古代希腊名医希波克拉底（Hippocrates，公元前460～前377）对头骨作了正确的叙述，但却把神经和肌腱混淆起来。希腊的另一位学者亚里士多德（Aristotle，公元前384～前322）是动物学的创始人，他把神经和肌腱区别开来。

综上所述，李志道教授得出这样的结论：中医经络的内容就是西医的血管、神经和肌腱。经络的作用是运行气血，气和血具有不同的属性和功能，循行于不同的路径之中。运行血的是血管性经络，相当于现代西医解剖学中的血管；运行气的是非血管性经络，相当于现代西医解剖学中的神经。从形态学看，中医的经筋又像西医的神经干。因此，中医的经络是西医的血管、神经、肌腱的集合体。

三、系统研究腧穴作用规律，准确把握腧穴作用

李志道教授通过几十年的临床和教学工作，总结出腧穴的作用规律共有4项。掌握这些规律，对于认识腧穴的作用，灵活运用腧穴大有裨益。

（一）腧穴的远治作用是“经络所过，主治所在”

新中国成立以后，有学者提出“经脉所过，主治所及”之名句，既有非常重要的临床指导意义，又有文采，得到学术界的肯定，广为引用，功不可没。考虑到“经脉”有局限性，因此李教授认为将“经脉所过，主治所及”改为“经络所过，主治所在”更恰当。这样包括了整个经络系统。比如，胆经的肩井穴为治疗乳痈的常用效穴，但是胆经的经脉并不分布于乳房，而其经筋“系于膺乳”，为肩井治疗乳痈提供了依据。

在“经络所过，主治所在”的前提下，每一条经络的主治规律大体是：手足与头相应，前臂小腿与躯干相应。这两句话的意思是：手部、足部的腧穴以治疗头面五官及神志疾患为主。前臂、小腿部腧穴以治疗躯干及脏腑疾病为主。

（二）腧穴局部作用的规律是“腧穴所在，主治所在”

李教授按“经络所过，主治所在”这种造句法续写了“腧穴所在，主治所在”，总结了腧穴的局部作用。这是任何腧穴都具有的功能。前文所述的经络横行说是“腧穴所在，主治所在”的依据。

（三）重视穴名对主治作用的启发

孙思邈说：“凡诸孔穴，名无徒设，皆有深义。”可见研究腧穴的命名是十分有价值的。如三阴交穴属足太阴脾经，又为足厥阴肝经、足少阴肾经交会穴，故名三阴交。肝脾肾和精血有关，三条经脉都到小腹和咽喉，因此属精血不足或小腹、咽喉的病证皆可应用此穴。至于背俞穴与背俞穴旁开1.5寸的腧穴更是如此，如志室、魂门、魄户等。

（四）研究腧穴的功能扩大应用范围

腧穴功能是指某个腧穴针对机体病机所产生的调整作用，如补虚作用、泻实作用、调

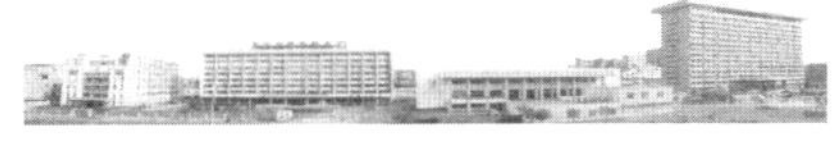

理肠胃作用等。研究腧穴的功能有助于深入理解、灵活运用和扩充腧穴的主治症，腧穴的功能比腧穴的主治症更精炼、更具有指导作用。李志道教授把合谷的作用归纳为开闭、泻热、镇惊、止痛。掌握这些要比死记硬背合谷穴的主治好得多。

四、笃行针药结合之路

孙思邈说："针而不灸，非良医也；灸而不针，非良医也；针灸而不药，药而不针灸，尤非良医也。"这句话忠告医者，只有运用多种治疗手段才能成为一个好医生，才能提高疗效。李志道教授身体力行，在研习针灸的同时，从不敢怠慢方药知识的研读与探讨，最终成为一名融贯针药、针灸突出、全面发展的教师和医生。

临证经验

一、研古习今，创立三种针刺方法

同是一个处方，操作方法不同，疗效差异甚大。而操作方法的选择，见仁见智，各不相同。李志道教授在前人的基础上首创了分经得气法、遗留针感法、驾驭针感法，提高了临床疗效。

（一）分经得气法

分经得气法是指针刺时使针感沿医者预期的经络分布路线传导的一种针刺方法。要想做到分经得气，首先要有扎实的经络学、解剖学基础知识，深谙这个腧穴有几个得气路径，还必须掌握合适的针刺深度、角度和指力。比如，针刺合谷穴，稍微改变针刺方向，就会产生向拇指、食指的不同针感。本法是从古代"飞经走气法"发展而来，但比"飞经走气法"更有针对性。

（二）遗留针感法及对"热则疾之"的新解

李志道教授在30余年前偶然发现，强刺激环跳穴，不留针，患者下肢酸麻重胀的针感可保留十几小时，并且使坐骨神经痛得到了很大缓解。以后他不断摸索观察，进一步证实了这种现象的存在，并找出了一些规律。将针感遗留在患者身上较长时间的方法取名曰"遗留针感法"。

产生遗留针感的方法是强刺激与不留针、阳性出针法相结合。适用于实证、痛证。针感遗留现象与体质有关。用同一种刺激量刺激不同患者，或在同一患者的不同阶段，所产生的针感有时差别很大。有的患者感觉疗效显著，无不适感，可以继续应用本法；有的患者因过强的针感而感到不舒服，医者就应该改用其他针刺方法。总之，要以患者得到最好的疗效为依据。对于虚证，尤其是阴虚之人，不宜应用本法。弱刺激、静留针，可消除遗留针感过强和过长的现象。

《灵枢·经脉》："热则疾之"，是针灸治疗热病的重要原则之一。"疾"是指针刺时快进快出。为什么快进快出可治疗热病？历史上没有确切解释。李志道教授认为可能是基于这种针法会产生针感遗留现象。

（三）驾驭针感法

李志道教授不同意只用一种针感统治百病的观点与方法。驾驭针感法是让患者得到最舒服、最有效的针感，是治病理念与多种针刺方法的集合。本法有两项内容：第一是治病

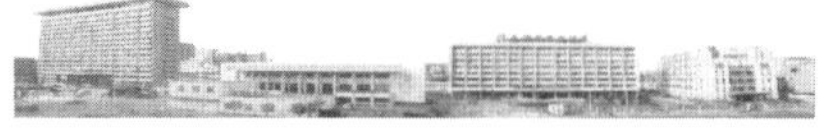

理念，医生要真诚、仔细地询问患者每次针感的强度与疗效的关系，不断调整技法。第二是技法，主要有分经得气法、强针感法、弱针感法、阳性出针法、阴性出针法、消除针感法等。仔细观察针感与疗效的关系是第一位的，技法是第二位的。理念与多种技法有机结合方能提高疗效。

二、按解剖学部位选穴法

在李志道教授主编的本科创新教材《针灸处方学》中有“按解剖学部位选穴”一节，他是第一个将这种选穴法写入本科教材的人。将西医的解剖学内容引入针灸学中，扩大了应用范围，开创了选穴新思路，有益于临床疗效的提高。

（一）按肌肉解剖部位选穴

每一块肌肉都有固定的分布部位和功能。当诊断某一功能受损是属于哪块肌肉病变时，就在这块肌肉的肌腹或是肌腱上针刺，即按解剖学部位选穴。如股前 9 针，股后 9 针就是通过刺激肌腹治疗膝关节痛；肩 5 针是通过刺激三角肌肌腹治疗肩周炎；在肱骨外上髁上用毫针围刺、用火针点刺，就是通过刺激肌腱治疗网球肘。

（二）按神经干分布选穴

神经干有固定的分布部位，当某一神经干发生病变时，刺激相关神经干就是按神经干分布选穴。如面神经麻痹取牵正、翳风等穴，就是刺激面神经干。三叉神经痛取下关、颧髎，就是刺激三叉神经干；取四白就是刺激三叉神经的第Ⅱ支；取颏孔就是刺激三叉神经的第Ⅲ支。

三、组穴研究

在研究单穴、对穴的基础上，李志道教授还进行了组穴研究，并取得了丰硕成果，在国内独树一帜。

李教授把位置相近、3 个以上的腧穴进行组合称作组穴。临床上可以将组穴全部使用，也可以选取一部分使用。组穴的组成原则有三：

（一）脏腑投影法

经典的俞募穴就在相关的脏腑投影中，用来治疗相关脏腑的病；夹脊穴的主治症更是以脏腑投影为基础。从中可以得到这样的启示：脏腑投影区内的其他腧穴也会对该脏腑的疾病起到同样的治疗作用，逐渐形成了多组具有临床实用价值的躯干部组合穴。主要内容包括：

心肺区：第 1 胸椎至第 10 胸椎的膀胱经第一、第二侧线上的腧穴及夹脊穴。主治心肺功能失调（心的投影实际要靠下些）。

肝胆区：第 7 胸椎至第 2 腰椎的膀胱经的第一、第二侧线上的腧穴及夹脊穴。主治肝胆功能失调。

脾胃区：第 10 胸椎至第 1 腰椎的膀胱经第一、第二侧线上的腧穴及夹脊穴。主治脾胃功能失调。

肾区：第 12 胸椎至第 3 腰椎的膀胱经第一、第二侧线上的腧穴及夹脊穴。主治肾脏功能失调。

中气法 I：巨阙、中脘、下脘、梁门。主治脾胃功能失调。

中气法 II：中脘、不容、太乙。主治脾胃功能失调。

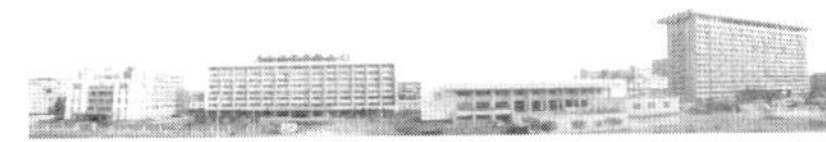

净府五刺：曲骨、曲骨Ⅰ、曲骨Ⅱ。曲骨Ⅰ：曲骨旁开1.5寸，曲骨Ⅱ：曲骨旁开3寸。主治膀胱功能失调。

胞宫五刺：中极、子宫Ⅰ、子宫Ⅱ。子宫Ⅰ：中极旁开1.5寸处，子宫Ⅱ：中极旁开3寸处。主治子宫功能失调。

（二）同经组合穴法

根据“经络所过，主治所在”的理论，在同一条经上选取3个以上的腧穴同时应用，即为同经组合穴。

胆经四透：①颔厌透悬颅、悬厘。②曲鬓透率谷。③率谷透天冲。④天冲透浮白、头窍阴。这些穴正是少阳经、枕神经分布区，属局部取穴。主治侧头痛，肝郁不舒。

阳明四穴：梁丘、足三里、上巨虚、下巨虚。主治脾胃功能失调。

心包经组合：内关透间使、郄门。用于心主血脉、心主神明功能失调的疾病。

丹田三穴：气海、石门、关元。此三穴的别名都是丹田，故合称丹田三穴。用于元气虚惫。

（三）按解剖学组合法

肩胛冈三针：将肩胛冈分成四等分，取中间三个交点即为是穴。主治局部病。

肩五针：肩髃、肩髎、肩头、肩前、肩后。主治局部病。

肱三头肌三针：位于肱三头肌的肌腹上，腋后纹头与肘尖之间平分四等分，取中间三个点即为是穴。主治局部病，上臂后伸疼痛。

肱二头肌三针：肱二头肌的外侧沟中，腋前纹头与肘横纹的连线上，做四等分，取中间三个点即为是穴。主治局部病，中风上肢肌张力高。

前臂掌侧六针：前臂前面从尺泽至太渊作一连线，从少海至神门作一连线，两条线各分成4等分，中间3个点是穴。主治肱骨内侧髁炎。

前臂背侧六针：前臂背面从曲池至阳溪作一直线，从小海至阳谷作一直线，两条线各分成4等分，中间3个点是穴。主治肱骨外侧髁炎。

股前九针：患者仰卧位，自髌骨外上角至股骨大转子最高点画一直线，自髌内上角至腹股沟内侧端画一直线，自髌骨上缘中点沿已画两条线中间向腹股沟画一条直线，共成三条线段。将三条线段各分4等份而各呈5个点。每条线段上中间的3个点各为一穴，共9穴。主治膝关节病。

股后九针：患者俯卧位，自腘横纹外侧端至股骨大转子最高点画一直线，自腘横纹内侧端至臀横纹内侧端画一直线，自腘横纹中点沿已画两条直线中间向臀横纹画一直线；共三条线段。将三条线段各分成4等份而各呈5个点。每条线段上中间的3个点各为一穴，共9穴。主治膝关节病。

四、胃病组药

在遣方用药时，李志道教授的观点是：方中学药，药中学方，反复琢磨，方可深入。以脏腑辨证为纲总结用药规律是其特点。

胃为阳腑，喜润恶燥，以通降为顺。功能失调，常可化热伤津；阳衰气虚，必使腐熟、通降功能不足，可致不思饮食，宿食停滞，痰湿内蕴。肝胃不和，命门火衰，火不生土，亦是胃病的常见病机。掌握这些规律，合理用药，治疗起来亦不难收功。且“好治

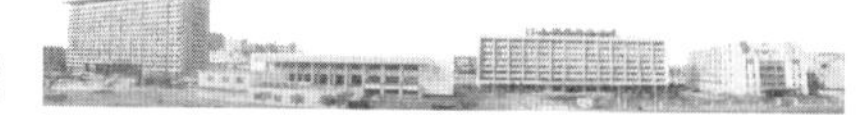

难养”是胃病的一大特点。

（一）滋阴药

石斛 20g，沙参 15g，百合 20g，麦冬 15g，玉竹 15g。

适应证：各种胃病。胃喜润恶燥，上药皆能养胃阴，因此作为治疗各种胃病的基础用药。无论有无阴虚症状均需选用。现代研究证明，滋阴药有保护胃黏膜的作用。

（二）理气药

佛手 10g，香橼 10g，香附 10g，木香 10g，枳壳 10g，柴胡 10g，甘松 10g，大腹皮 10g，沉香 10g。

适应证：肝胃不和、肝脾不和或脾胃气滞均可导致胸胁胀满，脘腹痞闷，嗳气吞酸，恶心呕吐，大便不畅，舌苔薄白，脉弦。上药各有所长，可根据不同症状区别选用。

（三）清热药

黄连 10g，黄芩 10g，生石膏 20g，知母 10g。

适应证：胃脘疼痛，痛势急迫，脘闷灼热，口干口苦，口渴喜冷饮，小便色黄，大便不畅。舌红苔黄腻，脉滑数用黄芩、黄连；苔不腻，脉不滑者用生石膏、知母。舌红无苔者慎用，或适当配伍他要。

（四）温阳药

吴茱萸 5g，高良姜 10g，干姜 6g，小茴香 6g，桂枝 10g，附子 6g。

适应证：胃痛隐隐，绵绵不休，喜温喜按，遇凉后发作或加重，泛吐清水，神疲纳呆，手足不温，大便溏薄，舌淡苔白，脉虚弱或迟缓。手足欠温，桂枝、附子为宜；寒凉至小腹者，小茴香为好。

（五）补气药

黄芪 30g，党参 20g，白术 10g，刺五加 20g，红景天 20g，人参 10g。

适应证：饭后脘腹坠胀，食少便溏，倦怠乏力，劳累加重，面色萎黄，舌淡苔白，脉弱。人参价贵而自费，可用刺五加代之；红景天补气兼有滋阴，类似西洋参。

（六）祛痰湿药

半夏 10g，陈皮 10g，苍术 10g，茯苓 15g，胆南星 10g，竹茹 5g。

适应证：食少口腻，恶心呕吐，胸膈痞闷，肢体困重，舌苔白滑或腻，脉滑。胆南星、竹茹寒凉，适用于湿热证；半夏、陈皮辛温，适用于寒湿证；茯苓性平，利湿化痰必不可少。

（七）消食药

山楂 10g，神曲 10g，麦芽 10g，莱菔子 10g，鸡内金 10g。

适应证：宿食停滞，脘腹胀满，嗳气吞酸，恶心呕吐，不思饮食，矢气如败卵，便如腐渣或完谷不化。上述诸药虽有善消水谷宿食、肉食之区别，临床多相须为用。

李教授常用组合包括：

1. 热药与寒药同用。胃为阳土，其气过盛则生内热，热盛伤正，正气不足则生内寒；或是阳虚生内寒，寒积生热。不少患者往往是两种病机并存，因此寒药与热药同用的情况很多。半夏泻心汤中的干姜与黄连相伍即是典型范例。

2. 祛痰湿药与滋阴药合用。这两种药初看起来似乎矛盾，其实不然。滋阴药是治其

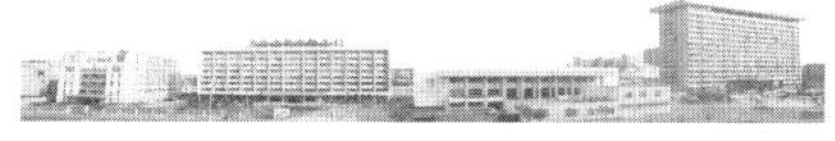

本，祛痰湿药是治其标。标本同治，痰湿方能得化。

3. 补气药与行气药同用。气虚可导致气郁，气郁可导致气虚，二者互为因果。这两类药相结合，既能开郁，又能助胃腑之功能。行气药辛散，可助补气药推动之力，使补而不滞；补气药甘温，可助行气药开郁，行气而不伤气。

4. 热药与补气药同用。气与热均属阳的范畴，阳虚可导致气虚，气虚日久可导致阳虚。这两类药相结合可以互补。

医案选介

一、至阴穴治疗头顶痛

朴某，男，57 岁，韩国人，2004 年 7 月 10 日就诊。

主诉及病史：头顶痛 1 月余，加重 1 周。曾服止痛药，未见显效。1 个月前为了生意，睡眠极少，致使头顶痛逐渐加重。近 1 周疼痛难忍，邀至家中诊治。

检查：不欲睁眼，痛苦面容，头顶无压痛，舌脉无异常。

西医诊断：神经性头痛。

中医诊断：巅顶疼痛。

辨证：元神被伤，膀胱经经气不通。

治法：疏通膀胱经经气。

处方：双侧至阴。

操作：施捻转平补平泻法。

治疗经过：针刺后未至喝一杯咖啡功夫，其头顶痛即止，痛苦面容立消，双目灵活，炯炯有神。以后电话告知未再复发。

【按】足太阳膀胱经交会于巅顶，支脉“入络脑”，足太阳经筋为“目上网（纲）”。劳累过度，膀胱经气不通，故致上证。李志道教授通过多年摸索，发现至阴治疗巅顶痛确有效果。现医籍多载巅顶属于肝，前额属于阳明，后头属于太阳，未免以偏概全。

二、分步针刺法治疗颈椎病

刘某，男，52 岁，职员，2012 年 6 月 26 日就诊。

主诉及病史：颈部疼痛半年，转侧不得一天。颈肩部疼痛板滞不舒半年，畏寒喜暖，长时间伏案工作后加重。晨起突发颈部疼痛，不得转侧，遂来就诊。

检查：乳突后下部、颈肩部肌肉僵硬压痛。舌暗红苔白，脉弦。颈椎 X 线示：颈椎生理曲度变直、唇样增生。

西医诊断：颈椎病。

中医诊断：落枕。

辨证：足太阳、足少阳经气不通。

治法：疏通经络。

处方：悬钟、跗阳、颈夹脊、天宗、曲垣、魄户、膏肓、阿是穴。

操作：第一步：患者坐位针刺悬钟、跗阳。针刺得气后，做互动式针法，边行针，边嘱患者活动颈项部，活动范围以因疼痛受限为度。行针幅度很小，不能让患者产生太大的

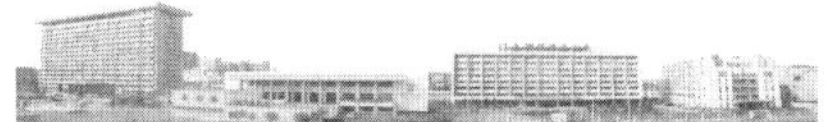

痛苦，行针 1 分钟，活动范围已大增，但仍有活动痛点，出针。第二步：坐位，在项部寻找阿是穴（活动痛点），用阻力针法，共找到 3 活动痛点，依次针刺，不留针，疼痛进一步减轻，活动幅度进一步增大。第三步：俯卧于治疗床，针刺颈夹脊、天宗、曲垣、魄户、膏肓，捻转手法，局部酸胀，留针 20 分钟。第四步：出针后行走罐拔罐。

治疗经过：第一步针刺之后，疼痛明显减轻，活动幅度增大，但在大幅度扭转时项背部出现明显痛点，影响了活动幅度，称之为活动痛点。第二步在活动痛点处用阻力针法，针毕活动痛点处疼痛明显减轻，活动幅度继续增大。第三部、第四步常规操作。

二诊：诸症减轻大半，仍按上法操作。

共治疗 6 次，疼痛全无，颈项活动自如，临床治愈。

【按】经多年临床摸索，李教授认识到对于某些疾病，依常规法针刺，其疗效远远不如“分步针刺法”。悬钟属足少阳胆经，跗阳属足太阳膀胱经，两条经脉及经筋均至项部。用悬钟、跗阳治疗落枕的文献不少，李教授经过多次实践证明，此二穴用互动式针法的疗效优于其他方法。

三、分经得气法治疗腓总神经痛

马某，男，60 岁，退休干部，2013 年 4 月 11 日就诊。

主诉及病史：腰痛、左小腿前外侧麻木疼痛不适 3 个月，加重 1 周。患者于 2013 年 1 月 11 日因劳累后出现腰痛，左小腿前外侧麻木疼痛加剧，步行困难，自卧室步行至厕所就感觉疼痛难忍，夜卧疼痛加剧，影响睡眠。坐轮椅来诊。

检查：腰椎 CT 示腰椎退行性病变。舌脉未见异常。

西医诊断：腰椎退行性病变，坐骨神经痛。

中医诊断：痹证。

辨证：足少阳、足阳明经气不通。

治法：通经活络。

处方：环跳、殷门、阳陵泉、小腿外侧 8 针。

操作：除小腿外侧 8 针之腓骨后缘 4 针外，其他各穴针感均达足背。

治疗经过：1 周治疗 3 次。2 周之后已可缓慢步行，小腿麻木疼痛明显减轻。又经 2 周治疗，各种不适感基本消失，临床治愈。

【按】患者是典型的坐骨神经痛中的腓总神经痛。针刺环跳、殷门时，既可刺中胫神经，也可刺中腓总神经。刺中胫神经时针感达足心，刺中腓总神经时针感达足背。如针感与预期相反，通过“微调”，就可达分经得气之目的，使气至病所。只有这样，方能效佳。这也是李志道教授提倡的驾驭针感法的内容之一。阳陵泉正是腓总神经分布处，只要刺中，针感肯定是沿腓总神经分布传导。小腿外侧 8 针属组穴：足三里 1 针，悬钟 1 针，两穴之间均匀地再加 2 针，4 针距离相等，此 4 穴下是腓深神经；在腓骨后缘与前 4 针平行处各刺一针，此 4 穴下是腓浅神经，共 8 针。从中医角度看，腓总神经痛属于少阳阳明型，胫神经痛属于太阳少阴型。这与将坐骨神经痛分成足太阳型、足少阳型、足阳明型的观点有所不同，谨供参考。

四、阳和汤合烧山火治疗慢性湿疹

韩某，女，52 岁，2012 年 7 月 10 日就诊。

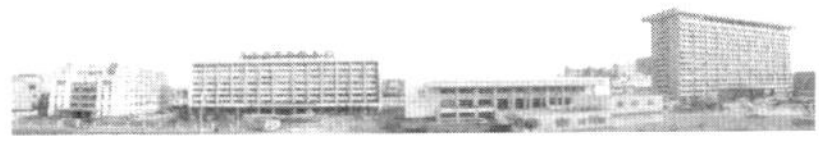

主诉及病史：双上肢瘙痒5年余。自诉于5年前患湿疹，自觉双上肢剧烈瘙痒，以手部为重，沾水后疼痛难忍，不能料理日常生活。曾服用中药和激素治疗，开始症状均有好转，但此后反复发作，缠绵不愈。

检查：双手皮肤紫暗无光，粗糙坚硬，布满裂纹，伴有丘疹、水疱，皮损处伴有少许稀薄渗出物，指甲略有变形，舌脉正常。

西医诊断：湿疹。

中医诊断：湿疮。

辨证：阳气虚惫，不达四末。

治法：温阳补血，散寒通滞。

中药处方：阳和汤加减。

熟地30g，生麻黄6g，白芥子3g，炮姜5g，鹿角片10g，桂枝10g，生黄芪30g，荆芥10g，防风10g。

针灸处方：气海、关元、足三里、曲池、百虫窝、大椎。

操作：气海、关元温针灸，足三里、曲池、百虫窝平补平泻，大椎烧山火。

治疗经过：中药每日1剂，日服2次。每天用药渣煎汤熏洗双手20分钟。针灸1周3次。1周后症状略减轻，无上火症状，效不更方，继续治疗6周后，诸症减其大半，停针灸。继续服药3个月后，皮肤变软，色泽正常，不痒不痛，无丘疹和渗出物，指甲平整润泽，临床治愈。

【按】湿疹缠绵难愈，不少患者有几年或更长的病史。查阅此患者的以往处方，三仁汤、四妙散、连翘败毒饮、龙胆泻肝汤、犀角地黄汤等均用过，一开始都有效，但服药两三周之后又恢复原状。初诊时见皮损处的颜色虽属阴证，但舌脉并不支持属阴证。考虑到患此病已5年余，运用久病成阴的观点，试投温阳之剂。服药1周后并无上火之征象，且有进步，效不更方，治疗近5个月而告痊愈。

阳和汤是治疗各种阴疮之圣剂，虽为阳和，实乃温阳补血并重之方。熟地之量大于方中其他药物用量的总合，必须遵守这一规律才能有效而无弊。加生黄芪、荆芥、防风，补气生血、生肌敛疮之功更著。麻黄、荆芥、防风开腠达表，散风除湿亦寓其中。

督脉大椎为诸阳经交会穴，纯阳主表，施以烧山火技法，补益阳气。气海是原气聚会之海，关元是原气出入之要塞，二穴的别名都是丹田，温针灸是补原气的有效办法之一；足三里补益正气；曲池、百虫窝固表化湿，是治疗各种皮肤病的组穴。诸穴同用，功同阳和。

五、针药并用治疗习惯性便秘

季某，男，75岁，2012年3月8日就诊。

主诉及病史：患便秘5年。6～7日大便1行，每次须用开塞露2～3支。

检查：X线站立位腹平片示：腹部积便积气。腹胀，无包块，面色苍白，舌质干红，舌苔苍老无津，脉沉弦无力。血压等无异常。

西医诊断：肠郁张。

中医诊断：便秘。

辨证：脾肾阳虚。

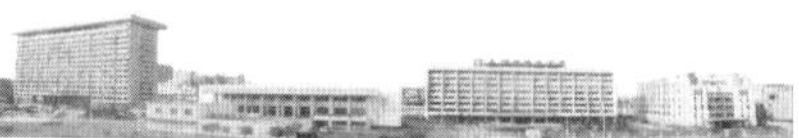

治法：温补脾肾，软坚通便。

中药处方：温脾汤合黄龙汤加减。

熟大黄10g（后下），芒硝6g（冲），干姜10g，附子6g（先煎），吴茱萸6g，党参15g，炙黄芪20g，当归20g，天冬15g，肉苁蓉20g。

针灸处方：足三里、上巨虚、关元、中脘、膻中、大横。

操作：关元、中脘、大横温针灸，针足三里、上巨虚、膻中使局部有较强的酸胀感。

治疗经过：针灸每周3次。中药先7剂，每日1剂，日2服。嘱患者家属，若大便变软，去芒硝，日一行时大黄减半。7天后二诊，告知服药4天后即减去芒硝，6天后大黄减半。上方去芒硝，大黄改为5g，再进7剂，停止针灸。三诊时去大黄。以后改为隔日1剂，无须其他治便秘之药。半年后来诊时舌质已见红润，面色已略见光泽。

【按】患者5年前患中风，遗留左半身不遂，生活半自理。自患中风起即伴有腹胀便秘，矢气频转，大便并不干硬，依靠大黄末、开塞露方能两三日一行。近1年来用上法已不效，改服大承气汤，大黄量逐步增加，最大量用到30g，服后排出的稀水多，大便少，2周之内需灌肠1次。考虑到患者年事已高，病程已长，虽有舌质干红、舌苔苍老无津等阴亏津少之候，依久病成阴之理，以温阳补气之法为主，增液行舟之法为辅以治之。

方中附子、干姜、吴茱萸为大辛大热之品，一则温养脾阳，二则遏制大黄、芒硝之苦寒，使二者去性存用。党参、炙黄芪补脾益气以助运化之力。天冬、当归增液行舟。“沙漠人参”肉苁蓉温肾阳、填精血而通便，一举两得。

大横、关元分属大小肠之投影区，中脘为腑会，三穴施以温针灸，义同温脾汤。足三里与大肠下合穴上巨虚相配，健脾胃以通便。膻中补宗气以健脾气，与党参、黄芪相类似。

六、麻黄汤加味合背部走罐治疗畏寒症

杨某，男，32岁，干部，2013年6月25日就诊。

主诉及病史：畏寒肢冷6年余，比常人少汗。就诊时天气很热，室外温度已达34℃，仍穿两件衣服，背部发冷、疼痛。神清体健，舌脉正常。

诊断：畏寒症。

辨证：寒邪外闭，卫气失调。

治法：解表散寒，温阳通络。

处方：麻黄6g，桂枝10g，杏仁10g，甘草10g，附子6g（先煎），细辛3g，杜仲15g，川断15g，寄生15g，菟丝子15g。

针灸处方：背部走罐。

治疗经过：中药3剂，走罐1次。二诊时患者畏寒症状全无，唯背部略有不适。将上方中的麻黄汤改为玉屏风散，再走罐1次。后追访已痊愈。

【按】畏寒与恶寒在中医学中是两个完全不同的概念，病机亦不同，但是患者有寒的感觉又是一致的。麻黄汤治恶寒无汗，麻黄附子细辛汤温经解表，补肾中之元阳，二方合用，助阳散寒。凡是无汗或少汗者用之多效。背部走罐疏通膀胱经经气。因患者有麻黄汤症状，虽是夏季，用之无妨。

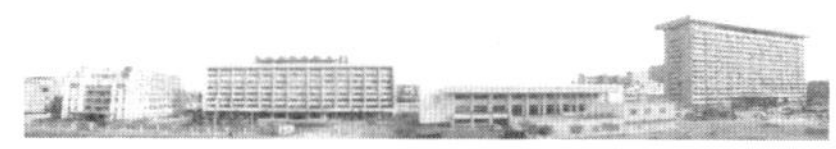

七、毫针、火针、股九针治疗膝关节炎

刘某，女，65 岁，退休干部，2010 年 10 月 19 日坐轮椅就诊。

主诉及病史：右膝关节肿痛 3 天。3 天前因劳累后出现右膝关节肿胀疼痛，自行贴敷膏药 3 天，未见明显好转。既往史：右膝关节骨性关节炎 8 年，过劳、遇寒冷潮湿加重。

检查：右膝关节局部肿胀，屈伸不利，有明显压痛点。诊其舌脉无大异常。右膝关节 X 线片示：髌骨、股骨髁关节缘呈唇样骨质增生，骨间隙变窄。

西医诊断：右膝关节骨性关节炎。

中医诊断：痹证。

辨证：寒湿痹阻，痰瘀互结。

治法：舒筋活血。

处方：冲门、股九针。

操作：冲门穴针感必须达膝关节。股前后九针针尖向膝关节方向呈 70 ~ 80°角斜刺，深 2 ~ 3 寸，均要取得酸胀针感。每周 3 次。

火针取膝关节周围的压痛点及肿胀部位，每周 1 次。

治疗经过：治疗 5 次后，自诉疼痛已减大半，肿胀明显减轻，已能自己步行来诊。15 次治疗后，右膝活动自如，肿胀全消。3 个月后来诊其他病时告知，自治疗后疼痛未再出现，膝关节活动如常。

【按】在临床中大多数骨性膝关节炎患者由于疼痛造成大腿肌肉长期处于牵拉紧张状态，致使肌张力增高，以股四头肌最易受累，继而出现大腿酸痛无力，行走困难，久之影响大腿后侧肌群。由于大腿的某些肌肉痉挛，致使膝关节正常运动轨迹改变，更加重了膝关节自身的病理变化，疼痛加剧。

中医理论依据是经筋学说。《素问·五脏生成论》曰：“诸筋者，皆属于节。”《素问·痿论》曰“宗筋主束骨而利机关也”。根据《灵枢·经筋》记载，足三阳、足三阴经筋的分布均与膝密切相关，其病证均以膝部疼痛为主。

组穴与火针结合治疗膝关节炎是李志道教授多年的针灸临床经验。股前九针内侧纵向三针是针对股内侧肌的排刺，外侧纵向三针是针对股外侧肌的排刺，中间纵向三针则是针对股直肌和股中间肌的排刺。股后九针内侧纵向三针是针对半膜肌的排刺，外侧纵向三针是针对股二头肌的排刺，中间纵向三针是针对半腱肌的排次。股九针可以舒筋活络，解痉止痛，降低肌张力，减小股四头肌对髌骨及髌韧带的压力，协调大腿前后群肌肉的平衡，恢复膝关节正常的运动轨迹。

冲门穴处有股神经，股神经支配股四头肌的运动，针刺操作要求针感达膝部，非此针感不效。火针属温通之法，可在 3 ~ 5 次治疗后取得较好效果。

八、风池、胆经四透治疗侧头痛

朱某，女，56 岁，2012 年 6 月 26 日就诊。

主诉及病史：左侧头痛 10 余年。患此病已 10 年余，时好时犯。间隔时间长者 1 ~ 2 个月，短者 2 ~ 3 周，多因劳累、情绪激动、受风寒等而诱发。疼痛呈跳疼状，服止痛药可短时减轻，一般持续 10 天左右。此次因情志不遂而诱发。经诸多医院检查，没有统一的诊断。

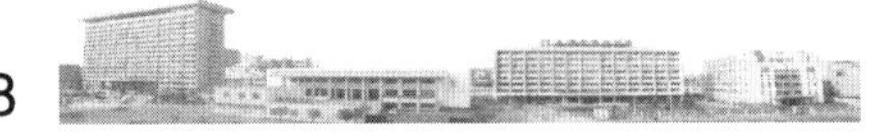

检查：在某医院 MRI 等检查排除头颅占位性病变，痛苦面容，舌红，苔薄黄，脉弦。

西医诊断：头痛（具体诊断不统一）。

中医诊断：侧头痛。

辨证：肝气郁滞，少阳经气不通。

治法：疏通少阳经气。

处方：风池、天牖、胆经四透、外关、足临泣。

操作：风池穴的针感应至前额，他穴以局部酸胀为度。

治疗经过：针刺时正值疼痛，针后疼痛立止。二诊时告知，自针刺后始终没有剧烈疼痛。经 6 次治疗，临床治愈。3 个月后又发作，仍按上法施治 6 次而愈。至今已 1 年余，未再复发。

【按】西医关于头痛的分类甚多，本例患者曾在多家医院就医，诊断不统一。李志道教授说，由于自己西医水平所限，更没有能力明确西医诊断，只能按中医诊断为侧头痛。患者的头痛部位正是足少阳胆经和手少阳三焦经所过之处，也是西医学中枕大神经、枕小神经的分布区。风池穴属足少阳，穴下有枕大神经、枕小神经。针刺此穴，使针感达前额发际处疗效才佳，这是最重要的。天牖属手少阳，针刺天牖针感应达颞部疗效才佳。这种针感既符合手足少阳经分布路线，也符合枕大神经、枕小神经的分布路线。将风池、天牖穴刺出这样的针感比较困难，但只要认真摸索，还是可以做到的。胆经四透是治疗侧头痛的局部有效组穴。

论　　著

一、论文

［1］李志道．《足臂十一脉灸经》学术观点在《内经》中的体现．中医杂志，1982，(9)：41－42.

［2］李志道．“合谷刺”的意义及应用．天津中医学院学报，1984，(4)：13－15.

［3］李志道．对阳维起于诸阳会和阴维起于诸阴交的认识．中医杂志，1984，(8)：54－55.

［4］李志道．对“齐刺”“傍针刺”的认识及应用．北京中医，1985，(3)：48－49.

［5］李志道．卫气运行初探．中医杂志，1985，(11)：52－53.

［6］李志道．也谈绝骨与悬钟、阳辅穴的关系．上海针灸杂志，1986，(1)：44－45.

［7］李志道．关于腧穴学中若干问题的己见．天津中医学院学报，1988，(2)：42－45.

［8］李志道，吕炳强．报刺、合谷刺、阻力针法在临床中的结合使用．针灸临床杂志，1994，(6)：4－5.

［9］李志道，宫宝喜．试论《甲乙经》对于类编《内经》的重要贡献．天津中医学院学报，1995，(3)：39－41.

［10］李志道，李兰媛．皮肤针叩刺枕骨隆凸治疗炎症的临床运用．中国针灸，1995，(6)：23－24.

［11］李志道．腧穴局部作用的规律是“腧穴所在，主治所在”．针灸临床杂志，

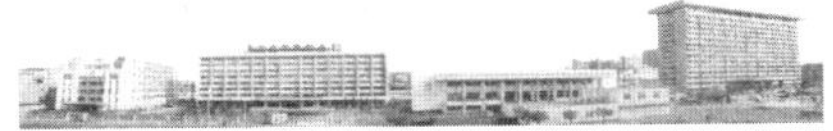

1995，(Z1)：67－69.

［12］李志道．李中和针刺经验．中医杂志，1995，(11)：662－663.

［13］李志道．浅谈腧穴的对应治疗作用．针灸临床杂志，1996，(2)：3－4.

［14］李志道．应重视穴名对主治作用的启发．针灸临床杂志，1996，(Z2)：70－71.

［15］仇同庆，李志道．李中和针灸临床经验拾贝．天津中医，1996，(4)：34－35.

［16］李志道，仇同庆．经别学说在临床中的应用．中医杂志，1996，(8)：470－471.

［17］孟红，佟秋芬，李志道．关于阳辅穴的定位及其当为“髓会”之己见．中国针灸，1997，(11)：657－658.

［18］李庆玉，李志道．针刺配合火针治疗肩凝症．针刺研究，1998，(4)：310－312.

［19］徐立，王卫，李志道．浅谈“指寸定位法”的应用范围．针刺研究，1998，(4)：319－321.

［20］李岩，李志道．九针中大针当为火针．中国针灸，1999，(4)：62.

［21］王燕，李志道．学习国颁标准《经穴部位》的体会．针灸临床杂志，1999，(5)：4－7.

［22］李志道．继承与发扬的典范——读《中风病与醒脑开窍针法》．天津中医学院学报，2000，(2)：34.

［23］周桂桐，李志道．对《经穴部位》若干问题的己见．针灸临床杂志，2002，(3)：51－52.

［24］潘兴芳，黎波，李志道．艾灸子宫Ⅰ穴、子宫Ⅱ穴治疗原发性痛经3例．上海针灸杂志，2004，(8)：27.

［25］袁安，李志道，秦学联，等．穴位局部解剖特点与腧穴功效结合应用的思考．吉林中医药，2010，(7)：561－562.

［26］王定寅，李志道．《经络学》在针灸学科中的贡献．上海针灸杂志，2011，(6)：427－428.

［27］史丽英，李志道．浅谈头痛的针灸归经．中国针灸，2011，(8)：704.

［28］李志道，陈波．从中西医对照研究略谈对经络本质的认识．针灸临床杂志，2012，(1)：13－15.

［29］王子旭，李志道，王卫．三步针刺法治疗颈椎病．针灸临床杂志，2012，(11)：41－42.

［30］史丽英，李志道．组穴与火针结合治疗膝关节炎．中国中医药信息杂志，2012，(11)：82.

［31］李孟汉，李志道，孟智宏．浅谈驾驭针感的要素及临床应用．中国针灸，2013，(1)：43－45.

二、著作

［1］李志道．常见病耳穴治疗图解．天津：天津科学技术出版社，1995.

［2］李志道．新编中西医结合诊疗全书．太原：山西科学技术出版社，1999.

［3］李志道．针灸处方学．北京：中国中医药出版社，2006.

［4］沈雪勇主编，李志道副主编．经络腧穴学．北京：中国中医药出版社，2006.

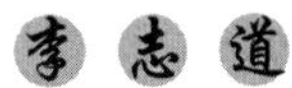

【整理者】

李兰媛　女，1970 出生，毕业于天津中医药大学，学士，现任天津中医药大学第一附属医院主任医师，病区副主任，从事临床工作。

李葆光　男，1992 年出生，天津中医药大学 2011 级本科在读。

张化成　男，1978 年出生，毕业于天津中医药大学，获硕士学位，现任天津市南开医院病案科医生。

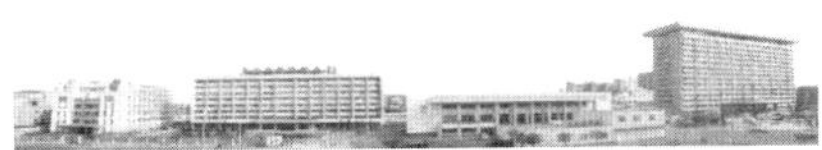

武连仲

名家传略

一、名家简介

武连仲，男，1941年12月24日出生，汉族，天津市人，中国共产党党员。主任医师，天津中医药大学教授、硕士研究生导师，天津中医药大学第一附属医院学术委员会委员，天津市名中医，全国名老中医药专家学术继承工作室指导老师。武教授倾心致力于针灸临床、教学和科研工作，曾担任天津中医学院第一附属医院（天津中医药大学第一附属医院前身）针灸科教学秘书、科研秘书、中风病治疗组组长兼科研组组长、中医病历书写规范制定组副组长、急症组副组长、脑病科主任、痛证科主任、针灸临床教研室主任、“中国—加蓬友谊针灸按摩诊所”所长等职。兼任《中国针灸》首届编委，《中国医药报》编委、天津医疗事故鉴定委员会委员。

二、业医简史

武连仲教授1960年考入天津中医学院（现天津中医药大学），是六年制中医大学本科毕业生。在校期间，他深研中医典籍，广览中西医书，具备了比较深厚的中医理论功底和良好的临床基础，掌握了比较扎实的现代医学知识，为日后的临床和科研工作开拓了思路，奠定了基础。

武连仲教授自幼喜爱医学，青年时期曾问学于津门前辈名医丁叔度、何世英、哈荔田等，受益匪浅。在校期间随马新云、田乃庚、孙国秀等津门名医临床，方脉大进；针灸方面，蒙著名北派针灸专家高季培和南派名家“金针蒋伯鸾”指点迷津。毕业实习期间，有幸跟随老一辈名医学习各具特色的针灸技术，其中有沈金山的芒针、“日本派”王文锦的温灸、“广西派”杜宗昌的挑刺、于伯泉的呼吸补泻、候诚治的妇科针灸等，医术大进。

1966年武教授以优异的成绩毕业，1968年被派往河北省衡水地区参加基层卫生工作，得以接触内、外、妇、儿各科疾病，领悟精要，积累经验。1972年调入天津中医学院第一附属医院新医科（“文革”时的针灸科），得到了时任针灸科主任石学敏院士的器重，在其直接领导与培养下工作，曾被委任为科研秘书和教学秘书，同时负责一个治疗组的工作，圆满完成了中风、消化、杂病、周围神经病变、癔病等病组的领导工作和治疗任务，并拟定了治疗规范、病历书写标准等。1974年被任命为中风治疗组组长兼科研组组长，在中风病“醒脑开窍”针刺法的创立和研究工作中发挥了重要作用。

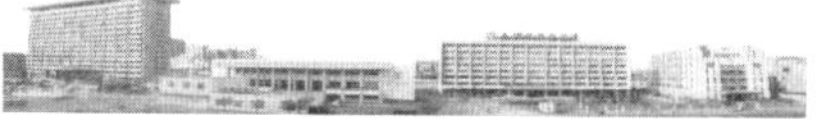

三、主要贡献

武连仲教授长期从事中医针灸临床、教学和科研工作，学验俱丰，成就突出。

（一）明确“神”的生理病理，提出“神－脑－心－肾－督”轴心论，发展中医脑病理论

武连仲教授在继承传统理论对“神”认识的基础上，结合现代神经系统生理解剖和大量的临床实践，阐明了“神”的生理、病理，提出“神－脑－心－肾－督”轴心论。他认为脑体阴而用阳，脑之体为肾、为精，脑之用在心、在血，督脉有分支“络肾”“上贯心”，行于脊里，与脑髓有密切联系。脑为元神之府、诸神之聚，藏神，主神明。神明则治，神妄则乱，只有脑神为治，才能保持五脏六腑及脑府本身的功能正常。头位于人体最高位，为清空之窍，脑喜清而恶浊，人体清阳之气皆上出清窍，瘀浊之邪易随内风而动，上犯清空之窍，也可随经脉瘀阻于脑络，使神气不得宣发，阻碍脑神发挥正常的功能，导致脑失神明，产生思维、情志、感觉、记忆、运动及人体各脏腑功能失调，出现神识、五志、脏腑、官窍以及肢体麻木、拘挛、痿躄、疼痛等病症。这种认识发展了中医脑病理论，具有开创意义，而“醒脑开窍”针刺法则是神生理病理在临床的具体应用。

（二）提出中风病病机关键，主研“醒脑开窍”针刺法

武连仲教授通过精研古典中医文献，认为历代医家对中风病的认识是逐渐深刻、日臻完善的，但有关的生理认识也有待于进一步充实、完善。具体地说：①对于脑的功能认识不足，只认为“脑为髓之海”“脑为精明之府”“头为诸阳之会”等，没有认识到脑的复杂结构和各种支配的功能。②把脑的功能归纳为心脏的生理功能，如“心为君主之官”“心主神明”等，而没有认识到脑为人体之最高统率，主宰五脏六腑。③把“神”的功能活动（也就是脑的功能）局限于思维、意识、智慧等精神活动方面，而没有认识到“神”（脑）在语言、五官、内脏以及全身运动、感觉等方面的支配（中枢）作用。在石院士的直接领导培养下，武教授苦研《内经》《难经》及《针灸大成》等经典医籍，通览中外神经系统医学专著，将传统针灸理论和现代医学知识相结合，逐步形成了具有特色的中医脑病学术思想，总结出“神”的生理病理体系、中风病病机关键、治神针法、针刺镇痛针法等。

在近1000例中风患者（均为住院患者）的临床实践中，武教授通过系统的观察和治疗发现，尽管有一些中风患者无昏迷、嗜睡等狭义“神”的病变，但绝大多数中风患者均有程度不同的表情淡漠、反应迟纯、两目无神、语言低微等“神”的失常表现。而中风的其他症状如失语、偏瘫等，也是广义“神”的作用失常之表现。故认为伤“神”是中风病机中的关键，而阴虚阳亢，阳化风动，冲脑达颠是中风的病因，并非中风病机关键。中医学所谓的“神”，决非限于精神、意识。“神”不仅指神志，也代表神气、神采。“神”的主要功能包括在脑的功能之中，而神伤、神昧不明不能片面地理解为昏厥、迷乱。

根据以上的理论和实践，武连仲教授认为中风初起，病机在于阴阳相失，阳化风动，血随气逆，冲脑达颠，或挟痰热、瘀血、湿浊蒙闭清窍，窍闭神匿，脑神昏瞀则神志溃乱、猝倒无知；神不使（导）气则筋肉无首而无为，故现㖞僻不遂；日久气不帅血、筋肉失濡，故肢体痿软废用；经脉偏盛偏衰，阴阳偏急偏缓，故挛急僵硬畸形。在石学敏教

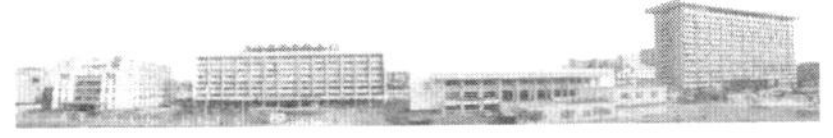

授的领导下，中风科研小组历经 10 年，创立出“醒脑开窍”针刺法，获得国家多次奖励，并不断完善丰富，在全国推广，为天津中医药大学一附院针灸学科成为国家级重点学科、国家针灸临床研究中心奠定了基础，作出了贡献，武教授自身也成长为中医脑病专家。

（三）精研穴性，提出十种针感，崇尚手法，倡导量化

武连仲教授认为穴性如药性，处方不识药性，无以爕理寒热虚实，针灸不明穴性，焉以起诸病之机？他在临床实践中精研穴性，习故悟新，对穴性的认识深刻而独特。一是按照中药药性类比法归纳出穴位的独特性能和功效，总结验证了很多具有特异性治疗作用的穴位，如颈臂穴、通灵穴等。二是同中求异，区分具有类似治疗作用的不同穴位的穴性，临证根据辨证结果灵活选取。如手少阴心经腕部神门、阴郄、通里、灵道四穴都有安神的作用，但神门偏于补心气，阴郄偏于滋心阴，通里偏于泻心火，灵道偏于通心脉；复溜、太溪、肾俞三穴均有补肾的功效，复溜为肾经母穴，偏于补肾阴，太溪为肾经原穴，偏于补肾气，肾俞为背俞穴，偏于补肾阳。三廉泉的区别运用，也是同中求异之典型。三是临证选穴配伍，针对辨证，服从治则，提出取穴如用药，用药如用兵，疗效取决于穴性，合理配伍能够增强疗效。四是擅用组穴，选用有特异性治疗作用的经验穴组成有效处方，如筛选出脑病三才、偏瘫三才、五心穴、胫前三针等治疗脑病的特色穴位组合。

武教授认为针灸治疗时必须专心致志，注重手法，灵活运用，他对穴位的针刺方向、深度，研究至深。进针及运针应一气呵成，手法讲究轻、巧、快、弹（即反弹力量）、借（借劲以激发经气），而且对针刺的补泻讲究量化，强调腧穴是三维的，有一定立体空间结构，“针刺之要，勿过其道，得气乃止”，不可过深。他总结了一些大穴、要穴的性能、针刺手法、角度及一穴多向，如风池四刺、太阳四刺、攒竹四刺、肩贞四刺、风府、哑门、带脉刺法等，还对针刺角度、基本手法、针感提出新观念。如直刺，传统观念认为，针身和皮肤表面呈 90°垂直刺入为直刺，武教授针对人体表面鲜有平面，多呈凹凸不平，提出直刺新观点，即针身与所刺穴位的局部皮肤前后、左右各成等角即是直刺。关于针刺的基本手法，传统观点认为有两种，即捻转和提插。他结合临床，认为雀啄法应属于第三种基本手法。针感，也即传统认为的得气，是针刺起效的关键，气至而有效，但往往是心中了了，指下难于掌控，一定程度上造成了针灸手法难于传承的的事实。为此，武教授总结出十种针感：酸、麻、重、胀、痛、凉、热、窜、动、抽。其中“窜、动、抽”都是他觉的针感，是客观的，不仅使医者可以测知针感，而且很容易量化。他总结出“窜、动、抽”针感的科学内涵和应用论文，为针刺手法量学研究之开端。他结合穴性，根据辨证，提出升清降浊针法、三阳启泰针法、开结散聚针法等，同时发掘应用舌针刺法、毛刺法等运用于临床。

（四）教学成绩斐然，桃李满天下

武连仲教授从 1975 年开始担任针灸科教学秘书，1978 年任一附院针灸临床教研室主任，肩负院内外、国内外、从职大到研究生的课堂教学、临床带教及日常管理工作，出色完成中医学校、中医学院各班次的讲课及带教任务。1979 ~ 1988 年他在全市七所职大的教学工作中发挥了主要作用。1980 ~ 1986 年天津市为培养建立高素质的针灸专业力量，市卫生局对全市针灸骨干医生进行正规脱产培训，连续举办四届两年制专修班。作为教学

组主要成员，武教授为培养我市高级针灸人才及针灸学科发展起到了重要作用。同时，他还承担了四期天津市西学中班针灸临床课的教学任务，为我市中西医结合专家的培养做出了努力。武教授在繁忙的工作中还肩负了对科内青年医生的培训工作。

在开展研究生教学初期阶段，武教授为各级研究生的录取、考试、带教做了大量的具体工作，先后培养硕士研究生 16 名，协助指导博士研究生 6 名。他还多次担任各国留学生班的主讲教师。因其辛勤而高质量的教学，获得“为人师表”先进个人、教学模范、育人奖等多次嘉奖。在总结多年针灸教学的基础上，他主笔完成了“开辟教学新途径，培养针灸新人才”的研究报告，获得国家级优秀教学成果一等奖。

（五）勤于临床，救死扶伤

武连仲教授从医近 50 年，在针灸临床方面专科特色突出，德高医粹，工作废寝忘食，对经络、腧穴、手法精益求精，针刺技法独特，对中风病、癔病、痛证、周围神经损伤、假球麻痹、痉挛性斜颈等的诊治推陈出新，颇有建树，获权威之荣。1993 年以来，他连续 9 年门诊超万号，年门诊量 3 次居全院第一位，工作成绩显著。2011 年被确定为天津市名中医，2013 年被确定为全国名老中医药专家学术继承工作室指导老师。如今已高龄的他，仍然坚持在医疗、教学第一线。

（六）圆满完成多项涉外任务，向世界弘扬中医

1988 年武教授赴非洲，任“中国—加蓬友谊针灸按摩诊所”所长 2 年，通过艰辛的努力，不仅治愈了大量国际友人，促进了中加友谊，还扭亏为盈，为中方获取了经济效益，被评为天津市优秀外企。

为促进中日友好医学交流，天津市于 1984 年接纳了日本神户市针灸医师研修团，连续举办了三届“日本医师研修班”。作为教学组骨干，武连仲教授圆满地完成了任务。1991 年他被国家选派为“中苏友协中医专家代表团”成员，任首席针灸专家，赴前苏联讲学交流，并进行针灸技术演示，获得轰动效果。《人民日报》中英文版均对此进行了报道，给予高度赞扬。以后他多次赴苏联、德国、法国等地交流、示教、讲学，均获好评，为中国针灸的国际交流作出了贡献。

（七）获奖情况

1. “醒脑开窍针刺法治疗脑梗塞 156 例临床研究”，获 1978 年天津市科技成果一等奖，第 2 完成人。

2. “针刺治疗假球麻痹的临床研究及实验分析”，获 1982 年国家卫生部科技成果三等奖，第 3 完成人。

3. “醒脑开窍针刺法治疗中风的临床研究和实验观察”，获 1992 年国家中医药管理局科技成果一等奖，第 3 完成人。

4. “开辟教学新途径，培养针灸新人才”，获 1993 年国家教育委员会普通高校优秀教学成果国家级一等奖，第 4 完成人。

5. “针刺镇痛的临床及外周机制研究”，国家“八五”科技攻关课题，1996 年通过国家验收，第 1 完成人。

6. “醒脑开窍法治疗中风病临床及实验研究”，获 1998 年国家教育委员会科技进步二等奖，第 11 完成人。

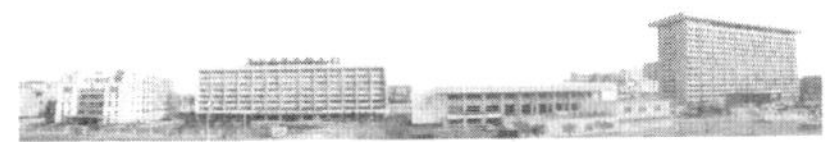

7. “论窍闭神匿”，国家“十五”攻关项目，第2完成人。

8. “针灸治疗血管性痴呆”，获2000年中华名医世纪高新金杯奖一等奖，第1完成人。

武教授获得的各级名誉称号主要有：

1986度天津市教育委员会“教书育人，为人师表”优秀教师，1991年度院级先进工作者，1992年度天津市总工会“三育人”先进个人，1999年度天津市教育委员会“九五”先进个人。2000年度天津市科技委员会“九五”立功个人。2002年度院级门诊超万号大夫奖。2006年度院级“育才”奖。

学术思想

一、中医脑病理论

（一）脑的生理病理

武连仲教授精读《内经》《难经》等古典医籍，通览中外有关神经系统的医学专著，深入研究脑的生理病理，认为脑之用在心，脑之体在肾，创研“神－脑－心－肾－督”一体理论。

中医学对脑的概念论述很少，武连仲教授认为，脑被称为“奇恒之府”，是因为同时具有藏精髓而不泻和神气宣散而不藏的特征。“诸髓者，皆属于脑”（《素问·五脏生成》），“脑为髓之海”（《灵枢·海论》），皆言脑由“髓”充实其本体。肾者作强之官，伎巧出焉，肾藏精，主骨生髓，髓聚而为脑，所以脑被称为髓海，“其体为肾”。脑又为“元神之府”（明·李时珍），为诸神之聚，脑藏神，而心主血脉，主神明，脑为清空之窍，清阳所居，最赖心血充养，故言其用在心。张锡纯曾云：“盖神明之体藏于脑，神明之用发于心”。即脑的生理机能属阳，神气以宣发为正常，故脑有腑的特征。中医学把神归为心所主，说心藏神，并把心脏喻为君主之官。《灵枢·本神》曾说“所以任物者谓之心”，意为心主神明，能担负一切事物，为全身主宰，起主导支配作用。武连仲教授认为在中医学中，心之功能即包括现代医学脑的功能。明代医学家李时珍曾说“脑为精明之府以任物”，实际说明精和神互相为用，是混然一体的，所以神明、精明实质是相同的，因而心和脑与神的关系是一体的，言心即包括脑，言脑即指心神。武连仲教授认为脑体阴而用阳，脑根于肾，其用在心。“脑、心、肾”和督脉、血脉有机联系，水火济济。督脉与脑相连，统率一身之阳气。心主血脉，血脉荣养脑而神明出。脑的机能体现在“神”，“神”当“明”，即“神”明乃治，“神”昧则妄，脑“神”功能的正常与否，和血脉的荣养和循环密切相关。

（二）“神”的含义

中医学中的“神”有多种含义。大体分为两类，一为狭义的神，二为广义的神。狭义的“神”代表“神智”。广义的“神”则是人体各种生命活动现象的总称，是各种机能征象的概括，是意义广泛的机动代名词。人体的精神活动、思维意识、感觉运动等各种功能活动，脏腑盛衰的外在征象等皆属神的范围。武连仲教授综中医经典所述，把神的含义概括为以下几种：

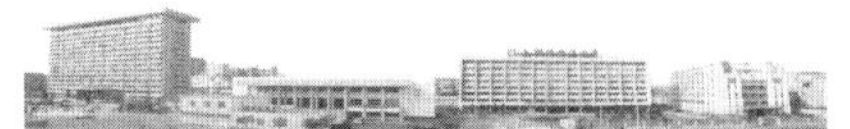

1. 代表神识、意识思维、聪明智慧、精神、情志

神指神识、思维，志指精神状态。心神、肝魂、脾意、肺魄、肾志为五志，皆依附于神，是神的组成部分。如《素问·上古天真论》曰："昔在黄帝，生而神灵。"《素问·灵兰秘典论》云："心者，君主之官，神明出焉。"又《灵枢·五色》曰："积神在心，以知往今。"

2. 代表神采，气色

采是色彩、光彩，是各脏腑、器官功能的外在表现，也是神的体现。《素问·五脏生成》曰："心之合脉也，其荣色也。"《难经·六十一难》说："望而知之者，望见其五色，以知其病。"内脏精气的华彩皆外观于颜面。故"善诊者，察色按脉，先别阴阳。"(《素问·阴阳应象大论》)"神失位，使神采不圆。"(《素问遗篇·刺法论》)中医学四诊的第一诊即为"望"诊。神采奕奕、鹤发童颜、目光炯炯皆形容人的神采，有采即为有神，故得神者生。

3. 代表神气

气，既是功能的动力，又为神发挥作用的物质基础。神气是指神对人体各个部分的支配、制约、协调功能。"神伤则……破䐃脱肉"，"意伤则……四肢不举"，"魄伤则……当人阴缩而挛筋，两胁骨不举"，"志伤则……腰脊不可以俯仰屈伸。"(《灵枢·本神》)故有"得神者昌，失神者亡。"(《素问·移精变气论》)皆言人体的生长存亡均依赖于神气的作用。

4. 代表巧妙、高明

《灵枢·邪气脏腑病形》云："按其脉，知其病，命曰神。"又说："知一则为工，而知二则为神，知三则神且明矣。"《难经·六十一难》云："经言，望而知之谓之神，闻而知之谓之圣。"

5. 代表变化运动

《素问·阴阳应象大论》曰："阴阳者，天地之道也，万物之纲纪，变化之父母……神明之府也。"又《素问·天元纪大论》曰："阴阳不测谓之神。"

6. 代表水谷精气

《灵枢·平人绝谷》曰："故神者，水谷之精气也。"《素问·六节藏象论》曰："五味入口，藏于肠胃……津液相成，神乃自生。"

7. 代表正气

《灵枢·小针解》曰："神客者，正邪共会也，神者正气也，客者邪气也。"又《素问遗篇·刺法论》曰："人虚即神游失其位……以致夭亡，何以全真……岐伯曰：神移失守，虽在其体，然不致死，或有邪干，故令夭寿。"《素问·上古天真论》也云："精神内守，病安从来。"

8. 代表针刺感应

《灵枢·行针》曰："百姓之血气各不同形，或神动而气先针行……重阳之人，其神易动。"又《灵枢·官能》曰："用针之要，无妄其神。"《素问·诊要经终论》云："秋刺皮肤循理，上下同法，神变而止。"

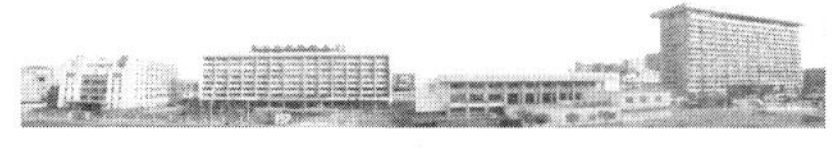

9. 代表人体生命的基本要素

《灵枢·天年》曰：“何者为神？岐伯曰：血气已和，营卫已通，五脏已成，神气舍心，魂魄毕具，乃成为人。”

10. 代表专心致志

《素问·上古天真论》云：“有真人者，……呼吸精气，独立守神。”《类经》注：“神不外驰，故曰守神。”又《灵枢·终始》曰：“必一其神，令志在针。”《素问·征四失论》云：“所以不十全者，精神不专，志意不理，外内相失，故时疑殆。”

武连仲教授在继承传统理论的基础上，结合现代医学，通过大量的临床实践，明确了脑神理论。即脑神包括了心神，神能“使气”“御气”，神为清阳，居脑窍，窍者神出入离合之所也，喜清而恶瘀浊。脑神正常生理功能的维持，靠心肾功能的正常与协调，即“水火济济，心肾相交”。脑之用为心，脑之根为肾，神－脑－心－肾－督为一体。神的发生在于精，神在各种精神活动和全身各种功能活动的作用在于气，即神为主，精为源，气为用。精、气、神三者互相为用，混然一体。精能生神，神能御精，精也能生气，而气又本于精，所以说神能使气、气能助神。神与气的关系正是人体重要的生理环节和病理关键。

（三）脑病辨证

武连仲教授发现，临床上因“神”的病变所表现出来的病症很多。脑体阴而用阳，以肾精为体，以心神为用，精能生神，神能御精，神为气之帅，气为神之力，所以说神能使气。脑喜清而恶浊，人体清阳之气皆上出清窍，瘀浊之邪易随内风而动，上犯清空之窍，瘀阻于脑络，闭塞脑窍，阻碍脑神发挥正常的功能，导致神匿、神伤、神妄、神呆、神散等病理变化，也可因为精髓不足，脑海空虚，产生思维、情志、感觉、认识、记忆、运动等功能障碍，发生思维呆滞、麻木、拘挛、痿躄、疼痛等病症。

脑病复杂多样，关键在“神”。武老针对脑病的辨证治疗提出脑病三辨：辨脏腑、辨证候、辨虚实。辨其脏腑归属，器质性脑病多归属于肾，功能性疾患多责之于心。观察其动静特征，以阴静、阳躁为纲，辨别阴证和阳证属性。同时根据脑病的特点，主张实则阳明，虚则少阴；虚证当别阴虚、阳虚和精亏之异，实证则有阳明实热、心火炽盛和热极生风之别。

二、治神针法

（一）武氏治神针法的理论与内涵

中医学认为：神是人体精神活动、思维意识、感知闻嗅、躯体运动等功能活动的主导，是脏腑功能盛衰、气血津液盈亏的外在表现，是人体整个生命活动的主宰。因此，人的神志活动、五志或七情的变化，无处不在地显示着神的作用。同时，神与疾病的发生、发展、变化和预后也有很大的关系，所以历代医家都很重视治神，《素问·宝命全形论》云：“凡刺之真，必先治神。”《灵枢·本神》云：“凡刺之法，必先本于神。”《灵枢·官能》云：“用针之要，无忘其神。”武连仲教授基于对脑病生理病理的深入分析和认识，创立了独特的治神针法、特穴刺法，治疗脑病出神入化，效如桴鼓。其中治疗中风病的“醒脑开窍”针刺法是针灸治神理论的发挥。

武氏治神针法以形为施术整体，以神为调理对象。“形”是生命的主体，“神”是生

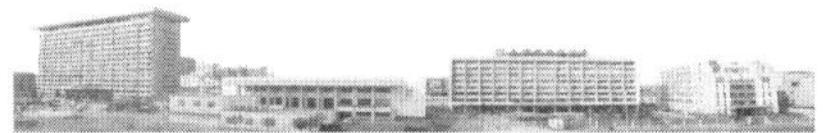

命的外在表现和生命活动的主宰。中医对神有广义和狭义两种定义：广义之神是指整个人体机能活动的主宰和外在表现，狭义之神指人的意识和精神活动。有神则形健，形健则神旺。对此《内经》有详细的记载。如《灵枢·九针十二原》云“粗守形，上守神”，强调治神是针刺治疗的基础和前提，是针刺取效之关键，是高明的医家诊治疾病的法则。武教授指出，针刺的首要在于治神，形神兼备、形神合一是健康的体现，也是针刺的最终目的。武氏治神针法涵盖了疾病的预防、诊断、治疗、康复等多方面内容。在疾病预防方面，现代社会竞争激烈，人的压力大，必然影响心神。《素问·灵兰秘典论》曰：“心者，君主之官也，神明出焉。”《素问·六节藏象论》曰：“心者，生之本，神之变也。”五志过极均可扰心、伤心，心伤过度则神去，神去则死矣。武教授认为，人生要寻找快乐，克服不良情绪对机体带来的影响，做到“悲者乐之”，“怒者缓之”。这种思维蕴涵了中医“阴者阳之”，“阳者阴之”，从而达到阴阳平衡的朴素治疗观，它符合《内经》的“治未病”理念。注重心态平衡，控制情志波动，时常自我调神，才能安神、宁神、养神。神是一身之主宰，在诊断方面，武老通过对病家“神”的观察，譬如步态、动作、言语、思维、眼神、体征等，进而得出病位、病情、病势、预后等的诊断。在治疗上，武氏治神针法突出开窍醒脑、调理神机、交通心肾、升清降浊、填精益髓、通经活络等作用。“心主神明”，“明”是生理要求，人无论睡眠还是清醒都需要神参与，所以针刺调神和醒神作用至关重要。武教授认为大脑的生理功能归属于心，明代医家李时珍曾说“脑为元神之府”，而心主神明，故有“心脑同源”之说。肾为先天之本，脑髓需要肾精的化生和充养；心为君主之官，脑神又赖心血的鼓舞。心主火，肾主水，水火相济，心肾相交，阴平阳秘，从而保证人的健康和最佳状态。

（二）武氏治神针法的特点

武氏治神针法强调“心脑肾同治”，治疗上选用心经、心包经、督脉、肾经之腧穴为主穴，尤以各经的郄穴、合穴、原穴、络穴、荥穴居多。手法要求轻、巧、快、弹、借（借助患者的正气），注重以医者手气来激发患者经气。《灵枢·刺节真邪》曰：“用针之道，在于调气。”“刺之要，气至而有效。”武老擅用提插及各种复式手法，常施飞经走气、通经接气，手法达到出神入化，发挥调神行气、填精益髓、平衡阴阳的作用，对脑系疾病及很多疑难病症均有良好的治疗效果。

调理神机的方法在针灸治疗中应用非常广泛，在其他方法不能奏效的情况下，很多疑难杂症应用调神法往往能起到意想不到的效果。但他认为调神法也要坚持辨证论治、辨证选穴，不可拘泥于固有治法。“粗守形者，守刺法也。上守神者，守人体之气血有余不足可补泻也。”（《灵枢·小针解》）根据疾病的虚实和患者体质的盛衰辨别“神”的不同病理变化，灵活运用各种补泻手法，整体调理神机与局部辨证取穴相结合，以达到患者早日康复的目的。

（三）武氏治神针法细则

武连仲教授认为“神”主变，归属脑，故治疗脑病重在治神，又有醒神、调神之别。比如说“窍闭神匿”（即脑窍不通，表现为神气不能宣发）是中风的基本病机，在此病理阶段当开窍醒神。随着病情的发展变化，还会有不同的“神”的表现，诸如神伤、神妄、神呆、神散等。各种疾病都与“神”相关，这就能看出“神”的病变之复杂，在临床上

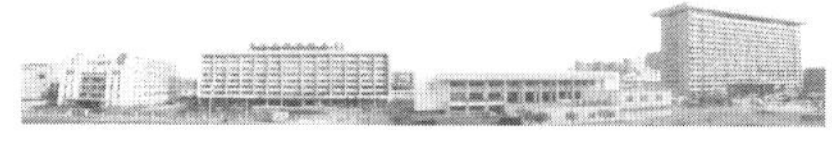

也必然有各种调神方法。

武连仲教授强调治神也当辨证。如果神气被邪气闭阻，暂时无法宣发，称为神匿，就必须采用开窍的方法；如果神气有所损耗，称为神伤，那么就要益气养神；如果是神躁，患者亢奋、烦躁，就用安神潜阳的方法；如果神气迟缓，就是神呆，则应畅达神气；神散是一种阴阳离绝的状态，所以要交通心肾，敛神固脱。这体现了“神”的不同病理、病机的辨证论治。不仅需要在整体观念下辨神气之盛衰，离合出入是否正常，同时针对局部症状，也要辨清神气导向，神气是否充沛，所支配的阴阳诸经气血是否畅通，是否平衡，使治疗更有针对性。武教授强调病因不同，宜审因求治。如阴虚治以滋水益阴；血虚治以补血养心；精髓亏虚治以补肾填精；阳明实热者，治以清泻阳明，镇静止痉；心火炽盛者，治以清心泻火，安神定志；热极生风者，治以泻热定惊，镇痉息风。在脑病，尤其是脑中风的治疗，为了取得更好的疗效，当谨守病机。

武连仲教授认为中风病机为阳化风动，瘀浊之邪随风上扰，阻塞清窍，以致“窍闭神匿，神不导气”，治宜醒脑开窍，醒神导气。偏瘫肢体导气要先阴后阳。神气以“动”为表现，“刺之要，气至而有效”，而肢体运动以屈曲（阴经经筋发力）为主为先，伸直（阳经经筋发力）为辅为后，故先取阴经穴位极泉、三阴交等，要求针感“窜、动、抽”，以“动”治静，再灵活运用“治痿独取阳明”“扶阳抑阴”等法。脑病的另一个病机是升降失司，清浊混淆。中风中后期用升清降浊之法，以免窍闭日久，元神损伤，心神不能复明，临床导致意识丧失、痴呆及运动功能的永久性丧失。故神醒之后需要养神、调神，常横刺风池、完骨以活血健脑养神，印堂、上星透百会以通督调神，安神定志。

三、诊治方法推陈出新

武连仲教授师古而不泥古，诊治方法推陈出新，临证提倡脏腑、经络辨证和辨病相结合，在辨病的前提下，推广新的、全面的、精细的、更为科学的辨证论治体系，重视查体，辨别“藏奸”之处，即和临床表现不一致的体征，明确病性、病位，取穴精简，强调针灸处方的君、臣、佐、使，力求理、法、方、穴、术一致。灵活应用开窍醒脑、清心安神、益气养血、通经导气、祛痰化浊、祛瘀行滞、填精益髓等治疗方法。

临证经验

一、中风治疗经验

武连仲教授作为“醒脑开窍”针刺法（简称醒法）的主研者之一，对于“醒法”有独特的认识。“醒法”不仅用于治疗中风，还广泛应用于脑病，特别是在中风急性期，关键在于注重“神”的治疗，主、副、配穴合理组合，针刺方法独特，注重激发经气，手法量化标准，强调科学规范。

中风属疑难病症，为风、痨、鼓、噎四大顽症之一，以高发病率、高病死率、高致残率、高复发率为特点，严重影响患者生活质量。其合并症多，如高血压、糖尿病、高脂血症、冠心病等，并发症复杂，如高热、谵语，心衰、呼衰、上消化道出血、高颅压、便秘、吞咽障碍、抑郁、痴呆等。起病形式不一，病情发展有别，存活者预后差异很大。

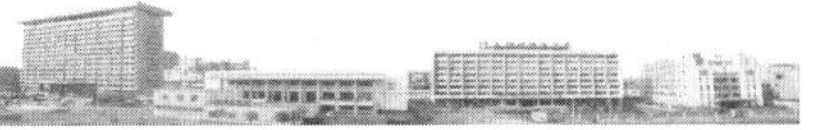

针刺疗法是治疗中风的传统有效方法，古今中外无不执守沿用，临床一般局限于后遗症的治疗，以治风中经络偏瘫为主，宗散风活络之法，循经取穴，依阳明为多气多血之经，主一身之宗筋，“治痿独取阳明”之理论，选取肩髃、曲池、合谷、环跳、绝骨、解溪等穴。风中脏腑之闭证，始用开窍醒神之法，取水沟等穴。

上世纪70年代，时任一附院新医科主任的石学敏院士以中风为科研课题，武连仲教授被委以重任。在石院士的带领下，项目组苦研中医典籍和各家学说，结合现代医学知识，对中风病病机有了创新性认识，领悟出“窍闭神匿，神不导气”致㖞僻不遂，进而神痴则呆傻，神散则亡之病理关键，从而确立了“醒脑开窍”针刺法治疗中风病的理论依据。

中风虽然起病迅速，发病突然，但其病理的形成绝非一朝一夕，而是长期起居失宜、情志失调、饮食不节、劳逸无度而造成肝肾亏虚，气血失和，阴阳失调。在此基础上，或有积损正衰，或有阴虚阳亢，阳化风动，虚风上扰，气血逆乱，气血并走于上，致“窍闭神匿，神不导气”。因此，从治病必求其本的观点出发，应该重视肝肾亏虚这一最重要的病因，确立“滋补肝肾”“升清降浊”的治本原则。

急性期过后，患者肢体瘫痪的同时又伴有肢体挛急，武教授明确提出既挛又痿为中风偏瘫的主要特征，这是中西医亟待解决的难题。为此，武连仲教授强调辨证论治，巧妙辨识“神”在中风病各个时期的特有变化，科学地总结出偏瘫阴阳缓急的病理变化，提出治瘫亦治挛，注重整体，明辨局部。将“神－脑－心－肾－督”轴心论运用于中风病的治疗，总结出中风病十大辨证体系，提出中风的针刺治疗要把握三个关键：①“凡刺中风，必先治神”，以醒神、调神的配穴及针法为治疗之根本。②疏通经络，激发经气，多选用窜、动、抽针感的腧穴和手法。③平衡阴阳，以纠偏矫正，完善肢体功能。此为武教授突破传统中风治疗理论，开拓中风治疗新思想的重要贡献。其十大辨证治疗体系如下：

1. 辨神与气

武连仲教授临床重视调“神”，对“神气”在中风病不同阶段的病理变化以及临床运用的不同调神方法均有独到的见解。“凡刺中风，必先治神”，中风急性期，窍闭神匿，神不使气，治疗重在开窍醒神，恢复神气的支配作用，令神能使气，神能御气，以人中、内关为主穴。恢复期及后遗症期，或窍闭已开，神伤气损而神呆、神燥、神迟、神乱，当疏通督脉，调理神机，以印堂、上星透百会为主穴，命之曰“调神组方”。印堂与上星属于督脉，位居“精明之府”的额部，“阳气者，精则养神，柔则养筋”，刺之有调神之效。在治疗中风恢复期和后遗症期患者时，使用调神组方替代水沟、内关，既能调理神机，达到治疗效果，又能防止针刺过重，恰到好处。而对于那些初次接受开窍醒神针法的恢复期或后遗症期中风患者，仍然可以先刺人中、内关，而后改刺印堂、上星透百会。窍闭持久，清阳不升，髓海不足，督脉痿颓，元神损伤者，当滋肾健脑，填精补髓，取风池、完骨、廉泉、复溜为主。窍闭神散，阴阳逆乱者，当取百会、四神聪、人中、五心穴等开闭敛神，平抑阴阳。

2. 辨阴与阳

手足三阴三阳经经筋的经气宜平衡。筋，肉之力，是产生力量的肌肉。经筋的经气体

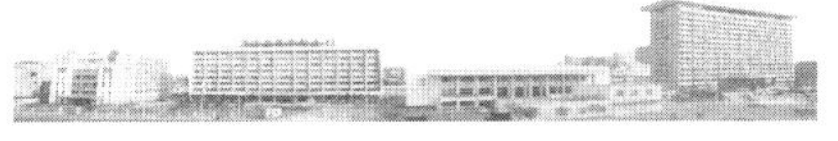

现于肌力，上下肢屈肌属阴，伸肌属阳。阴阳经筋缓急失衡则“大筋软短，小筋弛长，软短为拘，弛长为痿”。根据阴阳顺序，阴经经气为主为先，阳经经气恢复缓慢，故治则为先阴后阳、扶阳抑阴、平衡阴阳。上肢常用下极泉、曲池，下肢常用足三里、复溜，阴阳经穴相配，用以治疗中风恢复期与后遗症效果显著。

3. 辨刚与柔

偏瘫为中风主要的后遗症，治疗效果在于肢体肌力的恢复，即十二经筋经气的恢复。经筋无力为柔弱，经筋有力为坚刚。在神醒气至的情况下，增加经气、增加经筋的力量为治疗重点，此时治疗关键在于疏通经络，增加气血运行。故临床多选用具有“窜、动、抽”针感的腧穴，激发、增加患肢的经气。手足三阴经经筋柔弱时，选用下极泉、少海、尺泽、郄门、合谷、委中、三阴交、太溪等穴。手足三阳经经筋柔弱者，多选取肩髃、曲池、外关、合谷、环跳、四强、足三里、丰隆、太冲。以上诸穴均施用提插补法，要求激发经气。

4. 辨缓与急

缓急指十二经筋的舒缓或紧急，包含屈肌和伸肌肌张力降低与升高。“阴跻为病，阳缓而阴急；阳跻为病，阴缓而阳急。”（《难经・二十九难》）“诊得阳跻病拘急，阴跻病缓。”（《脉经・卷二・平奇经八脉病》）故下肢肌张力升高取跻脉为主，阴阳俱急俱泻，俱缓俱补。阴急阳缓治以扶阳抑阴，取陷谷透涌泉，重泻大钟、跟腱，泻照海、血海；阴缓阳急治以扶阴（跻，照海）、抑阳（跻，申脉）。上肢阴急阳缓，针刺下极泉穴，采用从阴引阳针法；阳急阴缓，针刺下极泉穴，采用从阳引阴针法。取阴经穴先补后泻（如极泉穴在急性期、恢复前期用补法，恢复中后期、后遗症期随肌张力逐步升高用泻法），先多后少（早期极泉、少海、尺泽可同用，后期选一即可）；阳经穴反之，持续用补法，取穴先少后多。

5. 辨本与末

对于偏瘫的中后期，武教授在强调整体观念的前提下，注意局部治疗，倡导辨清本、末，重点解决远端与近端的关键。偏瘫中后期的局部问题，上肢近端为肩凝和肩关节的假性脱臼，多选用中府、肩三针、肩前、抬肩等穴；上肢远端为腕下垂，多选用曲池、手三里、外关、阳池、合谷、四渎等穴；下肢近端为屈髋，多选用髀关、风市、居髎等穴；下肢远端为足下垂、足内翻，也是最常见最重要的症状。武教授认为这是典型的跻脉病候，以阴急阳缓为多发，治疗以胫前三针、足背三针、照海、大钟为主穴，大钟要重泻。

“大钟无补法”“跟腱怎么泻也不为过”，配合足临泣，是武连仲教授治疗中风下肢运动功能障碍的针刺特色和经典理论。“足内翻下垂”是中风恢复期和后遗症期的足部主要症状，也是中风难治症状之一，它严重影响患者的站立行走能力，具体体现在踝足部经脉“阳缓阴急”的状态。大钟为足少阴肾经之络穴，位居踝部，泻大钟可以矫正纠偏、扶阳抑阴，故“大钟无补法”。足临泣为足少阳胆经之输穴，又为八脉交会穴，通带脉，具有调节肝胆、舒畅气机、局部疏达足背经气作用，刺足临泣要紧贴小趾伸肌腱的外侧，以治疗足下垂和足内翻，伍用大钟更有良效。跟腱为经验穴，位于和太溪同水平的跟腱正中。武连仲教授运用“足三针”治疗足内翻、足下垂、足趾运动感觉功能异常，能较好的改

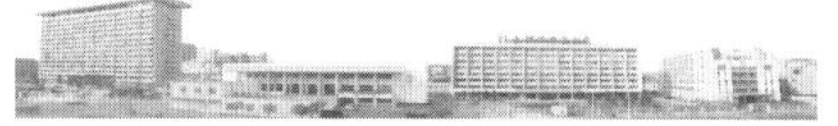

善关节平衡功能，增加踝关节和足趾的力量和灵活性。

总之，武教授治疗中风偏瘫，在完善中医对“脑”“神”的生理、病理认识的基础上，强调辨证论治，总结出“神、气、阴、阳、刚、柔、缓、急、本、末”的十大辨证论治方法，临床实用有效。在现代中风偏瘫中医治疗领域内，是科学创新、具有先进性的典范。

二、面瘫治疗经验

周围性面瘫中医称为“口眼㖞斜”“口㖞眼斜”，针灸学中称为“卒口僻”“口僻”。武连仲教授认为其病位在经筋，是经络系统中的外属部分，病因为外感风寒，或兼湿热、疫毒，另有不内外因机械性损害，导致面神经所支配的面部表情肌瘫痪，位置浅在人体的表层，一般预后较好。《诸病源候论·偏风口㖞候》曰：“偏风口㖞是体虚受风，风入于夹口也。足阳明之筋上夹于口，其筋偏虚而风因乘之，使其经筋偏急不调，故令口㖞僻也。”

（一）分期论治

在治疗上，武教授强调根据患者的症状分期分型治疗，即在每个患者面瘫发病的不同时期，病邪位置及病机不同，因而采用不同的穴位及手法。

1. 早期（急性期）

此期属外感风寒兼夹他邪客于少阳、阳明两经的经筋期，以风邪为主，兼夹他邪引起的经气阻滞，位在经络系统的表层，有表证的特点，如头痛、乳突后痛、项强，患侧有抽动。治以疏风散邪为主，先取双侧风池，该穴居胆经和三阳经以及阳维脉相交处，主表，能散发、升跃，施捻转提插泻法；再巨刺健侧颔厌、巨髎，然后是患侧局部，以阳明和少阳经为主，循经取几个大穴，如阳白、下关、巨髎、地仓等，不取远端合谷穴，强调取穴少、取正经大穴、针感走窜，应避免伤气耗血的治法，否则易留后遗症。此期为2周左右。

2. 中期（恢复期）

此期属热郁阳明期。阳明经多气、多血，主肌肉，循行于面部。面瘫也属于痿，《素问·痿论》曰“治痿独取阳明”，治以清阳明郁热，疏通少阳，循经取穴为主，取穴可多，不取风池穴，取同侧翳风、攒竹、下关（深刺提插）、迎香、承泣透睛明、地仓透颊车等，施提插泻法，要求有抽动针感。本期为外邪不解，久则入里化热，远端配双侧合谷，清泻阳明；额肌不易恢复者，可阳白一穴三透（阳白沿皮分别透刺丝竹空、攒竹、头临泣）或排刺；眼睑闭合不全者，可于下眼睑攀刺（一手按紧睑皮，一手持针轻轻针刺睑缘，动作要快，一针一针地点刺前进，切勿出血）。此期为2~8周左右。

3. 后期（后遗症期）

久病其气必虚，营卫失和，虚中夹实，筋惕肉瞤，倒错痉挛，局部干涩拘紧，表情肌萎缩塌陷。治以调和营卫，养血柔筋，局部毛刺（浅刺多针），可促进气血运行，营养面部肌肤。就针刺深浅而言，浅为补，深为泻；对针数而言，多则为补，少则为泻，故宜多针浅刺。切记面瘫久病之虚非真正里虚，虚在外属经筋，营血也有深浅之分，营分不足，经筋失养，非脏腑内虚。近取完骨，滋阴补血通络，《针灸甲乙经》曰：“口喎僻，完骨主之”；远配阴郄，该穴为手少阴心经的郄穴，为气血深聚处，能清热养阴，活血养血。因心主血，其华在面，营血不足，血燥生风，则虚风内动，筋惕肉瞤，肌肤不仁。治疗时应注意随恢复程度的不同而刺法有异。此期见于久病患者，病程不一，但以症状为据。

（二）取穴与操作特点

1. 强调手法和针感

选穴上以面部循经取穴为主，并重视远端辨证取穴。例如，初期用风池，中期用合谷，后期用阴郄或神门。武教授亦重视施针的先后顺序，如初中期针刺先取健侧颔厌、巨髎，以扶正祛邪，抑急扶缓；再取患侧穴位，以驱邪扶正。武教授尤强调手法和针感，相同的穴位不同的针刺方向亦有不同的针感和作用，如攒竹循经刺，向外上方斜刺；下关经筋刺，向外下方斜刺。武教授还要求一些穴位有特殊针感：四白行雀啄探穴手法，要求胀、麻、窜动针感；颧髎向外侧斜刺，窜、动、抽针感向后传导；迎香在鼻翼旁 0.4 ~ 0.5 寸取穴，窜、动、抽针感向下传导。

2. 巨刺巨髎与颔厌

巨刺，九刺之一，《灵枢·官针》谓："巨刺者，左取右，右取左。"巨刺是根据经络气血阴阳相贯，左右对应，上下互调而采用的一种选穴针刺方法。巨刺时，一般在与患侧相对应的健侧，经络相应、经穴相应的部位取穴和针刺。

巨髎，足阳明胃经在面部的要穴。巨，不可抗拒，威也，说明精气最旺盛。髎，狭义为孔隙，广义代表穴。巨刺健侧巨髎穴可激发人体正气，从而调节全身气机，使之汇集面部，以利于患侧的恢复。

颔厌是足少阳胆经的最高穴，为胆经交叉支配代表穴，又称为头角。根据足少阳胆经维筋相交的原理，即头部的经络和腧穴与肢体起着交叉对应的关系，包括交叉支配的作用，所以可调节治理对侧的证候。《灵枢·经筋》谓："足少阳之筋……维筋急，从左之右，右目不开。上过右角，并跻脉而行，左络于右，故伤左角，右足不用，命曰维筋相交。"又因面瘫时左右正邪虚实不同，健侧正气盛，患侧邪气实，故取健侧颔厌穴。

3. 毛刺法的运用

武老深刻领悟《灵枢·官针》"毛刺法"的精髓，突破治疗浮痹的限制，将其灵活地运用于临床，治疗面神经麻痹疗效显著。毛刺法属于《内经》九刺法之一，既是刺法，又是一种治法，属补法，又可称为"皮部刺法"。其理论基础源于经络系统中的皮部理论。皮部是指体表的经络系统，十二经脉及其所属络脉在体表的分布范围，就是十二皮部。经脉呈线状分布，络脉呈网状分布，皮部则是面的划分。《素问·皮部论》载："皮者，脉之部也。""凡十二经络脉者，皮之部也。"皮部外属肌腠，内连脏腑。外部的病邪或治疗方法可从皮部影响经络脏腑，反之脏腑经络病变亦能反映到皮部。由于皮部循行于体表，呈带状分布，故皮部刺法的特点是多针浅刺。毛刺者，刺浮痹于皮肤也，因浅刺在皮毛，故称毛刺。毛刺有位无穴，直接刺在皮部上，以面代点，多针浅刺。按密度分为稀疏针法（上下左右间隙各 1 寸）和密集针法（上下左右间隙各 5 分）。针刺深度为 2 ~ 3 分，以针尖刚刺入表皮，针体悬垂于体表而不脱落为度。

（三）预后判断

武连仲教授认为，面瘫诊断不仅包括病因诊断，更当在疾病初始阶段就对预后做出准

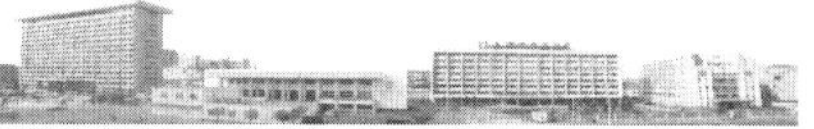

确判断。可从以下几个方面综合进行考察：从面神经损伤部位看，核性面瘫（即桥脑面神经核受损所致面瘫）预后差，中枢性、周围性面瘫预后较好；从损伤神经通路节段看，末梢型较好，颅内通路型次之，其次为面神经管型、起始部位型（即面神经核到面神经丘受损）。面神经损害可进行定位诊断：颅内段膝状神经节受损，症状相对较重，可在外耳道耳廓周围出现疱疹，疼痛明显，诊断为Hunt综合症。面神经是混合神经，包括中间神经的成分，在循行过程中和听神经发生联系，故若影响到内听道或镫骨肌支，可出现听觉改变，听觉过度。面神经管内分为高中低三个不同阶段：高段受损可累及泪腺，出现泪腺的分泌异常；中段受损可兼见耳鸣；低段受损，可累计舌下神经纤维，出现同侧舌前2/3味觉减退，伸舌偏歪。若病位在茎突乳突孔，常合并颈后疼痛和表证临床表现。从肌电图看，神经缺血预后较好，脱髓鞘与轴索变性预后差；从病因看，单纯外感风寒型预后较好，依次为兼有湿热型、兼有疫毒型、机械损伤型；从虚实看，实证预后较好，虚证较差，虚风型最差；从发病过程上看，病程短（发病始至症状高峰）预后较好，病程长较差；从治疗经过看，方法手段复杂，早期伤气耗血（如过度拔罐、放血）预后较差，反之则预后较好；从激素使用效果上看，早期使用适量激素症状控制者预后较好，用大量激素而症状不缓解则预后较差。另外，病程较长者，也可从风、萎、痹、联等四个症状来进行预后判断。所谓风，特征为肌肤抽动、筋惕肉瞤、痉挛；萎，局部塌陷，肌肉萎缩；痹，以感觉障碍为主，局部有发紧、压抑、酥木、胀、不灵活等异常感觉；联，即联动，面部肌肉联带运动。出现以上特征者则预后不佳。治疗后期还可通过“三查”判断预后：一叩，查肌反射，如额肌、面肌，其亢进或抽动说明是失神经现象，神经有坏死，预后较差；二划，划痕刺激查原始反射，如划额肌为睁眼、划眶肌为闭眼皆属正常，否则说明神经通路被阻，预后较差；三刺，查皮肤的角质退化，若敏感性降低，说明皮肤营养代谢障碍，病损严重，若有电变性反应则预后较差。

三、癔病治疗经验

癔病又称歇斯底里，是由明显精神因素导致的感觉、运动功能障碍以及精神症状和植物神经机能障碍，是一种大脑皮层功能失常状态，症状复杂多变，可反复发作。现代医学以对症治疗为主，多采用暗示疗法，但无特效手段。有许多机能丧失的癔病患者，往往因不能治愈而失掉工作能力，甚至残疾。武连仲教授认为患者往往有自身的潜在因素，又突然遭遇超强的精神刺激或持续长期的精神刺激而发病。运用针灸治疗癔病，收效快，恢复完全，且简捷易行。针灸治疗时运用中医理论，针对病机和症状进行治疗，常能收到立竿见影的效果，对于那些丧失功能多年的患者也常能针到病除。

（一）对癔病病因病机的认识

癔病的临床表现为精神症状，运动障碍，感觉障碍，以及植物神经机能障碍四个方面。根据其症状，应分别属于中医的癫证、脏躁、百合病、厥证以及郁证等范畴，涉及的病和证较多。《灵枢·颠狂》说：“癫疾始生，先不乐，头重痛，视举目赤甚。”《金匮要略》中记载，“妇人脏躁，喜悲伤欲哭，象如神灵所作，数欠伸。”又说：“百合病者，百脉一宗，悉致其病也……意欲食，复不能食，常默然，欲卧不能卧，欲行不能行……如寒无寒，如热无热。”

至于病因病机，以七情过用为首要。如《证治要诀》认为：“癫狂由七情所郁。”朱

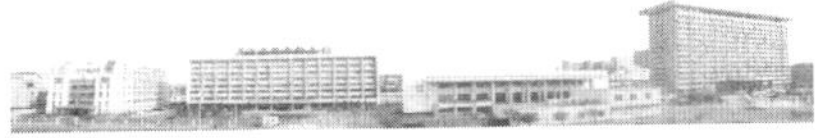

丹溪也说："血气冲和，万病不生，一有拂郁，诸病生焉。"可见情志波动失其常度，气机郁滞，变生多端，即可引起本病。

其次，痰火郁结也是一个重要的病因。如张子和说："癫狂由于痰迷心窍。"朱丹溪谓其"多因于痰结于心胸间"。张景岳说："癫疾多由痰起。"《临证指南》中又说："火炽则痰涌，心窍为之闭塞……气郁则痰迷，神志为之混淆。"《证治要诀》中也说："癫狂由七情所郁，遂生痰涎，迷塞心窍。"这说明癔病病机在于痰火郁结，心窍被迷，神志逆乱。另外，癔病也有虚者，多因心脾两伤，阴血暗耗，内热扰动，神无所附，躁而不宁所致。

癔病的许多表现，属于中医的郁证。王安道在《医经溯洄集·五郁论》中说："凡病之起，多由于郁。郁者，滞而不通之义。"顾名思义，郁证是气机郁滞引起疾病的总称。情志拂郁可以导致气机逆乱；心窍失宣，心神妄昧，则可变生癔病的各种症状，正如《灵枢·口问》所云："悲哀忧愁则心动，心动则五脏六腑皆摇。"《医宗金鉴》云："心静则神藏，若为七情所伤，则心不得静，而神躁扰不宁也。"

武连仲教授通过大量的临床观察，认为癔病的主要病因为七情拂郁，痰火郁结和血虚内热。病机关键在于心窍被蒙，窍闭神迷，神志逆乱，此为癔病之本。

（二）针治癔病的辨证方法

武连仲教授认为癔病的辨证论治重点在明确标本，其病机以心窍蒙蔽、窍闭神迷、神气逆乱为本。另外，根据癔病的精神、感觉、运动及植物神经等方面的症状，确定经气阻逆的具体部位和器官，以局部症状为标。例如出现运动障碍，表现为各种瘫痪的，窍闭神迷、神气不宣为本，瘫痪的肢体局部，经气阻滞为标。

（三）癔病的针刺方法

武连仲教授根据癔病的病机和辨证特点，制定了标本同治的原则。一方面针对癔病病机的统一性，采用开窍醒神的原则以治其本；另一方面针对癔病症状的部位和归经，采用循经和局部取穴以治其标。临证先取治本的穴位开窍醒神，如内关、郄门、通里、风府、"五心穴"；然后取治标的穴，以局部取穴、阿是穴为主，如精神障碍取上星透百会、印堂；语言、口舌症状取前廉泉、舌面舌下点刺。癔病的治则及配穴见表1。

（四）针刺治疗癔病要领

1. 治本的穴位，水沟施雀啄手法，其余穴用提插法，均重泻，刺激量要大，以最大耐受限度为准。水沟无效者可选用五心穴、郄门、风府、大椎等穴。治标的穴位，局部针感要强，以气至病所为好，得气要针对症状、改善局部功能。

2. 第一次针刺治疗时，要取得威摄疗效，至少使部分功能恢复。强调首次效果，绝不能无所改善。

3. 在治疗过程中，主副穴疗效要有机的联系在一起，治本治标要互动。

4. 在针刺过程中要与命令、暗示、诱导相结合。

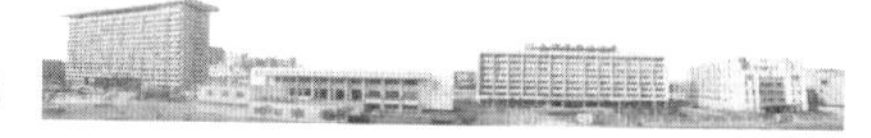

表1 针治癔病治则配穴表

治则 / 症状	标本同治			
	治本		治标	
	原则	配穴	原则	配穴
精神症状	开窍醒神	水沟 郄门 通里 风府 或五心穴	宁心调神	神门 郄门 合谷 太冲
单瘫			疏通经络	极泉 尺泽 委中 三阴交
偏瘫			益肾强督	秩边 委中 三阴交
截瘫			利舌通络	廉泉 金津 玉液
失语			宣肺利咽	廉泉 尺泽
失音			和胃降逆	天突 公孙
呕吐			宽胸和气	膻中 列缺
哮喘			调和阴阳	合谷 太冲
癫痫			升阳益气	百会 四神聪
晕厥			明目通窍	睛明 瞳子髎
失明			通窍复聪	耳门 翳风
耳聋			调理胃肠	中脘 天枢
胃肠症状			养心安神	神门 鸠尾
心脏症状				

四、痉挛性斜颈治疗经验

痉挛性斜颈是一种以颈肌扭转或阵挛性倾斜为特征的疾患，多见于成年人，病因不明，确切病理机制亦未明确，主要累及颈部肌肉，以胸锁乳突肌、斜方肌、颈夹肌受累明显。因颈部肌肉不随意性持续强直或阵挛性收缩，而产生头和颈部的异常姿势，例如旋颈、颈侧倾、颈前屈、颈后仰或几种异常的姿势混合在一起。肌肉呈强直性收缩者则呈现反复阵挛样跳动式痉挛，且患肌可肥大，伴有颈项部疼痛。因颈肌张力障碍致对侧肌肉的拮抗作用，可出现周期性头颈短暂抽搐或震颤，不随意运动可因情绪激动而加重，睡眠中完全消失。目前，国内外尚无安全有效的治疗方法。

武连仲教授经过多年临床实践，对本病的认识和治法有独到的见解，认为痉挛性斜颈属于痉风、伤筋、筋转、筋挛、筋结、筋聚，是一种原因不明的局灶性肌张力障碍，与长期紧张及精神状态有关。他临床灵活运用中医辨证论治理论，充分发挥传统中医优势，从病因、病证、病机等方面对痉挛性斜颈进行辨证分析，独创以开窍顺筋法为主、针刺“五心穴”为主治疗痉挛性斜颈的方法，临床治疗200多例，收到满意疗效。

（一）辨证特点

辨病辨证相结合。武教授从病证、病因病机、筋结筋聚、受累经络4个方面对痉挛性斜颈进行辨证。

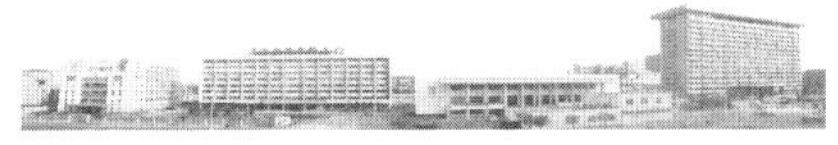

1. 辨病证

此病隶属中医“痉证”“痉风”“颤证”“振掉”“斜颈”“伤筋”“筋结”“筋聚”等范畴。

（1）痉证：颈项拘挛于一个位置，不发生间断抽搐或震颤。其中颈项向侧方倾斜的为倾侧型；颈项向水平方向旋转的为扭转型；向前后方倾斜的为仰抑型。

（2）痉风：颈项发作性的抽搐。

（3）颤证：颈项在一个角度上做有规律、小幅度、双向运动。

（4）振掉：颈项运动方向、幅度和力度均无规律。

2. 辨病因病机

痉挛性斜颈的病机在于“窍闭神妄”。痰浊、湿热、阴虚等病邪上蒙清窍，导致神气妄动，经筋结聚无常，拘挛弛纵混乱而发此病。

（1）痰浊内阻：素体脾虚或思虑过度，导致痰湿内蕴，升降失司，浊阻窍络，痰迷心窍，神明被扰，神气妄动而发此病。《素问·至真要大论》曰：“诸痉项强，皆属于湿。”

（2）气机内郁：五志过极，气盛化火，阻闭清窍，扰动神明，窍闭神妄，致筋脉挛急而成此病。

（3）肝肾亏虚：先天禀赋不足，操劳过度，伤及肝肾，导致肝肾亏虚，阴虚筋燥而挛急，发为此病。《景岳全书·痉证》曰：“愚谓痉之为病，强直反张病也。其病在筋脉，筋脉拘急，所以反张。其病在血液，血液枯燥，所以筋挛。”

（4）督脉失摄：劳逸失节，阳气亏虚，督脉失充，统摄失司，诸筋失制，而发本病。

3. 辨筋结筋聚

结为颈项经筋凝结紧缩，具有坚硬、深牢、固定、持久的特点。聚为颈项经筋忽聚忽散，具有粗大、表露、浮浅、松软、不固定的特点。每个患者颈部的结聚有因果、对应关系，斜颈患者在发病过程中，一侧为主，另一侧为辅，结为主，聚为辅。如旋颈，面朝向侧为结，对侧为聚；颈侧倾，倾侧为结，对侧为聚；颈前屈，颈前部为结，颈后部为聚；颈后仰，颈后部为结，颈前部为聚。

4. 辨经络

颈部分布有多条经脉及其对应的经筋，与本病有密切联系的经脉有少阳经、阳明经、太阳经、督脉、阳跻脉和阳维脉。临证时，应依据病变不同部位、颈筋结聚的位置，分经辨证，选择相应的经穴或经筋针刺。

（二）针刺治疗

武教授辨证治疗的治则、配穴和手法主要有：开窍顺筋法，以“五心穴”为主；通经散结法，以平刺风池、人迎、颈臂穴为主；消蕴除聚法，以扬刺阿是穴为主；强督振颓法，以针刺风府、哑门、大椎等穴为主；滋阴息风法，以针刺复溜、照海等穴为主。根据患者不同症状，选取上法治疗或数法同用。

1. 开窍顺筋法

（1）治则：开窍醒神，顺气理筋。以开窍醒神为主，以治神妄，神气调顺，经筋得以疏理。

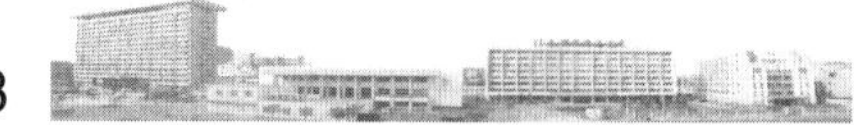

（2）取穴及操作：取“五心穴”，即水沟、双侧劳宫、涌泉。

“五心穴”为经验用穴。水沟在头部，为天部之心，劳宫在手心，为人部，涌泉在足心，为地部，5个穴位在人体的5个中心，分属于天、地、人三部，因共奏清心、醒神之效而得名。水沟向上斜刺约45°，采用雀啄泻法，以眼球湿润、出汗等为度；劳宫、涌泉直刺10～15mm，采用提插泻法。针刺水沟时，患者承受力一般较大，要求给予足够刺激量。

2. 通经散结法

取天柱、风池、天容、颈臂、人迎、天鼎，其中以人迎、颈臂为重点。

颈臂与传统取穴方法不同，在平第4颈椎棘突下，斜方肌前缘与喉结后缘连线中1/3与后1/3交点处，直刺20mm。颈臂、人迎要求针感向手臂窜动2～3次，不可窜动过多，否则加重病情。风池横刺，即风池透风池，捻转泻法，针入75mm许，针感放射至中指。其余诸穴直刺17～20mm，提插泻法。

3. 消壅除聚法

多选取筋聚之处，施扬刺法。先在筋聚之处正中刺一针，直抵经筋，再刺四周，取4～8针，深约15mm以上。也可在筋聚之处取阿是穴刺3～5针，均施以提插泻法。注意先针其结，后针其聚。

4. 强督振颓法

以督脉穴为主，多取风府、哑门、大椎、大杼等穴，刺25～30mm深，以有向手足放射针感为佳，可配用华佗夹脊穴。

5. 滋阴息风法

选取足三里、曲泉、复溜、照海等穴，施提插补法，要求有放射抽动针感。

6. 降浊涤痰法

取郄门、内关、丰隆，刺10～20mm，施提插泻法，使针感放射至远端。

武连仲教授还指出，在治疗同时，应嘱患者节饮食，适起居，调畅情志，避免精神刺激、情绪波动、过度劳累。同时强调，本病的康复是一个逐渐起效的过程，医家与病家均需要坚定信念，要有决心、有信心、有恒心、有耐心，即“医患四心”。针刺治疗贵在坚持，否则功亏一篑。没有经过肉毒素、手术治疗的患者更容易恢复，针刺疗程相对较短。

五、抽动－秽语综合征治疗经验

抽动－秽语综合征（TS）又称多发性抽动症，多发于学龄期儿童，初始多以面部表情肌的不自主运动为主，可以见到眨眼、缩鼻、摆头及颈扭转等，逐渐波及肢体或躯干，表现为屈臂、甩手、伸腿、顿足等，一部分患儿涉及发音发声症状，以喉中发出怪声或口出秽语为主要表现。病情呈波动性，环境因素和精神紧张等常使症状加重，而注意力集中在某件事物时症状会有所减轻，入睡后症状亦减轻或消失，且大多数患儿的智力发育及学习能力正常，神经系统检查多无异常。

（一）病因病机

现代医学对抽动－秽语综合征的病因及发病机制尚不十分清楚，历代中医学者多将本病归于“抽搐”“肝风证”等范畴，认为“诸风掉眩，皆属于肝”，并从肝论治。武连仲教授认为，此病多发生于学龄期儿童，其生理特点为“稚阳之体，寡思少欲”，无论在形

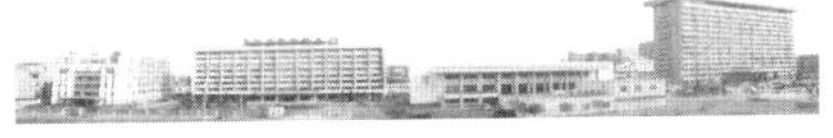

体方面还是生理功能方面，都处于相对不足的状态，且思想简单，情欲单纯，无忧思之伤，与成人的生理特点有着很大的差别，所以在辨证分析时有其特殊性。此病的病因无外乎先天因素和后天因素两个方面，多由先天禀赋、内伤饮食以及精神环境的双重作用引起。先天禀赋不足，肾气虚弱，元神失于制摄，加之学习劳心，精神紧张等外界环境影响，劳心伤肾，虚风引动而发筋惕肉瞤，证多属虚，责之于少阴；或小儿先天禀赋过剩，后天过食肥甘厚味，饮食不节，胃肠积滞，阳明热盛，化火生风，证多属实，责之于阳明。故立“虚则少阴，实则阳明”之说。

（二）辨证论治

1. 少阴不足证

主症：形体消瘦，发育不良，面色㿠白，气短怠倦，体不耐劳，头面局部抽动，动作较轻缓，或口出秽语，声音低微，孕育期多有动胎、早产等，小便清利或频数，舌淡胖，脉细弱。

治法：滋肾养心，填精益髓。取足三里、复溜、内关、神门、百会、四神聪、印堂等穴。心主血而藏神，其性属火；肾主水而藏精，其性属水。只有心肾相交、水火既济才能阴阳平和，精神调秘，神志安宁。故选足三里、复溜补肾益阴，濡润宗筋，针用提插补法；内关、神门补益心气，调神养心，针用捻转补法；头面部取百会、四神聪安神舒筋，升提清阳，印堂调神通督，针用平补平泻法。每日针刺 1 次，留针 30 分钟，2 周为 1 个疗程。

2. 阳明实热证

主症：体胖健壮，面色红润，烦躁易怒，挤眉弄眼，耸肩摇头，甚者肢体振掉，抽动有力，动作频繁甚至剧烈，发声异常或口出秽语，语音响亮，大便秘结，舌红苔黄腻，脉洪大或滑数。

治法：清泄阳明，清热化痰，取曲池、偏历、合谷、丰隆、内庭、头维、巨髎、四白等穴。手足阳明经络皆布于头面，阳明主润一身之宗筋，曲池、偏历、合谷配伍内庭、丰隆有清泻阳明腑热之功效，均用提插泻法；头维、巨髎、四白均为头面部经穴，通经活络，舒筋止痉，其中头维针用捻转泻法，巨髎、四白用雀啄泻法，使针感向下传导，患者局部有窜动感。另外根据患儿肢体抽动部位，沿手足阳明经循经选穴。每日针刺 1 次，留针 30 分钟，2 周为 1 个疗程。

3. 督脉不足证

主症：面色苍白，胆小怯懦，怕事易惊，唯唯诺诺，小便清长，舌淡苔白滑，脉细弱。

治法：振奋阳气，调督提神，取前顶、后顶、通天、大椎、攒竹、至阳、腰阳关、肾俞等穴。少数患者有此证表现，督脉乃“阳脉之海”，主全身之阳气，统情志及全身功能活动，故兼此证型者宜配督脉之穴，鼓舞正气，兴阳振颓。针用捻转补法或平补平泻，每日针刺 1 次，留针 30 分钟，2 周为 1 个疗程。

六、痛证治疗经验

疼痛是临床上最常见的症状之一。现代医学认为，疼痛包括伤害性刺激作用于机体所引起的痛感觉，以及机体对伤害性刺激的痛反应，常伴随有强烈的情绪色彩。痛觉可作为

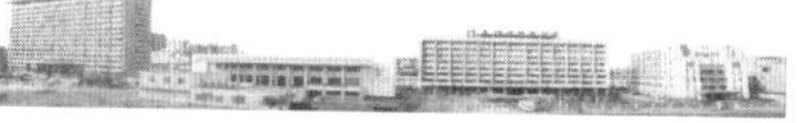

机体受到伤害的一种警告，也可以引起机体一系列防御性保护反应。按照中医理论，其基本病理变化是经络不通，气血运行障碍。《素问·至真要大论》云：“诸痛痒疡，皆属于心。”王冰注：“心燥则痛甚，心寂则痛微。”武连仲教授认为，感觉属神的活动，神由心所主，在止痛过程中，强调调神宁心、志转神移。针刺通过“以移其神”使“神归其室”，从而达到止痛目的。因此在治病时重用调神通窍的经穴，并且对临床的各种疼痛进行分析，探微知著，从病因、病机、特点、分类及辨证、治法、取穴等方面进行了系统深入的研究，总结归纳出调神、通经、巨刺、刺络、郄穴、温经、阻力针、宿针、围刺、鼎针、透刺、龙虎交战等12种治疗方法，对临床针刺止痛具有重要而实用的指导意义。

（一）针刺镇痛机理

痛证是针灸治疗具有明确循证证据的病证之一。针灸几乎可以治疗各种性质的疼痛，其止痛效果肯定，可谓“立竿见影”。常规针刺治痛主要通过3个途径来实现：一是病因治疗，纠正和消除使气血瘀滞、运行障碍的因素；二是病机治疗，通经络，调气血，以改善气血运行障碍的状态；三是症状治疗，移神宁心，阻断恶性循环。现代研究显示，针刺可促进内源性吗啡肽的分泌，从而达到镇痛效果。武教授根据中西医理论，以其独到的思维在临床实践中探索出一整套治疗法则。

（二）止痛十二法

1. 调神止痛法

（1）机理：神为人体最高统帅，主宰全身，职司运动、感觉等各种功能，接受体内外各种刺激并作出反应，故神与痛直接相关。《广雅·释沽三》：“疼，痛也。”《说文解字》：“痛，病也。”武教授认为，疼是病邪，是致病因素，痛是人对体内外各种疼的感知。疼是客观的，是从体外而来或从体内而生的，痛是指人体的主观感觉，是特异性的感受，是对疼的反应。因疼而痛，因痛而苦。止痛方能止疼，故欲止痛首当调神；“诸痛疮疡，皆属于心”，而心主神明，故治痛当调神；志是神之功能的一部分，志随神动，调神使神转志移而达住痛移疼之功。

（2）治法：调神法，取清心开窍之穴内关、水沟、少府、郄门、劳宫、涌泉以及十二井穴、十宣穴等。诸穴皆施提插泻法，十二井、十宣施雀啄泻法。拿魂法，取通督调神之峻穴，施以适量的手法，达到阴阳互换，使神由昏至醒，可选哑门、风府、大椎、风池等穴。施术必须审慎，密切观察患者，严防损伤脑髓。

2. 通经止痛法

（1）机理：经络不通，如局部肿胀致使脉道不通，不通则痛。经气不通，如气血壅滞或气血不足之枯涩，气血不足为虚，阻塞为实。

（2）治法：疏通经络。一是取放散走窜的腧穴；二是使气至病所（针感）；三是经脉所过，主治所及。如极泉、少海、环跳、委中等诸多穴位，施提插手法，使痛处有窜、动、抽的针感。经气不足者鼓舞气血，施补法或加灸。

3. 巨刺止痛法

（1）机理：十二经气血有根结流注规律，上下相应。十二经的经气在人体的出入有不同部位，有出有入，有离有合，有标有本，出入离合与标本根结二者是相系相应的。因此经气的出入浅深离合都是相对应的。人体有根穴结穴，二者相对应的点或一前一后，或

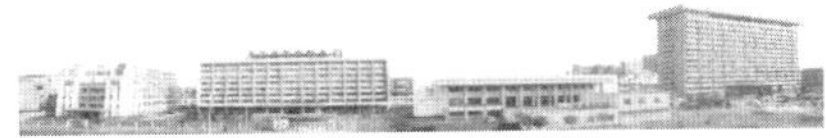

一上一下，说明人体的经气有上下左右对应的关系，且是规范的两极对应，从经络的分布和经气的运行上也有两极对应。故而左病针右，右病针左。

（2）治法：针刺疼痛的远端对应穴位，非穴位处则取阿是穴，即上病取下，左病针右，右病针左，下病针上，左上取右下，右上取左下，如左下牙疼取右内庭、脑内疼痛取涌泉。

4. 刺络止痛法

（1）机理："虚则补之，实则泻之，宛陈则除之。"一方面祛除瘀血阻滞，使经气畅利，通则不痛。宣散壅实过盛之气血，盛则为壅，壅则阻，气血壅盛，积热闭阻得以宣泄而止痛。另一方面，祛瘀生新，以通为补，适于虚证之血涩不通。各类痹证亦皆可用之。

（2）治法：可取穴位，也可以痛为俞，取阿是穴。主要先取痛的部位或循经取穴，也可点刺瘀血静脉之局部，如以三棱针点刺出血 3～5 滴，重者加拔火罐，出血 2～5mL。

5. 郄穴止痛法

郄穴有止痛缓急之效，共有 16 对，即十二经脉各有 1 对，奇经的阴维、阳维、阴跻、阳跻也各有 1 对。郄穴对本经循行部位及所属脏腑的急性疼痛治疗效果明显，而且阳经郄穴多治急性疼痛，阴经郄穴多治血证。如心胸疼痛取郄门，坐骨神经痛取跗阳，偏头痛取会宗等。

6. 温经止痛法

（1）机理："不通则痛，通则不痛。"中医理论认为"辛开苦降，温散寒凝"，并有各种凝结"非温不开，非温不化"之说。温则散，散则通，辛则开，开则通，故宜温通经脉，宣痹止痛。治疗各种病痛施以温热之法，有开通经络、温化瘀浊之功效，从而达到止痛目的。

（2）治法：各种灸法以重灸为主，可选取相应穴位或疼痛局部施艾炷灸、艾条循经雀啄灸、隔姜灸、隔蒜灸或隔辛热药饼灸。也可施用热补手法。

7. 阻力针止痛法

取阿是穴，深刺至疼痛部位，再向一个方向捻转，使肌纤维缠绕滞针，直到捻不动为止。此时要让患者围绕最痛的部位做出最痛的姿势，即在最痛的时间，做最痛的主动运动，在最痛的部位，施用雀啄泻法。此法适用于拘挛性疼痛、软组织损伤、扭伤等，可达到缓解痉挛止痛的目的。

8. 宿针止痛法

长时间留针，不要在疼痛的局部，而要在离痛处较远的相应穴位，做完手法后长时间留针数小时，但不宜超过 24 小时。多沿皮刺，进针 25mm 左右，也可用揿针。如取至阳穴治疖肿疼痛，选粗针横刺之后，胶布封贴即可。

9. 围刺止痛法

这是使疼痛范围减小的刺法，即在疼痛部位的周围扎一圈针，但中间不扎针，使病邪渐退，疼痛范围缩小，疼痛的程度、范围也减缩。围而刺之，适合于疼痛成面、范围较大者。

10. 鼎刺止痛法

这是一种祛邪的刺法，属泻法，可疏散痛处病邪，即在痛处围刺，在远心端留缺口，

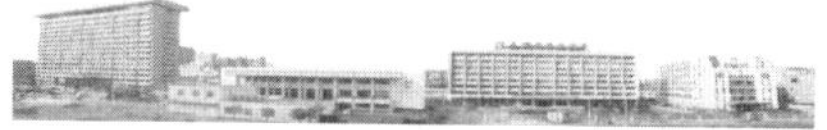

不围针。同时在围刺缺口附近选取有窜、动、抽针感的穴位，使针感向远心端放射，使瘀阻之病邪有去路，驱而散之，可消散疼痛。

11. 透刺止痛法

一针刺两穴，目的在于通达疼痛局部经气，适用于表浅的疼痛局部。如眉棱骨痛可攒竹透鱼腰，面颊痛可太阳透地仓，偏头痛可颔厌透悬厘等。

12. 龙虎交战止痛法

这是从阴引阳、从阳引阴的一种足趾串针止痛法，即从足小趾近端趾关节外侧，骨下方赤白肉际处进针，穿透数趾。足底为阴经所过，为阴中之阴，主应腹部深处，可通透阴气。足大趾属虎，足小趾属龙，虎主寒，龙主火，这种穿透足趾的针法，意为龙虎交战、急攻病邪而止痛。适用于剧痛病症，如心绞痛、胆绞痛、胰腺痛、泌尿系结石等症。

医案选介

一、中风偏瘫

病案1

曹某，男，50岁，于2009年3月4日初诊。

主诉：左侧半身不遂1月。

患者有高血压病史10余年。2009年2月2日晨起自觉头痛，自测血压190/100mmHg，口服降压药（开博通50mg），下午5时出现呕吐、左侧肢体活动不利伴言语不清，急送某院。头颅CT示：右侧基底节出血约50ml，遂收入院治疗。经治病情稳定出院，遂来我院针灸部治疗。查体：神志尚清，血压200/110mmHg，伸舌左偏，左侧肢体肌力1级。舌红，苔黄腻，脉弦滑。

西医诊断：脑出血后遗症。

中医诊断：中风（中经络）。

治法：通督调神，平衡阴阳。

处方及操作：头部：上星透百会、印堂，平补平泻；完骨（双），小幅度、高频率捻转补法；颧髎、巨髎、地仓、颊车，提插泻法。上肢：极泉，提插泻法，“从阴引阴”针法，引发上肢及手指屈曲；配合肩贞、肩前、抬肩、曲池、手三里、外关、合谷、八邪等，直刺提插补法。下肢：血海、梁丘、足三里、复溜、丰隆、阳陵泉等，直刺提插补法；大钟提插泻法。除极泉、复溜、大钟不留针外，余穴留针30分钟，每天1次，6天为1疗程。并嘱加强肢体被动运动，适当主动运动，保持肢体功能位。

治疗3疗程后，患者上肢肌力Ⅲ级，活动较初诊时明显改善，右鼻唇沟稍浅，肘、腕、指关节轻度挛缩，考虑此时上肢伸肌肌力相对不足（阴急阳缓），故极泉改为“从阴引阳”针法，扶阳抑阴，引发手指伸展，增强伸肌力量，以引导阴阳达到新的平衡，余穴继前法治疗。继针4疗程，患者上肢肌力3+级，肌张力正常，下肢肌力4+级，日常生活能基本自理，继续治疗。

病案2

张某，男，50岁，于2007年7月16日初诊。

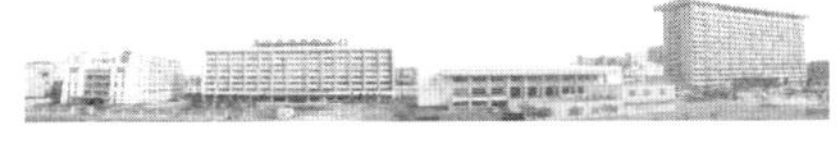

主诉：左侧肢体不遂20天。

患者有高血压病史。刻症见：神清，语利，左侧肢体不遂，以上肢为著。

查体：左上肢肌力2级，手指微屈，不能伸指，下肢肌力4+级，左侧肌张力增高，腱反射亢进，左霍夫曼征（+），巴宾斯基征（+），头MR示：右基底节区梗死灶。

西医诊断：脑梗塞。

中医诊断：中风（中经络）。

治法：醒神开窍，通经络。

处方及操作：头部：上星透百会、印堂，平补平泻。上肢先取“下极泉”，行“飞经走气”法，令左上肢及手指背伸抽动3次，出针后，嘱患者试抬上臂，可抬离床面15°，手指稍可背伸；再取配穴抬肩、曲池、手三里、外关、合谷、四渚，采用提插补法。每日1次，14天为1疗程。治疗7次后，患臂可抬举过肩，手指屈伸较前灵活，有一定握力。治疗1疗程后，患臂可举至头，手指握力增强。治疗2疗程后，患臂抬举过头，手指屈伸较自如。

病案3

王某，男，65岁，于2007年7月16日初诊。

主诉：右半身活动不利伴言謇、呛咳1月余。

病史：患者于今年6月13日晨起无明显诱因突发右半身活动不利，说话不清，饮水作呛，口角左歪。急至我院针灸部住院治疗，颅脑CT扫描示左基底节区及脑干梗死，右丘脑软化灶。诊断为脑梗塞。经治疗1月后，病情稳定出院。7月16日来武教授门诊求治，查体见面色少华，表情淡漠，舌謇不语，右侧肢体不遂，偏瘫步态，伸舌右偏，舌紫暗，舌下脉络丛迂曲紫暗，脉弦滑。

西医诊断：脑梗塞。

中医诊断：中风偏瘫，失语症。

治法：通窍活络。

处方及操作：在针刺治疗中风偏瘫的同时，取“三廉泉”加金津、玉液点刺放血治疗失语症，每天1次。针刺1次即能发单字音；经治7天后，可进行简单对答；14天后，患者言语基本清晰，对答切题，已基本能与他人进行正常交谈，肢体功能明显恢复，稍有拖步。

病案4

王某，男，51岁，于2009年7月22日就诊。

主诉：眩晕伴双下肢无力1月余。

患者近两年来曾三次出现短暂性脑缺血发作（TIA），于1月前无明显诱因出现头晕，伴双下肢无力。半月前头颅MRI示：双侧基底节区多发腔隙性梗死灶，脑白质脱髓鞘改变。既往有高血压病、高脂血症病史。患者平素形体肥胖，急躁易怒，嗜食肥甘厚味。

查体：BP 150/90mmHg，HR 82次/分，肢体活动可，双下肢肌力4级，腱反射活跃，双侧巴宾斯基征（+），脉弦滑，舌红苔白腻。

中医诊断：中风，证属清浊失司。

治法：升清降浊。

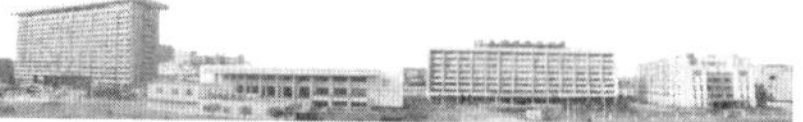

处方及操作：上星、百会、印堂、正廉泉、双侧完骨、曲池、手三里、列缺、合谷、血海、足三里、丰隆、双侧复溜、太冲。

上星、百会、印堂以1.5寸毫针刺入0.5~0.7寸深，行平补平泻法；完骨以1.5寸毫针刺入0.5~1寸深，行捻转补法；曲池、手三里、血海、足三里、复溜以1.5寸毫针刺入0.5~0.7寸深，行提插补法；列缺、合谷、丰隆、太冲以1.5寸毫针刺入0.5~0.7寸深，行提插泻法。每周5次，治疗2个月后诉头晕症状消失，双下肢也较前明显有力，肌力恢复正常。

病案5

某男，63岁，退休工人。于2000年9月11日初诊。

主诉：语言困难，饮水发呛20余天。

患者既往有高血压病、高脂血症史，因反复中风（脑梗塞）致语言困难，饮水发呛，经输液、中药及针灸等治疗，效果不显，遂来求治。查体见语言困难，吐字不清，语音低钝，吞咽呛咳，精神呆板，反应迟钝，舌体活动不灵活，双侧肢体轻瘫，舌质暗苔白厚腻，舌底脉络怒张，脉弦滑。

西医诊断：脑梗塞，假球麻痹，高血压病3级，高脂血症。

中医诊断：中风，喑痱。辨证属正气不足，阴虚风动，清浊相干，痰浊内阻清窍。心神失主，故见神呆；关窍不利，故语言困难、饮水发呛等。

治法：升清降浊，去菀陈莝。

处方及操作：在针刺治疗中风偏瘫的同时，加舌针及咽后壁点刺。满刺全舌，重刺舌尖，轻刺舌根；金津、玉液用三棱针点刺出血约3mL以重泻瘀浊；舌下穴轻快针刺，不留针。操作完毕，患者即感语言畅利。治疗10疗程，语言及吞咽功能均明显改善，偶有呛咳。继续治疗10次，达临床痊愈。

病案6

李某，男，65岁，2003年1月6日初诊。

主诉：右肢活动不利伴失语3个半月。

现病史：2002年10月16日晚10点睡觉前无明显诱因自觉脑部不适，随即右肢力量全无，失语，继而陷入昏迷，急送某医院。查血压230/100mmHg，头颅CT示左基底节出血，破入侧脑室、第3、第4脑室。行脑室外引流减压术，术后清醒，遗有失语，伸舌偏右，右肢肌力0级。继续住院治疗2月，诸症好转出院。遂来武教授门诊治疗。

既往高血压史10年，血压最高280/100mmHg，间断口服降压药。

查体：血压160/90mmHg，混合性失语，强哭强笑，偏瘫步态，左颞侧颅骨缺如，右中枢性面瘫，伸舌右偏，右肢肌力3级，肘、腕、指关节挛缩屈曲，足下垂并内翻，感觉正常，腱反射活跃，右霍夫曼征（+），右巴宾斯基征（+），舌红，苔黄腻，脉弦滑。

西医诊断：脑出血术后。

中医诊断：中风（中脏腑转中经络）。窍闭虽开，神失其用，神不导气，阴阳失衡。

治法：通督调神，平衡阴阳。

处方及操作：上星透百会、印堂，平补平泻；完骨（双）直刺，施小幅度、高频率捻转补法，持续20秒；巨刺颔厌，捻转泻法1分钟；颧髎、巨髎、禾髎、地仓、颊车直

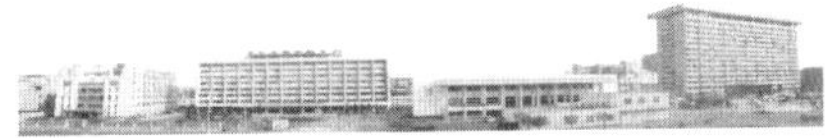

刺，提插泻法；上廉泉斜刺，捻转泻法；舌根、舌尖、舌下穴点刺；极泉（原穴沿经下移2寸）、尺泽直刺，提插泻法，引发上肢及手指自然伸展；肩髃、肩内陵、肩外陵、肩前、抬肩仿扬刺法，均向三角肌下方斜刺，要求见三角肌小幅度跳动；曲池、手三里、外关、合谷、四渚直刺，提插泻法，要求前臂及五指伸展；复溜、照海直刺，提插补法，大钟提插泻法，使患足背伸；血海、梁丘、四强直刺，提插补法，使股四头肌抽动；足三里直刺，提插补法，使针感传至2、3、4趾；丰隆直刺，提插补法，针感传至足趾，并见足轻微背屈；足临泣直刺，提插补法，使足背曲。除舌针、极泉、尺泽、复溜、照海不留针外，余穴留针30分钟，每日针刺1次，6天一疗程。未配合其他疗法，仅嘱加强肢体被动运动，适当主动运动，保持肢体功能位。2疗程后患者强哭强笑好转，语言仍欠利，右鼻唇沟稍浅，右肢肌力3+级，肘、腕、指关节无明显挛缩，足下垂、内翻减轻，去颊车，以太溪代替照海（操作及要求针感同照海）。继针2疗程，患者部分运动功能恢复，被动运动无抵抗，继续康复治疗。

【按】武连仲教授巧妙辨识神在中风病各个时期的特有变化，权衡治瘫亦治挛，注重整体，明辨局部，将神气、阴阳、缓急、刚柔、清浊之辨证方法及“神－脑－心－肾－督”轴心论运用于中风病的治疗，或醒脑开窍，或通督调神，或通窍活络，或开窍启闭，或升清降浊，准确辨病辨证，科学配方选穴，加之针刺手法高超，获得独特得气针感，从而取得良效。

二、周围性面瘫

病案1

郑某，男，38岁。于2007年8月30日初诊。

主诉：右侧口眼㖞斜4天。

现病史：5天前无明显诱因突发右侧耳后疼痛，次日晨起后发现右眼闭合不全，口角漱口漏水，伴面部板滞不适。

查体：右侧额纹变浅，右眼闭合不全，右鼻唇沟变浅，鼓腮右侧漏气，伸舌略左偏，右乳突下有压痛，外耳道内未见疱疹，舌淡，苔薄黄，脉弦紧。

西医诊断：面神经炎。

中医诊断：卒口僻（初期）。

治法：疏风散邪。

处方及操作：取风池（双侧，泻法）、颔厌（左）、巨髎（左）、右侧头临泣、阳白、攒竹（向外上方斜刺）、下关（向下刺，经筋刺）、颊车、颧髎、地仓。每日1次，针刺6次后，即可见右眼闭合完全。共针刺12次，面部外观恢复正常，诸症消除。随访半年无复发。

病案2

陈某，女，40岁。与2001年5月25日初诊。

主诉：口眼㖞斜40天。

现病史：患者于40天前无明显诱因突发右眼闭合不全，口角歪斜，曾在外院行抗病毒及激素药物治疗，效果不明显。

查体：右眼睑闭合不全，额纹消失，鼓腮、抬眉、示齿不能，伸舌左偏，舌红，苔薄黄，脉弦略数。

西医诊断：面神经炎

中医诊断：卒口僻（中期）。

治法：疏通经络，清泻阳明。

处方及操作：先取健侧颔厌、巨髎，再取患侧攒竹，向外上方斜刺，翳风、太阳、眉冲、阳白、四百、迎香、口禾髎、地仓、颊车，均施泻法；下关施经筋刺法，即向下刺；大迎穴施泻法；最后泻健侧合谷。针刺6次后，可见少许额纹，右眼已能闭合。再针6次后，可见右眼闭合完全。再针10次后，患者痊愈。

病案3

于某，男，58岁。于2002年10月16日初诊。

主诉：口眼㖞斜6个月。

现病史：患者6个月前因受风后突发右眼闭合不全，口角歪斜，曾于外院予激素、抗病毒药治疗，效果不明显。又于外院行针灸、拔罐治疗，效果不理想。遂来武教授门诊求治。

查体：右侧不能展眉，右眼闭合不全，流泪，右鼻唇沟变浅，示齿不能，右面联带运动（+），右侧面颊部肌肉轻度萎缩。

中医诊断：卒口僻（后期）。

治法：调合营卫，养血荣筋。

处方及操作：巨刺健侧颔厌、巨髎，患侧取头临泣、阳白、下关等，面颊局部皮部毛刺（从地仓至牵正之间，迎香至下关之间，两针间隔0.5~1寸，多针浅刺，交错成片），远端配双侧阴郄（补法）。治疗10次后，抬眉可见右额少许皱纹，右眼裂缩小。又治疗20次后额纹对称，眼睑完全闭合，鼻唇沟对称，面部表情功能基本恢复正常。

病案4

王某，女，38岁

主诉：右口眼歪斜2个月。

现病史：患者2个月前无明显诱因突发右口角歪斜，不能闭眼、皱眉、示齿，无耳后痛及疱疹，在外院针刺、拔罐后好转不明显，遂来我院求助于武教授针灸治疗。

查体：右口角低垂，右侧不能抬眉、示齿、鼓腮，闭右眼露白睛约0.5cm，右额纹消失，右鼻唇沟略浅，右眼多泪。无耳后痛及疱疹，无舌体麻木及味觉异常，无听力减退。右面部皮肤粗糙，肌肉轻度萎缩，右贝尔征（+），右鳄鱼征（+），右联带运动（+），右眉弓反射（+），舌暗紫有瘀斑。

西医诊断：面神经炎。

中医诊断：卒口僻（中后期）。

治法：调合营卫，养血荣筋。

处方及操作：治疗先巨刺，取健侧颔厌、巨髎，再取患侧翳风、四白（行提插手法，要求胀、麻、串针感）、头临泣、攒竹（向外上方斜刺）、阳白、从白、鱼腰、瞳子髎、颧髎（向外斜刺）、下关（经筋刺，在下关前下向下斜刺）、地仓透颊车（大幅度提插泻法）、口禾髎、迎香、夹承浆（平承浆，口角直下）、大迎等平补平泻，再针健侧合谷

（提插泻法），留针 30 分钟。右下眼睑攀刺。针刺 6 次后患者右睑基本闭合，右额纹尚浅。继而采用下针上刺法，即右眼睑以上毛刺，右眼睑以下仍用经筋刺，去翳风，另加口牵正（地仓与迎香连线，近迎香 1/3 侧）、夹颐（颏肌外缘中点，刺向颏肌下）等，远端配阴郄。复针 6 次后可含水漱口，继而患侧全部施用毛刺法，交替应用远端神门、阴郄。继针 6 次，仅微笑时见口角略显不对称，再经 6 次治疗后面部功能基本恢复。随访半年无复发。

【按】面瘫是针灸治疗的常见病种，武连仲教授治疗面瘫强调辨证论治，根据患者面瘫发病时期、症状特点、病邪位置及病机的不同，分为三期治疗，采用不同的穴位及手法。早期以疏风散邪为主，选取双侧风池；恢复期清泻阳明，远端配双侧合谷；后期营卫失和，虚中夹实，筋惕肉瞤，倒错痉挛，局部干涩拘紧，表情肌萎缩塌陷，治以调和营卫，养血柔筋，局部毛刺，远端选配阴郄、神门。以上 4 例从不同方面体现了武连仲教授辨证治疗面瘫的特点。

三、失眠

病案 1

李某，女，中学生，于 2000 年 11 月 23 日初诊。

主诉：失眠 2 个月。

今年因临近高考，学习压力大，精神紧张而致入睡困难。初服安定片、安神胶囊等尚能入睡；近来失眠加重，虽加量服用上述药物亦仅能短暂入睡，晨起时觉头昏神倦，遂来求治。症见神倦眼红，舌尖红，脉细数。

中医诊断：不寐。证属心肾不交，心火亢盛，阳不入阴。

治法：重泻心火，交通心肾。

处方及操作：予以舌针治疗，重刺舌尖；金津、玉液丛刺（数针合并成一丛点刺，使少量出血，且不会穿透血管）；轻刺舌根；舌下穴深刺留针 30 分钟，嘱患者静心养神。留针期间即有短暂睡眠。针毕嘱减少安眠药用量。次日复诊时神清气爽，诉昨晚仅服安定 1 片，睡眠较好。仍守上法共针治 4 次，获愈。

病案 2

张某，女，25 岁，于 2007 年 1 月 29 日初诊。

主诉：失眠 1 年余。

患者 1 年多来不易入睡，睡而易惊，多梦，尤其后半夜毫无睡意，有时彻夜不寐，伴心悸、胸闷、烦躁不适等，服安定等药无明显效果。舌红，苔薄，脉细数。查体未见异常。

西医诊断：顽固性失眠。

中医诊断：不寐。证属心火亢盛。

治法：清心泻火，安神定志。

处方及操作：采用五心穴治疗，配郄门、丰隆，针刺得气后留针 30 分钟。每天 1 次，12 次为 1 疗程。治疗 1 周，患者情绪好转，睡眠时间延长。继续治疗 3 疗程，睡眠恢复正常。随访 6 月，未见复发。

【按】武教授重视神的生理病理，针对辨证结果清心泻火，应用调神针法。以上病例

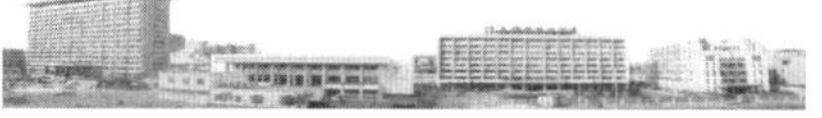

又可窥知五心穴峻泻心火之效。

四、特发性震颤

病案 1

冯某，女，27 岁，教师。于 2007 年 7 月 16 日初诊。

主诉：右侧肢体颤动 3 年余。

患者因工作压力过大突发右侧肢体不自主震颤，运动时发作，静止时减轻，睡眠时消失，精神紧张时加重，经多方治疗无效。

查体：右侧肢体肌力和感觉正常，生理反射存在，病理反射未引出。行颅脑、颈椎 CT 和上下肢肌电图检查，未见异常。舌红，苔薄黄，脉弦紧。

西医诊断：特发性震颤。

中医诊断：颤证。证属窍闭神妄。

治法：清心开窍。

处方及操作：选用五心穴，配上星透百会、印堂、郄门、丰隆，得气后留针 30 分钟；患侧下极泉（极泉下 1.5 寸）、复溜均施提插手法，激发经气。每天 1 次，12 次为 1 个疗程。针刺 6 次后效果初现，1 个疗程后震颤明显减轻，继续治疗 4 疗程后基本正常。随访 3 个月，病情未复发。

病案 2

李某，女，46 岁，于 2006 年 5 月 20 日初诊。

主诉：全身不自主震颤多年。

患者自述 20 年前因孩子早亡，过度悲痛导致全身不自主震颤多年，多汗，多梦易醒，睡时震颤减少。近 2 个月全身震颤症状加重，双腿震颤致难以站立，多次跌倒。就诊时患者情绪极度紧张，言语失措，额部汗出不止。

西医诊断：特发性震颤，焦虑症。

中医诊断：颤证，郁证。

治法：清心开窍，醒神解郁。

处方及操作：取上星、印堂、五心穴、丰隆、鸠尾。五心穴采用重泻法。每日针刺 1 次，12 次为 1 个疗程。针刺 1 次后患者震颤明显减轻，走路平稳，情绪明显好转。第 2 次针刺，效不更方，继续采用五心穴治疗，添加颔厌、血海、足三里，手法采用轻泻法，患者回馈震颤基本消失。依法针刺 1 周后患者症状基本痊愈，未再复发。

【按】特发性震颤（Essential Tremor，ET）又称家族性震颤，是一种原因未明的具有遗传倾向的运动障碍性疾病。震颤是本病的唯一临床症状，表现为姿势性或动作性震颤，常累及一只手或双手或头部，无全身或其他神经系统阳性体征。病因不明，确切病理机制尚未明确，缺乏理想治疗方法。武连仲教授认为特发性震颤属于中医风证，具有动、摇、振、颤特征，经过多年临床实践与分析总结，认为特发性震颤的病机在于“窍闭神妄”，神明则治，神妄则乱，神气逆乱，而见震颤。治疗上认清病机，充分发挥治神特色，独创“五心穴”，清心开窍，醒神调气，再根据辨证配伍化痰降浊、疏利肝胆、升清降浊之法，疗效显著。

五、痉挛性斜颈

病案 1

李某，女，38 岁，于 2010 年 5 月 20 日初诊。

主诉：左侧颈部肌群阵发性不自主收缩 3 月余。

现病史：患者于 3 个月前与家人发生争吵后出现左侧颈部肌肉阵发性不自主收缩，引起头向左侧扭转，走路时常用手托住颈部，精神紧张或情绪激动时加重，劳累后亦明显，睡眠症状减轻。曾在当地省级医院就治，诊断为痉挛性斜颈，给予药物治疗，未见明显好转，遂来我院就诊。

查体：患者强迫体位，双瞳（-），眼球运动灵活，无复视及眼颤，视野无缺，头向左侧后方倾斜，局部肌肉痉挛，双侧颈肌张力增高，感觉系统检查正常，四肢肌力 4 级，生理反射存在，病理反射未引出。肌电图示左背阔肌、胸锁乳突肌肌纤维震颤。自带头颅 MRI、颈椎 CT，未发现异常。

西医诊断：痉挛性斜颈。

中医诊断：痉证。

治法：开窍醒神，顺气理筋。

处方及操作：患者取仰卧位，主穴取五心穴，即人中双侧劳宫、双侧涌泉。人中向鼻中隔方向斜刺 0.3～0.5 寸，行雀啄泻法，以眼球湿润、流泪或手心、额头出汗为度；劳宫直刺 0.3～0.5 寸，行提插泻法；涌泉直刺 0.5～0.8 寸，行提插泻法。配穴取上星、百会、印堂、郄门、少府、颈臂、人迎、天鼎，以颈臂为重点。颈臂与传统取穴方法不同，在平第 4 颈椎棘突下，斜方肌前缘与喉结后缘连线中 1/3 与后 1/3 交点处。针尖直对椎体，直刺 1 寸，小幅度提插寻求针感，针感可窜向肩臂及胸内，1 次窜动即可，不可窜动过多。待针刺得气后，留针 30 分钟，每天 1 次，10 次为一疗程。针刺 1 个疗程后，患者症状明显好转，手扶头可以使头保持中立位。继续治疗 3 个月，诸症消失，头项活动自如。随访半年未复发。

病案 2

吴某，男，42 岁，于 2007 年 1 月 12 日初诊。

主诉：头向左扭转 18 个月，颈、肩部疼痛 2 个月。

现病史：于 2005 年 4 月因工作劳累突然出现颈项不舒，颈部向左侧转动不利，呈进行性加重，于 2005 年 6 月颈项固定向左扭转，不能保持常位。曾于当地服用中药、西药，接受针灸、按摩、气功、小针刀、温针等治疗，均无明显疗效。刻下患者颈项向左扭转，伴颈、肩疼痛，表情痛苦，心情烦躁，精神紧张或情绪激动时症状加重，睡眠时症状减轻，无头晕头痛，四肢活动自如，纳呆，寐欠安，二便尚可，舌质紫暗，苔灰腻浊。

查体：内科检查正常。神经系统检查：双瞳（-），眼球运动灵活，无复视及眼颤，视野无缺损，肌肉无萎缩，右胸锁乳突肌、右斜方肌肌张力高，右胸锁乳突肌肥大，颈部左侧可触及结节，四肢肌力 4 级，病理反射未引出，感觉系统检查正常，脊柱间接叩击试验（-），臂丛神经牵拉试验（-），颅 CT 检查正常，颈椎 MR 检查正常。肌电图示左侧胸锁乳突肌痉挛。

西医诊断：痉挛性斜颈。

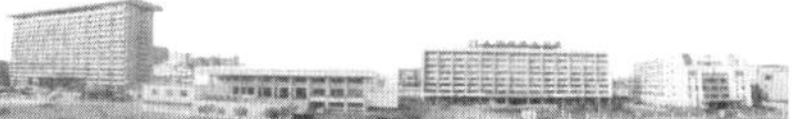

中医诊断：痉证。湿热阻窍，窍闭神妄。

治法：开窍顺筋，开结散聚。

处方及操作：主穴取“五心穴”，配穴取印堂、上星、百会、颔厌、郄门、丰隆、人迎、颈臂，并在右侧胸锁乳突肌肥大处扬刺。五心穴针刺操作同病案1。颈臂穴要求有窜动针感，郄门、丰隆行提插泻法。上星透百会，印堂直刺。治疗1个月，症状明显好转，手扶头可以使头保持中立位；针刺2个月，头可保持正常位置，颈部硬结消失；治疗3个月，诸症消失，头项活动自如，痊愈回乡。随访半年，未复发。

病案3

赵某，男，17岁，于2007年2月26日初诊。

主诉：颈部不自主向右抽动半年。

现病史：患者于2006年9月无明显诱因突发头项向右侧抽动，偶向左侧抽动，每天发作五六次，紧张时可诱发或症状加重，抽动多发生于早晨、晚间。曾服用中药、西药治疗无效，症状进行性加重，遂慕名前来就医。刻下患者神清，表情痛苦，消瘦身疲，头向右阵发性抽动，精神紧张或情绪激动时症状加重，休息、睡眠时症状好转，四肢活动自如，纳可，寐安，便溏，舌红，苔薄，脉沉细。

查体：内科检查正常。神经系统检查：双瞳（－），眼球运动灵活，无复视及眼颤，视野无缺损，颈抵抗（－），肌肉无萎缩，右胸锁乳突肌、右斜方肌肌张力高，颈部右侧可触及结节，有压痛，四肢肌力4级，病理反射未引出，感觉系统检查正常，脊柱间接叩击试验（－），臂丛神经牵拉试验（－），颅CT检查正常，颈椎X线检查正常。肌电图示：右侧胸锁乳突肌不易放松，并多项电位增多。

西医诊断：痉挛性斜颈。

中医诊断：痉风。窍闭神妄，肝肾亏虚，阴虚筋燥，肾水亏于下，虚风上扰。

治法：开窍顺筋，通经散结，滋补肝肾。

选穴处方及操作：主穴取五心穴，配穴取印堂、上星、百会、郄门、丰隆、人迎、颈臂、太溪、复溜、照海，并在右侧胸锁乳突肌扬刺。太溪、复溜、照海行提插补法，余穴针刺手法同案例1。治疗半个月，症状明显好转，每日抽动一二次；针刺1个月，头可保持正常位置，诸症消失，头项活动自如。随访3个月，未复发。

病案4

葛某，男，37岁，2007年3月2日初诊。

主诉：躯干及头颈部向左扭转4月余。

现病史：患者于2006年12月无明显诱因突发躯干及头颈部向左扭转，睡眠时减轻，随意运动和情绪激动时加重。曾赴沈阳、北京等各大医院诊治，无明显效果。

查体：躯干向左扭转，脊柱向右侧弯，两侧胸锁乳突肌肌肉拘急，右侧强于左侧，部分颈项小肌肉有条索结节状，右手强迫性握于右头部以控制体位，舌淡，苔白滑腻，脉弦滑。辅助检查：除颈椎轻度增生外无其他异常。

西医诊断：痉挛性斜颈。

中医诊断：痉症，证属痰湿郁结。

治法：开窍醒神，化湿散结。

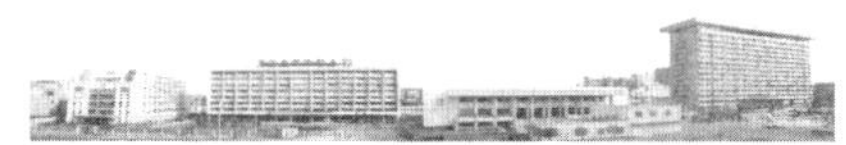

处方及操作：选用五心穴，配以上星透百会、印堂、天柱、外天柱（天柱旁五分）、前廉泉、肩井、曲垣、丰隆，局部主要在胸锁乳突肌和结节条索处针刺。得气后留针30分钟，每天1次，12次为1疗程。治疗1疗程后躯干扭转恢复正常，颈部扭转好转，右手只需扶于颏部。治疗2月后颈部扭转恢复正常，残留部分条索块。巩固治疗1疗程后条索结节状减轻，并接近正常。随访3月未见复发。

【按】痉挛性斜颈是一种以颈肌阵挛和肌张力异常为特征的疾患，主要累及颈部肌肉，以胸锁乳突肌、斜方肌、颈夹肌受累明显。因颈部肌肉不随意性持续强直或阵挛性收缩，而产生头和颈部的异常姿势，例如旋颈、颈侧倾、颈前屈、颈后仰或几种异常的姿势混合在一起。肌肉呈强直性收缩者则呈现反复阵挛样跳动式痉挛，患肌可肥大，伴有颈项部疼痛。因颈肌张力障碍致对侧肌肉的拮抗作用，可出现周期性头颈短暂抽搐或震颤，可因情绪激动而加重，睡眠中完全消失。武连仲教授经过多年临床实践，对本病的认识和治法有独到的见解。他认为“窍闭神妄”为其根本病机，神气妄动，颈部经筋结聚无常，拘挛弛纵混乱，则发为本病。从病因、病证、病机等方面对痉挛性斜颈进行辨证分析，独创以“开窍顺筋”法为主、针刺“五心穴”治疗痉挛性斜颈的方法。五心穴既可开窍醒神，又能清心安神，也能通窍调神，使神气宣畅，平抑缓急，救逆顺筋，调整脑对神气的支配作用。配合通经散结法、消瘿除聚法、强督振颓法、滋阴息风法、降浊涤痰法等，临床治疗200余例各型痉挛性斜颈患者，病愈率达十分之五六。武教授是国内外运用针灸治疗本病的开拓者总结出一套完整的中医辨证治疗体系，疗效显著、安全易行、颇受业界及患者推崇。

六、抽动秽语综合征

毛某，男，12岁，1992年4月16日初诊。

主诉：头面部不自主抽动1年余。

现病史：患儿一年前始见挤眼、努嘴，渐至摇头、扭脖，发作频繁，紧张时尤甚，入睡即止。近半年来喉中常发“嗯、嗯”声，精力不集中，学习成绩日下，曾服卡马西平等药，虽暂时控制，但停药益甚。且形瘦憔悴，神疲舌颤，脉细数。

西医诊断：抽动秽语综合征。

中医诊断：振掉。证属脑髓空虚，神失充养。

治法：通督调神，益阴补髓。

处方及操作：治取上星、印堂、百会、后顶、廉泉、曲池，皆用补法。针治7次后症状明显减轻，20次后基本痊愈，以后每周针2次，巩固治疗月余而康复。

【按】对同属于风证的抽动秽语综合征，武连仲教授认为“虚则少阴，实则阳明”。先天不足，髓海失充而致心肾两亏之虚证，责之于少阴，而饮食失节，胃肠积热乃致实证，责之于阳明，故采用虚则补肾养心，实则清泄阳明的法则治疗此病，得到满意的疗效。本例属虚，故取印堂、上星、百会、后顶调督脉，益神志；配手阳明之合穴曲池，旨在扶助正气，疏理面颊经筋以止抽动；廉泉系任脉与阴维之会穴，足少阴之结，可益阴增髓，润喉利咽，兼止怪声。

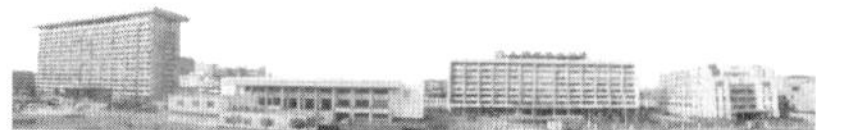

七、痛证

病案 1

徐某，男，29 岁，于 1999 年 11 月 8 日初诊。

主诉：外伤后右下肢疼痛 2 个月，以右足为重。

现病史：患者于 2 个月前被利刃刺伤右臀部，伤口深达 20cm，后右足跟腱处被车门挤压，曾在市某医院先后两次手术治疗，右下肢膝关节以下仍疼痛难耐，疼痛性质以刺痛为主，夜间更甚，彻夜难眠，每日需肌注强痛定止痛，被家人背来门诊。

查体：右臀部以环跳穴为中心留有两条交叉的手术缝合口，长度分别为 20cm 和 30cm，右下肢肌力 4 级，肌肉萎缩，右膝腱反射（++），右足下垂，背屈不能，右跟腱反射（+），右足部浅感觉减弱，病理征（-），舌质暗红，边有齿痕，苔白腻，脉弦。

诊断：痹证。

治法：通经止痛，活血祛瘀。

处方及操作：取地机、复溜、照海，提插泻法，有窜动感后抽针。续取人中、上星，施雀啄泻法。委阳、足三里、梁丘、陷谷透涌泉，捻转提插泻法，得气后留针 30 分钟，每日 1 次。

中药处方：蜈蚣 3 条，没药 6g，血竭 10g，牛膝 30g，路路通 15g，独活 15g，柴胡 20g，防风 15g，防己 15g，当归 15g，川芎 20g，延胡索 10g，姜黄 10g，全蝎 10g，僵蚕 10g，莪术 10g。每日 1 剂，水煎服。

针药并用治疗 3 次之后，患者已停用止痛针，疼痛可以耐受，夜间得以间断睡眠，1 周后可放弃拐杖，但仍跛行。坚持治疗 1 个月，疼痛基本消失。

【按】该患者为外伤后腓总神经损伤，表现为腓总神经分布区的运动及感觉障碍，有明确的外伤史，疼痛以刺痛为主，较剧烈，夜间痛甚，因疼痛而出现废用性萎缩。武教授诊为“瘀血导致痹兼痿证”，治疗以活血祛瘀、通经止痛为主。地机为脾经郄穴，辅以复溜、照海，用泻法，取窜动抽针感，以达通经活血之效；人中、上星为督脉穴，取通督调神、止痛之义；委阳、足三里、梁丘乃依《内经》“治痿独取阳明”之大法；陷谷透涌泉为治疗足下垂之经验穴。配合通经活络化瘀止痛之中药，针药并行而获痊愈。

病案 2

陈某，女，50 岁，于 1999 年 9 月 6 日初诊。

主诉：左季胁部疱疹伴疼痛月余。

现病史：患者 1 个月前无明显诱因左季胁部出现疱疹，经口服抗病毒之西药及清热解毒之中药后，疱疹已结痂，但左季胁部疼痛仍无减轻，需持续服用止痛药。

查体：左季胁部斑点状色素沉着，舌质暗红，苔薄黄，脉弦数。

西医诊断：带状疱疹后遗神经痛。

中医诊断：火丹后遗血痹。

治法：活血化瘀，通络止痛。

处方及操作：先取左季胁疱疹色素沉着局部刺络拔罐，从头至尾（靠近脊柱侧）依次拔 3 个小罐，出血 5～10mL。起罐后针刺疱疹相应阶段的华佗夹脊穴，远端辅以支沟穴，使针感向病所放散，留针 20 分钟。该患者连续针 3 次，不药而愈。

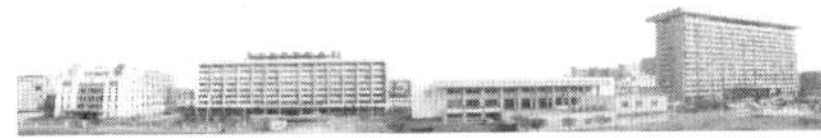

【按】武连仲教授认为，带状疱疹后遗神经痛病位在“皮部”，因以疼痛为主症，故应诊为“皮痹”；病因为“瘀血阻络”，也可诊为血痹。治疗以局部刺络拔罐、通经散瘀为主，取相应阶段的夹脊穴，务求气至病所，以疏通局部经气。季胁归肝胆所属，手足少阳同气相通，故远端取手少阳经经穴支沟，施手法使针感放散至季胁部，取其清利三焦、行气止痛之义，以刺络配针。治疗 3 次，痛苦豁然而解。

病案 3

张某，女，47 岁，工人，于 2004 年 5 月 17 日初诊。

主诉：右肩臂痛 2 月余。

现病史：2 个月前无明显原因出现右肩臂疼痛不止，遇阴天及夜间加重，抬举困难，臂外展及后背时尤为困难。曾到某医院针灸及烤电等治疗，症状未见明显减轻。月经正常，饮食可，二便通。舌尖红，苔白略腻，脉弦细。

查体：右肩部有广泛压痛。

西医诊断：肩周炎。

中医诊断：肩凝症。辨证属体质素虚，卫外不固，外感风寒湿之邪稽留经络关节之中，阻滞气血，运行不畅，致肩臂疼痛，抬举困难。

治法：阻力针止痛法。在其右肩部找最痛姿势的最痛点，刺至疼痛的深处，向一个方向捻转，使肌纤维缠绕滞针，在肩背运动时，施以雀啄泻法，以达到宣通气血、止痛缓急之目的。针 3 次后症状明显缓解，针 10 次后痊愈。

病案 4

陈某，女，69 岁，于 2004 年 11 月 23 日初诊。

主诉：左侧面痛 20 余日，近 3 日加重。曾接受针灸、封闭治疗，均未能缓解。就诊时患者痛苦面容，诉下颌、左口角间断疼痛，如电击，可放射至眼眶，不可触摸，说话亦可引发疼痛，不能进食，亦影响睡眠。近 3 日无大便，小便正常。

查体：血压 175/90mmHg，心肺正常，舌嫩红，苔薄黄，脉弦。

西医诊断：三叉神经痛。

中医诊断：面痛（胃火冲逆）。

治法：调神通络。

处方及操作：取上星、印堂、颈臂（双侧）、四白（左侧）、太阳（双侧）、下关（左侧）、上廉泉、郄门（双侧）、通里（双侧），行提插泻法。每日 1 次，留针 30 分钟，两周为一疗程。

留针时患者即安然入睡。二诊时患者自诉白天疼痛明显减轻，可进流质。不触不痛，仍一触即痛，晚上可入睡，但亦可痛醒。三诊时疼痛比二诊时减轻，但不能漱口，不可触摸。夜里基本正常入睡，效不更方，去上廉泉，余穴同前。针刺 12 次后患者痊愈。随访半年，未再复发。

病案 5

夏某，男，65 岁，于 2009 年 7 月 15 日初诊。

主诉：左侧腰、臀部及下肢疼痛 1 年余。

现病史：患者近 1 年来左侧腰、臀部及下肢疼痛，平躺缓解，弯腰、咳嗽时加重。曾

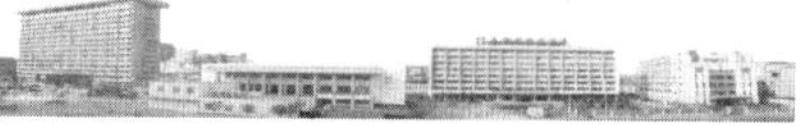

服用中药、西药并接受推拿治疗，症状减轻。就诊5天前因受凉左下肢疼痛加剧，从腰骶部向大腿后侧、小腿后外侧放射性疼痛。

查体：腰4、5椎体旁压痛明显，坐骨孔处有明显压痛并向下肢放射，腘窝及腓肠肌处有明显压痛，左膝腱反射减弱，左跟腱反射消失，麦氏试验（+），左直腿抬高试验（+）。

西医诊断：坐骨神经痛。

中医诊断：踝厥。

治法：通经止痛。

处方及操作：患者取侧卧位，健侧肢体在下并伸直，患侧肢体在上并微屈，取腰部压痛点、委阳、飞扬、跗阳、承山、昆仑，均直刺1~1.5寸，秩边直刺3~4寸，采用提插捻转泻法，使患者有窜动抽动感，向下放射到足外侧或足跟。留针30分钟，每隔10分钟行针1次。每天针刺1次，10天为1疗程。1个疗程后疼痛明显减轻。为巩固疗效，继续针刺1个疗程，症状消除，活动自如。半年后随访，未复发。

病案6

某男，36岁，干部，2004年9月10日初诊。

主诉：右肘疼痛6个月。

患者平素少劳多逸，半年前搬家时用力过猛，随即右肘尖高骨处微痛，日渐加重，微有肿胀，压痛明显，持物不能。曾行针灸及热敷，效不显著。纳可，二便调，舌苔白，脉沉弦。

西医诊断：网球肘。

中医诊断：骨痹。证系不内外因损及经络，阻滞不通。

治法：通经止痛。

处方及操作：取颈臂穴，施提插手法，使窜动抽针感传到手臂，3次则愈。嘱注意右臂勿用力过猛，否则易复发。

八、癔病

病案1

何某，男，23岁，1992年7月20日初诊。

主诉：双下肢瘫痪1天。

现病史：近2年来，患者每受精神刺激即感足胫无力而瘫痪，曾卧床数日至数月方愈。昨又发作，今被家人抬至诊室。诊见表情淡漠，呼之能应，除双下肢不能自主运动外，无其他症状和阳性体征，舌红，苔薄黄，脉细数。

西医诊断：癔病性瘫痪。

中医诊断：百合病。

治法：开窍醒神，通经导气。

处方及操作：先刺大陵、人中，施雀啄手法；继刺委中、太溪，令针感向脚趾走窜，使小腿抖动弹起。针毕即行走如常。

病案2

贾某，女，25岁。入院日期1980年12月28日。

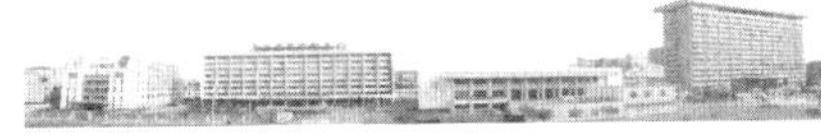

主诉：因呼吸急促，张口抬肩一天发作入院。

患者无气管炎及哮喘史，发病前曾与其母发生口角，后即觉胸满憋气，喘促不止，于12月28日11时来我院急诊而收入院。查神清，呼吸急促，张口抬肩，呼吸音清，未闻哮鸣音及湿啰音。

诊断：癔病性哮喘。

治法：开窍醒神，宽胸和气。

处方及操作：先刺内关、人中，内关直刺0.5～0.8寸，行提插泻法；水沟穴向鼻中隔方向斜刺0.3～0.5寸，施雀啄手法；继刺膻中、列缺，提插泻法。留针15分钟后，哮喘即缓解。住院1周，未再复发，痊愈出院。

病案3

患者，女，25岁，已婚，2009年12月3日就诊。

主诉：右下肢疼痛2月余，加重1周。

现病史：患者自述于2月前夜晚睡眠时感寒，后自觉右腿疼痛不舒，活动后可稍缓解，常因紧张、劳累、寒冷诱发，反复发作。近1周病情加重，右下肢站立行走时广泛酸胀疼痛，不能着地，被动蜷缩位，疼痛部位指认不清，坐卧休息时疼痛消失，就诊时神清，精神亢奋。

查体：患肢皮色、皮温正常，无萎缩，无压痛、叩击痛，触觉正常，腰部未见畸形，无压痛、叩击痛。直腿抬高试验（－），“4”字试验（－），凯尔尼格（Kernigsign）征（－），脊椎间接叩击试验（－），腰椎CT示：腰椎骨质间盘无异常。舌淡苔白，脉沉细。

武连仲教授检查后认为，可除外原发与继发性坐骨神经痛。考虑可能为癔病，可做诊断性治疗。

治法：开窍醒神，疏通经络。

处方及操作：取双侧内关、水沟，患侧地机、委中。内关直刺0.5～0.8寸，行提插泻法；水沟穴向鼻中隔方向斜刺0.3～0.5寸，地机直刺1～1.5寸，委中直刺1～1.5寸，均行提插泻法，以肢体抽动两次为度。起针时独留水沟，再行雀啄泻法，以面色潮红为度，然后嘱患者下诊床活动，之后起针。患者发觉疼痛完全消失，行走自如。经过上述治疗，武老确诊为癔病性腿痛。随诊近2月，未复发。

病案4

焦某，男，28岁，工人，住院号10227。

主诉：全身阵发性扭曲卷缩3个月。

现病史：患者3个月前因与厂领导发生争执而昏厥，出现抽搐，身体扭转卷曲，拘紧，头向左后偏，右手后背，持续2～3分钟后复原。以后经常发作，每日3～4次，虽经多种治疗，反而发作日频而来门诊，收入病房。

查体：神经系统检查无阳性发现，脑电图正常。

诊断：癔病性扭转痉挛。

治法：醒神开窍。

处方及操作：取人中、风府、内关等穴。人中行雀啄泻法，不留针；风府行提插泻法，不留针；内关行捻转提插泻法。每日1次。1周后发作减少，每2～3日一次，治疗

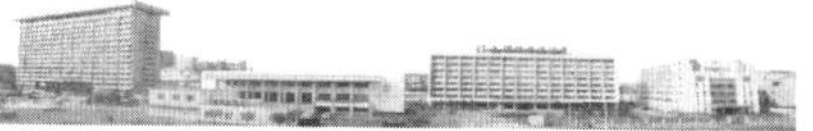

40 天后症状消失。住院观察 2 个月，未复发而出院。

【按】武连仲教授根据癔病的病机和辨证特点，制定了标本同治的原则，采用开窍醒神的组穴以治其本，同时又针对症状的部位和归经，采用循经、局部取穴以治其标，并强调激发经气、气至病所。如此导气通经，使神清气顺，则疾病立除。

论　　著

一、论文

[1] 武连仲，张庆年．针刺治疗癔病的探讨．天津中医学院第一附属医院院刊，1984，(Z1)：29－31，76.

[2] 武连仲，李慧敏，康凌．针刺治疗抽动－秽语综合征 156 例报告．中医杂志，1993，34（7）：423－424.

[3] 张存生，周继曾，武连仲，等．针刺治疗假性延髓麻痹 325 例临床研究．中国医药学报，1995，10（2）：18－19.

[4] 武连仲，周新，吕风呈，等．2134 例痛症的针刺疗效及适应证分析．天津中医学院学报，1997，16（2）：23－24.

[5] 武连仲，侯庆，周新．针刺治疗血管性痴呆的临床研究．中国针灸，1998，(12)：733－734.

[6] 李慧敏，李军，武连仲．针刺治疗血管性头痛的临床观察．针刺临床杂志，1998，14（11）：10－11.

[7] 李慧敏，李军，武连仲．针刺对血管性头痛患者颅底脑血流的影响．中国针灸，1999，(8)：489－490.

[8] 刘慧琴，吴洲红，武连仲．针刺五心穴治疗痉挛性斜颈 50 例．中国中医药科技，2000，16（1）：72.

[9] 赵晓峰，王元，武连仲．针刺治疗中风性假性延髓麻痹 56 例．江苏中医，2000，21（1）：30.

[10] 张吉玲，武连仲．武连仲教授治疗脑病经验．中国针灸，2000，(1)：55－57.

[11] 黄元芳，武连仲．武连仲教授治疗脑病特色举隅．针灸临床杂志，2000，16(8)：4－5.

[12] 戢炳金，武连仲．武连仲教授舌针浅识．天津中医，2001，19（1）：10－11.

[13] 陈元秀，赵晓峰，武连仲．针刺治疗更年期综合症 300 例临床研究．天津中医学院学报，2002，21（2）：20.

[14] 解越，武连仲．武连仲教授治疗精神障碍临证撷菁．中医药学刊，2002，20(9)：18－19.

[15] 解越，武连仲．武连仲教授毛刺法浅识．中医杂志，2003，20（1）：38－39.

[16] 解越，武连仲，李军．武连仲教授治疗恢复期及后遗症期脑卒中经验．中国针灸，2004，24（1）：65－68.

[17] 潘莹，武连仲．简介武老针刺治疗癔病的精要．中国民族民间医药杂志，2006，

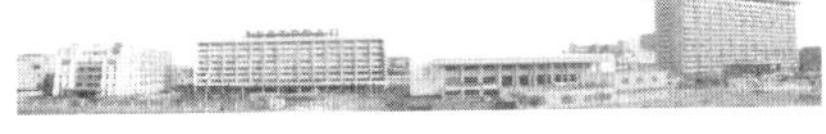

(81)：226－227.

［18］张春红，卞金玲，武连仲．“醒脑开窍”针法在针灸临床的广泛应用．JCAM，2006，22（2）：38－41.

［19］唐艳，张欣，武连仲．武连仲教授针刺止痛十二法．中国针灸，2006，26（9）：662－664.

［20］Ren Hui，Wang Han，Wu Lianzhong，et al. Acupuncture Treatment of Abducent Paralysis. Journal of Acupuncture and Tuina Science，2006，4（4）：254－255.

［21］范翠芳，江泓颖，武连仲．针刺治疗脑卒中后吞咽困难临床观察，上海针灸杂志，2007，26（7）：6－7.

［22］Fan Cuifang，Jiang Hongying，Wu Lianzhong. Clinical Observations on Acupuncture Treatment of Post－Stroke Dysphagia. Journal of Acupcture and Tuina Science，2007，5（5）：297－300.

［23］赵文莉，赵红，武连仲．武连仲教授太阳四刺浅识．上海针灸杂志，2007. 26（8）：37.

［24］焦素林，武连仲．武连仲临证运用“五心穴”经验．辽宁中医杂志，2007，34（12）：1692.

［25］张晓霞，武连仲．武连仲教授治疗周围性面瘫经验．云南中医中药杂志，2007，28（11）：1－2

［26］冯雅娟，武连仲．武连仲教授治疗动眼神经麻痹经验．天津中医药，2008，25（3）：181－182.

［27］武连仲，王琪．痉挛性斜颈的辨证治疗．中国针灸，2008，28（11）：823－825.

［28］范江俊，高淑红，武连仲．武连仲教授运用“三廉泉”经验介绍．上海针灸杂志，2008，127（12）：34.

［29］刘国成，武连仲．武连仲运用颈臂穴经验介绍．山东中医杂志，2008，27（12）：843.

［30］冯春燕，张春红，武连仲．武连仲教授运用极泉穴治疗上肢挛萎经验介绍．新中医，2009，41（12）：10.

［31］范江俊，高淑红，武连仲．武连仲教授妙用“下极泉”治疗中风后上肢运动障碍经验．针灸临床杂志，2009，25（4）：43－44.

［32］刘晓霞，武连仲．武连仲教授针刺治疗特发性震颤经验．辽宁中医药大学学报，2009，11（11）：96.

［33］王磊，武连仲．武连仲教授穴性几论．光明中医，2009，24（6）：1031.

［34］王琪，武连仲．武连仲教授针刺治疗痉挛性斜颈经验．天津中医药，2009，26（2）：96－97.

［35］何佳，武连仲．武连仲教授升清降浊针刺法的临床运用．针灸临床杂志，2010，26（12）：39－40.

［36］武慧群，武连仲．武连仲教授针刺治验癔病性感觉异常1例．吉林中医药，2010，30（4）：335.

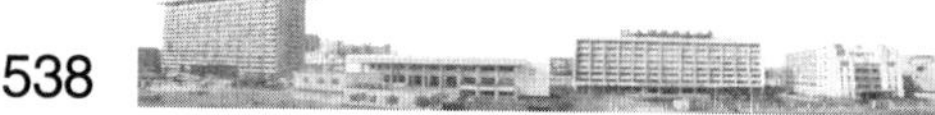

[37] 高甲，武连仲．武连仲教授运用“三阳启泰”法治疗坐骨神经痛经验介绍．中医杂志，2011，27（4）：52.

[38] 张禹，武连仲，张雪竹．武连仲教授针刺治疗下肢静脉曲张经验．光明中医，2011，26（10）：1978－1979.

[39] 徐彦龙，杜元灏，武连仲，等．从理论角度看醒脑开窍法取穴及针刺依据．中国中医基础医学杂志，2011，17（5）：544－545

[40] 张月峰，侯春光，武连仲．武连仲教授论风池四刺．中外健康文摘，2011，8（32）：282－283.

二、著作：

[1] 石学敏主编，武连仲副主编．汉英双解针灸大辞典．北京：华夏出版社，1991.

[2] 彭建东编著，武连仲审订．中国针灸妙论技法．济南：山东大学出版社，2009.

【整理者】

赵晓峰　女，1967 年生，毕业于天津中医药大学，获博士学位，主任医师，教授，现供职于天津中医药大学第一附属医院针灸研究所。

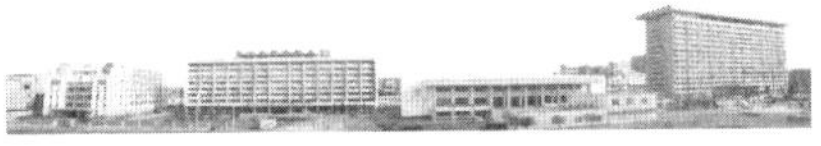

吴 仕 骥

名家传略

一、名家简介

吴仕骥，男，1942年3月18日出生，天津市人，汉族，中共党员，医学硕士。天津中医药大学教授、博士生导师，曾任天津中医药大学教务处处长、全国中医药高等教育学会教育研究会理事、天津市科技进步奖评审专家、天津市药品评审专家、天津市医学考试命题专家委员会委员。现被天津市人民政府教育督导委员会聘为兼职督学，并任天津市普通高校教育教学质量督导委员会委员、天津中医药大学教学督导委员会主任。1995年被评为天津市优秀教师，2009年荣获天津市五一劳动奖章。其参加由我国当代著名中医医史文献学家郭霭春先生主持的“《素问》整理研究”，1994年获国家中医药管理局科技进步一等奖，1995年获国家科技进步二等奖。

二、业医简史

吴仕骥教授学习中医是受到家庭影响。其祖父养清公为前清秀才，是一名儒医，任教私塾，授课之余兼事诊疗，以妇科闻名乡里。其父虽未业医，然对中医粗知一二。1960年吴仕骥考入天津中医学院（现天津中医药大学前身），成为一名六年制本科生，亲炙于津沽中医名家。他谨遵师道，用力甚勤，奠定了中医理论与临床的初步基础。毕业后分配至四川省富顺县化工部晨光化工研究院职工医院。由于该院为大三线建设单位，地处偏僻，吴仕骥苦于临证中所遇到的疑难问题无人指导，为此除了查阅中医古籍文献和杂志外，经常到县中医院、县医院咨询有经验的医生。同时还将一些疑难病症的病例加以总结整理，以书信形式向蒲辅周、关幼波、王渭川等老前辈求教，请求赐以处方、指点迷津，藉以提高医疗水平。1979年吴仕骥考取天津中医学院研究生，攻读硕士学位，师从刘宝奇教授。刘老对《内经》《金匮要略》深有研究，教学经验丰富，临证思辨灵活，疗效颇高，救人无算。吴仕骥躬侍左右，见习临床。他研究生毕业后留校任教，参加了郭霭春教授主持的国家中医药管理局科研课题“《素问》整理研究”，学习整理中医古典文献。郭老是我国当代著名医史文献学家，学养高深，精通中医理论，博贯经史，远绍汉唐，近承乾嘉，尤擅校勘训诂之学，著作等身，饮誉海内外，其高尚的道德情操、严谨的治学态度为世人垂范，对学生循循善诱、体贴关心，使吴仕骥受益匪浅。诸位先生的教诲，令吴仕骥日见进步，更坚定了他“老老实实做人，认认真真做事”的人生信条，为日后成长增添了助力。他所取得的点滴成绩，都饱含着前辈们的心血，先生们的恩泽，吴仕骥永世不忘。

三、主要贡献

（一）整理文献，成绩斐然

《论语·八佾》云："子曰：'夏礼，吾能言之，杞不足征也；殷礼，吾能言之，宋不能征也。文献不足故也。足，则吾能征之也。'"按照郑玄、朱熹的训解，后世"把'文献'一词分解成两个部分：一部分指书面材料，即文章或典籍；另一部分指口头材料，即贤人所讲述的材料。因此，今天有学者把孔子所说的'文献'翻译成'文字材料和活材料'。"（张三夕主编《中国古典文献学》）《中国大百科全书》把"文献"界定为"记录有知识和信息的一切载体"。在文献整理方面，吴仕骥教授主要是参加了"《素问》整理研究"工作和编辑《津沽中医名家学术要略》。

1. 参加"《素问》整理研究"工作

《黄帝内经素问》乃中医学的奠基之作，内容宏富。《素问》文简意博，理奥趣深，古今研究者代不乏人，皆精求探讨，探微索颐，用以发蒙解惑。因《素问》成书年代久远，原本早已亡佚，现存之本脱衍倒误颇多，而旧注训诂失当、不合原义之处间或有之，为深入研习带来诸多困难，所以对其进一步整理研究实属必要。为此，国家中医药管理局下达了"《素问》整理研究"科研课题，吴教授有幸参加了郭霭春教授主持的课题组。按照要求，整理研究工作是对《素问》进行校勘、注释、语译和撰写提要、按语。在郭霭春教授的亲自指导下，吴仕骥负责除了"运气七篇"之外74篇原文的注释工作。

注释包括词义训诂和文句注释两个方面，目的是阐明文义和医理。训诂的注释范围和具体方法是：

（1）凡难字、僻字、异读字，均加注音，注音采用汉语拼音加直音字。

（2）凡词义费解，或有歧义，均出注训解，并出书证。

（3）凡医理难明，义理隐晦者，均加注释，昭明经旨。

（4）凡各注互异，酌量并存其说，或提出倾向性意见。

训诂采用声训、形训、义训三种方法。训诂必有书证，言必有据，所引训诂之书有《尔雅》《说文解字》《方言》《释名》《广雅》《广韵》《玉篇》《集韵》《一切经音义》及秦汉经传古注。吴教授结合《素问》原文，既博采故训，又避免附会，务使文通义顺，符合医理，同时荟萃了前贤对《素问》的诠解和现代研究成果，广征博引，取精用弘，力求注释精详，弘扬至理。全书共出注释2379条，先由吴仕骥教授撰写初稿，再呈请郭霭春教授审订修改补充。历时5年，"《素问》整理研究"课题终告完成，其成果是《黄帝内经素问校注》和《黄帝内经素问语译》两部书，于1992年由人民卫生出版社出版。"《素问》整理研究"1994年获国家中医药管理局科技进步一等奖，1995年获国家科技进步二等奖。"如果没有郭霭春教授的领导和指导，'《素问》整理研究'决不能够达到如此高的水平。"吴仕骥常怀感恩之心，深切缅怀郭霭春教授对他的教诲和提携扶掖。

2. 编辑《津沽中医名家学术要略》

近百年来，南北中医名家云集于津沽，带来五方地域之精华。他们继承发扬，开拓创新，或在理论上独树一帜，或在临床上自成一家，或在教学上严谨求实，或在科研上成绩卓著，众多仁贤铮铮佼佼，蜚声医林。他们的医疗、科研、教学实践活动，铸就了津沽中

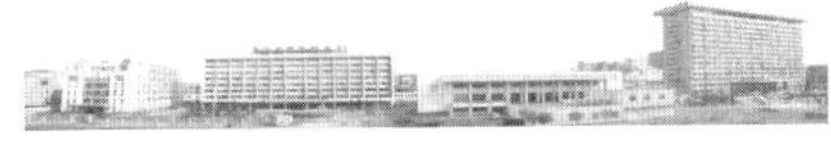

医的辉煌，书写了津沽中医史的重要篇章。中医药学历来重视传承与创新，系统整理津沽中医名家的学术思想，全面总结他们的临证经验，真实展示他们的才华成就，进而研讨津沽中医学派历史源流，汇集津沽学派的创新成果，探究津沽学派的学术特点，进一步提升津沽中医学术水平，是一项意义深远和迫在眉睫的工作。

基于强烈的责任感，适逢天津中医药大学建校 50 周年之际，为了传承学术，弘扬国粹，天津中医药大学决定汇集、整理津沽中医名家的学术思想和临证经验，编撰《津沽中医名家学术要略》。

该书由中国工程院院士、天津中医药大学校长张伯礼教授主编，吴教授受命担任编辑委员会主任委员。为了编撰好此书，吴仕骥教授带领编辑委员会的同仁，奔走于津、京、冀，咨访中医名家及其门人、家属和知情者，调查研究，广询博采，确定编写内容和体例，指导整理撰写，负责审稿、编辑，寒暑无间，孜孜矻矻。

《津沽中医名家学术要略》按照名家传略（包括名家简介、业医简史、主要贡献）、学术思想、临证经验、医案选介及论著目录等目次体例撰写，以翔实的素材，准确精练地介绍每位名家的学习成长轨迹、学术思想精华、宝贵临证经验、典型诊疗案例。该书不仅对已经故去的先贤学术思想和临证经验进行抢救性的发掘与整理，而且对一些健在的学术精英的业绩也予以总结。《津沽中医名家学术要略》第一辑（98.6 万字）、第二辑（110 万字）分别于 2008 年和 2012 年由中国中医药出版社出版。第三辑的编辑工作业已完成。对于编撰《津沽中医名家学术要略》，时任卫生部副部长、国家中医药管理局局长王国强给予了充分肯定，中国工程院院士、中国中医科学院名誉院长王永炎教授在序中赞誉“此举难能可贵，其深远影响功在千秋”。该书出版后，在全国中医界反响强烈，一些兄弟省市也相继启动了本地区名老中医学术思想和临床经验的整理传承工作。

（二）严格规范教学管理

吴仕骥教授曾于 1993～2000 年担任天津中医学院教务处处长，此间除主持处务工作和负责日常教学管理外，还完成了以下主要工作：

1. 筹备召开研究生教育工作会议

1994 年 10 月，天津中医学院召开研究生教育工作会议，这是该院自开设研究生教育以来的第一次会议。国务院学位委员会办公室副主任谢桂华、中国科学院院士陈可冀教授、中国工程院院士吴咸中教授莅临大会指导。吴仕骥参加了这次会议全程筹备工作，亲自起草了工作报告，组织调整了研究生课程设置，修订了研究生课程教学大纲，健全了学院研究生教育的管理规章制度。

2. 制定评估指标体系

1995 年 5 月，学校在修订《天津中医学院教研室评估指标系统（试行）》和《天津中医学院教师实绩考核指标系统（试行稿）》的基础上，又制定了《课程建设评估指标体系及标准》《临床教研室教学质量评估指标体系》《实验室规范化建设指标体系及标准》。吴仕骥参与组织这些评估指标体系的制定，对学院开展教学评估提供了客观化标准，进一步规范了教学体系。

3. 参与组织全院教育思想大讨论

根据教育部武汉会议精神，1997 年天津中医学院开展了教育思想大讨论，吴仕骥参

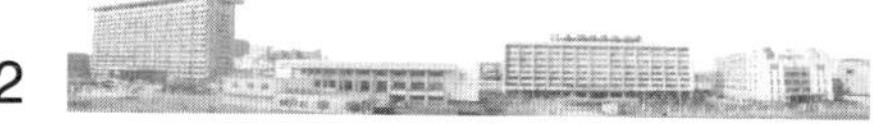

与了组织工作。通过开展教育思想大讨论，深入学习了邓小平同志教育思想和中央领导关于教育工作的指示精神，更新了教育理念，对在新的形势下进一步深化教育改革，为构建21世纪中医药人才培养模式，培养跨世纪合格中医药人才，明确了方向。吴仕骥为学院起草了《天津中医学院1998－2000年本科教学改革工作的意见》（津中医发【1997】121号文）。

4. 积极自评自建，迎接教学评估

吴仕骥教授在教务处任职期间，接受了如下教学评估与检查：

（1）1993年11月，国务院学位委员会办公室组织专家对天津中医学院研究生教育和学位授予质量进行了评估检查。

（2）1994年，天津中医学院被国家教委、国家中医药管理局确定为全国中医院校教学工作评价试点单位。

（3）1996年9月，国家教委和天津市教委对天津中医学院夜大学进行了现场评估。

（4）2000年1月，天津市教委对天津中医学院本科教学工作进行了水平评价。

吴教授积极参与组织迎评工作，其中以2000年的本科教学水平评价工作量最大，迎评准备工作历时近两年。学院按照“以评促建，以评促改，评建结合，重在建设”的指导思想，认真开展自评自建，进一步端正办学思想，转变教育观念，深化教学改革，强化本科教学工作的基础地位，增加教学投入，全面修订本科教学计划，健全教学管理规章制度，加强教学过程管理，完善教学管理档案。

吴教授认为，严格规范的教学管理，对于稳定教学秩序、保证教学质量、培养教师的敬业精神、树立良好的教风等具有重要的作用。他全身心投入工作，严谨治学，正所谓“心在一艺，其艺必工；心在一职，其职必举。”在吴教授带领下，教务处和谐团结，工作成绩突出，于2000年荣获天津市“九五”立功先进集体称号。

学术思想

吴仕骥教授说：“自愧不敏，虽从医五十余年，却无所建树。本文所言，仅为鄙人一孔之见，可能是‘速朽’之说，今不揣浅陋，略陈述如下，聊博一哂，倘得片言首肯，亦稍慰愚者之千虑。”

一、主张认真研习《金匮要略》，指导临床实践

《金匮要略》是我国现存最早的一部论述杂病诊治的专著，它建立了杂病辨证论治体系，以方言治，以论言理。若以篇名而论，包括了40多种疾病，载方205首。尤在泾认为该书“为医方之祖，治杂病之宗”。（《金匮要略心典》自序）《四库全书总目提要》曰：《金匮》一书“自宋以来，医家奉为典型，与《素问》《难经》并重，得其一知半解，皆可以起死回生，则亦岐黄之正传，和扁之嫡嗣矣。”这都是对《金匮要略》学术价值的评价。

吴仕骥教授攻读硕士学位研究生的专业是《金匮要略》。他毕业后从事《金匮要略》教学工作有年，通过临证，认为《金匮要略》对于临床实践具有重要的指导意义。例如《金匮要略》第一篇《脏腑经络先后病脉证》，开宗明义指出脏腑经络为辨证的核心，并

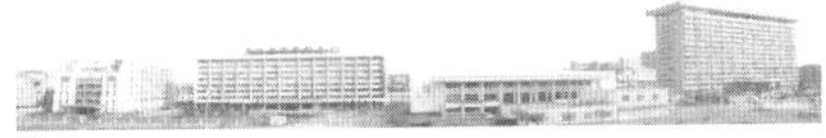

将此贯穿于全书，这种学术思想为脏腑辨证之滥觞。《金匮要略》“治未病”思想（具体指的是治未病的脏腑）承先启后，对后世有极大影响，“截断扭转”疗法的理论与实践即是其重要例证。关于百合病、狐𧊾病证候的逼真描述，不仅指导了临床辨证，而且补充了现代编纂的《中医内科学》的不足。中风病的“在经络入脏腑”，提示了病位的深浅、病势的轻重，这种证型的划分，时至今日仍是中风病的辨证提纲。痰饮病篇完整而清晰的论述，有效地指导着临床实践，篇中有些条文的药随证转、随症加减，充分体现了辨证论治的原则性与灵活性，为我们树立了榜样。以“甘温建中”“调和阴阳”“活血化瘀”治疗虚劳病，提示后学绝非简单的“虚则补之”一则。治疗风湿在表施以微汗法，治疗历节病注意肝肾、气血不足之内因，其中内涵当仔细玩味。治疗“食已即吐”的大黄甘草汤采用釜底抽薪法，告诫学者不可胶柱，见呕止呕；小柴胡汤、四逆汤均可治呕而发热，寒热迥然不同；治疗呕吐方中常以姜、夏同用，然配伍有生姜、干姜、生姜汁之异，此非下工所为。胸痹心痛短气病篇、黄疸病篇、腹满寒疝宿食病篇为当今对于冠心病、黄疸病和急腹症的治疗指示了病机和辨证要点，并提供了效方。水气病篇论述的治法是对《素问·汤液醪醴论》关于水肿病治疗原则的继承与发挥，给后人以启示；“血不利则为水”一语，启学者以深思。妇人三篇开妇科疾病诊治之先河。凡此种种，皆精辟绝伦，不可尽数。《金匮要略》所载方剂，配伍严谨，化裁灵活，均示人以规矩；其疗效卓著，已被古今临床验证，其中例证，不胜枚举。《金匮要略》字字珠玑，道经千载而不衰，充分显示了它的科学性，令我们受用不尽。古人谓《金匮要略》“乃有药味、有方论之《灵》《素》”（徐忠可），“其方约而多验”（尤在泾），洵非虚语。

要正确理解《金匮要略》的本义，除了认真研读原著外，学习各家注本和现代研究成果也十分必要，正所谓“将升岱岳，非径奚为，欲诣扶桑，无舟莫适”。各位注家覃精研思，穷微极本，其说各具特色。如首注者赵以德的《金匮方衍义》以经解论；尤在泾的《金匮要略心典》则“条理通达，指归明显，辞不必烦而意已尽，语不必深而旨已传”（《金匮要略心典》徐大椿序）。研习《金匮要略》，含英咀华，方能探奥发微，绝不能满足于寻章摘句，而是要博稽深览，探求原著本义，结合临床实践，潜心研究方证法则，以期“施之于人，其效若神”。吴仕骥教授是这样主张的，也是努力践行着的。

二、赞同截断扭转疗法，提出“以病理传变观点指导临证用药”

著名中医学家姜春华先生倡导先证而治截断扭转疗法，吴仕骥教授赞同这一创见。他通过学习古典医籍，特别是认真研究了《金匮要略》整体病理观和“治未病”思想之后，在研究生毕业论文中提出了“以病理传变观点指导临证用药”的见解。

温热病是有其发展规律的，内科杂病亦然。人的脏腑生理相因，病理相关，即脏腑之间生理上相互资生、相互制约，在病理方面而又往往有相互影响、相互传变的关系，这是中医学整体观念的重要内容。如《素问·玉机真脏论》曰：“五脏相通，移皆有次，五脏有病，则各传其所胜。”《素问·五运行大论》曰：“气有余，则制己所胜而侮所不胜。”《难经·七十七难》曰：“所谓治未病者，见肝之病，则知肝当传之于脾，故先实其脾气，无令得受肝之邪，故曰治未病焉。”这就是说：一脏有病，可以波及他脏。张仲景继承了《内经》《难经》的思想，在《金匮要略·脏腑经络先后病脉证》篇中指出：“夫治未病者，见肝之病，知肝传脾，当先实脾。”同时指出了肝病虚证的治法。这里的“治未病”，程林谓“治未病之脏腑”，尤在泾认为：“肝应木而胜脾土，是知肝病当传脾也。实脾者，助令气旺使不受邪，所谓治未病也。”结合本条下段文字，他还说：“肝实者先实脾土，以杜滋蔓之祸；治肝虚者直补中宫，以防外侮之端。”《金匮要略》这一条文是从整体观念出发，以肝病为例，说明脏腑间的病理传变，并据此提出相应治法，对于指导临床具有重要意义。后世医家如叶天士在《温热论》中说：“若斑出热不解者，胃津亡也，主以甘寒，重则如玉女煎，轻则如梨皮、蔗浆之类。或其人肾水素亏，虽未及下焦，先自彷徨矣。必验之于舌，如甘寒之中加入咸寒，务在先安未受邪之地，恐其陷入易易耳。”徐大椿《医学源流论·用药如用兵》曰：“是故传经之邪，而先夺其未至，则所以断敌之要道也；横暴之疾，而急保其未病，则所以守我之岩疆也。”吴仕骥教授认为叶天士的“先安未受邪之地”与徐大椿的“先夺其未至”“急保其未病”，都是根据疾病传变规律，在了解疾病传变趋势的情况下用药，其目的是截断传变途径，防止疾病传变、蔓延，体现了“治未病”的思想。

吴仕骥教授深入研究了《金匮要略》的有关病症和方药，仅据《金匮要略》一书所论的水（湿）与气血病理相互关联进行解析可见：气不行则水停——阳衰气虚，水液不化，气机壅滞，水液不行，大气不转，水气交阻；血不利则为水；水湿停蓄，阻伤气血——水湿必阻气，湿热郁瘀可发黄。他认为，《金匮要略》的整体病理观不仅仅是脏腑之间以及脏腑与经络之间的病理传变，同时也包括致病因子间可以因果影响。为此提示我们应当整体地、动态地、辩证地看待脏腑间病理传变，同时对一些致病因子间的因果关系也要从本质上深化认识。对于整体病理观的认识愈深刻、愈广泛，则对病证产生原因的分析也愈透彻，进而可以在临床治疗中获得更好的效果。只有把握病变发展趋向、转归，相机施治，打破病理传变的某些链键，才能阻断恶化进程。这也是“治未病”思想的体现。对于某些疾病，若因循失治，可能会形成积重难返的结局。

中医学是以望闻问切为手段（现代可以结合西医检查方法），获取信息，多方面搜集占有资料，进行辨证，寻求疾病的病机关键所在，并决定治法。当然，充分地、详尽地认识病机，对于施治具有决定性意义。根据上述分析，吴仕骥教授认为，洞悉疾病病理传变，准确地把握病理传变，对于指导临证用药是必要的。病理变化如同任何物质的运动一样，具有量变和质变两种状态。量变是质变的必要准备，质变是量变的必然结果。只有疾病病理变化的量变不断积累到一定程度才发生质变，随之而产生一些“征象”，以显著变化的面貌（如舌象、脉症的临床表现）呈现于我们面前。通过这些脉症，使我们认识到体内病理变化及其程度和趋向，并可以从中找出规律予以施治，这是容易理解的。但是，有些疾病病理变化缓慢，或量变尚未达到根本质变时，则表面“征象”不明显，或偶有“蛛丝马迹”，还不易被目前人们所采用的方法所察觉。在这个阶段，临床显示貌似静止的面貌——实际上是相对静止的状态，而“显性”舌象脉症的出现往往迟滞于病理变化，无疑会增加施治的困难。那么是否可以以中医病理传变作为指示施治的依据呢？

吴仕骥教授认为，疾病进程中的相对静止状态，不仅病理变化有量的增减，而且在总的量变过程中还有部分质变，只要了解了病理传变的趋向，并以此指导临证用药，是可以变被动为主动的。《金匮要略》的治疗学中就内含着这一思想。科学的预见是必须以正确认识客观事物因果联系为基础的，所以“治未病”即是建立在中医整体病理观思想上的。

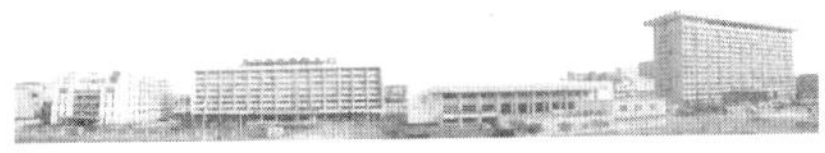

吴教授指出：疾病的发生发展有其固有的规律，我们应当以中医基础理论为指导，在经验材料的基础上，运用理论思维进行推理，找出规律。以基本病理变化为基础，认识掌握疾病演变的规律性，自觉地采取针对措施，以病理传变的观点指导临证用药。“知传”是治未病的先决条件，唯此有的放矢，已病防传，截断阻止病理变化，才能杜渐防微。这种做法虽然貌似没有循规蹈矩，与“辨证论治”相悖逆，殊不知这是从本质上认识疾病发展而施治的方法，是需要注意的问题。

三、力倡学习古典文献学知识

较熟练地阅读中医古典文献是中医从业人员必备的基本能力，检索查阅中医古典文献也是从事中医科研、教学与临床所必做的基础性工作。中医学是我国优秀传统文化的一支奇葩。中医古籍卷帙浩繁，内容宏富，除了需要整理研究外，更多的是如何利用丰富的古典文献资源，从中汲取有益的内容，为今日之学习和科学研究服务。历史上儒医们的建树可为楷模。

由于吴仕骥教授参加了“《素问》整理研究”工作，在郭霭春先生的教诲与影响下，学习了一些古典文献学知识。古典文献学是讲如何对古典文献进行整理与研究的专门学科，目录学、版本、校勘与注释是古典文献学的内容（见张三夕主编《中国古典文献学》），这对于我们无疑是高深的。仅就“句读”而言，其貌似简单，实则如古人所说“学识如何观点书”，非亲自经历者，不能语此。这说明“句读”也是需要学问和功力的。假如“句读”不当，则可能对原文的理解产生歧义或误解。吴教授认为，在古典文献整理与研究方面我们虽然不能成为专家，但是为了继承发扬中医药学，结合实际工作学习一些古典文献学知识是十分必须的，对此他深有体会。实践证明，中医从业人员应当学习古典文献学知识。为了培养中医药学的接班人，他有意识地将一些古典文献学知识渗透于《金匮要略》课堂教学之中，向学生们介绍学习古典文献学的必要性，培养学生阅读、理解、运用中医古籍的能力，希望他们学习传统中医古籍原著，开阔对中医药专业知识的学术视野，提高工作能力。与此同时，他坚持中医古籍的研究，除了参与“《素问》整理研究”工作外，还撰写相关论文，例如他的《简析叶天士对〈金匮要略〉的运用与发挥》《〈金匮·水气病篇〉第八条试析》《〈金匮要略〉注释三则》3篇论文，被著名学者钱超尘教授主编的《张仲景研究集成》收录。在繁重的教学管理工作之余，他还点校了《四诊抉微》，策划编辑了《中医基础理论文献辑要》。

四、重视脏腑辨证研究

辨证论治是中医学的特点和精华。临床上诊断疾病有多种辨证方法，脏腑辨证是根据脏腑的生理功能、病理表现，对疾病证候进行分析归纳，借以推究病机，判断病变的部位、性质、正邪盛衰的一种辨证方法。脏腑辨证是中医辨证体系中的重要内容，具有广泛的实用性。可以说，对于许多疾病的诊治，如果不明脏腑辨证，无异于盲子夜行。

吴仕骥教授曾参加国家中医药管理局关于脏腑辨证研究的课题。为了探究脏腑辨证的起源，他指导研究生确立了“两汉时期脏腑证候与脏腑辨证方法的研究”课题，以《黄帝内经》《难经》《伤寒论》《金匮要略》为依据，将这些古典文献的相关内容进行梳理，对两汉时期的脏腑证候与脏腑辨证方法进行了初步研究与探讨，归纳了脏腑病证的主要症状表现、脏腑分证和证型的划分，分析了辨证方法的形成。尤其是对《黄帝内经》《伤寒论》《金匮要略》进行了较为深入的研究，阐述总结了这三部著作关于脏腑证候与脏腑辨证方法的主要特点。研究表明，两汉时期的医籍可称为脏腑证候、脏腑分证和脏腑辨证的奠基之作，为后世脏腑辨证的形成和发展打下了坚实的理论基础。应特别强调的是，张仲景继承了《内经》脏腑分证方法，开脏腑辨证之先河。这体现了从脏腑证候→脏腑分证→脏腑辨证的一个漫长的认识过程。

脏腑辨证是临床常用的方法，尤其适用于内、妇、儿科疾病的辨证，这是不争的事实，那么脏腑辨证对于亚健康人群是否也适用呢？亚健康状态是指人的身心处于疾病与健康之间的一种健康低质状态，是由健康向疾病或疾病向健康转化过程中的一个过渡阶段。吴仕骥教授指导研究生运用文献研究与临床流行病学调查研究相结合的方法，进行了“基于‘阴阳－气血－五脏’辨证调治亚健康状态的原则及方案研究”，初步表明脏腑阴阳气血失常是亚健康状态发生的基本病机，并整理、归纳成20种亚健康状态的证型及调治方案。吴教授认为，鉴于脏腑辨证方法具有广泛的适用性，值得进行深入研究。

临证经验

一、干燥综合征证治思路

干燥综合征是一种累及全身外分泌腺的慢性炎症性自身免疫病，主要侵犯泪腺和唾液腺，表现为眼和口干燥。同时，腺体外的系统如呼吸道、消化道、泌尿道、神经、肌肉、关节等均可受损。Manthorpe（1981）和董怡（1992）等提出该病诊断标准的前两项都是眼干燥症（干燥性角结膜炎）和口干燥症。由此可见，这种疾病口、眼的临床表现在辨证上的重要性。

按中医藏象学说而论，《素问·阴阳应象大论》曰“脾主口”，口包括唇、齿、舌、咽。《素问·宣明五气》曰“肾主骨”，而齿为骨之余，牙齿由肾中精气充养。《杂病源流犀烛·口齿唇舌病源》曰：“齿者，肾之标，骨之本也。”《素问·金匮真言论》曰“肝开窍于目”，虽然五脏六腑之精气皆上注于目，但是目主要依靠肝之阴血濡养。《素问·宣明五气》指出：“五脏化液，……肺为涕（王冰注：‘润于鼻窍也’），肝为泪（王冰注：‘注于眼目也’），脾为涎（王冰注：‘溢于唇口也’），肾为唾（王冰注：‘生于牙齿也’）。”《素问·逆调论》曰：“肾者水脏，主津液。”既云肾主津液，那么必然和《素问·宣明五气》所说的“五脏化液”密切相关。张志聪《黄帝内经素问集注》曰：“五液者，肾为水脏，受五脏之精而藏之，肾之液复入于心而为血，入肝为泪，入肺为涕，入脾为涎，自入为唾。”说明肾阴为一身阴气之本，能滋润全身脏腑形体官窍。《素问·厥论》曰：“脾主为胃行其津液者也。”《素问·经脉别论》曰：“饮入于胃，游溢精气，上输于脾，脾气散精，上归于肺，通调水道，下输膀胱，水精四布，五经并行。”可见脾的“散精”功能是津液输送、布散的重要环节。喻嘉言在《寓意草》中说：“脘之气旺，则水谷之清气上归于脾而灌溉百脉。”

“涎”“唾”均为口津，只是有稀稠之别。如肾之精气不足，脾虚不能散精或散津功能减退，皆可致津液不足而涎唾减少，口腔失于濡润而现口干咽燥，吞咽干的食物时需饮水送服，舌红少苔或无苔，口角干裂，或是牙齿呈小块破碎脱落，或大便燥结。如肝之阴

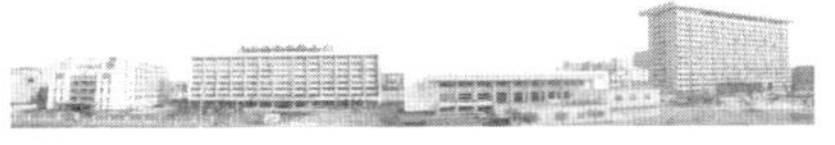

血不足，目失所养，则呈现眼干涩痒，虚火上炎者可觉眼睛有烧灼感。如肺津不能上承，鼻失濡润，则鼻腔干燥，涕成干痂，或痰少而黏。肾主二阴，肝之经脉过阴器，肝肾阴虚，津液少濡，故还可见妇人阴道干涩。

《素问·阴阳应象大论》曰“燥胜则干”，据临证所见，吴仕骥教授认为干燥综合征当属中医的“内燥”，其主要病变脏腑在肾、脾、肝。故治疗应注重调补肾、脾、肝三脏，根据《素问·至真要大论》“燥者濡之”之旨，滋阴润燥是其主要治法。《临证指南医案·燥》邵新甫按：“燥为干涩不通之疾，内伤外感宜分。内伤者，乃人之本病，精血下夺而成，或因偏饵燥剂所致，并从下焦阴分先起。其法以纯静阴药柔养肝肾为宜，大补地黄丸、六味丸之类是也。”清·汪蕴谷《杂症会心录·燥证》：“欲治其燥，先贵乎润。欲救其脾，先滋乎肾，诚以肾主水，而藏五脏六腑之精，养百骸而为性命之本。若肾阴足而及于肺，水道可以通调；肾阴足而及于肝，木气可以向荣；肾阴足而及于脾，四脏可以灌溉。燥而无自生也。第水日亏而火日炽，决非清凉之味可疗，必重用六味归芍汤合生脉散为主治。”吴仕骥教授治疗干燥性综合征，以左归丸合沙参麦门冬汤加减，多是甘寒之品，达液养津濡之效。常用药物是：生地、山药、枸杞、山茱萸、龟板、菟丝子、沙参、麦冬、石斛、元参、扁豆、黄精等。如偏于气阴两虚者，加炙黄芪、太子参、五味子；咽痒咳嗽，痰少而黏者加僵蚕、百合、花粉、川贝母，或合用麦门冬汤。吴教授认为应注意《金匮要略》此方麦冬和半夏的用量比例。方中重用麦冬滋养肺胃之阴，少佐半夏降逆化痰，使之燥性减少而降逆之性犹存，又令麦冬滋而不腻。食后脘胀者，重用山药、扁豆、黄精，少佐鸡内金、枳壳；眼干涩痒者，重用枸杞，加当归、白芍、菊花、密蒙花。

若脾虚失于健运不能散精，或气不载津，虽有咽口干燥，但大便溏薄，舌淡或边有齿痕，可投参苓白术散加炙黄芪、葛根，分别取其补气健脾之功和升发阳气起阴气之效。

又有肾阳虚弱，蒸化功能不足，上焦失润而呈上燥下寒之象，症见口干不欲饮、腰膝酸软、肢冷便溏、舌淡、脉沉细者，可投以右归丸加减。此类患者较阴虚者少见，但不可不知。

干燥综合征患者见舌质色暗或紫，舌底络脉粗，甚则可见妇人经闭，提示为血瘀之象。究其原因，中医理论认为，生理上津液渗注于脉中，成为血液的组成部分。在病理方面，如津液虚少时，不仅不能进入脉内以补充化生血液，脉内津液反而渗出脉外，致血液浓稠，流行不畅而呈瘀滞之态，即“燥则血涩”（明·李梴《医学入门·外感·燥》）；也有因气虚行血不利而成血瘀者。此皆是因虚致瘀，宜养血活血，可在原方基础上酌加当归、丹参、桃仁之属，严重者少佐土鳖虫等虫类搜剔之品。

因干燥综合征系慢性病，病程较长，临床治疗宜守方常服，方能取效。

二、尿路感染治疗一得

尿路感染在临床上有广义和狭义之分，狭义的尿路感染通常是指由细菌所致的尿路炎症性疾病。尿路感染主要为上行感染，致病菌多为尿路致病性大肠埃希菌。

尿路感染可参照中医“淋证”施治。“淋证”包括热淋、血淋、气淋、石淋、膏淋、劳淋。《诸病源候论·卷十四·诸淋候》曰：“血淋者，是热淋之甚者则尿血，谓之血淋。”此说符合临床实际。由于热邪炽盛，灼伤血络，迫血妄行则小便淋沥涩痛而有血，尿常规检查可见血尿。关于淋证的病机，《诸病源候论》说：“诸淋者，由肾虚而膀胱热故也。”即是说肾虚为本，膀胱热为标。

尿路感染初得者，多为膀胱湿热，可按“热淋”和“血淋”治疗，予以清热解毒、凉血止血、利湿通淋法，常用八正散、小蓟饮子加减。一经辨证无误，当守法守方，剂重量大，顿挫病势，除邪务尽。此时当重用清热泻火解毒之品，如黄柏、栀子、银花、连翘、蒲公英、野菊花、白花蛇舌草、白头翁、鱼腥草、土茯苓等，选择两三味随证加入。血淋者除重用凉血止血药外，冲服琥珀粉也属必要。如有发热者，可加柴胡、黄芩和解少阳，盖三焦水道属少阳故也。如舌苔白腻，证属湿邪较著者，可投以三仁汤，并佐清热解毒通淋之味。

尿路感染初起，无不由于热。若是治疗不彻底，淋久不止，或久服寒凉，或正气本虚则渐成慢性，致病情反复发作，痛苦非常。据现代研究，“尿路致病性大肠杆菌通过持续侵犯上皮细胞这种方式，在膀胱黏膜形成持久、静止的细菌库，或导致膀胱感染再发。尿路病源库的存在或许可以解释尿路感染再发的本质。”吴仕骥教授认为这与慢性尿路感染的中医病机特点——正虚邪恋似乎暗合。他的临床体会是急性尿路感染易治，慢性难疗。因为慢性尿路感染往往是虚实夹杂、虚中夹实，治之祛邪易伤正，扶正则有助邪之虞，攻补两难，诚属棘手。朱丹溪谓淋证“最不可用补气之药，气得补而愈胀，血得补而愈涩，热得补而愈盛。”（《丹溪心法·淋》）但是张景岳曰淋证“凡热者宜清，涩者宜利，下陷者宜升提，虚者宜补，阳气不固者宜温补命门。”（《景岳全书·淋浊》）《证治汇补·淋病》曰：“又有积久淋病，用前法不效者，以补中益气汤升提阳气。”《临证指南医案·淋浊》曰：“治淋之法，有通有塞，要当分别。”征之临床，对于慢性尿路感染属中气下陷或肾虚者，补益正气是为必用之法。丹溪忌补之说是指实热证而言，慢性尿路感染治疗关键是扶正补益之法应用的时机以及和祛邪药味配伍的比例。

吴仕骥教授认为，慢性尿路感染往往是因为过劳，或罹患外感，或坐卧着凉等原因而诱发急性发作，此时宜按急性尿路感染治疗，投以清热解毒、凉血利湿通淋剂。若兼见腰酸乏力，可少佐补气益肾之味；兼见小腹冷坠，可合用滋肾通关丸（知母、黄柏、肉桂）。待尿频、尿急、尿痛症状缓解后，可参照“劳淋”治疗，着重扶正。但绝不是一味蛮补，而应适当配伍清热解毒通淋之品扶正祛邪，方符合正虚邪恋的病机特点。若属于中气不足者，可投补中益气汤加山药以补气健脾；属于肾虚者，可用无比薯蓣丸（薯蓣、肉苁蓉、五味子、菟丝子、杜仲、牛膝、泽泻、干地黄、山茱萸、茯神、巴戟天、赤石脂，见《备急千金要方·卷十九·肾脏·补肾第八》）加减。该方温阳补肾，健脾固摄。若是肾阴亏虚者，可酌减方中补益肾阳药，合用知柏地黄丸。是方以薯蓣入药，似有深意。检《医学衷中参西录》所载治淋证的理血汤、膏淋汤、劳淋汤、寒淋汤四首方剂，均用生山药一两为君。张锡纯说：“阴虚小便不利者，服山药可利小便。气虚小便不摄者，服山药可摄小便。盖山药为滋阴之良药，又为固肾之良药，以治淋证之淋涩频数，诚为有一无二之妙品。再因证而加以他药辅佐之，所以投之辄效也。”此确为经验之谈，于后学亦有启发。

吴仕骥教授曾治疗一妇女患尿路感染 3 年余，其间每感寒或劳累易发作，服用西药后症状则已。近日又尿频尿急尿痛，就诊时见其面色萎黄，舌淡红，诊脉弦细弱，述腰酸软，身乏力，大便溏薄。近 3 年曾小产 3 次。拟急则治标，先投清热解毒通淋剂，待膀胱刺激症状缓解、尿常规检查正常后改服丸药，以无比薯蓣丸合寿胎丸加减，欲图根治。处方如下：炙黄芪40g，党参40g，山药50g，山茱萸20g，茯苓30g，白术30g，菟丝子30g，巴戟天30g，桑寄生30g，续断30g，杜仲30g，鲜紫河车1个，黄柏20g，银花40g，蒲公英40g，白花蛇舌草40g，炙甘草15g。上诸味，焙，共研细末，炼蜜为丸，每丸重10g，日服3次，每服1丸。嘱避免劳累、慎风寒。服上方3剂后，尿路感染未再复发。

吴仕骥教授认为，临床有些尿路感染的病例可参照“寒淋”（有的古医籍称为“冷淋”）治疗。《诸病源候论·卷十四·淋病诸候》曰：“寒淋者，其病状先寒战，然后尿是也。由肾气虚弱，下焦受于冷气，入胞与正气交争。寒气盛则战寒而成淋，正气胜战寒解，故得小便也。”然而《诸病源候论》所说的不如张锡纯所述更符合临床实际。《医学衷中参西录》的寒淋汤方后注云：“其证喜饮热汤，喜坐暖处，时常欲便，便后益抽引作疼。”临床上还常见小腹有冷感。寒淋汤的药物组成是：生山药一两，小茴香二钱（炒捣），当归三钱，生杭芍二钱，椒目二钱（炒捣）。宋·陈无择《三因极一病证方论·卷十二·淋证治》载有生附散治冷淋，可资参考。药用：“附子（去皮脐，生用）、滑石各半两，瞿麦、木通各三分，半夏（汤洗七次）三分。上为末，每服二大钱。水二盏，姜七片，灯心二十茎，蜜半匙，煎七分，空心服。”天津市已故著名老中医张锡纯弟子张方舆先生在其编著的《金匮讲义》中说，栝楼瞿麦丸“推广其用，并可以治寒淋。”《金匮要略·消渴小便不利淋病脉证并治》篇：“小便不利者，有水气，其人苦渴，栝楼瞿麦丸主之。”《医宗金鉴》注：此方“亦肾气丸之变制也。”陈修园曰：“方后自注‘腹中温’三字为大眼目，即肾气丸之变方也。”是方有薯蓣、茯苓、附子、瞿麦，温肾健脾，利尿通淋，药中肯綮。吴仕骥教授常用金匮肾气丸加乌药、小茴香、瞿麦和清热解毒之品治寒淋，亦有疗效。

临床上慢性尿路感染往往是“劳淋”“寒淋”的症状相兼而见，当然用药上也应两者兼顾，至于孰轻孰重，可视具体病情而定。

三、冠心病治疗拾零

冠心病属于中医“胸痹”“心痛”的范畴。吴仕骥教授认为《金匮要略·胸痹心痛短气病脉证并治》篇不仅提供了治疗冠心病的效方，更具有指导意义的还有两点：一是该篇第一条以“阳微阴弦”四字概括了胸痹心痛的病机特点——本虚标实，并云：“今阳虚知在上焦，所以胸痹心痛者，以其阴弦故也。”诚如徐忠可注曰：“是知虚为致病之因，而弦乃袭虚之邪。”二是本篇第五条“胸痹，心中痞，留气结在胸，胸满，胁下逆抢心，枳实薤白桂枝汤主之；人参汤亦主之。”指出胸痹虚实不同的治疗。特别是人参汤证，多是心胸阳气大伤，由于阳气虚馁，阴霾不散，蕴结心胸，治以人参汤补气助阳，即如尤在泾所说：“养阳之虚，即以逐阴。”该方体现了“塞因塞用”之法，也是痛有补法之一例。此条对于诊治冠心病颇有启示。

吴仕骥教授的临床体会是：冠心病的本虚指气虚、阴虚、阳虚，标实指寒邪、痰饮、瘀血。他对于临床治疗冠心病按照西医的病理观点，不顾体质状况，不察痹痛之因，动辄大剂活血化瘀的治法不以为然。

吴仕骥治疗冠心病的基本方是：瓜蒌皮、瓜蒌仁、薤白、丹参、降香、葛根。大便溏薄者减去瓜蒌仁；痰浊重者加二陈汤；属于热痰者减薤白，合黄连温胆汤加胆南星；血瘀重者加用川芎、红花、赤芍、元胡，甚者加土鳖虫；气虚者加黄芪、党参；阴虚者减薤白，加百合、麦冬；气阴两虚者合生脉散；血虚者加当归、鸡血藤；气虚血弱，脉有歇止者，合用炙甘草汤；心阳虚者合桂枝甘草汤；欲补肾阳加炮附子减去瓜蒌皮、瓜蒌仁或参用右归丸加减；温运脾阳加干姜；气郁者合四逆散，佐合欢皮；饮阻气滞较轻者合茯苓杏仁甘草汤、橘枳姜汤。有的文献说对低血压和心动过缓者宜谨慎使用葛根，吴教授尚无体验，仅录以备参。

四、甘露消毒丹加减治疗急性黄疸型肝炎解析

吴仕骥教授在四川工作期间，运用甘露消毒丹加减治疗急性黄疸型肝炎，屡试不爽。具体的药物是：茵陈、黄芩、栀子、连翘、藿香、菖蒲、白豆蔻、滑石、板蓝根、蒲公英、赤芍。

王孟英谓甘露消毒丹为“治疗湿温时疫之主方”。是方利湿化浊，清热解毒。诸药配伍不仅清热利湿，且兼事芳香行气，用药轻灵，对于湿热黄疸颇为相宜。四川省地处西南，湿气氤氲，与热相结合，湿热交蒸，用甘露消毒丹体现了因地制宜，即《内经》所谓“异法方宜”之义。至于所加之板蓝根、栀子、蒲公英、赤芍等，取其清热解毒、利湿退黄、凉血散瘀之功。

阳黄的产生，是因感受湿热疫毒，肝胆气机受阻，疏泄失常，胆汁外溢所致，已成为中医界的共识。对于湿热这一病因，甘露消毒丹药中肯綮，为什么还要加赤芍、板蓝根、蒲公英、栀子等药呢？理由如下。

我们平素对于湿热黄疸的发病，习惯称谓湿热相互郁蒸而然。如吴鞠通说：“湿热不解，久酿成疸”（《温病条辨》中焦篇六十九条）。湿热为邪致病具有广泛性，湿热为患，证多方伙。是否湿热合邪皆可发生黄疸呢？答曰：否！例如薛生白的《湿热病篇》（见王孟英《温热经纬》）共46条，并未论及黄疸病。据此可见，湿热发黄必定有一个特异性机理，即如《金匮要略》黄疸病篇第一条所言：“寸口脉浮而缓，浮则为风，缓则为痹，痹非中风，四肢苦烦，脾色必黄，瘀热以行。”其中“脾色必黄，瘀热以行”八个字当印定眼目。其义是：如脾脏所蕴积的湿热溢入血分，行于体表，必然发生黄疸。“脾”指病位，“瘀”指病机。唐容川《金匮要略浅注补正》云：“‘瘀热以行’，一‘瘀’字便见黄皆发于血分，凡气分之热不得称‘瘀’。小便黄赤短涩而不发黄者多矣。脾为太阴湿土，主统血，热陷血分，脾湿遏郁，乃发为黄……故必血分湿热乃发黄也。”吴仕骥教授认为唐容川的注释发前人之未发，道出《金匮要略》原意真谛。此外，《伤寒论》236条曰：“阳明病，发热汗出者，此为热越，不能发黄也。但头汗出，身无汗，剂颈而还，小便不利，渴引水浆者，此为瘀热在里，身必发黄，茵陈蒿汤主之。”262条曰：“伤寒，瘀热在里，身必发黄，麻黄连轺赤小豆汤主之。”请注意“瘀热”二字，邹润安在《本经疏证》中注释曰：“只一‘瘀’字，其关于血络可知。”检《说文解字》：“瘀，积血也。”说明“瘀”是指血分病变。《金匮要略》黄疸病篇曰：“酒疸下之，久久为黑疸，目青面黑，心中如噉蒜齑状，大便正黑，皮肤爪之不仁。”《诸病源候论·卷十二·黄疸诸候》曰：“夫黄疸、酒疸、女劳疸，久久多变为黑疸。”可见黄疸经久皆有转变为黑疸的可能，并非仅酒疸误治而然。黑疸之候血瘀证益见显著，从诸疸发展为黑疸的趋向，说明了血分瘀滞在病理上由量变到质变的结果。我们再从仲景用药方面看，《金匮要略》《伤寒论》所载治疗黄疸的方剂有茵陈蒿汤、栀子大黄汤、大黄硝石汤、茵陈五苓散、硝石矾石散、栀子柏皮汤、麻黄连轺赤小豆汤等。其中都配伍了具有活血祛瘀作用的药物。大黄，《本经》曰“主下瘀血”；栀子，《本草纲目》曰“治损伤瘀血”，《药类法象》曰“治血滞而小便不利”；枳实，《医学启源》曰“散败血”，《药品化义》曰“为血分中之气药”；硝石（火硝），《药性论》曰“破血”；矾石（皂矾），《本草求真》曰“烧之则赤，用以破血分之积垢，其效甚速”；桂枝，《本经疏证》曰“其用之道有六……曰行瘀”；赤小豆，《药性论》曰“散恶血不尽”，《本草纲目》曰“排脓散血”。以上无疑对治疗黄疸用药予以了明示。周学海的见解是：“黄之为色，血与水和杂而然也。救逆之法，或汗或下，必以苦寒清燥佐入行瘀之品……总须兼用化瘀之品一二味，如桃仁、红花、茜草、丹参之类。”（《周氏医学丛书·读医随笔》）基于以上分析，吴仕骥教授治疗黄疸时多于方中加入赤芍，取其“除血痹，破坚积，利小便”（《本经》）和“尤能泻肝火，散恶血……能行血中之滞”（《本草备要》）的功效，即清热凉血散瘀之意。

急性黄疸型肝炎为感染湿热疫毒所致，诚如《素问·刺法论》曰：“五疫之至，皆相染易，无问大小，病状相似。”故清热解毒之品势必重用。《本草便读》谓板蓝根“入肝胃血分，清热解毒，辟疫，杀虫。”《本草经疏》曰蒲公英“入肝入胃，解热凉血之要药”，这就是将此二味药加入方中的缘故。

吴仕骥教授认为，中药的现代研究为临床用药拓展了思路，但不能机械地完全照搬现代研究去处方遣药，而是应当在中医辨证论治的前提下，有目的地吸收现代研究成果。例如：五味子有降低血清转氨酶的作用，对于慢性肝炎属于肝肾阴虚者，使用较为妥当，也符合“酸入肝”的传统理论；若是湿热壅盛者则不宜使用，以防其酸温之性味产生助热恋湿之弊。而垂盆草有保肝和降低血清谷丙转氨酶的作用，其味甘、淡、微酸，微寒，入肝胆经，功效利湿退黄，清热解毒，故用于治疗急性黄疸型肝炎为有的放矢之举。

医案选介

一、肝炎

王某，男，57岁，工程师。初诊日期：2008年9月2日。

主诉：右胁隐痛不适，乏力，食欲减退两个月。

病史：两个月前因右胁隐痛不适，乏力，食欲减退去天津某医院就诊，诊断为乙型肝炎。近日上述症状加重，口干，餐后脘腹胀满，大便日一行，质软，小便黄，腰膝酸软，睡眠欠佳，盗汗。

体格检查：患者面色晦暗无华，目眶色暗，巩膜无黄染，胸颈未见蜘蛛痣。腹平软，无腹壁静脉怒张，肝于右肋下触及1cm，质软，无触痛，脾肋下未触及。舌质暗红，苔薄白稍有腻象，脉弦细少力。

辅助检查：总蛋白80.6g/L，白蛋白40.6g/L，球蛋白40.0g/L，A/G1.02。谷丙转氨酶125U/L，谷草转氨酶111U/L，碱性磷酸酶61U/L，γ-谷氨酰转氨酶71U/L，总胆红素28.8μmol/L，直接胆红素7.9μmol/L，间接胆红素20.9μmol/L，甲胎蛋白290.37μg/L。

西医诊断：肝炎（乙肝）。

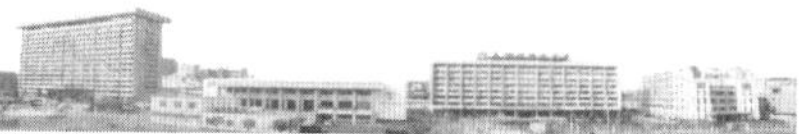

中医诊断：胁痛。

治法：滋养肝肾，健脾祛湿，退黄。

处方：一贯煎加减。

当归 12g，白芍 12g，麦冬 10g，枸杞子 15g，白术 15g，茯苓 20g，佛手片 15g，丹参 15g，茵陈 20g，垂盆草 20g，砂仁 6g（后下），浮小麦 30g，焦神曲 15g，酸枣仁 15g，炙甘草 10g。

日 1 剂，水煎服。

复诊：服上方 20 剂后，胃纳稍增，舌苔腻象已宣化，仍以该方加减。

当归 12g，白芍 12g，麦冬 10g，枸杞子 15g，山药 20g，茯苓 12g，佛手片 15g，丹参 15g，茵陈 15g，垂盆草 20g，砂仁 5g（后下），熟地 15g，浮小麦 30g，五味子 12g（打碎），酸枣仁 15g，焦神曲 12g，炙甘草 10g。

连服 20 剂后睡眠好转，盗汗已止，减去浮小麦、酸枣仁，增加蒲公英 20g，紫草 10g。

其后以此方为基础，随症加减，连服 3 月余，患者面色好转，乏力减轻，胃纳增加，偶有右胁不适。复查肝功能正常。

【按】患者以右胁隐痛就诊，其面色晦暗，腰膝酸软，失眠盗汗，舌红，脉弦细少力，是肝肾阴血不足，肝失所养，故以一贯煎为主滋养肝肾。一贯煎原方有川楝子，川楝子性味苦凉，为防其苦燥伤阴，且现代研究该药有损伤肝脏的报道，故弃而不用，改投佛手片，理气而不伤阴。患者虽无巩膜黄染，但肝功能化验胆红素偏高，据此酌加茵陈、垂盆草以利胆除黄。后来加用五味子，一方面是取其味酸入肝，另一方面取其现代研究有降酶之功。因肝炎乃属疫毒袭人，故加蒲公英、紫草以清热凉血解毒。

二、淋证

章某，女，45 岁，工程师。初诊日期：2009 年 5 月 8 日。

主诉：间断发作尿频尿急尿痛两月余，反复不已。

病史：患者自 2 个多月前突发尿频、尿急、尿痛，西医诊断为“尿路感染”，服西药治疗。据述每服西药后症状消失，尿常规化验即正常，但停药后则症状复如故，尿化验又如病之初，如此反复不已。曾自服“三金片”，无效。

现患者尿频、尿急、尿痛依然，尿液稍浑浊，小腹拘急不舒，无发热恶寒及腰酸腰痛。舌质红，苔淡黄薄腻，脉弦滑。

化验检查：尿常规蛋白（±），红细胞（+），白细胞（+++）。

中医诊断：淋证。

处方：三仁汤合《金匮》蒲灰散加味。

杏仁 10g，白蔻仁 10g，生苡仁 20g，半夏 10g，厚朴 10g，通草 10g，滑石 18g（包煎），竹叶 10g，土茯苓 40g，炒蒲黄 12g（包煎），小蓟 18g，白茅根 30g，炒山栀 10g，黄柏 12g，蒲公英 40g，白花蛇舌草 40g，萆薢 15g，生甘草 12g。

水煎服，日 1 剂。

复诊时均以此方为基础，稍作加减，连续服药 1 个月，症状消失，尿检正常。半年后随访，未曾复发。

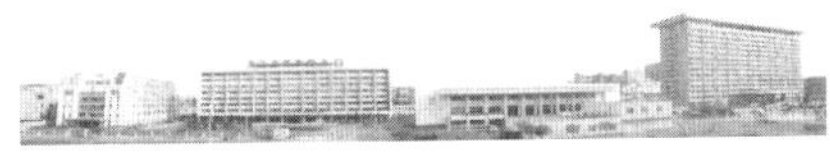

【按】三仁汤载于《温病条辨·上焦篇》43条，主治湿温，有宣畅气机、利湿清热的作用。本案属湿热留恋为患，投以三仁汤乃“异病同治”之义。蒲灰散载于《金匮要略·消渴小便不利淋病脉证并治》篇：“小便不利，蒲灰散主之。”该方由蒲灰（注家多认为是蒲黄）、滑石组成，具有凉血化瘀、清热利湿之功，与三仁汤合方，加清热解毒通淋、凉血止血之品，切中病机，故可取效。

三、头痛

病案1

马某，德国人，男，40岁。初诊日期：2011年5月10日。

主诉：头痛、头沉4个月。

病史：近4个月来，右侧头部前1/4处疼痛伴沉重感，终日不已，每因工作压力大或情绪欠佳时加剧。恶心，眼睛发胀，睡眠欠佳，胃纳尚可，二便正常。因为头痛曾休息半个月，但症状并无缓解。

诊查：舌边有齿痕，舌质暗红，苔薄白腻，脉缓，稍呈弦象。在德国行头颅CT检查未见异常。

中医诊断：头痛。

治法：疏肝解郁，化痰除湿，通络止痛。

处方：散偏汤合温胆汤加减。

川芎12g，白芍15g，柴胡3g，白芷3g，郁李仁5g，白芥子6g，天麻10g，陈皮10g，茯苓15g，半夏6g，枳壳9g，竹茹10g，白术10g，炒山栀6g，全蝎3g，蜈蚣1条，地龙6g，僵蚕6g，丹皮6g，炙甘草10g。

水煎服，3剂。

二诊：2011年5月14日。服前方后头痛减轻，头沉、恶心已愈。舌质暗红，苔薄白稍腻（腻象已见宣化），脉缓有力。药中肯綮，效不更方，仍遵原法原方，个别药味酌增其量再进，以图根治。

川芎20g，白芍15g，柴胡3g，白芷3g，郁李仁5g，白芥子9g，天麻10g，陈皮10g，茯苓15g，半夏6g，枳壳10g，竹茹10g，白术10g，炒山栀9g，全蝎6g，蜈蚣2条，地龙9g，僵蚕9g，丹皮9g，香附6g，炙甘草10g。

水煎服，3剂。

三诊：2011年5月17日。服前方后，头痛大减，近日失眠较为严重，故于前方加合欢皮10g，酸枣仁15g。水煎服，3剂。

四诊：2011年5月21日。头疼及诸症悉愈，为巩固疗效并防止复发，以前方配蜜丸一料，带回德国常服。

2014年10月到中国省亲，据述回德国后有时稍觉头痛，服丸药后即缓解。丸药只服半料，至今已两年余，头痛未作，甚喜。常对德国朋友赞誉“中医黑汤（指中药汤剂）好”！

病案2

张某，男，28岁，企业管理人员。初诊日期：2009年2月21日。

主诉：近两个月来右侧头痛反复发作。

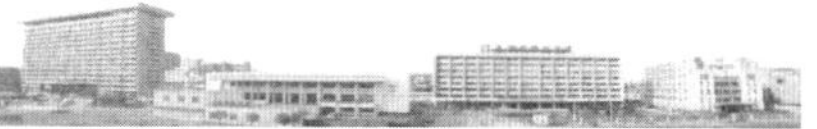

病史：自两月前突发右侧头痛，服“布洛芬”或休息后稍可缓解。此后每郁怒或熬夜工作后易引发，至今已 4 次。曾到西医神经内科、眼科、耳鼻喉科就诊，均无阳性体征，行头颅 CT 检查未见异常。

刻下右侧颞部搏动性疼痛，眼睛发胀，口干，恶心，心烦，睡眠欠佳，大便干。右眼球结膜充血，舌质红，苔薄白，脉弦有力。

中医诊断：头痛。

治法：平肝潜阳，通络止痛。

处方：天麻钩藤饮减桑寄生、杜仲、益母草，加桑叶、菊花、全蝎、蜈蚣。水煎服，日 1 剂，3 剂。

另：针刺头维（右）、太阳（右）、丘墟（双）、太冲（双）。均用泄法。

二诊：2009 年 2 月 25 日。服上方后头痛未缓解，今拟散偏汤加味。

白芍 20g，川芎 25g，白芷 3g，白芥子 9g，郁李仁 6g，柴胡 3g，香附 6g，天麻 15g，钩藤 20g（后下），生地 20g，全蝎 9g，蜈蚣 2 条，龙胆草 10g，黄芩 10g，酸枣仁 15g，合欢皮 15g，炙甘草 6g。

水煎服，日 1 剂。

另：针刺腧穴和手法如前。

嘱戒郁怒，注意劳逸结合。

服上方 3 剂后头痛减轻，10 剂后头痛止。1 年后曾路遇患者母亲，告曰：其子近 1 年头痛未曾发作。

【按】该两例头痛以散偏汤加味治疗得以缓解。吴仕骥教授常以“散偏汤”为主，据证加味治疗偏头痛，皆有效验。散偏汤载于清·陈士铎《辨证录·卷二·头痛门》，今录之如下，供读者参阅。

人有患半边头风者，或痛在右，或痛在左，大约痛于左者为多，百药治之罔效，人不知其故。此病得之郁气不宣，又加风邪袭之于少阳之经，遂致半边头痛也。其病有时重有时轻，大约遇顺境则痛轻，遇逆境则痛重，遇拂郁之事而更加风寒之天，则大痛而不能出户，痛至岁久，则眼必缩小，十年之后，必至坏目，而不可救药矣。治法急宜解其肝胆之郁气，虽风入于少阳之经，似乎解郁宜解其胆，然而胆与肝为表里，治胆者必须治肝，况郁气先伤肝而后伤胆，肝舒而胆亦舒也，方用散偏汤。

白芍五钱，川芎一两，郁李仁一钱，柴胡一钱，白芥子三钱，香附二钱，甘草一钱，白芷五分，水煎服。

毋论左右头痛，一剂即止痛，不必多服。夫川芎止头痛者也，然而川芎不单止头痛，同白芍用之，尤能平肝之气，以生肝之血，肝之血生而胆汁亦生，无干燥之苦。而后郁李仁、白芷用之自能上助川芎以散头风矣。况又益之柴胡、香附以开郁，白芥子以消痰，甘草以调和其滞气，则肝胆尽舒而风于何藏？故头痛顿除也。唯是一二剂之后，不可多用者，头痛既久，不独肝胆血虚，而五脏六腑之阴阳尽虚也。若单治胆肝以舒郁，未免销铄真阴，风虽出于骨髓之外，未必因劳因感因风而又入于骨髓之中。故以前方奏功之后，必须改用补气补血之剂，如八珍汤治之，以为善后之策也。

此症亦可用半解汤：白芍一两，柴胡二钱，当归二钱，川芎五钱，甘草一钱，蔓荆子

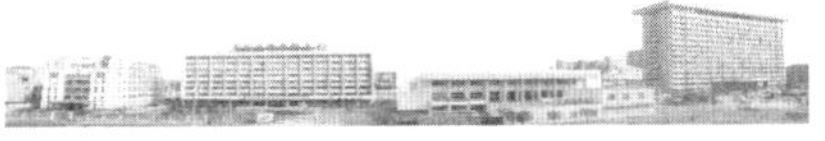

一钱，半夏一钱，水煎服。

四、泄泻

郑某，男，70岁，退休工人。初诊日期：2013年7月6日。

主诉：大便溏薄、次数增多两月余，加重10天。

病史：5年前患脑脓肿，行开颅手术治疗，其间大量使用抗生素，遂致泄泻，日10余次，服“思密达”无效，后服中药基本治愈。近两个月来，大便每日5～6次，甚则10余次，解小便时大便随之而出。每日晨起大便稍有成形，之后为稀水样便，夹白色黏液。

刻诊：肛门时有下坠感，便意频频。纳谷不香，无腹痛，四肢凉，少气懒言，乏力。

诊查：大便常规检验未见异常。舌黯红，苔薄白，脉弦细。

中医诊断：泄泻。

治法：健脾升阳，涩肠止泻。

处方：炙黄芪15g，党参15g，茯苓20g，白术20g，炮姜5g，桔梗10g，升麻5g，柴胡5g，砂仁6g（后下），赤石脂20g，诃子10g，焦神曲10g，焦山楂10g，焦麦芽10g，炙甘草10g。

水煎服。

嘱患者饮食宜清淡，少进油腻食物。

复诊：2013年7月23日。以上方加减共服15剂后，胃纳增，泄泻有所减轻，每日2～3次，但时有反复。考虑患者泄泻日久，久病入络，遂更方如下。

治法：温阳健脾，行血祛瘀，涩肠止泻。

处方：炮姜5g，小茴香5g，桂枝5g，当归10g，白芍10g，川芎10g，五灵脂6g，茯苓20g，白术20g，山药30g，扁豆30g，莲子肉30g，芡实20g，诃子12g，石榴皮10g，泽泻12g，焦神曲12g，炙甘草10g。

水煎服。

患者服用上方3剂后大便日1～2次，为成形便，遂再投10剂。后随访患者，已愈。

【按】大便次数增多，肛门下坠，食欲不振，纳谷不香，是脾气虚弱，清阳不升的表现；泄泻频频，甚至矢随尿出，乃肠失固涩之象。故拟补中益气汤、四君子汤合桃花汤复方图治。患者服药后，症状虽有好转，但未痊愈。考虑患者久泻，阳气不足，无力鼓动血液运行，久病成瘀，遂改思路，从瘀论治。仿少腹逐瘀汤之法，药用五灵脂活血祛瘀，当归、川芎养血行血，桂枝温通经脉。合温中健脾、利湿涩肠之品，标本兼顾，效果始著。

检王清任《医林改错·膈下逐瘀汤所治之症目》曰：“肾泻，五更天泻三两次，古人名曰肾泻，言是肾虚，用二神丸、四神丸等药，治之不效，常有三五年不愈者。病不知源，是难事也。不知总提上有瘀血，卧则将津门挡严，水不能由津门出，由幽门入小肠，与粪合成一处，粪稀溏，故清晨泻三五次。用此方逐总提上之瘀血，血活津门无挡，水出泻止，三五付可痊愈。”又云：“久泻，泻肚日久，百方不效。是总提瘀血过多，亦用此方。”

吴教授在使用升阳健脾、涩肠止泻之法治疗泄泻效果不著的情况下，受到王氏的启发，运用温阳健脾、活血化瘀治疗。本案仿少腹逐瘀汤之意，正所谓“师其法而不泥其方”也。

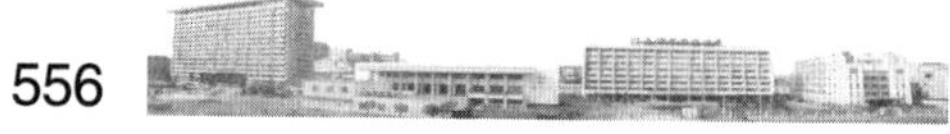

五、肝血管瘤

石某，女，54 岁，工人。初诊日期：2009 年 6 月 9 日。

主诉：右胁部不适 1 年。

病史：近 1 年患者间断觉右胁部不适，或为胀满，或似作隐痛。刻诊：口干思饮，大便稍干，余无不适。

诊查：舌质红，苔花剥，脉沉，左稍弦细。B 超报告：肝左叶可见 2.8cm×1.6cm 低回声反射区，界限清楚，内部回声均匀，提示肝左叶占位性病变，考虑血管瘤。AFP：1.36μg/L（参考值 0～20μg/L）。

西医诊断：肝血管瘤？

治法：滋阴养血，行气活血，化痰软坚。

处方：当归 10g，生地 20g，赤芍 12g，白芍 12g，沙参 20g，麦冬 20g，枸杞子 12g，丹皮 10g，桃红 10g，红花 10g，柴胡 10g，枳壳 10g，黄芪 10g，元胡 10g，三棱 9g，莪术 9g，土鳖虫 6g，海藻 15g，茯苓 12g，山药 12g，三七粉 3g（冲）。

水煎服，日 1 剂。

服上方 17 剂后，花剥苔好转。后均以此方为基础加减，三棱、莪术、土鳖虫酌增其量，又增鳖甲、瓦楞子、浙贝母。间断服用 50 余剂后中断治疗。

2009 年 12 月 13 日行 B 超检查：肝左叶可见 2.4cm×1.2cm 低回声反射区（注：与前比较病灶稍缩小），界限清楚，内部回声均匀，提示肝左叶占位性病变，考虑血管瘤。

【按】《实用内科学》载："肝血管瘤大多属海绵状血管瘤，是一种常见的肝脏良性肿瘤，可发生于任何年龄，但常见在成年人出现症状，女性多见。肿瘤见于肝脏任何部位，常位于包膜下，多为单发（约 10% 为多发），肿瘤直径多小于 4 厘米，但亦可小至数毫米，个别大至 30 厘米者。"《实用外科学》说："肝血管瘤的病因不明，多为先天性。可能由胚胎肝内血管错构芽所致，雌激素可能促其发展。"

中医学无肝血管瘤的病名。吴仕骥教授认为肝血管瘤似可属于中医的"癥""积"范畴，他以行气活血、化痰散结法为主治疗本例，取得一定效果，故气血瘀滞可能是肝血管瘤的病理机制之一。因仅此一例，有待今后继续研究。

六、湿疹

刘某，男，28 岁，工人。初诊时间：2005 年 8 月 30 日。

主诉：两小腿内侧皮肤糜烂、瘙痒、渗液 8 个月。

病史：8 个月前左小腿腿肚内侧皮肤起小疱，瘙痒，抓破后渗液，其后逐渐蔓延，致皮肤糜烂、剧痒。继之右小腿腿肚内侧、两膝关节内侧均发生上述皮损。辗转多家医院，内服外搽中西药，均未显效，痛苦非常。询问患者平素乏力，手足凉，纳呆，餐后脘腹胀满，大便溏薄。

诊查：两小腿腿肚内侧及膝关节内侧分别有 5cm×5cm 和 2cm×3cm 的皮损，皮肤糜烂、色红，有渗液。舌胖而淡，边有齿痕，苔白而润，脉沉缓。

西医诊断：湿疹。

中医诊断：湿疮。

治法：补气健脾，利湿止痒。

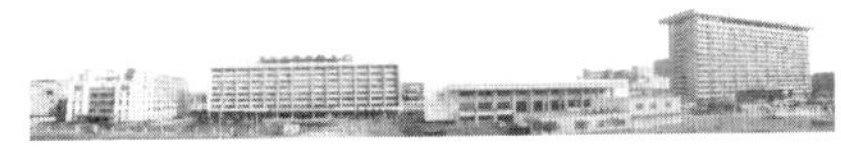

处方：防己黄芪汤加味。

炙黄芪25g，苍白术各12g，防己12g，茯苓20g，赤芍12g，桂枝6g，牛膝3g，白鲜皮15g，蜈蚣2条，生姜3片，大枣4枚。

水煎服，每日1剂。

外洗方：大蒜辫、花椒、大盐各适量，煎水外洗。

内服药以防己黄芪汤加减连续服用，并坚持外洗，两个月后病告痊愈。

【按】该患者平素乏力，肢冷，纳呆，腹胀，便溏，舌胖而淡，边有齿痕，苔白润，脉沉缓，乃脾虚之象。脾虚不运，湿浊下注则发湿疮。处方以防己黄芪汤加味内服。防己黄芪汤原载于《金匮要略》，主治风湿、风水，功效补气健脾除湿，现用治湿疮亦异病同治之意。至于方中佐蜈蚣，是取其解毒之功，张锡纯谓蜈蚣"性有微毒，而专善解毒，凡一切疮疡诸毒能消之"。外洗方系原天津中医学院已故老中医骆民初先生的验方。方中花椒辛温，燥湿止痒；所用大蒜辫内有蒜梗，《纲目拾遗》云蒜梗"治疮肿湿毒"。上二味与大盐煎水外洗起到辅助治疗作用，内服方药也是学习了骆老的经验。

本例虽为湿邪下注，但有兼热兼寒之不同，故治疗迥异。

论　　著

一、论文

［1］吴仕骥，刘宝奇．《金匮要略》水与气血病理相关论初探（一）．天津中医学院学报，1983，(2)：9－14，29.

［2］吴仕骥，刘宝奇．《金匮要略》水与气血病理相关论初探（二）．天津中医学院学报，1983，(3－4)：11－15.

［3］吴仕骥．读《金匮方衍义》．天津中医学院学报，1986，(1)：41－42，36.

［4］吴仕骥．略谈王冰注释《素问》的贡献．河南中医，1987，7（6)：2－5.

［5］吴仕骥．张锡纯对《金匮要略》精义的运用与发挥拾零．河北中医，1987，9（6)：19－20.

［6］吴仕骥．《金匮要略》急症论治举例．中医药学报，1987，(5)：3－5.

［7］吴仕骥．赵良仁《金匮方衍义》介绍．浙江中医杂志，1988，23（3)：139.

［8］吴仕骥．浅议活血利水法．天津中医，1988，(6)：26－28.

［9］吴仕骥．师法仲景，通权达变——简析张锡纯对《金匮要略》方剂的运用．天津中医学院学报，1989，(2)：2－3.

［10］刘公望，吴仕骥，徐又芳．信息科学．天津中医，1988，(1)：41

［11］刘公望，吴仕骥，徐又芳．医学与信息科学的桥梁——医学信息学（一）．天津中医，1988，(2)：36

［12］刘公望，吴仕骥，徐又芳．医学与信息科学的桥梁——医学信息学（二）．天津中医，1988，(4)：35

［13］刘公望，吴仕骥，徐又芳．现代信息处理的核心——电子计算机．天津中医，1988，(5)：41

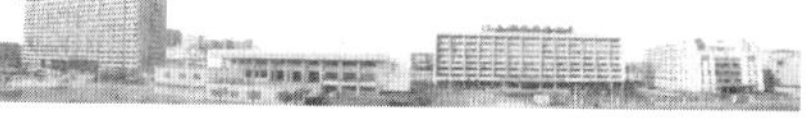

[14] 吴仕骥．“九九制会”疏义．天津中医，1989，(2)：34－35，33.

[15] 吴仕骥．略论《黄帝内经》对针灸学的贡献．天津中医学院学报，1993，(2)：1－3.

[16] 吴仕骥．《金匮要略》温经汤证注释质疑．天津中医学院学报，1994，(3)：2－3.

[17] 吴仕骥．简析叶天士对《金匮要略》的运用与发挥．天津中医学院学报，1995，(1)：8－9.

[18] 吴仕骥，赵冀生，王寿康．深化教学改革，提高教学质量——毕业生教学与课程设置情况的调查与分析．中医教育，1995，(3)：17－18.

[19] 吴仕骥．《金匮·水气病篇》第八条试析．天津中医学院学报，1995，(3)：3－4.

[20] 吴仕骥．硕士研究生课程建设刍议．天津中医学院学报，1996，(2)：20－21.

[21] 吴仕骥．校勘严谨，训诂精审——《素问》整理研究简介．天津中医学院学报，1996，(2)：48.

[22] 吴仕骥．《金匾要略》注释三则．天津中医，1996，13（5）：41.

[23] 吴仕骥．学习《素问》脉象的浅见．天津中医学院学报，1998，(3)：3－4.

[24] 吴仕骥，于虹．略谈《内经》中的“度”．天津中医学院学报，2002，21(1)：1－3.

[25] 吴仕骥，王智勇．加强教学督导，保证教学质量．天津中医学院学报，2004，(增刊)：11.

[26] 吴仕骥．加强教学管理，建立和完善教学质量保证体系．天津中医学院学报，2006，(增刊)：145.

[27] 吴仕骥．精思博考，探究厘正（一）——简述郭霭春先生对《素问》王冰注的研究．天津中医药大学学报，2006，25（4）：200－203.

[28] 吴仕骥．精思博考，探究厘正（二）——简述郭霭春先生对《素问》王冰注的研究．天津中医药大学学报，2007，26（1）：1－3.

[29] 吴仕骥．研精覃思，务求本义（一）——郭霭春先生《金匮要略校注语译》学术特点简述．天津中医药大学学报，2009，28（2）：57－60.

[30] 吴仕骥．研精覃思，务求本义（二）——郭霭春先生《金匮要略校注语译》学术特点简述．天津中医药大学学报，2009，28（3）：113－115.

二、著作

[1] 郭霭春主编，吴仕骥参编．黄帝内经素问校注．北京：人民卫生出版社，1992.

[2] 郭霭春主编，吴仕骥参编．黄帝内经素问语释．北京：人民卫生出版社，1992.

[3] 戴锡孟主编，吴仕骥参编．中医经典著作选读．北京：中国医药科技出版社．1993.

[4] 吴仕骥点校．四诊抉微．天津：天津科学技术出版社，1993.

[5] 刘公望主编，吴仕骥副主编．伤寒论方证研究．北京：中国医药科技出版社，1995.

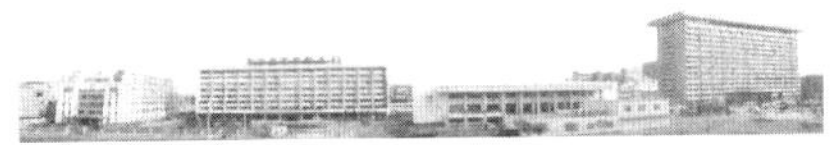

[6] 戴锡孟主编，吴仕骥参编．中医基础理论文献辑要．天津：天津科学技术出版社，1998.

[7] 张伯礼主编，吴仕骥任编委会主任．津沽中医名家学术要略（第一辑）．北京：中国中医药出版社，2008.

[8] 张伯礼主编，吴仕骥任编委会主任．津沽中医名家学术要略（第二辑）．北京：中国中医药出版社，2012.

[9] 张伯礼主编，吴仕骥任第二副主编．津沽杏林三杰——哈荔田、何世英、郭霭春百年诞辰纪念文集．北京：中国中医药出版社，2012.

【整理者】

吴梓樱 1974 年生，吴仕骥教授之女，现供职于天津银行。

李葆光 男，1992 年生，天津中医药大学中医学院 2011 级传承班学生。

杜　文　娟

名家传略

一、名家简介

杜文娟，女，1943年11月18日生，天津市人，汉族，中国共产党党员，天津市儿童医院中医科主任医师。1987年任中医科主任，学科带头人。曾任天津市儿童医院五官科党支部书记，院党委委员。1998年任天津市中医学会第四届理事，1990～2005年任天津市中医儿科学会副主任委员，2003年至今任天津市中西医结合儿科学会副主任委员。2012年被评为天津市名中医，是第五批全国老中医药专家学术经验继承工作指导老师。曾多次被评为院级、局级先进工作者及优秀共产党员，并获局级百面红旗先进个人称号。

二、业医简史

杜文娟主任1965年毕业于天津中医学院，学习期间师从著名中医学家何世英先生，为何老的得意门生。何老医术精湛，治学态度严谨，他的精心指导为杜主任长期从事儿科临床打下良好的中医基础。杜文娟不仅继承了何老的临床经验，而且结合自己的诊疗实践，在多个病种上有所发挥，具有较高的学术造诣。

三、主要贡献

（一）临床医疗，倾注婴童

杜文娟长期在天津市儿童医院工作，从事中医临床工作50余年，积累了丰富的实践经验，年门诊量达6000余人次。她诊治小儿常见病、脾胃病、新生儿黄疸疗效甚佳，对于过敏性紫癜、小儿肾脏疾病、小儿多动症的治疗也有独到之处，其治疗方法推广运用于临床，深受广大患儿家属的好评。此外，开展了儿童胆结石症的研究及临床观察，取得较好的疗效。

杜主任在担任科主任期间，除了门诊外，还负责院内外会诊及查房工作，查房时坚持“查、向、背、讲”，指导下级医师解决临床疑难病症，为培养人才作出了贡献。

（二）科学研究，成果丰硕

1. 中西医结合临床研究工作

（1）杜主任参与了全国中西医结合科研项目儿童期多动症诊治的研究，对“静灵口服液”进行了观察。经过两年时间2000余病例的临床观察，对该病的病因、病机、诊断、中医辨证分型与治疗有了新的突破，受到同道的重视和认可。该项研究论文参加第二届针灸与自然医学国际会议并在大会上宣读，获中青年优秀论文奖。

（2）中西医结合治疗难治性肾病，收到了满意的疗效，减少了复发率，临床观察体

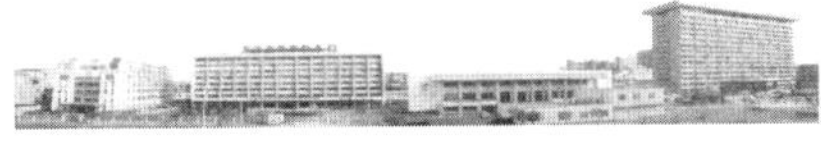

会如下：

①服用激素的患儿易反复感染，可以选用清湿热的中药治疗，以控制感染。

②激素减量时，为避免病情反复，可加用中药养阴清热之品。

③因长期服用激素出现阴虚阳亢证时，可以加用滋阴清热药。

④肾病后期临床出现气虚证，可加用益气温肾药治疗。

（3）中西医结合治疗小儿免疫系统疾病，收治幼年类风湿性关节炎、过敏性紫癜等，总结出治疗方案，举办了两次市级继续教育学习班，推广经验，进行学术交流。

（4）与西医专家合作，完成多项中西医结合课题

①与心内科专家合作完成两项课题：中药“康心宁”合剂对触发性心律失常的实验研究（卫生局局级课题）；中药“康心宁”合剂、中药首乌、丹参滴丸的临床前研究（天津市科委课题）。

心律失常中医称为“心悸”，为儿童常见病，最常见于小儿迁延性心肌炎。本病中医辨证属气阴两虚，以生脉散、炙甘草汤加减治疗。通过临床观察与实验室检测，认识到中药西洋参有强心利尿、抗心律失常、增强心肌收缩的功能。杜主任与西医专家合作探讨了中医药治疗心律失常的机理，研制了中药“康心宁”合剂（生脉散加味经验方），进行了临床观察与实验研究，经 56 例临床观察，总有效率为 91%。

②与外科专家合作，开展中药分阶段综合疗法防治腹膜粘连的研究，获 2006 年度天津市科研成果奖。

中药“仙方活命饮”是治疗外科痈肿的常用方剂，其功能为清热解毒，消肿排脓，活血化瘀，主要用于治疗外痈。根据异病同治的原则，将仙方活命饮加减用于腹腔内，可防治腹膜粘连，促进伤口愈合，收到较好的疗效。

③与肾脏病科专家合作，进行儿童原发肾小球疾病的理资积分与临床参数中医辨证的研究（自选课题），获 2006 年度天津市科技成果奖。该研究为中医辨证与西医辨病相结合的课题，以西医对原发性肾小球疾病通过肾穿刺做出明确诊断，与中医证型相归类，从中找出规律，是中医辨证与西医辨病相结合、中医宏观与西医微观相统一的一种探讨，有助于今后临床提出规律性方案，提高诊治水平。

2. 开展活血化瘀法治疗过敏性紫癜肾炎的研究

经对 100 例患儿临床观察，总结该病病机、分型、治疗，拟定出协定处方。本病分为三型：血热兼血瘀型，湿热兼血瘀型，脾肾阳虚、气血不畅型。因发病机制不同，用药各异，分别以凉血活血法、利湿活血法、补气健脾兼活血化瘀法治疗。已将研究成果推广于临床。

3. 对急性扁桃体炎高烧患儿进行临床观察

总结出本病的病理基础是表里皆热，为热入营分证，拟清营凉血，护阴退热，清里通下法治疗。通过 100 例患儿临床观察，显效率为 97%。研究论文于 1994 年在《浙江中西医结合杂志》发表。

4. 观察“安宫牛黄栓”对儿科发热病症的退热效果

杜主任探讨了中医儿科用药的新剂型。该退热栓起效快、效果持久，值得临床推广应用。

5. “以静制动法”治疗小儿肾炎血尿症的研究

何世英先生对于肾炎顽固性血尿的治疗经验是“以静制动法”，强调用止血药的同时不

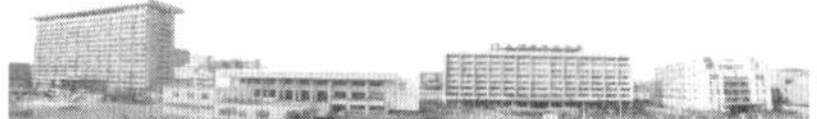

要用利尿药。中医认为水肿和血尿是肾病的两大主症，而且这两大主症的发病症状在程度上很少是相等的，常常是一个症状较突出。其病理机制，水气潴留体内是“静”的状态，而血从尿中排出是“动”的状态。从治法来说，利水消肿是“动以制静”，止血尿是“静以制动”，两者是不同的治疗机制。当两大主症并存时，应当找出当时的主要矛盾。如果水肿为主、血尿为辅，应以利水辅以止血；反之则是止血为主，辅以利水。如果以顽固的肉眼血尿为主症，要全力止血，不要利水，从而减少因动以制静，影响止血作用。方药中阿胶、三七合用效果甚佳。杜主任把握何老这一治疗方法，结合临床体会，拟定“血尿宁合剂”供临床应用，并立课题加以研究论证。经 87 例临床观察，显效率为 80%，总有效率 93%。“血尿宁”处方是：小蓟、蒲黄炭、藕节炭、仙鹤草、三七、阿胶、茜草。

杜主任对该病的治疗体会是：止血宜先活血，止血宜养血补气，止血不宜利水。

6. 婴幼儿腹泻临床研究

杜主任通过对 71 例婴幼儿腹泻的临床观察发现，小儿腹泻多表现为虚实夹杂证，以中药治疗本病，74% 的患儿两天内基本痊愈。其体会是：治疗该病要虚实标本兼顾。若虚中夹实者，补虚不可使用甘温之药；实中有虚者，清热不可过用苦寒药；若仍有实邪者，用固涩之药不能过早，以免留邪；脾胃素虚者，选用分利之药不可过多，以免阴枯阳陷。此法已在临床上推广应用。

此外，杜主任应天津市医学会、天津市卫生局邀请，为恩师书写传记《何世英传》。她从事临床工作期间发表论文 20 余篇，开展局级课题研究 2 项，引进新技术 2 项，参加编著《中西医结合诊疗大成》撰写儿科部分的两章三十三节，现已出版。

学术思想

一、继承何世英先生学术思想，努力开展中西医结合工作

“勇于探索实践，坚持中西结合”是何世英先生重要的学术思想。何老认为：“尽管中医、西医的理论体系不同，但其保障人类健康的总目标是一致的。从医学的发展来看，西医在继续向微观发展的基础上，同时向宏观发展，而中医则是按照医疗实践的客观需要，在宏观发展的基础上，不断汲取微观方面的成就。两者越发展，共同语言越多。医学模式的转变势必促进中西两种医学的共同进步。”“衷中参西，择善而从”是他一贯的治学精神。何老生前的一大愿望是中西医药工作者携手前进，走中西医结合之路，创造出新医学、新药学。在何老指导下，杜文娟主任为此做出了不懈的努力。她通过 50 年的临床实践体会到中西医结合在儿科尤为重要。她采取举办市级和院级继续教育学习班，与西医大夫互相交流学习，在医院举办“西学中班”，给西医大夫讲中医课，派中医科室的医生到内科进修一年等措施，分别提高中医和西医的学术水平。她和西医专家合作，完成多项中西医结合课题。在何老的倡导下，杜文娟主任认识到走科技发展之路，以科技进步促进中西医结合工作的重要性，认为这是中医发展的一个方向，应当朝此目标去努力。

二、病证结合，辨证论治

杜主任认为，在医疗过程中，在辨病的基础上进一步辨证，病证结合，便于个体化治疗。

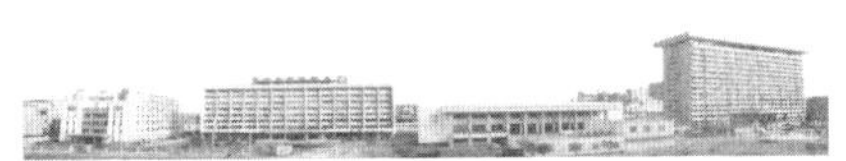

三、治疗热病，注意“顾护阴液”

小儿在生理上代谢快，病理上又容易伤津，因此杜主任在儿科病的治疗上重视顾护津液、营阴，特别是热病患儿更应该注意保护阴分，以防变证。

四、注意“扶正祛邪”

小儿为稚阴稚阳之体，病理上易出现“正不胜邪”的倾向，在临床治疗时，对于正虚邪实证，多应用扶正祛邪之法，以提高疗效。

五、重视舌诊

舌诊在儿科诊断上有重要意义，前人有“证有真假凭诸脉”和“脉有真假凭诸舌”的论述。儿科病症中，小儿的主诉和脉诊都存在不少困难，为此望诊就显得尤为重要。杜主任经过多年实践体会到，舌质舌苔的变化往往是儿科疾病发生变化的先兆，也最能够反映出病变寒热虚实的本质。

六、强调护理预防

杜主任认为，儿科疾病当以预防为主，要重视“治未病”。

临证经验

一、治疗小儿咳喘病的经验

（一）诊断特色

杜主任在小儿咳喘病的诊治中，总结出一套独具特色的闻诊方法，这种方法常常比现代医学的听诊更直接准确，对该病治疗更有指导意义。这里闻诊主要是指听咳、喘的声音，每遇咳喘患儿，细心聆听其咳嗽之声，对其病情的寒热虚实即已初识于心。

望面色、咽喉来判断咳喘的寒热虚实，指导辨证用药。面赤、咽红多为实证热证；面色淡黄、淡白、淡红，口角流口水者，多为虚证寒证。

摸掌心是诊病中的又一特色。杜主任临证时触摸每一患儿手足，手心热多为里热肠胃积热，手背热为表热；如手心手背均热则提示表里俱热；若手足不温则为虚证寒证。

（二）辨证抓矛盾，分主次

辨证施治是中医学之精髓，在儿科病临床上，多数情况下并非如教科书上所论皆为典型病证，而往往是寒热错杂，虚实交结，面对复杂的病情，医者必须要分清主次，抓住主要矛盾。只有在此基础上，熟悉药性，精选方药，切中病机要害，方可一矢中的。

（三）治疗有原则，善变通

肺胃郁热、燥火、内伤是多数咳喘具有的内因，感受风邪常为发病的外因。其临床特点为内热较重，一经高热耗伤阴分，特别是肺炎患儿，病情发展可阴损及阳，极易气阴两伤，故对小儿咳喘的治疗必须重视清热护阴，在宣肺化痰止咳方面应避免温燥之品，是解决该病病证的又一关键所在。对于阴虚剧咳，滋阴润肺止咳，效果甚佳。

对于常见的小儿咳喘，杜主任主要以止嗽散为基础方加减治疗，药物以炙前胡、白前、杏仁、桔梗为主。

（四）深谙药性，取舍有度

杜主任临证时，用药考究，如对于内热咳嗽初期病证，以宣肺为主，而不过早使用寒凉药物，如黄芩等。因为过早使用苦寒药，可遏制阳气的宣散，使病情加重，痰不易咳

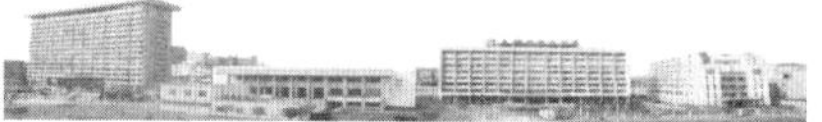

出，且苦寒伤阴，对于本来就易于化燥的内热之证尤非所宜。

1. 青睐凉补、清补

儿科疾病以热证实证居多，并且容易出现伤津导致阴亏之证，所以应慎之又慎。对于气虚体虚当补益的病证，则多选用凉补的西洋参和清补的太子参，养阴益气，兼顾养津。

2. 重视护阴药的使用

小儿一方面天癸未至，肾水不足，一方面生机蓬勃，营阴之精相对不足，所以常表现为“阳有余”“阴不足”的状态，在热性病居多的咳喘症中更是如此，故在儿科特别是咳喘的治疗中，护阴药的使用尤为重要，杜主任常用护阴药如花粉、芦根、麦冬等。

3. 选用对药

杜主任临证时巧妙地选用配伍后有升降开阖作用的对药治疗，如炙前胡与白前，桔梗与杏仁等。

4. 初期用浙贝母，中后期用川贝母

对于咳喘病，化痰是关键，浙贝母清火宣肺作用较强，适用于风热咳嗽初期或痰火郁结的咳嗽；而川贝母性凉而润，所以肺虚之嗽，或咳喘病后期时方可选用。

5. 汤剂为主，兼用丸散膏丹

由于小儿喂药困难，杜主任在运用汤剂的同时，亦配合使用简便实用的中成药治疗。如治疗婴幼儿咳喘兼喉中痰多的病症，采用了肺闭宁（儿童医院院内制剂）、川贝加小葫芦散配方治疗，常常几天即药到病除；对咳喘兼大便干燥，秘结不通的实证患儿，常选用一捻金加川贝末；若绿色黏液稀便的患儿，用一捻金加川贝末的方法平喘止咳，清肠热。

此外，咳喘兼高热时，加用羚羊角粉，以清热解毒，凉肝平肝，而且该药能清肺热，从而起到退热止咳的功效。

（五）治疗与养护互补

杜主任在治疗咳喘症时，还特别重视治养互补。海鲜如鱼蟹可导致过敏，诱发哮喘，因此需嘱患者忌服。

二、治疗急性扁桃体炎的经验

急性扁桃体炎为儿童常见病，该病患儿除有高热、全身不适等症状外，还能引发风湿热、关节炎、急性肾炎等并发症，严重影响了儿童的身体健康。

杜主任用中医药治疗急性扁桃体炎有丰富的临床经验，现阐述如下：

（一）辨证施治

1. 风热型

症状：发热，咽疼，咽红，扁桃体肿大、充血，颌下淋巴结肿大，舌边尖红，苔薄白或微黄，脉浮数。

治法：疏表退热，清热解毒。

药物：桑叶、连翘、玄参、青黛、丹皮、赤芍、白茅根、芦根、花粉。

2. 毒热型

症状：高热，寒战，头痛，咽痛，扁桃体肿大、充血，隐窝口有白色渗出物，有时融合成片，颌下淋巴结肿大，有触痛，大便干燥，舌质红绛苔黄，脉滑数。血常规检查，白细胞总数及中性粒细胞均有增高。

治法：清热凉营解毒，通幽撤热。

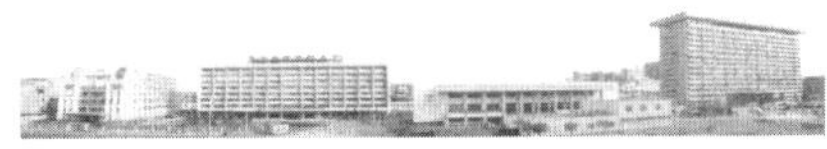

药物：清营汤加味。生地、玄参、青黛、川贝母、皂角子、晚蚕砂、连翘、丹皮、赤芍、生大黄。

3. 阴虚型

症状：时有低热，咽干，便干，舌红无苔，脉细数。

治法：滋阴降火。

药物：麦冬、川贝母、生地、丹皮、花粉、白茅根、芦根。

（二）体会

1. 急性扁桃体炎的病理基础是里热外感，治则为表里双解，但以清里通腑为主。通腑是治疗本病之关键，腑热清，热始退。

2. 本病热入营分证的临床表现为舌质红绛、咽红肿、高热、唇红等，很少出现烦躁、神昏、谵语等急性中毒症状。

3. 本病在用药上重用生地、玄参，二药既能凉营清热又能护阴，退热快，并可减少并发症。

4. 对于化脓性扁桃体炎的患儿在治疗上选皂角子或皂角刺，如脓未成用皂角子以润便，控制化脓，脓已成用皂角刺排脓解毒消肿。

5. 青黛为治疗本病的主要药物。该药功能清热解毒，消肿止痛，特别是对于口腔黏膜疾病，如口腔溃疡、扁桃体炎等，效果甚佳。

6. 杜主任以清热解毒、通幽撤热、滋阴降火、凉营退热法治之，收到了满意的疗效。通过 100 个病例的临床观察，总有效率为 96%，且退热快，疗程短，减少并发症，可以推广应用。

三、治疗小儿泄泻变证经验

泄泻的变证是指泻下过多或泻久不止使患儿病情迅速发展，出现伤阴、伤阳的变证，尤其湿热泄泻证，最易耗伤气阴，造成脾阴或脾阳损伤，或两者俱伤的危重证候。

（一）脾阴虚证

症状：泄泻，大便稀水样，发热，精神烦躁，口干渴，喜饮，倦怠少气，小便短赤，颧红，口唇红，舌质红而干燥，无苔或少苔，光面舌，脉细数。

治法：清暑解热，益气生津。

方剂：清暑益气汤加减。

药物：南沙参、麦冬、荷梗、甘草、花粉、乌梅。

（二）脾阳虚证

症状：面色皖白，下利清谷，洞泄不止，精神倦怠无力，四肢发凉，腹部胀满，口润，不喜饮水，小便清长，唇色淡，舌淡苔薄白，脉细弱无力或沉细迟缓无力。

治法：温中化湿，回阳救逆。

方剂：理中汤加味。

药物：党参、白术、甘草、干姜、苍术、茯苓。

（三）阴阳两伤证

症状：泄泻，大便稀薄，呈水样或蛋花样，或含黏液，有臭味，小便短赤，发热，口渴，纳呆，唇干舌润或略燥，舌苔白或黄白相间，脉细数而弱。

治法：健脾止泻，生津解热。

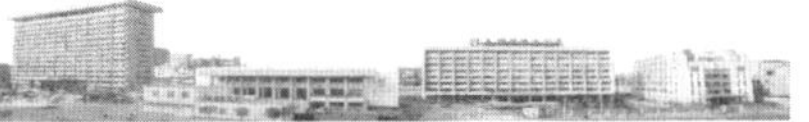

方剂：七味白术散加减。

药物：党参、茯苓、白术、甘草、藿香、木香、葛根。

（四）慢脾风

症状：患儿泄泻不止，病情迅速发展，出现烦躁不安，甚则惊厥，随着腹泻加重，正气虚弱而转入抑制状态，证见患儿无表情，四肢松弛厥逆，两目凝视，面皮口唇青暗，额出冷汗，意识朦胧以致昏迷，脉细，微弱欲绝。

治法：大补脾土，回阳救逆。

方剂：温中理脾汤加味。

药物：人参、黄芪、白术、干姜、陈皮、丁香、附子、茯苓、砂仁、肉桂、杭芍、甘草

（五）体会

1. 泄泻变证是小儿危重证候，久泻伤阴、伤阳，出现虚衰之象。结合西医临床，随着腹泻的加重，全身中毒症状的加剧、脱水及电解质紊乱，肠道细菌毒素被吸收而引起全身性中毒及内脏机能失调，出现脉细微弱欲绝。这种现象属纯阴无阳的败相，往往衰竭而死。若临床出现此证需中西医结合治疗，以免延误病情。

2. 白术散“乃治泻作渴之神方”。明·万全《幼科发挥·卷之三·泄泻》云：“小儿腹泻，大渴不止者，勿与汤水饮之，水入则愈加渴而病亦甚，宜生脾胃之津液，白术散主之。”“可只饮本方，一切汤水禁之勿与，则胃气上升，清液自升，渴泻止矣。”

古人不但注意泄泻失水，而且认识到喝白水后不但不能止泻，反而加重口渴，这与现代医学对补充液体的看法基本是一致的。七味白术散是治疗小儿泄泻阴阳两伤证的良方。杜主任通过临床观察认为，该方治疗“秋季泻”效果甚佳。

医案选介

一、胆结石症

孙某，男，5岁，初诊日期：2012年10月7日。

主诉：腹痛4天。

病史：患儿4天来腹痛，近1天腹痛加重，伴呕吐，胃纳呆，大便正常。

查体：体温正常，精神弱，心肺（－），上腹部轻度压痛，脉沉弦，舌质红，苔白腻。

辅助检查：B超检查显示胆囊壁粗糙，不光滑，厚约0.2cm，胆囊腔内可见颗粒状强回声光斑，伴明显声影，最大斑块1.3cm×0.8cm，腹腔未见确切肿块。提示：胆囊结石，胆囊炎，肝胰未见明显异常。

西医诊断：胆结石症，胆囊炎。

中医辨证：脾胃不和，气机不畅，郁滞中焦，为实坚之证。

治法：调和脾胃，理气散结。

处方：二陈汤加味。

陈皮、香附米、清半夏、厚朴、元胡、川楝子、白芍、甘草、柴胡、茯苓。

14剂，每日1剂（颗粒冲剂），开水冲服100mL。

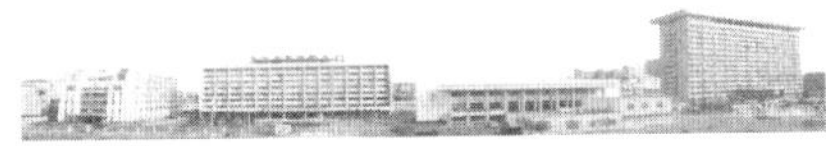

二诊：2012 年 10 月 22 日。患儿服药后精神转佳，面色已红润，腹痛减轻，夜间时有腹痛，不吐，胃纳好转，大便正常，脉沉实，舌质红，苔白微腻，继服上方 14 剂。

三诊：2012 年 11 月 17 日。患儿一般情况好，已无腹痛，胃纳可，大便正常。

B 超所见：胆囊大小 5.0cm × 1.7cm，囊壁稍见光滑，不厚，其内可见少许泥沙样反射。肝、胰、脾未见明显异常。

继服上方 7 剂，每日 1 剂，冲服。

四诊：2012 年 12 月 17 日。患儿一般状况好，无不适，舌质红，苔白薄，脉细。

B 超检查回报：胆囊大小 4.8cm × 1.6cm，壁薄光滑，腔内清晰，胆总管约 0.2cm，门静脉宽约 0.7cm。肝、胆、胰未见异常。

患儿痊愈。

【按】中医学认为结石症生成可由外感、内伤导致，气血循行不畅，经络阻塞，气滞血瘀，形成积聚，导致结石症。胆结石患儿见腹痛，呕吐，舌质红，苔白腻，辨证属中焦郁滞，脾胃失调，气滞不通而疼痛。实坚之证，以二陈汤加味调理脾胃，理气止痛，软坚化瘀，以达消除结石之目的。

二、新生儿黄疸

李某，男，4 个月。

主诉：患儿自出生后黄疸 4 个月，至今未愈。现时有呕吐，不欲吃乳，小便深，呈茶色，大便白色，秘结。

病史：患儿出生后黄疸，曾住院治疗，未见好转，来儿童医院中医科诊治。

查体：精神可，面目皮肤发黄，呈橘黄色。腹胀，肝在剑下 2cm，肝在肋下 1.5cm。舌质红，苔白腻，指纹紫红色，过气关。

实验室检查：肝功能异常。

西医诊断：肝炎综合征。

中医辨证：阳黄（湿热证）。

治法：清利湿热，利胆退黄。

处方："胆郁通"治之（院内制剂中成药）。

用量：每日半丸，分两次服。

二诊：上方服药 2 周，黄疸见退，食欲可，大便正常，舌质红，苔白微腻，指纹紫，过风关。继服"胆郁通"2 周。

三诊：患儿服药 1 个月，黄疸消退，精神、食欲好，腹软不胀，肝脾未能触及。

实验室检查：肝功能全项均正常。

患儿痊愈。

【按】胆郁通系儿童医院院内制剂，其剂型为蜜丸，每丸重 1.6g。功能清利湿热，利胆退黄。主治新生儿肝炎综合征、新生儿溶血性黄疸、原因不明的黄疸及慢性间歇性幼儿黄疸等，中医辨证属于阳黄者。方中茵陈清利湿热，退黄；郁金属血中气药，行气解郁；甘草解毒和中。诸药共奏清利湿热、利胆退黄之功。

新生儿黄疸中医称为胎黄，由孕母湿热内蕴，传入胎儿所致。临床表现为阳黄证，显示湿热壅盛之象。患儿溶血性黄疸与肝细胞性黄疸多表现为此证，常以茵陈蒿汤加味治疗。本病的临床治疗要中医辨证与西医辨病相结合，防与治相结合，方能奏效。

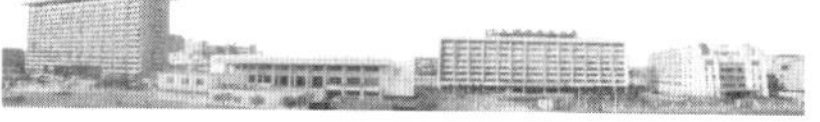

三、慢性痢疾

邱某，男，13岁。

主诉：脓血便原因待查。

病史：患儿2年多来大便带有脓血，便后腹痛重坠感，自觉身热，汗多，大便每日1次，成形，夏季大便每日5~6次，脓血较多，冬季则较少，无明显腹痛，胃纳欠佳。

查体：精神可，体温正常，面色黄，心肺（-），腹软不胀，舌质红，苔白，脉细数。

实验室检查：大便培养（-），乙状镜检查（-）。

中医辨证：脾肾阳虚。

治法：健脾益肾，涩肠止泻。

处方：血余炭10g，地榆炭10g，木香6g，肉豆蔻10g，补骨脂10g，厚朴6g，焦谷麦芽各15g。

2剂。两天后复诊，精神食欲有好转，大便日1次，有少量脓血便。服上方5剂后，大便正常，未见脓血便。上方共服3周，痊愈停药。

【按】患儿脓血便有二年之久，日久不愈，伤及脾肾，而转化为脾肾虚寒之证。此时大便虽有脓血，但病机为脾肾阳虚，若再投以清热利湿之剂，则更伤脾肾。惟温肾固脱之法才是正治。方中补骨脂涩肠固脱，为主药，肉豆蔻暖肾涩肠止泻，木香、厚朴行气止痛，血余炭、地榆炭止血便，焦谷麦芽调脾胃以助消化。此证以固脱涩肠治之，但患儿大便带有脓血，味涩易滞，故加用木香、厚朴、血余炭、地榆炭、焦谷麦芽予以治标。

四、肾病综合征

李某，男，3岁。肾科住院患者，请中医科会诊。

会诊时，见患儿全身高度浮肿，腹水（++），阴囊浮肿甚重，小便不利，大便较干。心肺（-），口腔溃烂，舌尖红，脉滑数。西药用抗生素及速尿数日，对症治疗，尚未见效。

中医辨证：水气病兼有里热证。

治法：清热解毒。

处方：竹叶6g，青黛6g，花粉10g，白芷6g，黄连6g。

用上方3剂后，口腔炎愈，小便利，浮肿渐消。

【按】患儿水肿为该病之本证，口腔炎为该病之标证，口腔炎使患儿浮肿加重，用利尿药无效。因患儿感染使病情加重，感染得不到有效控制而影响了利水消肿的治疗效果。根据中医急则治其标、缓则治其本的原则，先治疗口腔炎，再行利尿消肿，方能获效。

口腔炎为心肺胃热盛之象，应先清肺胃之热。若用大量的利水之品，更导致伤及津液，口腔炎更为加重，故当先清热，口腔炎得到有效控制，再行利水，浮肿明显消退，病情好转。

五、瑞氏综合征

罗某，女，8岁。

主诉：高烧5天伴抽搐，以瑞氏综合征住院治疗。

入院时T 36.3℃~38.7℃，R 28次/分，P 100次/分，BP 90/60mmhg。证见神志昏迷，意识不清，巩膜轻度黄染，躁动不安，牙关紧闭，吞咽困难，四肢肌张力低，右上肢活动欠佳。

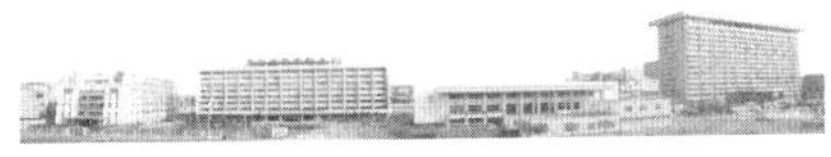

查体：呼吸平稳，瞳孔等大等圆，对光反应差，颈略有抵抗，心肺（-），肝肋下刚触及，脾未触及，膝反射减弱，巴宾斯基征（-），脉滑数，舌质红，苔白腻而厚。

实验室检查：肝功能全项异常，脑脊液常规检查 WBC 330/mm^3，血氨 227μg/dL，纤维蛋白原 1.54g/dL，凝血酶元时间 1.5 秒。

治疗：氨苄青霉素控制感染；20% 甘露醇 150mL，每 8 小时 1 次，降颅压。

中药：口服局方至宝丹 1 剂，每日两次，服 6 天；清开灵静脉点滴 19 天。汤剂：菖蒲郁金汤加减。

菖蒲 10g，郁金 6g，菊花 10g，全蝎 6g，蜈蚣 2 条，佩兰 10g，柴胡 10g，钩藤 10g，陈皮 10g，神曲 10g。

经上法治疗 53 天，痊愈出院。

出院时情况：精神可，神志清，心肺（-），四肢活动自如，病理反射（-），血氨 61μg/dL，肝功能及各项化验指标均正常。

【按】本病的病因尚不明确，表现为急性脑病与内脏脂肪变性，故又名脑病合并脂肪变性。该病病死率较高，即使成活，后遗症也较严重。

中医认为，本病隶属于闭证范畴，根据脉证，属湿热内闭证。其病机是湿热外袭，郁而不达，湿郁化热，致使湿热蕴结，蒙蔽心窍；又湿热郁结，热毒化火，引动肝风。

局方至宝丹清热解毒，芳香开窍，以清热解痉防脱，待体温正常方可停药。本病例用药 6 天，患儿体温正常，视力恢复即停药，改用汤剂菖蒲郁金汤治之。菖蒲、郁金、佩兰化浊开窍；蜈蚣、全蝎、钩藤、菊花息风解痉，镇惊安神；柴胡疏肝解郁；陈皮理气调中，燥湿化痰；神曲和中健胃。

本方服第 6 剂后，患儿神志清，呼叫能应，病情好转。

“清开灵”的应用，是本病的治疗特点之一，清开灵静脉点滴对于肝功能的恢复疗效显著。

本病例为湿热郁闭之证，在治疗上重用解毒化浊、芳香醒脑之药，否则邪毒缠绵不解，由实转虚，内陷营血，可造成后遗症。该病要早诊断、早治疗，否则难以治愈。

论　　著

一、论文

［1］周荣芝，吴重庆，杜文娟．中西医结合治疗小儿支气管炎与支气管肺炎 200 例疗效观察．天津中医，1986，(6)：10-12.

［2］杜文娟．何世英老中医儿科医案四则．天津中医，1987，(1)：2-3.

［3］顾红娟，崔瑞新，杜文娟．小儿单纯性肥胖病临床分析（附门诊 87 例报告）．优生与遗传，1991，(1)：68-70.

［4］杜文娟，刘力，黄文玉．中西医结合治疗急性肾小球肾炎临床观察．天津中医，1995，12 (5)：8-9.

［5］刘力，黄文玉，杜文娟．化痰散治疗小儿肺炎疗效观察．天津中医，2000，17 (3)：20.

［6］吴颖萍，杜文娟．辨证治疗小儿过敏性紫癜疗效观察．河北中医，2001，23

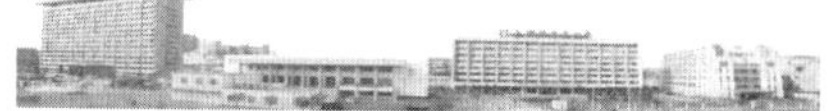

(1)：13－14.

［7］薛筠，杜文娟．病毒合剂治疗小儿急性病毒性上呼吸道感染200例临床观察．中国中西医结合儿科学，2009，1（3）：231－234.

［8］孙燕燕，杜文娟．健身消导颗粒治疗小儿脾胃虚弱30例疗效观察．河北中医，2009，31（11）：1702－1703.

［9］薛筠，杜文娟．杜文娟主任治疗小儿咳喘验案5则．新中医，2009，41（11）：131－133.

［10］杜文娟．康心宁合剂治疗小儿心悸（心律失常）30例临床观察．中华中医药学会儿科分会第二十七届全国中医儿科学术研讨会暨世界中医药学会联合会第二届中医儿科国际学术交流大会、中医儿科学理论与实践进展学习班论文汇编．2010.

［11］张咏梅，杜文娟．何世英主任治疗小儿呼吸系统疾病验案两则．天津中医药，2014，31（8）：449－450.

［12］王靖，杜文娟．青泻汤治疗婴幼儿食积郁热证腹泻60例临床观察．河北中医，2014，36（6）：831－832.

［13］杜文娟．注意小儿抽动—秽语综合征．开卷有益（求医问药），2014，（9）：45.

［14］薛筠，杜文娟．杜文娟主任温法三方治疗小儿咳喘的经验．天津中医药，2015，32（10）：581－584.

【整理者】

黄文玉　女，1956年生，天津市儿童医院副主任医师，擅长治疗儿科慢性鼻咽炎、结石症、紫癜性肾炎肾病、抽动症、遗尿症等。

王靖　男，1973年生，医学硕士，天津市儿童医院副主任医师，全国第五批老中医传承学术继承人。

薛筠　女，1967年生，天津市儿童医院副主任医师，擅长治疗小儿呼吸系统、消化系统疾病。

张咏梅　女，1962年生，主任医师，天津市儿童医院中医科主任，擅长治疗小儿呼吸系统及消化系统疾病。

吴颖萍　女，1965年生，天津市儿童医院副主任医师，发表专业论文10篇。

李 永 成

名家传略

一、名家简介

李永成，男，1944年2月6日出生，汉族，天津市人，天津中医药大学第二附属医院脾胃病科学术带头人、脾胃病专科首席专家、中医内科主任医师。全国第三批、第五批老中医药专家学术经验继承工作指导老师，已培养研究生及中青年优秀中医药人才多名，均成为医院的骨干力量。历任天津中医药学会脾胃病分会委员、顾问，曾多次被评为我院先进工作者。李永成老师精通中医药经典理论，医疗技术精湛，治病救人，不问贫富，一视同仁，深得广大患者的爱戴，被誉为“老百姓的好医生”；他诲人不倦，传道授业解惑，深得弟子们的敬佩，被誉为“继承人的好老师”。

二、业医简史

李永成老师1969年毕业于天津中医学院（现天津中医药大学）六年制中医专业，酷爱中医，潜心治学，立志杏林，在校学习期间学习成绩一直名列前茅。在校外他随天津名医赵弼臣老师学习，对《难经》《伤寒论》《本草纲目》等所阐述的基础理论有了新的认识，同时学习了老师的经验；实践中得到王士福老师、王敏之老师的指导，为日后的工作奠定了良好的基础。1974年在静海卫校从事教学工作，细心研读古代名著，深入学习《内经》《伤寒论》《脾胃论》《温病条辨》《医宗金鉴》等经典著作，为日后的临床诊疗、教书育人打下了坚实的基础。1979年后，在天津中医药大学第二附属医院工作至今，临证40余载，积累了丰富的临床经验与心得体会。对中医内科、妇科疾病进行了深入的研究，尤其对消化系统疾病中功能性消化不良、慢性胃炎、消化性溃疡、溃疡性结肠炎等疾病有独到的见解，对妇科月经不调、不孕症颇有心得，临证每每奏效。

三、主要贡献

（一）注重病证研究，临床疗效显著

李老师深入钻研经典，崇尚仲景学说，融东垣、叶桂等众医家之长，结合自己的临床经验，提出己见，创立新说，逐步形成自己独特的学术观点。他推崇“内伤脾胃，百病由生”，并提出“中焦以固，其结乃散”的学术观点指导临床。李老师自创胃炎方，以寒热平调、健脾和胃、宽胸理气法治疗脾胃病，疗效突出。另外，李老师根据数十年临床经验，将半夏泻心汤进行加减治疗消化系统及其他系统疾病，有独到的见解和丰富的科研与临床经验。值得一提的是李老师在临床工作中对每一位患者都精心诊治，遵循“一位患

者，一次重托；一张处方，一份爱心”的信念，长期受到患者拥戴。

李老师坚持每周 5 次门诊，历年门诊量居全院首位；每周 1 次病房查房，指导脾胃病科临床工作，为我院的发展作出了重要的贡献。

（二）重视科普教育，指导大众养生

李老师不仅用药精当，且一直强调脾胃为五脏之本，气机之枢，脾胃健运则正气充足，邪不可干，从饮食、情志、寒温等诸多方面调理脾胃是养生和治病的重要手段，正如李东垣所云：“元气之充足，皆由脾胃之气无所伤，而后能滋养元气……扶正必先补脾土。”

李老师在临床中十分重视对患者进行养生方法的指导，以利于疾病尽快恢复，并积极参加各种义诊及公益活动，经常在脾胃科病房开展科普讲座，普及饮食有节、顾护脾胃，顺应四时、起居有常，调畅情志、舒畅气机等中医养生观点，并以通俗的语言耐心向患者说明。《灵枢·五味》曰：“谷不人，半日则气衰，一日则气少矣。”《素问·痹论》中亦有“饮食自倍，肠胃乃伤”的论述。在饮食方面，李老师强调要定时、定量，有节而不偏嗜。此外，食物各有五味、归经、四性，可影响和调节脏腑阴阳，要因人、因时、因地制宜，根据个人的体质要求，选择适宜的食物。李老师还编写了《中国食养食疗大全》以指导大众正确、合理的饮食。

早在《内经》中即有“天人相应”的整体观。在时节养生方面，李老师嘱患者应做到避六淫、适寒暑，起居有常、节劳逸，春防风，夏防暑，长夏防湿，秋防燥，冬防寒，应随气候的变化，及时增减衣服，注意卧室通风及湿度，使寒温适宜，六淫不犯，预防脾胃疾病的发生或促使病情趋于好的转归而向愈。同时，起居有节，劳逸适度则经络通畅，营卫气血协调，有利于预防脾胃疾病的发生。

《素问·举痛论》云：“百病生于气也”。在情志养生方面，李老师认为情志不畅则影响中焦脾胃气机，从而出现气机逆乱，诸病丛生。压力是人们长期忽视但现在必须关心和应对的重要问题，李老师嘱患者注意情绪的自我调节，做到乐观愉悦，志闲少欲，正如《素问·上古天真论》所云：“以恬愉为务，以自得为功。”此外，李老师还编写了《中国人的养生之道》，进行中医养生知识的普及，传播中医药传统文化。

（三）传道授业解惑，精心培养人才

李老师治学严谨，求真务实，甘于奉献。身为学术带头人，他对中医教育事业辛勤耕耘，诲人不倦，培育英才。认真完成本科生、留学生、研究生及进修医师的临床带教，平均每年出色完成 20 余人的带教工作。2003 年被确定为全国第三批老中医药专家学术经验继承工作指导老师。作为指导老师，他坚持每周召集继承人讲课，批阅学习心得，并将其临床积累的宝贵经验传授给弟子们，2 名学术继承人均以优异成绩毕业，成为我科的骨干力量。由于李老师指导继承工作成绩优秀，2012 年再度承担全国第五批老中医药专家学术经验继承指导工作。作为天津中医药大学第二附属医院脾胃病专科学术带头人，李老师除坚持每周一次的教学查房外，还坚持每月一次为继承人、年轻医师做学术讲座，传授宝贵经验，不断规范中医临床、教学工作，并积极参加我院脾胃病科历年举办的国家级、省市级的继续教育工作。李老师一直孜孜不倦地传道授业解惑，其倾囊相授的精神得到了我院、消化科全体医护人员及历次与会专家、学者的好评，为不断培养中医药优秀人才作出了突出的贡献。

学术思想

一、立志中医学，潜心研究经典

李老师自1963年就读于天津中医学院后，就未再动摇过做一名优秀中医医生的信念。他勤奋学习，认真研读经典著作。以优异的成绩毕业以后，仍师从于天津市名中医赵弼臣教授深入学习中药本草与经典理论、经方的理论知识及在临床中的巧妙应用。《内经》《伤寒论》《金匮要略》《温病条辨》字字珠玑，寓意深远，被称为"四大经典"。读经典，做临床缺一不可。李老师早年间即熟背经典于心，临床中又得到多位老师点拨，逐渐领会要旨，临证每每引经据典，灵活运用，可收奇效。如《伤寒论》曰："太阳病，下之后，脉促胸满者，桂枝去芍药汤主之。"其明言芍药酸敛阴柔，有碍胸阳振发之意，李老师临证中谨遵经典之旨，遇到胸闷、胸满，胸阳不振者，必不用芍药。又如，《内经》13方之一的四乌鲗骨一藘茹丸，是公认的妇科第一方。其中，乌鲗骨即乌贼骨，藘茹为茜草，比例为4∶1，具有活血止血、不留瘀的作用，但乌贼骨寒凉，易伤脾胃，故李老师临证中多用当归、川芎、三七等，正是取其要意而活用药物的具体表现。

除将四大经典了然于胸外，李老师亦旁及各家学说，广泛阅读古籍，如《诸病源候论》《脾胃论》《丹溪心法》《傅青主女科》等，不仅开阔了知识领域，而且有了权衡各家学说的基础。他在参究各家学说之后，精读各家医案，领会其中意趣，收获颇丰。如胸痹一病，在《金匮要略》中有"阳微阴弦，即胸痹而痛"的病机与脉象的论述，也有治疗胸阳不足、阴寒内生、痰涎壅盛所致胸痹的多首有效方剂，《诸病源候论》论述了胸痹发生的多种病因，《临证指南医案》又记载多例病案，李老师前后结合，受益良多。他认为，读古籍，重在横向、纵向的相互沟通，既能做到一脉相承，又能相互联系，形成网络，交织于胸中，临证方可做到触类旁通，药到病除。

李老师将对经典的凝练用于临床，在为广大患者解除病痛的同时，更是将自己数十年的学习体会悉数传授给弟子和年轻的医师们，使祖国的医学宝藏得到了传承和发展。

二、脾胃为后天之本，气机升降之枢纽

李老师多年潜心研究中医经典著作，对脾胃为后天之本、气血生化之源、气机升降之枢纽的理论尤为重视。他经常强调《灵枢·营卫生会》中"谷入于胃，以传于肺，五脏六腑皆以受气"的观点对临床的指导意义，认为只有经过脾胃的正常腐熟、运化功能，才能使饮食物转化为水谷精微，并通过心肺化生气血，奉身养神。脾胃健运，则气血调达，升降有常，机体才能达到"阴平阳秘"的状态，才能濡养和维持其他脏腑的功能活动。《素问·经脉别论》云："饮食入胃，游溢精气，上输于脾，脾气散精，上归于肺，通调水道，下输膀胱，水精四布，五经并行。"李老师在分析疾病的病机时十分认同"内伤脾胃，百病由生"，"脾胃一虚，四脏皆无生气"等观点，结合多年临床实践经验，总结出"中焦以固，其结乃散"的观点并指导临床，在治疗久病、疑难杂症时，注意调理脾胃，"执中央以运四旁"，继承和发展了孙思邈"五脏不足，调于胃"和李东垣"其治肝、心、肺、肾，有余不足，或补或泻，唯益脾胃之药为切"的思想。

李老师亦非常强调脾胃为人体气机之枢纽，注重“脾宜升则健，胃宜降则和”的理论对临证的指导意义。认为脾胃居于中焦，为人体气机之枢纽，只有脾气升，才能使水谷精微布散于全身各脏腑、器官，才能维持内脏的各项生理活动，升举内脏；只有胃气降，才能完成饮食水谷的消化吸收，并将糟粕排出体外。只有脾胃之气升降协调，共同完成饮食水谷的消化和水谷精微的吸收、输布，维持内脏位置的稳定，才不致引起疾病的发生。

据此，对于很多消化系统疾病如慢性胃炎、功能性消化不良、消化性溃疡及慢性结肠炎的患者，李老师多应用健脾和胃、辛开苦降之法。不论是脾胃与其他脏腑同时发生病变，还是其他脏腑疾病累及脾胃，都以健运脾胃功能、调理脾胃气机为重点。

在疾病的调摄方面，李老师强调顾护中焦脾胃，使“正气存内，邪不可干”。他认为只有脾胃调理通和，才能更好地治疗和预防疾病。

三、重视“郁滞”之病机，注重气机之调畅

李老师在临床诊疗中十分重视各脏腑之气的运动特点，强调气的升降运动是人体生命活动的根本，认为脏腑的正常运转、阴阳气血的调和均有赖于气机之顺畅。郁滞，是一种气机升降失调、出入失序、脏腑功能形式处于布散无权的状态。李老师经常引《素问·举痛论》所云：“怒则气上，喜则气缓，悲则气下，寒则气收，炅则气泄，惊则气乱，劳则气耗，思则气结。”他认为气机郁滞是诱发各种疾病的关键。若升降之间失去协调平衡，则杂症丛生。如气机升降失常，寒热错杂于中焦则胃脘痛、泄泻等；气机郁滞化火，肝阳上亢则眩晕；气机闭阻，升降失调，清浊不分则会导致水肿；胃气以降为顺，寒热错杂于中焦，胃失和降，营卫之气不能顺其道而自行，且胃之络上通于心，浊气不降，上扰胸膈，心神不安则会不寐等。李老师认为，中医治病的根本是调理气机，勿使气机处于郁滞状态，顺应脏腑的升降规律，从而恢复脏腑的生理功能，即“疏令气调，而致和平，则其道也”。

李老师在疾病的诊疗中颇重视“通法”的应用。“通”是维持人体健康的前提条件，若因各种原由出现“不通”，即“郁滞”，人体的正常状态受到影响，则气血阴阳失衡，以致病态，故通法是中医的治疗大法。李老师认为通法可以广泛用于临床各科，亦可用于各类证型，随其气血阴阳虚实，揣度用之。病证虽有寒热虚实之不同，在治疗上或补或泻，但求其气血通畅；对于津液的运行和输布，李老尤其重视气机的通畅，认为津液停滞与“郁滞”密切相关，故在临床上适当加入理气之品以加强利湿之功。

四、未病先防重养生，既病防变治未病

李老师深得中医精髓，推崇中医学养生保健理论，早在1992年即总结撰写了《中国人的养生之道》，以数十年的从医经验指导百姓养生保健。李老师对药膳和食疗亦颇有心得，于1999年编写了《中国食养食疗大全》，提倡清淡饮食，通过调整饮食结构增强体质，提高抗病能力。

李老师十分重视养生对于疾病的预防作用，强调顺应自然，效法自然界四时阴阳消长变化来调摄。中医学十分注重整体观念，李老师基于《内经》中“人以天地之气生，四时之法成”的理论观点，认为病邪不能侵袭的关键在于“顺四时而适寒暑”。如春季养生须掌握春令之阳气升发的特点，注意保护肝脏、保护春生之气，凡有耗伤阳气及阻碍阳气的情况皆应避免。夏季养生应注意盛夏防暑邪，长夏防湿邪，同时注意保护心脏、保护人体阳气，防止因避暑而过分贪凉，从而伤害了体内的阳气，即《黄帝内经》所指出的“春夏养阳”。秋季养生不能离开“收养”这一原则，也就是说，秋天养生一定要保持阴气内守，保持内心的平静，收敛神气，保护肺脏，以适应秋季肃杀之气。由于阳气的闭藏，冬季养生的基本原则是顺应体内阳气的潜藏，以敛阴护阳为根本，固密心志，保养精神，保护肾脏，即《黄帝内经》里说的“秋冬养阴。”

在临床诊疗工作中，李老师经常跟弟子和年轻医师们讲述其对《内经》中“恬惔虚无，真气从之，精神内守，病安从来”及“是故圣人不治已病治未病，不治已乱治未乱”的理解。随着现代生活节奏的加快，人们的心理压力亦随之增大，李老师在诊病时详细问诊，十分注重患者心态的改变对于健康的影响，认为情志得舒，气机得以通畅，才能维持内脏的各项生理活动，“五脏元真通畅，人即安和”，便是对这一点的体现。李老师在临床中每每嘱患者调畅情志，帮助患者进行心理疏导，缩短病愈时间。

“未病”指存在患病因素，或将病未病。李老师要求我们做高明的“上工”，能够预见和分析出“将病”的各方面因素，从而防其病作。对于既病的治疗，李老师非常注意阴阳的平衡协调和五行的生克理论，并依此预判疾病的预后转归，及早调整治疗方案，有效地控制了疾病的发生、发展。如在治疗太阳经之病时，时刻注意避免病邪入里，及时对少阳、阳明经的病变进行预防。再如，根据五行学说，肝旺则肝木克土，极易导致脾胃疾病的相继出现，故在治疗中注意顾护脾胃，以防肝木乘土之变，即所谓“见肝之病，知肝传脾，当先实脾”。现代医学越来越重视治未病理论，也说明了李老师的医学知识功底和对医学发展的感悟颇深。

临证经验

一、脾胃病的临证经验

（一）寒温并用，活用半夏泻心汤

1. 辨证精准，寒热平调

李老师非常重视脾胃的功能特点：脾属阴土，喜燥恶湿，喜温恶清；胃为阳土，喜润恶燥，喜清恶温。当脾胃同病或脾胃任何一方发生病变时，因中气受伤，脾胃功能失调，寒热互结其中，清浊升降失常，往往互相影响，终致寒热错杂之证。中焦气机壅滞，故其症状多为心下痞满，干呕，肠鸣下利。李老师根据多年的经验归纳出，在临床中寒热错杂之证往往既见口苦而干、口气臭秽、烦躁易怒、舌红苔黄、脉滑数等上热之症，又见手足清冷、喜食热饮、大便稀溏等下寒之象。

2. 活用经方，斟酌药量

半夏泻心汤源于汉代张仲景《伤寒杂病论》，是寒热平调、辛开苦降、调和脾胃阴阳的代表方剂。《伤寒论》149 条曰：“若心下满而硬痛者，此为结胸也，大陷胸汤主之；但满而不痛者，此为痞，柴胡不中与也，宜半夏泻心汤。”心下痞是半夏泻心汤的主症，李老师认为此方用辛苦之半夏入胃，辛开散结，苦降而止呕，除痞满呕逆之症；辅以干姜辛温祛寒，黄连、黄芩泄湿热浊气；佐以人参益气和中，补中焦之虚；使以甘草、大枣补脾胃，调诸药。各药相配，寒热并用，以辛开苦降为主，调中和胃，升清降浊为辅，散结除

湿，虚实兼治，则疾病可愈。

李老师在临床中注重半夏泻心汤的应用，且不拘泥于古方，常根据自己的临床经验加减运用。李老师常以半夏泻心汤为基本方，加入白术、茯苓补脾胃之不足，同时加入青皮、陈皮行气解郁，并以焦三仙、鸡内金健脾和胃导滞，如此寒热平调与健脾理气通滞并用，复中焦升降功能，在临床治疗中取得较好疗效。除此之外，李老师亦在临证中灵活加减，若见胃热之泛酸、呕吐等症状，则加入竹茹清热止呕，再配合煅瓦楞子以制酸；若出现胸部憋闷之症，则加入郁金、石菖蒲以开胸散结；若心下痞、腹胀满较重，则在半夏泻心汤中加入适量辛香行气、醒脾胃气的药物，如丁香、木香、厚朴、枳壳、砂仁等，其中木香、黄连相配，亦取香连化滞之功。除此之外，若湿热较重，则加入佩兰、薏苡仁以清热祛湿；若见瘀象，则炒蒲黄与五灵脂相配，祛瘀效果较佳。

李老师根据多年临床经验，灵活运用半夏泻心汤对多种疾病进行治疗。如不寐证，胃气虚，寒热错杂于中焦，胃失和降，浊气不降，上扰胸膈，心神不安可致心烦，《素问·逆调论》云“胃不和，则卧不安”，正此之谓也。李老师在治疗中常投半夏泻心汤，配以安神定志之品，寒温并用，开结除痞，使胃气和降，自然神安矣。再如眩晕，李老师认为此病多为寒热错杂于中焦，胃腑不通，郁滞化热而致肝阳上扰，故发为头目昏蒙、眩晕等症。李老师常选用半夏泻心汤配以天麻、泽泻等潜降肝阳之品，临床颇有疗效。

另外，关于用药剂量，李老师认为在临床辨证时要分析寒热多少，是热多寒少，还是寒多热少，抑或寒热等同，然后增减芩、连、姜、夏、参、草诸药物的用量。仲景给本方规定了剂量，可以视为临床参考用量。在具体应用时，不必拘泥，也不可拘泥，因为临床病例的寒热多少是不同的。如果热气较多，寒气较少，则芩、连用量宜大，而姜、夏、参、草的用量要适当减少；反之，如果寒气较多，热气较少，则姜、夏、参、草的用量宜大，而芩、连用量应适当减少。如黄连有时只需用3g，而有时却需用10～12g；黄芩少则6g～8g，多则需要用12～15g，甚至20g；姜、夏、参、草诸物也可在6～15g的范围内使用。

李老师根据多年临床经验，结合现代医学，认为心下痞这一症状的形成机制与胃动力不足有关。临床观察到，半夏泻心汤对胃肠动力有双相调节作用：如果胃肠动力不足，它可增强之；如果胃肠张力过高，它又可缓和之。胃壁张力过高可以导致心下痞，而《伤寒论》所论之痞，多由误下所致，可能与胃张力偏高有关。李老师在应用半夏泻心汤的同时强调要根据病证加减调节胃肠动力的中药。他将促胃肠动力中药按功效分为疏肝行气类（枳实、枳壳、厚朴、木香、郁金、青皮、佛手等），消食导滞类（山楂、神曲、麦芽、鸡内金、槟榔等），补气健脾类（人参、党参、黄芪、白术、山药等），芳香化湿类（藿香、佩兰、砂仁、苍术等），利胆退黄类（茵陈蒿、郁金、金钱草等），通里攻下类（大黄、芒硝、番泻叶等），活血祛瘀类（三棱、莪术、丹参、桃仁、红花、地龙等），燥湿化痰类（陈皮、半夏、莱菔子、旋覆花等）。李老师还强调在诊疗中绝不能一味应用理气、行气、降气中药，因此，提出了“行气中药并不等于促胃肠动力药”这一观点，对临床颇有指导意义。

（二）辨病辨证施治

1. 胃胀

李老师根据多年临床经验，将胃胀定义为具有胃脘部痞闷胀满症状的一类疾病，常表

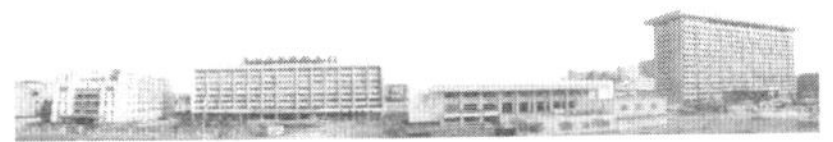

现为胃脘饱胀，食后尤甚，与胁肋胀满不舒或胸骨后憋闷不舒等症状同时出现，或有嗳气、反酸、便秘、食欲不振等兼症。相当于西医的“慢性胃炎”“功能性消化不良”“胃下垂”等。

“痞”为本病的主证，乃脾失健运，升降失职所致。引起脾胃升降失调的原因是多方面的，但较为常见的是寒热互结、中焦虚满痞塞。脾与胃同居中焦，且互为表里，常相累而为病。脾为太阴，其气易虚，虚则生寒；胃为阳明，受邪易实，实则生热。脾胃同病则必致寒热互结，清浊相杂，阴阳反作，天地不交，见胃脘痞满胀痛，纳呆嗳气，大便不调，诸证变生。

李老师认为胃胀的调节应把握八纲，平调气血，抓住“脾宜升则健，胃宜降则和”之原则，重在温脾清胃、平调寒热、消痞除胀。临床应主要针对气血、阴阳、脏腑的功能进行调节，整合诸法，辨证论治，灵活应用。同时，李老师强调胃脘痞满胀痛、纳呆食少、食不知味等胃腑功能减退的症状，其矛盾的主要方面在于胃气失于和降，治疗时需重点采取和胃降气之法。此外，李老师强调治疗胃胀要缓图，取效贵在一个“守”字。即先以汤剂调治，获效后要守方数十剂，待处方相对稳定后，为服用方便，亦有利患者坚持治疗，常常改汤为丸，连服数料，取“丸者，缓也”之意，缓图治本，从而达到彻底治愈、恢复健康的目的。

李老师总结多年临床经验，创经验方，由半夏10g，黄芩10g，黄连6g，干姜10g，党参10g，炙甘草10g，代赭石20g，莱菔子15g，枳壳10g，厚朴10g，青皮10g，陈皮10g，白芍15g组成。上方以半夏泻心汤为主方，平调寒热；代赭石、莱菔子和降胃气；厚朴、枳壳、青皮、陈皮行气开痞。随症加减：胃脘疼痛较甚者加五灵脂、炒蒲黄各10g，木香6g，以行气消滞，散瘀止痛；肠鸣泄泻、大便溏薄者以炮姜10g易干姜，加白术、防风各10g，以疏肝健脾，温中止泻；纳呆、食少者加砂仁10g，焦山楂、焦麦芽、焦神曲各15g，以醒脾开胃，消食导滞；夜卧不安、失眠者加酸枣仁、夜交藤各20g，以宁心安神；热偏胜者减干姜用量为3g，并加黄连用量为9g，以加强清解胃热之功；阴虚者减干姜之用量，并加沙参10g，麦冬12g，石斛10g，以养阴生津；瘀重者去干姜，加丹参30g，生山楂15g，以活血祛瘀；萎缩性胃炎有肠化或不典型增生者加三棱10g，莪术10g，以消瘀散结，抑制肠化，或加半枝莲30g，黄药子30g，山慈菇12g，以抗癌防癌。

2. 胃痛

李老师将剑突以下、脐腹以上的上腹部疼痛归结为胃痛的范畴，由于其发作多与肝气郁结、胃失和降有关，故李老师称之为“肝胃气痛”。此病在临床上一般以胃脘疼痛、痛连两胁、嘈杂吐酸为主要症状，相当于西医的“急性胃炎”“慢性胃炎”“胃溃疡”“十二指肠溃疡”“功能性消化不良”“胃黏膜脱垂”等。

李老师认为此病乃气机郁滞、逆乱所为，即所谓“不通则痛”。胃痛患者大多属于脾胃虚寒、邪热郁阻，但临床很少见到纯粹的寒证或热证，往往是寒热夹杂之证。李老师认为，此病脾胃虚寒多属病本，胃热郁阻常为病标，即素体不足，脾胃虚弱，中焦虚寒，寒则阳气不舒而气机郁阻逆乱。脾胃虚寒，一方面脾胃纳运功能失调，易于停食停饮，日久宿食极易热化，另一方面脾胃功能不足，气机易于郁阻，日久亦易化火，这是胃痛最常见的病理机转。如此寒热夹杂、虚实互见，加之肝气乘克，必致气机阻逆，肝郁气热，因此胃脘胀痛、痛连两胁、嘈杂吐酸诸症均会发生。

关于胃痛的治疗，李老师强调清上温下、疏肝理气、制酸止痛的治疗原则。首先，要注意温脾清胃，燥湿各宜。李老师认为所谓苦辛通降法就是以苦寒药与辛温药组合，利用它们一阴一阳、一升一降、温脾清胃、相反相成、互制互济的性能，借以开结降逆、散邪泄热的一种治法。如此苦寒与辛温同用，虽寒而不伤脾阳，虽温而不耗胃阴，“太阴湿土，得阳始运；阳明燥土，得阴自安”。最终脾湿运、胃热清，中焦气机通畅，清阳得升，浊阴能降，枢机转运如常，而诸恙自除。其次，要注意寓升于降，寓降于升。李老师认为在治疗单纯的、较轻的、初起的脾胃病时，治脾应九升一降，寓降于升，治胃应九降一升，寓升于降，这样方能升降不息而脾健胃和。

李老师总结多年临床经验，创经验方，由半夏 10g，黄芩 10g，黄连 6g，党参 10g，炙甘草 10g，干姜 10g，白芍 20g，木香 6g，陈皮 10g，川楝子 12g，延胡索 12g，煅瓦楞子 30g，海螵蛸 30g，浙贝母 10g，枳实 10g，槟榔 10g 组成。方中以半夏泻心汤寒热平调，白芍柔肝止痛，川楝子、木香、陈皮、槟榔、延胡索、枳实理气止痛，煅瓦楞子、海螵蛸、浙贝母制酸止痛。随症加减：胃脘痛较甚者加五灵脂、炒蒲黄各 10g，以活血定痛；欲呕者加竹茹 10g，以清胃降逆；胃脘痞闷、呃逆嗳气者加代赭石 20g，莱菔子 15g，以降逆、除痞、止噫；大便稀软或泄泻者加白术、防风各 10g，以疏肝健脾止泻；呕血、便血者加白及 6g，三七 3g，以活血止血，并对胃黏膜起到一定的保护作用。

3. 泄泻

李老师将具有腹泻便溏、久泻不止等症状的一类疾病归为泄泻的范畴，临床中常兼有腹部胀满不舒等症状，相当于西医的“慢性结肠炎”“肠易激综合征”“肠结核”“吸收不良综合征”等。

李老师根据多年临证经验，总结出泄泻的发病基础是脾胃虚寒，湿邪偏盛。而导致本病发作的诱因是饮食不节伤胃，或肝气强盛乘脾，致使脾胃运化无力，食滞湿盛。脾虚能生湿，湿盛可伤脾，二者常相互影响，互为因果。因此，脾虚湿盛，运化无力，湿邪蕴结化热，寒热交织，大肠传导失职，导致泄泻迁延不止，愈泄愈虚，气随泄去，阳随气去，日久及肾，必致脾肾阳虚，所以本病后期每兼五更泄泻、畏寒肢冷等症。李老师在临床中很少见到单纯的寒证或是热证，更多的是寒热错杂证。此病以泄泻为主要症状，因脾胃虚损，水谷不能腐熟，水反为湿，谷反为滞，合污而下所致。脾虚湿盛，气机运行无力或郁滞，故腹胀腹痛；中虚化源不足，加之久泻脾愈加虚衰，又见消瘦、乏力等症。因此，脾虚湿胜是本病的基本病机。

李老师认为泄泻的治疗重在寒热平调、疏肝健脾、止泻止痢、温补脾肾。他强调在温补中焦时应注意“以通为补”，即在采取“虚则补之”的手段时，宜通补，切忌填补，正如叶天士谓“阳明胃腑，通补为宜”。李老师运用通补法选方用药时，要求药物的性能有走有守，动静结合，功效上要有通有补，邪正兼顾，最终方能达到通不伤正、补不滞邪的目的。东垣“调中益气汤”取木香、陈皮亦是此意。

李老师总结多年临床经验，创经验方，由半夏 10g，黄芩 10g，黄连 6g，干姜 10g，党参 10g，炙甘草 10g，白术 10g，茯苓 10g，白芍 20g，陈皮 15g，防风 10g，椿根皮 12g，补骨脂 12g，吴茱萸 10g 组成。方中半夏泻心汤平调寒热；痛泻要方疏肝健脾止泻；吴茱萸暖中散寒，配以黄连又不致过热；补骨脂温脾肾之寒；白术、茯苓、椿根皮合用健脾止泻。随症加减：脘胁疼痛者加延胡索12g，川楝子12g，以疏肝、活血、止痛；兼有便血者加地榆30g，白头翁30g，以清热凉血，涩肠止痢；久泄久痢，或兼有小腹下坠感、里急者加诃子10g，罂粟壳10g，以涩肠止泻；兼有乏力者加大党参用量为15g，并加山药、薏苡仁各20g以健脾益气；胃脘痞闷、呃逆嗳气者加代赭石20g，莱菔子15g，以降胃、除痞、止噫；纳呆、纳差者加砂仁10g，焦麦芽、焦神曲、焦山楂各15g，以醒脾开胃，消食导滞；兼有腹痛者易炙甘草为甘草10g，以取芍药甘草汤缓急止痛之效。

二、妇科疾病的临证经验

（一）月经不调

月经是有规律的、周期性的子宫出血，月月如期，经常不变。经者，常也，贵乎如期。“月行有常度，经水有常期，其愆乎常者，皆病也”（《笔花医镜·卷四·女科证治》）。因此，李老师强调月经或前或后，或多或少，或月二三至，或数月一至，皆为不调。西医的功能失调性子宫出血、盆腔炎、子宫肌瘤、排卵期出血、卵巢早衰、多囊卵巢综合征等出现月经不调者均可参照本病治疗。

李老师认为月经的产生与调节受脏腑气血盛衰，经络是否通畅的直接影响。七情内伤、饮食不节、劳倦过度、感受六淫等均可导致脏腑功能失常，血气不和，经络不通而引发月经不调。

首先，月经与肝、脾、肾三脏关系最为密切。肝为女子之先天，肝不藏血可致月经后期、过少、闭经等，肝失疏泄可致月经先后不定期、过多、过少、痛经等。脾为后天之本，脾失健运可致月经后期、过少、闭经等，脾失统血可致月经先期、过多等。肾为先天之本，肾气、天癸衰少可致月经后期、过少、闭经等。故月经不调多责于肝、脾、肾三脏。《傅青主女科·调经篇》对其描述甚清，在所载15方中，谈肾9次，论肝9次，说脾5次，言心2次，没有涉及肺。

其次，月经与冲任二脉息息相关。“冲为血海”“任主胞胎”，与月经有着密切的关系。如瘀血、痰浊等邪实闭阻，冲任通利失司，经血运行不畅，可见月经后期、先后不定期、月经量少甚至闭经；若瘀血内停，血不归经，又可见月经过多、经间期出血、经期延长等；若邪郁化火，下迫冲任，迫血妄行，可见月经先期、月经量多、经期延长、经间期出血等；如冲任虚寒，胞宫失于温煦，犹如冰寒之地不生草木，经血化育衰少，可见月经后期、月经量少色淡甚至闭经等。《素问·上古天真论》曰：“女子……二七而天癸至，任脉通，太冲脉盛，月事以时下，故有子……七七，任脉虚，太冲脉衰少，天癸竭，地道不通，故形坏而无子。”由此可见，冲任通盛是月经正常来潮的保证，而调经的最终目的是使冲任通盛，功能正常。

李老师在临证中谨遵《内经》“谨守病机”“谨察阴阳所在而调之，以平为期”的宗旨，以肝、脾、肾同理，通经开窍为原则治疗月经不调诸证。同时顺应月经周期中阴阳气血的变化规律，随时调整治疗侧重点。经多年临床经验，创调经汤，集疏肝健脾、补肾通经、调和气血为一体。由当归15g，益母草15g，川芎10g，香附10g，青皮10g，郁金10g，茯苓15、白术10g，鸡内金15g，焦神曲10g，枳壳10g，厚朴10g，牛膝10g，桑寄生15g，石菖蒲10g，沉香6g组成。尤宜于肝气郁滞、脾肾两虚、经脉不通、气血不和之月经不调。方中菖蒲、沉香为通络开窍之关键，亦是疗效的重要保证。《神农本草经·上品》载石菖蒲能“开心孔，补五脏，通九窍”，《本草再新》载沉香能“治肝郁，降肝气，和脾胃，消湿气，利水开窍”，临证用之，疗效显著。

此外，李老师效法自然，以月之圆缺为据，把月经周期分为四个阶段，即重阳转阴的行经期，阴长阳消的经后期，重阴转阳的经间期和阳长阴消的经前期。临证中采用序贯疗法，顺应月经周期中阴阳气血的变化规律，因势利导，推动月经周期正常转化。行经期，子宫泻而不藏，排除经血，重在顺畅气血，养血调经，常加重当归、川芎、枳壳、厚朴用量以加强行气活血之力，但不用桃仁、红花等力猛之品，以防经量过多或迁延不尽。经后期血海空虚，子宫藏而不泻，呈现阴长的阶段，重在补养气血，常加生黄芪补气生血，阿胶珠、沙参滋阴养血，首乌藤、续断补肾填精化血。经间期也称氤氲之时，是重阴转阳、阴盛阳动之际，重在扶阳助长，常加淫羊藿、补骨脂补肾助阳。经前期阴盛阳长，渐至重阳，血海充盈，重在活血行气，常用桃仁、红花活血通经。在此基础上辨证施治，灵活用药，时时顾护脾胃。

（二）崩漏

崩漏是指经血非时暴下不止或淋漓不尽，前者谓之崩中，后者谓之漏下。崩与漏出血的情况虽有不同，然二者常交替出现，且其病因病机基本一致，故称崩漏。正如《济生方》所云：“崩漏本乎一证，轻者谓之漏下，甚者谓之崩中。”李老师认为，若经期延长达2周以上者，或月经出血过多者，亦应属于崩漏范畴，故直言以妇女不规则阴道大量出血，或淋漓下血，或大量出血与淋漓下血交替出现为崩漏，更近病情。相当于西医的“功能失调性子宫出血”。

《妇科玉尺·卷五》较为全面的概括了崩漏的病因，“究其源有六端，一由火热，二由虚寒，三由劳伤，四由气陷，五由血瘀，六由虚弱。”李老师认为，不论病因为何，其病机主要为冲任不固，不能制约经血。病位虽在冲任，但变化在气血而表现为子宫藏泻无度。故以气血为纲，将崩漏分为气血郁滞和气血亏损两类。气郁与血结互为因果，使气血运行不畅，血逸脉外而为崩漏。“守气者，即是血”，“运血者，即是气”。气虚行血不及，摄血无力，使血液不循常道而致崩漏。血能载气生气，阴血不足，气不内守，化生不足，亦可导致崩漏发生。此外，阴血不足，虚热内生，虚火动血，迫血妄行而导致的崩漏在临床上也较为常见，即《素问·阴阳别论》“阴虚阳搏谓之崩”。

李老师在临证中本着“急则治其标，缓则治其本”的原则，重视调理气血，或通或补，同时活用治崩三法，寓复旧于澄源之中，而不妄用塞流，唯恐留瘀致病。他总结多年经验，创崩漏汤，集补气行气、养血活血、补肾固冲为一体。由当归10g，生黄芪30g，阿胶珠10g，桑寄生30g，续断10g，三七3g（冲服），蒲黄炭10g，仙鹤草30g，香附10g，白术10g，陈皮10g组成。气郁血结者加柴胡、醋炒杭芍以疏肝开郁，行气和血通络；瘀血内停者加炒蒲黄以活血止血，不用丹参、桃红等活血化瘀之品，以防力猛而不能塞流；气虚不摄者加太子参以补气摄血；气虚及阳，脾肾阳虚者加黑姜、淫羊藿以温补脾肾；血虚有热者加沙参、生地以滋阴降火，佐以三七活血止血，以防凉剂留瘀。

对于治崩三法，李老师强调寓复旧于澄源之中，而忌单纯塞流止涩。首先，李老师认为治病必求于本，故临证中对于各种崩漏，皆以辨证求源，审因论治为先。虚者补之，实

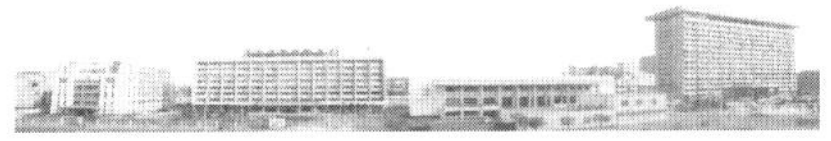

者泻之。但对于气郁血结者，应掌握行气活血的力度及时间，讲求中病即止，因崩漏患者气血耗伤严重，不耐攻伐，不应再破气破血。其次，在澄源之中寓有复旧，或配以补气，或配以养血，或补气养血并重，以期血止之日亦为复旧之时。最后，慎用塞流，宜止血活血并用，以防留瘀，或根据病情以补代涩。如对于气血不足所致崩漏，以补气养血为主，年老者服数剂后增入补精之味，即是以补代涩。诚为在大法之外，更有它意，绝非立意止涩。正如《傅青主女科》所说："世人一见血崩，往往用止涩之品，虽亦能取效于一时，但不用补阴之药，则虚火易于冲击，恐随止随发，以致经年累月不能全愈者有之。"亦直言忌单纯止涩。

（三）不孕症

不孕症指女子婚后有正常性生活，同居 2 年，而未受孕者；或曾有过妊娠，而后未避孕，又 2 年未再受孕者。《千金方》中称前者为"全不产"，后者为"断绪"。

李老师认为不孕症以肾虚为本，郁、瘀、痰为标。多由于体质因素、内伤七情、生活所伤、感受外邪，影响肾、天癸、冲任、胞宫胞络的正常功能，或脏腑气血失于和畅，以致不孕。首先，肾虚为不孕之本。肾中精气的盛衰主宰着人体的生长、发育与生殖。《素问·上古天真论》首先提出肾气盛，天癸至，任通冲盛，月事以时下，故能有子。肾气虚则冲任虚衰，不能摄精成孕，肾阳虚则有碍子宫发育或不能触发氤氲乐育之气，肾阴虚则天癸乏源，冲任血海空虚，阴虚火旺则扰动冲任血海致不孕。其次，肝郁脾虚血少亦是导致不孕的重要机制。情志不畅可导致肝郁气滞，横逆犯脾，脾虚血少，不能资助肾精而致不孕。正如《傅青主女科》所说："妇人多肝郁气滞，常因肝阴血不足，难以疏泄，易致肝郁凌脾，肝火脾土两互伐肾，以致元精郁闭，不能受孕。"最后，痰瘀阻滞胞络为不孕之标。胞络是联系子宫的脉络，若胞络闭塞，则肾气无从输精于胞宫。因此胞络闭塞亦为不孕症的关键所在。

李老师认为不孕症的治疗重在补肾，贵在养血，妙在疏肝，功在疏通。他在临床中尊古训，同时兼用各法，总结多年经验，创不孕汤，寓补肾固本、疏肝健脾、活血化瘀、启闭通络于一体。由熟地 20g，淫羊藿 15g，牛膝 10g，郁金 10g，香附 10g，青皮 10g，茯苓 15g，陈皮 10g，枳壳 10g，厚朴 10g，当归 15g，川芎 10g，桃仁 10g，红花 10g，石菖蒲 10g，沉香 6g 组成。随症加减：肾阳虚偏重加巴戟天、鹿角霜，肾阴虚重者加龟板胶、山茱萸，血虚重者加首乌藤、阿胶珠，痰湿内阻者加白芥子、胆南星，癥瘕内结者加三棱、莪术等。同时，李老师每每给予患者心理辅导，使患者心情舒畅，增强信心。

三、其他疾病的临证经验

（一）感冒

李老师根据感冒的常见发病原因，将其定义为感受六淫、疫疠之气等外邪而致的疾病。"感冒"一词，最早见于北宋的《仁斋直指方·诸风》："感冒风邪，发热头痛，咳嗽声重，涕唾稠黏。"病邪或先侵入皮毛肌肤，或从口鼻吸入，均自外而入，初起多有寒热或上呼吸道症状，相当于西医的"普通感冒"（伤风）""流行性感冒""上呼吸道感染"等。

外感病的病因主要为风邪，常兼杂寒、热、暑、湿、燥等，亦有感受时邪疫毒所致者。风邪多指气候变化，冷热失常，常夹时气侵入人体而致病。本病的病机关键为卫表失

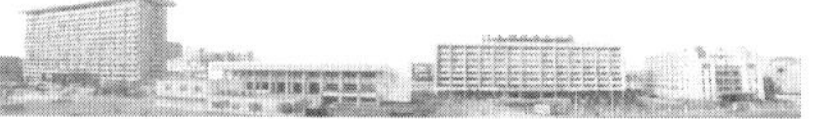

和，肺气失宣。肺主皮毛，司腠理开阖，开窍于鼻，外邪自口鼻或皮毛而入，客于肺卫，致卫表失和，卫阳被遏，肺气失宣，因而导致发热、恶风寒、喷嚏、鼻塞流涕、咳嗽等症状的出现。

李老师认为治疗感冒宜以散风解表为大法，有一份表邪，透一份表邪，切忌“引邪深入而闭门留寇”。但在感冒的治疗中李老师亦十分强调辨证的重要性，如从寒热的程度和性质分析，风寒感冒恶寒重、发热轻或不发热，风热感冒微恶风寒、发热重，而暑湿感冒则发热不扬。从汗出情况来分析，亦有无汗、有汗和汗出不解的区别。辨证准确，把握治则，灵活用药，则疾病可愈。

李老师总结多年临床经验，创经验方羌防银翘散，发汗解表以治疗外感病，不论夹温、夹燥、夹寒、夹湿均可以本方为主加减施治。由金银花 30g，连翘 15g，板蓝根 30g，防风 10g，羌活 10g，荆芥 10g，青果 10g，甘草 3g，芦根 30g，竹叶 10g 组成，凉水泡半日后水煎煮，每日 1 剂，早晚分两次服。方中防风、荆芥、羌活为发汗解表之要药，使邪从汗而解；金银花、连翘、板蓝根、青果清热解毒；甘草清热解毒，调和诸药；淡竹叶增强清热之功；芦根清热生津，又无恋邪之虞。全方可使风邪得解，毒热能清。对风寒外感、风热外感、因感染病毒而发之外感均可施用。风寒、风热的施用在于药物剂量的变化，唯风热时连翘可用至 30g，风寒外感时羌活可用至 15g，余可通用。随症加减：若感冒数日未解，恐邪深入，加细辛 3g，直入三阴引邪外出，令邪从表解，多以周身困重为使用标准；咳嗽加入宣肺之品，浙贝母 10g，苦桔梗 10g，前胡 10g，杏仁 10g，百部 15g；痰多加橘红 10g，橘络 10g，或配合甘草以化痰止咳，咳黄痰可加鱼腥草 30g 清肺解毒；音哑加蝉蜕 3g 宣肺清热；口干舌红加麦冬 15g 清热养阴润肺。李老师临证多年，四季之中凡治外感，均以此方稍作化裁，皆可取效。

（二）胸痹

“痹”者闭塞之意。胸痹即胸中痞塞不通，进而胸闷、憋气、胸背彻痛。胸痹病名最早见于《金匮要略·胸痹心痛短气病脉证并治》：“胸痹之病，喘息咳唾，胸背痛，短气，寸口脉沉而迟，关上小紧数。”胸痹与西医的冠状动脉粥样硬化性心脏病（心绞痛、心肌梗死）关系密切，其他如心包炎、病毒性心肌炎、慢性阻塞性肺气肿等均可参照本病治疗。

李老师认为胸痹的病机主要在于心脉痹阻，或虚或实。虚者以胸阳不足，阴寒内盛多见，与《金匮要略·胸痹心痛短气病脉证并治》中“阳微阴弦，即胸痹而痛”的论述相符。实者以寒邪凝滞、气滞血瘀、痰湿内阻等有形实邪阻滞经络为主。巢元方《诸病源候论》对胸痹证描述甚清，病因有“风冷邪气所乘”，“正经不可伤，伤之而痛，为真心痛”，“诸阳气虚，少阴之经气逆”等，临床表现为“心脉微急，为心痛引背，食不下。寸口脉沉紧，苦心下有寒，时痛。关上脉紧，心下苦痛。左手寸口脉沉，则为阴绝；阴绝者，无心脉也，苦心下毒痛。”该书还论述了脾心痛、胃心痛、肾心痛与胸痹的鉴别，值得研习。

对于胸痹的治疗，历代医家各有见解。张仲景以瓜蒌薤白白酒汤治之，尤在泾解释说：“方中薤白、白酒辛以开痹，温以行阳，瓜蒌实意在化痰，以阳痹之处必有痰浊阻其间。”危亦林以苏合香丸芳香开窍，用温通之法治疗真心痛。王清任用血府逐瘀汤治疗胸

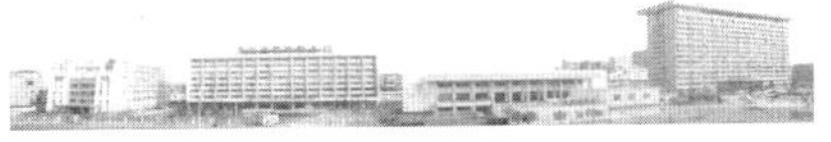

痹。李老师博采众长，总结临床经验，创通痹汤，寓温通、活血、开窍、祛湿、清热于一体，由厚朴10g，沉香10g，菖蒲15g，川芎10g，丹参30g，桃红各10g，瓜蒌15g，薤白10g，枳壳10g，苏梗10g，清半夏10g组成。对于胸闷、憋气、胸痛彻背、舌质暗或有瘀斑，脉弦或沉或缓者，疗效显著。方中菖蒲入心肝，芳香开窍，苏梗理气解郁，沉香行气止痛，瓜蒌开胸散结，清半夏祛湿化痰，川芎、丹参、桃红活血化瘀，共奏行气活血、止痛通痹之功。阳虚肢冷或胆怯，脉无力者加桂枝10g。同时，治疗胸痹当谨守病机，重在温阳活血，理气开窍，祛湿化浊，故慎用寒凉，总宜偏温。

四、药物的配对应用

（一）枳壳与厚朴的应用

枳壳苦、酸、辛，性温，归脾、胃、大肠经。《本草衍义》曰："枳实、枳壳一物也，小则其性酷而速，大则其性详而缓。"《日华子本草》谓枳壳："健脾开胃，调五脏，下气，止呕逆，消痰。"《本草纲目》曰："枳实、枳壳大抵其功皆能利气。气下则痰喘止，气行则痞胀消，气通则痛刺止，气利则后重除。"厚朴苦辛，温，归脾、胃、肺、大肠经。《本草汇言》曰："厚朴，宽中化滞，平胃气之药也。凡气滞于中，郁而不散，食积于胃，羁而不行，或湿郁积而不去，湿痰聚而不清，用厚朴之温可以燥湿，辛可以清痰，苦可以下气也。"李老师认为两药均能破结实，除胀满。枳壳味酸，下行中有收敛凝聚之趋势；厚朴味辛，下行中有外散之趋势。二者合用，有收有散，既能去有形实满，又能除无形湿满。临证中李老师常用此药对治疗老年便秘患者，调节其肠道平滑肌运动，也常用于中焦气滞食积引起的胃脘胀痛，疗效甚佳。

（二）石菖蒲与沉香的应用

石菖蒲辛、苦，温。归心、胃经，可化湿开胃，开窍豁痰，醒神益智。《神农本草经》云："主风寒湿痹，咳逆上气，开心孔，补五脏，通九窍，明耳目，出音声。"《本草汇言》曰："石菖蒲，利气通窍，如因痰火二邪为眚，致气不顺、窍不通者，服之宜然。若中气不足，精神内馁，气窍无阳气为之运动而不通者，屡见用十全大补汤，奏功极多，石菖蒲不必问也。"《重庆堂随笔》曰："石菖蒲，舒心气、畅心神、怡心情、益心志，妙药也。清解药用之，赖以祛痰秽之浊而卫宫城；滋养药用之，借以宣心思之结而通神明。"沉香辛、苦，温。归脾、胃、肾、肺经，可降气温中，暖肾纳气。《本草新编》曰："沉香，味辛，气微温，阳也，无毒。入命门。补相火，抑阴助阳，养诸气，通天彻地，治吐泻，引龙雷之火下藏肾宫，安呕逆之气，上通于心脏，乃心肾交接之妙品。又温而不热，可常用以益阳者也。"石菖蒲开窍为升，佐以沉香之降，升而不过，升降有序；沉香暖肾助阳，配以利气通窍之石菖蒲，补而不滞，交通心肾。李老师在临证中常用此药对治疗眩晕耳鸣患者。李东垣十分强调"五脏不和，则九窍不通"的观点，李老师认为，耳虽属肾，若无心气之相通，亦致阻塞。故二者合用，补肾兼开心窍，效如桴鼓。李老还用此药对治疗月经过少及不孕患者，开窍以调经种子，疗效亦佳。

（三）苦参与炙甘草的应用

苦参味苦，性寒，归心、肝、胃、大肠、膀胱经，其功效为清热燥湿，杀虫，利尿。《本草经百种录》曰："苦参，专治心经之火，与黄连功用相近。但黄连似去心脏之火为多，苦参似去心腑小肠之火为多，则以黄连之气味清，而苦参之气味浊也。按补中二字，

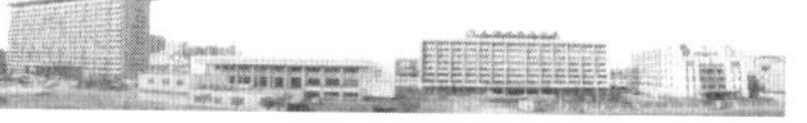

亦取其苦以燥脾之义也。”《神农本草经》谓苦参：“主心腹结气，癥瘕积聚，黄疸，溺有余沥，逐水，除痈肿，补中，明目止泪。”炙甘草味甘，性平，归心、肺、脾、胃经，能补脾和胃，益气复脉。《日华子本草》曰：“安魂定魄。补五劳七伤，一切虚损、惊悸、烦闷、健忘。通九窍，利百脉，益精养气，壮筋骨，解冷热。”李老师临证中常用此药对治疗心律失常患者。炙甘草汤是《伤寒论》治疗心动悸、脉结代的名方。脾属土，为心之子，炙甘草能补脾气，补子而实母，缓心脾之急而复脉。苦参清热燥湿，常用于皮肤病，但其大苦大寒，能去心与小肠之火，与炙甘草相伍治疗心律失常，能起到攻补兼施、扶正祛邪之效。而且，现代药理研究表明，苦参有增加冠脉流量、保护心肌缺血及降血脂作用，苦参、苦参碱、苦参黄酮等均有抗心律失常作用。此药对的使用体现了中西医结合的治疗思路。

医案选介

一、胃胀

病案1

刘某，女，33岁，公司职员，2013年3月11日初诊。

主诉：胃脘部胀满不舒1月余。

现病史：患者自觉近日纳食增多，消谷善饥，食后即胃脘胀满，寐可，二便正常。诉自剖宫产后时有寒战，月经正常，末次月经2013年2月12日~2013年2月19日。

既往史：否认冠心病、高血压及糖尿病史。

个人史：生于天津，久居本地，已婚6年，育有1子，未到过疫区及牧区。

体格检查：神清，精神可，双肺（-），心音可，心律正常，76次/分，脘腹胀气，叩诊有鼓音，全腹无压痛及反跳痛，肠鸣音正常。舌质暗，苔薄白，根部薄腻微黄，脉弦实有力。

辅助检查：查胃镜示慢性胃炎，^{14}C呼气试验示Hp（-）。

西医诊断：慢性胃炎。

中医诊断：胃胀。肝郁气滞证。

治法：行气解郁，活血化瘀。

处方：清半夏15g，羌活10g，厚朴10g，鸡内金10g，干姜10g，木香6g，大腹皮15g，元胡15g，黄连3g，枳壳15g，焦槟榔15g，佛手10g，白术6g，白豆蔻3g，青皮10g，陈皮10g，煅瓦楞子30g，茯苓20g，黄精30g，当归10g，沉香3g，川芎10g。

7剂。

二诊：2013年3月18日。患者诉胃脘胀满明显好转，食欲恢复正常，消谷善饥已愈，月经正常，舌淡红，苔薄白，脉弦。

处方：清半夏15g，羌活10g，厚朴10g，鸡内金15g，干姜10g，木香6g，大腹皮15g，元胡15g，黄连3g，枳壳15g，焦槟榔15g，佛手10g，白术6g，白豆蔻3g，青皮10g，陈皮10g，煅瓦楞子30g，茯苓20g，黄精30g，当归10g，沉香3g，川芎10g，补骨脂6g，竹茹10g。

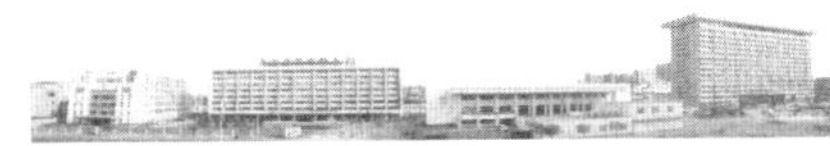

7剂。

【按】根据患者舌脉，李老师认为此患者之消谷善饥是由于气机郁滞化热所致。弦脉为郁滞之象，弦而有力则是由于胃腑、气机不通而化热，舌质暗为气血不通而瘀血生之表现，苔薄腻微黄则说明郁已化热。故方中不乏木香、佛手、枳壳、厚朴、青皮、陈皮等疏肝理气之品，更以当归、川芎行气活血。李老师擅用木香，认为其香气浓郁，行气之力尤强，然易耗气破气，故应用木香当从小剂量开始渐加，且时间不可过长，应中病即止。李老师在临床上用半夏泻心汤治疗胃脘部胀满不舒之症取得了很好的疗效，方中黄连清胃部之火，对于消谷善饥之症疗效甚佳，但若患者出现欲食不下咽之症，则宜选用栀子清利三焦。

病案2

张某，男，52岁，会计，2005年5月9日初诊。

主诉：胃脘胀痛伴嗳气吐酸2年。

现病史：近半月胃脘胀痛，牵及胁肋，背部亦痛，中脘嘈杂，泛酸吐酸，时有嗳气，大便干结，口干喜饮，食冷即泻，情绪不佳或劳累、受凉后胃痛加重。服用中西药物，疗效均不显著。

既往史：否认冠心病、高血压及糖尿病史。

个人史：生于天津，久居本地，已婚，育有1子，未到过疫区及牧区。

体格检查：神清，精神可，双肺（－），心音可，心律正常，79次/分，腹软，全腹无压痛及反跳痛，肠鸣音正常。舌淡暗尖红，苔薄白稍黄，脉沉缓稍弦。

辅助检查：2004年6月胃镜检查示慢性胃炎，十二指肠球部溃疡。

西医诊断：慢性胃炎，十二指肠球溃疡。

中医诊断：胃胀。脾胃虚寒，邪热郁阻。

治法：温脾清胃，疏肝解郁，和胃降逆，制酸止痛。

处方：半夏10g，黄芩10g，黄连6g，党参10g，炙甘草10g，干姜10g，白芍20g，木香6g，白芷12g，川楝子10g，延胡索12g，煅瓦楞20g，海螵蛸15g，枳实10g，代赭石20g，莱菔子15g，浙贝母15g。

7剂。

二诊：2005年5月16日。诸症缓解，进食不当、受凉后仍有胃痛。舌淡暗尖红，苔薄白，脉沉稍弦。

处方：半夏10g，黄芩9g，黄连6g，党参15g，炙甘草10g，干姜10g，白芍20g，木香6g，白芷12g，川楝子10g，延胡索15g，煅瓦楞20g，海螵蛸15g，枳实10g，代赭石20g，莱菔子15g，浙贝母15g。

7剂。

三诊：2005年5月23日。胃脘胀痛、嘈杂吐酸等症基本好转，舌淡暗，苔薄白，脉沉稍弦。

处方：改汤为散，入胶囊内，每日3次，饭前服用，嘱患者注意饮食、情志等方面的调节。

【按】李老师认为此患者证属脾胃虚寒，邪热郁阻，肝气横逆，升降失职，胃气失和。治宜温脾清胃，疏肝解郁，和胃降逆，止痛制酸。处方中以半夏泻心汤为基础方，寒热平调，补泻兼施，又以木香、枳实理气除胀。李老师擅用乌贝散治疗嘈杂吐酸之症，患者有胃溃疡病史，故以乌贝散抑制胃酸分泌，保护胃黏膜。此外，以代赭石降逆止呃，临床疗效甚佳。全方合用，共奏理气止痛、降逆止酸之功。

二、眩晕

病案1

史某，女，46岁，教师，2013年4月8日初诊。

主诉：眩晕间断性发作10余年。

现病史：患者诉时常眩晕，头目昏蒙，两臂发麻，进食生冷则反酸、烧心，寐可，二便调。

既往史：高血压病史10年，最高可达160/100mmHg，平时自服硝苯地平缓释胶囊控制血压。否认冠心病、糖尿病史。

个人史：生于天津，久居本地，已婚，育有1子，未到过疫区及牧区。

体格检查：神清，精神可，双肺（-），心音可，心律正常，76次/分，腹软，全腹无压痛及反跳痛，肠鸣音正常。舌质暗，苔薄白微腻，脉沉弦缓。

辅助检查：2013年1月头CT示大致正常。

西医诊断：高血压病。

中医诊断：眩晕。脾虚肝郁，痰浊上扰。

治法：健脾化痰，理气活血。

处方：天麻10g，清半夏15g，白术6g，黄连3g，干姜10g，茯苓20g，泽泻15g，陈皮10g，青皮10g，焦神曲15g，焦麦芽15g，鸡内金15g，羌活10g，厚朴10g，木香6g，大腹皮15g，元胡15g，枳壳15g，焦槟榔15g，佛手10g，白豆蔻6g，煅瓦楞子30g，当归10g，川芎10g。

7剂。

二诊：2013年4月15日。诸症好转，舌质暗，苔薄白微腻，脉沉弦缓。诉血脂偏高（具体不详）。

处方：天麻10g，清半夏15g，白术6g，黄连3g，干姜10g，茯苓20g，泽泻15g，陈皮10g，焦神曲10g，鸡内金15g，羌活10g，厚朴10g，木香6g，大腹皮15g，元胡15g，枳壳15g，焦槟榔15g，佛手10g，夏枯草10g，野菊花10g，煅瓦楞子30g，当归10g，川芎10g，决明子10g。

7剂。

三诊：2013年4月22日。眩晕、手麻已基本消失，仍时有反酸烧心，舌质暗，苔薄白，脉沉弦缓。

处方：天麻10g，清半夏10g，白术6g，羌活10g，茯苓20g，泽泻15g，鸡内金15g，陈皮10g，厚朴10g，木香6g，大腹皮15g，元胡15g，枳壳15g，丝瓜络10g，焦槟榔15g，佛手10g，夏枯草10g，煅瓦楞子30g，当归10g，川芎10g。

7剂。

【按】前人论及眩晕，有从风火立论者，谓“风木旺，木复生火”；有从痰饮论治者，

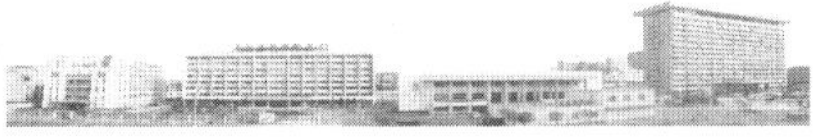

谓“无痰不作眩”；有从髓海空虚、血虚论治者，谓“无虚不作眩”。李老师认为眩晕病因不外风、火、痰、虚、瘀五端，临床上常常相兼为病。眩晕多见于高血压患者，脉象弦实有力者居多，辨为肝阳上亢，天麻钩藤汤之类为正治。本病案中患者脉沉弦缓，当为脾虚肝郁之象。而且其脾胃素弱，不耐生冷，故推测其病机为肝气郁结，横逆犯脾，脾气本虚，又兼肝气所犯，运化失司，痰浊内生，上扰清窍而为病。患者病程较长，久病入络，兼有气滞，血运不畅，应有瘀血的存在。故总的治疗大法为健脾化痰，条达气机，兼以活血。选用半夏白术天麻汤作为基础方，健脾燥湿，化痰息风。伍用木香、大腹皮、枳壳、焦槟榔、佛手等大队理气药行气解郁，条畅气机升降，当归、川芎补血活血，煅瓦楞子制酸。诸药合用，以期健运中州，调和阴阳气血，调整气机升降。效不更方，待脾胃稍健，二诊增加了夏枯草、菊花、决明子，以平肝泄热明目，用治头目昏蒙。三诊守前法继续调理。

病案 2

王某，男，82 岁，退休，2013 年 3 月 15 日初诊。

主诉：头晕加重 2 个月。

现病史：患者诉平素时有头晕，心慌，心烦，急躁易怒，近两个月自觉症状加重，自行服药后（具体药物不详）好转不明显，遂前来就诊。纳尚可，寐可，二便正常。

既往史：高血压病 20 余年，自诉服用苯磺酸氨氯地平控制血压，否认冠心病、糖尿病史。

个人史：生于天津，久居本地，未到过疫区及牧区。

体格检查：神清，精神可，双肺（－），心音可，心律正常，76 次/分，腹软，全腹无压痛及反跳痛，肠鸣音正常。舌质暗，苔中部黄厚腻，脉弦实有力。

辅助检查：患者诉曾于 2013 年 2 月查头 CT，示大致正常。查 ECG 示轻度心肌缺血。

西医诊断：高血压病。

中医诊断：眩晕。风痰上扰证。

治法：平肝泄热，化痰息风。

处方：全蝎 6g，土鳖虫 10g，僵蚕 10g，地龙 10g，天麻 10g，菊花 30g，夏枯草 15g，泽泻 20g，车前子 15g，石菖蒲 6g，牛膝 15g，川芎 10g，生磁石 30g，陈皮 10g，青皮 10g，竹茹 10g，白术 6g，茯苓 10g。

7 剂。

二诊：2013 年 3 月 22 日。头晕心慌明显好转，余症同前，舌红，苔黄腻，脉弦实有力。原方加清半夏 15g，以增强祛湿降逆之功，7 剂。

三诊：2013 年 3 月 29 日。诉心慌好转，仍有头晕不适，夜寐不安，舌红苔薄腻微黄，脉弦实有力。

处方：全蝎 3g，菊花 20g，土鳖虫 6g，僵蚕 10g，泽泻 15g，牛膝 10g，夏枯草 12g，车前子 15g，川芎 10g，地龙 10g，天麻 10g，生磁石 30g，陈皮 10g，石菖蒲 6g，青皮 10g，竹茹 10g，白术 6g，茯苓 10g，清半夏 10g，酸枣仁 15g。

7 剂。

四诊：2013 年 4 月 5 日。诸症好转，舌红苔薄腻微黄，脉弦。

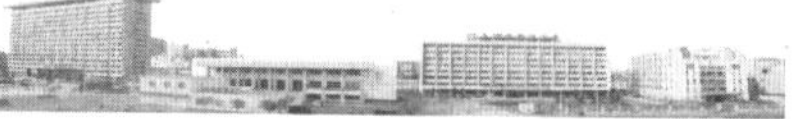

处方：全蝎 3g，菊花 20g，泽泻 15g，牛膝 10g，土鳖虫 6g，僵蚕 10g，夏枯草 12g，车前子 15g，川芎 10g，地龙 9g，天麻 10g，生磁石 30g，陈皮 10g，石菖蒲 6g，青皮 6g，竹茹 10g，白术 6g，茯苓 10g，清半夏 10g，酸枣仁 15g，茺蔚子 30g。

7 剂。

【按】李老师善从肝脾论治高血压之头晕，认为该患者肝阳上亢，风火上扰为标，脾胃升降失调，痰浊内生为本。治疗上当以平肝泄热、化痰息风为大法。针对风痰上冒，扰动清窍，方中使用了大量虫类药，可收化痰搜风剔络之功；脉弦实有力，为肝木火盛，用菊花、夏枯草、天麻以平肝泄热；痰浊不化，以泽泻、车前子渗湿通利，茯苓、白术以安中健脾，运化水湿；青皮、陈皮以疏肝行气，“气行水亦行”；竹茹清化痰热。诸药合用，标本兼治，平肝泄热之中佐以健中，收到良好的疗效。

三、咳嗽

王某，女，49 岁，工人，2013 年 3 月 4 日初诊

主诉：咳嗽 5 天。

现病史：患者诉 1 周前外出受风，后出现咳嗽有痰，容易咯出，口苦口干，后背发凉，全身酸软无力，纳尚可，大便微溏，1～2 次/日，寐可。

既往史：否认冠心病、高血压及糖尿病史。

个人史：生于天津，久居本地，已婚，育有 1 女，未到过疫区及牧区。

体格检查：神清，精神可，双肺呼吸音较粗，心音可，心律正常，82 次/分，腹软，全腹无压痛及反跳痛，肠鸣音正常。舌淡苔白腻，脉浮滑。

辅助检查：查血常规示白细胞及中性粒细胞轻度增高。

西医诊断：上呼吸道感染。

中医诊断：咳嗽。风邪犯肺。

治法：疏风解表，化痰止咳。

处方：荆芥穗 10g，金银花 30g，浙贝母 10g，桔梗 10g，防风 10g，杏仁 10g，百部 15g，蝉蜕 3g，甘草 3g，青果 10g，麦冬 15g，细辛 3g，羌活 10g，鱼腥草 10g，枳壳 10g，厚朴 10g，陈皮 10g，竹茹 10g，橘络 6g，小草 10g。

7 剂。

【按】李老师认为，本病案中患者全身酸软无力，为外邪尚未完全透散之象，当以疏风宣肺、透表达邪、化痰止咳为大法，以经验方羌防银翘散加减治疗。方中防风、荆芥、羌活发汗解表，使邪从汗而解；金银花、青果清热解毒；甘草清热解毒，调和诸药。感冒数日未解，恐邪深入，故加细辛 3g，直入三阴，引邪外出；咳嗽加入宣肺之前胡、浙贝母、桔梗、杏仁、百部；痰黄故加鱼腥草、橘络，配合甘草以化痰止咳；口干则加麦冬以清热养阴润肺。李老师经验，小草为远志苗别称，伍用杏仁，能止咳化痰而不腻胃。枳壳、厚朴、陈皮、竹茹理气燥湿化痰。7 剂药后随访，患者已痊愈。

四、月经不调

赵某，女，32 岁，教师，2013 年 1 月 28 日初诊。

主诉：月经延后 1 年余。

现病史：患者诉近 1 年余因工作压力较大，月经量减少为原来的 1/2，时月经后期，

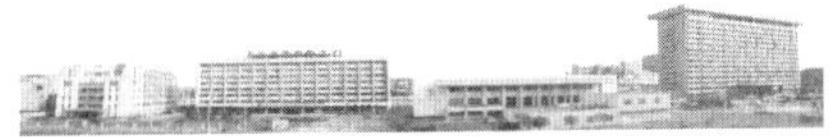

延后10余日，经期短，2～3日即结束，经色暗红，无血块，无经期腰腹疼痛，白带量少，色白，纳呆，寐可，二便正常。

既往史：否认冠心病、高血压及糖尿病史。

个人史：生于天津，久居本地，已婚6年，育有1女，未到过疫区及牧区。

体格检查：神清，精神可，双肺（－），心音可，心律正常，78次/分，腹软，全腹无压痛及反跳痛，肠鸣音正常。舌质暗，苔薄白，脉沉弦。

辅助检查：查妇科B超未见明显异常。

西医诊断：月经不调。

中医诊断：月经后期。肝郁脾虚血弱证。

治法：疏肝健脾，养血调经。

处方：当归15g，川芎10g，石菖蒲10g，沉香6g，香附10g，白术10g，茯苓15g，焦神曲15g，鸡内金15g，青皮10g，陈皮10g，酸枣仁30g，首乌藤30g，益母草15g，夏枯草10g，郁金10g。

7剂。

二诊：2013年2月4日。服药7剂，症状平稳，无他不适，舌脉同前，守方继服7剂。

三诊：2013年2月11日。进入经前期，原方去首乌藤，加桃仁、红花、枳壳、厚朴各10g，炒白芍15g，甘草3g。12剂。

四诊：2013年2月22日。服上方12剂，无他不适，舌暗，苔薄白，脉弦滑。去桃仁、红花。7剂。

五诊：2013年3月1日。于2013年2月24日月经来潮，经量较前增多，现仍有血，腰酸痛，舌脉同前，于上方加桑寄生30g，炒蒲黄10g，苎麻根30g。7剂。

六诊：2013年3月8日。本次月经7日净，无他不适，谨守月经周期阴阳气血变化规律，继续调理2月，月经按时而至，经量正常。

【按】患者因工作压力较大，肝失调达，气机郁滞，血为气滞，运行不畅，肝郁日久，乘脾犯胃，脾胃虚弱，纳运不及，气血生化乏源，血海不能如期满溢，月经后期量少。治宜疏肝健脾，养血调经。方中用当归、益母草养血行血调经，川芎、香附行血中气滞、气中血滞，郁金、青皮、夏枯草疏肝行气，白术、茯苓、焦神曲、鸡内金健脾和胃。同时，根据月经周期规律调整用药，经后期加首乌藤、酸枣仁养血调经，经前期加桃仁、红花、枳壳、厚朴疏导气血，行经期减活血力猛之桃红，以求和调气血，引血归经。随症加减，经行腹部拘急疼痛加炒白芍、甘草。

五、崩漏

方某，女，47岁，工人，2013年4月12日初诊。

主诉：月经淋漓不尽80余天。

现病史：患者诉2013年1月16日月经来潮，至今仍淋漓不止，现面色㿠白，语声低微，周身乏力倦怠，腰膝酸软，纳呆，寐差梦多，小便正常，大便溏薄，每日一行。

既往史：否认冠心病、高血压及糖尿病史。

个人史：生于天津，久居本地，已婚，育有1子，未到过疫区及牧区。

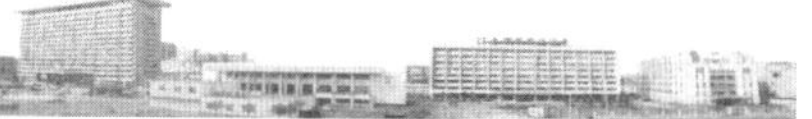

体格检查：神清，精神可，双肺（－），心音可，心律正常，76 次/分，腹软，全腹无压痛及反跳痛，肠鸣音正常。舌质淡，苔少，脉沉细无力。

辅助检查：查妇科 B 超未见明显异常。

西医诊断：月经不调。

中医诊断：崩漏。脾肾气虚，冲任不固。

治法：健脾补肾，益气养血，固冲止崩。

处方：当归 10g，生黄芪 30g，阿胶珠 10g，桑寄生 30g，续断 10g，三七粉（冲服）3g，蒲黄炭 10g，仙鹤草 40g，香附 10g，白术 10g，陈皮 10g，棕榈炭 15g，地榆 15g，甘草 3g，茜草 6g，海螵蛸 30g。

3 剂。

二诊：2013 年 4 月 15 日。服药 3 剂，量较前少，仍淋漓不尽，乏力稍好转，他症如前，舌脉同前。原方加枳壳 10g，厚朴 10g，黄柏炭 10g，7 剂。

三诊：2013 年 4 月 22 日。服药至 4 月 20 日，漏下即止，改以健脾补肾，益气养血为主，处方：当归 10g，生黄芪 30g，阿胶珠 10g，桑寄生 30g，续断 10g，香附 10g，白术 10g，陈皮 10g，甘草 3g，茜草 9g，海螵蛸 15g，枳壳 10g，厚朴 10g，清半夏 10g，麦冬 15g，川芎 6g，沙参 30g，茯苓 10g，山药 15g。

7 剂。

四诊：2013 年 4 月 29 日。患者面色已见红润，语声正常，自诉乏力倦怠较前明显好转，纳食渐增，寐安，二便正常，舌淡红，苔薄白，脉沉。守方继续调理，经遂正常。

【按】李老师认为，患者素体脾虚，血失统摄，年近七七，肾气渐衰，天癸将竭，肾失封藏，脾肾俱虚，冲任不固，不能制约经血，子宫藏泻失常而发为崩漏。崩漏日久，气血虚弱，治宜健脾补肾，益气养血，固冲止崩。方中用当归、生黄芪补气生血，阿胶珠养血，寄生、续断补肾，白术健脾，香附、陈皮行气，使补而不滞。患者月经淋漓不尽 80 余日，病程长，病情重，气血极虚，急当塞流防脱，故加仙鹤草、海螵蛸收敛止血，蒲黄炭、棕榈炭收涩止血，地榆凉血止血，三七、茜草行血止血，使止血不留瘀。服药 3 剂，经量减少，但仍淋漓不尽，故加黄柏炭以增强止血之力；乏力倦怠较前好转，故加枳壳、厚朴畅达气机，气为血之帅，可引血归经，初诊时患者气虚明显，防止过用行气之品而破气，故二诊见气虚渐复而加之以增强药力。血止后的复旧是治愈崩漏的关键，李老师谨守病机，治以健脾补肾，益气养血。方中用黄芪、茯苓、白术、山药、陈皮、清半夏健脾，寄生、续断补肾，黄芪与当归相伍补气生血，阿胶珠、麦冬、沙参养血生津，枳壳、厚朴行气，川芎、炒蒲黄行血，使补而不滞。

论　　著

一、论文

[1] 李永成．瘀血不孕案一则．天津中医学院学报，1989，(1)：40－41.

[2] 严达，李永成，刘文新，祁瑞．从本论治“更年期综合征”．天津中医学院学报，1990，(2)：14－15，6.

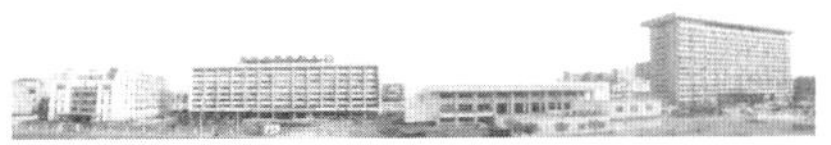

[3] 李永成.《傅青主女科》治崩法浅析.天津中医学院学报，1991，(4)：44－46.

[4] 李永成.崩漏证治验体会.天津中医学院学报，1995，(4)：18.

[5] 李志涛，李慧臻，李永成.浅谈消化性溃疡中医药治疗体会.吉林中医药，2010，30 (2)：117－118.

[6] 陈婕，杨岩，李永成.中医药治疗功能性消化不良的研究概况.云南中医中药杂志，2013，34 (4)：62－64.

[7] 张津玮，李永成.通法微论.四川中医，2013，31 (7)：13－15.

[8] 王彤，李永成.李永成教授治疗痞满临床经验.新中医，2013，45 (9)：171－172.

二、著作

[1] 张友嶲主编，李永成副主编.中国人的养生之道.郑州：河南人民出版社，1992.

[2] 张友嶲主编，李永成编委.汉英中医辞海.太原：山西人民出版社，1995.

[3] 张友嶲主编，李永成副主编.中国食养食疗大全.天津：天津人民出版社，1999.

[4] 李永成主编，脾胃论临床发挥.北京：人民军医出版社，2014.

【整理者】

李慧臻　女，1965 年生，医学博士，主任医师，硕士研究生导师，现在天津中医药大学第二附属医院工作。

陈婕　女，1970 年生，医学硕士，副主任医师，现在天津中医药大学第二附属医院工作。

褚静姿　女，1989 年生，2012 级硕士生，现就读于天津中医药大学。

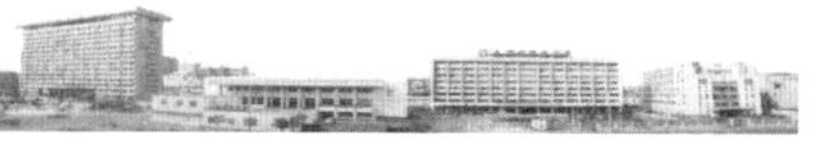

张庚扬

名家传略

一、名家简介

张庚扬，男，1945 年 5 月 22 日出生，汉族，天津市人，天津中医药大学第一附属医院外科主任医师、教授、博士研究生导师，天津市名中医，中西医结合疡科专家。全国第三、五批老中医药专家学术经验继承工作指导老师。1970 年起在天津市中医院（现天津中医药大学第一附属医院）外科工作至今，曾任外科主任、外科教研室主任。学术专长为中医、中西医结合疮疡疾病的临床、教学与研究。兼任中国高等教育学会临床教育研究会外科分会理事，中华中医药学会外科分会常委，中国中西医结合学会疡科分会委员，中国中西医结合普通外科专业委员会委员，中国中西医结合周围血管病专业委员会委员，《中国中西医结合外科杂志》常务编委，天津市中医学会外科分会名誉主任委员，天津市中国中西医结合学会疡科分会副主任委员，天津市中国中西医结合学会大肠肛门病专业委员会副主任委员，天津市中国中西医结合学会临床营养治疗专业委员会副主任委员。

二、业医简史

张庚扬教授 1969 年毕业于天津医学院（现天津医科大学）医疗系。6 年的医学专业学习奠定了初步的医学专业基础。1970 年在天津市中医院（现天津中医药大学第一附属医院）外科任住院医师，师从津门外科名医胡慧明教授、穆云汉教授，随师查房侍诊。其间于 1974 年参加天津市南开医院组织的“全国中西医结合治疗急腹症学习班”，进修学习急腹症临床 1 年。1980 年脱产参加“天津市第六期西医学习中医研究班”学习，通过在天津中医学院两年的学习，聆听了中医名家教授精辟的讲解，比较系统地学习了中医基本理论、基本知识和基本技术，为开展中医外科临床与科研工作打下坚实的基础。在临床学习胡老扶正祛邪，消托并重，重视脾胃，忌过苦寒及首分阴阳，未脓当散，脓成速决，溃后去腐的学术经验。学习应用阳和汤治疗骨结核、淋巴结核、附骨疽等疮疡阴证疾病，瓜蒌牛蒡汤、橘叶散治疗乳腺炎，蒸膝汤治疗关节结核、膝关节增生、髌骨滑膜炎，顾步汤治疗脱疽，研制消痈汤治疗疖、痈，研制复方通脉散治疗周围血管疾病等经验。学习胡老精湛的诊疗技术，如中药药捻及刮杀疗法治疗慢性窦道，火针穿刺治疗各部位体表脓肿，痔漏的手术治疗等。学习穆老注重整体、治外当调其内的学术思想，在治疗外疡时坚持内外并重，运用养血润燥法、除湿利水法治疗皮肤病的临床经验。通过总结胡老、穆老丰富的临床经验，参加“去腐生肌法治疗疮疡疾病的临床及实验研究”课题，为以后

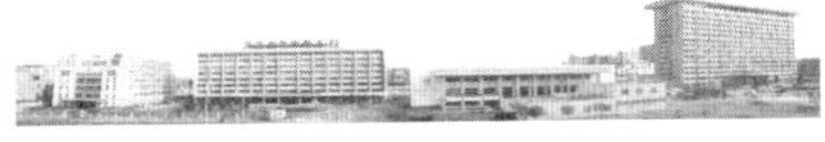

开展外科疾病的临床与科研工作创造了条件。同时学习著名中西医结合疡科专家李竞去腐生肌法治疗疮疡的学术思想、不断创新的精神及丰富的临床经验。向我院外科名家杜克礼教授、杜钰生教授学习，借鉴他们治疗痔漏、溃疡性结肠炎等肛肠、疮疡疾病的治疗经验，丰富了临床思路，奠定了良好的临床基础。

在临床工作中注意总结科室及老专家的临床经验，积极参加科研工作，积累经验，取得一定成果。主持外科工作以来，积极推动科研工作，参与、主持多项天津市卫生局、天津市科委、国家自然科学基金等科研课题，“中西医结合治疗重症糖尿病足坏疽临床研究”“复方通脉散治疗静脉血栓形成临床及实验研究”等多项成果获得天津市科技进步奖。通过临床实践研制了“乳痛灵胶囊”“清热利湿合剂”等多种院内制剂，开发了“消炎止痛涂膜剂”等新剂型，丰富了临床治疗手段。

张庚扬教授从医40余年，尤擅长疮疡疾病、糖尿病足坏疽、周围血管疾病、乳房疾病等的治疗。他热爱中医事业，全心全意地为患者服务，曾多次被评为医院先进工作者，优秀党员。1994年被评为天津市“医德高尚百面红旗”。长期致力于中医外科与中西医结合外科临床、科研、教学工作，1999年被评为“医院优秀管理工作者”。2007年获天津中医药大学“教书育人奖”。

三、主要贡献

张庚杨教授分配到中医医院时正值百业待兴，中医外科后继乏人，他努力学习总结老中医及科室多年临床经验，包括中医治疗急性淋巴结炎、急性化脓性乳腺炎、颈痈、骨髓炎、丹毒、下肢溃疡、慢性窦道、坏死性筋膜炎以及火针治疗体表脓肿、点状植皮治疗感染性溃疡等经验。从去腐生肌法治疗疮疡疾病入手，探讨中医外科治疗疾病的经验、外用中药促进伤口愈合的机理。外用中药“生肌象皮膏”促进伤口愈合的临床及实验研究等，取得了多项成果，以科研带动临床工作的发展。尤其对糖尿病足坏疽的临床与实验研究，获天津市科技进步三等奖，使中医外科的临床与科研工作迈上了新台阶，为中医外科的发展作出了自己的贡献。

张教授长期从事中医、中西医结合治疗疮疡疾病、急腹症的临床工作，在疮疡疾病危重、疑难病症方面积累了丰富的临床经验。在70年代他和同事一起开创我院外科急腹症、普通外科的临床工作，部分外科手术的开展扩展了外科治疗范围。尤其在中医、中西医结合治疗疮疡疾病方面，如痈疽、丹毒等感染性疾病，慢性溃疡、窦道等疮疡难治性疾病，糖尿病足坏疽等周围血管疾病，急性乳腺炎、乳腺囊性增生病等乳腺疾病等，取得良好疗效。

张教授不懈努力，创立周围血管病专科。多年来他以糖尿病足坏疽的临床治疗和研究为基础，扩展了对动脉硬化闭塞症、动脉血栓、深静脉血栓形成、血栓闭塞性脉管炎等周围血管疾病的临床和研究。通过送出培养、引进专门人才做顾问、研究生和师带徒培养，已形成了以博士生、硕士生及学术继承人为核心的人才梯队。制定了我院周围血管疾病治疗规范，研制了“复方通脉散系列”“消疽合剂”“乳痛灵胶囊系列”“清热利湿合剂”“消炎止痛涂膜剂”为代表的专科中药制剂，开展了“动脉取栓术”“周围血管转流术”等手术及周围血管介入疗法，在我市较早开展了“干细胞移植”治疗下肢缺血性疾病的新疗法，为天津中医药大学第一附属医院外科成为国家中医药管理局重点专科奠定了

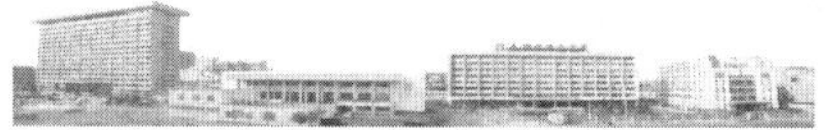

基础。

张教授长期担任天津中医药大学中医外科教研组领导工作，亲自承担中医系、针灸系等本科生、研究生课堂教学与临床实习带教工作。作为导师先后培养硕士研究生 14 名、博士研究生 4 名。作为全国第三、五批老中医药专家学术经验继承工作指导老师，培养学术继承人 4 人。

他积极推动外科科研工作的开展，主持完成省部级科研课题 5 项，其中 4 项获得天津市科技进步三等奖。主持完成国家自然科学基金课题 5 项。作为专家指导“十一五”国家科技支撑计划中医临床研究课题“慢性炎症中医外治疗法的临床示范性研究”项目——“糖尿病足溃疡期中医综合外治方案优化的多中心临床研究”。

学术思想

一、注重整体，内外合治

张教授在临床诊治中，善于运用中医学辨证施治理论指导临床实践。他指出，疮疡疾病辨证施治要注重整体，内外合治。

中医外科学经过长期的临床实践与经验总结，逐渐形成了具有鲜明特色的理论体系。中医外科学作为中医学的一个分支学科，必然脱离不了中医学整体观念以及辨证论治的思想。在病理方面，既然人体是一个整体，那么对于外科疾病的治疗就不能只局限在体表肉眼可观的范围内，而要内外合参。当人体的“阴平阳秘”系统被打乱后，就会出现“亢则害，承乃制，制则生化”的现象。邪正盛衰理论在疾病的发生发展过程中起着至关重要的作用。“正气存内，邪不可干”，而反过来，如果人体之正气不足，或是邪气过盛，正气不足以抵御邪气，则会发生疾病。外科疾病亦是如此。

整体观念对于疾病的诊治起着指导性的作用。中医认识疾病之“司外揣内，见微知著，以常达变”三大基本原理，无一不体现整体观念。《灵枢·本脏》云：“视其外应，以知其内脏，则知所病矣。”《灵枢·外揣》曰：“五音不彰，五色不明，五脏波荡，若是则内外相袭，若鼓之应桴，响之应声，影之应形。故远者司外揣内，近者司内揣外。”仔细分析司揣内外这一诊断思维方法，体现了中医学是建立在中华文化和“天人合一”的哲学基础上，从事物运动过程中的各种内部关系及其与周围事物的联系方面整体把握其变化，较多地运用辩证逻辑的基本原则，所以它侧重从生命现象反映的整体机能变化，动态地研究其内部及其与外在环境的相互关系，进而了解生命活动的机制和规律。另中医脏腑理论之五脏外华言：心，其华在面；肺，其华在毛；脾，其华在唇；肝，其华在爪；肾，其华在发。意思是我们可以通过外在表现去了解脏腑功能，同样，如见外在疾病，有肉眼可观的病变，我们要考虑到其内在病理机制，即所谓司外揣内，从外知内，以表知里。“有诸内者，必形诸外”，因此，对于外科疾病的诊治，我们不能孤立地看待，要整体审查，四诊合参，避免头痛医头、脚痛医脚。

中医学认为人体的局部与整体是辩证统一的。人体某局部的病理变化，往往与全身脏腑、气血、阴阳的盛衰有关，也就是说，通过调整机体的脏腑、气血、阴阳（正气）的盛衰，可达到治疗机体局部病变的目的。外科疾病虽然表现在皮、肉、筋、骨局部，但不

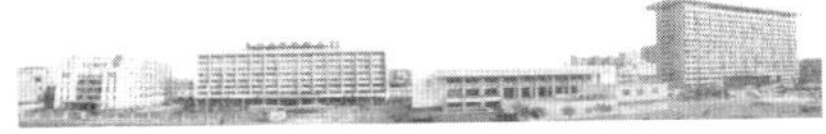

可忽视全身整体的变化，治疗疾病应整体与局部处理相结合。正如《外科启玄·明疮疡大便秘结论》所说："大凡疮疡，皆由五脏不和，六腑壅滞，则令经络不通而所生焉。"脏腑功能失调，可以导致疮疡的发生，辨证施治是至关重要的。

如对下肢溃疡患者的局部创面一般是以去腐生肌法来治疗，但也要辨病辨证。如臁疮，多合并有下肢静脉曲张，静脉血液回流障碍，下肢血流瘀滞，瘀血稽留于络脉之中，肌肤失养，继而郁久化热，加之湿性下趋，湿热下注，经络阻滞，热盛肉腐而成。这样瘀滞形成的溃疡，治疗中应"化瘀生肌"。动脉硬化闭塞症形成的溃疡，是由于脉络闭阻，下肢缺血，肌肤失养而成，在治疗中应以"补虚生肌"为主，局部忌用腐蚀性强的药物。

局部外治疗法，是中医外科独特的疗法，与内治法配合运用，常能收到奇效。如疮疡早期辨证使用外用药，使之得以消散。脓肿形成后及时切开引流或火针穿刺排脓，使毒邪排出。溃疡形成，运用去腐生肌中药，促使创面愈合。如创面过大，可使用点状植皮术，加速创面愈合。

二、提出外科三焦辨证理论

对于感染性疮疡疾病，张庚扬教授进一步发挥清代名医高锦庭"按部求因"的辨证方法，善以疮疡疾病发生的上、中、下部位进行辨证，亦称为"外科三焦辨证"，既符合外科疾病辨证规律，又便于掌握。

外科疾病总的发病机理主要是气血凝滞，营气不从，经络阻塞，脏腑功能失调。人身气血相辅而行，循环全身，周流不息，当人体感受六淫邪毒、特殊之毒，承受外来伤害，或情志内伤、饮食失节、房室损伤，破坏了气血的正常运行，局部气血凝滞，或阻于肌肤，或留于筋骨，或致脏腑失和，即可发生外科疾病。经络分布于人体各部，内源于脏腑，外通于皮、肉、筋、骨等处，具有运行气血、联络人体内外器官的作用，当各种致病因素引起局部气血凝滞后，则形成经络阻塞，从而反应到人体的体表，产生局部的红肿热痛和功能障碍。郑钦安在《医理真传·卷一》中指出：三焦之气，分而为三，合而为一，乃人身最关要之府，一气不舒，则三气不畅，此气机自然之理。三焦具有通行元气、水谷和水液的功能，三焦的功能实际概括了全身的气化作用，故三焦的病理变化反映了上、中、下三焦所包括脏腑的病理变化。张教授在三焦气化上探取化机，深得和调阴阳之道。

从三焦功能看，"上焦如雾"，上部者，属于阳位，阳气有余，阴精不足，卫阳固护，营阴内守，营卫互相为用，始自上焦，宣达布散于全身。上部多为风温风热致病，其特点是一般来势迅猛，常见症状为发热恶风、头痛头晕、面红目赤、口干咽痛、舌尖红而苔薄黄、脉浮而数。局部红肿宣浮，忽起忽消，根脚收束，肿势高突，疼痛剧烈，溃疡则脓稠而黄。如头面部的疖、痈、丹毒、淋巴结炎等疾病，张教授善用牛蒡解肌汤加减治疗。

"中焦如沤"，中部者，包括胸、腹、腰、背，是五脏六腑所居之处，也是十二经所过部位，既是人体气机升降出入的枢纽，也是气血化生、运行、转化的部位。发于中部的外科疾病，绝大多数与脏腑功能失调关系密切。七情内伤、五志不畅可致气机郁滞，过极则化热生火；或由于饮食不节、劳伤虚损、气血郁阻、痰湿凝滞而致脏腑功能失和。气郁火郁，常伴呕恶上逆、胸胁胀痛、腹胀痞满、纳食不化、大便秘结或硬而不爽、腹痛肠鸣、小便短赤、舌红、脉弦数等症状。如乳房疾病、搭背、缠腰火丹等疾病，张教授多用柴胡清肝汤加减治疗。

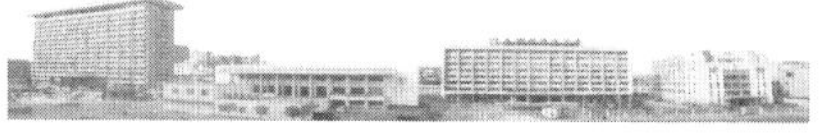

“下焦如渎”，下部者，指臀、前后阴、腿、胫、足，其位居下，阴偏盛，阳偏弱，阴邪常袭。由于湿性趋下，寒湿、湿热多见，故下部疾病者多夹湿邪。发病特点为起病缓慢，缠绵难愈，反复发作。常见患部沉重不爽，二便不利，或肿胀如绵，或红肿流滋，或疮面紫暗、腐肉不脱、新肉不生等症状。如臁疮、股肿、下肢丹毒等疾病，俱属湿火湿热，张教授常用萆薢渗湿汤加减治疗。

张庚扬教授提出的“外科三焦辨证”，既与内科三焦辨证相联系，又具有鲜明的外科特点，对临床具有简洁而有效的指导作用。同时，张教授强调虽然“外科三焦辨证”对辨证施治有一定的指导意义，但须结合局部及全身症状、其他病史等，全面分析病情，审别病因，不能单纯拘泥于发病部位，要与阴阳辨证、脏腑辨证等其他辨证方法相结合，才能达到更好的治疗效果。

三、疮疡早期，以消为贵

张庚扬教授善用消法，使疮疡早期疾病得以消散。消法，是指运用不同的治疗方法和方药，使初起的肿疡得到消散，而不致邪毒结聚成脓。此法主要用于肿疡早期，即未成脓阶段和非化脓性肿块疾病。

疖、疔、痈等证，大凡有实火、热毒为患，症见局部焮红灼热，伴发热、口渴、舌红苔黄、脉数等，急予大剂清热解毒之品，如黄连解毒汤、五味消毒饮等。周围血管病之股肿、脱疽、雷诺病等早期，往往可见舌紫有瘀斑，伴有明显瘀血症状，多选用活血化瘀之法，方选桃红四物汤、少腹逐瘀汤、活血散瘀汤等。而对于急腹症之便结里实者需通里攻下，因六腑以通为用，通则不痛，通里攻下药物可使六腑功能恢复正常，则诸里实之症可得到缓解。外科常见的瘿瘤，多由气血失和，凝滞局部所致，症见结块难消，皮色不变，推之活动，且随喜怒变化而消长，证属肝郁气滞痰凝，治宜疏肝理气为主。因气为血帅，气滞则血凝，可适当联用活血化瘀药，以逍遥散、金铃子散等为常用方剂。温经散寒通络用于脱疽、流痰、附骨疽等证属阴寒凝滞，血脉不通者，症见局部皮色苍白暗淡、皮温较低、舌淡苔白脉细缓等，代表方如阳和汤，该法的主要作用是使寒凝之邪得以消散。清热利湿之法主要是应用清热、利湿之药物使停留在局部的湿热之邪得以消散，由于湿性重着黏滞，因此湿邪致病以下部为多见，如下肢丹毒、下肢血栓性浅静脉炎等，代表方剂为萆薢渗湿汤。各病机之间是互相转化的，因此以上各法之间又常夹杂使用。

消法之应用有其严格的适应范围，主要应用在各病早期，尚未化脓的阶段，因此应用时首先要判断是否已成脓。若脓成用之则易致毒散不收，气血受损，迁延难愈。

张教授对于炎症性疮疡疾病，使用清热、行气、化湿等法治疗，即使不用抗生素也能使炎症消散。如急性淋巴结炎，常发生在头面部，尤以颈部多见，因口腔部炎症引起。多从风热辨证，使用牛蒡解肌汤加减治疗，配合外敷金黄膏，得以消散。丹毒，在头面部从风热毒蕴辨证，使用普济消毒饮加减；在下肢从湿热毒蕴辨证，使用萆薢渗湿汤加减，配合金黄膏外敷治疗，取得较好的疗效。急性化脓性乳腺炎早期，治以疏肝解郁、清热解毒、通乳散结，使用“乳痈一号（橘叶散加减）”“乳痈二号（瓜蒌牛蒡汤加减）”治疗，配合乳房按摩、金黄膏外敷等，得以消散。肿块性疮疡疾病，使用温通、和营、祛痰等法治疗。如乳腺囊性增生病，肝气郁结型，治以疏肝解郁、活血止痛、软坚散结，使用“乳痛灵胶囊（逍遥散加减）”；冲任失调型，治以调和冲任、补益肾阳、软坚散结，用

“乳痛安胶囊（右归饮加减）”配合化核丸治疗。急腹症，使用清热、通里等法。如急性阑尾炎早期，治以行气活血、通里攻下，使用红藤饮合大黄牡丹皮汤加减治疗。急性水肿性胰腺炎，肝郁气滞型，治以理气攻下、清热解毒，使用大柴胡汤加减。

四、治疗疮疡，强调扶正固本

扶正，就是扶助正气；固本，就是调护人体抗病之本。《景岳全书·虚损》精辟论述曰：“虚损伤阴，本由于五脏，各有所主，然五脏证治，有可分者，有不可分者。如诸气之损，其治在肺；神明之损，其治在心；饮食肌肉之损，其治在脾；诸血筋膜之损，其治在肝；精髓之损，其治在肾。此其可分者也。然气主于肺，而化于精；神主于心，而化于气；肌肉主于脾，而土生于火；诸血藏于肝，而化于脾胃；精髓主于肾，而受之于五脏。此其不可分者也。……故凡补虚之法，当明其阴阳升降寒热温凉之性，精中有气，气中有精之因。”肾为先天之本，脾为后天之本，益阴扶阳，培补脾肾，即可增强人体内在抗病能力，促进生理机能的恢复，可以达到正复邪退、治疗疾病的目的，因此，扶正固本是中医治则的基本大法之一。

扶正固本在疡科运用广泛，清代张山雷《疡科纲要·论外疡补益之剂》说：“如虚损流痰及腰疽肾俞流注等证，皆为气血俱衰，运化不健，痹着不行，非得补益之力，流动其气机，则留者不行，着者不去。”补法的应用，宜根据虚证在气在血，在脏在腑，而有针对性地进行补之。气血虚弱者，补养气血；脾胃虚弱者，应健脾和胃；肝肾不足者，宜补养肝肾等。

此法也常用于溃疡的后期，毒势已去，精神衰疲，元气虚弱，脓水清稀，疮口难敛者。疡科内治法中独特的补托法，是补益气血、扶助正气、托毒外出、扶正固本的治法。疮疡溃后如气血亏少，则脓无化生之源，脓液不生，毒邪不出，变证则起，宜用补托之法。疮疡之阴证，局部暗红漫肿，平坦下陷，根脚散漫不束，难消、难溃、难敛，系因毒气方盛，正气亏虚，不能托毒外达，故而急用托补法，常用托里消毒散加减。

对糖尿病足坏疽，张庚扬教授认为，其发病肇始于消渴，缘于体质素虚，阴阳失调，阴虚火毒炽盛，热灼津血，血行失常，瘀阻下肢脉道，瘀阻日久，脉络闭塞，筋骨皮肉失去气血之荣养，热腐成脓，遂成本病。病属本虚标实，故益气养阴，补益气血，应贯穿治疗的全过程。张教授拟定的消疽合剂1号，即针对气阴两虚型坏疽，药物组成有黄芪、人参、石斛、元参、当归、牛膝、丹参、银花、地丁、连翘、白芍、白花蛇舌草；消疽合剂2号针对气血两虚型坏疽，药物组成有黄芪、当归、川芎、赤芍、白芍、生地、皂刺、党参、白术、白花蛇舌草、地丁、甘草。两方均重用黄芪，可用至60g。

张教授治疗周围血管疾病常用的方剂“顾步汤”（黄芪、石斛、当归、牛膝、地丁、人参、甘草、银花、公英、菊花），具有益气养阴、和营清热的功用，治脱疽热毒伤阴证，见皮肤干燥，毫毛脱落，趾甲增厚变形，肌肉萎缩，趾甲呈干性坏疽，伴口干欲饮，便秘溲赤，舌红，苔黄，脉弦细数等。其中黄芪、人参是益气养阴的要药。补阳还五汤（黄芪、当归、赤芍、地龙、川芎、红花、桃仁）具有补气活血通络的功用，主要用于治疗半身不遂，属于正气亏虚而致血脉不利者，临床也用于糖尿病合并周围神经病变的患者。方中重用黄芪大补脾胃元气，使气旺以促血行，黄芪可用至120g。

黄芪为补气生血、升阳举陷、益卫固表、托毒生肌、利水退肿之要药，用途广泛。补

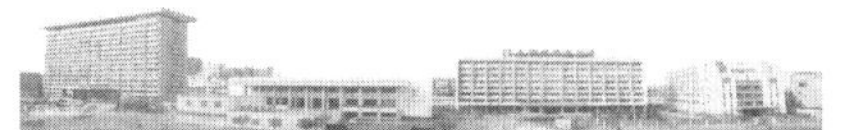

中益气汤黄芪与白术、升麻、柴胡、当归等配伍，调补脾胃，益气升阳，治疗脏器下垂、脱肛等症；内补黄芪汤黄芪与麦冬、熟地、人参、白芍、肉桂等配伍，补益气血，养阴生肌，使气血充盛，腐去肌生，治疗痈疽溃后，气血皆虚，患处作痛，伤口不愈；玉屏风散黄芪与防风、白术等配伍，能补益卫外阳气而固表止汗；防己黄芪汤黄芪与防己、白术等配伍，具有补气利水之功，用于气虚脾弱，水肿，小便不利等。疡科多用生黄芪，补气升阳多炙用。

五、善用活血化瘀通络之法

外科疾病的发病机制，早在《素问·生气通天论》中即已指出，“营气不从，逆于肉里，乃生痈肿。”《医宗金鉴·痈疽总论歌》指出：“痈疽原是火毒生，经络阻隔气血凝。”气血凝滞，营气不从，经络阻塞是外科疾病总的发病机理。在某些疾病或疾病的某个阶段，表现尤其明显。活血化瘀法的应用在《金匮要略》中得到了提升，并首次被当作系统理论提出。《金匮要略·惊悸吐衄下血胸满瘀血病脉证治第十六》曰：“病人胸满，唇痿舌青，口燥，但欲漱水不欲饮，无寒热，脉微大来迟，腹不满，其人言我满，为有瘀血。”该条主要论述了瘀血的脉症，指出“唇痿舌青”和“口燥，但欲漱水不欲饮”为瘀血两大指征；瘀血脉象为微大来迟，即脉象涩滞迟缓。另有“病者如热状，烦满，口干燥而渴，其脉反无热，此为阴伏，是瘀血也，当下之”的记载，指出了瘀久化热的脉证与治法，即攻下逐瘀之法。具体方药的选用，如下瘀血汤和抵当汤治疗瘀结成实之证，大黄䗪虫丸治疗因虚致瘀之证，旋覆花汤治疗血瘀气滞之肝着等。诸多致病因素可以导致血瘀证的出现，因此对于不同因素导致的血瘀又有不同的活血方法。

张庚扬教授在多年临床实践中，灵活运用活血化瘀通络之法治疗疮疡疾病，常能取得明显疗效。如对于脱疽的治疗，张教授在熟读经典，总结前人经验的基础上，研制出了“通脉散”系列，主要应用破血逐瘀之虫类药物来打通瘀结之实，收效颇好。

张教授认为，气滞血瘀是疮疡发病的病理基础，运用活血化瘀药可使气血调和，在疮疡疾病的治疗中具有重要意义。但疮疡疾病出现血瘀证的病因病理不同，疾病发展的不同阶段临床表现各异，而出现气滞血瘀、气虚血瘀、寒凝血瘀、热盛血瘀等不同的证型，因此临床应根据具体病情辨证论治，配合其他治法灵活应用活血化瘀法，以提高临床疗效。张教授根据多年临床实践，总结疡科临床常用的活血化瘀法有如下几种：

1. 益气活血法

当疮疡患者体弱气虚合并有血瘀即气虚血瘀证时，应用活血法与补气法配合。使用活血化瘀药的同时，加用黄芪、人参、白术等，攻补兼施，目的在于消除瘀阻，流通血脉，调和气血。常用方剂如《外科正宗》透脓散（生黄芪、当归、穿山甲、皂刺）。此法适用于痈疽肿毒，内已成脓，不易外溃以及外科手术后恢复期等，辨证属于气虚血瘀者。

2. 清热活血法

血瘀并有热证的疮疡患者宜应用此法，常用方剂如《校注妇人良方》仙方活命饮（白芷、贝母、赤芍、防风、归尾、甘草、皂刺、山甲、花粉、乳香、没药、金银花、陈皮）。清热活血法适用于：急性化脓性感染疾病，如痈、急性蜂窝组织炎、急性淋巴结炎等，局部焮热红肿硬痛，或炎症后期，热毒郁结未清者；肢体动脉闭塞性疾病，瘀久化热，引起肢体坏疽，继发感染，局部红肿热痛，发热，肢体出现痛性红斑、条索、结节

（血栓性浅静脉炎），表现为热证者；严重外科感染败血症、感染性休克；各种创伤，瘀血发热者等。临床常用的药物有丹参、赤芍、丹皮、茜草、土鳖虫等，同时配合清热解毒药。

3. 温通活血法

凡疮疡疾病出现寒凝血瘀症状者，都可使用温通活血法。常用方剂如《伤寒论》当归四逆汤（当归、桂枝、芍药、细辛、甘草、大枣）。此法适用于：寒性脓肿，局部漫肿或结节；骨与关节结核、骨髓炎，肢体疼痛，畏寒倦怠；创伤后肢体寒痛，肿硬难以屈伸等。临床常用的药物有当归、川芎、鸡血藤、苏木、红花、三七、姜黄、刘寄奴等，同时配合温热药如附子、肉桂、桂枝、干姜等。

4. 活血利湿法

疮疡患者血瘀湿重，瘀湿互阻，肢体粗肿，水肿，宜用此法。常用方剂如《疡科心得集》萆薢化湿汤（萆薢、归尾、丹皮、防己、牛膝、木瓜、苡仁、秦艽）。临床适用于：急性化脓性感染性疾病，炎性水肿明显者；肢体动脉栓塞伴有肢体肿胀；下肢静脉回流障碍性疾病如下肢深静脉血栓形成，出现肢体肿胀者等。临床除应用活血化瘀药物外，配合应用茯苓、猪苓、泽泻、防己、车前子、滑石、木通等利湿药。

5. 行气活血法

疡科疾病因气血凝滞者最为多见。气为血帅，血随气行，血瘀时，气必滞，则形成气滞血瘀。常用方剂如《医学发明》复元活血汤（柴胡、栝楼根、当归、红花、甘草、山甲、大黄、桃仁）。行气活血法适用于：急性炎症早期，出现气滞血瘀症状者；各种肿瘤见气滞血瘀，瘀积而成肿块；气瘿、乳癖等，病情与情绪变化有密切联系，有明显气滞血瘀表现等。临床常用活血化瘀兼有行气的药物有川芎、郁金、元胡、姜黄等，并配合使用行气药。

6. 通下活血法

疮疡患者出现瘀血热结者以通下活血治疗。常用方剂如《医宗金鉴》内疏黄连汤（槟榔、木香、栀子、连翘、薄荷、黄芩、甘草、桔梗、大黄、当归、白芍）。本法适用于：急性化脓性感染疾病，热毒入里，高热烦躁，大便燥结者；肢体动脉闭塞性疾病，严重肢体坏疽继发感染，热毒炽盛，高热烦躁，大便燥结等。此类患者多为热盛燥结，而身体壮实。临床治疗以大黄、芒硝结合活血化瘀药应用，还应配合清热解毒法，以更有效地泻热逐瘀。

7. 活血养血法

疮疡患者血瘀兼有血虚，出现身体瘦弱、面色憔悴、唇舌色淡、肢体麻木胀痛、皮肤干燥、指（趾）甲干厚等症状者，以活血化瘀与养血法配合应用。常用方剂如《局方》桃红四物汤（地黄、当归、芍药、川芎、桃仁、红花）。常用药物如丹参、赤芍、鸡血藤等，配合养血药物有当归、芍药、地黄、龟板等。

8. 活血破瘀法

治疗瘀血重症，王清任在《医林改错》中创立了血府逐瘀汤等名方，为其重要的代表方剂。近代常与虫类药配合应用。本法适用于：肿疡或溃后肿硬疼痛不减；腹腔出血积聚，成血肿或出现肿块；肢体紫红、青紫瘀肿，固定性疼痛；下肢橡皮肿，皮肤粗厚、硬

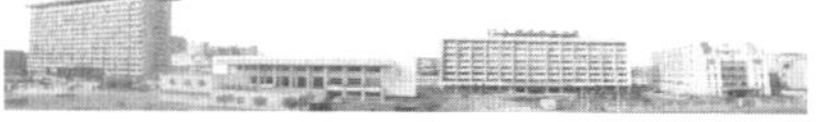

化者以及各种皮肤瘢痕；各种癌瘤肿块坚硬，痛有定处等。常用药物有三棱、莪术、水蛭、虻虫、土鳖虫、全蝎等。

张教授认为在运用活血化瘀通络法时应注意以下几点：①重视临床辨证论治。某些疾病或疾病的某个阶段出现气滞血瘀、经络阻塞的临床表现各有其特点，如出现气滞血瘀，或气虚血瘀，或血虚血瘀，或寒凝血瘀，或热盛血瘀，或由于瘀滞久而化热，或血热结证，或瘀血攻心等。临床上根据病情辨证论治，灵活运用。②重视调和气血。"气为血帅，血随气行"，治血用行气，治气用行血。调气时要用活血药，活血时要不忘理气。③根据发生的部位灵活用药。如古代医家王清任提出，瘀血在上焦，用通窍活血汤加减；在膈下，用膈下逐瘀汤加减；在少腹，用少腹逐瘀汤加减。在瘀血重时，应用虫类破血药效果更好。如水蛭、蜈蚣、壁虎、全蝎、穿山甲、地龙、土鳖虫等。

六、博采众长，锐意创新

张庚杨教授学习并掌握古代外科"正宗派""全生派""心得派"的丰富临床经验，包括《外科全生集》"以阴阳为主的辨证论治法则"，"以消为贵的主张"及"实用有效的方剂阳和汤、小金丹、犀黄丸等"，《疡科心得集》"疡科上、中、下三部辨证论治方法"，"犀角地黄汤等治疗疔疮走黄的治疗方剂"等。

张教授对于各种肿疡的治疗善用清热解毒药和凉血活血药。他认为阳证肿疡多是由于外邪入侵所致，清热解毒药如银花、连翘、公英、野菊花等常在方药之列；外邪入里化热，伤津耗血，导致血热血瘀，凉血活血药如玄参、丹参、赤芍等也为常用之品；此外，对于下肢病变，如丹毒、血栓性浅静脉炎、静脉曲张以及足部溃疡、痛风等，应善用清热利湿药物，这些清热利湿类药物的应用原理来源于部位辨证，因湿性重着，湿性趋下，因此发于下肢的疾病往往夹杂有湿邪，清热利湿药物的加入每每可获良效。对于阴证肿疡，他多从脾肾论治，因肾为先天之本，脾为后天之本。先天之本固然重要，决定了一个人的体质，导致某种疾病的患病倾向性增高，但后天之本同样重要。脾主运化，主生血统血。明·陈实功《外科正宗·痈疽治法总论第二》指出：盖脾胃盛则多食而易饥，其人多肥，气血亦壮；脾胃弱则少食而难化，其人多瘦，气血亦衰。故外科尤以调理脾胃为要。基于以上这些理论，张教授治疗阴证肿疡往往从脾肾入手，或益气健脾，或调肾之阴阳。

张教授还认真学习全国中医外科专家如顾伯华、崔公让、李竞、唐汉钧、颜燕艮、李秀兰、杨文水等人治疗疮疡疾病的经验。他博采众长，丰富了治疗手段，开阔了思路，促进临床与科研工作的开展。

张教授的团队从上世纪70年代开始进行糖尿病足坏疽的研究，在继承前人经验的基础上，积极探索，不断创新。经多年临床研究，提高了治愈率，降低死亡率及截肢率，1995年"中西医结合治疗重症糖尿病足坏疽临床研究"成果被评为国家"九五"重大科技成果，获天津市科技进步三等奖。糖尿病足坏疽在中医文献中属于"消渴""脱疽"范畴，根据病情分为气阴两虚、湿热毒盛、气血两虚三型。张教授首次提出"轻度、中度、重度"的"糖尿病足坏疽病情程度分类标准"，用于指导临床。指出辨证施治、扶正祛邪是全身疗法的重要环节。针对三个证型施以相应的扶正祛邪之法，扶正即用益气养阴、滋阴降火、气血双补等法以固本，祛邪即解毒、和营（化瘀通脉）、托毒外出。他研制消疽合剂1~3号，并提出用虫类药加强活血通络的作用。大剂量胰岛素的应用，解决了糖尿病患者并发坏疽感染治疗上的难题。由于坏疽感染或创伤使机体发生应激反应，在应激过程中体液因素变化较为突出，又相当复杂，其中肾上腺素、肾上腺糖皮质激素、胰高血糖素等，对胰岛素均有拮抗作用，这样势必要加大胰岛素用量，才能降低血糖浓度，故在临床中胰岛素的剂量较内科用量大。在感染得到控制的过程中，要密切观察患者临床表现及血糖下降情况，及时调整用量，防止低血糖发生。积极处理局部病变组织是伤口愈合的关键，强调重视坏死组织的清除，通畅引流，去除脓腐，外用中药，改善局部血流，促进肉芽健康生长，使伤口顺利愈合。否则已经纠正好转的全身情况，不积极的处理局部，还会出现严重的中毒症状及其他并发症，丧失时机而使治疗失败。

对于“血栓闭塞性脉管炎”“动脉硬化闭塞症”“深静脉血栓形成”等血管闭塞、栓塞的疾病，学习前人活血化瘀、疏通经络的治疗方法，在临床不断探索新剂型，与同道一起研制了以壁虎、全蝎等虫类药为主的“复方通脉散”，用于临床，取得较好的疗效。他主持的“复方通脉散治疗静脉血栓形成临床与实验研究”成果1998年获天津市科技进步三等奖。同时研制出乳痛灵1、2号胶囊治疗乳腺增生症，清热利湿合剂治疗下肢丹毒等。他研制的消炎止痛涂膜剂为新的外用药剂型，克服了传统外用中药金黄膏污染衣服的缺点。

七、衷中参西，务求实效

张庚扬教授多年来坚持以中医为主的中西医结合思路方法，积累了丰富的临床经验。他强调在临床工作中，对疾病作出明确的西医、中医诊断，根据中医理论进行准确的辨证，采用中医疗法，不排斥有效的现代治疗手段，开展阐明中药与疗法机理的实验研究。

上世纪70年代以来，糖尿病及其并发症逐渐增多，糖尿病合并“颈痈”“糖尿病足坏疽”等疾病多见。这些疾病属于内、外、骨科等多学科临界的疾病，需要多学科知识。张教授努力学习有关糖尿病的知识，胰岛素的使用方法，糖尿病合并症如酮症酸中毒、急性心衰、急性肾衰等的诊断和抢救、截肢术等方法，并号召外科医生努力学习糖尿病的治疗，认为只有这样才能敢于治疗颈痈、糖尿病足坏疽等糖尿病合并症。经过多年临床实践，他总结出“去腐生肌法治疗颈痈”这一以中医为主的中西医结合方法。他强调中医辨证施治，使用胰岛素有效控制血糖，局部及时切开引流，外用去腐生肌的中药（提脓散、祛腐散、珠母粉、生肌象皮膏等），采用中西医结合的点状植皮疗法加速创面愈合，提高了治愈率，减少了死亡率，缩短了治愈时间。1995年完成了“中西医结合治疗重症糖尿病足坏疽的临床研究”课题，并于1996年获天津市科技成果三等奖。其治疗糖尿病足坏疽的指导思想是从整体观念出发，全身治疗与局部处理并重。尤其对重症糖尿病足坏疽，提出了强化中西医综合疗法与积极的局部处理相结合的治疗原则，在当时通过60例重症糖尿病足坏疽临床总结，取得治愈率93.3%、死亡率5%（死于肾衰1例、急性心梗2例）、截肢率5%的较好效果。

在国家自然科学基金课题“糖尿病足的病理与中医辨证分型相关性研究”“糖尿病足的病理、分子机制与中医辨证分型相关性研究”的研究中，发现糖尿病患者动脉内膜增厚，管腔狭窄，主要是纤维性增厚，局部玻璃样变，并有明显的炎细胞浸润，提示糖尿病动脉病变中存在炎症反应和免疫反应。在治以活血化瘀通络的同时，配伍清热解毒药如银花、连翘、地丁、白花蛇舌草等，取得一定的疗效。还在研究中探索了糖尿病动脉纤维化的机理和治疗的方药。

张教授还对较难治愈的化脓性骨髓炎开展了中西医结合治疗的研究，提出了清热解毒、活血通络、清热化湿、和营托毒、益气养阴、扶正托毒等辨证分型治法；未溃者外敷金黄膏，形成窦道者行“碟形骨髓炎病灶清除术”，外用生肌象皮膏换药或灌洗术等，取得较好疗效。

中医外用药在疡科疾病治疗中具有独特的疗效，但传统的方法将药物抹在棉块或纱布上，敷于溃疡创面，操作不方便。张教授与同道共同研究，借鉴油纱条的制作方法，制作了生肌象皮膏纱条，用于换药。由于高压消毒，消灭了杂菌，操作方便。经与传统方法换药比较，证实疗效相当，同时节约了药物。以后又制作了多种中药油纱条用于临床。他还采用生肌象皮膏纱条外敷点状植皮法治疗较大面积感染性创面，取得较好的疗效。其皮片的成活率达到80%以上，比凡士林纱条外敷有较大提高。这种方法的条件要求不高，操作简便，促进了感染伤口的愈合。项目组将外敷生肌象皮膏纱条点状植皮法用于糖尿病溃疡创面，经68例外敷生肌象皮膏纱条点状植皮术，植皮片493块，成活率82.76%。对照组30例凡士林纱条外敷点状植皮术，植皮片219块，成活率26.03%。两者比较，有非常显著性差异。进而又在凡士林纱条外敷点状植皮术组，选取没有成活的11例，再行外敷生肌象皮膏纱条点状植皮术，共植皮74块，成活57块，皮片平均成活率为77%。

临证经验

一、有头疽治疗经验

有头疽是发生于皮肤肌肉的急性化脓性疾病。以中老年男性患者多见。初起皮肤上即有粟粒样脓头，继则焮热红肿胀痛，易向深部及周围扩散，脓头相继增多，溃后状如蜂窝是其特点。有头疽常发生在皮肤厚韧之处，如项后、背部等。由于发生的部位不同，名称也不相同。生于脑后项部者称“脑疽”；生于背部者称为“搭背”，又有“上搭”“中搭”“下搭”之分。属于西医“痈”范畴。

张教授临证将其分为实证和虚证。实证初起时与疖相似，但红肿范围可在1～2日内突然扩大，肿胀，界限不清。一般1周后自中央开始破溃坏死，逐渐形成多个脓头。局部疮色红，灼热，肿胀，疼痛较重，伴有恶寒发热、头痛身痛、口干渴、尿短赤、舌红苔黄燥、脉数有力。虚证多见于年老体弱或伴糖尿病者，发热轻，痛也不重，局部平塌、漫肿，皮肤出现粟粒状脓头，坏死后可有大量脓性分泌物渗出，脓水清稀，疮口易成空壳。

此病应与“痈”（即西医急性蜂窝织炎）鉴别。痈虽然也发病急骤，皮色潮红，扩展迅速，有时会出现组织坏死，但不会出现多个脓头。

临证治疗实证宜散风清热，和营托毒，方用仙方活命饮加减（银花、归尾、赤芍、贝母、防风、白芷、花粉、陈皮、乳香、没药、山甲、皂刺、连翘、白花蛇舌草、甘草）。有寒热者加荆芥，便秘者加生大黄、枳实，溲赤者加萆薢、车前子。虚证者，治宜滋阴生津，清热托毒，方用竹叶黄芪汤加减（生黄芪、生地、麦冬、石斛、当归、竹叶、银花、连翘、公英、黄连、生石膏、皂刺、甘草）。

及时切开引流是治疗的关键，由于发生在皮肤厚韧之处，脓不得外泄，在皮下扩展，

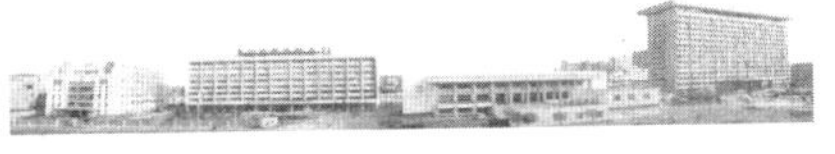

必须切开皮肤及皮下组织，给邪以出路。因面积较大，常做（+）、（++）切开，并在皮下浅筋膜层稍加锐性分离，以能通畅引流为度。伤口按去腐生肌法换药，脓腐多时，外敷祛腐散（红粉、轻粉、黄连、熟石膏）或糜蛋白酶、生肌止痛膏（象皮、紫草、合欢皮、乳香、没药、生地、当归、甘草、血竭、黄蜡、香油）；肉芽生长时，可外敷珠母粉（血竭、牡蛎、象皮、珍珠母、海螵蛸、龙骨、冰片、麝香）、生肌象皮膏（象皮、血余炭、生地、龟板、麻油、炉甘石）。如创面过大，可采取外敷生肌象皮膏纱条点状植皮法，以加速伤口愈合。根据创面肉芽生长情况可分次植皮，直至全部愈合。具体方法是：当创面坏死组织脱净，肉芽生长新鲜，并接近长平，伤口边缘已有新生之上皮向伤口内伸展，伤口内分泌物呈血浆样时，为植皮最好时机。术前不需要特殊准备，创面用脱脂棉擦净分泌物。一般取患者大腿内侧皮肤做供皮区。供皮区用75%酒精消毒（注意不要用碘酒消毒），局部皮肤阻滞麻醉，用针尖将皮肤挑起，然后用锐刀切取直径0.2cm的表皮皮片，随即置于创面的肉芽上。皮片间距一般在0.5～1cm左右，外置网状纱布，其上敷生肌象皮膏纱条，包扎固定。2日后揭除敷料，用脱脂棉轻轻蘸去分泌物，再用生肌象皮膏纱条覆盖。3日后揭去网状纱布，仍用生肌象皮膏纱条换药。如皮片已成活，在植皮4～5日后，可见到皮片周围肉芽组织色变殷红，且较附近肉芽组织下陷，状如药敏实验时的“抑菌圈”。此后皮片逐渐扩大，形成皮岛，待皮岛相互融合时伤口即已愈合。

二、坏死性筋膜炎治疗经验

坏死性筋膜炎是一种较少见的严重的筋膜及皮下组织感染。其病情发展迅速，软组织迅速坏死，病死率高。坏死性筋膜炎属中医“发”的范畴。“发”是毒邪聚于肌肤，初期无头，红肿明显，边界不清，以后皮肤湿烂，全身症状较重的疾病。坏死性筋膜炎常发生在小腿，属“腓腨发”范畴；如肝经湿热化火，发于阴囊，又称“脱囊”。

此病多见于体弱久病，气血虚损，卫阳不足的患者，如糖尿病患者，故极易“内陷”，即出现脓毒败血症。本病起病急骤，见发热、寒战，病情迅速恶化，出现毒血症和低血压。局部表现初起皮肤呈片状潮红，皮温增高，常不易被发现，有灼痛和触痛，很像急性蜂窝织炎和丹毒。如病变继续扩大，数日内皮色转为暗紫或青紫色，可出现大小不等的水疱和血疱，继之皮肤坏死，皮下脂肪及筋膜组织发生潜行性坏死，但不累及肌肉，脓液稀薄恶臭。如不及时治疗，往往死于脓毒败血症。

初期症见恶寒发热，皮肤焮红灼痛，治宜清热解毒，和营利湿，用自拟经验方清热利湿合剂加减（革薢、薏苡仁、黄柏、赤苓、丹皮、赤芍、牛膝、泽泻、木通、大青叶、银花、白花蛇舌草）。若症见神昏谵语，舌质绛，脉数者，加清营汤以清营凉血。病之后期出现短气懒言、自汗盗汗等症状，用八珍汤加减以扶正祛邪。如发生在会阴部，用龙胆泻肝汤加减以清肝火，利湿热。

坏死性筋膜炎常是多种细菌的混合感染，致病菌包括革兰阴性菌和厌氧菌。应及时做脓液的细菌培养和抑菌试验，选择有效抗生素。合并糖尿病者，应注意对原发疾病的治疗，用胰岛素控制血糖，积极纠正水和电解质紊乱，必要时可给予血浆蛋白和新鲜血液等。

彻底清创和清除坏死组织是治疗的关键。一旦确诊，应立即切开引流，必要时可做多切口引流，直达脓腔，清除坏死组织，有的则需要切开肌间隙以彻底引流。伤口敞开后，

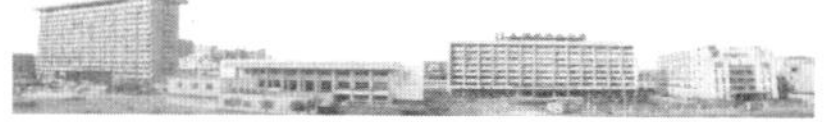

用0.5%甲硝唑溶液或双氧水冲洗。按照“去腐生肌”的原则换药，伤口脓腐多时，外敷祛腐散或糜蛋白酶、生肌止痛膏；肉芽生长时，可外敷珠母粉、生肌象皮膏。如创面过大，可采取外敷生肌象皮膏纱条点状植皮法，以加速伤口愈合。根据创面肉芽生长情况可分次植皮，直至全部愈合。

三、急性淋巴结炎治疗经验

急性淋巴结炎常继发于其他部位化脓性感染病灶，由致病菌沿淋巴管侵入相应部位淋巴结所引起。常见于颈部、腋窝、腹股沟部。早期临床表现为淋巴结肿大、疼痛、触痛，能推动。后期多个淋巴结粘连成肿块，不易推动，皮肤发红和水肿，压痛明显，常有畏寒、发热、头痛等全身症状。如继续发展可形成脓肿。属于中医“痈”的范畴。本病是由于外感六淫、过食膏粱厚味、外来伤害或感受毒邪等因素导致气机运行失常，血行受阻，营卫不和，气血凝滞，经络壅遏不通，邪热壅于皮肉之间，聚而成形，则发为痈，即《内经》所说“营气不从，逆于肉里，乃生痈肿”。常见颈痈、腋痈及腹股沟痈。

颈痈（颈部淋巴结炎）为颈部两侧急性化脓性淋巴结炎。多由于头、面或口腔内的感染引起。常见于儿童，初起有发热恶寒，一般发热重，恶寒轻，局部结块肿硬热痛，皮肤微红。此时是治疗的最好时机。治宜散风清热，化痰消肿，使炎症消散。方用牛蒡解肌汤加减（牛蒡子、玄参、夏枯草、银花、连翘、板蓝根、荆芥、柴胡、山栀、丹皮、石斛、薄荷）。发热重者，加生石膏、知母；大便干，加枳壳、生大黄。或外敷金黄膏。一般7～10天后体温增高，疼痛加重，如鸡啄状（跳痛），局部皮色红，肿势高突，按之有波动感，是为化脓表现。成脓时原方加穿山甲、皂角刺以透脓。排脓方法可选择切开排脓或火针排脓。火针排脓创伤小，瘢痕小，我们一般选择低位火针排脓，操作方法：采用8号或9号长约10cm的粗钢针，或以骨科克氏针代用，针尖细而圆，亦可使用“电火针治疗仪”等。常规消毒皮肤，局部浸润麻醉（如脓肿壁薄可不用麻醉），在脓肿波动明显处或脓肿低位，用空针穿刺抽得脓液，并可了解脓肿的深度，右手持火针柄，在酒精灯或炉火上烧红（如电火针，则开动至针头烧红），左手固定患处，将火针垂直刺入脓腔，迅速拔出火针，脓汁随即流出。如脓肿较大或较深，在火针刺入后略停片刻，当烧痂脱落后引流口比较大，利于引流。针后轻轻挤压，排出脓液，然后外敷生肌象皮膏纱条或拔毒膏，每日换药1次，至伤口愈合。后期肿块硬而不消者，加丹参、赤芍、皂角刺、僵蚕等化瘀软坚之品，亦可用消核丸（山甲、全蝎、蜈蚣、僵蚕、地龙、黄连、元米）。

腋痈（腋下淋巴结炎）是发生在腋窝的急性化脓性淋巴结炎，多是由于手或上臂感染所致。治宜疏肝解郁，清热解毒，方用柴胡清肝汤加减（柴胡、生地、当归、白芍、川芎、黄芩、山栀、银花、连翘、公英、蚤休、花粉、牛蒡子、甘草）。

腹股沟痈多由于足部或下肢感染所致。治宜清热利湿，解毒消肿，方用萆薢渗湿汤合五神汤加减（萆薢、薏苡仁、黄柏、茯苓、苍术、银花、地丁、土茯苓、泽泻、车前子、牛膝、甘草）。以上两病的外治法同颈痈。

四、丹毒治疗经验

丹毒是一种感染性疾病。由于皮色发红成片，状如涂丹，故名丹毒。是一种起病急、发展快、局限于皮内网状淋巴管的急性炎症。好发于颜面和下肢。

丹毒总的发病机理是血热火毒，发于头面部的多夹有风热，发于下肢的多夹有湿热。

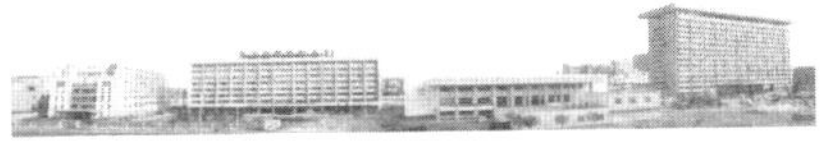

西医认为是由于溶血性链球菌由损伤的皮肤或黏膜侵入皮内网状淋巴管所致。

张教授指出，此病临证易与痈（急性蜂窝织炎）混淆，应注意鉴别。丹毒病变部位比较浅，皮损鲜红，中间较淡，边缘清楚，微肿，略高于皮肤表面，局部皮肤灼热、疼痛。发于面部的丹毒较下肢丹毒为重。一般不化脓，愈后常复发。痈（急性蜂窝织炎）是溶血性链球菌侵犯皮下组织所致。其病位较深，局部皮肤暗红，中间明显，周围较淡，肿块边缘不清，常有组织破坏，出现持续性胀痛或跳痛，为化脓现象，愈后不易复发。

对于头面部丹毒，治宜疏风清热解毒，方用普济消毒饮加减（黄芩、野菊花、牛蒡子、元参、银花、连翘、板蓝根、大青叶、僵蚕、陈皮、柴胡、桔梗、丹皮、甘草）。发热重者，加生石膏、知母；便干，加枳壳、生大黄；咽痛，加马勃、山豆根。

对下肢丹毒，治宜清热利湿解毒，方用萆薢渗湿汤加减（萆薢、薏苡仁、黄柏、赤苓、丹皮、银花、地丁、土茯苓、泽泻、车前子、牛膝、甘草）。发热重者，加生石膏、知母、白花蛇舌草；疮面焮红，加生地、紫草；肿胀甚者，加防己、苍术、赤小豆、鸡血藤。

丹毒局部均可外敷金黄膏。发于下肢者，局部消毒后，用三棱针围刺放血有较好的疗效。足癣是诱发下肢丹毒的重要因素，应积极治疗以防复发。张教授常用足癣灵（藿香、玉竹、大黄、皂矾各15g），先用白醋500mL浸泡两天，然后泡脚（手），每日1～2次，每次20～30分钟。1剂药可用2～3天。对足（手）癣糜烂者有较好的疗效。

五、急性化脓性乳腺炎治疗经验

急性化脓性乳腺炎，中医称为乳痈，是发生在乳房部的急性化脓性疾病。中医文献有“外吹乳痈”“内吹乳痈”“不乳儿乳痈”之分。在哺乳期发生的称为“外吹乳痈”，在怀孕期发生的称为“内吹乳痈”，非怀孕期及哺乳期发生的称为“不乳儿乳痈”。本病好发于产后第3～4周，初产妇多见，以乳房结块肿痛，焮热，伴头痛、全身寒热为特点。

乳头属肝经，乳房属胃经，凡是产后郁闷紧张致使肝气郁滞，或胃热壅盛，或乳头破碎，外邪侵入，或产妇乳头内陷，婴儿吸乳不便，排乳不畅等引起乳络不通，气血瘀滞，均可发为乳痈。此外乳房受压或断奶不当，亦可使乳汁排出不畅，导致乳汁淤积，发为乳痈。

张教授临证将此病分为四期。①郁滞期：乳房出现痛性肿块，皮肤不红不热，全身症状不明显。有时在乳头上可见“白疱”；②发热期：乳房疼痛加重，局部出现红肿热痛，发热、头痛等全身症状加重；③化脓期：发热不退，乳房肿块增大，跳痛加重，红肿，可有波动感；④溃脓期：脓肿自溃或手术切开，脓液流出，伤口逐渐愈合。

郁滞期和发热期的治疗非常重要，治疗得当肿块消失，炎症消退，可避免手术之苦。郁滞期常见乳头破碎，是婴儿吸吮所致，应及时治疗，外敷地榆油、蛋黄油或冰硼散蜜调敷。预防也很重要，在怀孕后期，可经常用75%酒精棉球擦拭乳头，使娇嫩的乳头抗吸吮的能力增强。如发现乳头出现“白疱”，是由于乳头破碎愈合后上皮覆盖乳孔所致，可及时刺破，使乳汁流出，乳房肿块自然消退。单纯乳汁淤滞，可用乳房按摩排乳治疗，但要掌握正确的方法。操作方法是：在患侧乳房涂上少许滑石粉或润滑油，首先用五指在患乳向乳头方向做放射状单方向按摩，顺序均匀地按摩整个乳房，勿用力挤压肿块，然后用手指“抓挤”乳晕部，以促使乳汁排出，这样反复进行，至患乳的积乳排空为止。每日

1～3 次。此法运用得当，不必吃药即可痊愈。局部可取如意金黄散，用酒或醋、麻油、蜂蜜、菊花露等调敷。还可以用芒硝热敷，将芒硝 20 克溶解于 100mL 开水中，以厚纱布或药棉蘸药液，热敷患处。每日 3 次，每次 20～30 分钟，可促进炎症消退。

郁滞期宜疏肝解郁，清热解毒，方用自拟经验方乳痈 1 号（橘叶、瓜蒌、青皮、香附、柴胡、山甲、王不留行、漏芦、蒲公英、连翘、甘草）。发热期宜清热解毒，通乳散结，方用乳痈 2 号（全瓜蒌、牛蒡子、柴胡、当归、赤芍、银花、连翘、公英、栀子、黄芩、王不留行、青皮、陈皮、甘草）。

一般 7～10 天肿块不消，症状加重，即有脓肿形成。应及时引流，常用的方法是火针排脓。取患侧乳房脓肿之低位，避开乳晕处，局部皮肤常规消毒，局部麻醉，将烧红的针头迅速刺入脓腔，缓慢稍加转动退出，脓液随之流出，轻按患乳，排净脓汁后加盖敷料。每日排脓，更换敷料 1 次，直至伤口愈合。以上操作方法简单，损伤小，瘢痕小，愈合快，避免损伤乳络，形成乳漏。如有多个脓肿，可分别穿刺排脓。对多房性脓肿，应切开引流，切口应取脓肿低位，向乳头方向放射状切开，将脓腔中的隔膜分开，形成一个脓腔，利于引流，每日换药，直至伤口愈合。乳房后部或深部脓肿，乳房肿痛较重，局部红、热不明显，彩超检查或穿刺抽脓，均可明确诊断。切口应取乳房下缘，做弧形切口，直达脓腔，纱条引流。

张教授认为患者不要轻易回奶，更不要发现乳房肿块就停止哺乳，否则乳汁郁滞加重。即使排脓后，没有特殊原因也不要轻易回奶。

对于先天性乳头内陷，不能喂奶，形成乳痈的患者，在怀孕期就要积极治疗，可以将乳头反复多次外拉，直至拉出为止，如不成功，可用胡慧明教授发明的“乳头内陷矫正器”治疗。

1982 年张教授对中医辨证治疗化脓性乳腺炎 100 例进行临床总结，结果：郁滞期 26 例全部消退；发热期 43 例，其中 26 例消退，17 例经火针治愈；成脓期 24 例，经火针治愈，平均治疗天数为 17. 3 天；破溃期平均治疗天数 20. 4 天。

六、乳房囊性增生病治疗经验

本病的特点是乳房肿块和疼痛。乳房周期性疼痛，月经前加重，月经后减轻或消失，也可随情志的变化而加重或减轻。肿块可见于一侧或双侧乳房内，常为多发性，呈结节状，形态不规则，如片块状、条索状或颗粒状结节等。肿块大小不等，质韧而不硬，与皮肤和深部组织之间无粘连，推之能移，但与周围组织分界并不清楚。肿块在月经来潮后可能有所缩小、变软。腋窝淋巴结不肿大。部分患者出现乳头溢液。

张教授认为此病多因肝气不舒、冲任失调，致使乳房气滞血瘀、痰瘀凝结而成。临证可分为肝气郁结证和冲任失调证，在治疗中均可配合化痰散结之法。肝气郁结证，治宜疏肝解郁，化痰散结，方用自拟经验方乳痛灵（柴胡、当归、赤白芍、桃仁、红花、香附、夏枯草、连翘、川楝子、元胡、瓜蒌、陈皮、丹参、山甲、半夏、海藻、昆布）加减。质地较硬者加三棱、莪术；大便溏泄者去瓜蒌，加白术。冲任不调证，治宜调理冲任，化痰散结，方用自拟经验方乳痛安（熟地、山药、枸杞、山萸肉、鹿角胶、菟丝子、夏枯草、海藻、昆布、白芍、红花）加减。乳头溢液重者加丹皮、山栀、旱莲草；痛重者加乳香、没药。两证型均配合服用消核丸（山甲、全蝎、蜈蚣、僵蚕、地龙、黄连、元米）

疗效更佳。

七、肛瘘治疗经验

肛瘘是肛管、直肠与肛门周围皮肤相通所形成的瘘管。临床表现以局部反复流脓、疼痛、瘙痒为特点，可触及或探及瘘管通到直肠。肛瘘是肛痈的后遗症，临床上分为化脓性和结核性两种。肛瘘一般由原发性内口、管道和继发性外口三部分组成，也有仅具内口或外口者。内口为原发性，绝大多数在肛管齿线处的肛窦内；外口是继发的，常有一个或多个。

肛瘘的发病与内伤七情、外感六淫、饮食不节及久病失荣有关。《诸病源候论·卷三十四·痔病诸候》说："诸痔皆由伤风，房室不节，醉饱合阴阳，致劳扰血气，而经脉流溢，渗漏肠间，冲发下部……痔久不善，变为瘘也。"《医宗金鉴·外科心法要诀·痔疮篇》说："夫痔瘘者，由诸痔毒气，结聚肛边……穿穴之后，疮口不合，时有脓血。"此外，肛痈溃后，余毒蕴结不散，血行不畅，疮口不合，日久成瘘。《疮疡经验全书·辨肠风脏毒论》说："脏毒者，生于大肠尽处肛门是也，其势凶猛……蓄毒在内，流积为痈，肛门肿疼。"

（一）肛瘘主要症状

（1）流脓：脓液多少与瘘管大小、长短及数目有关。新生成和炎症急性发作的瘘管脓多、味臭，色黄而稠厚；慢性瘘管脓液较少，或时有时无；忽然脓液增多、局部肿胀、发热恶寒，可能是肛瘘急性炎症发作或有支管形成。

（2）疼痛：平时疼痛不明显，如引流不畅，脓液蓄积，则局部胀疼，并有明显压痛，引流通畅后疼痛减轻。

（3）肿块：在肛周向肛门方向可摸到条索样物即是瘘管，炎症急性发作时如外口封闭，或引流不畅时，肿块增大。

（4）瘙痒：肛瘘的分泌物或脓液经常刺激肛门周围皮肤，致使肛门潮湿，瘙痒不适，甚至糜烂渗液、湿疹。

张教授指出：肛瘘的内治法，多用于改善症状，手术前后的调理，扶正祛邪，控制病情发展，辨别实证、虚证非常重要。实证见肛门肿胀疼痛、灼热，脓液色黄稠厚，肛周向肛门方向可摸到条索状物，伴有便秘、溲赤，舌红苔黄，脉滑数。治宜清热利湿，方用萆薢渗湿汤和五神汤加减（萆薢、薏苡仁、黄柏、银花、地丁、茯苓、牛膝、车前子、泽泻、丹皮）；虚证发病缓慢，初起症状轻微，无明显疼痛。肛周溃口凹陷，皮下有潜行性空腔，脓水清稀或有豆渣样物，局部常无条索样物。伴有虚热、盗汗、面色无华、神疲乏力，舌淡，苔薄白，脉沉细。治宜养阴清热，方用青蒿鳖甲汤加减（青蒿、鳖甲、生地、知母、丹皮、银柴胡、刘寄奴、马鞭草、黄柏、胡黄连）。肺虚者，加沙参、麦冬；脾虚者，加白术、山药、茯苓。

（二）肛瘘的治疗

肛瘘的治疗以外治法为主。掌握肛瘘的分类是非常重要的。肛瘘按瘘口部位、瘘管通路高低和分支情况分类，以外括约肌深部画线为标志，分为低位肛瘘及高位肛瘘。

低位肛瘘瘘管在外括约肌深部以下。其中低位单纯性肛瘘只有一个瘘管，并通过外括约肌深部以下，内口在肛窦附近。低位复杂性肛瘘的瘘管在外括约肌深部以下，外口和管

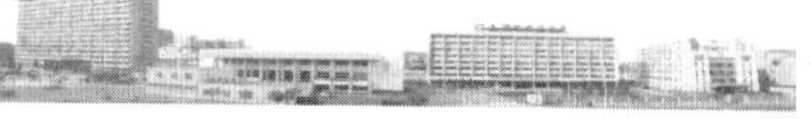

道有两个以上，内口在肛窦附近。

高位肛瘘瘘管在外括约肌深部以上。其中高位单纯性肛瘘只有一个外口、一个瘘管，并通过外括约肌深部以上，内口位于肛窦附近。高位复杂性肛瘘有两个以上外口及瘘管分支，有一个或两个以上内口，且主管在外括约肌深部以上。

1. 外治疗法

肛周皮肤红肿、疼痛、糜烂，可用“痔瘘洗方”（马齿苋 15g，鱼腥草 15g，苦楝皮 15g，芒硝 15 克）或“苦参汤”（苦参、蛇床子、白芷、银花、菊花、黄柏、地肤子、大菖蒲）熏洗，外敷金黄膏（大黄、黄柏、姜黄、白芷、南星、陈皮、苍术、厚朴、甘草、天花粉、黄蜡、香油）或耳疮膏（苍术、白芷、大黄、黄柏、枯矾、蛇床子、花粉、白蜡、香油）或地榆油（生地榆、香油）。

2. 手术治疗

常用的方法是瘘管切开术和挂线疗法。

（1）瘘管切开术：适用于低位单纯性肛瘘和低位复杂性肛瘘。高位肛瘘切开时必须配合挂线疗法，以免造成肛门失禁。手术中切开外口、瘘管及内口，术后用生肌象皮膏换药，直至愈合。

（2）挂线疗法：适用于外口距肛门 4cm 以内，有内外口的低位肛瘘和高位肛瘘。此法为中医治疗肛瘘的传统疗法，早在明代就有记载。《古今医统·卷七十四·痔漏门脱肛候》曰：“药线日下，肠肌随长，僻处即补，水逐线流，未穿疮口，鹅管内消。”这是一种缓慢切开法，具有简便、经济、不影响肛门功能、瘢痕小、引流通畅等优点。其原理是用橡皮筋或有腐蚀作用的药线紧缚，以机械压力和收缩力使局部组织血循环受阻，发生缺血性坏死，形同切割。在缓慢勒开的过程中，药线或橡皮筋能引流脓液，防止感染；由于尚未离断的部分组织还保持延续性，同时给已勒断的部分组织断端逐渐生长愈合及与周围组织粘连的机会。此法最大的优点是逐渐切断肛管括约肌，且边切边长，从而防止因肛管直肠环突然断裂回缩致肛门失禁的发生。目前多以橡皮筋代替丝线，减少了术后反复紧线造成的疼痛，也缩短了疗程。

肛瘘手术虽然简单，但肛门的结构比较复杂，手术操作应严格掌握治疗原则，否则易造成手术失败，或给患者造成极大的痛苦。肛瘘手术应注意：①正确寻找肛瘘的内口并将其切除或切开，是手术成败的关键。②探针由外口探入时，不可过度用力，防止造成假道。③确定内口的位置及瘘管与括约肌的关系并选择手术方法。如瘘管在肛管直肠环下方通过，可以一次性切开瘘管。如瘘管在肛管直肠环上方通过，必须加用挂线疗法，即先切开外括约肌皮下部浅部及其下方的瘘管，然后用橡皮筋由剩下的道口穿入，自内口引出，缚在肛管直肠环上，即能避免由于一次切断肛管直肠环而造成肛门失禁。若肛管直肠环已纤维化者，也可一次全部切开，无须挂线。④若瘘管在外括约肌深、浅两层之间通过者，不可同时切断外括约肌深浅层；在切断外括约肌时，要与肌纤维成直角，不可斜角切断。⑤高位肛瘘如通过肛尾韧带，宜纵行切开，不可横行切断肛尾韧带。如需切断肛尾韧带，则一定要将切开的肛尾韧带断端重新缝合固定，避免造成肛门塌陷和向前移位。⑥行切开或挂线术后，要求肛管内伤口小，外部伤口大，肛瘘创面开放，保持引流通畅，防止假性愈合。

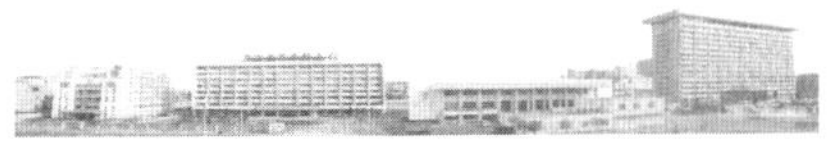

马蹄形肛瘘及肛周多个外口和支管的肛门瘘，如全部切开瘘管，伤面过大，疗程长，患者痛苦。张教授率领其团队对手术进行改进，手术中先在肛缘主管处切开瘘管，向肛门方向找到内口，根据内口的位置采取切开或挂线疗法。如支管仅 1～2 条，则切除瘘管，缝合伤口；如支管较多，可刮除支管内坏死组织，用去腐药捻腐蚀管壁，当分泌物变为浆液性时，撤除药捻，局部压迫，伤口即可愈合。因为主管已经解决，术后不会复发。

八、化脓性骨髓炎治疗经验

化脓性骨髓炎是一种病位较深，附着于骨的化脓性疾病。多发于四肢长骨，以局部出现弥漫性或环形肿胀，附筋着骨，推之不移，疼痛彻骨及溃后脓水淋漓、不易收口为特点。中医称之为“附骨疽”“附骨流毒”。根据发病的部位不同，还有“咬骨疽”“多骨疽”之称。

化脓性骨髓炎的感染途径是：细菌从身体其他部位的化脓性病灶经血流传播至骨骼，称血源性骨髓炎；由创口感染而引起，如开放性骨折感染后所发生的骨髓炎；由邻近软组织感染直接蔓延到骨骼，如化脓性指头炎引起指骨骨髓炎等。急性血源性骨髓炎多发生在 12 岁以下儿童。目前由于抗生素的广泛使用，其发病率明显下降。

张教授临证将化脓性骨髓炎分为三期：

（1）初期：多为急性化脓性骨髓炎早期，高热，寒战，局部肿胀疼痛，舌红苔黄，脉数。治宜清热解毒，消肿止痛，方用黄连解毒汤合五神汤加减（黄连、黄柏、栀子、茯苓、银花、牛膝、地丁、车前子、赤芍、丹皮、甘草）。高热烦渴者加生石膏、大青叶；便秘加大黄；发于上肢者加桑枝。

（2）中期：多为骨膜下脓肿破入软组织，形成脓肿，尚未破溃。治宜托里排脓，清热解毒，方用托里消毒散加减（生黄芪、人参、川芎、当归、白芍、银花、地丁、茯苓、白芷、皂角刺、牛膝、甘草）。脓不溃者加山甲，便秘加大黄。

（3）窦道形成期：多有死骨形成，伤口经久不愈，形成窦道，成为慢性骨髓炎。见面色无华，神疲乏力，舌质淡红，舌苔薄白，脉细数无力等。治宜益气养阴，扶正托毒，方用扶正托毒汤加减（生黄芪、党参、白术、当归、白芍、山药、熟地、川芎、肉桂、赤芍、甘草）。食欲不振加焦麦芽、焦神曲、焦山楂；腰酸腿软者加杜仲、枸杞；疮色紫暗，周围坚硬者加鸡血藤、桃仁、红花。

在化脓性骨髓炎早期，局部肿痛，皮色不红或微红，可外敷冲和膏（紫荆皮、独活、赤芍、白芷、石菖蒲）；局部红肿，可外敷金黄膏。如脓肿形成，需及时切开引流，方法是：以压痛和波动感最明显处为中心，做一纵形切口，切开皮肤、皮下组织、肌肉，切开骨膜并向两侧剥离 0.5～1cm，用骨钻向不同方向钻数个小孔，直至出现脓液，脓液较多时可剔去骨皮质“开窗”引流。当死骨形成后，疮口经久不愈形成窦道，对于指（趾）骨骨髓炎或死骨较小，位置表浅者，可用祛腐中药“灵二”药捻（红升丹、轻粉、血竭、乳香、儿茶、丁香、冰片）插入疮口，以扩大窦道之腔径，然后用止血钳夹出死骨，外敷生肌象皮膏纱条，至伤口愈合。如死骨较大，位置较深，则应做病灶清除术，将死骨摘除后，骨腔成口小肚大的壶状，将骨腔边缘凿去一些，呈碟状，敞开伤口，用生肌象皮膏换药，至伤口愈合。也可以做死骨清除闭合冲洗吸引术，将死骨及周围感染的软组织彻底清除后，伤口一期缝合，于骨腔上下各置一管，穿出皮肤，连接于吸引装置，用生理盐水或中药连续冲洗，一般 2 周左右，当体温正常、伤口局部无炎症、流出的液体清晰透明时，停止冲洗，继续吸引，1～2 日后拔管。此法可大大减少伤口愈合时间。

张教授运用此综合疗法，1996 年进行 102 例临床总结，结果：治愈 90 例（治愈率 88.2%），显效 12 例（11.8%），疗程 1～3 个月 49 例，3～5 个月 25 例，5 个月以上 16 例，平均治愈时间为 95.6 天。

九、糖尿病足重度坏疽治疗经验

糖尿病足重度坏疽是糖尿病患者致残、致死的重要诱因之一，其以发病隐匿、变化迅速、致残致死率高为特点。张庚扬教授提出在积极的内科支持治疗基础上，通过中医药的内外综合治疗，可大大降低致残率和致死率，提高患者的保肢率和生活质量。

（一）内治方法

张教授提出“本病肇始于消渴，缘于体质素虚，阴阳失调，阴虚火毒炽盛，热灼津液，血行失常，瘀阻下肢脉道，郁阻日久，脉络闭塞，筋骨皮肉失去气血之荣养，热腐成脓，故坏死感染，遂成本病”，认为“本虚标实”是糖尿病足重度坏疽病机关键所在。消渴日久体衰，病变波及三焦、五脏六腑之气血阴阳，阴气损而血液衰虚，致气血运行失常，阻遏下肢脉络，肢末荣养失司，邪郁日久，化热蕴毒，脉络闭阻，而致组织坏死，甚则脱落。本虚以气阴两虚、气血两虚为主；标实则指因虚而致瘀、热。张教授按照临床四诊资料，将糖尿病足重度坏疽分为气阴两虚证、气血两虚证、湿热毒盛证三证。

气阴两虚坏疽证，方选消疽 1 号方（生黄芪、党参、玄参、丹参、石斛、当归、牛膝、银花、连翘、地丁、白芍、白花蛇舌草）。方中重用生黄芪以益气健脾，辅以党参补中益气，石斛、玄参滋阴凉血，当归、丹参养血活血，银花、地丁、连翘、蛇舌草清热解毒，白芍和营解毒，牛膝引药下行。诸药合用，共奏益气养阴、和营解毒之功。

湿热毒盛坏疽证，方选消疽 2 号方（玄参、知母、黄柏、萆薢、桃仁、红花、归尾、牛膝、赤白芍、银花、连翘、地丁、白花蛇舌草、车前子、赤苓、甘草）。方中黄柏、萆薢清热利湿，知母、玄参滋阴凉血，桃仁、红花、赤芍活血散瘀，白芍和营解毒，银花、连翘、地丁、白花蛇舌草清热解毒，牛膝引药下行，车前子、赤苓利水消肿，生甘草清热解毒，调和诸药。诸药合用，共奏清热利湿、和营解毒之功。

气血两虚坏疽证，方选消疽 3 号方（黄芪、当归、川芎、赤白芍、生地、皂刺、党参、白术、地丁、白花蛇舌草、甘草）。方中重用生黄芪、当归以益气养血，川芎、赤芍活血化瘀，生地滋阴凉血，皂角刺托毒生肌，白芍和营解毒，党参、白术健脾补中，地丁、白花蛇舌草清热解毒，生甘草清热解毒，调和诸药。诸药合用，共奏补益气血、和营解毒之功。

（二）中医综合外治法

中医药的外治法丰富多彩、手段多样，但局限于历史与现实因素，很多外治手段已经失传或难以延续应用。张教授在挖掘古籍、继承古法的基础上，结合现代医学，创新性地提出了各种改良的治疗方法，包括祛腐清创术、蚕食清创术、箍围疗法、祛腐疗法、生肌疗法、点状植皮术等。

1. 祛腐清创术

适用于糖尿病足溃疡Ⅲ～Ⅳ级创面，病变侵及筋膜、肌腱、骨组织，有大量坏死腐肉

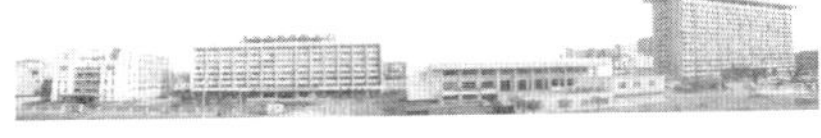

组织难以脱落者。或Ⅱ级处于祛腐期阶段，引流不畅，易于恶化者。

操作原则及要求：去腐减压、通畅引流，尽量保护已不健康但尚未完全失活的组织。予局部麻醉或神经阻滞麻醉。

（1）对于难脱腐肉的创面，以止血钳提起难脱腐肉，组织剪修剪腐肉，至少量出血为宜，并尽量保护健康的筋膜及肌腱组织。

（2）对于有潜行创缘的创面，在止血钳的指引下探及潜行创缘底部，行“V”型切口，扩大创面，以利于体位低位性引流为度，并尽可能多的保留皮肤组织。

（3）对于感染、坏死肌腱的处理：沿肌腱走行方向切开皮肤、皮下组织，清除坏死肌腱；或在坏死肌腱近端包括约1cm的正常肌腱处，取一1cm小切口，依次切开皮肤、皮下组织，切断肌腱，然后从原伤口将坏死肌腱抽出；若该肌腱全部坏死、感染，则从该肌腱骨的附着处切断，从原伤口抽出；若肌腱表层或部分坏死、变性，可以在原伤口从表面剔除部分坏死肌腱，以其少量出血为度。仅腱鞘内感染，则对病变的腱鞘切开通畅引流，保护尚未坏死的肌腱。

（4）对于暴露死骨的创面，以咬骨钳将已经坏死疏松的骨组织清除，使骨创面低于周围肉芽组织并有少许出血，骨创面尽量不要有明显尖锐的骨断面。对于接近小关节囊的骨坏死创面，清创范围应越过该关节囊，并剔除健侧软骨帽以利于肉芽组织包裹。

2. 蚕食清创术

适用于糖尿病足溃疡Ⅱ～Ⅳ级创面祛腐期或生肌早期，创面坏死组织与腐肉较少，组织较软化但难以脱落者；或患者生命体征不稳定，全身状况不良，预知一次性清创难以承受者。

操作原则及要求：只清除已经坏死尚未脱落的组织。

选择局部腐肉软化并且和基底部的组织粘连不紧密的坏死组织，从分界明显处修剪，原则是每次的损伤尽量少，修剪的部位有次序的逐步进行，由浅入深，剪刀和腐肉的角度一般偏小，呈30°角左右，以尽量不出血为宜，动作需要细腻，少量、多次、逐步进行，不求一次务尽，尽量保护已不健康但尚未失活的的筋膜及肌腱组织。

3. 箍围疗法

目的是清热解毒、箍毒，适用于局部创面周围红肿热痛显著者。

操作要求：常规消毒创面周围皮肤区域，以箍围药物外敷创面周围红肿处，敷药范围要超过整个色红/肿胀/发热的范围约1cm处，药剂厚约1～2mm，不要太厚，以免影响整个创面周围皮肤透气性，外用无菌敷料固定。

如果创面周围有水疱，只要疱液清晰无污浊者，可消毒后低位剪开小口引流，不要将水疱表皮揭除，再予箍围治疗。过敏者慎用。

4. 祛腐疗法

隶属掺药范畴，适用于后期创面腐肉难脱，具有提脓祛腐的作用，能使疮疡内蓄之脓毒早日排出，腐肉迅速脱落。常用的有九一丹、八二丹、七三丹、五五丹、糜蛋白酶等，外敷生肌止疼膏（象皮、生地、当归、甘草、合欢皮、紫草、乳香、没药、血竭、黄蜡、香油）。

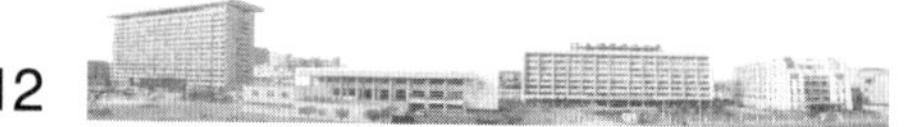

5. 生肌疗法

隶属掺药范畴，具有解毒、收敛、促进新肉生长的作用，掺敷疮面能使疮口加速愈合。适用于腐肉已脱、脓水将尽时。常用的有生肌散、珠母粉等，外敷生肌象皮膏（当归、生血余、象皮、生地、生龟板、生石膏、煅炉甘石、黄蜡、香油）。

张庚扬教授及其团队1995年总结中西医结合综合疗法治疗重症糖尿病足坏疽60例，治愈56例（93.3%），无效1例（自动出院，1.7%），死亡3例（死于肾衰1例，急性心梗2例，5%），截肢3例（5%）。出院后半年随访48例患者，伤口无1例复发。其中6例患者足部出现坏疽，再次住院治愈。

十、血栓性浅静脉炎治疗经验

血栓性浅静脉炎中医称为“赤脉”“青蛇毒”“恶脉”“黄鳅痈”等。《医宗金鉴·外科心法要诀》称本病为“黄鳅痈”，谓：“此证生在小腿肚里侧，疼痛硬肿，长有数寸，形如泥鳅，其色微红，由肝、脾二经湿热凝结而成。”

张教授认为此病由湿邪为患，遇热而蕴结，遇寒而凝滞，遇内湿相合则困脾生痰，是病之标；经脉受损，气血不畅，络道瘀阻，为病之本。故活血化瘀、通络止痛为祛邪关键，同时宜利湿消肿治其标。活血化瘀、通络止痛法，常用的药物有当归、赤芍、川芎、丹参、桃仁、红花、鸡血藤、王不留行、乳香、郁金等。使用时尚需审视气血阴阳的虚实及水湿、湿热、寒湿、痰浊等邪实的程度，配合相应的药物，更应视发病部位的三焦属性选用配属药物，以取得良好疗效。清热利湿法，发于上肢者，加用桑枝、黄芩、牛蒡、栀子、生地等；发于下肢者加用牛膝、黄柏、苍术、萹蓄、萆薢、薏苡仁、猪苓、茯苓、泽泻等；发于胸腹壁者，加用柴胡、黄芩、山栀、生地、花粉、白芍、黄连、连翘等。外治也很重要，常用的疗法如：箍围疗法，选用金黄膏外敷；溻渍疗法，用当归尾、白芷、羌活、独活、桃仁、红花、海桐皮、威灵仙、生艾叶、生姜等湿敷。

对于游走性血栓性浅静脉炎，要警惕是否为血栓闭塞性脉管炎。

十一、深静脉血栓形成治疗经验

下肢深静脉血栓形成中医称之为股肿，以肢体肿胀、疼痛、局部皮温升高和浅静脉怒张为主要表现。清代唐容川在《血证论·肿胀》中指出：“瘀血流注，亦发肿胀，乃血变成水之证。”清·吴谦所著《妇科心法要诀·浮肿证治》曰：“产后闪挫，瘀血作肿者，瘀血久滞于经络，忽发则木硬，不红，微热。”较明确地指出了本病的病因和发病特点。本病概因瘀血阻滞、脉络不通、营血回流受阻，水津外溢脉外，留驻于肌肤腠理，发为肿胀。张教授指出，血瘀脉阻湿聚为本病发病的机理。西医认为血流缓慢、静脉管壁结构改变和血液成分变化是静脉血栓形成的三大因素，而外伤、手术、分娩、肿瘤等可直接诱发本病，目前临床并不少见，应引起高度重视。从临床表现可初步判断深静脉血栓形成的部位。如以小腿及踝部肿胀为主，疼痛较重，腓肠肌有挤压疼，多为小腿深静脉血栓形成；如突然发生整个下肢肿胀，甚至臀部也肿胀，以胀痛为主，多为髂股静脉血栓形成；初起为小腿深静脉血栓形成，逐步发展成整个下肢深静脉血栓形成的，称为混合性深静脉血栓形成。此病的治疗，早期应以清热利湿为主，后期则要健脾利湿，活血化瘀应贯穿治疗的全过程。常用的药物有当归、赤芍、川芎、丹参、桃仁、红花、王不留行、乳香、郁金等。如局部疼痛拒按，疼痛剧烈，可以加用三棱、莪术、水蛭等破血逐瘀之品。在疾病早期水湿内停，蕴于肌肤腠理，则肢体肿胀，当重视清热利湿，又因本病多发于下肢，常用的药物有牛膝、黄柏、苍术、萆薢、薏苡仁、猪苓、茯苓、泽泻、防己、厚朴等。如患者热重于湿，可以选用四妙勇安汤，以其量大力宏、直折病势。本病后期，脾气不健，水湿内停，蕴于下焦，当重视健脾益气利湿，常用的药物有黄芪、太子参、党参、白术、山药、莲子、白扁豆等。

本病外治常用的疗法有：急性期可用芒硝加冰片外敷，用芒硝 500g，冰片 5g，共研成粉状，混合后装入纱布袋中，敷于患肢小腿肚及小腿内侧，待芒硝结块干结时，重新更换，发病后连用数日，可减轻患肢疼痛等症状；慢性期可用中药煎汤外洗患肢，选用当归、丹参、桃仁、红花、川牛膝、赤芍、川芎等煎煮取液，采取热溻法。严重的应采取中西医结合治疗。发病后期可使用弹力绷带、弹力袜等，以压迫浅静脉，促进静脉血回流。

张教授指出：对于本病要以预防为主，如血液黏度增高、长期卧床的患者应适当服用活血化瘀中药；手术后的患者特别是骨科手术、妇科手术及盆腔手术等，慎用止血药，抬高下肢，鼓励患者做足背屈活动或对小腿进行按摩，尽早下地活动，以利静脉回流。如已发生深静脉血栓形成，应卧床休息，抬高患肢，不要进行剧烈活动，以防血栓脱落，引起肺栓塞等并发症。

医案选介

一、丹毒

苟某，男，70 岁。2012 年 9 月 15 日就诊。

主诉：右小腿肿痛 3 天。

病史：患者自诉 1 星期前曾患感冒，后出现右小腿红肿现象。

检查：患者右小腿下部胫前部肿胀，皮色鲜红，压之褪色，界限清楚，约 5cm × 10cm，皮温升高，伴触痛，足至踝亦肿，舌红，苔黄，脉弦。右下肢血管彩色多普勒提示：动脉斑块形成，淋巴结肿大，静脉回流尚可。可排除静脉回流障碍引起的下肢肿胀。

西医诊断：丹毒。

中医诊断：丹毒，湿热下注证。

治法：清热解毒利湿为主，配合凉血活血。

处方：萆薢渗湿汤加减。

萆薢 15g，薏苡仁 20g，黄柏 10g，茯苓 30g，金银花 30g，连翘 20g，白花蛇舌草 30g，川芎 10g，鸡血藤 30g，牡丹皮 10g，赤芍 15g，牛膝 15g，泽泻 10g，车前子（包煎）30g，甘草 6g。

3 剂，水煎服。

外敷消肿止痛涂膜剂（天津中医药大学第一附属医院院内制剂，主要成份为金银花、白芍、蒲公英、甘草等）。

二诊：3 天后患者复诊，红肿症状明显减轻，舌红，苔淡黄，脉微弦。原方去白花蛇舌草，7 剂，水煎服。继续用消肿止痛涂膜剂以消肿止痛。

三诊：1 周后复诊，一般情况好，局部无红肿，不痛，痊愈。

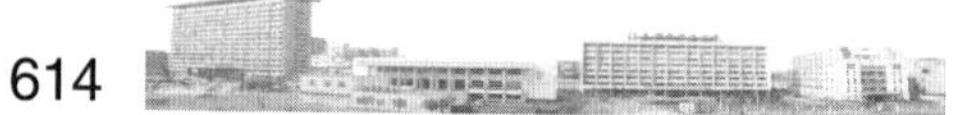

【按】丹毒是一种起病急、发展快、局限于皮内网状淋巴管的急性炎症，好发于颜面和下肢。中医认为该病的发生主要为素有血热，加之外邪乘隙入侵，内外合邪而致病，发于头面部的多夹风热，发于胸腹的多为肝火，发于下肢的则多为湿热。患者因感冒后右小腿下部皮肤肿痛，局部病变的特点是皮肤鲜红，边界清楚，略高于正常皮肤，故诊为丹毒。其发生在下肢，舌红苔黄，治以清热利湿，活血凉血，方用萆薢渗湿汤加减治疗。方中萆薢利湿消肿，为君药，配以薏苡仁、茯苓健脾利湿；银花、连翘、白花蛇舌草清热解毒，为臣药；川芎、鸡血藤、牛膝、丹皮、赤芍活血凉血，为佐药，牛膝引药下行；泽泻、车前子利水消肿；甘草调和诸药，以达清热利湿、活血凉血之功效。配合外敷消肿止痛涂膜剂，故患者较快治愈。

二、乳痈

王某，女，26岁。2009年5月20日就诊。

主诉：右乳房肿痛2天。

病史：初产后月余，右乳房疼痛2天，乳头疼痛，小孩吸奶时更疼，恶寒发热，恶心纳差，口干口渴，大便干燥，小便黄赤。

检查：体温38.5℃，右乳外上方有一10cm×6cm大小肿块，皮肤微红，压疼拒按，无波动感，乳头皲裂糜烂。右腋下可触及一肿大淋巴结。血常规检查：白细胞计数$16\times10^9/L$，中性85%。舌红，苔黄腻，脉弦数。

西医诊断：急性乳腺炎。

中医诊断：乳痈，肝郁气滞证。

治法：疏肝解郁，通乳散结。

处方：自拟乳痈一号加减。

橘叶10g，瓜蒌10g，青皮10g，柴胡10g，王不留行10g，漏芦10g，路路通10g，赤芍10g，黄芩10g，公英30g，连翘15g，生石膏20g，知母10g，甘草6g。

3剂，水煎服，每日1剂。

乳房按摩：在患侧乳房涂上少许滑石粉，首先用五指在患乳向乳头方向做放射状单方向按摩，顺序均匀地按摩整个乳房，勿用力挤压肿块，然后用手指“抓挤”乳晕部，以促使乳汁排出，这样反复进行，至患乳的积乳排空为止。每日1次。

乳房肿块处外敷金黄膏，每日1次。乳头皲裂处外敷地榆油（院内制剂），建议其不要急于回乳，可用吸奶器将乳房吸空，每日多次。乳头皲裂痊愈后，继续喂奶。

二诊：3天后复诊，患者体温正常，乳房疼痛明显减轻。乳头皲裂处糜烂消失，留有小的裂口。乳房局部硬结变软，皮肤不红。大便每日1次，不干。舌红，苔黄，脉弦。原方去生石膏、知母。7剂，水煎服，每日1剂。继续乳房按摩，每日1次。局部外敷金黄膏，吸奶器吸奶，乳头外敷地榆油。

三诊：7天后复诊，患者一般情况好，乳房不疼，乳头皲裂痊愈，已经喂奶。局部肿块变小，5cm×3cm大小，按之不痛。舌红，苔薄黄，脉弦。原方去黄芩，加皂刺10g。7剂，水煎服，每日1剂。继续乳房按摩，每日1次。局部外敷金黄膏。

四诊：7天后复诊，患者一般情况好，乳房不疼，硬结消失。

【按】乳痈好发于产后3～4周哺乳期妇女，多由乳汁淤滞、肝胃郁热、感受外邪引

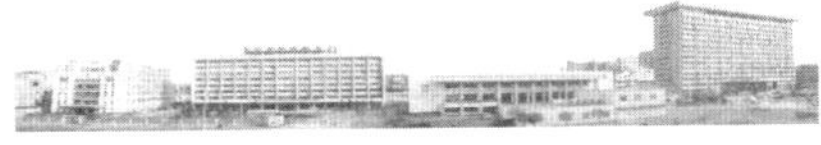

起。西医认为，急性乳腺炎的发生多由金黄色葡萄球菌或链球菌感染引起，少数由大肠杆菌引起。由于产后机体免疫力下降，给病原菌的侵入、生长、繁殖创造了有利条件。细菌的侵入，多由于乳头因婴儿吸吮损伤所致。患者产后月余，乳头糜烂，感受外邪，导致乳络闭塞，乳汁淤滞，郁久化热，发为乳痈，故乳房硬结疼痛，恶寒发热，口干口渴，大便干燥，小便黄赤，舌红，苔黄腻，脉弦数。为肝气郁滞、郁久化热之证，故治以疏肝解郁，通乳散结。方中橘叶、柴胡疏肝解郁，清热散结；青皮、瓜蒌与柴胡相伍，疏肝理气，气行则乳行，散结消肿；王不留行、漏芦、路路通疏通乳络，散结消肿；赤芍和营消肿；黄芩、公英、连翘清热解毒，公英为治乳痈之要药，连翘有清热散结的作用；生石膏、知母清热泻火。3 剂后热退，原方去生石膏、知母。10 剂后加皂刺，以加强软坚散结作用。再 7 剂后痊愈。张教授体会，在淤滞期不要过用苦寒药，否则遗留乳房硬结很难消退。乳房按摩非常重要，能较好疏通乳络，消除乳汁淤滞，利于炎症消退，可教会患者按摩的方法，嘱其自行按摩，非常方便。在治疗中不要急于回乳，否则更加重乳汁淤滞。如没有乳头皲裂，可继续喂奶，有乳头皲裂，可用吸奶器吸奶，待皲裂痊愈后再喂奶。

三、糖尿病足

杨某，男性，58 岁，天津市人。2012 年 1 月 6 日初诊。

主诉：右足溃烂迁延不愈 1 年余，红肿疼痛 1 周。

现病史：患者右足足底外侧 1 年前因摩擦溃烂，先后于多家医院就诊，诊断为“糖尿病足坏疽”，给予局部处理，创面略好转，但一直迁延不愈。近 1 周来，右足原创面出现红肿疼痛，分泌物增多、臭秽，伴口干欲饮，尿少，便秘。

既往史：糖尿病病史 10 余年，血糖控制良好；除外冠心病、高血压、脑梗死等内科疾患。

查体：右足足底第 5 跖趾关节处可见一溃烂创面，大小约 1cm × 1cm，创面周围轻度红肿，创缘无潜行，创面基底部肉芽老化、水肿、质硬，并可见少许灰色坏死组织外露。右足皮肤变薄，汗毛脱落，趾甲增厚、生长缓慢，皮温与左足无明显差距，足背动脉搏动（±），胫后动脉搏动（+）。舌暗苔剥而燥，有瘀斑，脉弦细无力而数。

西医诊断：糖尿病足坏疽。

中医诊断：脱疽，气阴两虚、血瘀毒盛证。

治则：益气养阴，化瘀解毒。

处方：黄芪 15g，党参 20g，玄参 15g，当归 20g，当归 20g，牛膝 10g，银花 30g，丹参 30g，白花蛇舌草 20g，甘草 6g。

7 剂，日 1 剂，水煎 300mL，分两次温服。

局部创面处理：中医综合外治法。

二诊：2012 年 1 月 13 日。患者口干明显减轻，舌红，苔剥不燥，有瘀斑，脉弦细无力而数。查体同前。上方黄芪加至 30g，银花加至 60g，加地骨皮 20g，白薇 20g。取药 14 剂，局部创面处理同前。

三诊：2012 年 1 月 27 日。患者口干不明显，舌红，苔少略湿，脉弦细。创面完全愈合。处方：黄芪 15g，党参 20g，玄参 15g，当归 20g，当归 20g，牛膝 10g，银花 60g，丹参 30g，白花蛇舌草 20g，地骨皮 20g，甘草 6g。

7剂。

3月后电话随访，未复发。

【按】糖尿病足坏疽为本虚标实之证，以气阴两虚或气血两虚为本，当采取扶正固本之法。此患者就诊时已年过半百，“年过半百，阴气自半”，加之罹患消渴日久，耗伤气血、津液，故口干欲饮、尿少、便秘，舌苔剥、脉弦细无力均为气阴两虚之象；右足创面出现红肿疼痛，分泌物增多、臭秽，舌暗有瘀斑，为瘀热互结之象。该患者气阴两虚为本，瘀热互结为标。在遣方用药之时，黄芪、党参共为君药，奏益气补中之效；玄参、当归、丹参共为臣药，共奏养血滋阴、活血化瘀之效；银花、白花蛇舌草用为佐药，以清热解毒；方中牛膝为使药，活血通络，引诸药下行；甘草亦为使药，调和诸药之药性。诸药配伍，共达益气养阴、化瘀解毒之功。标本兼治，尽显化解“瘀”“热”之精要。

论　著

一、论文

[1] 张庚扬．点状植皮的临床应用．天津中医，1984，(Z2)：50－51.

[2] 张庚扬，杜钰生，黄淑兰，等．点状植皮法治疗感染性溃疡．天津中医，1986，(6)：15－16.

[3] 张庚扬，杜钰生，马彩茗，等．中医药为主治疗下肢静脉曲张合并慢性溃疡临床总结．天津中医，1989，(6)：17－18.

[4] 张庚扬，杜钰生，叶秀敏，等．中西医结合治疗下肢溃疡56例临床总结．天津中医学院学报，1993，12 (2)：19－20.

[5] 张庚扬．活血化瘀法在疡科临床应用．中国中西医结合外科杂志，1995，(4)：305.

[6] 张庚扬，杜钰生，黄淑兰，等．中西医结合治疗坏死性筋膜炎．中国中西医结合外科杂志，1996. (2)：83.

[7] 张庚扬．中西医结合治疗慢性窦道的临床观察．天津医药，1977，(4)：171－172.

[8] 张庚扬．复方通脉散治疗静脉血栓形成临床研究．亚洲医药，1998，(8)：322－323.

[9] 张庚扬，杜钰生．化痔栓治疗痔疮的临床药理研究．天津中医药，2003，(2)：17－19.

[10] 张庚扬，范英昌，杜钰生，等．糖尿病足辨证分型与病理学相关性研究初探．天津中医药，2004，(2)：105－107.

[11] 张庚扬，范英昌，金树梅，等．糖尿病足辨证分型与病理学相关性研究．天津中医药，2006，(2)：115－117.

[12] 张庚扬，李晓军．疮疡疾病相关的外用中药研究概述．环球中医药，2010，3 (2)：101－105.

[13] 张庚扬．生肌橡皮膏作用机制的初步探讨．天津市中医学会学术研讨会论文集．1979.

[14] 张庚扬．中西医结合治疗骨髓炎42例临床总结．天津中医学院论文选．1980.

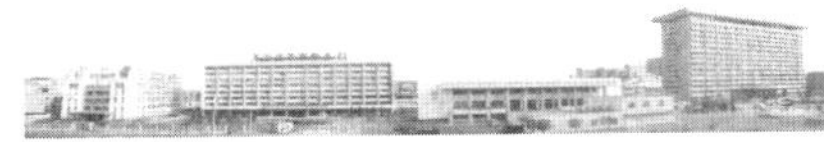

［15］张庚扬，杜钰生．去腐生肌法治疗疮疡及其实验研究．全国中医学会外科专业委员会学术会议论文汇编．1980.

［16］天津中医学院第一附属医院外科．中医辨证治疗乳腺炎 100 例．天津市卫生局中医中西医结合科研论文选编．1982.

［17］张庚扬，杜钰生．消痈汤治疗急性乳腺炎及其对免疫功能的影响．全国中医学会外科专业委员会学术会议论文汇编．1985.

［18］张庚扬，杜钰生．中西医结合治疗化脓性骨髓炎 102 例临床总结．中国中西医结合外科分会学术会议论文汇编．1996.

［19］张庚扬，杜钰生．中西医结合治疗重症糖尿病足坏疽临床研究．中国天津第四届国际针灸学术会议论文汇编．1996.

［20］张庚扬，杜钰生，刘宝生，等．中西医结合治疗重症糖尿病足坏疽（108 例临床报告）．第九届全国中西医结合疡科学术交流会论文汇编．2000.

［21］张庚扬，王军．糖尿病足坏疽细菌学调查及中药外治的临床研究．中国中西医结合学会疡科分会第十次全国学术会议论文汇编．2001.

［22］张庚扬，杜钰生，矫浩然．糖尿病足的研究进展．中国中西医结合学会疡科分会第十一次全国学术交流会论文汇编．2003.

［23］张庚扬，鲍家伟，胡承晓，等．中西医结合治疗糖尿病足坏疽 295 例．中国中西医结合学会周围血管疾病专业委员会第六届换届暨学术交流会论文集．2004.

［24］张庚扬，范英昌，金树梅，等．糖尿病足辨证分型与病理学相关性研究．第三届海峡两岸中西医结合学术研讨会论文集．2005.

［25］张庚扬，鲍家伟，李文婷．下肢深静脉血栓形成 60 例临床总结．全国中西医结合周围血管病专题研讨会论文汇编．2005.

［26］张庚扬．疮疡的外治研究进展．中国中西医结合学会周围血管疾病专业委员会周围血管疾病学术会议论文集．2007.

［27］张庚扬，李晓军．疮疡外治法研究进展．中医外科学术年会论文集．2008.

［28］张庚扬，李晓军．外用中药在疮疡疾病治疗的研究．中华中医药学会周围血管病分会学术大会论文集．2010.

二、著作

［1］张庚扬．临床中医诊治手册．天津：天津科学技术出版社，1999.

［2］张庚扬．糖尿病足的防治．天津：天津科技翻译出版公司，2004.

［3］张庚扬．外科临床实习指南．北京：科学出版社，2005.

［4］张庚扬．中西医结合疡科学．武汉：华中科技大学出版社，2009.

［5］陈佑邦，邓良月，石学敏，等．中国针灸治疗学．北京：中国科学技术出版社．1990.

［6］石学敏．中华康复治疗全书．天津：南开大学出版社，2000.

［7］李竞．中国疡科大全．天津：天津科学技术出版社，1992.

［8］石学敏．中医纲目．北京：人民日报出版社，1992.

［9］李乃卿．中西医结合外科学．北京：中国中医药出版社，2005.

[10] 陈红风．中医外科学．北京：中国中医药出版社，2005.

【整理者】

李云平 男，1975 年生，毕业于天津中医药大学，医学博士，副主任医师，师从张庚扬教授，现供职于天津中医药大学第一附属医院，擅长中西医结合治疗周围血管病、乳腺疾病及肛肠疾病。

矫浩然 男，1978 年生，毕业于天津中医药大学，医学硕士，主治医师，师从张庚扬教授，现供职于天津中医药大学第一附属医院，擅长中西医结合治疗疮疡疾病。

常柏 男，1972 年生，毕业于天津中医药大学，医学博士，主任医师，师从张庚扬教授，现任天津医科大学代谢病医院中西医结合科主任，从事中西医结合治疗糖尿病足的临床工作。

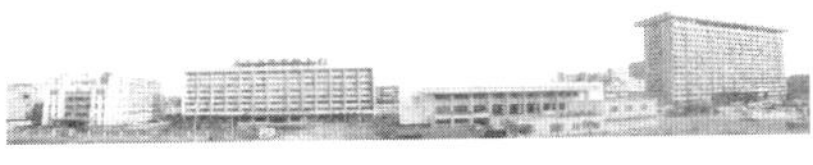

吴 炳 忠

名家传略

一、名家简介

吴炳忠，男，中共党员，1945 年 5 月 26 日生于天津，汉族，主任医师，全国基层优秀名中医，全国第五批老中医药专家学术经验继承工作指导老师，全国名老中医药专家传承工作室导师，天津市名中医，天津市首批名中医工作室导师。历任天津市红桥区中医医院副院长、院长，党支部副书记，天津市中医学会理事，天津市中医医院管理委员会委员，天津市中西医结合会心身疾病专业委员会副主任委员，国家中医药管理局重点学科精神疾病科学术带头人，国家中医药管理局重点专科专家组成员。

二、业医简史

吴炳忠先生 1970 年毕业于天津中医学院。6 年的中医专业学习，使他初步奠定了中医理论和临床基础。毕业后分配到蓟县基层医院从事中医临床工作。由于他中医基本功扎实，能正确运用中医辨证论治理论处理常见病、多发病，并广泛利用蓟县盛产中药的优势，亲自到山上采集中草药，发挥中医药简、便、廉、验的特点，为群众治病，收到很好的临床效果，颇得患者好评。在从事医疗工作之余，他培养了一批又一批赤脚医生，通过系统的中医理论培训，使他们较好地运用中医药基本理论和中医辨证论治的方法处理农村常见病、多发病，迅速提高了当地农村的医疗水平。这些医生早已成为蓟县农村基层医疗单位的业务骨干。

吴炳忠 1976 年调入天津市红桥区西于庄卫生院，从事中医临床治疗工作，后兼任医院的管理工作。该院于 1988 年改扩建为现在的天津市红桥区中医医院。上世纪 70 年代至 80 年代先生重点在门诊工作，治疗内、妇科常见病、多发病，熟悉 60 余种疾病的辨证治疗和处方用药，并积累总结了丰富的临床经验，为深入研究重点病种的治疗打下了坚实的基础。

上世纪八九十年代，先生在临床治疗常见病、多发病的基础上，重点研究心脑血管疾病、周围血管疾病、肝胆脾胃病的治疗。他脱产 1 年参加市卫生局举办的第五期中医学习西医提高班的学习，有幸师从王今达教授和崔乃杰教授学习西医基本理论知识，提高了现代医学诊疗水平，同时丰富了中医药在疑难危重病的广泛应用，并受到现代医学临床研究方法的启蒙教育。1989 年参加国家中医药管理局在上海组织的“全国中医治疗脉管病研讨班”，有幸跟随著名中西医结合脉管病专家奚九一教授进行临床实践，丰富了治疗周围

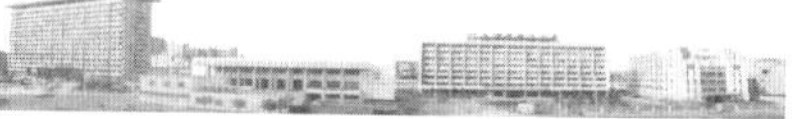

血管疾病的临床经验。此后，先生总结临床治疗心脑血管疾病、脾胃病和周围血管疾病的有效方剂，主持研制了中风康复丸、胃炎灵、溶栓通络胶囊、清营颗粒等10种院内制剂应用于临床。

随着生物医学模式向生物－心理－社会医学模式的转变，90年代初先生在心身疾病专家李慧吉教授的指导下进行心身疾病、精神疾病的中医药临床治疗研究，在全国率先成立以中医药治疗为主的区级精神疾病防治康复中心。在进行精神疾病的流行病学调查研究，充实中医药治疗手段的同时，先生多次与全国各地同行、香港、泰国的精神疾病专家进行学术交流，相互学习，丰富治疗经验，提高疾病诊疗水平。先生从医40余载，医德高尚，医术精湛，医名日盛。他经常以崇敬之心怀念培养自己的老师，对于给予帮助教导的著名专家心存感激之情。

三、主要贡献

先生在基层从事中医临床工作和医院管理工作40余载，以民为本，医德高尚，敬业爱岗，无私奉献，开拓进取，努力拼搏，取得了显著成绩，为中医药事业发展作出了突出贡献。

（一）抓质量，上等级，促进医院发展

吴炳忠先生担任红桥中医院副院长时注重医疗质量，在医院上等级工作中亲力亲为，按照等级评审标准严格管理、严格要求。鉴于当时医院由卫生院改扩建而成，地理环境较差，基础薄弱，他和医院其他领导同志带领全院职工创造条件，认真向其他兄弟中医院学习，加强软件建设，克服硬件不足，经过一年的拼搏，以高分通过“二甲中医院”的评审，为中医院的发展奠定了坚实的基础。在担任院长期间，医疗市场形势严峻，资金困乏导致医院发展缓慢，吴炳忠先生带领全院职工狠抓医疗质量，提出“大专科小综合”的办院思路，突出发展专科专病，为创建天津市和国家重点专科奠定了基础。

（二）敢为人先，建立精神疾病中医药康复中心

在贯彻全国和天津市精神疾病防治“八五”“九五”规划中，先生带领中医院医护人员对全区53万人口进行精神疾病普查，当时资料显示精神疾病已占普查人口的6.27‰，精神疾病已成为常见病、多发病。在市区卫生局和市区残联的领导支持下，以红桥中医院为依托，于1997年在全国率先建立了区精神疾病防治康复中心，先生兼防治康复中心主任。中心坚持以社区卫生服务为依托，把精神疾病医疗、预防、康复工作融入社区卫生服务之中，突出中西医结合治疗特点，发挥中医药优势，采取“低收费，广受益”的便民措施，将辖区内精神疾病患者纳入中心的三级网络管理。这些做法对患者的诊疗、康复及早日回归社会起到积极促进作用，中心的工作得到国家中医药管理局、国家残联的肯定。市区卫生局、市残联、国家残联曾在红桥区召开18个省市参加的精神疾病防治现场会，并多次接待全国、香港、泰国的精神疾病防治专家考察交流。

（三）创建国家重点专科

近20年来，吴炳忠先生在中医经典著作理论指导下，进行精神疾病的中医药临床治疗研究，成立了精神疾病科，建立了由主任医师、副主任医师、主治医师、住院医师、研究生、药剂、护理人员组成的专科人才梯队，开设门诊、病房（设床位100张）、社区家床，提出对精神疾病患者以“查”“防”“管”“治”为一体的治疗康复管理模式。通过

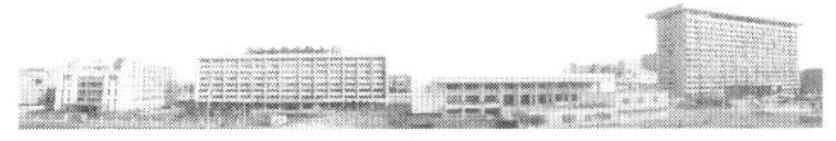

多年临床实践，先生提出以“气、郁、痰、火”立论的中医治疗精神疾病的学术思想和理论体系，对“狂病”“癫病”“郁病”三个重点病种制定了中医诊疗方案，规范了三个重点病种的诊断、治疗、护理原则，并根据执行情况写出10余份临床疗效评估报告，对难点和解决方法、研究方向进行认真分析，诊疗方案的主要内容被国家中医药管局重点专科精神疾病协作组采纳。同时，形成以中医药、针灸、中医心理治疗、音乐疗法为主要治疗手段的中医特色疗法，研制出音乐穴位治疗仪，主持研制出清热醒脑丸、解郁安神丸等5种重点专科制剂，应用于精神疾病临床治疗中，收到明显治疗效果。撰写和指导学术论文10余篇，完成和指导市级精神疾病科研课题2项，院精神疾病科通过国家中医药管理局专家评审，被确定为国家“十一五”重点专科，先生本人则成为国家“十一五”重点专科学科带头人和国家重点专科专家组成员。

学术思想

一、内科疾病重在调情志，治宜从肝

随着医学模式由生物医学模式转化为生物－心理－社会医学模式，内科疾病的病因病机、诊断治疗也随之发生相应的变化，由单一的对症治疗转变为多病因、多方位、多角度的治疗。先生在临床中发现，随着社会的发展，生活节奏加快，竞争日趋激烈，导致人们的心理压力增大，普遍存在肝气不舒的情况，因此治疗上多从肝入手。

中医学在“天人相应”和“形神合一”的理论指导下，对心理—社会医学模式早有论述。《素问·阴阳应象大论》指出：“天有四时五行，以生长收藏，以生寒暑燥湿风；人有五脏化五气，以生喜怒悲忧恐。”又指出：“肝在志为怒，怒伤肝；心在志为喜，喜伤心；脾在志为思，思伤脾；肺在志为忧，忧伤肺；肾在志为恐，恐伤肾。”精神情志的变化对疾病的产生有直接的影响，并存在密切的关系，五脏的功能活动在外可以表现为喜、怒、悲、忧、恐的五志变化，反之，情志失调可影响五脏，致使五脏气机失调，产生一系列的病理变化。七情的病变虽然表现在喜伤心，怒伤肝，思伤脾，悲伤肺，惊恐伤肾，但根据中医五行相生相克的理论，他们又有相互制约的关系，如怒胜思，思胜恐，恐胜忧，忧胜思等。

“喜伤心”。喜可使气血调和，营卫畅达，情志舒展，有助于心身健康，然而“过喜”会使心气涣散，气血流通不畅，心神失于润养而不能内敛，甚至于导致昏厥等病变。《灵枢·本神》曰：“喜乐者，神惮散而不藏。”心主神志的生理功能异常可出现精神意识、思维活动异常，如血不养心可出现心悸、健忘、失眠、多梦，痰迷心窍可见神昏、痴呆、举止失常，痰火扰心则可见躁狂。

“怒伤肝”。怒本为人体对外界刺激的一种内心活动的外在表现。人可以本能把握，一般不会为病。若在强烈刺激下，出现“盛怒”“暴怒”或长期愤愤不平的“郁怒”，则可作为损伤肝的病因而产生一系列病变。肝为刚脏，体阴而用阳，喜条达而恶抑郁，主升主动，肝藏血，以阴血为本体，以气为功用。人的情志活动本身是以阴血为物质基础，正常情况维护肝体的动态阴阳平衡。“暴怒”“盛怒”“郁怒”等情志活动过度，使肝失去阴阳平衡。如《素问·疏五过论》所述“暴怒伤阴”，而形成阴虚阳亢或肝阳上亢。《素

问·生气通天论》说："阳气者，大怒则形气绝，而血菀于上，使人薄厥。"症见面红目赤、头痛头胀、急躁易怒、拘急、肢麻、震颤、抽搐、眩晕、昏厥等，或血随气逆而见呕血。思虑过度、肝气郁结可出现郁闷寡欢、多疑善虑、悲伤欲哭等。另外，"怒"还可以影响肝的升降、疏泄功能，导致升降失衡、疏泄失常的病理变化，如《灵枢·百病始生》云："若内伤于忧怒则气上逆，气上逆则六输不通，温气不行，凝血蕴里而不散，津液涩渗，著而不去。"进而产生血液运行和水液代谢的病变。肝失疏泄，气机阻滞，血液运行不畅，则可形成血瘀或癥瘕积聚、肿块，妇女形成痛经、闭经。肝气亢盛，血随气逆，则可吐血、衄血、咯血，甚至突然昏倒，不省人事。肝失疏泄，气机升降失常，水液代谢失常，则使水液停留于某部位，或脏腑形成痰、饮、水肿、胸水、腹水等。怒伤肝，气机失常，还会影响相关的脏腑疾病。暴怒、郁怒伤肝，肝阳上亢，肝气上逆，血随气逆，上扰清窍，可引起烦躁易怒、面红目赤、头疼、头胀、暴聋、呕血，甚则昏迷等。大怒伤肝，木火刑金，灼伤肺络，则会发生咳逆、咯血、喘等症。《素问·经脉别论》云："喘出于肝。"怒伤肝，肝的疏泄升降失常导致脾不升、胃不降，如《景岳全书·郁证》指出："怒郁者……则实邪在肝，多见气满腹胀，所当平也。及其怒后而逆气已去，为中气受伤矣，既无胀满疼痛等症，而或为倦怠，或为少食，此以木邪克土，损在脾矣。"表现为头痛、目眩晕、两胁胀闷、腹胀腹泻、呃逆、嗳气、纳呆、纳食不化等。怒伤肝，肝阴耗伤，"母病及子"，累及于心，致心血不足，心神失养，神无所主，而出现心烦、心悸、少寐、神情抑郁等病；郁怒伤肝，"子病及母"，影响肾对精的制约，临床可出现月经不调、带下、遗精等病证。

"思伤脾"。《素问·阴阳应象大论》指出："思伤脾。"思属于情志范畴，归情绪变化，"脾在志为思"。如《素问·天元纪大论》记载："人有五脏化五气，以生喜怒思忧恐。"思虑太过伤脾，是因为人在苦思冥想后脾的升降功能失常，运化无力，消化功能障碍而出现脘腹胀满、纳呆、食欲不振等症，久思不解可出现形体消瘦、精神疲惫、四肢懈怠的脾虚证。另外，思虑过度、气机不畅影响脾运化水湿和运化水谷精微的功能而气滞、气结，发生噎膈、积聚、肿满等疾病，正如《景岳全书·噎膈》所云："忧思过度则气结，气结则施化不行。"

"忧愁伤肺"。肺主气，司呼吸，主宣发肃降，以五志分属五脏，则肺在志为忧，若以七情配属五脏，则悲、忧同属于肺。悲哀和忧伤虽属不良情志刺激，但在一般条件下，并不都导致人体发病，只有过度悲伤情况下才能成为致病因素。忧愁过度、时间过长使肺气闭塞，而出现呼吸不利、喘促、咳嗽等症，正如《灵枢·本神》所云："愁忧者，气闭塞而不行。"忧愁使肺郁，津液不得输布。另外，过度忧愁悲伤刺激可使肺气消耗太过，产生语言无力、语声低微等，如《素问·举痛论》所说："悲则气消……悲则心系急，肺布叶举而上焦不通，荣卫不散，热气在中，故气消矣。"

"惊恐伤肾"。《素问·阴阳应象大论》述"恐伤肾"。恐是人们对事物恐惧的一种精神状态，惊与恐相似，但惊为不自知，事出突然而受惊吓；恐为自知，俗称胆怯。惊与恐对人机体生理活动是一种不良刺激。《素问·举痛论》说："恐则气下，惊则气乱。"人体在恐惧状态中，上焦气机闭塞不畅，使气迫于下焦，则下焦可生胀满，甚则遗尿。惊乱干扰了人体的正常生理活动，而产生一时性的紊乱，出现心神不宁、手足不知所措，或产生心悸怔忡、惶恐不可终日、烦躁不安。《素问·举痛论》说："惊则心无所倚，神无所归，虚无所定，故气乱矣。"另外，《灵枢·本神》云："肾藏精，精舍志。"志是意志和经验的存记，即"意之所存谓之志"，故肾气衰弱就会出现健忘等。以上是七情等情志病变对人体五脏疾病的影响。

肝与心、脾、肺、肾四脏及胆的关系是非常密切的，在疾病发生过程中可以产生互动和互相影响。

心与肝：心主血脉，肝藏血；肝主疏泄，调畅情志。心有推动血液在经脉内运行不息的功能，肝贮藏血液，并调节全身各脏腑组织、器官的血量分布，心肝配合，共同维护血液在体内的正常运行。肝血不足可引起心血亏虚，临床表现为心悸、失眠、多梦、眩晕、肢体麻木、抽搐、妇女月经量少等。肝之疏泄失常，气机阻滞，血运不畅，可形成心血闭阻，临床表现为心前区憋气、刺痛、口唇青紫、脉涩等。心主神志，肝主疏泄，两脏在情志互相影响，心火可引动肝火，肝火也可引动心火，心肝火旺引起精神情志失常，临床表现为面红目赤、心烦易怒、心烦不能入眠，甚则哭笑无常、狂乱等。

肺与肝：肝主升发，肺主肃降，二者共同维持人体气机的正常升降运动。肝藏血，调解全身之血，肺主气，治理调节一身之气，两脏对气血运行有一定的调节作用。若两脏功能失调，发生病理变化，则主要表现为气机升降失常和气血运行不畅的疾病。

肝与脾：肝主疏泄，脾主运化。肝藏血，脾生血统血。其生理联系主要表现在疏泄与运化相互作用，藏血统血的相互协调。若肝失疏泄，气机郁阻，导致脾失健运，则会产生情志不畅、胸满闷、纳呆、胃脘腹部胀闷、肠鸣腹泻等肝脾不和症状；脾失健运，水湿停留，湿郁化热，湿热郁蒸肝胆则可形成黄疸；肝藏血、脾统血功能失调，脾虚生血之源不足，则可形成血虚。肝血不足，脾不统血，亦可形成各种出血证。

肝与肾：肝藏血，肾藏精，肝主疏泄，肾主闭藏，关系密切，故有"肝肾同源"之说，主要表现在精血阴液相互滋生、相互转化，藏泄互用方面。水能涵木，维持正常阴阳平衡，水不涵木，肾阴不足则产生一系列肝阳上亢症状。精血相互滋生、相互转化，"精血同源"，所以临床精血不足的病证，应予养肝补肾进行治疗。肝肾的疏泄闭藏是相互为用，相互制约，相互调节的。肝之疏泄可使肾气开合有度，肾气闭藏可防肝气疏泄太过，肝肾藏泄失调，在临床上与妇女月经病、胎产病及男子生殖疾病有密切的关系。

肝与胆：肝胆相为表里，主要表现在消化和情志方面。肝失疏泄引起胆汁排泄异常，临床可出现口苦、纳呆、腹胀、胁痛、黄疸。肝主疏泄，情志不畅影响胆的决断功能，可引起精神情志异常，见多疑善虑、胆怯易惊等。

整体观念是中医学特色之一。人体是一个有机整体，与自然周边环境有密切关系。人体又是若干脏器组织构成的不可分割的有机整体，各脏器组织有不同的生理特点，是整个有机整体的一部分，在功能上互相协调，病理上互相影响，但以五脏而论，治疗上，既要重视机体功能活动调节，更应重视情绪调解的平衡。《素问·举痛论》说"百病生于气也"，七情五志是引起和影响五脏为病的重要因素，和五脏疾病的发生变化有密切的关系。肝为刚脏，体阴而用阳，调解人体五脏六腑的气机升降出入，比其他四脏在情志疾病的调节上有更为突出的地位。所以吴炳忠先生认为，在内科疾病的治疗上，重在调气，治在疏肝，把对肝的调理放在治疗的重要位置上。

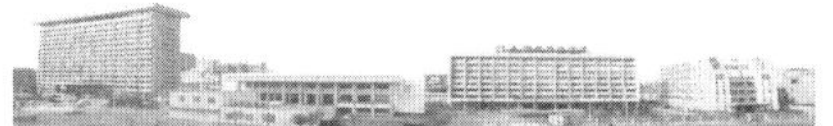

二、精神疾病从气郁痰火立论

吴炳忠先生长期从事精神疾病的中医临床治疗与研究，并参加精神疾病流行病学的调查研究。随着社会的快速发展，工作、家庭、周边环境的多元化影响，精神疾病占全国七个地区普查结果城市患病率的8.18‰，已成常见病、多发病。根据其病因病机研究结果，除先天性和器质躯体疾病的病因外，大都与情绪异常变化有密切关系，即与中医所述五志过极、七情所伤有密切关系。恼怒惊恐、思虑不安、悲喜交加等七情变化皆能引起脏腑功能紊乱和阴阳平衡的失调，产生气郁、痰凝、火盛，还可引起血虚、血瘀、气虚等病证，气郁、痰火凝滞、痰迷心窍，上扰神明可引起精神失常。清代叶天士《临证指南医案·癫》按曰："狂由大惊大恐，并在肝、胆、胃经，三阳并而上升，故火炽则痰涌，心窍为之闭塞；癫由积忧积郁，病在心、脾、包络，三阴蔽而不宣，故气郁则痰凝，神志为之混淆。"可见，各种病因病机引发精神疾患的发生，大都与痰火、气郁有密切关系。通过流行病学调查和学习先贤论述，吴炳忠确定了中医治疗精神疾病以气郁痰火立论的观点和学术思想。先生认为随着生物医学模式逐步向生物－心理－社会医学模式的转变，对于精神疾病的产生原因、病机变化、发展转归，必须从生物学、心理学、社会学三个不同层次进行综合考察分析。《素问·上古天真论》说："恬淡虚无，真气从之，精神内守，病安从来""是以志闲而少欲，心安而不惧……乐其俗，高下不相慕……淫邪不能惑其心……故合于道，所以年皆度百岁，而动作不衰者，以其德全不危也。"说明健康的心理状态是保证身体不发生疾病的重要因素。情志的变化是人体对外界事物的情绪反映，一般情况下不会引起人体脏腑阴阳失调，如气血逆乱、经络阻塞、功能障碍等，但七情变化持久，不能化解，就会引起脏腑功能失调，《灵枢·百病始生》云："喜怒不节则伤脏。"《素问·举痛论》说："怒则气逆，甚则呕血及飧泄……悲则心系急，肺布叶举，而上焦不通，营卫不散，热气在中……恐则精却，却则上焦闭，闭则气还，还则下焦胀。"从而可以看出情绪变化在疾病的发生发展变化中的中介作用。《素问·举痛论》说："百病生于气也，怒则气上，喜则气缓，悲则气消，恐则气下……惊则气乱……思则气结。"情志的变化影响脏腑气机，导致脏腑气机升降失常，从而可以出现相应的临床表现，所以人体五脏六腑失调发生精神疾病的变化，除先天遗传因素和脏腑实质的病变外，"气"是致病的主要因素。肝气郁结，情志不畅，气机阻滞不畅，不能输布津液，导致水湿、痰浊内停，痰浊黏滞，易阻滞气机，故气与痰浊又互为因果，可相互转化影响。张从正所著《儒门事亲·狂二十七》中有"肝屡谋，胆屡不决，屈无所伸，怒无所泄，心血日涸，脾液不行，痰迷心窍则成风"的论述。《丹溪心法·癫狂》有"癫属阴，狂属阳，癫多喜而狂多怒……大率多因痰结于心胸之间"之说。肝郁气滞，气郁日久而从阳化热，痰浊等体内病理产物因患者偏于阳盛体质，从阳化热，或五志过极影响脏腑气血阴阳，导致机体阳气过盛而化火。《素问·至真要大论》即有"诸躁狂越，皆属于火"，强调了"火"在精神疾病中的病因病理作用。"痰"与"火"往往互为作用，在精神疾病的发生发展及演变过程中起着重要的病理作用。明代虞抟在《医学正传·癫狂痫证》中说："大抵狂为痰火实盛，癫为心血不足……狂宜乎下。癫则宜乎安神养血，兼除痰火。"明代李梴在《医学入门·痰类》中述："狂者凶狂也……此心火独盛，阳气有余，神不守舍，痰火壅盛而然。"说明在临床辨证治疗精神疾病应重视痰火的密切关系。综上所述，吴炳忠先生认为精神疾病的病因病机、临床辨证治疗与“气郁”“痰”“火”有密切的关系，三者及其病理产物上扰清空，蒙蔽清窍，扰乱神明而使精神疾病发生，所以在临床治疗中从“气郁”“痰”“火”立论。但在精神疾病的病因上亦有因气虚、血虚、血瘀等其他因素引起，也可在疾病发展过程中出现气虚、血虚、血瘀等五脏盛衰的病理变化，故在“气郁”“痰”“火”立论的治疗过程中也应相应考虑。

临证经验

一、逍遥散的临床应用

先生在治疗内科和妇科常见病、多发病、疑难危重病中重视逍遥散的应用。逍遥散在《太平惠民和剂局方》中原主治血虚劳倦，五心烦热，肢体疼痛，头目昏重，心烦颊赤，口燥咽干，发热盗汗，减食嗜卧及血热相搏，月水不调，脐腹胀痛，寒热如疟。又疗室女血弱阴虚，营卫不和，痰嗽潮热，肌体羸瘦，渐成骨蒸。本方由四逆散加减而成，除有疏肝理气之功能外，还有养血柔肝、培补脾土、养血和营、调和气血的作用。

先生在临床治疗中重视中医理论所强调的形神合一、天人合一的观点，认为精神因素即五志七情与疾病的发生发展有着密不可分的关系。另外，现代生活的复杂化，竞争日趋激烈，心理社会应激因素增多，导致心理障碍和心理生理疾病不断增多，这些情绪异常的变化，即中医“五志”“七情”的变化，影响脏腑气机升降，导致脏腑气血功能紊乱，引起疾病的发生和促进疾病的恶化。长期患病者病程较长，尤其一些器质性疾病恢复缓慢，或病情反复发作，自认为康复无望或遥遥无期，不能像其他人一样正常生活，容易产生自卑心理，孤独寂寞感日益加重，或放弃恢复锻炼，从而对疾病恢复产生不利的影响。《柳州医话良方》曰：“七情之病，必从肝起。”《类证治裁·肝气》曰：“诸病多自肝来。”先生在临床治疗中应用逍遥散加味疏泄肝脾，调畅情志，调理脏腑功能，使气血冲和，疾病得以治愈。

（一）在冠心病、高血压、脑中风、免疫性疾病方面的应用

这些疾病临床发病原因复杂，病程变化多样，疗程相对较长，难以彻底治愈，有的甚至于丧失正常的功能活动。先生在这些疾病辨证治疗中，凡是有“五志”“七情”精神情绪变化作为病因病机发病，均遵循“从肝论治”，重用逍遥散，并根据疾病的临床辨证分型不同确立治疗原则，配以益气养血、活血通络、益心健脾、宣肺、补肾等治疗方法，达到心身并治，标本兼固。

（二）在妇科疾病中的应用

“五志”“七情”对妇女月经的影响是非常重要的，包括自身心理素质、个人性格特点和意外突发事件的伤害。淡化名利，心胸豁达大度，心情开朗乐观，与人为善者往往月事通调；而心情郁闷，忧思过度，可致肝郁脾虚，肾气损伤，均可造成闭经、痛经、月经过多、经前乳房胀痛、经行情志异常及崩漏。

1. 闭经

《金匮·妇人杂病脉证并治》曰：“妇人之病，因虚，积冷，结气，为诸经水断绝。”闭经虚则多因肝肾不足，阴血亏损，无血下行；实则气血郁滞，胞脉不通，血不下行。先

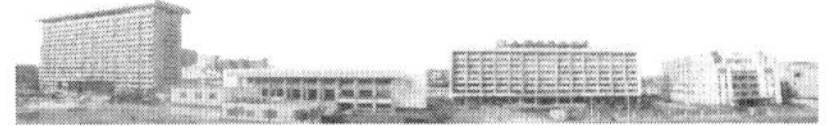

生在治疗时以逍遥散为主方，加益母草、泽兰、牛膝、三七、土鳖虫养血柔肝和营，调和气血而通络。兼有肝肾不足者，加川断、杜仲、菟丝子、炙龟板、肉桂等药。兼有气血不足者，加紫河车、熟地、炙黄芪。兼有气滞血瘀者，加红花、赤芍、桃仁、元胡、川楝子等。兼有带下量多、色白质稠，体倦肥胖，脘腹胀满，苔白腻，脉滑等痰湿阻滞等症，加苍术、陈皮、半夏、竹茹等健脾化湿祛痰药。

2. 痛经

痛经以经行小腹疼痛难以忍受，伴随月经周期而发作为其主要临床特征，甚至不能坚持工作和学习，属临床常见疾病。《诸病源候论·卷三十七·妇人杂病诸候》曰：“妇人月水来腹痛者，由劳伤气血，致令体虚，受风冷之气，客于胞内，损冲任之脉……其经血虚，受风冷，故月水将来之际，气血动于风冷，冷风与血气相击，故令痛也。”先生用逍遥散加茺蔚子、元胡、三七、泽兰为主方，治疗痛经。兼气滞血瘀等证，加川楝子、橘络、桃仁、红花、九香虫、五灵脂等。兼寒凝血瘀等证，加乌药、肉桂、小茴香、通草、细辛等温经通络止痛。兼气血虚弱、肾气不足等证，加黄芪、党参、熟地、阿胶、鹿角胶、巴戟天、紫河车等。兼痰湿瘀阻等证，加半夏、枳壳、竹茹、浙贝母、苍术等。另外在治疗痛经时，先生主张在经前一周开始根据辨证处方服药，服至月经期第三天停止，这样连续服药 3 个月经周期后，痛经即可缓解。

3. 崩漏

崩漏指经血非时而下。来势急、出血量多为“崩”，出血量少或淋漓不断为“漏”，或经期延长 2 周以上亦属崩漏范畴。崩漏的出血情况虽然不同，但发病机理是一致的，在疾病发展过程中常相互转化，故《济生方·崩漏论治》述：“崩漏之病，本乎一证，轻者谓之漏下，甚者谓之崩中。”先生遵从“急则治其标，缓则治其本”的治疗原则，在整个治疗过程中重视塞源、澄流、复元。《医宗金鉴·妇科心法要诀》说：“妇人经行之后，淋漓不止，名曰经漏。经血忽然大下不止，名曰经崩。若其色紫黑成块，腹胁胀痛者，属瘀热。若日久不止，出血过多而无块痛者，多系损伤冲任二经所致。更有忧思伤脾，脾虚不能摄血者；有中气下陷不能固血者，有暴怒伤肝，肝不藏血而血妄行者。”先生临床以逍遥散为主方，出血较多或淋漓不断者，加入地榆炭、五味子、侧柏炭、煅龙牡、乌贼骨、陈棕炭、仙鹤草、三七等收敛止血治其标。兼有血热者，在上方基础上加炒栀子、地骨皮、炙龟板。兼脾气不足者，加用太子参、炙黄芪、红景天。兼肾虚者，加旱莲草、熟地、女贞子、菟丝子、鹿角胶、枸杞子。兼有血瘀证时，加五灵脂、蒲黄活血祛瘀止血。血止后仍以逍遥散为主方，审其病因，对证进行复元培本治疗。

4. 行经乳房胀痛

行经或经前乳房胀痛或乳头痒痛，痛甚不可触衣，先生以逍遥散为主方在行经前 1 ~ 2 周开始服药。胀痛者，加橘叶、川楝子、郁金、菖蒲、路路通、王不留行。有结节肿块者，加橘核、荔枝核、夏枯草、炙山甲。

5. 经行情志异常

经前或经期心烦易怒，情绪抑郁，悲伤欲哭，坐卧不宁。《陈素庵妇科补解·调经门》云：“经正行发狂谵语，忽不知人，与产后发狂相似……此缘惊则气乱，恐则气结耳。”先生治疗以逍遥散为主方。兼有肝郁或化热者，加郁金、菖蒲、川楝子、丹皮、炒

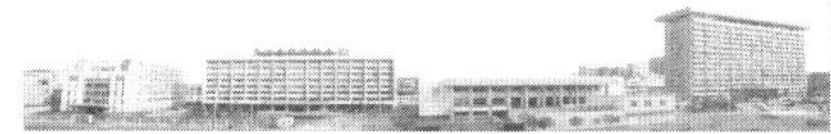

栀子、夏枯草。兼有气血不足者，加太子参、炙芪、柏子仁、远志、酸枣仁。兼有痰湿内蕴等证，加陈皮、半夏、竹茹、浙贝母、胆南星。均在月经前10日左右开始服药，服至月经第三、四天停止服药。另外，经行乳房胀痛，经行情志异常均连续服用2～3个月经周期，可收到明显效果。

（三）在脾胃病中的应用

脾胃病往往兼见胃脘部痞满、胀闷、嗳气、吐酸、纳呆、胁胀、腹胀等症，反复发作，久治难愈，甚则可见吐血、黑便、呕吐、腹痛等，包括现代医学的急慢性胃炎、消化性溃疡、胃神经官能症、胃癌及部分肝胆胰疾病。发病大多与情志不畅、饮食不节、劳累、受寒等因素有关。《医学正传·胃脘痛》说："《内经》曰：'木郁之发，民病胃脘当心而痛，上支两胁痛，膈噎不通，饮食不下。'盖木气被郁，发则太过，故民病有土败木贼之候也。夫胃为脾之腑，阳先于阴，故脏未病而腑先病也。"《证治汇补·心痛·附胃脘痛》："胃之上口曰贲门，与心相连，故胃脘当心而痛，亦由清痰食积郁于中，七情九气触于内，是以清阳不升，浊阴不降，妨碍道路而为痛耳。"临床所见其病因不外寒暑湿浊犯胃，邪气客胃，气机壅滞，和降失司，饮食不节伤及脾胃，脾胃不健，运化无权，情志不畅，气机阻滞。其病因不同，病机有虚实寒热、在气在血不同，但其发病机制都有共同特点，故在治疗胃脘痛时重视气机的调治，以逍遥散为主方，疏肝调气健脾，佐以调和营卫，收到较好的临床疗效。寒邪犯胃为主可加良姜、香附、荜茇、甘松；饮食停滞加半夏、陈皮、枳壳、砂仁、焦槟榔、炒莱菔子、内金、焦三仙等；痰湿阻滞加半夏、枳壳、竹茹、浙贝母；肝气犯胃加川楝子、郁金、香橼、绿萼梅；肝郁化热加丹皮、炒栀子；脾胃虚寒加炙黄芪、桂枝、良姜；胃阴不足加黄精、玉竹、麦冬；瘀血停滞加五灵脂、蒲黄、檀香、丹参；胃脘疼痛较甚者加元胡；胃脘胀闷不畅或气窜作疼者，先生善用佛手、大腹皮、白蔻、砂仁、玳玳花；兼有泛酸加川连、吴茱萸（左金丸）、瓦楞子、乌贼骨、浙贝母；兼有恶心呕吐者加沉香、旋覆花、代赭石。

二、精神疾病的临床治疗

先生长期进行精神疾病的中医药治疗临床研究。现代医学的精神分裂症、情感型精神障碍、神经官能症、心因性精神障碍、情感性精神病、脑病所致精神障碍等均属于中医"狂病""癫病""郁病"的范畴。

清代叶天士《临证指南医案·癫》云："狂由大惊大恐，病在肝胆胃经，三阳并而上升，故火炽则痰涌，心窍为之闭塞。癫由积忧积郁，病在心脾包络，三阴蔽而不宣，故气郁则痰迷，神志为之混淆。"《难经·二十难》有"重阳则狂，重阴则癫"等有关论述，阐明了各种病因病机引发的精神疾病大都与气郁、痰火有密切关系。通过临床实践，先生提出精神疾病以气郁痰火立论的学术思想，并制定了三种常见精神疾病的诊疗方案，应用于我院精神疾病科的临床治疗，并纳入国家中医药管理局"十一五"重点专科精神疾病协作组诊疗方案中。

（一）狂病

狂病是因情志刺激，阴阳失调，痰火内扰，瘀血阻滞，扰乱神明，心神失主，以神志错乱、精神亢奋、打骂呼叫、躁狂不宁、动则多怒为特征表现的精神疾病。

根据《素问·至真要大论》所述"诸躁狂越，皆属于火"及明代李梴在《医学入

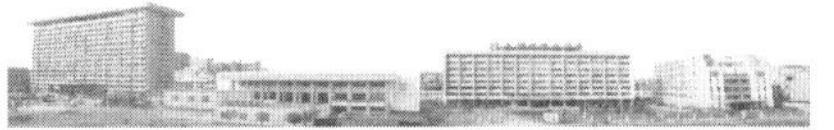

门》所述“狂者，凶狂也……此心火独盛，阳气有余，神不守舍，痰火壅盛使然”，辨证分型及治疗如下：

1. 痰火上扰型

症状：起病急骤，先有性情急躁，头痛失眠，两目怒视，面红目赤，突发狂乱无知，骂詈号叫，不避亲疏，毁物伤人，不食不眠。舌红绛，苔黄腻或黄燥而垢，脉弦滑数。

治法：清心泻火，涤痰醒神。

处方：生铁落（先煎取汁）50g，青礞石 30g，黄芩 12g，生大黄 15～30g，茯苓 15g，陈皮 10g，半夏 10g，枳壳 10g，竹茹 10g，甘草 10g。

针灸治疗：水沟穴，雀啄泻法，捻转 1 分钟。中脘、丰隆、行间用提插捻转泻法，日久气滞血瘀证出现可加血海、合谷、太冲。

若气郁日久，气血凝滞，瘀热互结，舌紫暗，有瘀斑，少苔或薄黄干苔，脉弦细，则以癫狂梦醒汤加味，或加服本院制剂清热醒脑丸（青礞石、黄芩、生大黄、川连、栀子、胆星、陈皮、半夏、枳壳、竹茹、天竺黄）。

2. 火热伤阴型

症状：发作日久，时作时发，势已较缓，妄言妄为，呼之已能自治，但有疲惫之感，寐不安，多言善惊，时而烦躁，形瘦，口干，便难。舌红，脉细数。

治法：育阴潜阳，交通心肾。

方药：二阴煎合琥珀养心丹加减治疗，或本院协定处方。

生地 12g，麦冬 10g，川连 10g，酸枣仁 30g，远志 12g，生龙齿 30g，琥珀 4g。

日 1 剂，水煎 400mL，分两次服。

针灸治疗：水沟穴，雀啄泻法，捻转 1 分钟。内关、劳宫穴用提插捻转泻法。三阴交、神门穴用捻转补法。

以上均采用快速进针法，得气后不留针，每日 1 次，两周为一疗程，共治疗 8 周。针刺时对患者进行约束看管，防止出现意外。

（二）癫病

癫病是因精神刺激，情志不畅，气郁痰结，蒙蔽神明，或因脑部疾患，中毒伤神等所致，常与先天遗传、性格特征等因素有关，以神志错乱、心情抑郁、表情淡漠、沉默痴呆、语无伦次、静而少动为主要表现的脑部疾病，主要见于现代医学的精神分裂症、忧郁症、强迫症等。《素问·举痛论》曰：“百病生于气也……惊则气乱，惊则心无所依，神无所归，虑无所主，故气乱矣。”虞抟在《医学正传》提出：“癫为心血不足。”《难经·二十难》曰：“重阴则癫。”

其辨证分型治疗如下：

1. 痰气郁结型

症状：精神抑郁，表情淡漠，沉默痴呆，时而叹息，言语无序或喃喃自语，多疑多虑，喜怒无常，秽洁不分，口黏多痰，不思饮食。舌红苔腻，脉弦滑。

治法：疏肝解郁，行气祛痰。

方药：逍遥散、顺气导痰汤加减。

柴胡 10g，郁金 10g，菖蒲 10g，茯苓 10g，陈皮 10g，半夏 10g，竹茹 10g，甘草 10g。

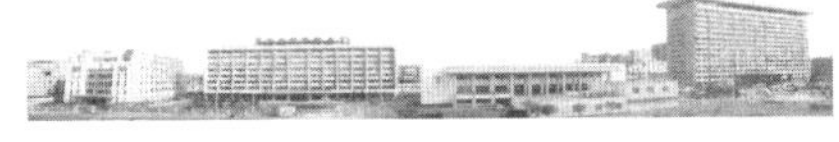

若表情呆钝，言语错乱，神思迷惘，目瞪不瞬，舌苔白腻，可用汤剂送服苏合香丸。若烦躁不宁，舌红苔黄，脉滑数，可加川连、胆星、天竺黄、海浮石。

针灸治疗：印堂穴用雀啄泻法1分钟；丰隆、膻中、大陵穴用捻转泻法1分钟。以上用快针，不留针，每日1次，2周一疗程。

2. 心脾两虚

症状：神思恍惚，魂梦颠倒，心悸易惊，喜悲欲哭，言语无序，肢体困乏，食欲锐减，便溏。舌红苔薄，脉细无力。

治法：益气养心。

方药：养心汤、越鞠丸加减。

党参12g，远志10g，五味子10g，香附10g，茯苓12g，苍术10g，神曲12g，柏子仁15g，红景天12g，炙甘草10g，酸枣仁15g。

或用本院制剂安神解郁丸（主要成分柴胡、川楝子、白芍、夜交藤、当归、茯苓、酸枣仁、郁金、菖蒲、橘叶、琥珀、合欢花、甘草），每日2次，每次1~2丸；或用复神健脑液。

针灸治疗：神门、足三里、三阴交穴用捻转补法；大陵、膻中穴用捻转泻法1分钟；百会穴用平补平泻法，不留针。每日1次，2周一疗程，共治疗8周。

（三）郁病

郁病是由情志不舒，气机郁滞而致，主要表现为心情抑郁、情绪不宁、胁肋胀痛、胸中满闷，或易怒善哭，以及咽中如异物梗塞、失眠等一系列症状，包括现代医学中的抑郁症、更年期综合征、癔病、焦虑症等。《灵枢·本神》曰："愁忧者，气闭塞而不行。"《医经溯回集·五郁论》中说："凡病之起也，多由乎郁，郁者，滞而不通之意。"《丹溪心法·六郁》也提到"人身诸病，多生于郁。"可见情绪波动，失其常度，则气机郁滞，日久不愈，变生多端。

1. 辨证治疗

（1）肝气郁结型

症状：精神抑郁，情绪不宁，面色晦暗，胸胁胀痛或脘痞，嗳气，善太息，夜寐不安，月经不调。舌质暗或有瘀斑，苔薄白略腻，脉弦。

治疗：疏肝解郁，理气畅中。

方药：以柴胡疏肝散加味治疗。

柴胡10g，香附10g，枳壳10g，青陈皮各12g，苏梗12g，杭芍15g，川芎12g，甘草10g。

或用本院制剂胃炎灵颗粒（主要为川楝子、厚朴、香附等），有瘀血证加丹参、郁金、元胡等活血药。

针灸治疗：百会、印堂、四神聪、太冲。百会、印堂、四神聪用平补平泻法，太冲用泻法。每日1次，每次留针30分钟，10次为一疗程。

（2）痰气郁结型

症状：精神抑郁，胸部闷塞，胁肋胀满，沉默寡言，多痰口黏，咽中如哽，吞之不下，咯之不出，或惊恐不安，夜不能寐。舌尖边红，苔腻，脉弦滑。

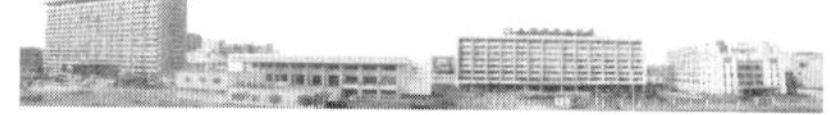

治法：疏肝解郁，行气化痰。

方药：半夏厚朴汤、温胆汤加味（本院协定处方）。

半夏 10g，枳壳 10g，厚朴 10g，川楝子 10g，杭芍 10g，陈皮 10g，苏梗 10g，竹茹 10g，茯苓 10g，甘草 6g。

或服本院制剂解郁安神丸（柴胡、川楝子、白芍、夜交藤、当归、茯苓、枣仁、郁金、菖蒲、橘叶等）。

针灸治疗：肝俞、丰隆、内关用平补平泻法，膻中向下平刺泻法。每日 1 次，每次留针 30 分钟，10 次为一疗程。

（3）忧郁伤神型

症状：精神恍惚，心神不宁，多疑易惊，悲伤善哭，喜怒无常，或时时欠伸，或手舞足蹈，骂詈喊叫等。舌淡尖红，脉弦细弱。

治法：养心安神，甘润缓急。

方药：甘麦大枣汤加味（院协定处方）。

当归 12g，生地 10g，珍珠母 30g，甘草 10g，淮小麦 30g，郁金 10g，合欢花 15g，枣仁 20g，柏子仁 15g。

针灸治疗：神庭、神门、四神聪、内关、三阴交用平补平泻法。每日 1 次，每次留针 30 分钟，10 次为一疗程。

（4）心脾两虚型

症状：善思多虑不解，胸闷，心悸，神疲倦怠，失眠健忘，面色萎黄，头晕，易汗，纳谷不化，便溏。舌淡苔白，脉沉细。

治法：健脾养心，补益气血。

方药：归脾汤加减（本院协定处方）。

党参 10g，茯苓 10g，炒白术 12g，黄芪 10g，当归 12g，枣仁 15g，远志 10g，郁金 10g，甘草 10g。

或用本院制剂神衰灵颗粒（酸枣仁、石菖蒲、龙骨、牡蛎等）。

针灸治疗：脾俞、胃俞、神门、心俞、太冲、百会用捻转平补平泻法。每日 1 次，每次留针 30 分钟，10 次为一疗程。

（5）心肾不足型

症状：情绪不宁，心悸，健忘，失眠，多梦，五心烦热，盗汗，腰膝酸软，口干。舌红少苔，脉细数。

治法：滋养心肾。

方药：天王补心丹、六味地黄丸加减（协定处方）。

生地 12g，山药 15g，天冬 12g，麦冬 12g，玄参 12g，茯苓 12g，五味子 10g，柏子仁 15g，枣仁 15g。

或用本院制剂入神Ⅱ号胶囊（柏子仁、麦冬、党参、枣仁、玄参、丹参、五味子、茯苓、远志、当归、川连、黄芩等）。

针灸治疗：肾俞、心俞、太溪、百会、志室。肾俞、心俞、太溪、志室用提插捻转补法，百会用捻转补法，每日 1 次，每次留针 30 分钟，10 次为一疗程。

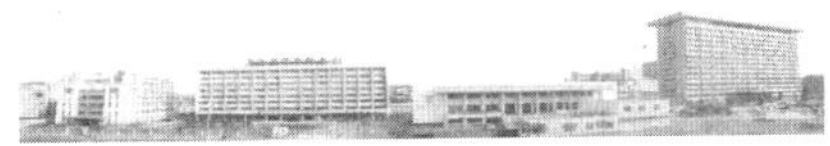

2. 心理治疗

先生在精神疾病治疗中，除运用药物、针灸治疗外，重视中医特色的心理治疗方法，针对精神疾病患者的病因、个体特征和社会环境而分别采用疏泄开导法、相反调治法等。

（1）疏泄开导法

《素问·汤液醪醴论》曰：“嗜欲无穷，而忧患不止，精气弛坏，荣泣卫除。”疏泄开导法是运用各种方式以疏泄、开导，改善或调整患者的精神情志忧患，使不良心理得以纠正，七情得以调畅的治疗方法，适用于因长期思念，持续消极情绪和情志（忧、愁、恨、悲）等原因引起的精神疾病。包括以下方法：

①语言开导法：遵《灵枢·师传》所述：“告之以其败，语之以其善，开之以其所苦。”通过语言劝说、安慰，使患者发泄心中怨情，从而消除患者的焦虑、紧张、恐惧，给患者提供心理支持。使用本法时，首先做到话语切忌简单，依赖于医生的威信功能，主要适用于因惊惑所致的病证。

②暗示诱导法：用含蓄间接的方法对患者异常的心理状态施加影响，诱导患者接受医生的治疗意见，树立某种情感，去改变其原有的情绪和行为。本法与语言开导法有相似之处，但暗示诱导疗法作用于情感和意志方面是在患者不知不觉中进行，而语言开导法是在患者知觉的情况下进行，两者同中有异。此法和现代医学所用的暗示疗法基本相同。

（2）相反调治法

相反调治法是中医心理治疗的另一特色，也是先生临床常用的方法。此法是针对因激情所致病证而运用的某种治疗方式，对患者的心理和情感产生一定的强制作用。适用于因一时的狂喜、暴怒、大悲、骤惊等情感所引起的精神疾病，治疗时根据五行五志相生相克、相乘相侮等理论，用一种情感去抑制这种情感，以打破患者情感上的恶性循环，从而建立新的良性循环。

①以情胜情法：《儒门事亲》提出“以五行相胜之理治疗”，即用一种情感活动调节某种因情感刺激而引起的疾病，以消除情感障碍，纠正不良心理。如：

悲胜怒。《素问·阴阳应象大论》曰：“怒伤肝，悲胜怒。”临床可通过唤醒患者的悲伤感情，以治疗郁怒的精神疾病。

恐胜喜。《素问·阴阳应象大论》曰：“喜伤心，恐胜喜。”多用恐吓以治疗因喜乐过极所致的精神疾病，如强迫症和忧虑症。

喜胜忧。《素问·阴阳应象大论》曰：“忧伤肺，喜胜忧。”即用喜去唤醒患者精神上的喜悦、欢乐，这对精神疾病康复期调治及抑郁症、神经症治疗有积极作用。

怒胜思。《素问·阴阳应象大论》曰：“思伤脾，怒胜思。”临床以污辱欺罔之语言激怒患者，使忧思之情感得以缓解。

思胜恐。《素问·阴阳应象大论》曰：“恐伤肾，思胜恐。”系令患者反省自责，以解除恐惧心理，从而使其获得精神上的轻松、愉快而痊愈。

②威慑镇定法：即用威慑行为诱发患者恐惧的情感，以镇定异常精神状态的一种心理治疗方法，多用于患者自身无法控制的身心病证。治疗时采用恐怖境地，以威严仪容、高声锐语，令患者在威慑事件刺激下，使精气收敛，理智恢复。运用此方法时需注意刺激量、刺激时间和患者心身情况，不可妄施其法，以免造成新的心理障碍。亲切的语言、生

动的比喻才能疏导、影响患者的心理活动，以恢复心理平衡。根据患病程度不同，可采取一般语言开导和个别深入的语言开导治疗。

③顺意从情法：指顺从患者的情绪、意志，满足患者身心的必要需求，以改善其不良的情志状态，纠正心身异常的治疗方法。张景岳提出："其思虑不能而致病者，非得情疏愿遂，多难取效。"《医说·心疾健忘》曰："与其畏病而求医，孰若明理以自求？与其有病而治以药，孰若抑情而预治？情斯可抑，理亦渐明，能任理而不任情，则所养可谓善养者矣。防患却疾之要，其在兹乎。"采用顺其自然法，主要要求患者改变个人的主观意图，顺从其客观自然状态。如果个人的主观愿望不能实现，就会增加烦恼和痛苦，加重精神负担，只有顺其自然，在接受烦恼的同时积极行动，带着烦恼和症状去做应做的事，才能使病情向愈。顺意从情法或顺其自然法与当前现代精神病学的森田疗法是一致的。

④移精变气法：《素问·移精变气论》曰："古之治病，惟其移精变气，可祝由而已。"本法通过讲述患者发病原因，指导纠正不良精神态度，通过行为舞蹈等祝由形式调动患者积极因素，转移患者对痛苦的注意力，使恶劣精神状态得以调整改善，形成良好的精神内守状态，恢复正常生理。

先生遵《素问·阴阳应象大论》所述："肝在天为风，在地为木，在音为角，在志为怒；心在天为热，在地为火，在音为徵，在志为喜；脾在天为湿，在地为土，在音为宫，在志为思；肺在天为燥，在地为金，在音为商，在志为忧；肾在天为寒，在地为水，在音为羽，在志为恐。"先生依据角、徵、宫、商、羽五音和五脏、五志的辨证治疗关系，和刘宝忠主任一起，与唐邦医疗器械公司共同研制了音乐针灸穴位治疗仪。该方法是在电针和脉冲的基础上配合音乐疗法，吸取电针和脉冲的治疗特点，具有刺激经穴和音乐治疗双重作用。临床根据患者的辨证分型不同，选用不同的针灸脉冲穴位，进行针灸或脉冲治疗，达到疏通经络、调和气血、补虚泻实的目的。这种音乐、针灸、脉冲同步疗法治疗精神疾病和心身疾病，效果比单纯音乐疗法、单纯针灸、脉冲疗法有明显的提高。

三、化浊蠲痹汤治疗胸痹

《症因脉治·胸痛论》指出："内伤胸痛之因，七情六欲，动其心火，刑及肺金；或怫郁气逆，伤其肺道，则痰凝气结；或过饮辛热，伤其上焦，则血积于内，而闷闷胸痛矣。"随着人们日常生活方式的改变，过食肥甘厚味，嗜酒成癖，追求安逸，缺少锻炼，形体肥胖，均可聚湿生痰；或工作压力过大，精神紧张，情志不舒，喜怒忧思过度，肝气郁结，脾失运化，不能输布津液，聚湿生痰，胸阳不足，阴邪搏结，滞留胸中，则窒塞阳气，发为胸痹。同时，"气为血帅，气行则血行"，痰浊积聚日久，影响气机运行，气滞则血运不畅，瘀血内停，脉络瘀阻，心失所养则胸痹时作。本证型临床主要表现为：左侧胸部或膻中处突发憋气，闷而痛，疼痛性质为隐痛、胀痛、刺痛、绞痛。疼痛常可窜至肩背、前臂、胃脘部，兼有气短、心悸、纳呆、痰多、口黏、面色晦暗、头身沉重、舌质紫暗或舌下脉络紫胀、舌苔白腻或黄腻、脉滑或弦。其发病特点为突然发病，时作时止，反复发作。多因情绪波动，气候变化，饮食不节，劳累过度而诱发。

先生在《金匮要略·胸痹心痛短气病脉证治》："阳微阴弦，即胸痹而痛，所以然者，责其极虚也。今阳虚知在上焦，所以胸痹心痛者，以其阴弦故也"的指导下，自拟化浊蠲痹汤，治疗痰浊瘀阻型胸痹。化浊蠲痹汤组成：瓜蒌 20g，薤白 10g，半夏 10g，丹皮

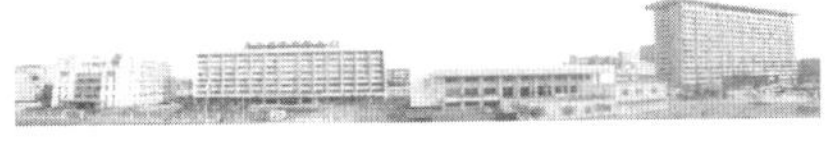

10g，炒栀子 10g，当归 12g，赤芍 12g，柴胡 12g，炒白术 12g，茯苓 12g，陈皮 10g，枳壳 10g，天竺黄 15g，檀香 10g，丹参 20g，砂仁 10g，三棱 12g，莪术 12g，太子参 12g，红景天 15g，三七 10g。

本证患者痰浊、气滞、瘀血互为因果，共同为患。《丹溪心法·卷二·痰十三》云："善治痰者，不治痰而治气，气顺则一身之津液。亦随气而顺矣。"故本方在涤痰通络、化浊蠲痹的同时，重用三棱、莪术、三七行气破血逐瘀，并配伍太子参、红景天扶正固护心阳，使破瘀止痛而不伤正，治标固本同行，并重视调畅气机之药物的应用。若患者苔黄腻，有热象，可将薤白改为川连 12g。

患者服药 4 ~ 8 周，胸痛等临床症状、体征明显缓解或消失，心电图得以改善。

医案选介

一、崩漏

王某，女，42 岁，已婚。2010 年 6 月 20 日初诊。

主诉及病史：半年来月经不正常，超前错后，此次因房屋搬迁发生口角，致经来 3 周，淋漓不断，于本月 10 日突然下血量多，血行不畅，色紫暗有块，块下则腹痛减少，少腹拒按，乳房及两胁肋胀痛，性急易怒，口干目眩，乏力，气短，形体消瘦，面容少华。舌质红有瘀斑，苔白略腻，脉弦涩。

诊断：崩漏（证属肝郁气滞，导致血瘀之症）。

治法：疏肝理气，化瘀止痛。

处方：丹皮 12g，栀子 10g，当归 12g，白芍 15g，茯苓 12g，柴胡 12g，炒白术 15g，橘叶 15g，五灵脂 15g，蒲黄 15g，元胡 15g，三七块 10g，仙鹤草 20g。

日 1 剂，水煎 400mL，分两次服。

二诊：2010 年 6 月 23 日。上方服药 3 剂，血量减少，腹痛减轻，乳房及两胁肋痛均消失，再拟扶正益气、养血固经法。

处方：当归 15g，炙黄芪 20g，川芎 10g，杭芍 20g，熟地 15g，太子参 15g，炒白术 12g，茯苓 15g，阿胶（烊化）20g，陈棕炭 20g，仙鹤草 20g，地榆炭 20g，五味子 10g。

7 剂，日 1 剂，水煎 400mL，分两次服。

三诊：2010 年 6 月 30 日。经血已净，体力增加，已无气短症状，腹痛已除，但仍感头晕，口干，腰膝酸软。舌质红少苔，脉沉细。再拟益气滋阴、补肾清肝法。

处方：丹皮 10g，炒栀子 10g，当归 12g，杭芍 15g，柴胡 12g，玄参 10g，炒白术 15g，生地 12g，山药 15g，泽泻 10g，山萸肉 12g，炙黄芪 20g，太子参 15g，枸杞子 20g，旱莲草 15g，女贞子 15g。

日 1 剂，水煎 400mL，分两次服。

四诊：2010 年 7 月 14 日。上方服药 14 剂，面色红润，精力充沛，已无腰膝酸软、眩晕口干等症，饮食正常，嘱其停药自行调节。

五诊：2010 年 8 月 20 日。患者自述月经即至，有时心情易怒，乳房稍胀痛，腰膝酸软，舌淡红少苔，脉弦细，拟疏肝补肾调经法。

处方：丹皮 10g，栀子 10g，当归 12g，杭芍 11g，柴胡 10g，玄参 12g，炒白术 15g，太子参 12g，旱莲草 15g，女贞子 15g，橘叶 15g，益母草 20g，元胡 15g，三七块 10g。

日 1 剂，水煎 400mL，分两次服。

六诊：2010 年 8 月 27 日。服上方 7 剂后月经来潮，稍有腰酸腿软，余无不适。

【按】患者因情志失调，气机不畅，气滞血瘀，血瘀则痛，故少腹拒按；由于瘀阻经脉，血不归经，故血量淋漓不断，突然下血而多，此心情郁结肝气不舒，气病及血，血流淤滞而外溢，为离经之血，属病理之血瘀。《丹溪心法附余·崩漏》中论述：“治法初用止血，以塞其流，中有清热凉血，以澄其源，末用补血，以还其旧。”此即“塞流”“澄源”“复旧”治崩三法。本案初用加味逍遥散化瘀止血，“塞流”“澄源”，而后用益气补血、补肾调肝法固本复旧而病愈。

二、泄泻（直肠癌术后并发症）

邢某，男，76 岁。初诊：2012 年 5 月 29 日。

主诉：近半年大便每日 20 余次，伴肛门下坠。

现病史：患者 2011 年 5 月 20 日到某医院检查诊断为直肠癌，行保肛手术治疗术后出院，并进行化疗。近半年，大便每日 20 余次，量少不爽，不成形，伴有肛门下坠，心烦易怒，纳差，寐欠安。

既往史：患直肠癌 1 年。

查体：患者行动自如，面色㿠白，神倦乏力，精神不振，情绪不稳，语言无力，气短，舌淡有齿痕，边稍红，苔白腻，脉沉弦细。

西医诊断：直肠癌术后并发症。

中医诊断：泄泻。

治法：疏肝健脾，化湿和胃。

处方：丹皮 10g，栀子 10g，当归 12g，杭芍 15g，柴胡 12g，茯苓 12g，白花蛇舌草 20g，半枝莲 15g，炙黄芪 15g，炒白术 10g，陈皮 10g，半夏 10g，枳壳 10g，竹茹 10g，太子参 15g，橘叶 15g，白蔻 10g，砂仁 6g，麻仁 30g，萆薢 15g，薏苡仁 30g，焦槲片 15g，炒莱菔子 15g，鸡内金 15g，焦三仙 30g。

7 剂，日 1 剂，水煎 400mL，分两次服。

二诊：2012 年 6 月 5 日。服药 7 剂后患者饮食较前好转，情绪较稳定，心烦易怒、恶心症状基本消失，但大便每日 7～8 次，已无下坠感，仍觉乏力，食后胃脘及腹部胀满不适，排气则舒，并觉肢冷畏寒，舌淡，苔薄白，脉弦细，尺部沉。拟疏肝健脾、补肾固涩法。

处方：柴胡 12g，茯苓 12g，白花蛇舌草 20g，半枝莲 15g，炙黄芪 20g，炒白术 10g，陈皮 10g，半夏 10g，大腹皮 15g，五味子 10g，太子参 15g，肉蔻 10g，白蔻 10g，砂仁 10g，芡实 15g，诃子肉 15g，补骨脂 10g，吴茱萸 10g，焦槲片 15g，炒莱菔子 15g，鸡内金 15g，焦三仙 30g，红景天 15g，佛手 15g。

14 剂，日 1 剂，水煎 400mL，分两次服。

三诊：2012 年 6 月 20 日。患者服上方后已无气短、乏力感，手足畏寒消失，饮食基本恢复正常，食后偶有胃脘及腹部胀满，大便基本成形，每日 2～3 次，已无肛门下坠感，

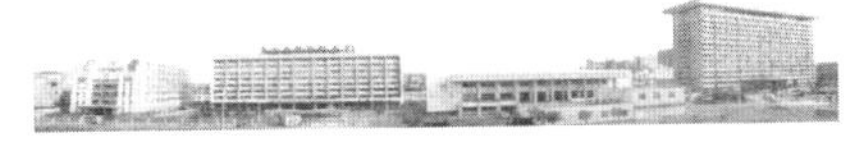

舌淡有齿痕，少苔，脉沉细，拟原方加味服用14剂。

四诊：2012年7月5日。患者服药后自觉情绪舒畅，精力充沛，饮食正常，排便日1～2次，便后无不舒畅感。拟原方加味，配丸药巩固治疗。

3个月后追访，患者生活起居如常人。

【按】患者手术后元气大伤，加之术后排便不畅等，使其失去生活信心，情绪不稳，肝气郁结，肝气乘脾，致脾不健运，湿邪停留，故胃脘胀闷不畅，不思饮食，纳呆，口黏痰多。在治疗时首先应在固本基础上疏肝健脾和胃，恢复脾胃后天之本功能；后期以健脾补肾固涩为主，兼以疏肝，巩固前一段疗效，使肾气足，脾气恢复运化，而大便逐渐恢复正常。在治疗过程中嘱患者每日分早晚两次做提肛运动，每次30分钟，经治疗后患者已恢复正常生活。

三、阴疽（淋巴结核）

王某，女，26岁，未婚，职员。2011年3月15日初诊。

主诉：左侧腋下、腹股沟处有溃破伤口，无疼痛。伴心悸、气短、乏力。

现病史：患者5年前不明原因出现左侧腋下、腹股沟处破溃，到某医院就诊，诊断为“淋巴结核”。给予口服及药物外敷，好转。近几年病情反复发作，时好时坏。1月前病情再次发作，并出现心烦易怒，纳少，多梦，大便溏薄，每日3～4次，倦怠无力，四肢畏寒。

月经史：患者月经周期正常，量少，色淡红。

查体：体温37.1℃，心率80次/分，律齐。呼吸20次/分。患者身体稍胖，面色㿠白。左侧腋淋巴结破溃伤口2cm×2cm，左侧腹股沟淋巴结伤口破溃2.5cm×2cm，伤口不红肿，分泌较多，为白色液体，稀薄无味。舌淡有齿痕，苔白略腻，脉沉弦。

中医诊断：阴疽。

西医诊断：左侧腋下、腹股沟淋巴结核。

治法：疏肝健脾，温肾利湿。

处方：参苓白术汤加减。

柴胡12g，茯苓10g，炒白术12g，当归12g，杭芍15g，太子参15g，炙黄芪15g，扁豆20g，陈皮10g，山药30g，半夏10g，枳壳10g，竹茹10g，薏苡仁30g，鹿角片15g，菟丝子15g，甘草10g，郁金10g，菖蒲10g。

7剂，日1剂，水煎400mL，分两次服。同时在我院外科换药，每天1次。

二诊：2011年3月22日。服药后心悸、气短、乏力稍好转，左侧腋下及腹股沟破溃伤口分泌脓液较前减少，舌淡，苔白略腻，脉沉弦。拟原方改为太子参20g，炙黄芪20g，继服7剂。坚持到外科换药。

三诊：2011年3月29日。服药后觉心烦易怒好转，情绪稳定，乏力倦怠、肢冷明显好转，破溃伤口1.0cm×1.0cm，1.5cm×1.0cm，明显缩小，分泌脓汁减少，月经提前2日来潮，量少。舌淡，苔薄白，脉弦细沉。由于患者月经量少，四诊合参，拟健脾利湿、温肾活血为主。

处方：柴胡12g，茯苓15g，炒白术15g，当归12g，杭芍15g，太子参15g，炙黄芪20g，扁豆30g，陈皮10g，山药20g，半夏10g，益母草20g，泽兰20g，薏苡仁30g，鹿角

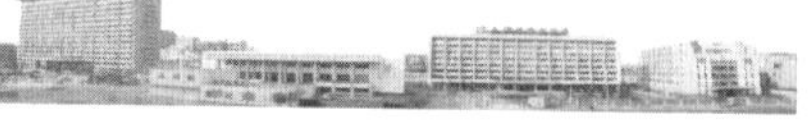

片15g，菟丝子15g，牛膝12g，郁金10g，菖蒲10g，元胡15g，土鳖虫15g，甘草10g。

7剂，日1剂，水煎400mL，分两次服。同时在我院外科换药，每天1次。

四诊：2011年4月6日。服药后此次月经量较前明显增多，无块，无腹痛。患者精神较前明显好转，自述偶有气短乏力，四肢较前温暖，舌淡有齿痕，苔薄白，脉沉细，破溃伤口分泌脓汁明显减少。拟原法去调经药物，加巴戟天10g，继服7剂。

五诊：2011年4月13日。患者精神充沛，面色红润，自述已无气短乏力，四肢温暖，破溃伤口分泌脓液少量，缩小至0.5cm×0.5cm，0.7cm×0.5cm，将近愈合，舌脉同前。拟原法继服汤7剂，坚持外科换药。

六诊：2011年4月20日。患者来诊，自述无不适，伤口基本愈合，没有分泌物渗出，舌淡少苔，舌质稍胖嫩，苔薄白，脉沉细。拟原法配丸药一料，继服以巩固治疗。

【按】此患者由于性格内向，少言寡语，肝郁日久，克伐脾土而致脾虚。脾阳不足，运化水谷和水湿失司，加之肾阳虚弱，脾肾阳虚，托毒无力，导致阴疽伤口日久不愈合。治疗重点是补气健脾，温运脾阳。另外，通过补肾阳而达到温脾阳，使脾气健旺，正气充足而托毒外出，促进伤口愈合。

四、不寐

耿某，男，55岁。2011年6月25日初诊。

主诉：失眠1周，近3天加重，伴头晕。

现病史：患者1周前因被骗损失6万元，导致心情抑郁，心烦易怒，眩晕，彻夜不眠，胃脘及两胁肋痛，口黏有痰，不思饮食，大便秘结。3天前出现头晕，头胀。

既往史：患者睡眠欠佳。

查体：患者体型较胖，语言较少。舌尖边红，苔黄腻，脉弦滑。

治法：清胆利湿，化痰安神。结合中医心理疏导。

中医诊断：不寐（肝郁气滞型）。

处方：夏枯草15g，柴胡12g，炒栀子10g，黄芩12g，车前子10g，泽泻10g，茯神30g，川楝子10g，陈皮10g，半夏10g，枳壳10g，竹茹10g，生龙牡各30g，珍珠母30g，夜交藤20g，酸枣仁30g，佛手15g，白蔻仁15g，砂仁10g，焦三仙30g，郁金10g，菖蒲10g，生大黄12g。

7剂，水煎服，日1剂，分两次服用。

二诊：2011年7月2日。上方服7剂，并结合中医心理疏导法，心烦易怒、眩晕及两胁胀闷好转，大便日一行，通畅，仍口黏有痰，难以入睡，每日睡眠不足2小时，舌尖边红苔腻，脉弦滑，拟疏肝化痰安神法。

处方：丹皮12g，炒栀子10g，当归12g，杭芍15g，柴胡12g，茯神30g，炒白术12g，陈皮10g，半夏10g，枳壳10g，竹茹10g，夜交藤30g，生龙齿30g，磁石30g，五味子20g，琥珀3g（冲服）。

日1剂，水煎400mL，分两次服，继续中医心理疏导法。

三诊：2011年7月10日。上方服药7剂，并结合中医心理疏导法，眩晕、胃及两胁肋痛消失，口黏有痰较前好转，但入眠不足4小时，且入睡困难，多梦易惊醒，舌边尖红，苔略黄腻，脉弦细。拟化痰镇惊、养血安神法。

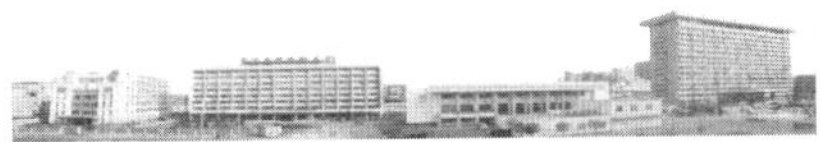

处方：丹皮 10g，栀子 10g，柴胡 12g，竹茹 10g，陈皮 10g，半夏 10g，枳壳 10g，杭芍 15g，生龙齿 30g，磁石 30g，紫贝齿 30g，焦三仙 30g，生铁落 60g（先煎取汁），夜交藤 20g，合欢花 15g，琥珀 3g（冲服）。

水煎服，日 1 剂，分 3 次服用。

另：茯神 30g，酸枣仁 30g，五味子 15g，单包，煎 1 次，与睡前服的汤剂一起服用。

四诊：2011 年 7 月 18 日。上方服药 7 剂，夜晚能入睡，睡眠达 6 小时，眩晕、头痛消失，情绪缓解，心情较前舒畅，饮食基本正常，舌尖稍红，苔薄略黄，脉弦细，拟原法继服 7 剂。

五诊：2011 年 7 月 27 日。服上方 7 剂，自然入睡，睡眠 6～7 小时，少梦，心情舒畅，已正常上班，嘱其生活规律，多与人交流沟通，不用继续服药。

【按】本案病例为肝郁化火，痰火扰神而致失眠，《素问·阴阳应象大论》曰："阴在内，阳之守也；阳在外，阴之使也。"明代戴思恭《证治要诀·不寐》云："有痰在胆位，神不归舍，亦令不寐。"肝郁化火，暴受惊骇，脾失健运，化湿生痰，肝郁痰火上扰心神，阴阳失调，营卫失和，阳不入阴而发病。治疗中先去其因，清肝化痰，后治其本，重镇安神，得以安睡。方中茯神安神，可治心惊、失眠，现代药理研究有镇静作用，但用于失眠剂量要重。酸枣仁养心安神，治疗失眠，现代药理研究有镇静催眠作用。五味子宁心安神，治疗失眠多梦，现代药理研究有明显镇静作用。这三种药晚间煎汤服用，药效集中，短期能起催眠作用。生铁落，《本草纲目·卷八·铁落》曰："平肝去怯，治善怒发狂。"现代药理研究有一定的镇静作用。

五、胸痹

许某，女，62 岁。2012 年 9 月 21 日初诊。

主诉：胸闷憋气多年，加重 1 个月。

现病史：患者诉多年来时有胸闷憋气，气短，乏力，活动后明显，在某医院诊断为"冠心病"，长期口服扩冠类药物治疗。近 1 个月来，胸闷憋气不适较前加重，胸中窒闷疼痛，疲劳，痰多，腰部疼痛，纳呆，寐欠安。舌色紫暗，苔白腻根黄，脉象沉弦。

中医诊断：胸痹（痰浊瘀阻型）。

西医诊断：冠状动脉粥样硬化性心脏病。

治法：宽胸理气，化痰散结，活血逐瘀。

处方：化浊蠲痹汤（自拟方）加减。

瓜蒌 30g，薤白 6g，半夏 10g，黄芪 15g，麦冬 10g，五味子 10g，檀香 10g，丹参 15g，砂仁 10g，车前子 10g，三棱 10g，莪术 10g，三七块 10g，女贞子 15g，旱莲草 15g，杜仲 12g，川断 12g，狗脊 15g，黄精 30g，远志 10g，柏子仁 15g。

7 剂，水煎 300mL，一天分两次服用。

二诊：患者服用上方后胸闷痛、气短症状好转，乏力及腰部酸痛亦较前减轻，但食欲一般，睡眠不佳，上方去远志，加焦三仙 30g，琥珀粉 3g（冲服）。

三诊：上方服用 14 剂后，诸症明显好转，胸闷发作甚少，嘱上方改为 2 天服用 1 剂，配合口服六味地黄丸及香砂六君丸，并嘱调畅情志，注意劳逸结合。

【按】结合患者临床症状及舌脉，胸痹诊断明确，"阳微阴弦"，当以通阳化痰为主。

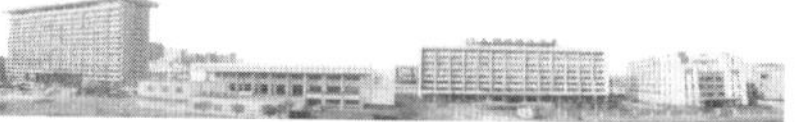

本案虚实夹杂，既有痰浊瘀阻的表现，又有气虚阳亏的征象，故辅以益气及补肾之法，只有多方面兼顾，才能在胸痹的治疗中取得较好的临床疗效。自拟化浊蠲痹汤基本处方为：瓜蒌、半夏、太子参、麦冬、五味子、丹参、檀香、砂仁、三棱、莪术、红景天。对于肝郁气滞明显者，常配合丹栀逍遥散丸加减；痰浊显著者，配合温胆汤加减；气虚胸阳不振者，黄芪、红景天用量可稍大；胸痹而有肝肾亏虚表现者，可辅以六味地黄丸及二至丸加减。胸痹病多反复发作，故在取效后，平素应注意服用健脾补肾中成药，使得人体先后天之本都保持良好功能，利于防止疾病复发。

六、痫病

李某，男，24 岁。初诊时间：2013 年 3 月 16 日。

主诉：身体间断性抽搐 10 余年，近 1 周加重。

现病史：近 10 余年间经常发生身体抽搐。每周大发作 2 ~ 3 次，发作时间约为 10 分钟，发作时四肢抽搐，不省人事，口吐白沫，两目上视；小发作每天出现，发作时表情发呆，两目直视，约 1 ~ 5 分钟，伴有喉中痰鸣。其家属带患者多处求医，给予西药维持治疗。1 周前，患者因家属限制其活动（撕纸和折物）出现情绪波动，每天大发作 3 次，小发作 6 ~ 7 次，伴口吐白沫，两目上视。大便质软，每天 1 次，纳呆。

既往史：4 岁时因发热出现四肢抽搐，经某医院检查，诊断为“癫痫”。

查体：身体肥胖，动作僵硬迟缓，语言欠流利，反应迟钝，舌尖红，苔白腻厚，脉弦滑。

中医诊断：痫病。

治法：疏肝健脾，化痰开窍。

处方：小陷胸汤合柴胡疏肝汤、导痰汤加减。

瓜蒌 30g，川连 10g，半夏 10g，茯苓 15g，陈皮 10g，半夏 10g，枳壳 10g，竹茹 10g，胆星 10g，天竺黄 10g，金礞石 30g，生大黄 15g，僵蚕 15g，柴胡 12g，川楝子 12g，郁金 10g，菖蒲 10g，海浮石 30g，浙贝母 20g，二丑 15g，焦三仙 30g。

7 剂，日 1 剂，水煎 400mL，分两次服。

二诊：2013 年 3 月 22 日。服药后患者大便每日 2 ~ 3 次，不成形，痰鸣音明显减轻。癫痫发作有好转，本周大发作 1 次，每日小发作 2 ~ 3 次。舌尖边红，苔黄腻，脉弦滑。仍拟原法治疗，加白蔻仁 10g，砂仁 10g，鸡内金 10g 以健脾和胃。7 剂。

三诊：2013 年 3 月 28 日。诸症均有改善，每日小发作 2 ~ 3 次，时间短暂，不足 1 分钟，舌尖稍红，苔黄腻好转，脉弦滑。仍拟原方，继服 7 剂。

四诊：2013 年 4 月 3 日。患者来诊，已听不到痰鸣音，两目稍灵活，动作僵硬缓和，家属述其心烦易怒也明显减轻。本周未有大发作，每日偶尔小发作 1 ~ 2 次，每次几秒钟。大便每日 2 次，不成形。拟原法加味，继服 7 剂。

五诊：2013 年 4 月 10 日。患者诸症均好转，饮食恢复正常，大便日 2 次，无痰鸣音，每日偶有小发作 1 次，每次约几秒钟。拟原法巩固治疗。

【按】急则治标、缓则治本是中医的治疗大法，癫痫的治疗亦应遵循此法。患者体胖，喜肉食，口黏，可以得知体内多痰湿，加之长期急躁易怒，影响肝的疏泄功能，导致升降失衡、疏泄失常的病理变化。如《灵枢·百病始生》云：“若内伤于忧怒则气上逆，气上逆则六输不通，温气不行，凝血蕴里而不散，津液涩渗，著而不去，而积皆成矣。”故产生血液运行和水液代谢的病变。肝失疏泄，气机阻滞，进而肝木克伐脾土，脾之健运失职，湿邪不运，聚湿生痰，痰湿进一步加重，水谷运化失调，引起饮食不佳、大便不畅。癫痫发作是由于痰湿所致，故应从痰论治，治以化痰、通便为主，佐以疏肝，可收到较好效果。

七、狂病

病案 1

杨某，男，23 岁。初诊时间：2011 年 8 月 10 日。

主诉：失眠，伴妄想 10 余年，近 1 月加重。

病史：患者性格内向。自儿童时期对父母就过分依赖，与同学接触很少。到初中时因不适应周围的学习环境而辍学。自此以后，夜间不睡，少言寡语，心烦易怒，时常有幻听幻视，妄想。到某医院检查及治疗，诊断为精神分裂症，给予西药对症治疗。半年前，患者与父母吵闹，再次引起病情发作。

现症：夜间睡眠 1 个小时，甚至更少，头晕，心烦易怒，纳呆，恶心，大便每日 1 次，干燥，不易排出。时常有异性妄想，多语。

查体：患者形体适中，善言，舌红苔黄腻厚，脉弦滑。

西医诊断：精神分裂症。

中医诊断：狂病。

治法：清热化痰，祛瘀通便。

处方：小陷胸汤合礞石滚痰丸加味。

瓜蒌 30g，川连 10g，半夏 10g，茯苓 12g，陈皮 10g，枳壳 10g，竹茹 10g，胆星 10g，天竺黄 40g，海浮石 40g，金礞石 40g，生大黄 30g（后下），黄芩 15g，莲子心 15g，甘草 10g。

水煎服，7 剂。每日 1 剂，分两次服。

二诊：2011 年 8 月 17 日。服药后大便每日 3～4 次，量多，不成形，自觉胸中痛快，心烦易怒好转，已不恶心，但仍痰涎壅盛，舌脉同前，拟原法继服 3 周。

三诊：2011 年 9 月 12 日。患者情绪稳定，异性妄想消失，能正常回答问话，饮食较前好转，痰涎明显减少，夜晚睡眠可达 8 小时，能安静在屋中看书。舌尖稍红，苔薄略黄，脉弦略滑。拟原法继服，大黄减为 20g，巩固治疗。

【按】长期情绪不畅，久而肝郁，肝木克伐脾土，脾之健运失职，湿邪不运，聚湿生痰；肝郁日久化火，痰火郁结，蒙蔽清窍，扰乱神明而发狂病。治疗重点在于祛痰清热，祛瘀通便。

病案 2

随某，男，24 岁。初诊时间：2012 年 5 月 8 日。

主诉：心烦易怒，眩晕，伴幻听 2 年，近 1 周加重。

现病史：患者平素心烦易怒，情绪易激惹。两年前因与家人吵架引起头晕，并感到时常有人与其说话，伴有心烦、胸闷、多汗、睡眠欠佳，严重时坐立不安、外走，影响正常生活。1 周前又因家事引起病情发作。

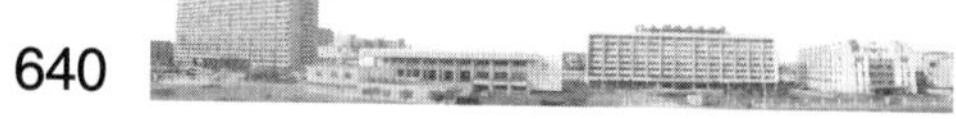

现症：心烦易怒，情绪易激惹，欲外走，伴眩晕，幻听，胸闷，便秘，口苦，口中黏腻有痰，纳差，不寐，多梦。

查体：神志尚清晰，定向力尚可，情感高涨，自知力部分存在，幻听。舌尖边红，苔黄腻，脉弦滑。

西医诊断：精神分裂症。

中医诊断：狂病。

治法：清热化痰，镇惊安神。

处方：生铁落饮合礞石滚痰丸加减。

瓜蒌 30g，川连 10g，半夏 10g，茯苓 12g，陈皮 10g，枳壳 10g，竹茹 10g，胆星 10g，浙贝母 15g，天竺黄 20g，黄芩 15g，青礞石 30g，生大黄 20g，生铁落 50g（先煎取汁），磁石 30g，代赭石 30g，生龙牡各 30g，甘草 10g。

水煎服，7 剂，每日 1 剂，分两次服。

二诊：2012 年 5 月 15 日。服药 1 周，口苦口黏、有痰较前减轻，大便日 1～2 次，量多，不成形，便黏，眩晕好转，但仍有幻听，心情较前平稳，余症如故，舌脉同前。拟原法加酸枣仁 30g，海浮石 30g，紫贝齿 30g，生铁落 80g（先煎取汁），继服 7 剂。

三诊：2012 年 5 月 23 日。服药后患者自述口苦口黏较前减轻，睡眠较安稳，可达 6～7 小时，梦较少，大便日 2～3 次，不成形，便黏，眩晕已消失，幻听、心烦较前好转，但偶尔每日发作 2～3 次幻听，较前已减少。拟原法继服 7 剂。

四诊：2012 年 5 月 30 日。患者精神状态正常，自述已无幻听，口苦好转，食欲恢复正常，无心烦不安，能每天作画达 6 个小时，大便日 2～3 次，量较前减少，无黏液，舌稍红，苔薄黄，脉弦略滑。拟原法，大黄改为 15g，去海浮石、浙贝母，继服巩固治疗。

【按】患者体胖多湿，又因情志影响，肝气郁结，脾失健运，聚湿为痰，郁久化热，痰、气、火互结，上蒙清窍，扰及神明，而致眩晕，神志失常，夜眠差。舌红，苔黄腻，脉滑数，均为痰火相结之象。治疗关键是通过泻下通便降逆使痰热排出体外，而达清窍安神目的。治疗中以生铁落重镇降逆，川连、黄芩、青礞石清热坠痰，大黄泻火通便，茯苓、陈皮、半夏、瓜蒌、胆星、浙贝母、天竺黄、枳壳、竹茹清痰热，化痰湿，生龙牡、磁石、代赭石重镇安神，甘草调和诸药。

论　著

一、论文

［1］吴炳忠．胸痹治验二则．天津中医，1987，(5)：43.

［2］吴炳忠．胃结石治验一则．天津中医，1994，(1)：37.

［3］吴炳忠．老年痴呆的中医辨证治疗体会．第四届全国中医脑病学术研讨会暨中医现代临床研究学术研讨会论文汇编，1996.

［4］吴炳忠．自拟清营汤治疗周围血管疾病．中国传统医药研究．北京：中医古籍出版社，1997.

［5］吴炳忠．入神Ⅱ号治疗失眠症 76 例观察．中国特色医药杂志，2000，2

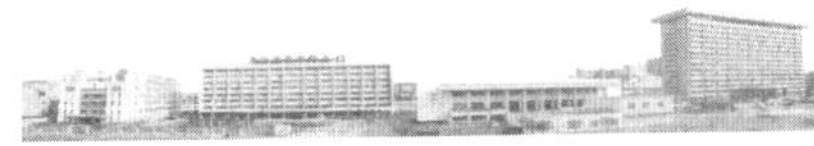

(11B): 79.

[6] 吴炳忠. 精神卫生医疗康复中心的实践与探索. 香港精神康复与回归社会研讨会论文汇编, 2002

[7] 吴炳忠. 精神疾病防治康复中心实践与探索. 天津中医药信息, 2005, (7): 1.

【整理者】

刘宝忠　男，1965年生，毕业于天津中医药大学，医学学士，现为天津市红桥区中医医院中医内科主任医师，天津市名中医工作室继承人，全国名老中医药专家传承工作室继承人。

张健　男，1974年生，毕业于天津医科大学，医学学士，现为天津市红桥区中医医院精神科副主任医师，天津市名中医工作室继承人，第五批全国老中医药专家学术经验继承人，全国名老中医药专家传承工作室继承人。

汪艳　女，1971年生，毕业于天津中医药大学，医学学士，在职研究生，现为天津市红桥区中医医院针灸科主任医师，天津市名中医工作室继承人，第五批全国老中医药专家学术经验继承人，全国名老中医药专家传承工作室继承人。

孙兰军

名家传略

一、名家简介

孙兰军，女，1945 年 12 月 25 日出生，汉族，河北省人，中共党员，天津中医药大学第二附属医院主任医师，教授，博士生导师，内科首席专家，享受国务院政府特殊津贴，全国第四、五批老中医药专家学术经验继承工作指导老师，第二批全国名中医工作室指导老师，天津市名中医。学术专长为中西医结合治疗心血管病，临床、科研并重。孙兰军教授曾任天津中医药大学第二附属医院内科部主任、急症科主任、心内科主任。兼任中国中西医结合学会心血管专业委员会副主任委员，天津市中西医结合学会常务理事，天津市中西医结合学会心血管专业委员会主任委员。

二、业医简史

孙兰军教授 1970 年毕业于天津医科大学医学专业本科，1978～1981 年在天津市西学中班学习，1988～1991 年在天津职业大学外语系学习。她西医基础理论扎实，能认真学习现代医学的新理论，及时了解新的研究成果；努力学习中医学基本理论和临床治疗方法，多方收集民间验方秘方，潜心研究中医典籍，探索中西医结合治疗内科病的思路。其运用病证结合、以病论证的治疗原则，研制出治疗冠心病、高脂血症、高血压病、心律失常及慢性心力衰竭等疾病的系列中药，在临床中运用，取得良好效果。

孙教授从医 45 年，曾经得到中西医界前辈如陈可冀院士、王鸿烈教授、田芬兰教授等的关怀和指导，通过长年的临床实践，学术水平不断提高，成为天津市中西医结合治疗心血管病的领军人物。

三、主要贡献

孙兰军教授以中医理论为基础，以中西医结合为引导，采用辨病与辨证相结合的方法，研制出了治疗高血压病的“高血压Ⅰ、Ⅱ方”，治疗冠心病的“冠心Ⅱ、Ⅲ方”，治疗心力衰竭的“强心颗粒”，治疗心律失常的“缓脉灵”“速脉饮”以及治疗高脂血症的“通脉降脂胶囊”等，运用于临床，治愈了数千名患者，受到患者和家属的一致好评。其论文《中西医结合治疗心力衰竭的现状与思考》在第二十一届国际长城会议宣读，《中西医结合治疗冠心病的现状与思考》在第一届世界中医药会议上宣读，获得了与会专家的一致好评。

孙兰军教授深知医学院校临床教学医院承担培养医学人才的重任，共培养博士生 8

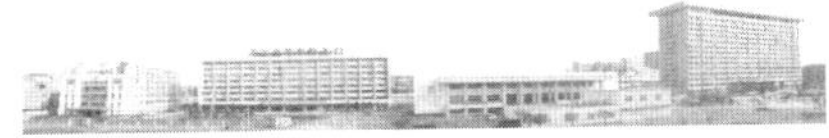

名，硕士生22名。在全国第四批老中医药专家学术经验继承工作中，指导继承人2名，其中1人获国家中医药管理局优秀继承人称号；在第五批老中医药专家学术经验继承工作中继续指导继承人2名，并成立孙兰军名中医工作室。

孙兰军教授在坚持医疗工作的同时，还承担了大量科研工作，她秉承以科学研究促进医疗水平提高的思想，承担和参加国家“八五”“九五”“十五”攻关课题及“863”“973”课题各1项，天津市中医内科重中之重课题1项，天津市科委重大课题1项，国家自然科学基金课题5项，国家中医药管理局课题2项，天津市科委自然科学基金课题2项，天津市卫生局和教委课题各2项。荣获国家中医药管理局科技进步二等奖1项，天津市科技进步三等奖4项，中国中西医结合学会科技进步三等奖1项，中华中医药学会科技进步二等奖1项。

近5年科研项目及获奖情况如下：

1. 中国中医药管理局课题：益气温阳、活血利水法治心衰的机理研究与临床评价，2008年获中国中西医结合学会科技进步三等奖（第一完成人）。

2. 天津市科委课题：中医内科疾病治疗方案建立及评价方法的示范研究，2010年获中华中医药学会科学技术奖二等奖（第二完成人）。

3. 天津市科委课题：加参方治疗充血性心力衰竭的临床和机理研究，2009年获天津市科技进步三等奖（第二完成人）。

4. 国家高技术研究发展计划（863计划）课题：创新药物与中药现代化－新药研究与开发的平台技术研究，编号2002AA2Z341N（已结题，参加者）。

5. 国家重点基础研究发展计划（973计划）课题：高血压病从肝论治的作用机制及证治规律研究，编号2011CB505104（在研项目，参加者）。

6. 国家自然科学基金课题：基于单病例随机、目标成就评量治证候类中药临床疗效方法学（已结题，第二完成人）。

7. 国家自然科学基金课题：基于microRNA－499线粒体途径生脉饮抑制心力衰竭心肌细胞凋亡的分子机制研究，编号81273939（在研项目，第二参加者）。

8. 天津市科委课题：重大疾病中医客观化疗效评价理论与方法，编号10JCZDJC20000（已结题，第三完成人）。

学术思想

一、病证结合治疗心血管病

在不同时代和文化背景下，中医学和西医学分别从不同的角度，采用不同的方式方法探索了人类生命活动的客观规律。其中，中医学着重强调宏观和整体，西医学则注重微观和局部，二者存在着优势互补的可能。孙兰军教授擅长中西医结合治疗心血管病，在临床治疗过程中采用病证结合、以病统证的方法，获得良好疗效。

（一）病证结合理论

“病”是以西医学的病理学内容为核心的疾病分类体系以及以此为基础的诊断模式。而中医的“证”是机体在疾病发展过程中某一阶段的病理概括，包括了病变的部位、原

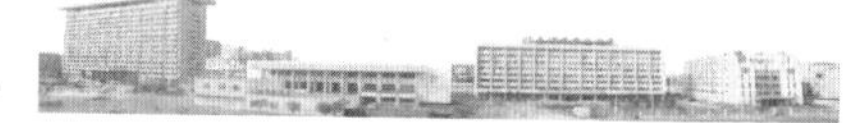

因、性质以及邪正关系，反应了疾病发展过程中某一阶段病理变化的本质，是以病机为核心的疾病分类体系以及以此为基础的诊断模式。中医注重宏观整体辨证，西医注重微观局部辨病，病证结合实质上是将西医疾病病理概念体系与中医辨证论治概念体系相结合，以研究疾病的发生、发展规律。病证结合是中西医两种医学体系交叉融合的切入点。

孙兰军教授将病证结合理论应用于临床，通过西医的病理学、诊断学确定病名，再运用中医的辨证论治确定证型、治则及治法。孙教授认为病证结合多体现在治疗方法的结合，即在西医辨病和中医辨证基础上，采用中西医结合治疗方案进行治疗。根据疾病的特点、病情轻重等，在疾病发展的不同阶段，或侧重于西医辨病用药，或侧重于中医辨证论治，或中西药同用，在一定程度上优势互补、各展其长。病证结合是中西医两种医学体系的结合，是继承、发展中医药，促进中医药现代化的重要途径，为建立适合疾病的多元评价体系创造了可能。

孙教授用病证结合理论研究心脏相关疾病。同样是心衰，由心肌病和冠心病引起者无论是临床表现还是病理生理，都存在着较大区别，即使同是心肌病引起，扩张性和肥厚性心肌病又有所不同。同样是冠心病，心肌梗死后和缺血性心肌病又不能一概而论。在强调“异”的时候，还应注意到各种心衰在病理生理环节上的“同”，如心脏重塑和心肌细胞凋亡等。这种有异有同，为心衰病证结合全方位研究提供了必要性和可能性。

同时，病证结合是通过对现代医学病的中医症状学、证候学、证和检测指标相关性研究，探索病与证之间的内在规律。随着中医临床医学的迅速发展，在以病的诊断指标作为“金标准”的基础上，研究中医辨证论治显得越来越重要。

（二）病证结合在高血压治疗中的应用

1. 病证结合在高血压治疗中的优势

（1）改善生活质量

高血压病常出现头晕、头痛、耳鸣、失眠、胸闷、心悸气短、健忘、腰酸乏力等一系列症状，严重影响患者的生活质量。此时用中药改善症状非常必要，但如果不理解西医的诊断、治疗体系及高血压指南要求，只是一味用中药对症下药，往往又会忽视了疾病自身的发展、预后、转归，不能在第一时间降压达标，就会出现进一步的靶器官损害（如心、脑、肾等）和相关合并症的出现（如糖尿病、冠心病等），进而出现相应症状。如伴左心衰竭时会出现呼吸困难、气短、胸闷、紫绀（嘴唇或指甲、皮肤发紫）等，使病人的生活质量进一步下降。如果单纯用西药治疗，虽然血压控制在正常范围，却不能缓解病人的不适症状。因为长期高血压的患者，大部分已经适应了“高血压”的状况，头痛症状并不是很明显，一旦用西药快速使血压下降至正常或接近正常水平，反而不能适应“血压正常”的状况，出现脑供血不足所致的头痛症状。这时就需要配合中药治疗，缓慢降低血压，使患者逐步适应，达到明显改善症状、缓解病情的效果。

所以，中西医结合个性化治疗高血压，不单着眼于血压的下降，更着眼于患者生活质量的提高。

（2）降压平稳和缓

孙教授认为，西药治疗高血压，常常有为达到目标血压而频繁加减药量等情况，故易出现血压波动幅度较大的现象。而中药降压作用缓和，稳定血压效果较好，如葛根、杜

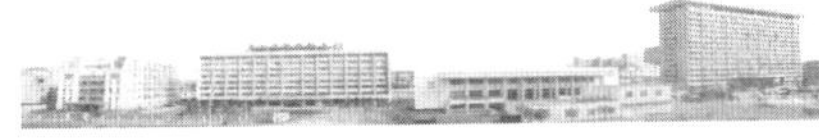

仲、野菊花、夏枯草（需注意观察肾功能）、玉米须、钩藤等，尤其适用于早期、轻度高血压患者。较重的高血压病以中西药联合应用，也可防止血压较大波动。

（3）多靶点调节

孙教授在临床和科研中证实，中药通过多层次、多环节、多靶点的综合调理，可使高血压患者在改善症状，减轻或逆转终末器官损害，防止严重并发症等方面有一定的优势。比如中成药养血清脑颗粒就是通过上调和下调多种基因协同发挥作用，其改善和减轻左室肥厚的机制可能与 LTBP－2 基因表达下调有关。因此，孙教授在西药基础上常合并使用相关中成药及汤剂。

（4）靶器官保护

治疗高血压，降压是一个很重要的目标，但是不能仅仅局限于降压，更重要的是在降压的同时，预防心、脑、肾等靶器官的损害，因为靶器官受损引发的心衰、肾衰等往往比高血压本身更为致命。

孙教授认为除一些西药有保护靶器官的作用外，中药在对某些受损器官的逆转以及并发症的防治方面也有一定作用。例如活血祛瘀中药丹参、田七、赤芍、丹皮等协同降压的同时，还可降低血液黏稠度，有预防和治疗中风的效果。又如黄芪可强心利尿，降压和降低尿蛋白，改善肾功能等。复方制剂中成药养血清脑颗粒能改善长期高血压导致的左室肥厚，降低心肌间质胶原蛋白含量，降低心肌Ⅰ、Ⅲ型胶原的比值。组织形态学观察表明，养血清脑颗粒能改善心肌微循环环境，减轻心肌损伤；牛黄降压丸可降低左心室肥厚程度，减轻肾脏小动脉硬化，对糖脂代谢、中枢神经递质有一定的影响。

孙教授用中药治疗高血压，通常从患者的具体病证出发，采用辨证论治的方法，以中药复方调整体内环境，改善血管内皮功能，使心、脑、肾、血管得到保护。

（5）“治未病”思想——治疗前移

孙教授作为天津市中西医结合治疗心血管疾病的领军人物，始终站在医学前沿。她认为尽管目前心血管疾病诊断和治疗技术发展迅速，但绝大多数疾病缺少根治性手段，所以应将心脑血管疾病的早期预防放在首位。2010 年 1 月 2 日，发现和干预中国高血压隐匿危险因素协作组（即 EARLY 协作组）正式启动，该协作组以关注、干预和预防为宗旨，致力于高血压隐匿危险因素的研究，寻找有效的干预方案，而这正与中医“治未病”思想吻合。

目前认为血压从 110/75mmHg 起，人群血压水平升高与心血管病危险呈连续性正相关。临床上经常碰到有些患者辅助检查发现主动脉已经增宽、左心室肥大、心脏舒张功能异常，还有些患者出现头痛、头胀、头发沉、脖子发硬、走路像踩棉花等症状，但血压在 120/80mmHg 以上、140/90mmHg 以下，还不能诊断为高血压，而属于高血压前期（我国定为正常高值）。在高血压前期药物治疗方面，西药的相关研究很少，而中医药通过辨证论治、整体调节，可以取得很好的疗效。

（6）中药与西药合用——“减毒增效”

高血压患者多为老年人，或同时伴有其他疾病，可能同时服用几种药物，药物相互作用就成为影响降压疗效和安全性、影响用药依存性和连贯性的重要因素。心衰患者常用的地高辛，糖尿病患者服用的阿卡波糖，以及临床常用的西咪替丁、抗真菌药物等，易和许

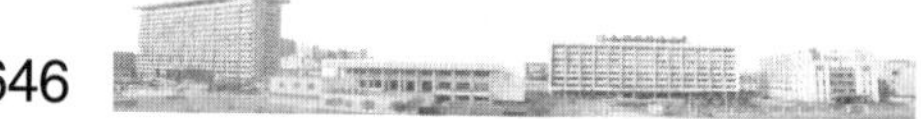

多降压药物产生不良相互作用，或影响药物代谢。

孙教授在临床中采用中西药联用，减轻或消除副作用，达到“减毒增效”的目的。如钙拮抗剂可造成浮肿，同时给予健脾利湿的中药白术、茯苓、猪苓、车前子等，可使其浮肿消退；血管紧张素转化酶抑制剂可导致咳嗽，选用中药桑叶、桑白皮、百部、前胡、陈皮、蝉衣、佛耳草、川贝等可疏风宣肺止咳，还可针对患者兼有的咽痛等症状，加用马勃、玄参等清热利咽。

2. 病证结合治疗高血压的方法

（1）辨证论治

孙教授认为高血压属于中医“风眩”范围，多由风、火、痰、虚引发，其中以肝阳上亢型为核心。常用辨证分型及方剂如下：

肝阳上亢型：以血压升高兼见眩晕，伴头目胀痛、面红耳赤、烦躁易怒、舌红苔黄、脉弦数为辨证要点。天麻钩藤饮加减。

痰浊中阻型：以血压升高兼见头晕头胀，沉重如裹，胸闷多痰，肢体沉重麻木，苔腻，脉滑为辨证要点。半夏白术天麻汤加减。

肝肾阴虚型：以血压升高兼见眩晕，伴头痛耳鸣、腰膝酸软、舌红少苔、脉细数为辨证要点。杞菊地黄丸加减。

瘀血阻滞型：以血压升高兼见头晕头痛如刺，痛有定处，胸闷心悸，舌质紫暗，脉细涩为辨证要点。血府逐瘀汤加减。

（2）辨病治疗

对于临界、1 级高血压，加用平肝健脾、养心安神的中药治疗，能通过降低其交感神经兴奋性，起到镇静与改善睡眠作用，同时兼能利尿通便，整体改善患者生活质量。对于 2、3 级高血压，加用平肝潜阳和温肾利水的中药在某些程度上可以减少西药用量，减轻副作用，减少或延缓并发症的发生。

二、注重瘀血理论在心血管病中的应用

瘀血、久病入络等理论在心血管病诊治中一直广泛应用，20 世纪 90 年代末，随着络病理论的拓展，其在病机概念上有了进一步深化和更新。孙兰军教授在临床实践中注重应用“瘀”“络”理论阐述常见心血管病的病因病机。

（一）冠心病

1. 从“瘀”论治

孙教授从医以来，一直关注冠心病中医病因病机特点及诊疗方法的研究与实践，逐渐认识到“血瘀”是冠心病的主要病理因素，并贯穿于冠心病的发病始终。随着中西医结合医学的发展，也有学者提出从“络病”论治、从“瘀血”论治、从“风”论治、从“热毒”论治等，丰富了冠心病的论治法则。孙教授在此基础上对冠心病的病因有了更全面的理解。

在临床工作中，她发现“血瘀”在冠心病发病中的核心地位是毋庸置疑的，并且随着循证医学的理念在中医学中的逐渐渗透，也为活血化瘀法治疗冠心病提供了翔实的证据。有资料记载，针对冠心病患者的证候分布特点研究发现，血瘀证、气虚证最为多见；从心绞痛和急性心肌梗死患者中医证候构成比来看，以气虚、血瘀型为最基本的证候组

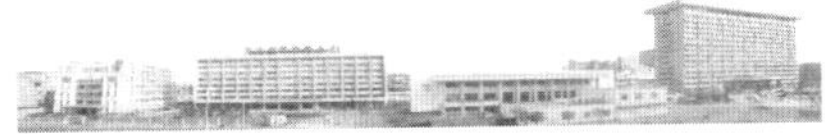

合，这些研究结果与孙教授的观点不谋而合。她认为“血瘀”在冠心病的发病中是关键的病理因素，但不是唯一的。

近年来，随着生活水平的提高，人们生活方式的改变，孙教授在临床中体会到痰瘀互结在冠心病发病中的地位越来越不可忽视。痰指痰浊，是人体津液不归正途的病理产物；瘀指瘀血，是人体因血运不畅或血液停积而形成的病理产物。痰和瘀在某种状态下相互为患，既可以因瘀致痰，也可因痰致瘀，痰瘀互结，还可形成新的病理因素。而冠心病的病机特点属本虚标实，虚是气虚、阳虚、气阴两虚，实是气滞、血瘀、痰浊、寒凝。孙教授指导和参与的一些研究也表明，痰瘀同治可以改善实验性动脉粥样硬化家兔的血液流变学，抑制脂质过氧化反应和保护血管内皮细胞。她提出冠心病病机虽然属于本虚标实，但急性发病入院时多以标实为主，主要病理本质是痰、瘀或痰瘀互结。急性心肌梗死患者有的是在超急期入院，有的是在急性期，而有的已经在恢复期，所以中医证候不尽相同，中药用药也应有所侧重和区别对待。目前有专家进行前瞻性的急性心肌梗死急性期中医证候分布规律研究，进一步细化了冠心病的病机演变和分布特点，优化了冠心病的不同类型、不同阶段的辨证论治，与孙教授的观点一致。

目前，冠心病的病因病机学说又得到进一步的发展和完善，有学者提出“瘀毒理论”，认为在冠心病形成和发展中，络虚失养为其本，火热为其始动因素，并贯穿始终，痰、瘀为其病理产物，火、痰、瘀蕴蓄不解，化毒为害，瘀毒胶结，滞阻络脉为基本病机。这无疑丰富了冠心病的病因学说，也促进了临床活血解毒、益气养阴兼活血解毒、理气活血解毒、清热解毒等治法及方药的开发和挖掘。孙教授对“瘀毒理论”给予很多关注，并根据临床辨证加用活血解毒等中药治疗。但无论是痰瘀互结，还是“瘀毒理论”，“血瘀”总是冠心病的主要病理因素，所以在冠心病的治疗中应注重从“瘀”论治的研究。

2. 从络论治

孙教授认为现代医学将动脉粥样硬化斑块导致冠状动脉管腔的固定性狭窄（狭窄直径 >50%）作为引起稳定性心绞痛最为常见的原因，这与络病理论中的络脉郁滞、络脉瘀阻相吻合。气血津液相依而行，气运行正常，则血液与津液运行正常，气运不畅，则津凝为痰，血滞为瘀。痰浊瘀血痹阻血脉，不通则痛，发为胸痹心痛。这体现了中西医从不同角度对冠心病的理解。

冠心病心绞痛属于中医胸痹心痛、真心痛的范畴。从络论治胸痹心痛，早有文献记述。《素问·缪刺论》曰：“邪客于足少阴之络，令人卒心痛。”《诸病源候论·久心痛候》曰：“其久心痛者，是心之别络，为风之冷热所乘痛也”，明确指出胸痹心痛属于络病和久病入络的病机。《医学入门·卷五》也指出：“厥心痛，因内外邪犯心之包络，或他脏犯心之支络。”这些论述均从病位上说明了心之络脉滞涩，心失所养是导致胸痹心痛发作的直接原因。而关于络脉与心生理上的联系，在《内经》中早有记载。《灵枢·经脉》言：“脾足太阴之脉……其支者，复从胃出，别上膈，注心中。”“小肠手太阳之脉，……入缺盆，络心。”“肾足少阴之脉……其支者，从肺出，络心，注胸中。”“厥阴心包经之络起于胸中。”其他如手足少阳之脉、督脉等，皆有支络循胸，布膻中，而心包络、胃之大络则与心脏生理直接相关。这些都为从络论治冠心病提供了文献依据。

（二）慢性心力衰竭

孙教授对慢性心力衰竭也常从“瘀”论治。

1. 血瘀致心衰

孙教授研习中医典籍多年，对心力衰竭患者的瘀血成因有比较深入的理解。

《黄帝内经》认为饮食、情志失调、六淫、外伤等均可导致血瘀，如《素问·五脏生成》曰：“是故多食咸，则脉凝泣而变色。”《灵枢·百病始生》曰：“卒然外中于寒，若内伤于忧怒，则气上逆，气上逆则六俞不通，温气不行，凝血蕴里而不散，津液涩渗，著而不去。”《灵枢·痈疽》曰：“寒邪客于经络之中，则血泣，血泣则不通。”《素问·缪刺论》云：“人有所堕坠，恶血留内。”

血瘀可导致很多疾病，如心悸、心痛、水肿、喘证等。《素问·脉要精微论》曰：“脉涩则心痛。”《素问·痹论》曰：“心痹者……烦则心下鼓，暴上气而喘。”《灵枢·经脉》曰：“心主手少阴厥阴心包络之脉……是动则病……甚则胸胁支满，心中澹澹大动。”《灵枢·百病始生》曰：“是故虚邪之中人也，始于皮肤……留而不去，传舍于肠胃之外，募原之间，留著于脉，稽留而不去，息而成积，或著孙脉，或著络脉。”《金匮要略·水气病脉证并治》篇曰：“少阳脉卑，少阴脉细，男子则小便不利，妇人则经水不通；经为血，血不利则为水，名曰血分。”隋代《诸病源候论·虚劳惊悸候》曰：“心藏神而主血脉，虚劳损伤血脉，致令心气不足，因为邪气所乘，则使惊而悸动不定。”《张氏医通·诸气门》：“肝脉若搏，因血在胁下，令人喘逆。”“其经脉不通而化为水，流走四肢，悉皆肿满者，亦曰血分。”

血瘀证的病机唐容川在《血证论》中论述较全面：“水病而不离乎血。”“血积既久，其水乃成。”“瘀血流注，亦发肿胀者，乃血变为水，故水肿乃血之水病。”“有瘀血亦怔忡。”“瘀血化水，亦发水肿，是血瘀而兼水也。”“水病而不离乎血，血病而不离乎水。”

孙教授认为因六淫、饮食不节、外伤、年老等原因致血脉运行不畅，可出现血瘀证。瘀血阻于血脉，心脉失养，日久心中阳气亏虚，出现心力衰竭的胸闷憋气、喘息、气短、心悸等症状。另外，当血不利时，营气不能化生气血、水谷精微，同时血不利阻滞脉道而导致津液的输布失常，停留于局部或泛溢组织脏腑之间形成水肿。因此无论何种原因而致的“血不利”，皆可阻塞脉络，形成瘀血，使局部组织因缺氧而出现变性、水肿、渗出等病理改变，从而使患者心衰症状加重。如双下肢血栓引起肺动脉高压，导致心衰。

2. 心衰致血瘀

孙教授临床观察还发现，不仅血瘀可以致心衰，心衰也可以致血瘀。

心衰患者大都心气亏虚，无力行血。《素问·痿论》曰：“心主身之血脉。”《素问·六节藏象论》曰：“心者……其充在血脉。”《灵枢·经脉》曰：“手少阴气绝则脉不通，脉不通则血不流。”王清任亦曰：“元气既虚，必不能达于血管，血管无气，必停留而瘀。”《仁斋直指方·血荣气卫论》曰：“盖气者血之帅也，气行则血行，气止则血止。”由此可见，心气虚弱则无力鼓动血脉，血行不畅。

临床各种心脏疾病，最终导致心功能下降，出现心力衰竭症状，如胸闷、憋气、气短、喘息不能平卧、水肿、尿少等，同时可见唇甲紫绀、舌质瘀斑瘀点、面色晦暗等。从现代医学的角度看，大多数心衰患者均可见：①血液流变学异常，即血液浓、黏、凝、聚的状态；②微循环障碍，即血流缓慢与瘀滞，微血管狭窄或闭塞等状态；③血流动力学异常，即心脏射血功能降低，血管阻力增加等。孙教授认为，这与中医学的血瘀证表现相吻合。

孙教授提出血瘀可导致心衰，心衰亦可导致血瘀证，两者恶性循环，使病情加重，缠绵不愈。临床治疗既要从现代医学角度强心、利尿、扩血管、改善心功能，又必须从中医角度加用活血化瘀、通络逐水、益气健脾的相关中药，改善心衰患者的血瘀状态，才能更好地治疗心衰。

临证经验

一、冠心病治疗经验

（一）从络论治

冠心病临床上可分为络脉郁滞、络脉瘀阻、络脉瘀塞等几个方面，与冠心病心绞痛主要病理机制非常相近。

络脉郁滞多由于情志不畅，郁怒伤肝，肝失疏泄，肝郁气滞影响于心，导致心之络脉郁滞，气血运行不利。临床表现为左胸或膻中处憋闷而痛，胸胁胀满，纳呆，汗出，心烦，善太息，遇情志刺激则胸闷加重，舌淡红，苔薄白，脉弦。此病虽病位属心，但与肝关系密切。心情舒畅，肝木调达，心的气血运行就畅通；情志不畅，肝气郁结，则可导致心之气血运行不利，心脉闭阻，发为胸痹心痛。法当疏肝理气，辛香通络。孙兰军教授自拟疏肝通络散（柴胡、枳壳、白芍、郁金等），随症加用辛香药物如降香、乳香、桂枝、薤白等治疗，临床使用更为安全可靠。

络脉瘀阻在临床上较为常见。气虚运血无力，气滞血行不利，或素体阳虚，寒邪入侵等皆可致气血津液输布障碍，津凝为痰，血滞为瘀，痰瘀阻滞络脉，导致心络痹阻，瘀血内停。临床表现为心前区疼痛固定不移，痛引肩背内臂，时发时止。由瘀血引起者，疼痛如针刺样，舌质紫暗或有瘀斑，脉细涩或结代；气虚血瘀者，伴见心悸，气短，汗出；寒凝血瘀者，伴见畏寒肢冷，脉沉迟；痰浊阻滞心络者，多见胸闷、痞满不舒，痰涎盛，或脘腹胀满，纳呆，气短心慌，舌胖嫩，质黯淡边有齿痕，苔厚腻，脉濡滑或弦滑。孙兰军教授在辨证的基础上加用辛温或虫蚁通络之品。气虚血瘀，用补气活血方药加乳香、降香等辛香之品或全蝎、蜈蚣等虫蚁药物；阳虚寒凝血瘀，于温补阳气的方药中佐以薤白、干姜、桂枝等辛温之味；阳虚不运、痰浊阻滞，在温阳化痰的方药中佐以辛温通络之品。

络脉瘀塞是由各种因素引起的络脉完全性阻绝或闭塞，导致络中气血阻绝不通，脏腑肢体失于气血的温煦濡养而见各种临床表现。心之脉络主要是指分布于心脏区域的中小血管及微血管，心络瘀塞不通可引起心脏本身血供障碍，发生真心痛。临床表现为心前区疼痛剧烈、持续不能缓解，常伴有多种兼证，如见呕吐痰涎、喘不得卧、畏寒肢冷、舌淡胖、苔白滑、脉滑缓等症状。孙兰军教授在温阳化痰的方药中辅以辛温通络之味，同时固其根本，防止辛香之品耗伤气阴，损散阳气。

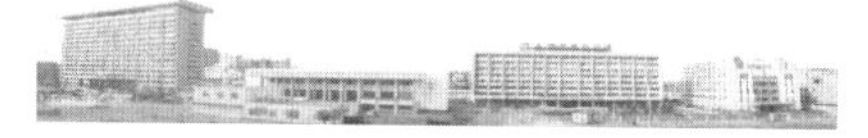

（二）脾胃调治

1. 预防

患有冠心病的患者，预防很重要。而预防中以调理脾胃尤为关键。《易经·坤卦》云：“至哉坤元，万物滋生。”万物皆生于土，心之阴阳气血也依赖脾胃化生的气血精微来充养，所以脾胃功能调畅，气血生化有源，则心之阴阳气血充足，因此调理脾胃在冠心病的预防中具有重要作用。

孙兰军教授预防冠心病发作的常用经验方是：土炒白术15g，酒炒白芍12g，木香9g，五灵脂6g，炙甘草3g，焦三仙各10g。偏于气虚者，加黄芪18g，党参15g，太子参30g；偏于血瘀者，加桃仁15g，红花15g，川芎10g，郁金15g；偏于气滞者，加醋香附15g，醋柴胡12g，广陈皮10g；偏于痰浊者，加瓜蒌20g，半夏12g；偏于血虚者，加当归15g，阿胶20g（烊化），炙何首乌20g；偏于阴虚者，加生地黄10g，炙甘草15g，麦冬10g；大便干者，加生何首乌30g，大黄10g。

2. 治疗

（1）温中散寒法：主要用于脾胃虚寒的患者。脾胃虚寒常上逆犯心，导致心阳亦虚。临床常见症状为喜暖恶寒，不欲冷食，或胃痛时作，或大便溏薄，心悸，胸闷气短，心前区疼痛常因吃冷食而发作，舌质淡暗，苔薄白。治以温中散寒，理气止痛，临床上用理中汤加减。善后常用小建中汤调理。

（2）益气养阴法：主要用于心脾气阴两虚患者。脾气虚弱，气血生化不足，致心之气阴不足，心脉失养。临床常见症状为心前区隐痛，心悸，头晕，目眩，面色萎黄，神疲乏力，舌质淡暗或淡红，苔薄白，脉细弱。治以补养气血，健运脾胃，临床常用归脾汤加减。善后常用自拟经验方。

（3）活血化瘀法：主要用于胸中血瘀或者胃腑有瘀血的患者。症见心前区疼痛或者胃脘部疼痛如针刺，痛有定处，或者痛处拒按，舌质紫暗或有瘀斑，苔薄，脉结代等。治以活血化瘀，通脉止痛。临床上用血府逐瘀汤合失笑散加减。活血方中多破血之品，久用易耗气破血，故应中病即止。

（4）温阳化饮法：主要用于脾阳不足，水饮内停，上凌心肺的患者。素体脾阳不足，常致心阳不足，寒饮内生，上凌于心，闭阻心阳。常表现为心悸或怔忡，头晕目眩，恶心，水滑舌，脉弦紧。治以温中化饮法，临床上用苓桂术甘汤加减。善后常用香砂六君子汤加减。

（5）理气化痰法：用于素食肥甘厚味，痰湿内盛的患者。症见胸闷，胸痛，气短，面白体胖，肢体倦怠，头目眩晕，纳差，口中无味，舌淡，苔白腻，脉滑或弦滑。治以理气化痰，方用温胆汤加减。以四君子汤善后。

（三）对药应用

孙兰军教授临床常用对药治疗，取得良好效果。

1. 川芎与当归

川芎味辛，性温，入肝、胆、心包经。功效活血行气，主治血瘀气滞之胸痹心痛等症。当归入心、肝、脾经，味甘辛，气温。其味重气轻，可升可降。味甘而重故补血，气轻而辛故行血，且为入心生血之上品。二者相伍为用，共奏补血活血行气之功。

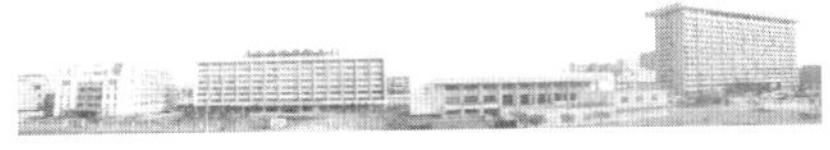

冠心病患者大多都有心前区及胸骨后的疼痛不适感，若疼痛如针刺，且痛处固定不移，为气郁日久，瘀血阻滞络脉，不通则痛。当归与川芎皆为血中之气药，气行则血行。现代药理研究表明，川芎和当归中的共有成分阿魏酸能显著降低动脉粥样硬化鹌鹑血浆脂质过氧化水平，提高血浆 NO 水平，同时提高红细胞超氧化物歧化酶活力。川芎嗪对 ADP 诱导的血小板体内外聚集均有显著的抑制作用。

2. 丹参与黄芪

丹参味苦，性微寒，入心与包络，兼入肝经。《本草纲目》谓其“破宿血，补新血”，用治血瘀心痛。黄芪味甘，性微温。归脾、肺二经，为补气之要药。二者同用，可达补气活血之功。

冠心病患者的病程均较长，病久必耗气，气虚无力推动血液运行，更加重了瘀血的形成。实验表明，丹参素及黄芪均能明显扩张冠状动脉，使其血流量显著增加，并可抗血小板凝聚。丹参及黄芪并用可产生协同作用，增加疗效。

3. 石菖蒲与郁金

石菖蒲味辛、苦，性温，归心、胃经。有化湿豁痰、理气活血止痛作用，可治疗心胸烦闷疼痛。郁金味辛、苦，性寒，入心、肝、胆经。功效活血止痛，行气解郁，用治胸腹胁肋胀痛。

在冠心病的发病过程中，瘀血贯穿始终。由于血脉壅塞、气机郁滞，以致饮水结聚而不消散，产生痰浊。痰浊、瘀血既可相互转化，又可相互为病。石菖蒲和郁金相伍，可达理气豁痰、活血止痛之功。石菖蒲可降低血液黏度，动物实验证实，其具有抗心律失常的作用。郁金提取液可减少脂类过氧化物的产生，对实验动物的主动脉、冠状动脉及分支内膜斑块的形成有减轻作用。

4. 墨旱莲与女贞子

墨旱莲与女贞子皆归肝、肾经，均有滋补肝肾的功效。

冠心病常见于中老年之人。年过半百，肾气自衰，又因肝肾同源，故肝肾二脏皆亏虚。实验表明，墨旱莲可增加豚鼠冠状动脉流量，提高耐缺氧能力；女贞子对实验性高脂血症大鼠有明显的降脂作用，还可增加离体兔心冠脉血流量，同时能抑制心肌收缩力，且不增加心率。

5. 檀香与桂枝

檀香辛散温通而芳香，归脾、胃、心、肺经。《本草备要》言此药：“调脾胃，利胸膈，为理气要药。”桂枝辛、甘，温，入肺、心、膀胱经，功能温经通阳。《名医别录》记载其可治疗“心痛，胁风胁痛，温筋通脉”。

寒邪在冠心病致病因素中的地位一直比较重要，因寒凝心脉，气血凝滞，运行不畅，不通则痛。檀香与桂枝二药共奏芳香走窜、温经止痛之功。动物实验证明檀香液给离体蛙心灌流，呈负性肌力作用，且对四逆汤、五加皮中毒所致之心律不齐有拮抗作用；桂枝具有改善微循环、抗血小板聚集的作用。

6. 枳实与陈皮

枳实味苦、辛，性微寒，归脾、胃、大肠经。《名医别录》曰：“除胸胁痰癖，逐停水，破结实，消胀满，心下急痞痛逆气。”陈皮味辛、苦，性微温，归脾、肺经，可理气

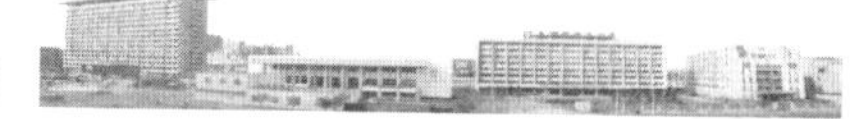

健脾，燥湿化痰。

情志失调亦可致冠心病的发生。因忧思伤脾，脾虚气结，津液不得输布，聚而成痰；郁怒伤肝，肝郁气滞，久则气郁化火，灼津成痰。如《灵枢·口问》曰："忧思则心系急，心系急则气道约，约则不利。"《金匮要略》也记载用温中行气散结的橘枳姜汤治疗胸痹，方中橘皮、枳实均为行气开郁之常用药。药理实验表明，枳实注射液静脉注射能增加冠脉、脑、肾血流量，可浓度依赖性地提高兔主动脉张力，使主动脉平滑肌收缩。陈皮能增强心肌收缩力，增加心输出量，扩张冠脉；能升高血压，提高机体应激能力。二者均有抗血小板聚集、降低红细胞聚集的作用。

二、高血压病治疗经验

（一）从肝脾肾论治

孙教授在辨证论治的基础上结合高血压病的轻、中、重分级和病程的长短，立足肝、脾、肾三脏的调理。疏肝理气，健脾化痰用于肝脾气郁、痰浊上扰证，以半夏白术天麻汤合逍遥散为基本方，此证多见于病程较短的轻、中度高血压患者及青中年高血压患者；滋补肝肾，益气健脾，用于肝肾阴虚、脾气亏虚证，以天麻钩藤饮合二至丸加用党参、黄精为基本方，此证多见于高血压病程的后期及老年高血压病患者。

在上述辨证基础上，随症加减：如伴有口苦、咽干、情绪急躁易怒、苔黄、脉弦数等心肝火旺者，加用黄芩、磁石、生地等清肝泻火；伴有胸闷不舒、心悸、舌暗苔白、脉弦等心脉不畅者，加用丹参、川芎、桃红等活血化瘀；伴有头痛、肢麻，甚则行走不稳、四肢颤动等肝风内动者，加用生龙牡、琥珀粉、钩藤等平肝息风；伴有夜寐不安、精神恍惚等心神失养者，加用百合、酸枣仁、远志、夜交藤等养血安神；伴有明显腹胀、纳差、苔腻、脉滑等胃肠气滞者，加用焦三仙、砂仁等理气化滞。

此外，孙教授认为高血压病在血脉，脉道不利是其主要病理表现，因此通脉活血、理气化瘀应贯彻治疗的始终，即便没有明显的血脉瘀滞的表现，也应该加用通脉活血之品。

（二）对药应用

1. 天麻与钩藤

天麻与钩藤相配伍，为治疗肝风上扰型高血压病的重要对药之一。二药味甘性凉，皆入肝经，相互伍用，可平肝息风，定惊通络，为天麻钩藤饮之君药，有"平肝息风降逆"之意。高血压病患者多有头痛眩晕、失眠多梦、舌红、苔黄等肝风上扰的表现，天麻与钩藤配伍应用，具有平肝息风的作用。现代药理研究表明，天麻提取物可降低血管阻力，具有降压作用；钩藤碱对各种动物的高血压都有良好的降压作用；另外，天麻与钩藤均具有降脂抗凝作用，可以有效预防中风的发生。

2. 龙骨与牡蛎

龙骨甘、涩，平。《神农本草经》载"龙骨味甘平，主……惊痫癫疾狂走"。牡蛎咸寒，有潜阳补阴、重镇安神作用，《海药本草》载"牡蛎主……惊痫"。高血压患者出现头目胀痛，耳鸣面赤，烦躁易怒，主要是肝阳上亢所致。龙骨、牡蛎二药同用，为镇肝息风之要药，适用于肝阳上亢型高血压病。动物实验表明，龙骨与牡蛎具有明显的镇静、降压、抗惊厥作用。同时，牡蛎多糖又具有降血脂、抗血栓等作用。

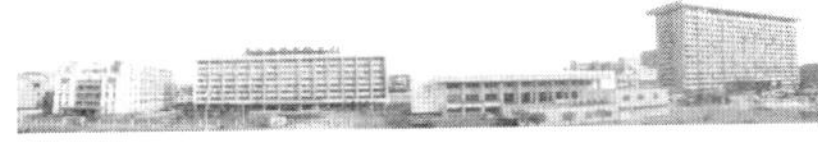

3. 车前子与汉防己

车前子甘微寒，利尿渗湿明目；汉防己苦寒，利水消肿，《本草拾遗》载防己“主水气”。二药同用，功擅利水，对高血压病伴下肢水肿，视物模糊，以及高血压性心脏病、肾性高血压、急性青光眼引起的高血压均具有良好疗效。实验表明，车前子中的车前子酸具有显著的利尿作用，防己中的粉防己碱能明显增加尿量，扩张血管，降压，抗心律失常。同时，防己碱还能促进纤维蛋白溶解，抑制凝血酶，以保护心肌。

4. 川牛膝与泽兰

川牛膝甘、酸，平，擅长活血祛瘀，引血下行。泽兰苦辛温，功专活血利水消肿。若高血压病患者为瘀阻清窍所致，症见头面红赤，语言謇涩，偏身麻木，活动不利，肢体肿胀，舌黯脉涩，治宜活血利水，引血下行。川牛膝与泽兰同用，相辅相成，直中其病机。实验研究表明，川牛膝与泽兰的水煎剂可对抗体外血栓，抑制凝血系统，对于中风后高血压病患者具有良好疗效。

5. 柴胡与白芍

柴胡苦、辛，微寒，擅疏肝解郁。白芍苦、酸，微寒，专柔肝敛阴，平抑肝阳。此药对出自《局方》逍遥散，柴胡为君，白芍为臣，同入肝经，使肝气得以条达，肝血得以充养。高血压病患者如有头晕目眩、两胁作痛、口干神烦、月经不调、乳房胀痛、脉弦而虚等为肝郁血虚证候，柴胡、白芍相伍，为疏肝养血之要药，适用于肝郁血虚型高血压病。现代药理证明，柴胡皂苷具有中枢性降压作用，白芍水煎剂可以缓解高血压引起的血管痉挛性头痛。此外，白芍中的没食子酸乙酯还具有抗血栓和抗血小板凝聚作用。

6. 决明子与夏枯草

决明子甘、苦，微寒，擅清肝热。夏枯草苦寒，清肝泻热明目，《滇南本草》载“夏枯草……清肝热，行经络”。高血压病患者出现头痛、目赤、两目干涩、口干、口苦、烦躁、便秘、舌红、苔黄、脉弦数等症状为肝火上炎。决明子与夏枯草二药共用，可清肝泻热，通便明目，适用于伴有上述症状的肝火上炎型高血压病。动物实验证明，决明子与夏枯草的水浸液对高血压型大鼠均具有明显的降血压作用。另外，决明子水浸液还降低血清甘油三酯和胆固醇。

三、慢性心力衰竭的治疗经验

（一）注重活血化瘀

慢性心力衰竭临床病机属气虚阳虚，血瘀水停，宜采用益气温阳、活血化瘀利水之法。然而针对难治性心力衰竭患者，此法疗效欠佳。

金·张从正的《儒门事亲·凡在下者皆可下式》认为：“《内经》一书，惟以血气流通为贵。”“君子贵流不贵滞，贵平不贵强。”运用“汗、吐、下”三法可使血气流通，病情乃愈。清代医家傅山指出：久病不用活血化瘀，何除年深坚固之沉疾，破日久闭结之瘀滞。唐容川在《血证论》中提出“凡血证，总以祛瘀为要”“瘀血攻心……乃为危候”的著名论点。

现代医学研究发现，活血化瘀药物对血瘀证患者具有改善血液流变性状态、改善微循环、改善血流动力学、调节免疫功能、抗动脉粥样硬化、提高过氧化物酶活性的作用。

孙教授认为心衰血瘀证应当着重活血化瘀治疗，使“血气流通”，“血行则气和，气

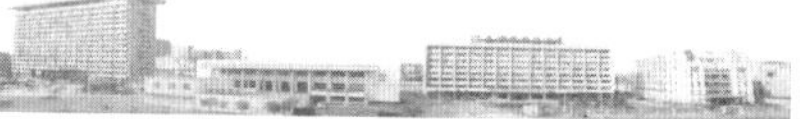

和则愈矣”。其临床多应用血府逐瘀汤加减：丹参30g，赤芍20g，生地黄20g，当归15g，桔梗9g，枳壳9g，牛膝20g，水蛭、地龙各3g（研末冲服）。伴气虚，加黄芪20g，党参20g；阳虚者，加制附子9g，干姜10g，乌药12g。

（二）强调病证结合，补虚化瘀

西医学认为，从器官生理水平上理解，心力衰竭是心脏泵功能受损导致血流动力学障碍，具体表现为肺循环淤血和体循环淤血；从其生化和物理过程上为心脏收缩和舒张功能障碍。现代分子生物学模式与以往器官生理和细胞生化模式认为，心力衰竭是各种心脏疾患引起的心脏结构、功能异常，损害心室充盈和/或射血功能，导致心排出量降低、静脉压增高，并伴有衰竭心脏进行性恶化和心肌细胞过早死亡的分子异常的临床综合征。因此，孙兰军教授认为，对心力衰竭的认识，不仅应重视心脏泵功能受损和心肌收缩功能降低，还要强调导致心力衰竭患者生存期缩短的代谢、细胞和分子异常。慢性心力衰竭的诊治应注重病证结合。药物干预不仅要求减轻心脏泵功能受损引起的临床表现、血流动力学异常，还必须认识到对决定预后的代谢、细胞和分子异常的影响。在证候学上，应以中医理论为指导，以望、闻、问、切四诊手段为基础，同时结合现代医学对慢性心力衰竭病理生理的研究进展，使辨证、辨病更趋于合理、规范，体现中西医优势互补。治疗上紧扣中医理法方药，结合现代中药药理学研究成果，病证结合，理效结合，知常达变，常变有度。

慢性心力衰竭患者临床常表现为心慌、气短、乏力，多伴胸闷胸痛，失眠多梦，舌质黯或见瘀斑瘀点，苔薄白，脉细涩而数等瘀血内阻之证。孙兰军教授认为，基于对慢性心力衰竭心脏泵功能受损、血液动力学障碍、代谢及细胞分子水平上异常的认识，针对其因虚致瘀、虚瘀夹杂的病机特点，确立补虚化瘀利水的治疗原则，临证常用自拟处方强心冲剂（西洋参、丹参、桂枝、葶苈子、益母草）治疗。临床结果显示，强心冲剂可增加单位时间心排血量和单位组织毛细血管血流灌注量，改善心、脑、肾等重要脏器及周围组织缺氧状态；增加心肌收缩力；减低心脏前后负荷，降低心肌耗氧量，缓解心肌细胞能量饥饿状态；扩张血管；有利尿、减低肺水肿作用，从而改善患者血流动力学和心功能状态。心脏神经内分泌激活是慢性心力衰竭循环加重的重要因素。强心冲剂对血浆心钠素（ANP）、血管紧张素Ⅱ（AngⅡ）有双向调节作用，ANP下降可能由于AngⅡ水平降低，心力衰竭状态改善后心房肌细胞主动分泌减少的积极反应。强心冲剂立法严谨，疗效全面，符合慢性心力衰竭的复杂病理变化。瘀血既是慢性心力衰竭的病理产物，又是病程进展的病理基础，孙兰军教授注重运用活血化瘀之法，主张活血化瘀应贯穿于药物治疗的始终。运用汤剂时，亦常随症加入活血化瘀之品，如当归20g，川芎15g，三七粉3g，丹参、水蛭各12g等，每获良效。据国内学者研究，活血化瘀法与扩张血管有异曲同工之妙，可降低心脏前后负荷，增加冠脉血流量，改善心肺肝瘀血，为治疗慢性心力衰竭的有效方法。

四、强心冲剂的临床应用

强心冲剂是孙兰军教授在长期临床实践中总结的治疗慢性心力衰竭的经验方，由传统名方葶苈大枣泻肺汤和木防己汤化裁而来，主要组成为西洋参、桂枝、丹参、汉防己、葶苈子、益母草、枳壳等。其中，西洋参、桂枝合用补益阳气，温经通阳，丹参、益母草合

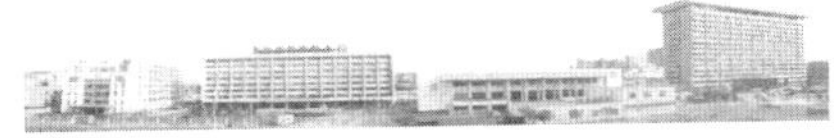

用活血祛瘀，通利血脉，葶苈子、汉防己利水消肿，枳壳行气宽中。综观全方，温阳益气则水湿化，祛瘀利水行气则血脉通。

（一）对血流动力学的影响

强心冲剂对心衰大鼠的血流动力学有明显的改善作用，主要表现为增加左室心肌收缩力，提高心输出量，改善心脏收缩功能。

（二）对神经内分泌系统的影响

在慢性心力衰竭的病理过程中，肾素血管紧张素系统（RAS）的兴奋性升高是神经内分泌系统调节反应之一。血管紧张素Ⅱ（AngⅡ）不仅是 RAS 中一个重要的效应肽，而且还是一种心脏生长调节因子。强心冲剂对慢性心衰猫、大鼠血浆血管紧张素Ⅱ（AngⅡ）水平的升高有明显降低的作用，同时能降低心衰大鼠血液中内皮素的水平，抑制心肌细胞肥大和纤维化，对心衰大鼠心肌 β 受体密度有提高作用，对心衰大鼠心肌细胞有一定的保护作用，可防止心室重构。

（三）对心肌病理改变的影响：

心力衰竭发生发展的基本机制是心室重构。原发性心肌损害或心脏负荷过重引起室壁应力增加，可能是心室重构的始动机制，而各种促生长因子亦起了重要的作用。在临床病理上表现为心肌重构、心室容量的增加和心室形状的改变。

中药强心冲剂对心衰的心肌病理性改变有明显的改善作用：抑制心肌细胞肥大和间质的纤维化，能减少心肌细胞核深染，使心肌 T—管及肌浆网池扩张程度减轻，减轻心肌超微结构损害，延缓心肌细胞肥大，减少肌丝溶解及线粒体增生、肿胀，从而能延缓心衰时心室重构的发生，延缓心衰的发生。

医案选介

一、行气化痰法治疗冠心病

马某，女，57 岁。2009 年 1 月 12 日初诊。

主诉：阵发性胸闷、憋气 8 年，加重 3 天。

现病史：8 年前常感胸闷、心前区隐痛，曾诊为“心绞痛”，平常服用硝酸酯类及倍他乐克等，效果尚可。3 天前胸闷、憋气，服前药效果不显。现症：胸闷、憋气，无胸痛，偶有气短，无明显喘促，纳差，寐安，二便调。

体格检查：神清，血压 130/70mmHg，双肺呼吸音清，未闻及干湿性啰音，心率 86 次/分，律齐，腹软，无压痛、反跳痛及肌紧张，双下肢不肿。舌质暗，苔腻，脉弦滑。

辅助检查：心电图示窦性心律、ST－T 改变。

西医诊断：冠心病，心绞痛。

中医诊断：胸痹，证属痰瘀互结。

治法：祛湿化痰，行气活血。

处方：以胸痹 3 号方加减。

瓜蒌 30g，葛根 20g，丹参 20g，郁金 15g，川芎 15g，赤芍 15g，白芍 15g，白术 15g，桃仁 15g，红花 15g，半夏 12g，厚朴 12g，莱菔子 12g，柴胡 12g，菖蒲 12g，沉香 10g。

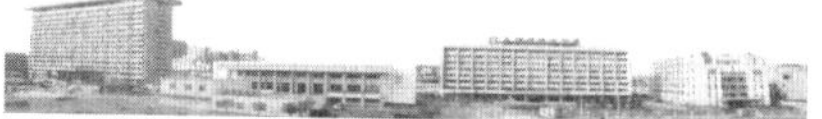

7 剂，每日 1 剂，水煎服。

二诊：症状较前缓解，偶有咳嗽。前方去白术，加桔梗、牛蒡子各 12g，再服 5 剂。

三诊：无胸闷、憋气及胸痛，纳可，寐安，二便调。舌暗，苔白，脉弦。原方继服 5 剂。

随访 3 月，无胸闷、憋气及胸痛，心电图示窦性心律，仅 T 波低平。

【按】心绞痛属中医“胸痹心痛”范畴，心居胸中，主血脉，其病多由瘀血、痰浊、气滞、寒凝等邪气痹阻心脉引发，主要病机为胸阳痹阻，心脉不通。《素问·痹论》谓：“心痹者，脉不通。”不通则痛。《素问·脏气法时论》亦云：“心病者，胸中痛，胁支满，胁下痛，膺背肩胛间痛，两臂内痛。”

本病为痰瘀互结之证，孙教授在临床上遇此类患者，治以《金匮要略》瓜蒌薤白半夏汤化裁成胸痹 3 号方。本方用瓜蒌、薤白、半夏豁痰宣痹，陈皮、茯苓、菖蒲祛湿化痰，丹参、檀香、水蛭、郁金、川芎行气活血。

二、补肾平肝法治疗高血压

杭某，男，69 岁。2009 年 5 月 11 日初诊。

主诉：间断头晕 10 年，加重伴纳差 1 天。

现病史：10 年前无明显诱因出现头晕，BP 170/90mmHg，诊断为“高血压”，口服心痛定等药，既往血压最高达 180/100mmHg，平素血压 140/90mmHg 左右。现症：头目眩晕，心烦少寐，肢体麻木，纳差，寐安，二便调。

体格检查：神清，血压 160/100mmHg，双肺呼吸音清，未闻干湿性啰音，心率 82 次/分，律齐，腹软，无压痛、反跳痛及肌紧张，双下肢不肿。舌质黯，苔腻，脉沉弦。

辅助检查：动态血压监测示 24 小时平均血压 150/95mmHg，白天平均血压 160/100mmHg，夜间平均血压 140/90mmHg。

西医诊断：高血压病。

中医诊断：眩晕，证属阴虚阳亢。

治法：补肾平肝，活血利水。

处方：以高血压 2 号方加减。

丹参 20g，葛根 20g，熟地 20g，当归 20g，川芎 15g，木瓜 15g，防己 15g，郁金 15g，茯苓 15g，山茱萸 15g，山药 15g，天麻 12g，地龙 12g，丹皮 12g，泽泻 12g，沉香 10g。

5 剂，每日 1 剂，水煎服。

二诊：症状好转，BP140/90mmHg。原方继服 5 剂。

三诊：症状缓解，BP140/85mmHg，苔白，脉弦。于上方加用生龙牡、枳壳各 15g，7 剂。

随访 3 月，血压维持在 135/85mmHg 左右，无头晕等症。

【按】从临床上来看高血压病实证居多，虚证较少，实责之于肝，虚责之于肾。实证多为风、火、痰、瘀上扰清窍。虚主要责之于肾精不足，髓海空虚而致眩晕，《灵枢·海论》曰“髓海空虚，脑转耳鸣”。

高血压 2 号由镇肝息风汤化裁而成，功效滋补肝肾，平肝潜阳。适用于肝肾阴虚，肝阳上亢而引起的高血压病眩晕证，症见头目眩晕，两目干涩，腰膝酸软，面赤口干，心烦

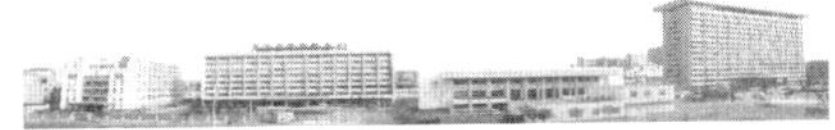

少寐，耳鸣或耳聋，肢体麻木，或肢体震颤，舌质暗红，少苔，脉象弦细或弦细数。临床加减：若耳鸣耳聋明显者，加磁石 30g，炒麦芽 12g；小便频数加桑螵蛸 30g，薏苡仁 12g；头痛明显，日久不愈，原方加芥穗 10g，蜈蚣 2 条。

三、益气温阳，活血利水法治疗慢性心衰

卢某，女，55 岁。2009 年 7 月 13 日初诊。

主诉：活动后喘憋 3 年，加重 3 天。

现病史：3 年前开始出现胸闷、喘憋，活动后加重。在外院服西药治疗，症状时轻时重。3 天前因劳累引起上述症状加重，现症见活动后喘憋、夜间难以平卧，尿少肢肿，口干不欲饮，纳欠佳，寐差，大便通畅。

体格检查：神清，血压 130/70mmHg，颈静脉充盈，双肺呼吸音清，左肺底湿啰音，心率 96 次/分，律齐，未闻心脏杂音，腹软，无压痛、反跳痛及肌紧张，肝脾未触及，双下肢水肿。舌质暗淡，苔白，脉沉弱。

辅助检查：心脏超声示主动脉硬化，左房、左室增大，EF30%。

西医诊断：慢性心力衰竭。

中医诊断：喘证，证属阳虚夹瘀，水饮内停。

治法：在西药基础上加用温阳益气、活血利水的中药。

处方：以强心冲剂加减。

黄芪 30g，茯苓 15g，猪苓 15g，木瓜 15g，党参 20g，桃红各 12g，川芎 15g，葶苈子 30g，益母草 30g，炙甘草 10g，防己 20g，干姜 10g，附子 6g。

水煎服，每日 1 剂，分早晚两次服用。4 剂。

二诊：患者喘憋减轻，水肿消失，仍活动后气短、乏力，原方去猪苓、木瓜、防己，加丹参 20g，茯苓 30g。

三诊：患者症状缓解。继服冠心 2 号以巩固疗效。

随访 3 月，无明显喘憋及水肿，心脏超声示主动脉硬化，EF30%。

【按】心力衰竭属于中医学的“心悸”“怔忡”“水肿”“喘证”“痰饮”“心痹”等范畴，为本虚标实之证，以心气不足、脾肾阳虚为本，水湿、痰饮、瘀血为标。治以温阳益气、活血利水法，使阳气得复，饮瘀得消，同时应注意滋阴，使邪去而不伤正。强心冲剂是孙兰军教授治疗慢性心力衰竭的经验方，由《金匮要略》传统名方葶苈大枣泻肺汤和木防己汤化裁而来。冠心 2 号为我院自制中药，具有滋阴温阳、活血利水之功，对冠心病及心力衰竭疗效显著。

四、益气养阴活血治疗房颤

许某，女，59 岁。2010 年 3 月 15 日初诊。

主诉：间断心悸、胸闷 10 年余，加重 2 天。

现病史：10 年前无明显诱因出现胸闷、心慌，于外院诊断为“冠心病、房颤”，予倍他乐克和硝酸酯类等药物治疗，症状得以缓解。近 2 天来上述症状加重。现症：胸闷，心悸，气短乏力，寐差，纳可，二便调。

体格检查：神清，血压 130/75mmHg，双肺呼吸音清，未闻干湿性啰音，心率 89 次/分，心音强弱不等，律绝对不齐，未闻及心脏杂音，腹软，无压痛、反跳痛及肌紧张，双

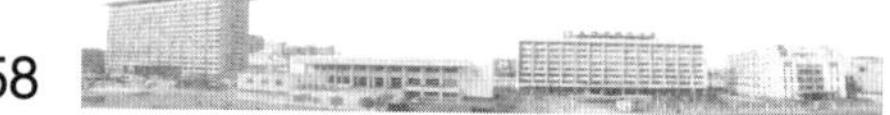

下肢不肿。舌质暗淡，少苔，脉结代。

辅助检查：心电图示心率89次/分、ST－T改变、房颤。

西医诊断：冠心病，心律失常，房颤。

中医诊断：心悸，证属气阴两虚夹瘀。

治法：在西药基础上加用益气养阴、活血安神的中药。

处方：以炙甘草汤加减。

炙甘草20g，琥珀粉3g（冲），三七粉3g（冲），党参30g，黄连6g，沉香6g，郁金15g，菖蒲12g，葛根20g，丹参20g，酸枣仁30g，川芎15g，白芍15g，珍珠母30g，麦冬20g，黄精20g。

水煎服，每日1剂，4剂。

二诊：上方服4剂后，患者心悸症状消失，心率65次/分，仍房颤。原方去川芎。

三诊：上方服4剂后，心率维持在60～70次/分，转为窦性心律，心悸好转，精神、饮食、二便正常，继服原方4剂。

随访3月，维持窦性心律，无胸闷、心悸等症。

【按】心律失常以心脏急剧跳动、惊慌不安、不能自主为主症，伴有胸闷胸痛，气短，乏力，汗出烦躁，头晕目眩，脉象多见促结、代、数、疾等，是内科疾病中的急危病症，属中医学“心悸”“怔忡”范畴。《伤寒论》中首见“心悸”病名，提出了基本治则，并以炙甘草汤等为治疗的常用方剂。心悸治疗分虚实，虚证分别予以补气，养血，滋阴，温阳；实证则应祛痰，化饮，清火，行瘀。本病常虚实夹杂，故当兼顾，且心悸以心神不宁为病理特点，应酌情配合安神镇心之法。

孙教授治疗心律失常，以炙甘草汤为基础，但又不拘泥于古方。在益气养阴的同时，加用活血安神的中药，起到标本兼治的功效，同时药物配伍注意滋而不腻，温而不燥，使气血充足，阴阳调和，则心动悸、脉结代皆得平。临床上还可根据中药药理学结果，应用有抗心律失常作用的中药，如甘松、黄连、玄参、苦参等。

论　　著

一、论文

［1］寇子祥，孙兰军，赵英强．孙兰军从脾胃论治冠心病经验．中西医结合心血管病杂志，2008，6（4）：472－473.

［2］沙洁津，孙兰军．孙兰军治疗高血压病经验介绍．山西中医，2009，25（2）：8.

［3］刘振岳，孙兰军．孙兰军运用药对治疗高血压病经验．山西中医，2009，25（3）：10.

［4］李烨，孙兰军．孙兰军教授运用对药治疗冠心病．吉林中医药，2009，29（9）：748－749.

［5］李艳芬，孙兰军，赵英强，等．复方丹参滴丸对骨髓基质细胞移植后梗塞大鼠心功能及梗塞面积的影响．时珍国医国药，2010，21（5）：1146－1147.

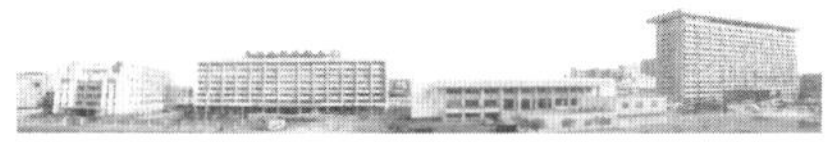

［6］武重阳，孙兰军，赵英强，等．复方丹参滴丸含药血清诱导大鼠骨髓间充质干细胞分化为心肌细胞．中国老年医学杂志，2010，30（16）：2328－2330.

［7］李烨，孙兰军．孙兰军教授运用脏腑辨证治疗颈性眩晕．吉林中医药，2011，31（2）：105－107.

［8］孙立飞，孙兰军．孙兰军教授临证运用六味地黄汤验案举隅．吉林中医药，2011，31（11）：1103－1104.

［9］李长月，孙兰军．孙兰军从肾论治冠心病经验．河南中医，2011，31（12）：1365－1366.

［10］刘倩，孙兰军．孙兰军教授从肾论治心律失常．长春中医药大学学报，2012，28（1）：56－57.

［11］李长月，孙兰军．孙兰军从肝论治高血压病经验．山西中医，2012，28（2）：6－8.

［12］郑偕扣，孙兰军．孙兰军教授针对难治性心力衰竭从血瘀证论治的治疗观．四川中医，2012，30（2）：2－4.

［13］刘倩，孙兰军．孙兰军主任治疗更年期妇女胸痹经验．天津中医药，2013，30（4）：195－196.

二、著作

林曙光，张敏洲主编，孙兰军参编．中西医结合心脏病学进展．广州：中山大学出版社，2013.

【整理者】

汪涛　男，1970年4月生，孙兰军教授学术继承人，医学博士，毕业于天津中医药大学。现任天津中医药大学第二附属医院心内2科主任医师。

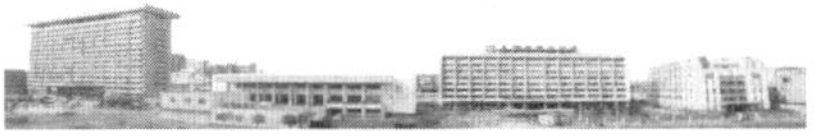

崔　乃　强

名家传略

一、名家简介

崔乃强，男，1945 年 12 月 26 日出生，汉族，天津市人，中共党员，教授，主任医师。天津医科大学南开临床学院（天津市南开医院）首席外科主任，天津市急腹症研究所常务副所长。全国第三批老中医药专家学术经验继承工作指导老师，天津市名中医。中华中医药学会常务理事，中国中西医结合学会理事，中国中西医结合学会普通外科专业委员会主任委员，天津市中西医结合学会副会长，中华外科学会感染与危重病学组委员。《中国中西医结合外科杂志》常务副主编，《中华腹部疾病杂志》编委，《危重病急救医学杂志》编委，《世界胃肠病杂志》编委，《国际外科学杂志》编委。美国胰腺疾病学会（APA）会员。

二、业医简史

崔乃强教授 1969 年毕业于天津医学院医疗系，1978 年恢复研究生招生后首批考取天津医学院外科急腹症专业硕士研究生，师从著名的急腹症专家吴咸中教授。1981 年研究生毕业后即在吴咸中院士的直接指导下从事中西医结合腹部外科的临床与基础研究工作，1984 年考取吴咸中院士的博士研究生，1985 年 4～10 月作为访问学者和交换研究生赴日本神户大学第一外科进行有关梗阻性黄疸时肝脏代谢的基础实验研究，1988 年通过博士论文答辩，获医学博士学位，1991 年破格晋升为外科主任医师，1991～1992 年赴联邦德国巴伐利亚州纽伦堡大学 Kronach 医院进修普通外科。作为吴咸中院士的学生和助手，崔乃强教授长期工作在外科临床、科研、教学的第一线，在腹部外科尤其是肝、胆、胰领域得到同行的认可，有一定知名度。他擅长复杂、疑难胆道和胰腺疾病的治疗，在中西医结合治疗方面有独到之处。

三、主要贡献

作为南开医院外科首席专家，崔乃强教授长期工作在第一线。临床上，他对腹部外科各种复杂、疑难疾病的外科手术和中西医结合治疗具有高深的造诣，尤其对复杂、疑难胆道和胰腺疾病的治疗更为突出。多年来完成多种腹部大型手术，如胰腺癌、胆管癌、胆囊癌、肝癌、胃癌、门脉高压症等消化道及腹部良恶性疾病。对于有多次手术历史患者的再手术如肝内结石、胆道狭窄及手术前后的中西医结合治疗有独到之处，并取得良好疗效。

在吴咸中院士的指导下，崔乃强教授和他的治疗小组经过多年努力，将现代医学、病理学及中西医结合治疗学紧密联系，提出了重症急性胰腺炎的中医气滞血瘀、气血瘀闭、热毒炽盛、亡阴亡阳等概念，在辨证分期、理法方药、手术介入时机和手术方法等方面取

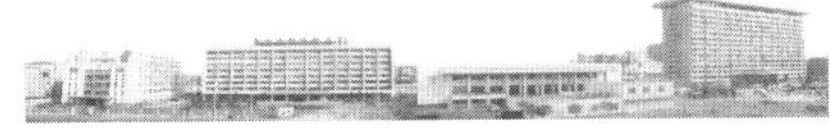

得很大的进步，使病死率降至16%。他近来提出的“应用通里攻下法可使重症急性胰腺炎不经过全身感染期，从全身反应期直接进入恢复期，是降低病死率的重要环节”理论，在国内学术界产生了较大的影响，获天津市卫生局科技进步二等奖。在科研方面近年来也取得了较大的成绩，主要表现在：

作为主要成员参加了国家“七五”“八五”“九五”“十五”攻关课题的研究。作为课题负责人主持国家中医药管理局重点课题“中医药对腹部厌氧菌感染的治疗及机制研究”，通过体外药物筛选及在体动物实验寻找出抗厌氧菌感染纯中药制剂，并组方“厌氧灵”，经过临床和实验室验证，其疗效确定，并从细菌学、内毒素介导的细胞因子等方面探索了“厌氧灵”的作用机制，填补了中医药对厌氧菌作用的空白，达到国际先进水平，这一成果获天津市卫生局科技进步一等奖、天津市科技进步三等奖、国家中医药管理局科技进步三等奖。

作为课题主要参加人完成国家中医药管理局重点课题“通里攻下法对重症急腹症所致多器官功能衰竭（MOF）的治疗”，该课题通过大量临床与实验室工作证实了细菌和内毒素自肠道移位是导致重症急腹症发生器官衰竭的重要因素，通里攻下法不仅可使肠道内细菌和内毒素大量排出体外，还对肠屏障有保护作用，从而有效地缓解了内毒素血症，减少了由内毒素介导的细胞因子过度生成和MOF的发生。该项研究改变了传统西医治疗MOF的模式，提高了治愈率，降低了病死率，成果获天津市卫生局科技进步一等奖和天津市科技进步二等奖。

主持“通里攻下法对肠源性内毒素血症防治研究”的课题，从肠屏障入手，研究了肠道缺血再灌注损害、肠道内压等对肠源性内毒素血症形成的影响，研究了以承气合剂为代表的通里攻下法对肠屏障的保护及对内毒素的清除作用，获天津市科技成果二等奖。

主持“炎性细胞因子对胆色素结石形成作用的研究”，发现胆色素结石患者肝细胞与正常肝细胞胆汁分泌模式的不同，被内毒素活化的肝脏枯否细胞能改变正常肝细胞胆汁的分泌，β葡萄糖醛酸酶活性在细胞因子作用下发生变化，从而在细胞分子水平上重新认识胆色素结石的发病机制。

主持“胆石病基因多态性的研究”，对胆囊胆固醇结石患者胆固醇携带蛋白2（SCP2）测定，发现胆固醇结石患者SCP2阳性率为90%，非胆固醇结石患者阳性率为14%，为胆石病的病因学研究提供了基因水平的依据。

作为第二完成人完成了“通里攻下法在腹部外科的应用及基础研究”，获中华医学会科技成果二等奖、国家科技进步二等奖。共发表论文60余篇，主编和参编学术专著6部。

多年来，他还培养多名硕士和博士研究生，现仍有3名硕士研究生和4名博士研究生在读，其中1名在美国继续深造，1名在南开大学从事博士后研究，同时协助吴咸中教授指导1名硕士研究生、2名博士研究生、1名博士后。作为天津医科大学外科及研究生部分课程的授课教师，得到同学们的一致好评，两次被评为校级优秀教师。

在国家中医药管理局的支持下，崔乃强教授学术思想工作室已于2013年成立，崔乃强教授及其团队正在整理总结其学术思想及临床经验。

学术思想

一、急性胰腺炎中药科研思路

崔乃强教授对于急腹症尤其是胆胰疾病开展了大量中西医结合科研工作。其中，通过

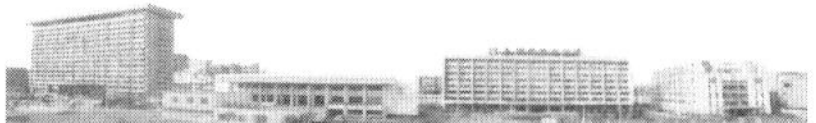

急性胰腺炎中药药效学的研究和“病证结合”的诊疗模式，结合现代医学的客观指标，对胰腺炎证候进行了大量的研究，认为该病初期的基本病机为肝胆气滞。在轻型胰腺炎或重症胰腺炎的初期以肝胆气滞为主要表现，伴有气滞血瘀。当发生气血败乱时，患者可发生休克、ARDS、DIC等；当肝气横克脾胃时，可形成肠麻痹；当出现化热传脾、脾胃实热之候，提示进入胰腺炎的感染期；当胃失和降，脾失运化，则湿从内生，湿阻热蒸，湿热阻于肝胆而呈肝胆湿热，相当于胆源性胰腺炎或胆道出现梗阻（图1）。中医药治疗急性胰腺炎，首先要分清胰腺炎的病期、证型，以便辨证用药。

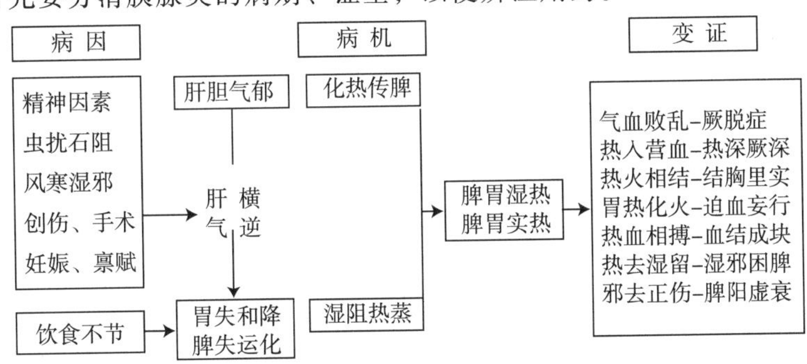

图1 急性胰腺炎的病机

中药常具有多靶点、多种途径的药效学特征，在临床上发挥中药综合调节作用是极为重要的。根据中医病机与西医病理变化，急性胰腺炎的中药药效学研究可依据其症状与病理进行：①解除胆道及胰管的痉挛；②抗炎、抑制或降低胰酶活性；③减少细菌及内毒素移位，保护肠屏障；④改善免疫平衡，保护机体重要脏器，预防器官损伤及衰竭等。（图2）

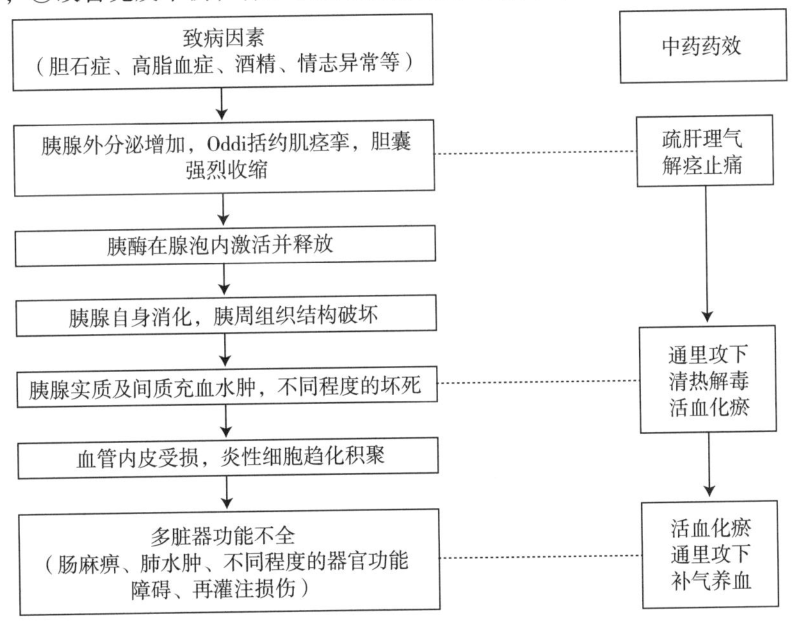

图2 急性胰腺炎的中药药效学研究示意图

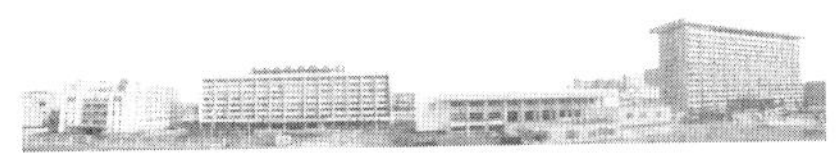

临证经验

一、重症急性胰腺炎辨证治疗经验

重症急性胰腺炎（Severe Acute Pancreatitis，SAP）是临床上常见的一类急腹症，起病急，进展快，临床病理变化复杂，病死率高达20%～30%。其病因学、病理变化过程颇为复杂，且单纯西医治疗效果不甚理想。崔乃强教授经过40余年的临床实践与基础研究发现，中西医结合治疗更能显现出确切的疗效。

（一）根据病因病机辨证

崔教授将SAP的临床病程分为三期：初期（结胸里实期，即西医之全身炎性反应期），进展期（热毒炽盛期，即西医之全身感染期）和恢复期（邪去正虚期），根据每期病理变化的不同，分别采用通里攻下、活血化瘀、清热解毒、益气养阴、健脾和胃等治则，再适时配合西医非手术与手术治疗，可极大降低SAP的病死率。

第一期（初期、急性反应期、结胸里实期）：自发病至1周左右。临床上常可出现休克、ARDS、急性胃肠功能衰竭、急性肾功能衰竭、胰性脑病等并发症。中医辨证具备少阳阳明合病的临床特征，如寒热往来、胸胁苦满、默默不欲饮食、心烦喜呕、痞满燥实坚等。

第二期（进展期、全身感染期、热毒炽盛期）：发病后1周左右开始，2～3周最明显，可持续1～2个月左右。以胰腺、胰周或相关部位感染所致的全身性细菌感染、深部真菌感染或二重感染为其主要临床表现。中医辨证为热腐成脓、毒热炽盛，临床上可出现热深厥深、热入心包，甚至亡阴亡阳。

第三期（恢复期、邪去正虚期）：发病后3周至2～3个月，主要临床表现为全身营养不良，存在后腹膜或腹腔内残腔，常常引流不畅，窦道经久不愈，有时伴有消化道瘘。中医辨证多见气阴两伤，或脾胃不和，或脾虚湿困，或余邪未尽，湿热留恋，或血热相结而遗留癥瘕积聚等证。

（二）将六经辨证运用于急性胰腺炎

崔教授精研《伤寒论》《温病学》等典籍，尤其重视对《伤寒论》之学习。他以“经方治大病”为理念，将六经辨证理论运用于胰腺炎的治疗中。他认为，急性胰腺炎病机在于肝脾气机郁滞，导致热、湿、瘀蕴结中焦。在各种病因作用下，最初出现肝胆脾胃功能失调，疏泄不利，升降失和，气机不畅，继而气滞血瘀，生湿郁热，导致有形之邪壅塞，表现为脾胃湿热或实热蕴结为主的证候。如正不胜邪，则可发生厥脱、血证等危象。从六经辨证看，本病多属少阳病证、少阳阳明合病或阳明腑实证。若少阳之邪传入阳明之腑，可出现燥热与糟粕互结的腑实证；少阳枢机不利，三焦水液代谢失职，水湿内生与阳明燥热相合，则致湿热蕴结，出现肝胆湿热证；阳明腑实，燥热之邪与血搏结，则出现热毒血瘀证；少阳枢机不利，三焦水液代谢失职，水饮之邪与阳明燥热之邪互结，则出现水热互结胸膈之热实结胸证。

崔教授通过总结大量急腹症患者临床表现及病程演变发现，急性胰腺炎的主要病理环节与其他急腹症有共同之处，即郁（气机郁滞）、结（实邪结聚）、热（实热内盛或湿热内蕴）、瘀（血行瘀阻）、厥（气血逆乱）五个环节可互相兼夹或转化。这与西医主张急腹症的主要病理是机能失调、梗阻、炎症、血运障碍及中毒性休克等变化颇为一致。其病程可分早、中、晚期三个阶段：早期正盛邪浅，多为枢机不利与燥热内郁相兼；中期正盛邪实，常以结、热、瘀兼夹转化为主；晚期邪去正虚，余热不尽，气阴亏虚。而重症胰腺炎并发多脏器衰竭发病机制中强调器官功能损害呈“序贯性”，这与中医理论中脏腑疾病的传变有着相似之处。

（三）对胰腺炎变证的治疗

胰腺炎的变证是由于救治不及时或误治发展而成。

1. 气血暴脱

症状为面色苍白，口唇无华，呼吸微弱，肢冷汗出，舌淡苔白，脉沉微细。治当回阳救逆，益气生脉。以回阳救急汤加减：熟附子、干姜、肉桂、人参、白术、茯苓、陈皮、半夏、五味子、甘草。汗多亡阳者加煅龙骨、煅牡蛎。可静滴参附注射液、黄芪注射液等，或针刺人中、涌泉，足三里等。此型包括西医的多种并发症。

2. 热甚厥深

症状为神智昏沉，腹胀满，口渴喜冷饮，肢冷不恶寒，舌红苔黄而干，脉沉而不扬。治当清热解毒，凉血开窍。以黄连解毒汤合犀角地黄汤加减：黄连、黄芩、黄柏、栀子、水牛角、生地、赤芍、丹皮。神昏谵语者可加服安宫牛黄丸，或静滴参麦注射液等中药针剂。轻症非胆源型急性胰腺炎不推荐常规使用抗生素。轻症胆源型急性胰腺炎或重症胰腺炎应常规使用抗生素。热甚厥深型往往有感染，胰腺感染的致病菌主要为革兰阴性菌和厌氧菌等肠道常驻菌，抗生素的应用应遵循抗菌谱为革兰阴性菌和厌氧菌为主、脂溶性强、有效通过血胰屏障等三大原则，推荐甲硝唑联合喹诺酮类为一线用药。对于重症病例，主张在重症监护和强化保守治疗的基础上进行，患者的病情仍未稳定或进一步恶化，是进行手术治疗或腹腔冲洗的指征体征。

在胰腺炎治疗全程中，均可取足三里、中脘、脾俞、胃俞、太冲、梁门、阳陵泉、下巨虚等穴进行针刺。呕吐重者可配内关；腹胀明显者可配上巨虚。外敷芒硝于上腹部，具有较好的缓解腹胀效果。若局部压痛较重或存在腹腔感染，可局部外敷芙蓉散。

二、胆道疾病治疗经验

胆道疾病归属于中医之黄疸、胁痛、鼓胀、胆胀的范畴。崔教授认为中医之肝胆互为表里，肝胆经脉相互络属，同具木火之气，同司相火，其治疗宜相辅相承。

（一）胆道疾病辨证论治思路

1. 通里攻下为主

胆为“中清之腑”，附于肝，与肝相表里，输胆汁而不传化水谷，以通降下行为顺。胆道疾病多因胆腑不通而出现腹痛，胆汁淤滞而出现黄疸。所以通里攻下法是治疗胆道疾病的主要法则。

2. 清热为先

胆系疾患出现的发热、黄疸，主要为湿热内蕴，脾胃肝胆受累，气机不畅，故治则应以清热利湿为主。湿邪黏腻，缠绵反复，阻塞气机；热邪易化毒火，损害肝脏。其治疗应以清热解毒，清热利湿或清热凉血为主，达到消炎、退热、退黄的目的。

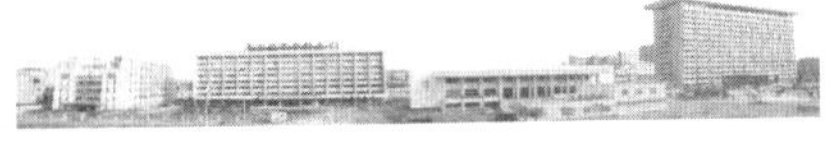

3. 理气开郁是本

肝气郁结，胆气郁滞，可引起腹痛、腹胀、大便不爽或大便秘结。用疏肝理气法以解肝胆气血郁闭是治疗本病的基本法则。疏通之法可使气机畅行，湿热得泄，胆汁循其常道，炎症可消。

4. 提议补养为上

肝胆相为表里，胆道疾病，久则出现脾胃失调，或热毒炽盛，耗气伤阴，肝阴不足，肝经亏虚，应重点在于柔肝。肝体柔和，胆气通降，则其病向愈。

（二）胆道疾病常用治法与方剂

1. 通里攻下法

通里攻下法是通过荡涤肠胃积滞，使停留于肠胃的宿食、燥矢、冷积、瘀血等从下窍而出，是祛除病邪的一种方法。《素问·阴阳应象大论》曰“其下者，引而竭之”，“中满者，泻之于内”，就是下法的理论根据之一。凡是胆道疾病表现为气滞血瘀现象，久之出现化热、化毒、化脓的改变，属里实热证。里实证是胆道疾病常见的临床证候，通里攻下法具有广泛的应用范围。根据中医学“六腑以通为用”的原则，在胆道疾病早期、中期和后期，凡有可下之症，均可使用。在急性胆囊炎、急性胰腺炎和腹膜炎等早期，多表现为气滞血瘀的现象，久之则出现化热、化毒、化脓等改变，均属里实证。应用通里攻下的目的在于下热，下实。攻下药物的剂量随证加减，一般在邪实病进阶段，用量要大，每日保持大便 3～5 次，得利则减，勿攻伐太过。大承气汤是通里攻下法的代表方剂，在《伤寒论》中治疗阳明腑实证，出现痞、满、燥、实四症，在肝胆疾患中，常用于治疗胆系感染、肝性脑病等。近年来，中西医结合临床研究多主张在辨病辨证相结合的基础上应用本方。临床诊断建立后，应尽早使用，不必拘泥于痞、满、燥、实是否俱全，必须急下存阴，否则热邪灼伤津液。大承气汤在临床应用范围很广，衍化方剂甚多，需对症化裁。另外，临床病情大多寒热错杂，正气有虚实，病邪有夹杂，所以下法有寒下、温下、润下、逐水、攻补兼施之别，宜与其他治法配合使用。久病体虚，或长期攻伐太过之人，尤须注重固护正气，或补气，或滋阴，或温阳。若辨证精准，临床往往收获奇效。

2. 清热法

清热法是通过清热泻火，以清除火热之邪，适用于热证的一种治法。《素问·至真要大论》中“热者寒之”“温者清之”“治热以寒”就是清法的理论根据之一。在胆道疾患合并感染时多用此法。常见为气血郁热，一般由气血郁滞发展而来，表现为一般的里热证，见发热、口渴、腹痛拒按、尿黄、舌尖红、苔黄、脉滑数等。若进一步发展，则出现热毒炽盛，见壮热、烦渴、大便燥结不通。若胆道感染严重，热毒侵入营血，则会出现神昏谵语、舌红绛、脉细数等表现。临床常用方剂为黄连解毒汤、龙胆泻肝汤、大黄牡丹皮汤等。常用药物为金银花，能解十二经之毒，为治疗急腹症之主药，辨证准确的话，可用 30～60g，常配伍连翘使用。红藤清热解毒，活血化瘀，是治疗急腹症之要药。败酱草清热消痈排脓，而活血力量稍差，常与红藤配合使用。此外，蒲公英、紫花地丁、栀子等亦常配伍使用。

3. 理气开郁法

胆道疾病中，理气开郁法常用于：胆道的功能性疾患，如胆道功能紊乱，表现为腹痛

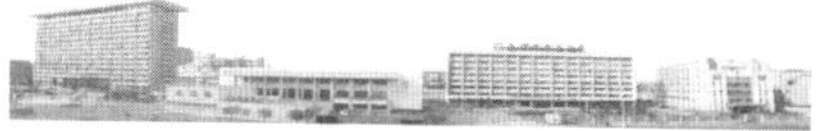

时发时止，但无热象；各类急腹症早期，临床表现为气滞血瘀证；配合活血化瘀药物消除炎症后期炎性包块；作为通里攻下法或清热解毒法的后续治疗，以调整脏腑，疏通气血。然芳香辛燥之品易伤津耗气，临床不可过用。常用代表方剂为四逆散、小柴胡汤、金铃子散等。

4. 其他

活血化瘀法常贯穿于治疗胆道疾病的各个阶段，崔教授团队通过动物实验表明，活血化瘀中药对清热利胆中药存在增效作用。利湿渗水法也是胆道疾病常见治法，临床辨证中，常分为湿热（多为炎症性急腹症）与寒湿（久病体虚，阳气衰微所致）。人身之中，主水在肾，治水在脾。且由于湿性重浊黏腻，阻碍气机，常配伍理气药物，以求“气化则湿化”。此外，久病多虚，反复发作胆道感染者往往虚实夹杂，临床亦常用补气养血与健脾和胃之法。

医案选介

一、重症急性胰腺炎

顾某，男，42 岁，干部，宁夏人。2012 年 11 月 28 日就诊。

主诉及现病史：持续上腹胀痛伴恶心呕吐、发热寒战 1 个月。患者于入院前 1 个月出现持续性上腹部胀痛，伴恶心呕吐、发热寒战，体温最高达 39℃，无皮肤、巩膜黄染，就诊于宁夏某医院，诊为重症急性胰腺炎、多脏器功能障碍综合征，给予禁食水、胃肠减压、血液净化、呼吸机辅助治疗，患者症状轻度缓解。脱离呼吸机后，患者心率快，呼吸急促，持续发热，伴寒战，多次更换抗生素，效果欠佳。为求进一步治疗，请崔乃强教授会诊后，转入我科治疗。既往体健，有长期饮酒史。

体格检查：体温 39.8℃，心率 152 次/分，血压 142/80mmHg，呼吸 30 次/分，腹部饱满，全腹部散在压痛，无肌紧张及反跳痛，肠鸣音弱，2 次/分。舌红苔黄厚腻，脉洪大。

西医诊断：重症急性胰腺炎，腹腔积液，胸腔积液。

中医诊断：脾心痛（脾胃湿热证）。

辨证：热毒炽盛，热与湿合，湿热蕴脾。

治法：通里攻下，清热解毒化湿。

处方：清胰汤加减。

生大黄（后下）30g，柴胡 15g，白芍 15g，黄芩 15g，胡黄连 10g，木香 12g，延胡索 15g，芒硝（冲服）10g，栀子 15g，红藤 30g，败酱草 30g，蒲公英 30g。

水煎服，日 2 剂。每剂 400mL，胃管注入，200mL/次。每 6 小时 1 次。

入院 CT 提示胰腺周围大量积液，崔乃强教授指示：于 CT 引导下，行腹腔穿刺引流，在胰腺右侧、左上、左下各置一根引流管，引流出褐色液体，后行腹腔冲洗。给予抗炎、抑酸、抑酶及静脉营养支持治疗，置入空肠营养管，给予肠内营养。患者腹痛、发热一度缓解，后仍存在间断发热，考虑胰腺炎感染期，腹腔引流管引流不畅，遂行胰腺坏死组织清除术。术后患者体温明显控制，继续中西医结合治疗。

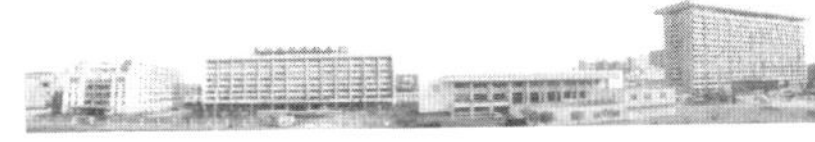

二诊：2013 年 1 月 30 日。患者诉无力，间断低热，考虑进入残余感染期。

辨证：气阴两虚，余邪未尽。

治法：补气养阴，清热解毒，通里攻下。

处方：柴胡 10g，黄芩 10g，大黄 30g，芒硝 10g，赤芍 10g，丹皮 10g，红藤 30g，败酱草 30g，黄芪 30g，党参 15g，生地 15g，麦冬 15g，当归 15g。

水煎服 200mL，早晚分服，日 1 剂。

患者低热、无力症状逐渐缓解。继续治疗后，痊愈出院。

【按】重症胰腺炎多伴有胰腺坏死，在有胰腺坏死的患者中 40% ~70% 可发生感染。胰腺的坏死感染通常发生于起病后的 2 ~3 周，坏死感染是 SAP 的主要危险因素，相关的脓毒症引起的多器官功能不全是威胁生命的主要并发症。虽然目前胰腺炎非手术治疗技术已经取得重大进步，但是目前就胰腺坏死感染的手术治疗已经形成共识。本例患者在穿刺管引流不畅，患者反复发热情况下，必须采取手术治疗，不可心存侥幸，一等再等，以错失手术最佳时机。

崔教授通过大量临床研究发现，重症急性胰腺炎后期患者久病耗伤正气，气阴两虚，余邪未尽，往往出现无力、低热、自汗等症状，中药不可攻伐太多，需在清热解毒、通里攻下基础之上，辅以补气养阴之品。

二、胆囊结石（胁痛）

闫某，女，42 岁，无业，本市滨海新区人。2014 年 11 月 5 日来诊。

主诉及病史：右胁肋疼痛 1 周。患者 1 周前无明显诱因出现右胁肋不适，无恶心呕吐、发热寒战，无腹泻及里急后重等不适，就诊于南开医院。现右胁疼痛较甚，晚上加剧，不喜揉按，月经提前，食少，大便秘结，小便黄。舌质红，苔黄，边有瘀点，脉弦滑。

检查：血和尿淀粉酶（ - ）。

腹部 B 超：胆囊结石，肝左叶囊肿。

西医诊断：胆囊结石。

中医诊断：胁痛（肝郁化火，兼血瘀）。

治法：疏肝清肝泻火，佐以活血化瘀。

处方：柴胡 10g，黄芩 10g，木香 10g，郁金 10g，元胡 10g，川楝 10g，陈皮 10g，半夏 10g，桃仁 15g，赤芍 15g，枳壳 10g，大黄 10g。

7 剂，水煎服，早晚分服。

患者服药 1 周后，右胁肋疼痛减轻，建议择期住院，手术切除胆囊。

【按】《古今医鉴·胁痛》曰：“脉双弦者，肝气有余，两胁作痛。病夫胁痛者，厥阴肝经为病也，其自胁下引小腹，亦当视内外感之邪而治之。”本方中柴胡苦平，疏肝开郁，和解退热；黄芩苦寒，清热燥湿，泻火解毒。柴胡开郁，黄芩泄热。两药相互为用，既可调肝胆之气机，又可清泄内蕴之湿热。主治口苦、咽干、目眩、寒热往来、胸胁苦满、心烦喜呕、食欲不振等。木香、川楝、陈皮疏肝理气。桃仁、赤芍、郁金活血行气通络。

B 超发现胆囊结石即可确诊，胆囊切除是治疗胆囊结石的首选方法，效果确切。若单

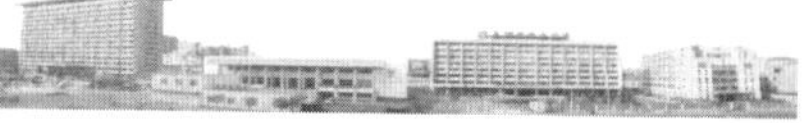

纯中医治疗，可以缓解症状，但很难溶石。若结石发展，病情加重，则有急诊手术之虞，故还需趁此时机早期手术。此为中西医结合外科之优势。

三、慢性胰腺炎（腹痛）

王某，男，61 岁，退休，本市人。2014 年 8 月 20 日来诊。

主诉：间断左上腹疼痛 2 个月。

病史：患者 2 个月前生气进食后出现左上腹疼痛不适，伴呃逆、恶心，无呕吐、发热寒战，无腹泻及里急后重等不适，就诊于南开医院。现左上腹胀闷疼痛，或兼痛窜两胁，时作时止，食后呃逆、恶心，嗳气则舒。舌质红，苔薄白，脉弦。

检查：血和尿淀粉酶（－）。

B 超显示胰管扩张，直径 1.2cm，胰腺内可见大小约 2.11cm×1.00cm 的中等回声。

西医诊断：慢性胰腺炎。

中医诊断：腹痛（肝郁气滞证）。

治法：疏肝解郁，理气止痛。

处方：柴胡 10g，黄芩 10g，木香 10g，元胡 15g，川楝 10g，陈皮 10g，半夏 10g，白芍 30g，甘草 6g。

7 剂，水煎服，早晚分服。

嘱患者戒烟酒，调畅情志，节制饮食。

患者 1 周后复诊，觉腹痛减轻。原方继服 1 周后，腹痛症状消失。

【按】《医学真传》曰："夫通则不痛，理也。但通之之法各有不同。调气以和血，调血以和气，通也；下逆者使之上行，中结者使之旁达，亦通也；虚者助之使通，寒者温之使通，无非通之之法也。若必以下泄为通则妄矣。"本方柴胡、黄芩二药相合，为中医治疗肝胆病常用对药。木香、川楝、陈皮疏肝理气，白芍、甘草柔肝缓急止痛。慢性胰腺炎属"胰胀""胃脘痛"等范畴。胰腺之部位，传统中医并无详述，根据辨证可将其归属于肝胆脾胃。初因暴饮暴食、大量饮酒等引起脾胃受损，湿热内蕴。湿热与食滞积于肠道成阳明腑实，损伤胰腺，即发为胰胀；湿热熏蒸肝胆，胆汁外溢可形成黄疸。胰腺受邪日久不愈或反复发作，必然入络而导致气滞血瘀，最终湿热、痰浊、食、毒、瘀等共存而缠绵难愈，又每因过食肥甘或饮酒或情志不遂而加重或复发。腹痛为本病最常见症状，不论感邪，停食，湿热，还是肝郁，多与气滞有关。因此常取枳实、元胡等行气止痛。对急性发作而腹痛剧烈的患者，可以暂加大黄以通腑泄浊。待症状减轻后，及时减量或停用，以防伤及正气。该病导致脾失健运，故有腹泻不消化食物症状；由于胰腺分泌功能障碍，对脂肪的消化吸收功能减退，故见脂肪泻及肉质下泄。这些都应属于肉食积滞，故待急性期过后，需增加健脾药物，如白术、山药等以助脾气。

四、慢性阑尾炎（腹痛）

肖某，女，17 岁，学生，本市人。2014 年 11 月 9 日来诊。

主诉：转移性右下腹疼痛 5 天。

病史：患者 5 天前无明显诱因出现胃脘部疼痛不适，伴恶心，无呕吐、发热寒战、腹泻及里急后重等不适，未予治疗，半日后转移至右下腹疼痛，体温 37.3℃，为求进一步治疗就诊于南开医院。现右下腹痛，拒按，无呃逆、恶心，体温正常。舌淡红，苔薄黄腻，脉弦紧。

查右下腹压痛、轻微反跳痛，余无他症。

检查：血常规（-）。

B超：腹阑尾部可见一2.5cm×1.8cm欠均匀偏低回声区，外形欠规则，边界欠清，阑尾炎可能性大。

西医诊断：阑尾炎。

中医诊断：腹痛（湿热壅滞证）。

治法：清热解毒，泄热通腑。

处方：金银花30g，蒲公英30g，木香10g，元胡15g，川楝10g，桃红10g，赤芍15g，败酱草30g，红藤30g，枳壳10g，大黄10g。

7剂，水煎，早晚分服。给予芙蓉散，以黄酒调和，外敷右下腹压痛处。

1周后复诊，患者右下腹痛消失，体温正常。查体右下腹仍有压痛，较前减轻。二便正常。大黄减为6g，继服7天。再次复诊后，患者症状消失，右下腹已无明显压痛。

【按】《医学正传·腹痛》："浊气在上者涌之，清气在下者提之，寒者温之，热者清之，虚者培之，实者泻之，结者散之，留者行之，此治法之大要也。"《濒湖脉学》论肠痈实热之脉时云："微涩而紧，未脓当下。"方中金银花清气血热毒为主，蒲公英有清热解毒之功，配合使用，清解之力尤强，并能凉血散结以消肿痛；木香、元胡、川楝行气活血止痛；桃红、赤芍活血化瘀；大黄清热泻火，宣通壅滞。芙蓉散方含芙蓉叶、大黄、黄芩、黄连、泽兰、冰片，以黄酒调和外敷患处，属于中医外治法之消法，临床用于急慢性阑尾炎、阑尾包块，收效确切。

五、上消化道出血

武某，女，31岁，教师，天津市人。2013年3月就诊。

主诉及病史：间断呕血伴便血5天。患者5天前无明显诱因出现便血，血色暗红，无腹胀、腹痛，入院前4天出现呕血伴便血，呕血总量约600mL，色鲜红，伴头晕，就诊于肿瘤医院，给予补液及输血治疗，患者出血症状无缓解。大便20余次/日，均为便血，性质同前。为求进一步治疗转至我院，以"消化道出血"收入我科。既往史：4年前因胰岛恶性细胞瘤于肿瘤医院行全胰腺切除术，糖尿病病史4年，胰岛素控制血糖。2年前于肿瘤医院行射频消融术。无高血压、冠心病史。无肝炎病史。

体格检查：体温37.2℃，心率100次/分，血压110/80mmHg，贫血貌，腹部平坦，腹软，上腹部轻压痛，无反跳痛及肌紧张。移动性浊音（-）。

辅助检查：血红蛋白81g/L，红细胞压积24.3%。

B超：肝内多发低回声团块（考虑转移性癌），左肝内门静脉海绵样变性，门静脉左右支及矢状部不规则低回声团，考虑癌栓形成。胃壁增厚伴其内弧形凹陷（考虑溃疡形成），部分小肠轻度扩张，左下腹及脐左上小肠肠壁增厚，性质待查（考虑腹水），腹水。

西医诊断：上消化道出血，恶性胰岛细胞瘤术后，糖尿病。

中医诊断：血证。

入院后积极纠正休克，输血，急查胃镜，明确消化道出血部位。胃镜提示：胃空肠吻合口通畅，胃小弯侧黏膜水肿明显，于输出袢涌出较新鲜血凝块。崔乃强教授指示：给予

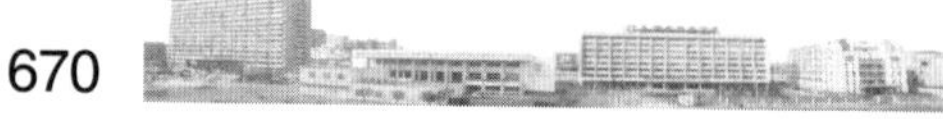

止血糊剂（三七粉、雷尼替丁等），捣碎，胃管注入。用药2日后，出血停止。患者好转出院。

【按】上消化道出血是临床危急重症，应该尽快明确病因和出血部位。上消化道出血原因甚多，有食管病变、胃十二指肠病变、胆道出血、胰腺癌、急性胰腺炎、动脉瘤破入食管等。本例患者因曾行全胰腺切除，胃空肠吻合，吻合口溃疡出血可能性极大，需要首先想到。

止血糊剂为崔乃强教授自创止血外用药物。三七粉功效为止血、散瘀，可治疗各种出血之证；雷尼替丁为H2受体拮抗剂，可有效抑制胃酸分泌，用于治疗消化道出血；盖胃平能有效保护胃肠黏膜，中和胃酸。止血糊剂用于治疗消化道出血，获得良好效果。

六、术后肠麻痹

张某，女，48岁，2013年9月15日就诊。

主诉及病史：间断性上腹疼痛不适4月余。4月前无明显诱因出现上腹疼痛不适，发热，体温38℃，偶恶心，无呕吐、寒战，无皮肤巩膜黄染，无腹痛腹泻，就诊于天津某医院，考虑为“胰头部囊实性占位”，建议定期复查，未予治疗。后间断发作，为求进一步治疗来我院就诊。患者自发病来精神可，饮食差，二便正常，体重未见明显减轻。舌红，苔薄白，脉象弦细。既往体健。无过敏史。

体格检查：上腹轻压痛，余无异常。

检查：腹部B超示胰头部囊实性团块，性质待查。

腹部强化CT：胰头部囊腺类肿瘤，不除外恶性，伴侵及邻近血管。MRI：考虑胰头部囊性病变，不除外恶性，胰管扩张。

遂入院完善检查后，施行胰头部分剜除、胰腺空肠Roux－en－Y吻合、胰引、腹引术，术后给予抗炎、抑酶、补液、保肝、抑酸等治疗。患者术后胃肠功能紊乱，蠕动功能差，给予大承气汤口服灌肠，患者仍无排便。

诊断：便秘，术后肠麻痹。

辨证：查体可见舌红，少苔，脉细弱，考虑患者平素体弱，术后正气不足，阴液亏虚。

治法：滋阴增液，泻热通便。

处方：增液承气汤加减。

处方：细生地30g，玄参30g，麦门冬30g，炙甘草6g，党参10g，生大黄12g，芒硝6g，当归10g，莱菔子30g，川木香10g，厚朴10g。

针灸双侧足三里。

患者服药后，恢复排气排便。后继续治疗，恢复良好，准予出院。

【按】胰腺囊性肿瘤大部分为良性，部分为恶性或有恶变及转移潜能。主要包括浆液性囊腺瘤、黏液性囊腺瘤、导管内乳头状黏液性肿瘤以及胰腺实性假乳头状瘤等。浆液性囊腺瘤好发于胰头部，病理上分为微囊型和大囊型，绝大部分为微囊型，表现为蜂巢样或海绵状大囊型少见，直径多＞1cm，位于胰头，可引起梗阻性黄疸。临床无法鉴别良恶性且无手术禁忌证时应手术治疗。

腹胀与肠麻痹是腹部手术后常见并发症，病因很多，可分为气滞、热结、寒凝、食

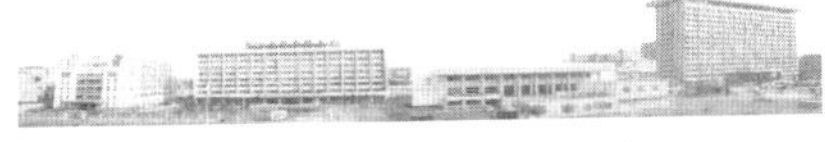

积、血瘀等。本病患者平素体弱，术后水电解质失调，正气不足，气血亏虚，阴液不足，给予通里攻下效果不明显，辅以玄参增液、生地凉血清热、麦冬养胃，增液行舟，取得良好效果。

七、萎缩性胆囊炎

郭某，男，40岁，职员，本市人。2014年11月17日来诊。

主诉：体检发现胆囊萎缩1周。

病史：患者1周前体检，B超发现胆囊萎缩。平素偶有右胁肋部疼痛不适，口苦，胸闷纳呆，无恶心、呕吐，无发热寒战、腹泻及里急后重等不适，未予治疗。为求进一步治疗就诊于南开医院，现右胁部不适，口苦，体温正常。舌淡红，苔薄黄，脉弦。

查体大致正常。

检查：B超示胆囊萎缩（胆囊大小3.12cm×0.8cm，胆囊壁厚0.31cm）。

西医诊断：胆囊萎缩。

中医诊断：胁痛（肝胆湿热证）。

治法：清热利湿，行气活血。

方药：茵陈15g，栀子10g，柴胡10g，黄芩10g，木香10g，元胡10g，川楝10g，陈皮10g，半夏10g，桃仁10g，赤芍15g，丹参15g，红藤30g，甘草10g。

7剂，水煎服，早晚分服。

患者1周后复查，胁痛口苦症状消失。继服2周后，其余症状消失。

【按】《灵枢·经脉》曰："胆足少阳之脉，是动则病口苦，善太息，心胁痛，不能转侧。"茵陈苦辛微寒，清热利湿，与苦寒泻火、通利小便的栀子同用，能直导肝胆湿热从小便外泄。柴胡苦平，疏肝解郁；黄芩苦寒，清热燥湿。柴芩合用，疏解肝胆之热。木香、川楝、陈皮疏肝理气，桃仁、赤芍、丹参、元胡活血行气通络，甘草缓急止痛。

论 著

一、论文

[1] 崔乃强，李忠廉，邱奇，等.10年胆道再手术的临床分析.中华肝胆外科杂志，2002，8（8）：464-468.

[2] 方步武，崔乃强，吴咸中，等.腹部手术后细胞因子及其他介质的变化.中国中西医结合外科杂志，2003，9（4）：255-259.

[3] 张淑坤，崔乃强，崔云峰，等.胆固醇结石患者固醇携带蛋白2基因单核苷酸多态性的检测.中国中西医结合外科杂志，2004，10（5）：380-382.

[4] 崔乃强，吴咸中.重症急性胰腺炎治疗的现况和展望.中国危重病急救医学，2004，16（12）：705-707.

[5] 孙百军，崔乃强.急性胆道感染大鼠肝细胞原胆汁分泌的改变.中国中西医结合外科杂志，2005，11（3）：235-237.

[6] AL-Moradi Kaid，崔乃强，赵二鹏，等.大承气颗粒剂对肠源性内毒素血症所致SIRS/MODS的治疗作用.中国中西医结合外科杂志，2005，11（4）：290-293.

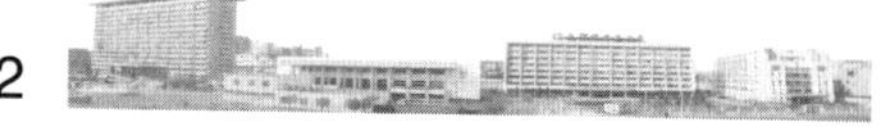

［7］崔乃强，傅强，于泳浩，等．外科脓毒症诊治进展．中国中西医结合外科杂志，2006，12（2）：180－183.

［8］孙百军，崔乃强，张西波，等.18079例胆石病患者临床分析．中国中西医结合外科杂志，2006，12（4）：324－327.

［9］孙百军，崔乃强，李东华，等．利胆药物对胆色素结石患者引流胆汁成分的影响．中国中西医结合杂志，2006，26（9）：841.

［10］崔乃强，傅强，邱奇，等．通里攻下法对SIRS/MODS的治疗价值——多中心临床分析．中国中西医结合外科杂志，2007，13（1）：3－7.

［11］崔乃强，张西波，李东华，等．可控性胆道内/外引流及胆道梗阻动物模型的建立．中国中西医结合外科杂志，2007，13（2）：115－119.

［12］李东华，崔云峰，崔乃强，等．防石中药对家兔胆固醇结石模型成石影响的机理研究．中国实验方剂学杂志，2007，13（5）：28－32.

［13］张西波，崔乃强，袁红霞，等．阳明腑实证患者内毒素及炎症介质的变化与肠源性内毒素血症的相关性研究．天津中医药，2007，24（3）：187－189.

［14］李忠廉，崔乃强，崔云峰，等．损伤性胆管狭窄的治疗（附48例临床分析）．肝胆外科杂志，2007，15（4）：253－255.

［15］李忠廉，崔云峰，崔乃强，等．良性胆管狭窄病变组织中的成纤维细胞活性．中国中西医结合外科杂志，2008，14（3）：257－259.

［16］崔乃强，崔云峰．提高急腹症诊治的临床决策水平．国际外科学杂志，2008，35（6）：364－366.

［17］邓为民，崔乃强，李忠廉，等．胆肠内引流术后再次手术的临床分析．天津医药，2008，36（6）：468.

［18］傅强，崔乃强，喻文立，等．严重腹腔感染机体免疫失衡与中医虚实证型关系的研究．中国中西医结合杂志，2009，29（2）：120－125.

［19］崔乃杰，崔乃强．重视重症急性胰腺炎的起始充分治疗．中国危重病急救医学，2009，21（2）：67－68.

［20］么国旺，崔乃强，李忠廉，等．慢性胰腺炎52例临床分析．中华胰腺病杂志，2009，9（1）：55－56.

［21］王心，赵二鹏，崔乃强，等．门静脉高压症断流术后肠系膜静脉血栓形成1例．中国中西医结合外科杂志，2009，15（1）：89－90

［22］苗彬，崔乃强，李忠廉，等．早期通里攻下法对重症急性胰腺炎结局影响的系统评价．世界华人消化杂志，2009，17（10）：1042－1047.

［23］陆盛，崔乃强，傅强，等．肠源性内毒素血症的器官功能状态观察．中国中西医结合外科杂志，2009，15（2）：107－110.

［24］崔志刚，崔乃强．壶腹周围癌胰十二指肠切除术预后因素．中国中西医结合外科杂志，2009，15（2）：196－198.

［25］王心，崔云峰，崔乃强，等．阑尾黏液囊肿50例诊治分析．中华普通外科杂志，2009，24（4）：292－294.

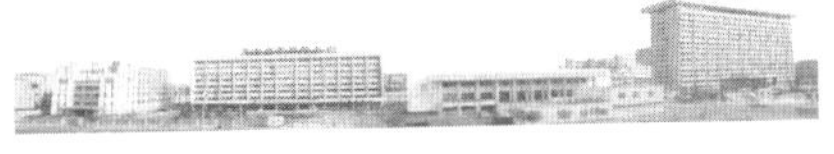

[26] 刘勇，崔乃强．胃肠间质瘤28例诊治分析．局解手术学杂志，2009，18（3）：157－159.

[27] 苗彬，崔乃强，李忠廉，等．清胰片在SAP恢复期中的治疗价值．世界华人消化杂志，2009，17（13）：1374－1377.

[28] 苗彬，崔乃强，赵二鹏，等．重症急性胰腺炎复发相关因素分析．中华胰腺病杂志，2009，9（3）：150－152.

[29] 徐卫团，崔乃强．活血化瘀中药对清热利胆中药大鼠泌胆功能的增效作用．中国中西医结合外科杂志，2009，15（4）：436－439.

[30] 喻文立，崔乃强，杜洪印，等．脓毒症大鼠肠系膜淋巴结细胞免疫功能的变化．中华麻醉学杂志，2009，29（10）：923－926.

[31] 李岩，崔乃强．清胰颗粒对重症急性胰腺炎患者并发肺损伤的应用研究．中国实验方剂学杂志，2010，16（6）：250－252.

[32] 苗彬，崔乃强，赵二鹏，等．重症急性胰腺炎自然病程与中医辨证．中国中西医结合外科杂志，2010，16（2）：141－148.

[33] 崔云峰，崔乃强，吴咸中，等．重视急性胰腺炎的分类学研究．中国中西医结合外科杂志，2010，16（2）：123－125.

[34] 张淑坤，崔乃强．TGF－β1/Smads信号通路失调控与肝胆胰纤维化疾病．中国中西医结合外科杂志，2010，16（2）：246－248.

[35] 战孝光，崔乃强，李忠廉，等．丹参酮IIA对兔胆管成纤维细胞的影响．中国中西医结合外科杂志，2010，16（3）：326－330.

[36] 么国旺，张淑坤，崔乃强，等．康胰汤对大鼠慢性胰腺炎的防治作用．中国中西医结合外科杂志，2010，16（5）：565－568.

[37] 张鸿涛，李忠廉，崔乃强，等．医源性胆道损伤18例回顾性分析．武警医学院学报，2010，19（10）：810－811，813.

[38] 张大鹏，崔乃强，李岩，等．重症急性胰腺炎中西医结合治疗自然病程观察．中国中西医结合外科杂志，2011，17（3）：235－239.

[39] 屈振亮，崔乃强，席兆华，等．肝门部胆管癌组织内乙型肝炎病毒基因整合位点的研究．中华外科杂志，2011，49（8）：741－745.

[40] 屈振亮，崔乃强，赵二鹏，等．荧光定量PCR检测肝胆癌组织内HCV RNA含量．中国中西医结合外科杂志，2011，17（5）：473－475.

[41] 崔志刚，崔乃强，张大鹏，等．慢性胰腺炎的中西医结合个体化阶梯性治疗．中国中西医结合外科杂志，2011，17（5）：451－454.

[42] 贾岩峰，崔云峰，李东华，等．携带白蛋白启动子小鼠SCP2基因表达载体的构建．中华实验外科杂志，2011，28（10）：1619.

[43] 贾岩峰，崔云峰，崔乃强，等．固醇携带蛋白2腺病毒载体的构建与鉴定．中国中西医结合外科杂志，2012，18（3）：269－272.

[44] 姚希，崔乃强，李岩，等．高脂血症性与胆源性重症急性胰腺炎的对比临床观察．中国中西医结合外科杂志，2013，（4）：358－361.

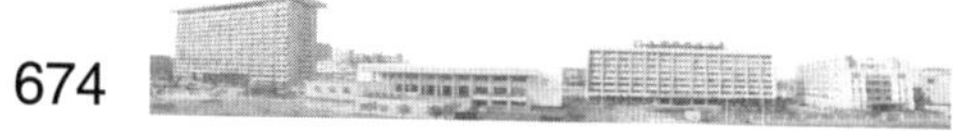

[45] 张大鹏，崔乃强．胆囊息肉样病变1396例临床病理学特征分析．中华普通外科杂志，2013，28（8）：604－606.

[46] 沈银峰，廖恒祥，崔乃强，等．脾切除对门静脉高压症患者免疫功能的影响．中西医结合肝病杂志，2013，23（6）：331－334.

[47] 李斌杰，赵二鹏，崔乃强，等．重症急性胰腺炎并发胰腺感染的危险因素分析及防治措施．中国中西医结合外科杂志，2014，（2）：111－113.

[48] 张艳敏，崔乃强，张淑坤，等．清肺承气汤对严重腹腔感染大鼠肺组织细胞凋亡的影响．中国中西医结合急救杂志，2014，（3）：165－169.

[49] 张艳敏，崔乃强，张淑坤，等．引流肠系膜淋巴液对重症腹腔感染大鼠肠黏膜屏障功能的影响．中华胃肠外科杂志，2014，17（7）：711－715.

[50] 崔乃强，赵二鹏，崔云峰，等．重症急性胰腺炎局部并发症的中西医结合微创化治疗．中国中西医结合外科杂志，2014，（4）：343－345.

二、著作

[1] 崔乃强．中西医结合治疗胰腺炎．武汉：华中科技大学出版社，2009.

[2] 崔乃强．中西医结合胆道外科学．武汉：华中科技大学出版社，2009.

【整理者】

哈良　男，1985年生，毕业于天津中医药大学中西医结合临床专业，医学硕士，现在天津市南开医院肝胆胰外科从事中西医结合外科临床工作。

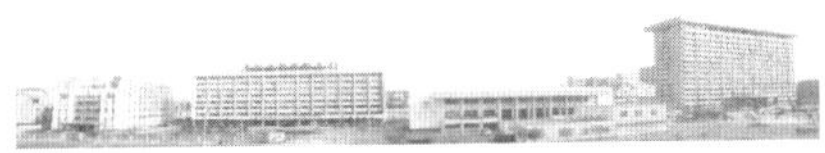

高克俭

名家传略

一、名家简介

高克俭，男，1946年5月13日出生于天津，汉族，祖籍山东临朐，九三学社社员，天津中医药大学附属北辰中医医院主任医师，第五批全国老中医药专家学术经验继承工作指导老师。毕业后在河西医院心脏科工作，曾任天津市河西中医医院业务院长。于1999年应天津市北辰区中医医院邀请调入该院，被聘为医院终生首席专家。兼任中国中西医结合学会活血化瘀委员会委员、第五届副主任委员，中国心电学会第一届、第二届常务委员，天津市中西医结合学会心血管分会副主任委员，天津市中西医结合学会中青年工作委员会副主任委员，天津市心电生理与起博学会常务委员，天津市中西医结合学会常务委员，天津市中西医结合学会第一届中药临床药理专业委员会委员，《天津中医药》常务编委等。先后被评为2003年度天津市继续教育工作先进工作者、2004年度天津市劳动模范、天津市十佳医生、天津市科技传播之星、天津市名中医。2012年在北辰区中医医院成立高克俭名中医工作室（天津市第二批中医传承工作室）。其部分事迹收录在为纪念中国中西医结合学会成立二十五周年而出版发行的《中国中西医结合医学家传》（中国中西医结合学会主编，中国协和医科大学出版社出版，2007年10月第1版）。

二、业医简史

（一）“贫寒”医学出身为动力

高克俭主任1966年毕业于四年制天津市卫生学校，常称自己是医学出身“贫寒”。然而，高主任总是对年轻人说：“当时这个低学历对我是个好事，给了我在医学大道上奔跑的动力。”他从毕业于卫生学校那一刻起，就立下了志向：第一，要尽快把学历搞上去；第二，必须立豪言而不骄傲，步步为营，在某几个医学领域中，先在天津后在全国尽快占一席之地。他从医近50年的丰硕成果，实现了自己的诺言。

（二）名师指导下的成长

高主任在天津市河西医院工作期间，师从于天津市第一期西学中班学员、原总医院心血管病专家罗承韬主任。罗主任扎实的中西医基础知识、深厚的医学功底及其对中医理论的执着精神感染着这位积极进取的年轻人，他认真听讲、跟随高主任查房，还经常利用业余时间到家里去请教。罗主任请来了国内知名心血管病专家石毓澍等每周在科内查房。在几位专家的精心指导下，高主任的基础知识和临床水平有了显著提高。

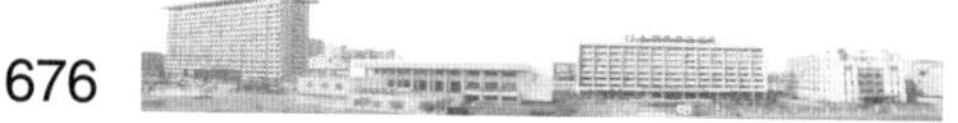

年轻时代的高克俭主任四处拜访名医，寻师交友，不仅钻研中医古籍，还专门学习近现代中医名家的学术思想和临证经验。在中医诊断方面，高主任经常到中医学院中医诊断学教研室吴复苍教授家中求教，这使他获益匪浅。老一辈西学中专家周大业在他毕业后不久，提示他要想在医学领域中有所造就，就应该想方设法在普及的基础上，在某些领域精益求精，尽快达到顶峰。受此启发，他毕业后数年内在心电图、中医、英语口语翻译等领域很快显出了优势。

高主任与中医界许多教授结交为挚友，正所谓“留心处处皆学问”，高主任在与周围名老中医交往过程中，不断从他们言谈话语和字里行间汲取经验，使得自己的学术水平不断提高。应中医学院郑敏和张有寯教授的邀请，高主任作为常务编委，在完成住院医师繁忙工作的同时，利用四年的业余时间参与完成了《汉英中医辞海》15 万字的中英文编写，并和主编人切磋琢磨，负责审阅了部分书稿。

（三）刻苦自学

高主任的学习经历是先学西医再习中医，通过刻苦自学，取得了天津中医学院高自考大专文凭。他以西医为基础，对中医事业孜孜不倦地追求，以中西医结合为手段，促进了自己专业水平的提升。

高主任认为，没有反复升华的中医实践过程，就不会有中医水平的真正提高。对实践是中医发展真正动力的认知，来源于他第一次为外国专家口译讲课这件事。在上世纪 80 年代初第一次实施英语专业课口译前，他听外国人讲课时，只能听懂一半左右的内容。但是，在提前与讲课者认真沟通后，上台口译时，他好像变了一个人，几乎听懂了全部内容。通过这次经历，他明白了一个道理：不管学习多棒，不到实践中“游泳”，永远不会学好知识。那次口译的成功，使他开始了中医基础与临床的“随时实践”“阶段实践”“分类实践”等尝试。他运用读书、查询、上网、摘记卡片、备课以及请教老中医等方法以求解决问题，并经常坚持利用晚间回顾日间医疗实践中的疑难点和重要医案，将其分门别类，寻根溯源，以医学日记的方式记录下来，不断积累，以利提高。这也是他具有扎实的基础知识和深厚临床功底的原因所在。他还通过发表论文、综述和同道进行学术交流。

“工欲善其事，必先利其器。”要想学好中医，尤其是发展创新中医，就必须扩大外延知识。当得知越来越多的外国专家和企业都在积极学习研究中医药，中医学的医疗和教学交流也日渐增多时，高主任意识到，学习外语对于提高医学学术水平和加强医学交流是十分必要的。他回忆说，起初毕业后学到的点滴英语几乎遗忘殆尽，出于高度兴趣和责任感，他买到了当时书店仅有的两张音标光盘和一套英语教材，开始了艰苦的自学英语历程。过了不久，《英语 900 句》出版后，他如获至宝，把全书先后背诵了 6 遍。后来他还到天津外国语学院进修英语，参加了天津市卫生局主办的“第二届出国英语培训班”，并获结业。在 80 年代初他为市卫生局外事处、本院和兄弟医院多次进行外事接待和医学专业英语课程的口译。借助这一有利的工具，他在几次中日韩和世界中西医结合国际学术会议上与外国专家交流，并完成了上述《汉英中医辞海》的编写、审校。后来他又自学了日语。良好的外语基础为他学习医学起到了促进作用。

三、主要贡献

（一）科普工作

高主任曾在《健康周报》《天津日报》《卫生科普报》《健康世界》《长寿》《中国中医药报》《科学园地报》《今晚报》等报刊上发表医学科普文章数百篇，其中科普文章《病家学学心电图》于1993年10月至1994年10月每周一次连载于《健康周报》，共计51期。2008年他在天津电视台科教频道每周日晚上20分钟的“健康大学堂”节目中讲解中西医结合常见病科普讲座，约11个月。2009年他还在天津电视台科教频道每周日晚主讲常见疾病防治的中西医结合科普讲座，并因此获得天津市卫生局举办的“天津市健康巡讲师”大赛三等奖等科普工作奖。

（二）教学成果

1. 担任多层次的授课工作

由于高主任对西医基础和中医进展的痴心学习与探索，他20多岁时的教学水平就已经在天津医务界脱颖而出。为了不断提高讲课水平，他除了把讲课内容努力达到融会贯通外，还系统学习了与授课密切相关的语言学、逻辑学、哲学和演讲技巧等方面的书籍，并利用许多机会不断观摩知名讲师和国外教授的讲课技巧。他在讲课前认真制作PPT，课上要求自己完全脱稿讲课，讲课后还征求学员的意见，不断改进不足之处。对此《中国中医药报》记者刘娟曾经在2002年10月25日利用半个版面发表了专访文章《把健康的钥匙交给你》，介绍他为广大患者讲解医学科普课的事迹。

不到30岁时，高主任应天津市刚成立的心血管学会心电图鉴定组邀请，在和平医院（现胸科医院）讲解《心肌梗死心电图诊断进展》。虽然他年轻，然而精彩的演讲征服了大家，一些老主任下课后给予好评，一些同道纷纷提问题，久久不能离去。从1975年开始，他又在一个市级系列教学班开课，每期100人。经过试讲之后，这个班的半数课程交给了高主任，一共连续讲了10个班次。除了西医之外，全国和本市中西医结合学会、中医学会先后邀请他主讲中医进展数十次。他还曾为天津中医学院硕博士研究生（含外籍研究生）班20余人讲授《中西医结合心电生理进展》，包括心电产生原理、离子通道、常见心律失常原理与诊断等内容，课程设置为28学时。为天津大学精密仪器系研究生班主讲《高频心电图、心室晚电位和心率变异性新技术进展》等课程。

2. 为天津市卫生局晋升考试题库命题

1996～2000年，高主任为天津市卫生局晋升考试实践能力考试的题库命题。他主编的题库先后应用于23个省市和地区。

3. 培养学术继承人

高主任曾经多次完成不同水平的师带徒工作。2013年天津市卫生局批准北辰中医医院建立“名中医工作室”，国家中医药管理局等三部门确定高克俭主任为第五批全国老中医药专家学术经验继承工作指导老师后，他接受了更加繁重的师带徒工作，收了5名徒弟。他对继承人要求特别严格，提出了16字师训：“兴趣引导，勤学勤练，实事求是，科学创新”，并将这16字师训条幅悬挂于名中医办公室，做为他自己和继承人的座右铭。他除了在门诊实施带教外，还为学员批改“作业”“学习体会”等，并定期为继承人讲授中西医结合整体辨证施治的思路和经验。

学术思想

高主任借鉴多位国医大师的习医经历，经过数十年的努力实践，提出中医西医两手都要硬，两者必须互补，去其糟粕，发展精华，逐步创立了“中西医结合整体辨证施治”体系。

一、积极倡导中西医结合整体辨证施治代替单纯中医整体辨证施治

高主任常说：中医学“太瘦了”，必须“胖起来”。他指出，从现代医学看，古人留给我们的知识与现代人类医疗需求相差甚远。为此在他的学术思想中一直贯穿了中西医结合、不断创新、不断发展的思路，渴求尽快建立“中西医结合整体辨证施治”体系的部分思路与实践过程。

（一）研发深层次中西医结合

高克俭主任经常拜读近现代中医名家的事迹及学术经验。他发现施今墨、何世英、吴咸中、张伯礼等都有共同的特点，既非常精于中医理论与实践，又能从不同角度汲取西医理论和实践，从而能创出新的中医发展思路。他曾经说，不要用西医的眼光看中医，也不要用中医的眼光看西医。要学通西医和中医，就要老老实实地分别系统的学习它们，并且一定要学习到它们各自的灵魂和闪光点。只有成为真正的西医专家和中医专家后，才能谈是否能通过西医的支持去发展中医，不断创新中医。在中医学方面，他努力背诵学习中医经典著作的精华，如《黄帝内经》《伤寒论》《医学衷中参西录》等，还不断学习杂志刊载的各位中医大家的学术思想和临床医案介绍。在考取中医大专文凭过程中，每门课程都寻其精华背诵。在他近50年的医学生涯中，无论是学习，还是临床实践水平的提高，都源于用西医基础支持中医临床方面的努力。

（二）创新“中西医整体辨证施治”的思路

1. 倡导中西医结合型“八诊”

高主任认为单纯的四诊会丢掉许多非常有用的信息，如果将望、闻、问、切扩充为望、闻、问、切、触、叩、听、仪“八诊”，则更加缜密，会对辨证施治带来诸多益处。例如，他根据中医的望诊，结合西医的视诊流程，互为补充，形成了有西医视诊经验的望诊。他还特别注重各诊断手段之间的有机结合，对于许多病证都不忘中西医相互结合。如黄疸，中医分为“阳黄”和“阴黄”，叩诊发现大量腹水多考虑肝硬化或肝癌，后者以阴黄者为多，进一步的西医仪器和化验检查又可以找到黄疸的根源。这种更完整的辨证，可以提示对后者运用软坚散结和具有调节免疫功能异常的中药治疗。如果单纯采用传统的望、闻、问、切就不会提示我们进行这么完善的治疗，早期患者更是如此。这种思路与实践，使中西医结合整体辨证得以升华。又如，同样是心肾阳虚的中医证型，通过听诊心脏杂音和仪器检查等手段，可以鉴别出其源于各种心脏瓣膜疾病的晚期或肾病等不同疾病。据此，对于不同疾病导致的心肾阳虚证候，高主任都在中医“异病同治”原则指导下，对其治法、疗程和具体药物上进行微调，以期“病症结合”，提高临床疗效。

他对于知识既不轻易相信，也不随意否定。如通过大量临床观测发现一些手诊方法还是非常有用的。手掌的指丘突起增高可以反映血脂增高，指丘越高，血脂也就随之增高。

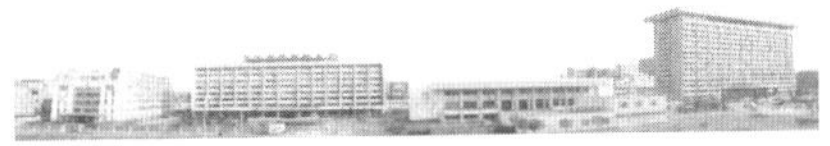

而且，手掌大鱼际部分往往可以反映心病的变化。此区域有显著紫暗和血管迂曲者往往反映有心肌缺血。他还观察到这种变化尚可以反映整体微循环和络脉不通畅。有此种变化者，多数有手足冷凉表现。对此他往往适当加用温补心肾的药物，起到良好效果。

就“八纲”而言，高主任也主张扩展其外延。例如阴阳平衡，也要注意血糖、血脂等一系列血液生化检查的平衡等。纯粹的中医辨证不会考虑这些因素的平衡，也就不是完整的整体平衡。由于篇幅所限，这方面的论述从略。

2. 重视七情辨证

高克俭主任非常重视《内经》中关于七情致病的论述，并在此基础上结合现代医学对情绪与疾病认识的进展，予以调节整体、平衡阴阳、和其内外、形神并治。例如，当人极度生气、烦躁、抑郁、惊喜时，有可能导致不同程度冠脉痉挛，引起严重胸痹证发作，也可以促发严重心血管事件，或者出现影响食欲而加重胃病的进程，甚至影响整个身心状态产生心因性疾病。焦虑、忧郁证往往会掩盖器质性疾病的加重与好转，造成中西医诊断、辨证严重失误。正是因为这些情绪的极度变化，可以使人体大量分泌严重有害的生化物质，例如儿茶酚胺、五羟色胺等，从而产生即刻或者逐渐积累的使疾病加重的结局。为此，高主任在临证过程中，特别注意通过问诊了解患者这方面的信息。他说，这也是中西医整体辨证施治的重要环节之一。在临床诊治中，他总是把相关七情治疗放在首位，既加强语言疏导，又通过中药进行调整。他在语言疏导方面，能够通俗的结合医理，切中要害，使许多患者的异常情绪在短时间内得以缓解或消失，从而解决了因此而造成某些疾病“久治不愈”的难题。

3. 充分利用现代医学研究成果

高主任非常善于以深厚西医功底看中医进展。他认为，许多中医或中西医结合科研人员，对中医药基础和临床课题通过现代医学手段做了许多有益的研究，这其中有些成果完全可以用于中医临床，指导其创新发展。

（1）利用离子通道研究成果创新中西医结合整体辨证治疗心律失常的新思路：众所周知，心肌细胞膜上发现了越来越多的离子通道，这些通道中的离子流异常与心律失常的发生发展密切相关。近年来的基础与临床研究都表明中医药对离子通道有着不同寻常的作用，能够调整部分离子通道活动紊乱，达到对抗诸种心悸或怔忡，使其平稳过渡到正常或接近正常。具体来讲，最有成效者是某些中药或方剂能够使心肌细胞动作电位 1 位相的 Ito 紊乱及其在心肌各层次或部位之间的电位差异减轻或消失，还能使它们造成的 QT 离散度减小，从而减少严重心律失常发生的机会。

高主任不断从文献中发现这方面的资料，例如他结合 Burashnikov 和 Alexander Burashnikov 等人运用稳心颗粒在实验动物心电生理方面所取得的研究成果，在临床治疗某些心律失常时配伍使用丹参、红花等药物的静脉注射液，协助治疗心律失常。一方面它们可以对离子通道起到一定的调节作用，另一方面可以改善心肌微循环，达到治本作用。此外，他还利用稳心颗粒剂的离子通道研究成果，取其中的药物，结合到一些自创方剂中，用于心律失常相关的心悸，疗效良好。

（2）充分将急性心肌梗死时 ST 段抬高新概念与中医理论结合，减少恶性心血管事件发生：既往认为心肌梗死时 ST 段抬高是因为心肌损伤电流所导致。离子通道的新研究成

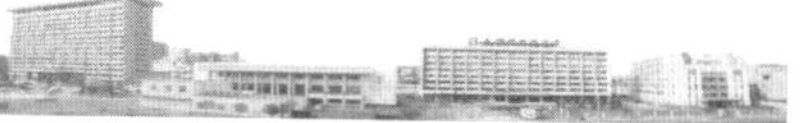

果显示，心肌梗死时的ST段抬高也与Ito电流紊乱有关，当其异常延迟到2相时，可以引起ST段抬高。高主任发现许多中医药手段可以干涉这种异常。他曾经观察过，在急性心肌梗死早期及早应用红参四逆汤，可以显著减少心源性休克的发生率，至少可以降低其死亡率。他借鉴国内研究成果，发现及早使用温阳和活血化瘀药物也可以通过改善离子通道异常，减少心梗急性期ST－T异常及其引发的恶性事件。

（3）对心力衰竭中医治疗的研究：高主任首先对代谢和细胞因子与心力衰竭的关联做了众多观察。国内研究已经证实：①益气药主要通过抑制磷酸二酯酶活性发挥强心作用。②黄芪对急性心肌梗死早期患者左室重塑和心功能具有预防和逆转功效，可使血浆丙二醛（MDA）、血管内皮细胞数（CEC）显著降低，而红细胞膜超氧化物歧化酶（SOD）明显升高。③活血与益气药物对心肌梗死后心衰大鼠左室重塑均有一定的抑制作用。其机制与干预心脏局部内分泌、抑制心肌细胞凋亡和降低外周血肿瘤坏死因子（TNF）水平有关。④益气温阳和活血利水法使心衰患者血浆血管紧张素Ⅱ、心房肽、内皮素和一氧化氮，以及血小板α颗粒膜蛋白（GMP－140）水平降低，其中GMP－140的降低效果尤为明显。高主任在心力衰竭相关中医理论研究的基础上，结合西医研究结成果，把对心力衰竭有良好作用，并对其代谢与细胞因子有良性影响的中药，不断结合到临床实践中，提高了心力衰竭治疗水平，并借此研制成功治疗心力衰竭的制剂“心复康丸”。

（4）充分利用中药对缺血预适应（IP）的正向影响，提高防治冠心病胸痹证的效果：近年来提出的“缺血预适应”是指预先一次或反复短时间缺血，可以使心肌在其后长时间缺血中得到保护。主要是因为心肌对其有较好的耐受能力，延缓心肌细胞死亡。其机制与缩小缺血后坏死面积、减轻心功能障碍和降低心律失常发生率相关。研究表明，多种药物包括中药可以对“缺血预适应”产生正向影响。多种机制可以通过影响离子通道产生缺血预适应。例如，已证实川芎具有阻止心肌细胞钙内流、减轻心肌钙超载、扩张冠状动脉的作用。高主任在临床实践中，主要通过应用活血化瘀药物，提高患者对缺血的预适应能力，大大提高了对胸痹证的疗效。

（5）关注中医药对微循环障碍、血管新生和侧支循环的影响：对于各脏腑疾病的辨证施治过程中，高主任特别关注络脉通畅与否。他认为只讲求宏观的“不通则痛，通则不痛”远远不够，许多疑难杂症是因为络脉不通造成了“难治”，因此解决络脉循环不畅会达到事半功倍之效。高主任认为，这种情况不仅见于心脑血管病的全过程中，在其他脏腑疾病过程中也不少见。例如在脾胃和肾病治疗中，如果积极配合通畅络脉的治法可以大大提高疗效，减少疾病复发。西药中的扩冠药、抗血小板药等虽然对改善微循环有一定作用，但是远不如正确辨证后的中医药治疗。也就是说，中医药对于改善与络脉通畅密切相关的微循环障碍具有独特的良好效果。与此同时，中医药对于促进开放侧支循环和血管新生也有较好的作用。经过多年临床观察，他在合理辨证施治的基础上，适当配合对上述障碍有良好效果的治法，如活血化瘀、温通经脉、疏肝解郁等，还结合患者具体情况，告知患者要在药物治疗的基础上，坚持进行某种运动锻炼以改善微循环。这几种方法的合理配合在慢性病治疗中大大增强了疗效，甚至对某些急性疾病也大有裨益。

（6）善于利用西医手段研究中药的新用途：现代医学研究发现，黄连等中药具有一定的降低血糖作用，苦参、甘松、黄连等具有抗心律失常作用，附子、肉桂、桂枝等具有

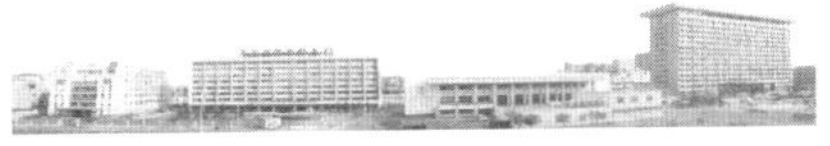

显著强心作用。为此，在中西医结合整体辨证施治中，他经常将这些具有“西医治疗效果”的中药用于相应的处方中，起到了较好效果。

4. 不断寻求中西医结合创新点

高克俭主任认为寻找有创新意义的“中西医结合点”是促进中医发展创新的关键之一。在数十年的中医学术研究中，他发现这种“结合点”分布于基础与临床多个方面。以眩晕为例：①眩晕与血压有关时，当血压用药物降下来后或者自然降低后，眩晕好转，而血压再度升高时眩晕再现。对此种高血压患者选择适宜的降压药物治疗即可；当血压降低后眩晕如故者，应该“八诊”合参，排除引起眩晕的其他原因，使用合适处方治疗。对于肝阳上亢者，同步使用降压西药和天麻钩藤饮加减治疗，血压下降后往往很舒适。②眩晕与血压无关时，应该积极探查引起眩晕的原发疾病，进行整体辨证施治。许多患者既有高血压病，又有脑血管意外、锁骨下静脉窃血，或者颈椎病等影响脑供血的疾病，此时不要被“单纯高血压病”所蒙蔽，应该予以中西医结合整体辨证，实施辨证施治的“大转向”。如对于患椎动脉型颈椎病同时又有高血压者，在治疗高血压基础上，注意太阳经脉之疏通，采用其自拟的“葛根通阳汤”治疗，疗效较佳。凡此种种，在多种证型辨证中，他都注意在这种积极探索“结合点”的基础上提高中西医结合整体辨证施治的水平。

5. 探索中医的定量与半定量研究

高主任认为中医发展必须结合现代科学研究手段，所有研究都要有现代统计学和循证医学的介入，最后才能得出令世界医学界信服的证据。在中西医结合整体辨证施治中他不断探索定量与半定量研究。例如，他依据舌苔的特征，将腻苔划分为 4 个等级。“+”：舌苔薄黄腻范围小，偏厚，在舌面中心，小于舌面 1/3，或舌苔范围稍大，薄黄，在舌边缘之内；“++”：舌苔偏厚腻，范围稍大，但是没有突出舌边缘；“+++”：舌苔轻中度厚，布满舌表面，突出舌边缘外；“++++”：舌苔特别厚腻，突出舌边缘外。他还将弦脉也分为 4 个等级。据此，在辨证遣方用药时对药物和剂量予以相应调整。

6. 中西医结合“治未病”

“治未病”最关键的是在预防为主的基础上，善于及早发现疾病，尤其重视在疾病没有出现症状，或者症状较轻的早期阶段发现，将其根除在萌芽状态或者尽可能延迟疾病的发生发展。高主任在这方面也进行了诸多研究。前面已经多次介绍过他注重络脉循环不畅的微循环障碍对疾病治疗的重要作用。在治未病方面他也常通过络脉运行不畅早期发现疾病的存在。有些心病早期，望闻问切几乎会一无所获，但是他通过多年的历史性回顾问诊发现，许多心病很严重者，其早期“未发病”时期，往往都具有手足冰凉的病史。为此，对于中青年患者，他在诊病中特别关注患者有无手足发凉，甚至冰凉，切脉时特别注意寸关尺脉位有无特别寒凉感，如是则进一步触摸患者手足末梢。发现四肢末梢特别冷凉者，及早结合舌脉变化，给予活血化瘀、温通经脉的辅助治疗，对其后心病的发生发展有制约作用，至少可以延迟发病或减轻其发病程度。在心病的早期发现中，除了注意络脉通畅情况外，他还注意经常让患者在发病或发病间歇期进行多次常规心电图复查，通过这个手段发现了不少无症状心肌缺血患者，发现后及时结合新“八诊”联合辨证，予以中医药干预，使他们得到早期诊治。

高主任还注重随时、及早发现病证之传变。他发现，如果只知道疾病本身的诊治，而

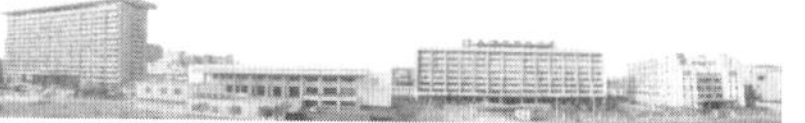

忽略疾病随时传变加重，会前功尽弃。例如，某些反复发作的良性腹痛（可能是多年的慢性结肠炎），如果触摸出肿块，就说明有可能转变为癥瘕积聚（已经转变为结肠癌）。一般的胸痹证，反复发作心痛，如果突然出现了胸痛彻背，手足冰凉，就应该考虑到较严重的真心痛（有可能由心绞痛突然发展为急性心肌梗死）。此外，在胸痹反复日久后有可能传变为心肾阳虚，而出现水肿、喘证等。对上述论及的病证传变，高主任特别注意萌芽状态的传变。他认为随时、及早发现病证之传变则“治之生”，已经显著成形的传变则“治之死”。

二、注重疾病治疗的“先通”原则

在病证治疗总则上，高主任非常注重“急则治其标，缓则治其本”的原则。在治标时特别关注“先通”的原则。症状重者先祛其症状，特别是主要症状。气血、经络、胃气不通者先予以疏通，通过活血化瘀、祛除痰浊、温化寒凝、疏通络脉、健脾和胃等法则疏通其诸方面的“不通畅”。除了气虚特别严重者需要通过益气等治疗达到“气行则血行”的目的外，早期尽量少用补药，后期则在先期治疗原则基础上分阶段逐渐加用益气、补气、补血等治本方药。例如，对于心病中阴寒凝滞者，必须先行温通法则为主的治疗，当患者用药后感到身体诸寒消退时，会出现自主症状显著缓解。症状的好转不是治疗的终点，他往往在此时继续寻其根源而“缓则治其本”。

三、注重处方平衡的原则

（一）善用古籍中“善寻平衡”的处方

高主任总是告诫我们，在制定疾病处方过程中，要特别注意寻求阴阳、寒热等的平衡。他使用最多的是温胆汤、半夏泻心汤、小柴胡汤、六味地黄丸等。在临证中，他除了使用这类处方自身的阴阳、寒热、脏腑盛衰平衡功效外，还特别注意通过加减药物种类、加减其剂量来对患者进行个体化平衡治疗。

（二）善于在传统或创新处方中注重平衡

除了较多使用上述经典处方外，高主任在对所有疾病辨证后开具处方时，都特别注意利用其君臣佐使关系，通过药物和剂量的调整，寻求处方本身的平衡和对疾病调整的平衡。

四、探索现代脏腑燮理治疗

高克俭主任发现古人在多数疾病的诊治中特别重视脏腑燮理治疗。现代医学研究的成果也不断证实了古人这一个重要基础理论。例如 Circulation 早年就撰文说明 HP（幽门螺杆菌）阳性者，罹患缺血性心脏病的概率明显高于阴性者。在临证中，他非常注重冠心病胸痹患者的多脏燮理辨证施治，如心肺同治、心肾同治、心肝同治等。他更是特别注重心肝同治，他认为“肝主筋膜”的概念可以中西医同理。冠状动脉痉挛是由于冠状动脉壁内的“筋膜”挛缩引起，为此对胸痹中具有冠脉痉挛的患者可进行疏导肝经的治疗。这类患者往往情绪易激动，多出现弦脉。对这类患者在主体辨证施治基础上，配合疏肝理气的“加味逍遥散”加减治疗，取得较好疗效。同理，对于同时罹患痞满、水肿、喘证等患者，积极配合心胃、心肾、心肺同治，也取得良效。

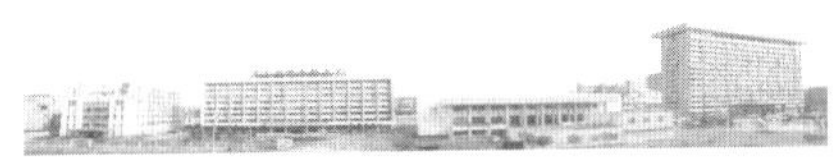

临证经验

一、心绞痛治疗经验

（一）介入治疗后心绞痛治疗

高克俭主任认为介入治疗只是利用支架等技术打通了冠脉主要分支的严重狭窄或堵塞，从而缓解了与之相关的胸痹证。然而，其原来的血管壁病理斑块没有丝毫改善。因此，介入治疗只是临时在一个阶段内解除心肌供血不足，而它的再通前后部位的轻中度狭窄、痉挛和微循环障碍等照样活跃，甚至在介入治疗刺激下更为严重。冠脉壁粥样硬化的机制，以及相关的内皮功能异常也会继续，最少也会在一定阶段后出现不同程度的支架内再狭窄现象。也就是说，造成胸痹证的种种病机依然存在。为此，无论从西医还是中医角度，都要针对原有的冠状动脉病变机制和病因病机进行综合性整体辨病和辨证施治。

介入治疗后心绞痛的病因病机以气阴亏虚为本，瘀血阻滞及痰浊壅塞为标。主要表现为心气或心阴亏虚。气虚则帅血无力，进一步导致瘀血。气虚造成气不化津，津液凝聚成痰。瘀血、痰浊阻滞脉络，可反过来导致气行不畅，影响心肌血液供应，导致介入后心绞痛。气虚日久可以导致阳虚；在气虚基础上，更容易感受外邪。无论是感受寒邪还是寒邪内生者，都会促使冠脉主干及其分支挛缩，造成心绞痛或者使心绞痛加重，尤其是存在冠脉微循环障碍者更为突出。

介入后再狭窄导致的心绞痛，多发生于病程数年乃至十余年的患者。因为病程长久者易耗气伤津，导致正气虚，由此造成心气不足，推动无力，心脉痹阻。加上介入治疗手术本身及其支架对局部脉络的损伤，使动脉内膜受损，血小板聚集，血栓形成，也会促使血瘀证加重。用活血化瘀药物明显可改善再狭窄病理过程和临床表现。

对于同时存在“三高”的患者，其病机更为复杂。糖尿病者其阴虚为本、燥热为标，气阴两伤，阴阳俱虚。阴虚燥热，又可以进一步加重血瘀证。高血压、高脂血症以及寒凝血瘀者，同时影响肝经，致脾胃运化失常。为此，要注重介入后心绞痛的多脏腑燮理辨证施治的法则。

1. 益气养阴、活血通络是防治 PCI 术后再狭窄的关键

《金匮要略》云：“阳微阴弦，即胸痹而痛，所以然者，则其极虚也。”因此，益气养阴、活血通络是防治 PCI 术后再狭窄的关键。益气养阴治本，活血通络治标。较之介入前治疗，应强化介入后的活血化瘀，高主任常加入三棱、莪术以改善络脉循环障碍。他经过研读现代研究资料，发现益气养阴、活血通络两法合用，不仅可以增强疗效，而且可以减轻活血化瘀药物对血管内膜的损伤。

2. 介入治疗后脏腑功能失调

介入治疗后，脏腑功能会出现一些新的失调。表现如下：

（1）心：气阴两虚，瘀血内阻，痰浊壅塞，在介入治疗后的不同阶段其表现不同。

（2）肝：由于支架机械刺激，加之情绪影响，尤其是有些患者原来就存在肝气郁滞，此时肝主筋膜之功能会突显，导致心之大血管挛缩和络脉循环障碍。

（3）肾：肾之阴阳损害，导致心功能下降。

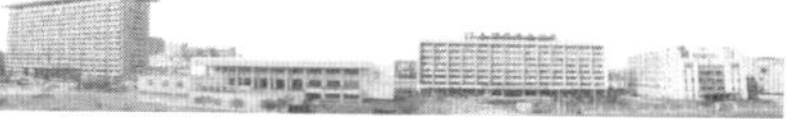

3. 介入后注意疏肝解郁、温补心肾之阳和活血化瘀

综合整体辨证施治可以达到如下目的：

（1）改善心脏大血管和络脉循环障碍。

（2）改善和预防肝气郁滞及局部刺激导致的冠脉痉挛。

（3）改善血瘀证以及相关的血液流变学指标，预防冠脉内膜进一步损害，对冠脉血管重塑有一定抑制和促进复原作用。

（4）促进络脉新生和侧支络脉循环开放。

高主任观察了 70 例介入治疗后 1 个月内心绞痛患者，分为观察组 38 例，对照组 32 例。观察组采用中西医结合整体辨证施治，对照组维持单纯西药治疗，连续观察 21 天。观察组均取疏肝化瘀温通法，以逍遥散为主方，配合活血化瘀与温通药物，采用自拟舒肝化瘀汤口服，处方主要药物：柴胡、茯苓、当归、白芍、三棱、莪术、丹参、红花、桂枝等。对照组主要给予常规单硝酸异山梨酯片、氯吡格雷、氟伐他汀。在治疗观察期间，所有患者均停用其他西药与中成药。如出现严重心绞痛发作，予以舌下含硝酸甘油，严重者予以静脉滴注异舒吉。两组疗程均为 21 天。观察组总有效率可达 92.11%，对照组总有效率 68.75%，两组间具有显著差异（$P<0.05$）。观察组心电图的改善率为 78.95%，对照组为 56.25%，两组间亦具有显著差异（$P<0.05$）。

（二）无症状性心肌缺血治疗

中医辨证施治多注重于患者的症状，加上四诊检查所得资料。对于近年来国内外逐渐重视的无症状性疾病的诊断往往缺乏认知，而耽误早期治疗的大好时机。无症状心肌缺血有三类：其一，从未有过心绞痛；其二，有过心绞痛发作，但是在心绞痛发作间歇期依然可以间断出现心肌缺血证据；其三，心肌梗死后在没有心绞痛前提下间断出现缺血证据。高主任把这三类人作为重点对象，对他们采取“蛛丝马迹取证法”。对特别肥胖、高脂血症、糖尿病、经常有劳累后心前区不舒适的患者，以及有过心绞痛和心肌梗死的患者，告知他们无论有无心绞痛都要定期检查心电图，必要时复查 24 小时动态心电图。与此同时，他对这些人群予以中西医结合整体辨证施治：①舌紫暗有瘀斑，舌下静脉迂曲增粗，伴有脉弦细者；②手足末梢特别冷凉者；③心电图间断出现显著缺血表现者。

二、心力衰竭治疗经验

通过近 30 年的探索与临床实践，高克俭主任研制成功治疗心力衰竭的心复康丸。2002 年获得院内制剂批号，并于 2004 年 6 月通过天津市卫生局中医处课题《心复康丸对冠心病心功能及心室重塑影响的研究》的鉴定。心复康丸的主要成分有：附子（制）、白芍、黄芪、茯苓、沉香等，其主要功效是温补心肾之阳，活血化瘀，补肾纳气。

在他的临床科研观察中发现，冠心病心功能不全多伴左室和左房增大，肺内可闻及湿性啰音等。此证属于重症胸痹范畴，还涉及喘证中的虚喘和心悸诸证。其心阳不振兼有肾阳虚的程度较其他心脏病者更为严重而复杂，与此同时伴有肾不纳气和气血瘀滞。据此，心复康丸采用独特设计，以温补肾阳为主要治则，合以补肾纳气法则。除注重心功能不全心室重塑的心肾阳虚而予以温补肾阳、活血利水，同时针对胸痹所特有的心阳不振和同时存在的肾不纳气予以通阳祛瘀和补肾纳气。处方在依靠附子温阳强心、桂枝通阳的基础上，加强茯苓等利水药物的应用，特别注意辅以补肾纳气药物，填补了以往研究的空白。

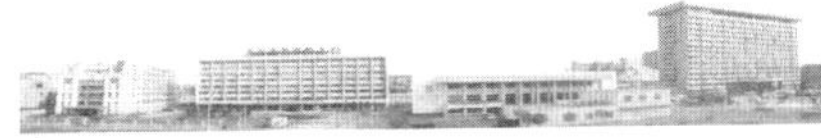

通过该处方治疗确实达到了使心功能改善和使左房、左室缩小的功效。该方对降低内皮素（ET）有显效，可能是促进其症状和上述指标明显改善的机制之一。心复康丸能增加心室收缩力，降低左房和左室的前后负荷，改进心肌代谢和细胞因子的紊乱。从中医辨证角度分析，主要与调整阴阳、心肾同治、活血利水的综合治疗相关。

他还利用动物试验观察心复康丸的药理与毒理作用。用开胸阻断冠状动脉前降支方法造成大鼠急性心肌梗死（AMI）模型，观察了心复康丸对大鼠心功能、心肌梗死程度、左室病理形态及血浆生化指标的影响。结果显示，心复康丸有保护缺血心肌和调节心功能作用，连续灌胃给药4周，可明显保护缺血心肌，减少梗死心肌数量，改善心功能，减轻左心室重塑程度。急性毒性试验结果显示，一日内给予心复康丸相当于临床剂量的177倍灌胃，达到最大给药量，均无动物死亡，亦未见明显毒性反应。90天长毒试验也未见明显毒性反应。

三、颈心综合征治疗经验

高克俭主任研制的“葛根通经稳心汤”，以葛根为君，善治外感风邪头项强痛，如《伤寒论》桂枝加葛根汤和葛根汤中均用葛根治项背强急，研究发现葛根还具有缓解心绞痛、改善ST－T缺血改变等作用；天麻为臣，息风止痉，平肝阳，祛风通络；鸡血藤、桑枝、羌活等为佐使，并随证加减。其治疗颈椎病局部疼痛、伴有眩晕以及颈心综合征，有效率达到75%以上。

四、慢性胃炎治疗经验

高主任在多年诊治慢性胃炎过程中发现，与其相关的痞满是诊治中的要点，但痞满又不全是慢性胃炎所引起，两者必须找出相应的结合点才能获取更有效的治疗效果。他认为在传统辨证施治的基础上有如下问题可以探讨：

1. 痞满伴泄泻

高主任依据《伤寒论》“伤寒汗出解之后，胃中不和，心下痞硬，干噫食臭，胁下有水气，腹中雷鸣下利者，生姜泻心汤主之”，认为该方主治脾虚不能运化水湿，胃气上逆，热邪与水饮互结为痞满之证，可能存在急性胃肠道感染和动力失常。此时水饮与邪热相搏，胃脘部触诊有胀满感是其主要依据，干呕食臭为辨证要点，水湿下行则肠鸣下利。该方以生姜宣散胃中水饮为君，合半夏散水饮、降逆；黄芩、黄连清邪热而燥湿止泻，与干姜、半夏合用辛开苦降，调升降，散痞结；干姜既能温补中州，又能反佐芩、连苦寒。临床使用可酌情加苓、术、参、草、枣补中气，益土制水。全方攻补兼施、寒温并用，最终达到平衡脾胃阴阳失调的功效。

2. 半夏泻心汤及其衍生汤剂治疗慢性胃炎之痞满

高主任在临证中发现慢性胃炎患者表现为痞满者约占80%以上。患者往往自觉上腹胀满，嗳气不舒，胃脘寒凉，然舌苔黄腻。此证多为中焦气虚，寒热错杂所致。半夏泻心汤恰好是调和脾胃阴阳的良方，既可以调节其寒热，又可以解决中虚，使上下通调。在具体使用中他还注意辨析寒热的多少，视其比例适当调节寒热药物的剂量和种类，适当调节生姜（原方无此药，此为高主任加减用药）和干姜的剂量。在半夏泻心汤使用中，还特别重视依据不同情况分别选用法半夏（脾胃湿重者多用）或姜半夏（寒重或呕恶者多用）。对于中焦虚寒为主者，常佐以小建中汤治疗。半夏泻心汤可调和胃的动力异常，减

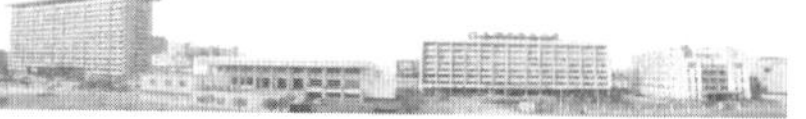

少胃酸、酶类、胃泌素等生化物质对胃黏膜侵袭，亦能调整胃炎患者免疫机制的异常。坚持2个月的治疗后，多数患者能愈合，较少复发。在2～3个月疗程结束后，他还将有效方剂加工成丸剂，嘱患者进行恢复期治疗。在用丸剂治疗中，水丸的疗效优于蜜丸。此外，他特别关注以下几点：调整情绪与睡眠、调节胃酸多寡、狠杀HP、稳定胃肠动力。

3. 治胃也要燮理脏腑

中医所论之胃病常与肝脾等脏腑同病或者互相牵连，互为因果。高主任发现肝胃不和者众，必须注重健脾养胃，疏肝活血。既要注意调节脾胃之升降，又要注意根据相关脏腑病变的消长与传变，随时变动处方，调整其阴阳失衡于萌芽期。高主任在使用半夏泻心汤的基础上，还关注六君子汤加减的调和作用。两者合理结合，最终会使脾胃升降平衡、寒热协调，培土而兼顾五脏。胃炎相关的炎症、泛酸、反流、痞满都与五脏失常相关，是燮理脏腑、辨证施治的重点。宜先调整好这些“标”，再完成“本”之治疗。特别需要关注的是，不要把所有上腹部的痞满胀痛都归结于脾胃病，心下不适也可以见于胆囊、心脏等疾病，如果只凭传统中医问诊、触摸局部和舌脉变化，往往会延误病情，甚至导致不可挽回的损失。所以必须借助新“八诊”概念，对痞满进行周密鉴别。这属于一种广义的脏腑燮理治疗——病症在“脾胃”，病根在他脏。治疗好病根，“胃病”亦随之而去。

4. 注重调节七情

高克俭主任发现七情紊乱可以造成胃肠动力失常而致痞满，也可以直接影响到胃炎的发生发展。两者有共性，也有各自特点。对此应该在治疗整个过程中贯穿语言疏导，同时针对疏泄失常、肝气犯胃、胃之升降失常者，采用柴胡疏肝散加减施治。对于寒热错杂、升降失常之痞满者，多合用半夏泻心汤治疗。许多胃炎患者睡眠极差，调整好睡眠后，胃炎的恢复也会随之加速。

5. 时发时愈的痞满

由于发作期多有活动性炎性病变或HP菌群活跃，常常伴有胃动力异常，因此高主任主张依据中西医整体辨证施治予以对应的汤剂治疗，疗程不少于2个月。随着病情恢复，逐渐调整用药和剂量。恢复期不应停止治疗，而应予以相应的水丸制剂，疗程不少于3个月。痊愈期以精神和饮食调养为主，并嘱咐一旦有复发倾向立刻循上述诊治程序再次积极接受辨证施治。

五、倾注于血瘀证研究

高克俭主任被天津市中西医结合学会推荐到中国中西医结合学会活血化瘀委员会担任委员，其后又被推选为第五届副主任委员。他多次参加全国及世界中西医结合大会，发表与血瘀证相关论文多篇，并多次到中日友好医院全国血瘀证学会的基地参加血瘀证诊断标准的研究，在全委会上依据国内研究的成果，数次提出修改全国血瘀证诊断标准的建议，提出应该接受定量与半定量诊断标准，加入西医、仪器检查，例如舌诊仪器、二氧化碳分压和血氧饱和度测定、血管活性物质与微循环检测等，还建议新的全国血瘀证诊断采用积分标准，建议加入国内研究的人体更多部位血瘀证的指标，例如眼征、腹部征等。在2005年新疆第六次全国中西医结合血瘀证及活血化瘀研究学术大会上高主任就修改上述诊断标准做了《血瘀证诊断标准研究概况》的学术报告。目前最新血瘀证诊断标准正在整合研究中。

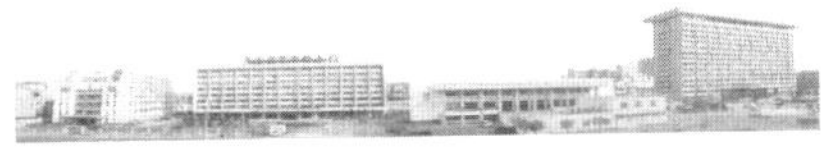

在全国或世界性血瘀证会议前，他都利用业余时间到北京总会为学术会议审稿。他还在天津市中西医结合学会指导下，负责组织多所医院联合进行血瘀证相关临床观察。数十年的临床和基础研究使他得出几个规律：①血瘀证几乎涵盖了全身各脏腑疾患，没有合理辨证的活血化瘀治疗，就不可能使各种疾病得到真正有效的治疗；②无论是否有疼痛存在，血瘀证治疗都应该以“通”为核心。“通”法有温通、活血、破血、通络、祛湿、化痰等多种途径，其中以活血化瘀为主；西医方面可以通过抗血小板凝集药物、降脂药物、降纤药物、扩血管药物等治疗血瘀证。在这方面采用中西医结合整体辨证施治效果更佳。

医案选介

一、胸痹心悸

病案1

张某，男，58岁，工人。2012年5月19日初诊。

主诉：阵发性胸闷、憋气、心悸数月。

病史：患者于就诊前数月因阵发房颤行射频消融术治疗，同时因发现左前降支近端偏心严重狭窄达85%，安装支架一枚。其后于住院期间发现心电监护中于夜间或清晨间断出现长RR间期。动员其安装起搏器，患者始终拒绝。出院后经过西药治疗数月，复查Holter，结果反复出现如前长RR间期。2012年5月19日到高克俭主任处就诊。患者间断有轻度胸闷、憋气，没有晕厥历史。经过指导，患者住院自我观察和心电监护结合，发现每次于快速饮水时，容易同步出现长RR间期。结合3月13日的食道调搏试验结果，提示并非病窦综合征。考虑吞咽动作容易诱发，又在清晨较多，很可能系迷走神经张力增高所致。嘱其避免快速吞咽动作，同时予以中西医结合整体辨证施治。于同年6月4日复查Holter，长RR间期消失，经过多次监护，于吞咽时也没有发生长RR间期。

体格检查：舌淡红稍暗，苔薄白腻，脉弦滑迟稍细。血压120/80mmHg，心律整齐，心率62次/分，各听诊区未闻及杂音。

辅助检查：2012年3月6日Holter中最快窦性心率为100次/分，共计发现房早21次，可见长RR间期。2012年3月13日食道调搏心电图结果显示：窦性周期长度840ms，窦房结恢复时间1280ms，校正窦房结恢复之间440ms，总窦房传导时间320ms，据此可以除外病窦综合征。

西医诊断：冠心病支架术后，心律不齐（房性早搏，窦性停搏）。

中医诊断：胸痹，心悸（气虚血瘀，胆郁痰扰）。

中西医结合整体辨证：冠心病，迷走神经张力不稳定引起的胸痹、心悸。

治法：温阳祛瘀，理气化痰，和胃利胆。

处方：川芎12g，赤芍15g，当归10g，红花10g，丹参15g，三七粉3g（冲服），陈皮10g，清半夏10g，茯苓10g，胆南星10g，竹茹6g，枳实10g，肉桂10g，桂枝10g，苦参15g，甘松15g，三棱8g，莪术8g，炙甘草3g。

水煎服，300mL，分早晚温服，每日1剂，7剂。

二诊：2012年5月26日。胸闷、憋气及心悸改善，舌暗减轻。继“先通”治疗原则之后（活血与温阳），减少活血药物，加黄芪30g益气，并强化温阳治疗，以利长RR间期改善，加黑附子10g（先煎），茯神10g，郁金10g，远志10g，生龙牡各30g（先煎），辅助惊悸治疗。水煎服，300mL，分早晚温服，每日1剂，14剂。

三诊：2012年6月19日。前症进一步减轻。12年6月4日复查Holter，长RR间期消失。前方继续加减治疗。

2012年6月23日再次复查Holter，未见长RR间期（即使吞咽也未见长RR间期）。

【按】诊治该患者的创新之处在于采用中西医结合整体辨证施治，避免了起搏器治疗。最后以中医辨证施治为核心，改善消除了其特长RR间期。高主任借助中医理论中"通则不痛"的原理，经过实际观察发现"通则不慢"。他通过温阳祛瘀、理气化痰、和胃利胆等治则予以"先通"治疗，很快消退了几乎无症状可循的危险特长RR间期。

病案2

左某，男，80岁，退休工程师。1997年5月5日初诊。

主诉：阵发憋气，心前区疼痛数十年。活动后喘息3年余。

病史：患者原有冠心病心肌缺血数十年，近3年来发现活动耐力逐渐下降。轻体力活动后即出现显著心悸、喘息，甚至静息状态下也有发作。服用地高辛、利尿剂等常规治疗，效果欠理想。1970年曾患甲亢，经西药治疗痊愈。3年来每年都因心衰急性发作住院治疗数次。经人介绍到高克俭主任处就诊。

体格检查：面色无华，伴轻度水肿，颈静脉轻度充盈，心界向左侧增大，心律整齐，心率98次/分，各听诊区未闻及杂音。双肺底可闻及少许细小水泡音。下肢水肿（++）。

舌暗红，苔薄白，脉沉迟细弱。

仪器检查：心电图显示窦性心律，可见ST－T缺血性改变。超声心动图显示左房42mm，左室节段性运动异常，EF32%。

西医诊断：冠心病，心力衰竭，心功能Ⅲ级。

中医诊断：胸痹（心肾阳虚，肾不纳气）。

中西医结合整体辨证：冠心病，心力衰竭引发的胸痹阳虚血瘀证。

治法：温补心肾，活血利水。配合少量间断利尿剂，减少地高辛剂量，由0.25mg/天到0.125mg/天，配合阿司匹林100mg/天。

处方：生地30g，丹皮10g，丹参30g，红花10g，阿胶（烊化）10g，补骨脂15g，黄芪30g，生牡蛎30g（先煎），肉桂10g，桂枝10g，制附子10g（先煎），沉香3g，白芍30g，茯苓10g，泽泻10g，炙甘草3g。

水煎服，300mL，分早晚温服，每日1剂，7剂。

二诊：1997年5月12日。轻体力活动后喘息、心悸显著减轻，下肢水肿减轻。前方中制附子改为12g。水煎服，300mL，分早晚温服，每日1剂，7剂。

三诊：1997年5月19日后，喘息、心悸减轻，日常生活自理。其后温阳药物逐渐减量，其余方药变化不大。

三诊以后，将上述处方制成蜜丸长期服用，未见毒副作用。患者10余年来未再因心衰急性发作住院，完全靠上述中西医结合治疗维持正常生活。

【按】冠心病心功能不全常可发生心肌肥厚、变形等心室重塑现象，表现为显著的心

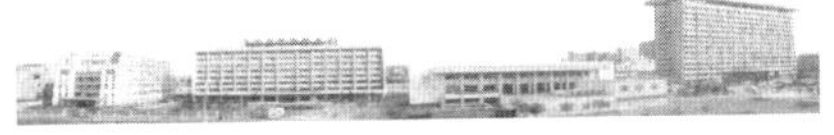

悸、气短等。中医学认为其具有心阳不振和心肾阳虚的病理过程。高主任还观察到这些患者存在体力耐力显著下降动辄气短的肾不纳气表现。该患者射血分数仅有32%。本案以温补肾阳合补肾纳气为主治之。除注重心功能不全心室重塑直接相关的心肾阳虚而予以温补肾阳、活血利水外，又针对胸痹所特有的心阳不振和同时存在的肾不纳气，予以通阳祛瘀和补肾纳气。在依靠附子温阳强心、桂枝通阳的基础上，加强茯苓等利水药物的应用，同时辅以补肾纳气药物，确实达到了使心功能改善和使左房、左室前后径明显缩小的功效。

病案3

董某，男，53岁，工人。2004年4月26日初诊。

主诉：反复心前区剧烈疼痛2个月，支架术后心前区疼痛显著加剧。

病史：患者就诊前2个月在严重情绪激动影响下，出现阵发性剧烈心前区疼痛，每次超过20分钟。最初每周发作一次，迅速转为每3~4天发作一次，最终为每天数次。因疼痛难忍住院，冠脉造影显示前降支狭窄超过75%，予支架治疗。于中午12点安放支架后，当晚出现剧烈心前区疼痛，其后逐渐加重，发作逐渐频繁，发作时多伴有ST段抬高，发作过后逐渐恢复到基线水平。扩冠药等无效，多数都要注射杜冷丁才能缓解。在西医治疗无果的情况下，到高主任门诊就诊。

体格检查：血压120/80mmHg，心律整齐，心率84次/分，各听诊区未闻及杂音。双肺未闻及干湿啰音。

舌淡红微暗，苔薄白，脉弦滑。

辅助检查：心电图于心绞痛发作间歇期未见明显ST－T改变，仅于住院期间在支架前和支架后心痛发作时出现一过性ST段抬高。

西医诊断：冠心病支架术后，介入后心绞痛。

中医诊断：胸痹（气滞血瘀）。

中西医结合整体辨证：冠心病介入治疗后心之络脉挛缩性胸痹。

治法：疏肝解郁，活血化瘀，温通经脉。

处方：柴胡10g，茯苓10g，白术10g，当归10g，白芍30g，川芎12g，赤芍15g，红花10g，三棱10g，莪术10g，桂枝10g，三七粉3g（冲服），炙甘草3g。

因处于五一节前夕，故予以14剂，水煎服，300mL，分早晚温服，每日1剂。

二诊：2004年5月8日。服药14剂后，心前区疼痛显著缓解，患者自行停用所有西药。在前方基础上加川楝子10g，元胡10g。继续服用两周。

三诊：2004年5月22日。前症进一步减轻，几乎没有发生疼痛。次极量运动试验检查结果为阴性。其后患者可以自己骑车10余公里来就诊。在前方基础上将红花改为藏红花，制成蜜丸长期服用。随访7年左右，除偶有心前区憋气外，未再发生严重心绞痛。

【按】本案患者的心痛症状在安放支架后显著加重，一种可能是络脉不通，微循环障碍引起，另一种可能是在冠脉主干某部发生痉挛。结合发作时心电图出现ST段抬高表现，考虑属后者。中医学认为“肝主筋膜”，结合西医解剖学概念，冠状动脉壁上的平滑肌亦应属筋膜范畴。疏肝得以缓解筋膜挛缩。高主任运用前人所论述的“心肝同治”之法，缓解此种胸痹心痛证。在治疗中还注重温通法则对缓解络脉挛缩的作用。安放支架本身可以作为新的刺激源，激发冠脉筋膜之挛缩；患者本人在术前有显著的心情不舒畅历史，也会通过肝郁气滞促发其挛缩。高主任采用此法治疗数十位介入术后胸痹心痛患者，均获得良好效果。

四、心悸

丁某，男，59 岁，高级技师，2013 年 2 月 27 日初诊。

主诉：阵发胸闷、心悸数月。

病史：因阵发胸闷、心悸数月来诊。动辄气短，仅能耐受中等体力活动。患者于 2011 年 7 月 6 日初次就诊，但未规律诊治。于 2013 年 1 月 25 日 ~2 月 6 日期间因肺炎、冠心病、心房颤动住院。曾使用过多种抗心律失常西药，治疗数月无效，房颤未能转复。来诊前 1 年余一直服用心律平 100mg，每日 3 次，依然无效。

体格检查：血压 146/86mmHg，心律绝对不齐，心率 90 次/分（听诊 3 分钟后平均值），各听诊区未闻及杂音。

舌淡暗，苔薄白腻，脉弦滑数结代。

辅助检查：2013 年 1 月 23 日心电图检查发现心房颤动，心室率平均 124 次/分，伴有 ST－T 缺血改变。其后心电图始终为房颤节律。2011 年 7 月 1 日心脏彩超各房室腔正常，射血分数 58.7%。2013 年 1 月 28 日心脏彩超显示左房 37.6mm，左室下壁回声增强，呈低动力改变，二尖瓣血流频谱 A 峰消失，EE 间期不等，射血分数 52%。

西医诊断：冠心病，心房颤动，心功能不全。

中医诊断：心悸（气虚血瘀，痰瘀交阻，心肾阳虚）。

中西医结合整体辨证：冠心病心功能不全继发房颤引起心悸。

治法：活血化瘀，清热化痰，温补心阳，安神定悸。

处方：陈皮 10g，清半夏 10g，茯苓 10g，胆南星 10g，竹茹 6g，枳实 10g，玄参 10g，党参 15g，丹参 30g，苦参 20g，甘松 20g，沙参 10g，生龙牡各 30g（先煎），酸枣仁 30g，桂枝 10g，茯神 30g，远志 10g，红花 10g，川芎 10g，炙甘草 3g。

水煎服，300mL，分早晚温服，每日 1 剂，7 剂。同时继续口服心律平 100mg，每日 3 次。

二诊：2013 年 3 月 6 日。心悸、憋气等症稍减轻。处方更改如下：

炙黄芪 30g，清半夏 10g，竹茹 8g，陈皮 10g，茯苓 10g，枳实 10g，红花 10g，当归 10g，茯神 30g，郁金 10g，远志 10g，肉桂 10g，桂枝 10g，沉香 3g，白芍 30g，三七粉 3g（冲服），苦参 15g，甘松 15g，丹参 30g，党参 15g，炙甘草 3g。

水煎服，300mL，分早晚温服，每日 1 剂，7 剂。

三诊：2013 年 3 月 13 日。病情较稳定，然依然为结代脉，其后连续服用前方为主，适时加减。

患者于 2013 年 4 月初发现心律转为整齐，脉律亦整齐，复查心电图显示窦性心律。至 2013 年 5 月 29 日依然为正常窦性心律，无 ST－T 缺血改变。此后开始服用依前方为主制作的中药丸剂，同时继续服用心律平。

【按】该案心悸系房颤引起。当今房颤实属疑难之症，欲将房颤复律，高主任的经验是：要抓住“八诊”中的一个要点，即在心房增大之前或初期予以不间断中西医结合治

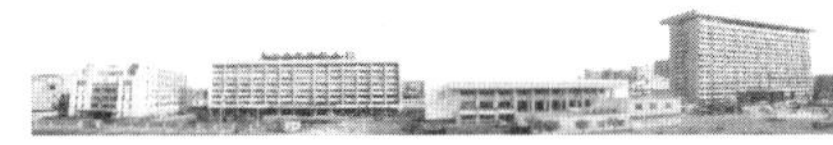

疗，才有可能复律。反之，复律可能性极小。通过“八诊”认为此患者是由于心之络脉不通畅引发该病证，为此在治疗中一方面依据辨证，通过温胆汤和活血化瘀中药解决“先通”的问题，另一方面注意结合现代医学研究，加用苦参、甘松等对心律失常有治疗价值的中药。虽病位在心，但与肝脾肾等脏密切相关。他还特别注重患者心功能的维护，注意对心肾阳虚、肾不纳气予以适当调整，对于改善房颤有重要价值。同时存在脾胃运化不佳时，适当加用砂仁等顾护脾胃之品。关键之处还有诸参合用，具有对抗心悸的叠加作用。

五、赤血丝

王某，男，58 岁，已婚，干部，2012 年 11 月 26 日初诊。

主诉及病史：双下肢起青筋及网状血丝状瘀斑 2 年，伴双下肢水肿半年。患者于 2 年前无明显诱因出现下肢青筋显露及一丛丛青紫色蜘蛛网状瘀斑，逐渐加重，以小腿内侧、踝部、足背为著。近半年来出现双下肢轻度水肿。现双下肢青筋显露迂曲，微微高于皮肤，可见青紫色蜘蛛网状瘀斑，表面不突出，摸之皮肤有轻度凹陷，压之不退色，不痛不痒。患者平素腰酸痛，久站加重。

检查：舌淡红，质暗，舌苔黄腻（++），脉来沉细。血常规未见异常。双下肢静脉超声：双侧股总静脉、左侧股浅静脉、左侧大隐静脉反流时间延长，右侧大隐静脉曲张，右侧小腿内侧浅静脉曲张。

西医诊断：毛细血管扩张，水肿。

中医诊断：赤血丝（肾阳亏虚，痰热内蕴，血瘀阻络）。

中西医结合整体辨证：毛细血管扩张导致的赤血丝水肿证。

治法：清热化痰，活血通络，温补肾阳。

方药：胆南星 10g，竹茹 6g，半夏 10g，陈皮 10g，茯苓 15g，枳壳 10g，柴胡 10g，白术 10g，瓜蒌 12g，白芍 30g，天麻 10g，葛根 30g，羌活 10g，鸡血藤 30g，秦艽 10g，川芎 12g，赤芍 15g，红花 10g，川楝子 10g，肉桂 10g，山药 15g，山茱萸 10g，泽泻 15g，猪苓 10g，炙甘草 3g。

水煎服，300mL，分早晚温服，每日 1 剂，7 剂。

二诊：2012 年 12 月 3 日。服药后双下肢水肿、青筋迂曲、紫暗瘀斑略变浅，舌脉同前，效不更方，前方加乳香 10g，没药 10g，去秦艽，7 剂。

三诊：2012 年 12 月 13 日。脉症继续好转，舌偏红，苔中后部白腻（++），脉沉细。前方加三棱 10g，莪术 10g，7 剂。

四诊：12 年 12 月 20 日。水肿基本消退，双下肢青筋迂曲、紫暗瘀斑十去其八，舌淡红，质稍暗，苔薄黄，脉沉细弱。前方加地龙 10g，去羌活、川楝子，7 剂。

此后以本方加减配成丸药，以巩固疗效，至今未见反复。

【按】毛细血管扩张症中医有称“赤血丝”，可以分为原发性和继发性。原发性毛细血管扩张常有家族史，发病原因尚不明；继发性常因高原气候、物理、化学、局部或全身疾病及激素依赖等引起。中医古籍未见明确记载，高主任辨证认为肾阳亏虚为本，痰热、血瘀相兼为标。患者病久出现双下肢水肿，符合唐容川《血证论》“瘀血化水，亦发水肿，是血病而兼水也”的论断，故投以清热活血之剂而收效。

论　著

一、论文

[1] 高克俭．早期冠心病诊断标准的探索．中国慢性病预防与控制，1995，3（2）：81.

[2] 高克俭．中西医结合治疗不稳定性心绞痛的疗效分析．天津中医，1995，12（2）：3.

[3] 高克俭．中西医结合治疗慢性充血性心力衰竭的疗效分析．湖北中医杂志，1999，21（7）：306.

[4] 高克俭．中西医结合治疗冠心病的体会．天津中医，1999，16（6）：22.

[5] 高克俭．中西医结合治疗冠心病阵发性房颤动疗效观察．中华实用中西医杂志，1999，12（9）：1469.

[6] 高克俭．温胆汤加味治疗冠心病．湖北中医杂志，2002，24（10）：34.

[7] 高克俭．代谢与细胞因子对心力衰竭的影响．中西医结合心脑血管病杂志，2005，3（1）：50.

[8] 高克俭，石秀梅，傅莲英，等．心复康丸对冠心病心功能及心室重塑影响的研究．天津中医药，2005，22（1）：22.

[9] 高克俭．血府逐瘀胶囊配合西药治疗心力衰竭疗效探索．北京中医，2006，25（4）：253－256.

[10] 高克俭．心肌缺血预适应基础与临床研究进展．中西医结合心脑血管病杂志，2009，7（1）：1－4.

二、著作

[1] 全国中等卫生学校试用教材《内科学》编写组主编，高克俭参编．内科学．南京：江苏科学技术出版社，1980.

[2] 张有寯，李桅，郑敏，等主编，高克俭参编．汉英中医辞海．太原：山西人民出版社，1995.

[3] 周中原主编，高克俭参编．中级卫生技术人员实践能力考试指南．北京：中国医药科技出版社．1996.

[4] 高克俭，王志毅．心电图波形诊断学．天津：天津科学技术出版社．2001.

[5] 吴咸中主编，高克俭参编．实用老年中西医结合治疗学．北京：人民军医出版社，2010.

【整理者】

梁勇　男，1980年生，天津中医药大学研究生毕业，医学硕士。现在天津中医药大学附属北辰中医医院重症医学科工作。

邵淑娟　女，1968年生，天津中医学院本科毕业，医学学士。现任天津市中医药大学附属北辰中医医院脑病科主任。

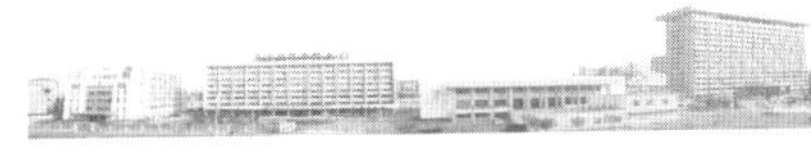

王颖 女，1979年生，天津中医学院本科毕业，医学学士。现在天津中医药大学附属北辰中医医院针灸科工作。

陈作 男，1977年生，天津中医学院本科毕业，医学学士。现在天津中医药大学附属北辰中医医院心病科工作。

何玉洁 女，1981年生，天津中医学院本科毕业，医学学士。现天津中医药大学附属北辰中医医院心病科工作。

金　季　玲

名家传略

一、名家简介

金季玲，女，1946年6月10日出生，汉族，浙江杭州人，天津中医药大学第一附属医院妇科一级主任医师、教授、博士生导师。第四批全国老中医药专家学术经验继承工作指导老师，天津市名中医，2012年全国名老中医药专家传承工作室专家，国家中医药管理局“优秀中医临床人才研修项目”指导老师，曾任陕西中医学院妇科教研室主任及附属医院妇科主任，天津中医学院第一附属医院妇科主任。兼任中华中医药学会妇科分会第三届委员会常务委员，第四届委员会副主任委员，第五届委员会顾问。第二届中华中医药学会妇科教学名师。世界中医药学会联合会妇科分会第一届、第二届理事，第三届常务理事。天津市中医药学会第二届中医妇科专业委员会主任委员。国家自然科学基金评审专家，中华医学科技奖第二届评审委员会委员。

二、业医简史

金季玲教授1969年毕业于陕西中医学院医疗系。大学期间，认真学习基础知识，熟读四部经典，为今后中医事业的发展奠定了坚实的基础。大学毕业后留在本院妇科教研室任教，并在附属医院妇产科从事临床工作。在老一辈专家姜伟君、李易男、张文阁、马桂文等的帮助指导下，通过自己刻苦努力地学习，教学和临床水平不断提高，并取得了良好的效果，得到学生和患者的好评。由于妇产科临床的需要，大量危重患者需要西医的方法处理，她又系统学习了西医妇产科的理论和技能，不仅能运用中医的方法为患者辨证施治，而且能用中西医方法处理急危重患者。金教授事业心极强，从不满足于现状，工作之余博览群书，在高考恢复后以优异成绩考上南京中医学院（现南京中医药大学）首届研究生，师从中医妇科名家夏桂成国医大师、陈丹华教授，为今后事业的更大发展奠定了基础。研究生学习期间，她不仅在中医基本理论、中医经典等方面得到升华，还对老师的学术思想有了深刻认识和了解，为自己继承和发展奠定了良好基础，特别是对夏桂成老师提出的周期疗法调理月经这一新的观点，逐渐有了明确的认识，最终完成硕士毕业论文《肾阴肾阳消长转化与排卵关系的探讨》。金教授对这一新的理念感触极深，受益匪浅，至今仍指导着自己的临床，收到良好的治疗效果。

1982年研究生毕业，获医学硕士学位，担任陕西中医学院妇科教研室主任及附属医院妇科主任。1986年工作调动至天津，在天津中医药大学第一附属医院妇科工作至今，

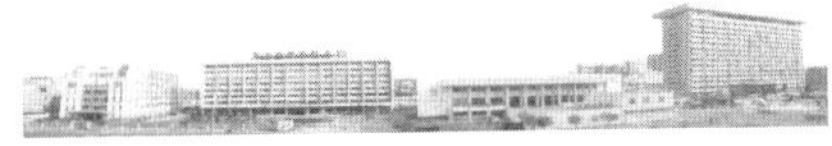

在此期间，曾得到名老中医顾小痴等老一辈专家的指导。金教授热爱中医事业，从踏入中医学院大门开始，就立志要为中医事业的发展贡献一切。她从医40余年，孜孜不倦，不断求索，逐渐形成了自己的学术思想。金教授认为中医乃博大精深之学，非一门一派、一经一典所能涵盖，非勤读巧思用心于临床不可，遂肆力于学问，精研古籍，《内经》《伤寒》《温病》《金匮》无不涉猎，精读傅山《傅青主女科》，张介宾《景岳全书·妇人规》，陈自明《妇人大全良方》，万全《万氏妇人科》，沈尧封《女科辑要》，陈素庵著、陈文昭补解《陈素庵妇科补解》，沈金鳌《妇科玉尺》等妇科诸书，悉心研读当代妇科名家罗元恺、哈荔田、朱小南、韩百灵、刘奉五等名家著作，特别是在3年研究生学习阶段，深受夏桂成、陈丹华老师学术思想的影响，至今仍不断学习老师的著作，如《月经病中医诊治》、《不孕不育与月经周期调理》等，并和自己的临床实践相结合。在40余年的从医历程中，通过长期的临床实践，学术水平不断提高，并取得了可喜的成绩。

三、主要贡献

金季玲教授从事中医妇科医、教、研工作，不仅孜孜不倦学习中医经典，而且广泛浏览现代文献，精通中医妇科理论，掌握该学科国内外发展趋势，并指导自己的临床。在为患者治病时，注重四诊合参，能熟练运用现代化的诊断技术对妇科疾病作出准确诊断。辨证精研，丝丝入扣，理法处方，谨守病机，选方精良，用药巧妙得当，临床擅长治疗痛经、功血、闭经、不孕症、子宫内膜异位症、更年期综合征、盆腔炎、习惯性流产等病。金教授在长期的医疗实践中，确立了自己重肾补肾的学术思想，善用温肾气、滋肾阴、补肾阳、填肾精、纳肾气、固肾关、平肾冲、通肾窍、暖肾府等法治疗各种因肾虚而导致的妇科疾病。同时，对补肾调理月经周期法治疗排卵功能失调性疾病有较深入的研究，善于用此法治疗功能失调性子宫出血、闭经、月经稀发及不孕症等，取得了良好的治疗效果。此外，她认为血瘀是妇科疾病的重要致病因素，常用理气活血、温经活血、补气活血、清热活血、补肾活血等法治疗因血瘀而导致的各种妇科疾病。

作为临床医师、教师，金季玲教授十分注重中医人才的培养，积极、认真培养中医事业接班人。多年来一直承担着中医药大学本科生、留学生、进修生等的课堂和临床教学。作为导师，先后培养硕士生49名，博士生10名。作为全国老中医药专家学术经验继承工作指导老师，培养继承人2名。作为国家中医药管理局“优秀中医临床人才研修项目”指导老师，指导优秀临床人才研修1名。

（一）已完成科研项目

1. 国家中医药管理局中医药标准化项目：子宫脱垂中医诊疗指南。项目负责人。

2. 国家中医药管理局科研基金资助项目：益肾软坚法治疗子宫内膜囊腺型增生性功血疗效机理研究。第四参加者。获天津市卫生局科研成果三等奖。

3. 国家973计划项目：调控胞宫的经穴效应特异性研究（分中心）。第三参加者。

4. 国家自然科学基金项目：从始基卵泡募集旁分泌调控途径研究补肾调冲防治化疗后卵巢储备力降低机制。第四参加者。

5. 天津中医药大学科研项目：中药联合心理疗法对围绝经期抑郁症HPOA及神经递质的影响。项目负责人。

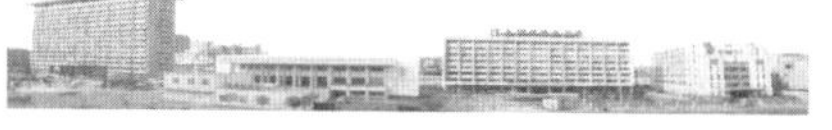

（二）在研科研项目

国家自然科学基金项目：基于肾上腺素能受体信号转导途径研究肝郁－心理应激对子宫肌瘤 ER、PR 的影响。第三参加者。

学术思想

一、肾主生殖又主月经，调补肾阴肾阳治病求本

（一）肾主生殖又主月经

肾为先天之本，主藏精气，肾中精气具有促进生殖器官成熟，维持生殖机能的作用。肾为藏精之脏，人体生殖器官的发育成熟和生殖能力的具备，均有赖于肾中精气的促进，所以肾气是女性生理活动的根本。正如《素问·上古天真论》所云："女子七岁，肾气盛，齿更发长；二七而天癸至，任脉通，太冲脉盛，月事以时下，故有子；……七七，任脉虚，太冲脉衰少，天癸竭，地道不通，故形坏而无子也。"人出生后，先天之精在后天之精的滋养下不断充盈，产生"天癸"。天癸具有促进人体生殖器官发育成熟和维持生殖机能的作用。"冲为血海，任主胞胎"，冲任二脉皆起于胞中，属于肾，肾气的盛衰是冲任二脉功能正常与否的前提。肾脑相通，肝肾同源，脾肾相资，心肾相济，故肾是生精、化气、生血之根，肾气的盛衰是人体生长发育和生殖功能盛衰之根本。肾气盛，天癸才能泌至，冲任才能通盛，精血方能注入胞宫，化为月经，胞宫才能受孕育胎，所以《傅青主女科》说"经本于肾"（经水后期篇），"经水出诸肾"（经水先后无定期篇）。可见，肾既主生殖，又主月经，在女性生理中起着极为重要的作用。

（二）调补肾阴肾阳是调理月经之本

肾的精气包含着肾阴、肾阳两个方面，所谓肾气盛，包含着肾阴、肾阳的充盛与和调，彼此相互依存，相互制约，互为消长，以维持人体阴阳的动态平衡，完成其主生殖的生理过程。妇女月经周期的变化，就是肾阴、肾阳消长转化的结果。经后期是一个阴长阳消的过程，阴长到"重"的阶段就会转阳（排卵），排卵后阳长阴消，阳发展至"重"的阶段就会转阴（排经），开始一个新的月经周期。金教授认为月经疾病多与月经周期中肾阴阳的动态平衡遭到了破坏，消长转化失常有关。通过跟随导师夏桂成教授学习以及多年的临床研究和实践，她制定了一套颇有特色的补肾调周法。

行经期是月经周期中的第一个转化期，此期血海由满而溢，子宫泻而不藏，呈现重阳转阴的特征，正如《血证论·男女异同论》所云："经血者，血之余也……月有盈亏，海有潮汐。女子之血，除旧生新，是满则溢，盈必亏之道。女子每月则行经一度，盖所以泄血之余也。"金季玲教授的经验是：应泄之经血排出，当彻底干净。留得一分瘀，影响一分新生。因此对旧周期遗留之物须荡涤，新周期所生的一切须扶植，治疗上以"通、泻"为要，药物多用丹参、赤芍、五灵脂、川芎、益母草等活血之品。经后期是月经周期的第一个消长期，此期血海由空虚而渐复，子宫藏而不泻，呈现阴长的动态变化，治疗以滋肾养血为主，为排卵和月经奠定物质基础，常以六味地黄合四物汤加减。经间期正值两次月经的中间，是重阴转阳、阴盛阳动之际，也是月经周期中的第二个转化期，治疗上以"促排卵"为法，即在重阴的前提下，加强冲任气血活动，因势利导，推动转化，促进排

卵，采用补肾活血行气法，在经后期方中加丹参、红花、川芎等活血药。经前期是月经周期中的第二个消长期，阳气逐渐旺盛，以温煦胞宫，为孕卵着床作准备。若未受孕，阳长至“重”而转阴，月经来潮。治疗上以助阳为主，兼以滋肾理气，常以温肾丸化裁。

金教授对月经周期不同阶段的生理、病理特点有其独特认识，其补肾调周法较传统的调经理论更具有精确性，更能体现调整月经周期中阴阳动态平衡理念，顺应月经周期中阴阳消长转化规律，因势利导，以推动月经周期的正常转化，达到规律月经周期、协调气血阴阳的目的。

（三）阴阳互根，治疗阴阳兼顾

肾为“水火之宅”，“火为水之主，水为火之源”，二者相互依存，相互制约，即所谓“阴阳互根”。“孤阴不生”“独阳不长”，所以金教授在补肾治疗中，常阴阳兼顾，“善补阳者，必于阴中求阳，则阳得阴助而生化无穷；善补阴者，必于阳中求阴，则阴得阳升而泉源不竭”（《景岳全书·新方八阵·新方八略引》）。经后期常在滋肾养血基础上佐温补肾阳药，而在经前期，又常在补肾阳基础上佐以滋补肾阴药。妇女经、孕、产、乳都是以精血为用，治疗中要处处照顾精血，因此在补阳时很少应用附子、肉桂等辛热刚燥之品，而多用温而不燥之味，如肉苁蓉、菟丝子、巴戟天、紫河车、淫羊藿、鹿角霜等。

此外，补肾还注意平补、滋补、清补、温补之不同。平补法以益气填精药物为主，药物大都性味平和，无寒热之偏，适用于肾气虚而无明显阳虚或阴虚证候者。滋补法以峻补肾精血肉有情之品为主，再酌加滋肾阴之品，适用于肾精亏损的证候。清补法是在补肾方中加入滋阴清热泻火的药物，性味偏于甘寒或苦寒、咸寒，具有滋阴生津、清热泻火的作用，适用于阴虚津亏或阴虚火旺、阴虚阳亢的证候。温补法在益肾气、填肾精的基础上再加入温肾助阳的药物，适用于肾阳不足、命门火衰的证候。金教授常用温肾气、滋肾阴、补肾阳、填肾精、纳肾气、固肾关、平肾冲、通肾窍、暖肾府等法益火壮水、补阴益气来治疗因肾虚而致的妇科疾病。

（四）补肾兼顾心、肝、脾

金季玲教授重视肾在女性生理、病理中的重要作用，同时也注重肾与心、肝、脾的相互作用。她认为月经、胎孕均有赖于肾中精气充足，而肾之精气化生又需要肝、心、脾三脏的协同作用。肝肾同源、脾肾相资、心肾相济，只有脾土强健，肝木条达，心火不亢，肾才能发挥其正常主生殖、主月经的功能。若心、肝、脾病变波及于肾，或肾的病变影响心、肝、脾，导致冲任失调，引发妇科疾病，则应心、肝、脾、肾同治。

肝肾同居下焦，有经络相互贯通。肝藏血，肾藏精，精血皆属阴精范畴。肾水是肝血化生之源，肾精充足则肝血旺盛。血属阴类，靠阳气的温煦，特别是命门真火的温煦才能生化不竭。肾精是肝血化生的物质基础之一，肾阳则为肝血生生不息的动力来源。肾精可以化生肝血，肝血亦可营养肾精，肾精与肝血相互资生，荣枯相系。肝体宜柔润，肝阳忌亢张，而肾阴有润滋肝体、潜敛肝阳的作用。若肾不养肝，水不涵木，则可以引起肝阳上亢。肝主疏泄与肾司封藏对立统一、相反相成。肝疏泄失常可以影响肾的封藏机能；肾精不藏，肝血不足亦可致肝郁不疏。肾不滋肝，肝肾阴亏，治疗当滋肾养肝。阴虚肝郁或肝阳上亢、肝风内动，治疗当滋肾疏肝，滋阴潜阳息风。金教授对肝肾同病者常采用滋养肝肾、滋肾平肝、补肾疏肝、温养肝肾、滋阴息风等法。

肾为“先天之本”，脾为“后天之本”，肾与脾是相互资助，相互依存的。肾的精气有赖于水谷精微的培育和充养，才能不断充盈和成熟，而脾转化水谷精微则必须借助于肾阳的温煦。如果肾阳不足，不能温煦脾阳，或脾失健运，不能运化水谷精微、补充肾精，金教授多采用温肾健脾、温补脾肾、健脾补肾等法。

心主血脉与神明。心血充足，在心气的推动下则可达于胞脉，充于子宫，参与化生月经的功能。血脉充盈则胞宫气血旺盛，有助种子育胎。心主神，肾藏志，心气下通于肾，心肾相交，神明清晰，血脉流畅，月事如期。心在上焦，属火；肾在下焦，属水。心中之阳下降至肾，能温养肾阳；肾中之阴上升至心，则能涵养心阴。心火和肾水就是互相升降、协调，彼此交通，保持动态平衡。若肾水不足，心火失济，则心火偏亢，或心火独炽，下吸肾水，则肾阴暗耗，以致肾水亏于下、心火亢于上而心肾不交。此外尚有“心火旺，肾阳虚”“心气虚，肾阳虚”“心气虚，肾阴虚”等证。对肾阴不足，心火亢盛者，金教授多采用滋阴降火、交济心肾法；对“心火旺，肾阳虚”者，用泻心火、助肾阳法；对“心气虚，肾阳虚”，用养心气、补肾阳法；对“心气虚，肾阴虚”者用益心气、滋肾阴等法。

二、瘀血阻滞是妇科疾病的重要病机，灵活运用活血化瘀法

（一）瘀血阻滞是妇科疾病的重要病机

妇女月经、妊娠、分娩、哺乳等生理特点均以血为本、以血为用，与血密切相关，正如李时珍在《本草纲目·妇人月水》中所云：“女子，阴类也，以血为主……”由于其特殊的解剖、生理特点，因此极易发生瘀血证。瘀血阻滞冲任、胞宫，则可导致经、带、胎、产、杂诸多疾病，因而金教授认为血瘀证是妇产科疾病最普遍、最常见的证候。凡妇科血证、痛证、热证、癥瘕、月经失调、不孕症等都与血瘀密不可分。若瘀血阻滞冲任、胞宫，新血不得归经，可出现血证，如崩漏、经期延长、月经过多、经间期出血、胎漏、产后出血、产后恶露不绝。瘀血阻滞冲任、胞宫，不通则痛，则出现痛证，如痛经、子宫内膜异位症、经行头痛、盆腔瘀血综合征、盆腔炎性疾病后遗症、异位妊娠、妊娠腹痛、产后腹痛、产后身痛。瘀血与热邪相结，瘀热壅阻，可导致热证，如急性盆腔炎、产后发热、经行发热；瘀血阻滞，渐积成癥，如子宫肌瘤、卵巢囊肿、子宫腺肌病；瘀血阻滞冲任，血不得下，血海不能按时满溢，可导致月经后期、月经过少、闭经、多囊卵巢综合征等。凡气滞、气虚、血寒、血热、血虚、肾虚、出血、久病均可导致血结不行、血行不畅、血液离经，从而形成瘀血。

（二）灵活运用活血化瘀法

妇人之体“以血为本”，妇女一生经、孕、产、乳，无不耗气伤血，活血化瘀之品本身就有伤血、动血之性，因此对于血瘀证，金教授临床上虽活血化瘀，但不攻伐太过，在运用活血化瘀法的过程中，严格掌握适应证。根据导致瘀血的病因不同，或兼证不同，在运用活血化瘀治疗妇科疾病时做到“审证求因，用药精当”。根据导致血瘀的寒、热、虚、实，辨证加减用药。此外，特别重视肾虚血瘀证，认为肾主生殖，女性以血为本，妇科许多疑难杂症都和肾虚血瘀有关，其病机以肾虚为本，血瘀为标，本虚标实，虚实夹杂，治疗上往往采用补肾活血，或活血补肾调周治疗，常可收到意想不到的效果。

金教授根据多年临床经验，灵活运用活血化瘀药治疗妇科血瘀证。活血通经常选用当

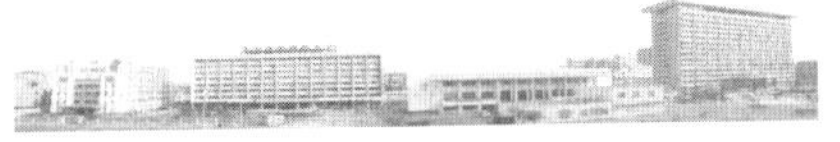

归、丹参、川芎、红花、刘寄奴、鸡血藤、益母草、泽兰、月季花等，治疗月经过少、月经后期、闭经、产后恶露不下等。化瘀止血选用三七、蒲黄炭、茜草、花蕊石、血余炭，治疗崩漏、月经过多、经期延长、经间期出血、产后恶露不绝等。活血止痛常选用生蒲黄、五灵脂、乳香、没药、延胡索、当归、川芎，治疗痛经、经行头痛、子宫内膜异位症、子宫腺肌病、产后腹痛、产后身痛、盆腔瘀血综合征、盆腔炎性疾病后遗症等。活血消癥常选用三棱、莪术，治疗癥瘕包块（子宫肌瘤、卵巢囊肿、异位妊娠包块型等）。活血清热常选用红藤、丹参、丹皮、败酱草、赤芍，治疗急性盆腔炎、产后发热、经行发热。活血温经常选用桂枝、川芎、姜黄、五灵脂，治疗痛经、经行身痛、产后腹痛、产后身痛等。行气活血常选用郁金、姜黄、川芎、乳香、延胡索，治疗气滞血瘀导致的痛经、闭经、经行情志异常、子宫内膜异位症、产后腹痛、不孕症等。活血通络常选用穿山甲、石见穿、王不留、路路通，治疗输卵管阻塞不孕症、产后缺乳等。

具有活血调经功能的活血化瘀药，有加强子宫收缩、镇痛、止血等作用，如益母草、红花、蒲黄等。益母草作为产后调理药，可加速子宫复旧，常用于治疗产后子宫出血和复旧不全，同时还可治疗痛经、闭经等。现代药理研究证明，益母草煎剂、酒精浸膏及所含益母草碱等对兔、猫、犬、豚鼠等多种动物的子宫均呈兴奋作用。用益母草煎剂给予兔离体子宫，无论未孕、早孕、晚期妊娠或产后子宫，均呈兴奋作用。红花常用于痛经、闭经、癥瘕等。研究证明，红花煎剂对离体子宫呈明显兴奋作用，对已孕子宫的作用比未孕者更为明显。亦有报道，在摘除卵巢小鼠的阴道周围注射红花煎剂，可使子宫重量明显增加，提示有雌激素样作用。红花水提取物和红花水溶性混合物——红花黄色素有镇痛和镇静作用。蒲黄也是重要的活血调经药，配伍五灵脂即失笑散，历来用于治疗痛经、产后腹痛、恶露不绝、崩漏等。现代药理研究证明蒲黄煎剂、酊剂及乙醇浸液均有加强子宫收缩的作用，蒲黄煎剂还有促凝血作用。

从现代医学的机制来看，活血化瘀药除对原发病有治疗作用外，重要的是通其闭阻（如有利于扩张血管，改善疏通微循环），化其郁滞（如抗凝解聚，抗栓溶栓），去其沉积（如促进炎性组织的消散和吸收），促其新生（如促进损伤修复，细胞新生），多环节、多因素、多层次地抑制瘀血病理过程，兼有祛邪、扶正双重作用。

三、重视情志致病，强调欲治其病，先调其情（心理疏导）

（一）女性情志致病的特点

喜、怒、忧、思、悲、恐、惊七种情志的变化乃人之常情。在正常情况下，七情是人体对客观外界事物和现象在精神情志方面的反映及脏腑功能活动的外在表现形式，一般不会致病。只有突然、强烈或持久的精神刺激，超过人体的心理承受能力和生理调节范围，导致脏腑气血紊乱，才会导致疾病的发生。《素问·阴阳别论》曰："二阳之病发心脾，有不得隐曲，女子不月。"是说女子有难言苦衷，思虑过度损伤心脾，致心不能主血，脾虚化源不足而闭经。

女子经、孕、产、乳均以血为用，而气为血之帅，血为气之母，气血相互依存、相互滋生，伤于血可影响到气，伤于气可影响到血。《素问·举痛论》说："怒则气上，喜则气缓，悲则气消，恐则气下……惊则气乱……思则气结"，即情志太过可导致气机失调，最终气血运行失常而发生一系列妇产科疾病。同时，过激的情志又可影响到相应的脏腑。

如“思伤脾”，脾虚气不摄血、冲任不固，或脾虚生化不足，导致崩漏、闭经等；“怒伤肝”，肝气郁结，气机不畅，可致经行乳胀、月经前后诸证、绝经前后诸证、不孕症、产后郁证等，气滞血瘀，又可导致痛经、癥瘕等；“恐伤肾”，肾虚精亏，或闭藏失职，可致闭经、崩漏、不孕症、滑胎、绝经前后诸证等。

西医认为，经前期综合征、痛经、闭经、功能失调性子宫出血等月经病，更年期综合征、不孕症、子宫肌瘤、习惯性流产等，是妇产科较为常见的心身疾病。例如精神过度紧张、恐惧、忧伤等均可通过大脑皮层和中枢神经系统影响下丘脑－垂体－卵巢轴的调节失调，诱发功能失调性子宫出血；精神创伤、环境变化等因素均可使机体处于紧张的应激状态，扰乱中枢神经系统与下丘脑间的功能，从而影响性腺轴的调节，使排卵功能障碍，卵泡发育受阻而致闭经、不孕；神经性厌食也通常由于内在情感的剧烈矛盾或为保持体型而强迫节食引起下丘脑功能紊乱，导致月经失调，甚至闭经；经前期综合征、更年期综合征也与精神因素有关，因为部分患者有精神症状，且情绪紧张时常使原有症状加剧。许多子宫肌瘤患者患病前后都会有情志的不畅，情志损伤愈重的患者其症状愈明显，如经量增多、肌瘤增长迅速、肌瘤数目增多等。月经病患者常具有一定的心理特点。一方面月经病患者的临床症状会影响机体的躯体、心理和社会功能，从而引发一系列的心理行为问题：躯体症状影响个体的舒适度，并引发不同程度的焦虑、抑郁等不良情绪和行为反应；不良情绪反应往往也是月经病的主要临床症状之一；躯体症状和心理症状对患者的工作和生活产生一定的影响。另一方面，心理社会因素在月经病的发生发展中具有一定作用：个体本身具有易激惹、敏感等特点，某些生活事件的冲击或对月经的不良认识，都可促使个体产生紧张、焦虑等不良情绪，通过对神经内分泌功能的影响促使月经病的发生和发展。

随着社会的快速发展，家庭与社会问题也呈现出复杂多样的发展趋势。女性特殊的生理心理特征，更容易产生心理压力与心理冲突，引起女性的紧张情绪，从而造成身心功能障碍。不良的社会生活在诱发女性妇科疾病中起着较大作用。女性长期处于紧张情绪之下，机体会发生一系列的生理、内分泌、代谢和免疫过程的变化。紧张源进入大脑，激活神经细胞，可引起特殊性的神经活动。神经活动会直接或间接影响女性内分泌轴中下丘脑激素的分泌，从而引起一系列的内分泌变化，最终导致一些妇科疾病。另外，情绪紧张使垂体释放促肾上腺皮质激素增多，肾上腺皮质激素可抑制免疫功能，因而情绪紧张使机体抵抗力低下，增加女性患病几率。

（二）强调“欲治其疾，先治其心”

《景岳全书·妇人规·论难易》说：“妇人之病不易治也……此其情之使然也。”《备急千金要方·卷二妇人方上·求子第一》也指出：“妇人之病，比之男子十倍难疗”，说明妇产科疾病之所以难治，不仅在于女子有不同于男子的特殊生理病理特点，而且还在于女子心理变化的复杂，正如张景岳所云：“妇人幽居多郁，常无所伸，阴性偏拗，每不可解。加之慈恋爱憎，嫉妒忧恚，罔知义命，每多怨尤。”（《景岳全书·妇人规·论难易》）金教授认为，女性较男性性格内向，偏于感性，不耐情伤，易产生抑郁，情绪易于波动。因此在治疗妇科疾病时，应该注重精神调护，应用医学心理学知识，对患者产生的不适、紧张焦虑、恐惧心理进行疏通引导，即“先治其心”。只有针对病情，用心理疗法先除去或减轻其病因，然后根据辨证论治遣方用药，即《妇人良方·室女经闭成劳方论第九》

所谓“改易心志，用药扶持”，才能真正做到改善和消除症状，治愈疾病。她同时提倡妇女月经期、妊娠期、产后期及更年期的精神调护，以预防妇科疾病的发生。

心理治疗是针对个体患者具体问题进行心理疏导。心理疏导是在做好常规健康教育的基础上，针对病人不同的心理个性，进行不同的心理疏导干预。金季玲教授正是基于以人为本的理念，耐心倾听患者诉说烦恼，全面打开与患者的交流之窗，争取信任，情感支持，走进患者心理世界，同时注重答疑解惑，传授知识，实现患者认知重建。她运用心理学的知识和经验，针对她们的心理情绪反映，帮助患者提出有效的能够解决实际问题的办法和对策，克服焦虑和不适，劝其放松思想，稳定情绪，解除顾虑，并挖掘其应对心理危机的潜能。心理干预可以使患者加强心理保健意识，进行自我调节，改变心理状态，控制情绪波动，提高对外界刺激的易感性和耐受性，提高生活质量。金教授指出，妇科疾患要医生、患者、家属，乃至社会的全面配合治疗，效果才更理想。金季玲教授提出对于妇科患者的心理治疗主要有三个方面：其一，个性调节，即耐心倾听患者的诉说，鼓励患者发挥主观能动性战胜疾病。鼓励的关键是要从心理上树立战胜疾病、挫折的信心和决心。全面了解情况后，要进行真诚解释，并挖掘其应对心理危机的潜能。疏导时态度要关心和同情，帮助要真诚和管用。此外，要培养广泛的兴趣爱好，分散精神，减轻心理负担，使心有所寄托，同时加强适当的体育锻炼，积极参加各项社会活动。其二，家庭调节，即通过处理夫妻、婆媳等较为复杂的关系，提高心理耐受性，同时叮嘱患者的丈夫多分担家务，多关心体贴，加强与妻子的沟通，增加理解；其三，社会调节，即强调社会各阶层应该对女性有适当的理解和支持，适当减轻其工作任务及人际关系压力，使其保持心理平和，同时加强社区关怀。

临证经验

一、功能失调性子宫出血治疗经验

功能失调性子宫出血属中医崩漏范畴，主要是由于冲任损伤，不能制约经血所致。导致冲任损伤的原因又有血热、气虚、血瘀、肾虚之别。《素问·阴阳别论》云：“阴虚阳搏谓之崩”，是言造成崩漏的病机，责之于阴虚。金教授认为，崩漏的病机多为肾精亏虚，肾水不能滋养肝木，以致肝郁化火，下扰冲任，经血非时而下；肝脏疏泄失职，影响胞宫经血的正常排泄，导致血瘀内阻；若出血日久，则气随血脱，亦可表现为气虚之证。故临床多见热、虚、瘀相互兼夹之证。对崩漏的治疗采取“急则治其标，缓则治其本”的原则，并在治疗中融“塞流、澄源、复旧”三法于其中。塞流即止血，须在适当的方剂中加入相应的止血药；澄源是在出血基本控制后，详审病机，辨证施治；复旧即调理善后，恢复机体功能，调整月经周期，达到治病求本的目的。

出血期宜“急则治标”，止血以塞其流，以化瘀止血为原则，金教授自拟化瘀固冲汤。药物组成：茜草、海螵蛸、三七粉、芥穗炭、棕榈炭、仙鹤草、贯众炭、蒲黄炭、阿胶、花蕊石、女贞子、旱莲草、制鳖甲、煅牡蛎。方中茜草行血止血，海螵蛸收敛止血，二药相伍，一行一止，通涩兼用，相反相成，共收止血而不留瘀之妙；女贞子、旱莲草滋补肝肾，清热凉血止血，二药配伍，补肝肾养阴血而不滋腻，于“养阴之中行止崩之法”。以上四药，融止血、活血、清热于一炉。“血遇黑则止，炭药通于肾”，金教授止血时惯用炭药：蒲黄炭活血止血，芥穗炭既能引血归经，又能除冲任伏热；贯众炭凉血止血；棕榈炭固涩止血；为防止有止血留瘀之弊，又加入三七粉、花蕊石以化瘀止血。阿胶补血、止血、滋阴，与蒲黄、三七粉等活血化瘀药配伍，活血补血，止血又不留瘀。鳖甲、牡蛎为软坚散结之品，既可消胞中癥积（增厚的子宫内膜），又有滋阴潜阳之效。诸药合用，共收活血化瘀、固冲止血之效。本方虚实兼顾，祛瘀而不伤正，止血而不留瘀。临床根据患者具体病情辨证加减：阴虚热象明显，酌加生地、丹皮等以滋阴清热；气虚明显，酌加党参、白术、炙黄芪等益气之品；肝郁气滞，酌加香附、柴胡以疏肝理气。

血止后宜澄原、复旧，根据青春期、生育期和更年期的不同分别采用相应的治法。

1. 青春期及生育期采取补肾调周法

顺应月经周期中阴阳消长、气血盈亏的不同变化予以补肾调周治疗。经后期以滋肾填精，促卵泡发育为治疗大法，少佐助阳之品，促进阴长至重，采用归芍地黄汤合二至丸加减，处方：女贞子、当归、白芍、山萸肉、枸杞子、阿胶、仙灵脾、旱莲草、熟地、山药、菟丝子。经间期以滋肾助阳、行气活血、促排卵为治疗大法，在经后期方中加温肾助阳、行气活血之品，促使阴阳顺利转化，酌情加用巴戟天、肉苁蓉、茺蔚子、丹参、香附等。经前期以平补阴阳、促进黄体成熟为大法，处方：菟丝子、肉苁蓉、仙灵脾、巴戟天、山萸肉、女贞子、当归、白芍、旱莲草。兼心肝火旺，加柏子仁、合欢皮、山栀、黄芩、丹皮等；肝郁气滞，加柴胡、郁金、香附等；脾气不足，加党参、白术、茯苓、黄芪等。

此期患者多为中学生，学业繁重，用脑过度，精神紧张，因而除药物治疗外，可配合进行心理疏导，促使患者减轻心理负担，保持愉快情绪，改变学习方式，合理安排作息时间，注意经期卫生等，这些对调整月经周期都是非常有效的方法。

2. 更年期采用补肾养阴、活血化瘀、软坚散结治法

金教授认为肾（阴）虚血瘀是更年期功血最主要的病因病机。对该证型患者，以两地汤合二至丸化裁。处方：女贞子、白芍、地骨皮、三棱、莪术、阿胶、旱莲草、麦冬、玄参、生地、夏枯草、制鳖甲、浙贝母。方中女贞子、旱莲草合为二至丸，具有补肾滋阴、清热止血的作用；生地、地骨皮养阴清热凉血；麦冬、玄参滋阴壮水；白芍、阿胶滋阴养血止血。以上六味药组成两地汤，可大补肾水，滋养阴血。更年期功血患者，由于子宫内膜受单一雌激素的刺激，缺乏孕激素的拮抗与保护，内膜持续增生或增生过长，借助妇科 B 超检查可观察到患者的子宫内膜多有增厚的现象，这与中医的胞中瘀血病机相一致，因此加入三棱、莪术活血化瘀，鳖甲、夏枯草、浙贝等软坚散结消癥，以消散胞中瘀血，抑制子宫内膜过快增厚，防止崩漏再次复发。若夜寐差者加远志、酸枣仁，头晕、气短、乏力者加党参、白术、黄芪。

二、经前期综合征治疗经验

（一）经行浮肿

《素问·至真要大论》指出：“诸湿肿满，皆属于脾。”《叶氏女科证治·调经》曰：“经来遍身浮肿，此乃脾土不能化水，变为肿，宜服木香调胃汤。”《傅青主女科·补编》在提及“治遍体浮肿”时指出，浮肿“是脾虚水溢之过”，说明经行浮肿与脾失健运关系密切。脾虚不运，湿气内侵，经行时阴血下注，气随血下，脾气益虚，转输失司，水湿停滞，溢于肌肤，发为水肿。治拟健脾益气，利湿化水，采用五皮饮合五苓散加减，处方：桑白皮、党参、大腹皮、炙黄芪、茯苓、白术、泽泻、桂枝、猪苓、小通草、防己等。方中桑白皮清降肺气，通调水道以利水消肿；大腹皮下气行水；防己利水消肿；茯苓、泽泻导水下行，通利小便；小通草利尿通淋；桂枝辛温，通阳化气，助膀胱气化，使水有出路；党参、白术、炙黄芪健脾益气化湿。全方补而不腻，利而不伐，温而不燥，凉而不苦，从而达到水肿消退，经行正常之目的。若肝失于疏泄，木郁侮土，脾虚健运失司，水湿蕴阻不化，导致水肿者，加柴胡、香附、木香疏肝理气。

（二）经行情志异常

经行情志异常是育龄妇女较常见的病症，见每值经行前后或经期出现烦躁易怒，悲伤啼哭，或情志抑郁，喃喃自语，或彻夜不眠，甚或狂躁不安，经后复如常人。西医对其确切病因尚未定论，多认为与黄体后期雌孕激素撤退和黄体后期循环中类阿片肽浓度异常降低有关。金教授认为本病的主要病因病机可分为肝气郁滞、痰火上扰、心血不足三种，其中肝气郁滞最为常见。肝有疏泄之功，气机条达则心情舒畅，反之则易抑郁。而持久的情志抑郁又会影响肝气疏泄，使肝失条达，肝气郁结。经期前后冲任、气血较平时变化急骤，冲脉隶于阳明，附于肝，经前冲气旺盛，若平素肝郁气滞，郁久化火，肝火挟冲气逆上，扰乱心神，则见情志异常。对该证型患者，金教授治拟疏肝解郁，理气安神，处方：当归、白芍、柴胡、香附、郁金、茯苓、白术、丹皮、合欢皮、甘草。方中柴胡、香附疏肝理气；郁金清心解郁；当归、白芍养血柔肝，补肝阴以抑上亢之肝阳；丹皮清热凉肝；茯苓、白术健脾益气，先安未受邪之地；合欢皮解郁宁心，安神定志。肝气舒，心神定，则诸证悉愈。

（三）经行头痛

经行头痛是指每遇经期或行经前后，出现以头痛为主要症状，经后辄止者。足厥阴肝经会于巅顶，女子以血为用，肝藏血，肝肾同源，气血下注冲任而为月经。经期情志内伤，肝气郁结，气郁化火伤阴，肾阴不足，肝火上扰清窍而发为经行头痛。本病属内伤头痛，与肝肾关系密切，治以补肝肾之阴，息风止痛，以杞菊地黄丸与天麻钩藤饮化裁，组方：枸杞子、菊花、泽泻、茯苓、天麻、钩藤、龙胆草、石决明、牛膝。随症加减：血虚者加当归、白芍，气虚者加党参、炙黄芪，血瘀者加桃仁、红花，痰湿者加半夏、陈皮，失眠者加酸枣仁、柏子仁。另外注重引经药的选用，如巅顶痛加藁本、吴茱萸、川芎，前额痛加葛根、白芷，枕后痛加羌活、独活，两侧痛加柴胡、蔓荆子。方中枸杞子滋补肝肾，益精明目；菊花平抑肝阳，清肝明目；泽泻、茯苓利水渗湿，泄肾经虚火，主治清阳不升之头目昏眩；天麻、钩藤息肝风，平肝阳，为治眩晕、头痛之要药；龙胆草苦寒沉降，善泻肝胆实火，治疗肝火头痛；石决明平肝潜阳，清肝明目，对肝肾阴虚、肝阳眩晕尤为适宜；牛膝补肝肾，能导热下泄，引火下行，以降上炎之火。诸药合用，共奏肝肾同治、水木兼顾之功。同时配合耳穴贴敷治疗，取穴：神门、脑、肝、肾、枕、颞、额、止痛。耳穴中的“脑”能益脑安神，有较强的镇痛作用；“神门”有安神、镇静、止痛、消炎等作用，为镇痛要穴；“额”“枕”“颞”可用于治疗神经系统的疾病和脑膜刺激征，对头痛、头昏、癔病均有很好的疗效；“止痛”有镇静、止痛的作用，能治疗各种原因引起的疼痛；“肝”有舒肝、利胆、明目等作用，对肝阳上亢头痛效果显著；“肾”有益肾、固精、强腰、填髓、明目等强壮功能，对肾虚引起的头痛有特效。诸穴配合，相辅相成，治疗头痛效果显著。

三、多囊卵巢综合征治疗经验

多囊卵巢综合征属中医月经后期、月经过少、闭经、不孕症、崩漏等病范畴，其发病与肾、肝、脾关系密切。多由肾精不足，冲任乏源；脾肾阳虚，痰湿内生；肾阳亏虚，无以温煦，运血无力，瘀血内生；或肝气郁结，化火化热而致。其中肾虚为根本，脾虚肝郁为继发，而痰湿瘀血则是标实。金教授总结多年诊治本病的经验，将其归纳为四法。

（一）补肾调周

该法适用于肾虚者。从月经周期的演变而言，多囊卵巢综合征之闭经、月经后期者，始终停留在经后期的阶段。肾不足则精不充，卵子发育不成熟，因此经后期的调理尤为重要。针对经后期阴长阳消的特点，以滋肾养血为主，调理冲任，以促进卵泡发育，通过促使阴的积累，使其如期达至“重”，按时进入经间期，同时调整肾－天癸－冲任－胞宫轴的功能，使之处于正常调节和反应状态，为顺利进入下一阶段提供物质基础。处方以归芍地黄丸加减：当归、白芍、熟地、首乌、枸杞子、山萸肉、菟丝子、肉苁蓉、巴戟天、葛根等。

经间期为重阴转阳，由虚至盛的重要时期，冲任气血活动明显，故应以补肾活血行气为主，加强冲任气血的活动，因势利导，促进由阴向阳的转化，使卵子顺利排出。在经后期处方中加丹参、香附、茺蔚子、皂角刺等。

经前期是阳长阴消的阶段，以补肾助阳为主，兼顾滋阴，维持基础体温高相，促进黄体的发育及成熟。处方：菟丝子、仙灵脾、巴戟天、肉苁蓉、当归、白芍、熟地、首乌、鹿角霜、香附、紫河车等。

行经期为重阳转阴，除旧生新的时期，宜因势利导，活血调经，使冲任经脉气血调畅，以推陈出新，奠定新周期的基础。药用四物汤加减：当归、白芍、熟地、丹参、泽兰、牛膝、川芎、刘寄奴、益母草、鸡血藤、香附等。

（二）健脾补肾化痰

脾虚不能运化水湿，肾虚不能化气行水，聚湿成痰，痰湿积聚，脂膜壅塞，体肥多毛，或痰湿凝聚而致卵巢增大，胞膜增厚，是肥胖型多囊卵巢综合征发病的重要环节，故治拟健脾补肾化痰，消脂活血，常用药物：苍术、白术、香附、陈皮、制半夏，胆南星、茯苓、生山楂、当归、仙灵脾、肉苁蓉、菟丝子、川芎等。

（三）清热疏肝

该法用于肝经郁火型非肥胖患者。除月经失调外，常见毛发浓密、面部痤疮、大便秘结、经前乳房胀痛等，以丹栀逍遥散加减：丹皮、山栀子、生地、当归、白芍、茯苓、柴胡、龙胆草、泽泻、桃仁等。

（四）补肾活血

肾虚夹瘀证予益肾调冲活血，常用药物：菟丝子、枸杞子、熟地、当归、肉苁蓉、鹿角霜、川芎、红花、丹参等。

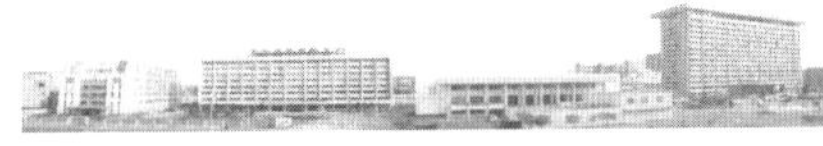

四、更年期综合征治疗经验

更年期综合征的发生以肾虚为本，肾的阴阳平衡失调，影响到心、肝、脾脏，从而发生一系列的病理变化，出现诸多证候。金教授总结多年诊治本病的临床经验，将其归纳为十二法：

（一）养阴清热

以知柏地黄汤加减。方中熟地、枸杞子、山茱萸益肝肾，补精血；山药、茯苓健脾和中，补后天之本以养先天；生地、鳖甲、龟板、知母养阴清热；丹皮清热除烦；浮小麦退虚热，止虚汗。适用于阴虚内热，症见烘热汗出、潮热面红、腰膝酸软、头晕耳鸣等。

（二）滋肾填精

以左归丸加减。方中熟地、山茱萸、枸杞子、菟丝子、山药补肝肾，益精血；龟板胶、阿胶、制首乌补肾填精益血；怀牛膝补肝肾，强腰膝。适用于精亏血枯，症见骨节酸痛、腰膝酸软、头晕健忘、耳鸣耳聋、齿摇发脱等。

（三）滋肾平肝

以杞菊地黄丸加减。方中山茱萸、枸杞子、熟地滋养肝肾之阴；白芍养血敛阴；菊花、夏枯草、石决明、制鳖甲、生龙牡平肝滋阴潜阳；丹皮凉血。适用于阴虚肝旺，症见头晕头痛、烦躁易怒、双目干涩、腰膝酸软等。

（四）滋阴养血，润燥祛风

以六味地黄丸加减。方中生地、熟地、山药、山茱萸、枸杞子、当归、何首乌滋阴养血润燥；丹皮、赤芍凉血活血，白鲜皮、蝉衣、防风祛风止痒。适用于阴虚血燥，症见腰膝酸软、头晕耳鸣、肢体麻木、皮肤瘙痒或有蚁行感，或皮肤干燥等。

（五）滋肾养肝，养血柔肝

以滋水清肝饮加减。方中生地、熟地、山萸肉、山药、枸杞子滋补肝肾，当归、白芍、养血柔肝，山栀、丹皮清肝，柴胡、合欢皮疏肝解郁，茯苓、山药健脾和中，防木克伐脾土。适用于肾虚肝郁，症见腰膝酸软、头晕耳鸣、郁郁不乐、欲哭寡言，或多疑多虑，或胸胁乳房胀痛等。

（六）滋阴降火，交通心肾

以六味地黄丸合黄连阿胶汤加减。方中生地、熟地、山萸肉、枸杞子、天冬、麦冬滋养肾水，丹皮凉血除烦，黄连、莲子心清降心火，阿胶、白芍养血育阴，百合清心安神，远志、五味子交通心肾，安神益智。适用于心肾不交，症见腰膝酸软、头晕耳鸣、烘热汗出、心悸怔忡、心烦不宁、失眠多梦，甚至情志异常等。

（七）温肾扶阳

以右归丸加减。方中鹿角霜、菟丝子、杜仲、仙茅、仙灵脾温肾填精，肉桂温补肾阳，覆盆子温肾缩尿，熟地、山茱萸、枸杞子滋补肾阴，以阴中求阳。适用于肾阳不振，症见腰背冷痛、形寒肢冷、精神萎靡、夜尿频数或面浮肢肿等。

（八）温肾健脾

以右归丸合理中丸加减。方中山茱萸、枸杞子、菟丝子、杜仲补肾填精，肉桂、制附片温补命门，党参、白术、山药、炙甘草益气健脾，干姜温中扶阳，佐以陈皮理气健脾，以防补药之滋腻。适用于脾肾阳虚，症见腰背冷痛、畏寒肢冷、倦怠乏力、纳呆便溏，甚

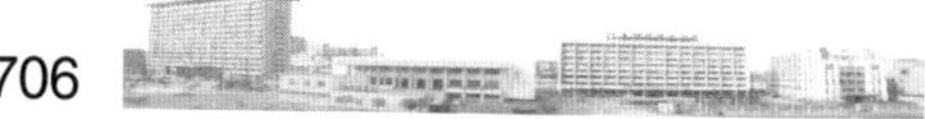

则五更泄泻，面浮肢肿等。

（九）阴阳双补

以二至丸合二仙汤加减。方中仙茅、仙灵脾、巴戟天、菟丝子温补肾阳，旱莲草、女贞子、何首乌补肾育阴，生龙牡滋阴潜阳敛汗，知母、黄柏滋肾坚阴，当归养血和血。适用于肾阴阳俱虚，症见头晕耳鸣、健忘、乍寒乍热、颜面烘热、汗出恶风、腰背冷痛等。

（十）补益心脾

以归脾汤加减。方中党参、白术、黄芪、甘草补脾益气，当归补血，龙眼肉、酸枣仁、远志、柏子仁、五味子、茯神养心安神，木香理气醒脾，使补而不滞，生姜、大枣调和营卫。适用于心悸气短、健忘失眠、面色萎黄、倦怠乏力、脘腹作胀、纳少便溏等。

（十一）理气活血

以血府逐瘀汤加减。方中桃红四物汤活血祛瘀，牛膝祛瘀而通血脉，柴胡、枳壳、郁金疏肝理气，桔梗开胸宣气，甘草和中。适用于精神抑郁，闷闷不乐，或烦躁易怒，胸胁胀痛，或周身刺痛，潮热汗出，心悸失眠，恶梦纷纭，头痛头晕，焦虑健忘等。

（十二）燥湿祛痰，健脾和胃

以半夏白术天麻汤加减。方中半夏、陈皮、茯苓化湿祛痰，白术、薏苡仁、山药补脾利湿，天麻、钩藤息风止眩晕，泽泻利湿，莲子心、丹皮清热除烦。适用于痰湿内阻，症见胸闷烦躁、头晕目眩、胸痞不舒、夜寐甚差、时泛恶心、轻度浮肿、纳欠神疲、烘热汗出等。

心理社会因素在更年期综合征的发生、发展及转归中起着重要作用。更年期妇女都面临着潜在的内分泌变化，但是只有当某些心理社会因素诱发时部分妇女才会出现更年期情绪障碍。这些易感因素包括负性生活事件、生活和心理健康状态不良、对绝经消极的评价、个性缺陷、社会支持差等。在治疗更年期综合征的过程中，药物可能改善患者的躯体症状，但对解决患者的心理困扰尚显不足，因此心理支持治疗是必不可少的。心理疏导能有效缓解抑郁、焦虑、恐怖等心理障碍，而且对其生活质量的提高也善莫大焉。金教授经常仔细询问她们的社会生活环境，了解其心理状态，介绍更年期的保健知识，劝导她们调畅情志，放松心情，尽量避免不良的情绪刺激。对于陪诊的家属，也经常劝导他们帮助患者平稳渡过更年期。调摄上，金教授认为患者一要调畅情志；二要适当补钙，预防骨质疏松；三要保持外阴清洁；四要重视异常出血，定期做妇科检查。

更年期期抑郁症是指初次发病在更年期，早期多有神经症状表现，逐渐发展成情绪抑郁、焦虑紧张、疑病和猜疑为主要症状，并伴有植物神经功能紊乱和内分泌功能障碍的一种心理疾病。金教授认为肾精不足、肝气郁结、心神失守、脑神失养是更年期抑郁症的主要病机，其中肾脏虚衰是发病的根本原因和始动因素。治疗以补肾疏肝，宁心安神为原则，方选滋水清肝饮加减，处方中滋补肝肾用熟地黄、山药、山茱萸，泽泻、当归；疏肝解郁，清热除烦用山栀子、柴胡、白芍、牡丹皮；宁心安神用酸枣仁、茯苓、莲子心。同时可配合心理疏导治疗。

五、子宫内膜异位症与子宫腺肌病治疗经验

血瘀是子宫内膜异位症及子宫腺肌病的病理基础。多由外邪入侵、情志内伤、素体因素或手术损伤等原因，导致机体脏腑功能失调，冲任损伤，气血失和，使部分经血不循常

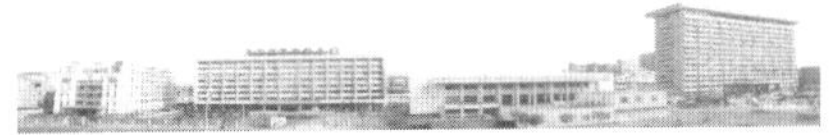

道而逆行，以致“离经”之血瘀积，留结于下腹，阻滞于冲任、胞宫、胞脉、胞络而发病。治疗以活血化瘀、消痰、软坚散结为大法。寒凝血瘀是产生子宫内膜异位症、子宫腺肌病痛经的主要原因，且气为血之帅，气行则血行，故在活血化瘀、消痰、软坚散结的基础上佐以温经散寒、理气止痛之药，收效甚佳。由于子宫内膜异位症之痛经症状随月经周期而发，所以采用分期治疗。经期给予活血化瘀、温经散寒、理气止痛之法，减轻疼痛症状而治标；非经期予活血化瘀、消痰、软坚散结以治本。

1. 经期处方

五灵脂、蒲黄、延胡索、川楝子、细辛、白芷、没药、乌药、小茴香、白芍、吴茱萸、益母草、当归、香附、土鳖虫、血竭。其中五灵脂、生蒲黄为失笑散，具有活血化瘀、散结止痛之功。行经之时，气血变化急骤，使壅滞更为明显，故行气止痛、活血化瘀最为首要。气为血之帅，气行则血畅，故以失笑散活血化瘀止痛的同时，加用延胡索、川楝子理气止痛，共奏化瘀行气止痛之效。血得温而行，得寒而凝，少佐细辛、乌药等具温热之性的药物，温运血行，使瘀祛而痛止。失笑散配伍血竭、制没药，又具散结通络、活血止痛之功。方中所用活血化瘀之品易耗血动血，理气之品又多辛温香燥，易耗气伤阴，而值经行之期，血海由满而溢，仅用活血化瘀理气之品易伤阴动血，耗损正气，故配伍白芍养血和血，使瘀祛痛止而不伤正，同时寓缓急止痛之意。没药活血化瘀止痛；延胡索辛散温通，能行血中气滞，气中血滞，专治一身上下诸痛；香附、川楝子疏肝解郁，行气止痛；白芷、小茴香、吴茱萸、细辛温经散寒止痛，其中吴茱萸有缓解平滑肌痉挛等镇痛作用；当归养血活血，散瘀止痛；益母草为调经之要药；白芍柔肝止痛；土鳖虫咸寒软坚，有破血逐瘀之功。全方温经散寒、行气止痛，以治经期腹痛之标为主，佐以活血化瘀之药以治本。

2. 非经期处方

丹参、赤白芍、桂枝、茯苓、桃仁、丹皮、三棱、莪术、山慈菇、夏枯草、皂角刺、浙贝、昆布、海藻。本方为桂枝茯苓丸化裁，方中桂枝辛温通血脉而消瘀血；芍药行血中之滞，缓挛急以止痛；桃仁、丹皮破血祛瘀；凡癥瘕之积，每多夹痰，痰瘀互结，阻碍气机，使病症难以治愈，故用茯苓祛痰利水，使水去痰行，与前药共奏祛瘀消癥之效；三棱偏血分、莪术偏气分，二者合用，既入血分，又入气分，能破血散瘀，消癥化积；山慈菇、夏枯草具有解毒散结、消肿之功，与皂角刺、浙贝、昆布、海藻等化痰除湿、软坚散结之品合用，可达缓则治其本之功。全方活血化瘀、消痰、软坚散结，可使癥瘕除，内异症愈。同时根据导致血瘀的原因，气滞者加柴胡、香附，寒凝者加吴茱萸、肉桂，热灼者加红藤、败酱草、蚤休，肾虚者加熟地、枸杞子、菟丝子、肉苁蓉，气虚者加党参、白术、黄芪。

对于子宫内膜异位症性不孕症，血瘀虽是子宫内膜异位症的病理实质，但根据“肾主生殖”，肾气旺盛，精血充沛，任通冲盛，月事如期，两精相搏，方能成孕之理论，金教授多在活血化瘀基础方中，随月经周期阴阳消长转化规律，加补肾调周药：经后期及经间期（卵泡期及排卵期），以非经期方加当归、白芍、制首乌、熟地、枸杞子等滋肾养血药；经前期（黄体期）以非经期方加仙灵脾、川断、菟丝子、紫石英、鹿角片等温肾助阳药，以利恢复卵巢排卵和黄体功能，促进妊娠。

医案选介

一、温经活血治疗子宫内膜异位症

李某，女，23岁，未婚，公司职员。2010年7月13日初诊。

主诉：经行腹痛4年余，进行性加重。

病史：月经14岁初潮，周期25~28天，经期4~5天，血量偏少，色黯红，有血块，每于经行第1~2日小腹坠胀疼痛，腹冷喜暖，得温痛减，形寒肢冷，面色苍白，冷汗淋漓，恶心呕吐，需服止痛药乃安，末次月经7月5日。

体格检查：舌黯苔薄白，边有瘀点，脉细弦。

辅助检查：B超示右侧卵巢巧克力囊肿，大小4.7cm×3.0cm×2.5cm。血清CA125：75IU/mL。

西医诊断：子宫内膜异位症。

中医诊断：痛经，癥瘕。

辨证：寒凝血瘀，留结于下腹，阻滞于冲任、胞宫、胞脉、胞络，不通则痛，日久渐积成癥。

治法：活血化瘀，温经止痛，消癥散结。

处方：丹参15g，夏枯草15g，炙鳖甲15g（先煎），浙贝母15g，赤芍10g，白芍10g，桂枝10g，茯苓10g，丹皮10g，三棱10g，莪术10g，山慈菇10g，乌药10g，血竭2g，吴茱萸3g，木香6g，小茴香6g。

水煎300mL，早晚分服，每日1剂，14剂。

二诊：2010年7月29日。月经将潮，现自觉乳房微胀，舌质黯苔薄白，边有瘀点，脉细弦。

处方：五灵脂10g，生蒲黄10g（包煎），延胡索10g，川楝子10g，白芷10g，没药10g，土鳖虫10g，肉桂6g（后下），白芍10g，益母草10g，细辛3g，吴茱萸3g，小茴香6g。

水煎300mL，早晚分服，每日1剂，7剂。

后患者多次来诊，经期服7月29日方，非经期服7月13日方，月经分别于8月1日、8月26日、9月24日来潮，连续3个月，经行无腹痛。9月29日B超复查示：右卵巢囊肿3.0cm×2.5cm×2.0cm。

【按】本例子宫内膜异位症由寒凝血瘀而致。治疗关键在于温经止痛，缓消癥瘕。根据女性生理特点采用分期治疗，经期治以温经散寒，活血止痛，以少腹逐瘀汤化裁；非经期治以温经活血，消癥散结，以桂枝茯苓丸加减。两方分期应用，可达缓解腹痛、消散癥块之目的。

二、补肾疏肝治疗卵巢早衰

施某，女，35岁，已婚，工人，2009年1月12日初诊。

主诉：月经错后1年半，停闭半年。

病史：患者2007年因月经提前，于当地医院摘取节育环，摘环后月经两月一至，色

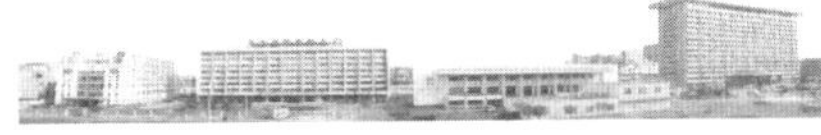

黑，量少。曾行人工周期治疗，停药后月经仍两月一至，量少，色黑。后服用3月中成药，效不佳。末次月经2008年6月2日。刻诊面部黄褐斑明显，烦躁易怒，烘热汗出，腰膝酸软，头晕耳鸣，带下量少，阴道干涩，夜寐差。

体格检查：舌红苔白，脉弦细。

辅助检查：睾酮（T）0.08ng/mL，雌二醇（E_2）44.74pg/mL，黄体生成素（LH）68.43mIU/mL，催乳素（PRL）7.13ng/mL，卵泡刺激素（FSH）86.4mIU/mL，孕激素（P）0.23ng/mL。

西医诊断：卵巢早衰。

中医诊断：闭经

辨证：肾虚天癸乏源，冲任不充，肝郁胞脉不通，均致血海不能满溢，而致月经早绝。

治法：补肾填精，疏肝理气。

处方：白芍10g，当归10g，柴胡10g，香附10g，熟地黄15g，枸杞子15g，山茱萸15g，仙灵脾15g，制首乌15g，菟丝子15g，炙鳖甲（先煎）15g，肉苁蓉15g，合欢皮15g，紫河车15g。

水煎300mL，早晚分服，每日1剂，14剂。

二诊：2009年2月9日。1月31日月经来潮，量少色黯，面部黄褐斑减轻，情志、睡眠状况有所改善，腰酸症状略减轻。前方去柴胡、合欢皮，加巴戟天12g。14剂。

三诊：2009年3月16日。3月1日月经来潮。基础体温已呈双相，经量较前增多，色偏黯，有少量白带，夜寐安。遂守前方，14剂，继服。

四诊：2009年4月10日。4月3日月经来潮，色淡黯，纳寐可，二便调。

复查女性激素六项：T 0.22ng/mL，E_2 37pg/mL，LH 4.76mIU/mL，PRL 8.78ng/mL，FSH 8.41mIU/mL，P 0.24ng/mL。

以此法连续治疗7个月后，月经按月来潮，无明显不适。

【按】肾藏精，主生殖，在月经生理中，肾气起主导和决定作用。肾气的盛衰，直接关系到肾-天癸-冲任-胞宫生殖轴的功能状态。肾虚天癸不足，冲任血虚，胞宫失于濡养则经水渐断。乙癸同源，肝藏血，主疏泄，喜条达而恶抑郁，具有排泄月经功能，对月经有重要的调节作用，水不涵木，则肝失柔养。同时，现代女性生活、工作压力大，情志所伤，肝失条达，常见紧张焦虑、抑郁等情志精神问题，也会干扰肾-天癸-冲任-胞宫生殖轴的功能。因此，金教授强调肾虚肝郁为卵巢早衰的主要病因病机，提出本病应以补肾为主，兼以疏肝，随证加减。方中白芍、当归滋阴养血；熟地、山茱萸、枸杞、制首乌滋肾养肝，补精益髓；紫河车补精养血；肉苁蓉、仙灵脾温补肾气；柴胡、香附、合欢皮疏肝解郁，理气行血；炙鳖甲滋阴潜阳，滋水涵木。诸药皆入肝肾两经，补肾为主，兼以调肝，共奏补肾疏肝之功。

三、温阳化瘀治疗盆腔炎性疾病后遗症

苏某，女，48岁，工人。2011年8月19日初诊。

主诉：下腹痛10余年，加重3年。

病史：平素常感下腹部疼痛，腹凉而喜温，遇寒加剧，腰骶冷痛，四末不温，时有神疲乏力，带下量多，质稀，纳谷不香，大便溏。

体格检查：舌黯红苔白，脉沉弦。妇科检查：外阴已婚已产型，阴道通畅，宫颈光滑，子宫前位，正常大小，轻压痛，双侧附件片状增厚，压痛。

辅助检查：B超示盆腔积液1.8cm。

诊断：盆腔炎性疾病后遗症。

辨证：阳虚寒凝，寒湿内结，胞宫胞脉气血凝滞，瘀滞不通。

治法：温阳活血，散寒除湿。

处方：丹参15g，赤芍15g，白芍10g，薏苡仁10g，桂枝10g，茯苓15g，丹皮10g，川楝子10g，延胡索10g，乌药10g，木香6g，吴茱萸3g，小茴香6g。

水煎300mL，早晚分服，每日1剂，7剂。

二诊：2011年8月26日。腹痛减轻，仍时感腹凉，纳差，舌黯红苔白，脉沉弦。前方加胡芦巴10g，7剂。

三诊：2011年9月5日。诉受凉后仍有轻微腹痛，纳食增加。舌淡红、苔白，脉沉弦。复查B超：子宫附件未见明显异常。仍予原方7剂，巩固治疗。

此后连续治疗6周，腹痛已愈，诸症好转。

【按】该例患者病情缠绵，久病导致脾肾阳气日渐虚衰，失于温煦，水湿不化，寒湿内生，气血运行不畅则停滞成瘀，与寒湿互结使冲任失调，胞宫胞脉气血运行不畅，瘀滞不通，故治疗以温阳活血、散寒除湿为主。处方以桂枝茯苓丸为基础，加入温阳散寒除湿之药物而成。方中桂枝辛甘而温，温通经脉，散寒止痛，既可散血中之寒凝，又可宣导活血药物；乌药、吴茱萸、小茴香均入脾肾经，其中乌药辛温，温肾散寒，行气止痛，吴茱萸辛苦热，可散寒止痛，助阳止泻，小茴香辛温，散寒止痛，理气和胃，三者合用，温补脾肾，散寒止痛，入肾经温补肾阳，入脾经以健脾宽中，使脾肾之阳气渐复，下焦得以温煦，寒湿之邪得以温化；茯苓、薏苡仁益气健脾利湿，扶助正气，使湿去而不伤正；白芍养血缓急止痛；延胡索活血行气止痛，与川楝子配伍，共奏行气止痛之效；丹皮、丹参、赤芍既可活血以散瘀，又能凉血以防瘀久化热，无辛燥伤血之弊；木香行气止痛，健脾。诸药合用，共奏温阳散寒、活血除湿之功，使寒湿得化，瘀化血行，正气得复，诸证皆愈。

四、温经散寒行气化瘀治疗原发性痛经

许某，女，23岁，未婚，学生。2011年7月1日初诊。

主诉：经行腹痛4年。

病史：13岁初潮，周期28天，经期7天，量中，色暗红，有血块，末次月经2011年6月30日。经期第1~2天小腹冷痛剧，拒按喜暖，难以忍受，需服止痛药，畏寒肢冷，小便清长，经前乳房胀痛，烦躁易怒。

体格检查：舌暗苔白，脉沉细。

辅助检查：B超检查示子宫附件未见明显异常。

诊断：原发性痛经。

辨证：寒凝气滞血瘀，胞宫、冲任气血凝滞，不通则痛。

治法：温经散寒，理气化瘀止痛。

处方：五灵脂10g，生蒲黄10g（包煎），延胡索10g，川楝子10g，细辛3g，白芷10g，制没药10g，乌药10g，吴茱萸3g，九香虫10g，土鳖虫10g，木香6g，香附10g，白芍10g，小茴香6g。

每日1剂，水煎服，7剂。

二诊：8月7日。末次月经2011年7月28日，此次经期腹痛较前明显减轻，仅第1天下腹疼痛，仍有冷感，喜温，血块减少，乳房胀痛，舌淡苔白，脉弦细。

处方：当归10g，白芍10g，川芎10g，阿胶10g（烊化），柴胡10g，香附10g，合欢皮10g，延胡索10g，桂枝10g，乌药10g，吴茱萸3g，郁金15g，路路通15g。

每日1剂，水煎服，共14剂。

三诊：9月18日。末次月经2011年8月26日，无明显腹痛、怕冷，仅在经期第1天偶有腹隐痛，经血量中，色红，舌淡苔白，脉沉细。

继续按以上经期方与非经期方服用2个月经周期，以巩固疗效。随访半年，未复发。

【按】血得热则行，瘀得热则散，正如《素问·调经论》所说："血气者，喜温而恶寒，寒则泣不能流，温则消而去之。"故温经散寒、理气活血化瘀治法贯穿整个月经周期，寒凝气滞得温则自化，气血畅行，其痛自止。分经期和非经期治疗，经期治以温经散寒，理气化瘀止痛。方中蒲黄、五灵脂、没药活血化瘀，小茴香、吴茱萸、乌药温中散寒，细辛、白芷温阳散寒止痛，延胡索、川楝子、木香、香附行气止痛，白芍缓急止痛，九香虫、土鳖虫通络活血止痛。诸药合用，共奏温经散寒、行气化瘀止痛之效。非经期治以养血活血、理气温经。方中当归、白芍、川芎、阿胶养血活血，柴胡、香附、合欢皮、延胡索疏肝行气，桂枝、乌药、吴茱萸温经散寒。以此法调治，寒邪散，瘀血行，经脉通，痛经则愈。在此基础上，临证据兼症不同随症加减。若痛经伴有恶心呕吐，多为寒犯肠胃，胃失和降，加半夏温中降逆止呕；腹泻者，多为脾虚湿盛，加茯苓，重用白术以健脾渗湿；腰酸腰痛者多为肝肾亏虚，加续断、杜仲以补肝肾。

五、中药熏洗治疗外阴白色病变

张某，女，44岁，已婚，干部。2011年3月13日初诊。

主诉：外阴瘙痒半年余。

病史：近半年阴部奇痒难忍，坐卧不安，时用手搔抓，带下量多，色黄，质黏稠，有臭味。

体格检查：舌苔黄腻，脉细滑。妇科检查：外阴已产型，大阴唇皮肤增厚，似皮革，弹性差，局部呈现白色，有抓痕，阴道通畅，分泌物量多，宫颈糜烂Ⅱ度，宫体水平位，正常大小，附件未及异常。

西医诊断：外阴白色病变。

中医诊断：阴痒。

辨证：肝肾不足，外阴失养，湿热下注，蕴结阴器。

治法：滋肾养肝，清热利湿，祛风止痒。

处方：地肤子30g，苦参30g，马鞭草30g，补骨脂30g，何首乌30g，蛇床子30g，地锦草30g，黄柏15g，白鲜皮15g。

14剂。

用法：以纱布将中药包裹，加水适量，煎煮 20～30 分钟，将中药包取出，先以药汤蒸气熏外阴，待汤药温度适宜后坐浴 30 分钟，每日 1 次，经期停用。嘱患者注意外阴清洁，忌搔抓，禁食辛辣厚味之品。

二诊：2011 年 3 月 27 日。瘙痒症状较前减轻，继用前方，14 剂。

三诊：2011 年 4 月 15 日。外阴瘙痒症状消失，继用前方，14 剂。

此后连续用药 3 月，患者已无阴痒。检查外阴，肤色、弹性基本恢复正常。停药后随访半年，未见复发。

【按】外阴白色病变属中医“阴痒”范畴。其病位在外阴。肝经绕阴器，肾开窍于二阴，肝肾同源，故本病与肝肾关系密切。肝经湿热下注，蕴结阴器发为阴痒；湿热阻滞经络，气血运行不畅，久之阴血亏虚，不能滋养外阴，血虚生风化燥则出现瘙痒、皮肤粗厚或萎缩，色变白。本病病灶局限，全身症状不明显，中药内治效果不显，故金季玲教授临床多以局部治疗为主，运用中药熏洗。熏，取其蒸气上升，借药力与热力作用，使腠理疏通，气血流畅；洗，使药物直接作用于病变部位，药效直达病所，以达治疗目的。治法以滋肾养肝、清热利湿，祛风止痒为主。方中地肤子清热利湿，祛风止痒；苦参清热燥湿，祛风杀虫，现代药理研究表明，苦参中的有效成分苦参碱不仅能抑制细胞增殖并促进其良性分化；地锦草清热解毒，凉血止血；黄柏、白鲜皮皆可清热燥湿，祛风解毒；补骨脂补肾助阳，现代药理研究表明，补骨脂有扩张血管、改善微循环、营养局部肌肤组织、促进皮肤色素增生、使斑块缩小的作用；蛇床子温肾壮阳，燥湿杀虫，止痒，与补骨脂同用，增强其调补肾阳之功；何首乌补益精血，润燥祛风。诸药合用，共奏调补肝肾、清热利湿、祛风止痒之功。

六、滋阴清肺治疗经行咳血

张某，女，21 岁，未婚，学生。初诊日期：2008 年 8 月 7 日。

主诉：经行咳血 1 年余。

病史：15 岁月经初潮，周期 27～28 天，经行 3～4 天，量略少，色红，经行无明显腹痛。近 1 年余经行咳血，量少，色黯红，常发生于经前 2 天及经行第 1 天。素常心情抑郁，手足心热，咽干口渴。于多处就诊，均无明显效果。末次月经 7 月 10 日，现月经即将来潮，今日凌晨 1 点咳痰带血，色黯红，心烦，手足心热，咽干口渴，无发热、胸痛等。舌淡黯，苔黄，脉细数。

辅助检查：胸部 X 片示两肺纹理增粗，心膈无显著病变。

西医诊断：代偿性月经。

中医诊断：倒经（经行吐衄）。

辨证：素体阴虚，虚热挟冲气上逆犯肺，损伤肺络，迫血妄行。

治法：滋阴清肺，凉血止血。

处方：生地黄 10g，黄芩 10g，丹皮 10g，黑芥穗 10g，白及 10g，小蓟 10g，白芍 10g，北沙参 15g，仙鹤草 15g，麦冬 15g，桔梗 12g，枇杷叶 12g，牛膝 12g。

每日 1 剂，水煎服，7 剂。

二诊：8 月 30 日。服药 2 剂咳血得止，诸症皆减，7 剂尽服。月经于 8 月 8 日来潮，现月经周期第 23 天，无明显不适，继服原方 7 剂巩固疗效。

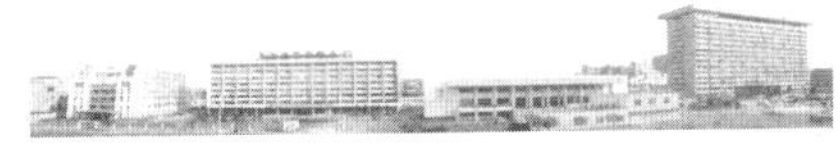

后患者母亲述其女于9月5日月经来潮，未见咳血，心情平和，疾病痊愈。

【按】《素问·至真要大论》云："诸逆冲上，皆属于火。"《沈氏女科辑要笺正·月事异常》云："倒经一证，亦曰逆经，乃有升无降，倒行逆施，多由阴虚于下，阳反上冲。"本例患者素体阴虚，又因学习压力过大，心情抑郁，忧思积虑，心火偏亢，时值经期冲气上逆，则虚热挟冲气上逆犯肺，损伤肺络，迫血妄行，发为咳血；灼肺伤津，则咽干口渴；阴虚火旺，则手足心热。故其治疗当滋阴清肺，凉血止血，引血下行。方中生地、黄芩清热凉血，北沙参、麦冬养阴润肺，丹皮、黑芥穗、小蓟凉血止血，白及、仙鹤草收敛止血，白芍养血柔肝，桔梗宣肺祛痰，引药入经，枇杷叶清肺降逆，牛膝引血下行。诸药合用，使阴液得复，虚热得清，气机得降，咳血自止。

七、化痰补肾调周治疗多囊卵巢综合征

赵某，21岁，未婚，职员。初诊：2011年3月22日。

主诉：月经不能自主来潮2年。

病史：13岁月经初潮，一直错后而行，3~4天/1~3月，量少，色深红，夹血块，自2009年6月始，月经不能自主来潮，常给予黄体酮引经。末次月经2010年10月5日。自2009年至今，体重增加20余斤，平素嗜食肥甘厚味，面部及背部痤疮明显，大便黏滞不爽，腰膝酸软。舌淡黯，苔白厚腻，脉弦滑。

妇科检查：肛查未扪及异常。

辅助检查：B超示双侧卵巢多囊样改变。性激素检查：T 1.4ng/mL，E_2 38pg/mL，FSH 5.57mIu/mL，LH 7.89mIu/mL，P 0.47ng/mL，PRL 10.8ng/mL。血糖5.03mmol/L，胰岛素14.3ug/L。

西医诊断：多囊卵巢综合征。

中医诊断：闭经。

辨证：痰湿阻滞，壅滞冲任；肾气亏虚，精血不足，血海不能按时满溢。

治法：燥湿化痰，补肾调周。

处方：苍术10g，香附10g，枳壳15g，半夏15g，胆南星6g，茯苓10g，当归10g，白芍10g，熟地15g，首乌15g，葛根15g，巴戟天15g，紫河车6g。

水煎300mL，早晚分服，每日1剂，14剂。

嘱患者监测基础体温，节食并增加运动量，减轻体重。

二诊：2011年4月4日。基础体温呈低温相，月经仍未潮，未诉其他不适。

原方加鹿角霜15g，14剂。

三诊：2011年4月18日。基础体温升高3天，月经未潮，大便较前改善。

处方：苍术10g，香附10g，枳壳15g，半夏15g，胆南星6g，菟丝子15g，仙灵脾10g，巴戟天10g，肉苁蓉15g，当归10g，白芍10g，熟地15g，鹿角霜10g，紫河车10g。

14剂。

四诊：2011年5月4日。月经于4月20日来潮，量少，色红，夹血块，守4月4日方，14剂。

以上法治疗半年余，月经可自行来潮，5~6/50~60天，量中等，体重较前减轻，痤疮好转。

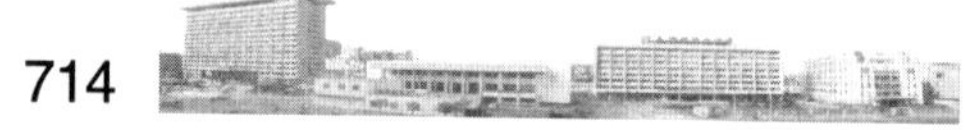

【按】患者先天肾气亏虚，精血不足，血海不能按时满溢，故自月经初潮起即后期而行；加之平素嗜食肥甘厚味，损伤脾胃，运化失常，聚湿生痰，痰湿下注，壅滞冲任，加重病情，直至月经停闭不行；痰湿壅阻而形体肥胖，脾不能运化水湿，则大便黏滞不爽；肾虚则腰膝酸软；舌淡黯苔白厚腻、脉弦滑均为痰湿内盛之象。方中苍附导痰丸燥湿健脾，行气消痰；顺应月经周期阴阳消长转化规律，经后期加当归、白芍、熟地、首乌滋肾养血，佐以巴戟天、紫河车温肾助阳；排卵后加仙灵脾、巴戟天、肉苁蓉、鹿角霜、紫河车温肾助阳，佐以当归、白芍、熟地滋肾养血。葛根内含异黄酮，有雌激素样作用。全方共奏化痰补肾调周之效，促使患者恢复排卵功能，建立正常的月经周期。

八、破瘀消癥治疗陈旧性宫外孕

杜某，女，36岁，已婚，公司职员。初诊：2011年5月5日。

主诉：阴道不规则出血伴小腹间断疼痛2个月。

病史：末次月经2011年3月10日，出血量如月经量，5～6天后血量减少，至就诊之时阴道仍少量出血。患者于4月初曾出现下腹剧烈疼痛，伴头晕，面色苍白，约10小时后缓解，未曾就医。现下腹时有隐痛。舌黯苔白，脉弦。

辅助检查：B超示子宫左后方可见5cm×3.8cm不均质包块，其内未见血流信号。查血β－HCG 529.2mmol/L。

诊断：异位妊娠。

予头孢地尼0.1g，每日3次。嘱其严密观察病情，腹痛、出血量多随诊，并嘱3天后复诊。

二诊：2011年5月9日。阴道出血已净，腹痛不显，查血β－HCG 353.1mmol/L，B超示左附件区可见混合型包块8.0cm×3.6cm，其内回声不均匀，杂乱，边界不清，周边血流丰富。

诊断：陈旧性宫外孕。

辨证：孕卵阻滞，胀破脉络，胎元已陨，瘀积成癥。

治法：破瘀消癥。

处方：宫外孕Ⅱ号加味。

丹参15g，赤芍10g，桃仁10g，三棱10g，莪术10g，桂枝10g，茯苓10g，牡丹皮10g，红藤15g，山慈菇15g，木香6g。

每日1剂，水煎温服，3剂。

三诊：2011年5月13日。患者无阴道出血及腹痛，查血β－HCG 150mmol/L，B超示左附件区可见混合型包块7.5cm×3.1cm，其内回声不均匀，杂乱，边界不清，周边血流丰富。继予原方，每日1剂，14剂，水煎温服。

四诊：2011年5月27日。患者无阴道出血及腹痛，查血β－HCG <5mmol/L，B超示左附件区可见混合型包块7cm×3cm。

继予原方，并配合中药保留灌肠联合离子导入治疗。3个月后B超复查：左附件区可见一2cm×1cm包块。

【按】陈旧性宫外孕属少腹血瘀证，为异位妊娠流产或短暂破裂后，腹腔反复出血，络伤血溢，瘀积而成。治疗以活血化瘀消癥为主。方中丹参、赤芍、桃仁、丹皮活血祛瘀，三棱、莪术、山慈菇消癥散结，木香理气止痛，红藤清热散结，桂枝辛温通血脉而消瘀血，茯苓祛痰利水，使水去痰行，与诸药共奏祛瘀消癥之效。中药灌肠联合离子导入可利用药物的渗透作用，加强活血散结通络的效果。两法合用，既能活血消癥，又能化瘀散结，化中寓通，通中偏化，故有消癥瘕、通经络、止疼痛、促进血凝块消除及盆腔包块消散和吸收的作用。

九、疏肝补肾治疗闭经—溢乳综合征、不孕症

乔某，女，26 岁，已婚，公司职员。2009 年 5 月 17 日初诊。

主诉：月经逐渐错后，渐至停闭已 1 年，婚后 2 年不孕。

病史：1 年前开始经期逐渐错后，未曾就诊，现月经 6 个月未行，伴乳汁自溢。腰膝酸软，头晕耳鸣，乳房胀痛，情绪低落，烦躁易怒。婚后 2 年，无避孕而未孕。舌淡苔薄白，脉细弦。

辅助检查：B 超示子宫双侧附件未见明显异常。性激素检查：催乳素 43.60ng/mL，雌二醇 20.04pg/mL，黄体生成素 9.6mIU/mL，卵泡刺激素 6.7mIU/mL，孕酮 1.67ng/mL，睾酮 0.23ng/mL。

西医诊断：闭经—溢乳综合征，原发性不孕症。

中医诊断：闭经，乳泣，原发性不孕症。

辨证：肝郁及肾。肝肾精亏，血海空虚，则发闭经；肝失调达，气机逆乱，经血上逆为乳汁，外泄则见溢乳。

治法：疏肝理气，益肾调经。

处方：炒麦芽 30g，合欢皮 15g，覆盆子 15g，菟丝子 15g，熟地 12g，山萸肉 12g，枸杞子 12g，当归 12g，白芍 10g，柴胡 10g，香附 10g，紫河车 6g。

每日 1 剂，水煎服，14 剂。

嘱患者自测基础体温，并行颅脑蝶鞍区 MRI 检查以排除垂体微腺瘤。

二诊：5 月 31 日。基础体温呈低温相。药后情绪好转，但仍有乳汁自溢，月经未潮，脉弦细。MRI 检查示：蝶鞍区未见异常。仍治以疏肝理气，益肾调经。原方去香附、合欢皮，加牛膝 10g，14 剂。

三诊：6 月 14 日。基础体温出现高温相，患者乳头无溢乳，挤压时有乳汁排出，继服原方 14 剂。

四诊：6 月 28 日。经血来潮，已无溢乳，经血量偏少。药用：牛膝 10g，桃仁 10g，红花 10g，当归 10g，赤芍 10g，枳壳 10g，柴胡各 10g，川芎 15g，覆盆子 15g，菟丝子各 15g，山萸肉 12g，巴戟天 12g，枸杞子 12g。

以上述疏肝补肾法治疗 3 个月，月经按月来潮，无溢乳症状。4 个月后怀孕。

【按】闭经－溢乳综合征是指非产褥期妇女或产后已停止哺乳半年以上，仍持续溢乳且伴有闭经的内分泌失调症，属中医学之乳泣、闭经范畴，常导致不孕。此病多见于高催乳素血症，是由于血清催乳激素水平的升高导致下丘脑－垂体－卵巢轴功能失调，使垂体促性腺激素释放功能受抑制，卵泡刺激素、黄体生成激素分泌减低，同时卵巢甾体激素雌二醇的分泌亦明显减少，从而导致月经闭止，乳汁溢出。目前西医多应用溴隐亭治疗此病，其疗效肯定，但副作用大，价格昂贵，停药后容易复发，难为患者所接受。经水出诸肾，肾为月经之本。肾藏精，精化血；肝藏血，主疏泄；任主胞宫，冲为血海。肝气条达，疏泄有度，肾精充盈，气血调和，血脉通畅，冲任通盛，血海按时溢泄，则月水如期而下。肝失疏泄，气血逆乱，血不循常道下归血海为经，反上逆乳房，迫乳外溢。肝肾一体，精血同源。肝郁及肾，肝肾精亏，血海空虚，月水不能如期而至则致月经后期，甚或闭经。金教授认为闭经－溢乳综合征的主要病机为本虚标实，肝郁为标，肾虚为本。该例患者素体肾精虚弱，经血乏源，故血不能下注胞宫，加之平素情绪抑郁，急躁易怒，导致肝郁气滞而致肝失条达，气机逆乱，使不足之经血上逆为乳汁而见闭经－溢乳综合征。治以疏肝理气，益肾调经为法，使肝气条达，气机运行顺畅，则不致逆行而溢乳；同时加以补肾之品，使肾精充盛，经血有源，则冲任调和，经血蓄溢有度，按时而下。

十、温肾健脾配合心理疏导治疗减肥闭经

李某，女，21岁，未婚，学生。2012年6月7日初诊。

主诉：月经停闭7月余。

病史：月经13岁初潮，6～7/30～35天，量中等，色暗红，有少量血块，无痛经，末次月经2011年10月29日。自2011年6月始，患者节食减肥。身高162cm，减肥前体重60kg，2011年6～9月，3个月内体重下降约10公斤。畏寒肢冷，腰骶酸痛，神疲乏力，头晕耳鸣，夜尿频多，大便溏薄，食少纳呆。舌淡苔薄白，脉沉细。

辅助检查：B超示宫体大小3.7cm×3.6cm×3.0cm，内膜0.4cm。左卵巢3.2cm×2.5cm，右卵巢3.4cm×2.7cm。性激素检查：E_2 25pg/mL，FSH 4.48mIU/mL，LH 2.64mIU/mL，P 0.1ng/mL。促甲状腺激素1.33uIU/mL。

诊断：继发性闭经。

辨证：脾气虚弱，生化不足；肾阳亏虚，冲任不充，血海亏虚，无血可下。

治法：温肾健脾，养血调经。嘱患者停止减肥，合理饮食，注重营养。

处方：巴戟天10g，鹿角霜15g，菟丝子15g，紫河车6g，肉苁蓉15g，仙灵脾10g，党参15g，白术10g，当归10g，白芍10g，熟地15g，首乌15g。

水煎300mL，早晚分服，每日1剂，7剂。

二诊：2012年6月14日。乏力较前减轻，基础体温低温相。原方14剂。

三诊：2012年6月28日。患者诉有清晰透明拉丝样带下出现，基础体温低温相，舌淡苔薄白，脉细滑。妇科B超检查：最大卵泡直径为17mm。原方加丹参15g，香附10g，红花10g以促排卵。7剂。

四诊：2012年7月5日。自觉乳房有胀感，腰骶酸痛、夜尿频多症状明显减轻，基础体温上升5天。首方减首乌，加香附10g。7剂。

五诊：2012年7月17日。2012年7月12日月经来潮，量较少，现已净。

治疗3个月，同时配合心理疏导，耐心讲解过度减肥的危害性及盲目过度减肥可能带来的不良后果，力争使患者停止各种减肥手段，消除因形体问题造成的自卑感，并且将病情及治疗过程可能出现的漫长性耐心对患者讲解，鼓励其建立自信心。治疗期间，患者月经3～4/33～35天，量尚可，治疗最后1个月经周期于经行第3天查性激素：E_2 38pg/mL，FSH 5.45mIU/mL，LH 2.98mIU/mL，P 0.1ng/mL。随访期间，患者月经正常来潮，未复发，已无乏力等症状，偶有腰骶酸痛。

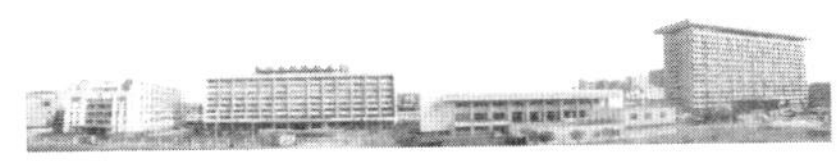

【按】减肥可引起脾胃功能失调，存在体形障碍的女性可能存在抑郁情绪，肝失于疏泄，“见肝之病，知肝传脾”，从而会影响脾胃功能，使水谷精微的化生与运化功能减退，营血亏虚，肾失所养，肾精亏虚，久之阴损及阳，冲任不充，血海空虚，无血可下而致闭经。金教授在治疗上重视补肾，认为患者虽可能存在肝郁气滞、脾胃虚弱的症状，但最终肾精亏虚，肾阴阳转化失常是导致闭经的根本原因。西医认为，减肥使摄取的脂肪不足，从而耗用自身体内的蛋白质和体脂，此时雌激素的合成就会减少，雌激素受体亦相应减少，必然影响雌激素的最终作用效应，导致血清雌激素水平下降，进而影响下丘脑－垂体－卵巢轴的功能，导致闭经。BMI（体重指数）正常或是偏低的女性，快速减肥后更容易引起闭经。由于受现代社会风气的影响，多数年轻女性以瘦为美，对自身体形的错误估计导致大多数女性认为自己肥胖，从而产生自卑感。减肥的原因主要是为了改变体型和增加自信，此时大多数人都存在自卑心理，严重可能会出现抑郁状态。因此，在服用中药的同时，配合心理疏导尤为重要。

十一、活血通络治疗不孕症

黄某，女，36岁，已婚，会计，2013年3月21日初诊。

主诉：未避孕2年未孕。

病史：6年前曾孕育1胎，此后采用安全套避孕，近2年无避孕而未孕。平素常感下腹疼痛，经期加重，带下量多，色黄，质黏稠。月经7～8/25～26天，血量中等，色暗，有血块，经期腰酸明显。末次月经2月28日。2006年右侧卵巢畸胎瘤剔除术，2008年左侧卵巢巧克力囊肿剔除术。舌黯苔黄腻，脉弦数。

辅助检查：子宫输卵管造影示盆腔粘连，左输卵管积水，右侧输卵管周围粘连。

诊断：继发性不孕症。

辨证：湿热瘀血内结，脉络不通，精卵不能结合。

治法：清热利湿，活血通络。

处方：丹参15g，赤芍10g，红藤15g，败酱草15g，白花蛇舌草15g，蚤休20g，桂枝10g，茯苓10g，薏苡仁10g，路路通15g，王不留行15g，皂角刺10g，石见穿30g。

每日1剂，水煎2次，300mL，分2次温服，28剂。

二诊：4月29日。下腹仍时有疼痛，大便偏稀，带下量多，阴部瘙痒。月经于4月22日来潮，6天净。原方减败酱草、白花蛇舌草，加砂仁10g，山药15g。14剂。

三诊：5月14日。腹痛减轻。继续服用5月9日方。14剂。

7月2日患者来诊，诉末次月经于5月19日来潮，6月25日查尿妊娠试验阳性。

【按】湿热之邪与气血搏结于冲任胞宫，脉络阻滞，湿阻水停于胞脉、胞络，输卵管积水，均导致精卵不能结合，故而不孕。方中红藤、败酱草、白花蛇舌草、蚤休清热，茯苓、薏苡仁利湿，丹参、赤芍活血，路路通、王不留行、皂角刺、石见穿通络，桂枝温通经脉，共奏清热利湿、活血通络之效。

论　　著

一、论文

[1] 金季玲. 肾阴肾阳消长转化与排卵关系的探讨. 陕西中医学院学报，1982，5（4）：22－30.

[2] 金季玲. 略论《傅青主女科》重肾补肾的学术特点. 陕西中医，1983，4（2）：17－18.

[3] 金季玲. 妇科腹痛辨治. 陕西中医函授，1984，（4）：14－15.

[4] 金季玲. 略论妇人温病. 陕西中医，1984，5（12）：31－32.

[5] 金季玲. 妇科出血类疾病的辨治. 陕西中医函授，1985，（5）：36－39.

[6] 金季玲. 试论《内经》对妇科学的贡献. 陕西中医，1986，7（8）：342－343.

[7] 金季玲. 化痰温肾法治疗痰湿型闭经. 四川中医，1987，5（7）：35－36.

[8] 金季玲. 调理月经周期法治疗闭经和月经稀发 85 例. 陕西中医，1990，11（4）：148－150.

[9] 金季玲. 活血化瘀治疗子宫内膜异位症 45 例及甲皱额微循环检查分析. 陕西中医，1990，11（9）：402－404.

[10] 金季玲. 周期疗法治疗女性不孕症 288 例. 天津中医学院学报，1991，10（4）：18－19.

[11] 金季玲. 加味桂枝茯苓丸治疗子宫内膜异位症 95 例. 辽宁中医杂志，1994，21（6）：271－272.

[12] 金季玲. 活血补肾法治疗子宫内膜异位症不孕 35 例. 陕西中医，1994，15（12）：532.

[13] 金季玲. 痛经中医外治法概况. 陕西中医函授，1995，（1）：19－21.

[14] 金季玲. 中医治疗妊娠高血压综合征研究进展. 辽宁中医杂志，1996，23（10）：477－479.

[15] 金季玲. 补肾调周治疗排卵障碍不孕 82 例. 辽宁中医杂志，1996，23（11）505.

[16] 金季玲. 痛经宁治疗原发性痛经 45 例. 辽宁中医杂志，1997，24（11）：507.

[17] 金季玲. 两地汤加味治疗青春期功能失调性子宫出血 72 例. 陕西中医，1998，19（6）244.

[18] 金季玲. 内外合治子宫内膜异位症 53 例. 南京中医药大学学报，1999，15（6）：381－382.

[19] 金季玲. 桂枝茯苓胶囊（丸）在妇科的临床应用及研究进展. 中医杂志，2003，44（增刊）：294－297.

[20] 金季玲. 补肾疏肝宁心联合心理疗法治疗围绝经期综合征 60 例. 天津中医药，2005，22（增刊）：37－38.

[21] 金季玲，赵珂. 滋水清肝饮联合心理疗法治疗围绝经期抑郁症 56 例. 上海中医

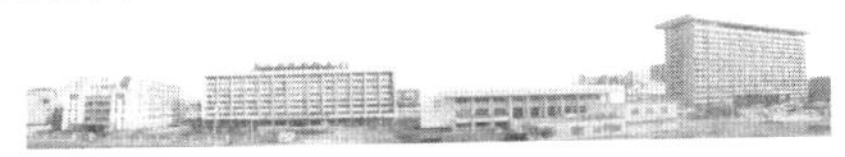

药杂志，2006，40（8）：16－17.

［22］金季玲，冯秋霞，赵珂．中药联合心理疗法治疗围绝经期抑郁症及对单胺类神经递质的影响．中华中医妇科杂志，2007，（1－2）：109－112.

［23］金季玲，赵珂，冯秋霞，等．中药联合心理疏导治疗围绝经期抑郁症临床研究．新中医，2011，43（7）：70－72.

［24］沈玉莲，金季玲．经间期出血的中医治疗．辽宁中医学院学报，2005，7（4）：342－343.

［25］张炜，金季玲．从“心理应激－肝郁”模式看心理疏导在中医治疗高泌乳素血症中的作用．浙江中医杂志，2006，41（3）：136－137.

［26］唐玉珠，金季玲．金季玲教授治疗无排卵型功能性子宫出血经验介绍．新中医，2006，38（11）：13－14.

［27］马静，金季玲．补肾化痰法治疗肥胖型多囊卵巢综合征30例．山东中医杂志，2007，26（8）：537－538.

［28］陶颖，金季玲．辨证分期治疗膜样痛经36例．山东中医杂志，2007，26（8）：534－535.

［29］张嘉英，金季玲．慢盆汤加清康灌肠液治疗慢性盆腔炎60例．新中医，2007，39（4）：63－64.

［30］冯秋霞，金季玲．六味地黄丸合丹参饮加减治疗“更年心”疗效观察．辽宁中医杂志，2007，34（8）：1086－1087.

［31］赵翠英，金季玲．金季玲治疗子宫内膜异位症经验．江西中医药，2008，39（6）：26－27.

［32］赵翠英，金季玲．金季玲教授治疗原发性痛经经验．陕西中医学院学报，2008，31（5）：12－13.

［33］孟风云，金季玲．温经理气化瘀法治疗原发性痛经28例．吉林中医药，2009，2（1）：36.

［34］张炜，金季玲．丹栀逍遥散联合心理疏导治疗高催乳素血症32例．辽宁中医药大学学报，2009，11（3）：111－112.

［35］赵珂，金季玲．滋水清肝饮对围绝经期抑郁症模型大鼠海马神经元细胞凋亡相关因子的实验研究．环球中医药，2010，3（5）：336－338.

［36］梁学梅，金季玲．“四联疗法”治疗慢性盆腔炎临床经验．吉林中医药，2011，31（9）：845－846.

［37］李梅，金季玲．金季玲教授治疗崩漏临证经验．光明中医，2011，26（9）：1774－1775

［38］梁婧，金季玲．金季玲治疗青春期多囊卵巢综合征经验．江西中医药，2011，42（8）：20－21.

［39］马灵芝，金季玲，夏天．补肾调冲方对半乳糖致卵巢早衰大鼠卵巢功能的影响．江苏中医药，2011，43（6）：91－92.

［40］赵珂，金季玲．金季玲教授治疗围绝经期抑郁症临床经验．四川中医，2011，

29（8）：13－14.

［41］吴小囡，金季玲．金季玲教授治疗经行浮肿临床经验．陕西中医，2012，33（8）：1059－1060.

［42］贾红伟，金季玲．金季玲治疗免疫性不孕症经验．山东中医杂志，2012，31（11）：830.

［43］郭炎，金季玲．中药结合耳穴贴压治疗原发性痛经临床观察．吉林中医药，2012，32（3）：295－296.

［44］王雅琴，金季玲．金季玲教授治疗更年期功能性子宫出血经验．吉林中医药，2013，33（1）：22－23.

［45］陈继正，金季玲．金季玲教授治疗经行头痛经验．现代中医药．2013，33（1）：5，51.

［46］白杰，金季玲．金季玲教授治疗膜样痛经经验．长春中医药大学学报，2013，29（2）：226－227.

［47］梁晶，金季玲．金季玲"调周法"治疗月经病经验．河北中医，2014，36（1）：9－10.

［48］周亚，金季玲．金季玲治疗围绝经期综合征对药运用举隅．湖北中医杂志，2014，36（1）：21.

［49］管素芬，金季玲．运用得尔菲法对子宫脱垂中医诊疗指南制定的研究．湖南中医杂志，2015，31（1）：125，144.

［50］管素芬，金季玲．《子宫脱垂中医诊疗指南》第一轮专家问卷调查分析．中医药导报，2015，21（3）：85－86.

二、著作

［1］毛美蓉主编，金季玲参编．中医学多选题题库·中医妇科学分册．太原：山西科学技术出版社，1986.

［2］高金亮主编，金季玲参编．中医学问答题库·妇科学分册．北京：中医古籍出版社，1988.

［3］刘正才，沈英森，袁凤仪主编，金季玲参编．叶天士临证指南医案发挥．香港：香港亚洲企业家出版社，1993.

［4］石学敏主编，金季玲参编．中医纲目．北京：人民日报出版社，1993.

［5］郭辉主编，金季玲参编．现代中医临床学．北京：中国医药科技出版社，1998.

［6］金季玲．女性更年期保健．天津：天津科技翻译出版公司，1999.

［7］沙明荣，冀敦福主编，金季玲副主编．新编中西医结合诊疗全书．太原：山西科学技术出版社，1999.

［8］杜钰生，张庚扬主编，金季玲参编．临床中医证治手册．天津：天津科技翻译出版公司，1999.

［9］高金亮，吴高媛主编，金季玲副主编．中医学多选题题库·中医妇科学分册（增订本）．太原：山西科学技术出版社，2001.

［10］高金亮，吴高媛主编，金季玲副主编．中医学问答题题库·中医妇科学分册

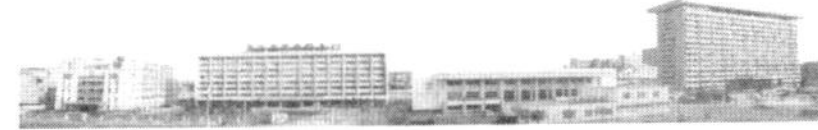

（增订本）. 太原：山西科学技术出版社，2001.

［11］马宝璋主编，金季玲副主编．全国高等中医药院校实习指导丛书·妇科临床实习指南．北京：科学出版社，2006.

［12］罗颂平，孙卓君主编，金季玲副主编．中医妇科学．北京：科学出版社，2007.

［13］谈勇主编，金季玲参编．中医妇科学．北京：人民卫生出版社，2007.

［14］罗颂平主编，金季玲副主编．中医妇科学．北京：高等教育出版社，2008.

［15］肖承悰主编，金季玲参编．中医妇科临床研究．北京：人民卫生出版社，2009.

［16］刘敏如，谭万信主编，金季玲副主编．中医妇产科学．第2版．北京：人民卫生出版社，2011.

【整理者】

马静　女，1979年生，天津中医药大学毕业，博士研究生，现在天津中医药大学第一附属医院工作。

毕富玺　女，1985年生，天津中医药大学毕业，硕士研究生，现在天津中医药大学第一附属医院工作。

梁学梅　女，1986年生，天津中医药大学毕业，硕士研究生，现在天津中医药大学第一附属医院工作。

闫颖　女，1973年生，天津中医药大学毕业，博士研究生，现在天津中医药大学第一附属医院工作。

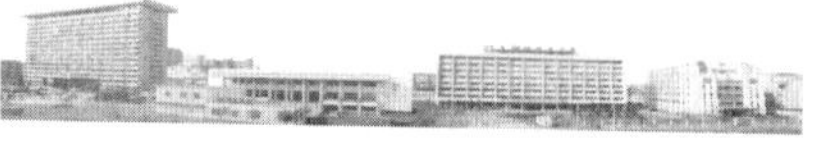

韩 景 献

名家传略

一、名家简介

韩景献，男，生于1946年9月9日，汉族，河北省深县人，中共党员。天津中医药大学第一附属医院主任医师、教授、博士研究生导师，卫生部有突出贡献中青年专家，享受国务院政府特殊津贴，天津市政府授衔的实验针灸学专家、天津市名中医、天津市“十佳”医务工作者，全国第三批老中医药专家学术经验继承工作指导老师。学术专长为中医老年性疾患的临床诊疗及实验研究。曾任天津中医药大学第一附属医院院长、针灸部部长。现任中国中西医结合学会神经科专业委员会主任委员、中国针灸学会脑病科学委员会主任委员，兼任中国针灸学会常务理事、中国中西医结合学会常务理事、全国针灸临床研究中心副主任、中国老年学学会抗衰老专业委员会副主任委员、天津市中西医结合学会神经科专业委员会主任委员、中国中医药学会实验动物委员会委员、天津市针灸学会副会长、天津市中西医结合学会常务理事、天津文史研究馆馆员、日本SAM研究学会理事等。

二、业医简史

韩景献教授于1965年由河北省深县考入天津医科大学医学系学习。1970年毕业后分配到天津中医学院第一附属医院工作至今，始终从事针灸学医疗、教学、科研工作。他注重发挥中西医结合优势，解决临床工作中遇到的疑难病症。1976～1978年在天津市卫生局西医学习中医班学习，1987年获得笹川奖学金资助，远赴日本北里大学医学系研修实验医学，1988～1989年在日本京都大学胸部疾患研究所老化生物研究室作为访问学者，与日本老年医学家竹田俊男教授合作从事老化鼠的开发和研究，1991～1992年在日本牧田病院从事医疗协作，1992～1993年在日本名古屋竹田治疗院从事医疗协作，2010年赴日本讲学，被日本老年病研究会聘为顾问。

三、主要贡献

韩景献教授从事中医针灸临床工作40余年，在中医老年病方面积累了丰富的临床经验，特别是在针药结合治疗老年疾患方面，取得了开拓性进展，他提出的“三焦气化失司－衰老”相关学说，是中医的创新性理论，并据此创立了“三焦针法”（原“益气调血，扶本培元”针法）和中药组方“黄地散”，临床治疗老年期痴呆等多种疾病，取得了良好疗效。

1988～1989年韩教授在日本京都大学胸部疾患研究所老化生物研究室作为访问学者，

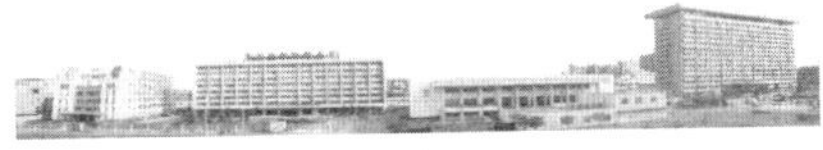

与日本老年医学家竹田俊男教授合作从事老化鼠的开发和研究工作。在此期间他发现了高血压快速老化模型小白鼠（senescence accelerated mouse，SAM），并整理相关资料撰写论文，该论文被SCI期刊收录。1993年6月竹田俊男教授为感谢他所作出的贡献，将珍贵的自然发病模型动物SAM五种系赠予他，由其带回国。SAM的成功引进，填补了我国自然发病老化动物模型的空白，使我国成为继日本、美国、韩国、西班牙之后第五个拥有该模型动物的国家。他还在世界上首次应用该品系鼠进行了针刺防治痴呆的实验研究，为中国的老化实验研究开辟了新路。

作为临床医师，韩教授一直承担天津中医药大学中医系、针灸系学生的临床带教工作。作为研究生导师，他先后培养博士研究生22名，硕士研究生50名。作为全国名老中医药专家学术经验继承工作指导老师，培养继承人3名。作为高校教师访问学者导师，指导访问学者3名。

近年来，随着韩景献教授带领的研究团队陆续发表多篇针刺防治老年期痴呆的论文被SCI收录，其研究成果受到各国学者尤其是日本相关研究人员及医务工作者的高度重视。自2009年，韩景献教授相继应日本医科大学、NHK国际广播电视台、日本老年病研究会、日本川崎市针灸推拿师协会等团体盛情邀请，在日本川崎市进行“三焦气化失司与老年期痴呆”的学术报告，在东京等地举办了多期“金色丘比特——韩景献教授针刺法”学习班，至2013年11月已培养日本针灸师85名。这些活动在日本国内引起强烈反响。现在韩教授仍以每年至少举办一次学习班的形式，在日本培训针刺治疗老年期痴呆的针灸人员。

在长期进行临床、科研工作的基础上，他主持完成省部级科研项目11项。其科研成果“老年性痴呆异常表达基因的筛选及芯片的研制”获2002年度天津市科技进步二等奖。“针刺治疗老年期痴呆的临床及基础研究”获2003年天津市科学技术进步二等奖。“老年性痴呆异常表达基因的筛选及芯片的研制及针刺对快速老化鼠脑MTmRNA表达的影响”获2004年中华中医药学会科学技术一等奖。“针灸治疗呆症的临床及分子机理研究”获2004年度天津市科学技术进步二等奖。“针灸治疗呆症的临床及分子机理研究”获2005年度中华中医药学会科学进步三等奖。“‘益气调血，扶本培元’针法治疗老年期痴呆的研究”获2005年度天津市科学技术进步二等奖。“针刺调三焦之气治疗老年期痴呆的机理研究”获2006年度中国中西医结合学会科学技术进步三等奖。“‘益气调血，扶本培元’针法治疗老年期痴呆的临床及基础研究”获2008年度教育部科技进步一等奖。“快速老化鼠（SAM）的老化病态再开发及应用”获2010年度中国实验动物学会科学技术三等奖。“认知障碍的中医证候学调查分析及针刺效应规律研究”获2010年度天津市科技进步二等奖。“老年期痴呆的针刺效应规律研究”获2010年度中国针灸学会科学技术三等奖。“治疗老年期痴呆的中药制剂及其制备方法”2012年获国家发明专利证书。韩景献教授发表的《“三焦气化失常—衰老”相关论》一文入选2012“领路者5000—中国精品科技期刊顶尖学术论文”。

韩景献教授在系统总结临床疗效的基础上，进行了一系列的基础实验研究，从神经病理学、生物化学、细胞和分子水平证实由其所创立的“三焦针法”治疗老年期痴呆具有整体调节作用。最新研究结果显示，“三焦针法”可降低脑内β淀粉样蛋白（Aβ）沉积，降低血中Aβ含量，据文献报导，目前尚无任何药物方法有此作用。作为通讯作者和第一作者，在国内核心期刊发表论文180余篇，其中SCI收录18篇，总影响因子为33.413。

已完成国家自然科学基金重点项目“‘益气调血、扶本培元’组穴与脑功能特异相关的葡萄糖代谢机制研究”，国家973计划项目“衰老的机制与干预的基础研究子课题：药物干预衰老过程的基础研究”，国家自然科学基金项目“针刺对老化痴呆鼠皮层和海马脂筏募集蛋白影响的研究”，国家自然科学基金项目“针刺改善老化痴呆鼠痴呆状态的蛋白质谱机理研究”。

学术思想

一、提出“三焦气化失司－衰老”相关论，创立“三焦针法”与“黄地散”

（一）“三焦气化失司－衰老”相关论

《黄帝内经》中论述人之寿夭与五脏六腑气血津液运行息息相关，正如《灵枢·天年》云：“五脏坚固，血脉和调，肌肉解利，皮肤致密，营卫之行，不失其常，呼吸微徐，气以度行，六腑化谷，津液布扬，各如其常，故能长久。”人之五脏六腑、气血津液均要在人体气机调畅、气化正常的情况才能保证正常进行。气化作为生命活动的标志贯穿于生命始终。气机与气化二者统一是生命活动的根本。一方面，机体只有通过气的不断升降出入运动，才能吐故纳新，生化不息，维持正常的新陈代谢；另一方面，机体只有通过脏腑气化功能，把纳入体内的水谷和清气转化为精、气、血、津液等自身物质，才能激发和推动各种生理活动，各脏腑之气的升降开阖才能正常协调，经络的流注、气血津液的运行输布才能畅通无阻。同时，只有通过脏腑气化功能，把体内的代谢产物排出体外，使“浊阴出下窍”“清阳出上窍”，方能吐故纳新，从而维持气机升降出入的正常和阴阳平衡。

率先明确提出“三焦气化”的是明代医家赵献可，但其认识局限于小便的生成和排泄，而“三焦气化”是一个涉及上、中、下三焦与心、肝、肺、脾、肾多脏的复杂过程。张锡纯在此基础上进一步发挥，提出人身之气化以三焦部位为总纲，“人之一身，皆气所撑悬也。此气在下焦为元气，在中焦为中气，在上焦为大气”（《医学衷中参西录·医方·治伤寒方》）。清代吴鞠通提出了“三焦辨证”，将其作为温病的辨证方法。

韩景献教授将三焦的生理功能归纳为三点：

1. 三焦是气血津液精升降出入的通道

脏腑形骸能获阳气温煦、阴津濡泽，须凭借三焦为其通路，“三焦通则内外左右上下皆通”（《中藏经·卷中·论三焦虚实寒热生死逆顺脉证之法第三十二》）。卫气“循皮肤之中，分肉之间，熏于肓膜，散于胸腹”（《素问·痹论》），肺吸入之清气、脾胃腐熟之谷气、肾生化之精气依赖三焦通达五脏六腑、四肢百骸。“饮入于胃，游溢精气，上输于脾，脾气散精，上归于肺，通调水道，下输膀胱，水精四布，五经并行”（《素问·经脉别论》），说明津液的敷布亦以三焦为通道。

2. 三焦是气、血、津液、精生化之所

《灵枢·五癃津液别》曰：“三焦出气，以温肌肉，充皮肤，为其津，其流而不行者

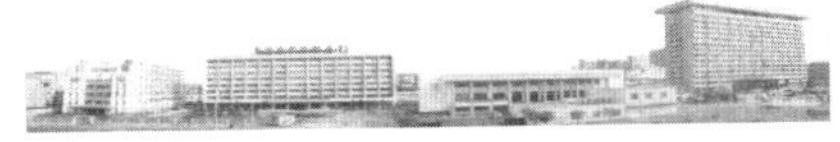

为液。”说明三焦是气化的场所，它为脏腑功能活动提供必要的空间条件，气血精津得以在此生成和相互转化。宗气积于上焦，营气出于中焦，卫气出于下焦，正所谓“三焦出气”。中焦“泌糟粕，蒸津液，化其精微”（《灵枢·营卫生会》），“受气取汁，变化而赤，是谓血”（《灵枢·决气》），说明中焦是腐熟运化水谷、化生营卫气血之地；“上焦开发，宣五谷味，熏肤充身泽毛，若雾露之溉，是谓气”（《灵枢·决气》），说明上焦是宗气化生和聚积之处；“下焦者，别回肠，注入膀胱而渗入焉”（《灵枢·营卫生会》），说明下焦是排泄水液糟粕之所。另外，肝肾居于下焦，肝主藏血，肾主藏精，肝肾同源，故下焦为精血贮藏之处。

韩教授认为，先天之精并非取之不尽，用之不竭，也需后天气血化生来补充，此化生之处应为肾，故肾藏精又化精，此精补充输布全身。

3. 五脏通过三焦气化相联系

五脏除了以五行所属派生的相生相克关系之外，气化将它们联系在一起，以维持人体正常的生命活动。三焦作为气化之总司，总领五脏六腑的功能活动。元气为生命之根本，根于脐下肾间，由肾中先天之精所化，赖元阴滋养濡润，阴平阳秘，始得生生不息。在肝主升发的作用下，肾元之气温煦推动中焦脾胃的运化腐熟功能，并得水谷之气的滋养，出于上焦，与肺系吸入的天阳之气相合。宗气积于胸中，贯于心脉，推动肺的呼吸和心血的运行，又在肺主宣发、肃降的作用下，上至脑髓、四肢百骸，下行归肾，阳得阴济，周而复始。

因此，三焦的核心功能在于气化，气化又将五脏六腑紧密联系在一起，使他们息息相关，以维持人体生命活动。只有三焦气化功能正常，气血津液升降出入的路径通畅，才能保证人体健康无病。然而伴随着生命的进程，脏腑气化功能日趋低下，无论上焦心肺、中焦脾胃、下焦肝肾中的任何一个脏（腑）气化功能出现异常，都可最终导致三焦整体气化失常，气血津液升降出入的通道不畅，从而内生风、火、湿邪及痰、瘀、浊毒等病理产物，这种失常的气化状态因而成为诸多老年期疾病发生的根源，疾病的存在又进一步加重三焦气化失常，促进机体衰老，如此形成“因衰老而易病，因病而加速衰老”的恶性循环。因此，尽管衰老是正常生理性过程，但衰老的生理改变和病理变化之间并无明确的界线。有些疾病与老化过程同时发生，如动脉粥样硬化、退行性关节病、骨质疏松等；有些疾病则随年龄增长而发病率增高，如高血压、糖尿病、老年痴呆、肿瘤、自身免疫疾病等。三焦气化失常正是衰老的根本机制和诸多老年病的关键病机。

老年痴呆是伴随衰老出现的常见疾病之一。韩景献教授带领课题组观察了450例老年期痴呆患者，发现412例（占91.6%）有上焦心肺的证候，364例（占80.9%）有中焦脾胃的证候，426例（占94.7%）有下焦肝肾的证候，且有两焦证候者346例（占76.9%），有三焦证候者327例（占72.7%）。这表明老年痴呆不是某单一因素所导致的单一脏器病变，而是涉及上、中、下三焦多个脏腑。因此，韩教授认为老年痴呆是由于衰老导致三焦气化失常，气血精津衰败，痰瘀浊毒滋生，阴阳失调。“阳气者，精则养神”，清阳不升则神失所养，浊阴不降则神明被扰，病损元神，发为痴呆。所谓老年痴呆从肾论治、从心论治、从肝论治、从胆论治、从腑实论治、从痰论治、从瘀论治、从浊毒论治等诸多观点，都只是对三焦整体气化失常中某一发病环节的个别侧重。

又如老年骨质疏松症，基于“肾主骨，生髓”理论的指导，历代医家都以补肾治疗为本。韩教授认为，人体在衰老过程中伴随年龄增长出现的进行性骨老化是一种不可逆的退行性生理改变，如何延缓这一生理过程并阻止其向骨质疏松病理转变，除补肾治疗之外，更应重视整体调节。唯有肝气畅达、脾土健运、心肾相交、金水相生、五脏和调才能达到补肾固本、强筋健骨的最终目的。从临床观察中可以看出，此类患者多有舌质紫暗、脉细涩等瘀血内阻之象，此乃脏腑功能虚损、气血运行不畅所致，故在补虚治本的同时应佐以益气活血、化瘀通络，如此虚实并调，标本兼治，方能取得较好疗效。临床与基础实验研究业已证实，通过调理三焦气化可以有效改善骨老化。

韩景献教授将他提出的“三焦气化失常－衰老”相关论应用于老年期痴呆的诊疗，制定了“益气调血，扶本培元”的治疗原则，创立了“三焦针法”和中药方剂“黄地散”，临床治疗老年期痴呆取得了良好的疗效。

（二）三焦针法

主穴：膻中、中脘、气海、血海（双）、足三里（双）、外关（双）。

操作方法：膻中，针尖向上斜刺 0.2～0.5 寸，施小幅度高频率捻转补法 30 秒；中脘，直刺 0.5～1.0 寸，施小幅度高频率捻转补法 30 秒；气海，直刺 0.8～1.0 寸，施小幅度高频率捻转补法 30 秒；血海，直刺 1.0～1.5 寸，施大幅度、低频率捻转泻法 30 秒；足三里，直刺 0.5～1.0 寸，施小幅度高频率捻转补法 30 秒；外关，直刺 0.5～1.0 寸，施平补平泻捻转手法 30 秒。

方义：膻中意在疏利上焦气化，调补宗气，以行气血；中脘、足三里意在促进中焦气化，益气和中，以生气血，化痰浊；气海意在总调下焦气化，培补、振奋和升发元气；外关通调三焦；血海意在活血通络。膻中、中脘、气海皆在腹部阴经，寓有“从阴引阳”之意。五穴通过调节三焦各部的气机，进而调节三焦各部所属脏腑的气机，既各司其气，又上下贯通，融为一体，协调共济，以保证全身气化功能的通畅条达，加之血海的行血养血，共同维持其上焦如雾、中焦如沤、下焦如渎的生理状态，使整个身体气机流畅，气化守常，共奏益气调血、扶本培元之功。本针法体现了韩景献教授关于老年病学术思想的精髓部分，其核心是：重视三焦的整体气化功能，重视气的运动形式，也就是气机的调理，重视调理脾胃气机的升降出入。针灸具有双向调节的作用，故针之用，在于气，在于调，以调为补，以调为泻，调理脏腑经脉气血的运行，即调理气机。一言蔽之，“重三焦，畅气机，扶脾胃，培真元，和升降”。

（三）黄地散

黄地散，由生地、黄精、佩兰、砂仁、当归、首乌组成，旨在疏利三焦，以达益气调血、扶本培元之功。该方重用生地黄、黄精为君药。黄精味甘性平，归脾、肺、肾经，能润上焦之肺阴，补中焦之中气，益下焦之肾精，有强筋壮骨、益肾延年之功；生地味甘苦，性寒，归心、肝、肾经，补而不滞，滋下焦肝肾之阴。二者共为君药，通达三焦，具有滋补肝肾、健脾养胃、益气养血、填精益髓之功。上、中、下三焦气化正常，则五脏安和。当归味甘辛，性温，归心、肝、脾三经，具有补血活血之功，其入上、中、下三焦，可调补三焦精血；制何首乌苦甘涩，性微温，入肝肾经，补益下焦精血，二者共为臣药，加强君药益气养血、补肾填精、疏利三焦之力。佩兰辛平，入脾、胃经，芳香化湿；砂仁味辛，性温，入脾、胃、肾经，有温脾、化湿行气之功。二药均为芳香流动之品，寓动于静，共为佐使，芳香化湿醒脾，使诸药补而不滞，滋而不腻，守而不呆，流通畅达。诸药合用，通调三焦，三焦气化正常，则可使气道通畅，气机通利，脏腑调和，共奏益气调血、扶本培元之功。

二、创立排刺三法

排刺是指在治疗部位，按照一定的取穴规律，以一定相对密集的间距取穴针刺，使之排列成行的多针刺法，形象地称之为排刺，其特点是治疗范围大，刺激量大。排刺在针灸临床中的应用较为多见，一般用于治疗经筋病，以局部治疗为主，主要涉及神经系统、运动系统及其相关脏器的病变。韩景献教授运用排刺治疗，主要是受杨继洲“宁失其穴，毋失其经”论述的启迪。关于这句话的阐述，各医家均有独到之处。韩教授认为对于经典的学习，不仅要寻求其正义主旨，更应以此为基础有所发扬光大。

韩景献教授的排刺不仅仅治疗经筋病，还常应用于皮部、络脉、经脉及脏腑的疾病治疗。在治疗过程中，以经络辨证为主，遵循“经脉所过，主治所及”的规律，首先明辨病变的部位，然后施以不同的排刺治疗。

（一）皮部排刺

皮部是十二经脉的经气在人体皮肤上的分区。在经络系统中，十二皮部的分布形态，在《内经》以及历来的书籍中，并没有明确记述，只有《素问·皮部论》“欲知皮部以经脉为纪者，诸经皆然”的笼统记载。同时，皮部病变的范围一般比较广泛，相对不固定，因此更适宜使用排刺治疗。在治疗时，以局部治疗为主，在病变的范围或根据皮部分区选择略大于病变范围的部位进行皮部排刺。皮肤处在人体的最外层，故刺皮部时，应浅刺表皮层，使针尖不超过真皮层，依据人体部位的不同，一般进针深度为1～5mm，亦称浅排刺。

本法适用于周围、中枢神经系统病变引起的皮肤感觉异常，如神经病理性疼痛（带状疱疹后遗神经病理性疼痛、肋间神经损伤）、颈腰椎病、面神经炎、腓总神经麻痹等，属于中医的皮痹。

（二）经筋排刺

经筋是经脉气血所“结、聚、散、络”的筋肉，主束骨利关节。经筋的循行基本上是按十二经脉的循行路线而分布的，但是经筋的分布多有所重叠，也有很多经筋的分支超过了其本经的分布范围，而每条经筋往往涉及完成某一运动功能的多块肌肉。临床上经筋的病变往往也不拘泥于某一经的循行分布，可涉及两或三经的循行分布。在治疗时，也以局部治疗为主，在病变的范围或根据经筋的循行分布选择略大于病变范围的部位进行经筋排刺。如颈椎病可见项部及肩胛部肌肉的麻木、酸痛、活动受限等症，韩景献教授在治疗时，选择颈项及肩胛部经筋排刺来治疗。在项部除了足太阳膀胱经经筋循行外，还有手太阳小肠经、手少阳三焦经、足少阳胆经等经筋的循行，而肩胛部更是有手太阴肺经、手阳明大肠经、足阳明胃经、手太阳小肠经、足太阳膀胱经、手厥阴心包经、手少阳三焦经、足少阳胆经等诸多经筋循行重叠。故治疗时，经筋的排刺不必拘泥于经筋的循行，在项部以颈夹脊（足太阳膀胱经筋）排刺的基础上，选择病变的经筋形成多排的排刺，在肩胛部选择病变经筋范围进行排刺治疗。此外，足太阴脾经筋排刺治疗足外旋，足太阴脾经和足阳明胃经的经筋排刺治疗痿证等，临床亦广泛应用。经筋在皮肤之下，刺经筋治疗时，应刺过皮肤，至少使针尖达到相应的肌肉、肌腱等的深度。可见病位不同，刺之浅深各异。皮部与经筋相邻，均在人体的浅部，常常先后为病或同时为病，故病在皮部刺皮部，病在经筋刺经筋，两者同病，先经筋，后皮部，即刺有深浅先后。

皮部与经筋相邻，病变均可出现疼痛、麻木等主要症状，如何区别，韩景献教授认为，经筋的主要功能是连接四肢百骸，约束骨骼，主司关节的运动。所以，是否影响患者肢体关节的运动应作为区别皮部与经筋病变的主要依据。

经筋排刺适用于各种原因引起的肌肉、脊柱和脊髓的病变，以疼痛、失用为主要表现，如格林－巴利综合征、脱髓鞘疾患、多发性肌炎、运动神经元病、面神经炎、脑血管病后遗症、多发性硬化、多系统萎缩、颈腰椎病、脊髓炎、桡神经损伤、腓总神经麻痹、梨状肌综合征、背肌筋膜炎、强直性脊柱炎等，属于中医的痿证、痹症、中风后遗症等。

（三）经脉排刺

经脉是经络系统的主体部分，腧穴归属经脉，是“脉气所发”之处。《灵枢·九针十二原》说：“节之交，三百六十五会……所言节者，神气之所游行出入也，非皮肉筋骨也。”又《灵枢·海论》“夫十二经脉者，内属于腑脏，外络于肢节”之中的“节”，既可作“骨节”解，亦可作“穴位”解。《千金翼方·卷二十八·针灸下·杂法第九》指出：“凡空穴者，是经络所行往来处，引气远入抽病也”，故经脉、脏腑病变，可以选择相应的经脉或经穴进行治疗。经脉排刺不仅治疗经脉本身的病变，还可以治疗与其循行出入相关的脏腑疾患。

循经取穴是经络学说在临床治疗中应用最广泛的，主要是对某一经或某一脏腑的病变，在病变的邻近部位或经络循行的远隔部位上取穴，经脉排刺也正是基于此治疗规律。在文献中，经脉排刺治疗脏腑病临床报道较少，仅用于术后肠麻痹、排便障碍、急性上腹痛及小儿咳嗽等病症，而韩景献教授将经脉排刺规范地分成经脉病排刺和脏腑病排刺两大类，扩大了治疗范围。

1. 经脉病排刺

当某一经的病变局限在经脉的某一段时，我们可以根据腧穴的分部治疗原则，在选择适当的经穴后，以此为基点，沿经脉循行（病变部位的走向）进行排刺治疗，以增加调理经脉气血的作用，增强治疗效果。

本法多用于单神经病变及一些周围血管病变，如神经病理性疼痛（枕大神经痛、肋间神经痛）、多发性大动脉炎、脉管炎等，属于中医的痛痹、脉痹等。

2. 脏腑病排刺

当脏腑病变时，往往涉及表里络属、生克相关、功能相近的脏器或涉及多条经脉的循行出入，所以使用经脉排刺可以起到多脏器、多经同治的作用。韩景献教授在临床上应用较为独特的是华佗夹背穴排刺和枕三经排刺。

（1）华佗夹脊穴排刺：

夹背穴位于督脉和足太阳膀胱经之间，与此二经最为相关。足太阳经乃经脉的核心，五脏六腑均有腧穴注于其中。督脉乃阳脉之海，其循行与足太阳经相互贯通，在生理上息

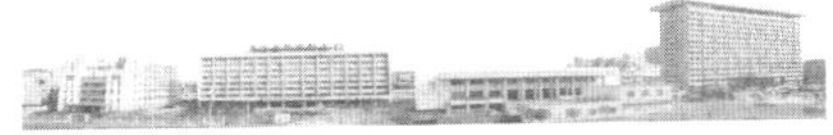

息相通。夹背穴所在恰是督脉与足太阳膀胱经气外延重叠覆盖之处，善调理脏腑的气血运行和生理功能。韩景献教授将膀胱经第一侧线肺俞至膈俞、膈俞至三焦俞、三焦俞至膀胱俞、上髎至下髎相对应的夹脊穴划分为胸、腹、腰、骶4段，分别主治心肺、肝胆脾胃、肾膀胱与大小肠、胞宫与二阴等脏腑病。临床操作中，应注意针刺的深度和方向，患者取俯卧位或俯伏位，根据部位和胖瘦可直刺0.5－1寸，刺至脊柱横突，施捻转补泻手法，使之有麻、胀、窜的针感。

本法适用于以自主神经功能障碍为主的胸腹内脏系统的病变，其表现纷繁复杂，以五脏六腑的功能失调为主，如心脏神经官能症、肠易激惹综合征、围绝经期综合征等，属于中医的胸痹、心悸、怔忡、腹痛、泄泻、脏躁等。

（2）枕三经排刺

枕三经排刺是韩景献教授独特的针刺法，主要是选取患者头枕部胆经、膀胱经、督脉3条经脉进行排刺。目前在临床中，枕三经排刺法已广泛地应用于有小脑损害的病变，以眩晕、共济失调等为主要表现，如脑血管病、脊髓小脑萎缩、多发性硬化、多系统萎缩等神经变性疾病，属于中医的眩晕病。应该强调的是，在经脉排刺治疗中，韩景献教授特别要求所取腧穴的准确性和针刺所达到的针感。

韩景献教授排刺三法充分发挥了经络系统的整体优势，在治疗局部经筋病的基础上，扩展了排刺法的治疗病种，同时规范了排刺的操作。在临床应用上，无论皮部病、经筋病，还是经脉病或脏腑病，往往根据症状的异同，在经络辨证和脏腑辨证的基础上，不仅仅可以单独使用，也可以交替或组合使用，还可以作为对症治疗的辅助手段。

三、运动针法应用心得

运动针法为针刺穴位的同时结合患部运动，有学者认为这种疗法是在针刺的基础上，结合现代解剖学原理而创造的一种新型的针刺治疗法，也可以认为是针灸学与康复医学两大学科的一种巧妙融合。韩教授将这种方法的应用范围概括为“动病动中治”，即运动系统的病，可以在运动中治疗，运动中得来的病，也可以在运动中治疗。

运动针法以远端取穴为主，若局部症状明显，可以配合局部取穴。

（一）远端取穴

即在与患处相对应的上、下、左、右取穴施治，如左病右取、右病左取、上病下取、下病上取，亦可在患部所属经络的远端循经取穴施治，还可针刺远端有效的经验穴、奇穴或对症取穴施治。《素问·缪刺论》曰：“夫邪客大络者，左注右，右注左，上下左右与经相干，而布于四末。”“邪客于经，左盛则右病，右盛则左病，亦有移易者，左痛未已而右脉先病，如此者，必巨刺之，必中其经。”其指出邪气中于人体后可通过经络由左至右、右至左，然而通过“左病治右、右病治左”的巨刺法可以达到治病除疾的目的。

在临床上韩教授应用所病经络的远端循经取穴较多，效果最佳。《灵枢·官针》云：“远道刺者，病在上，取之下，刺府腧也。”《类经·十九卷·第五》：“府输，谓足太阳膀胱经、足阳明胃经、足少阳胆经。十二经中惟此三经最远，可以因下取上，故曰远道刺。”循经远端取穴既能从所属经络辨治，又由于没有针刺患处局部肌肉，不妨碍所病局部运动，避免了弯针滞针。

针刺得气后，令患者在自己疼痛能忍受的最大范围内做主动运动或帮助患者做被动运

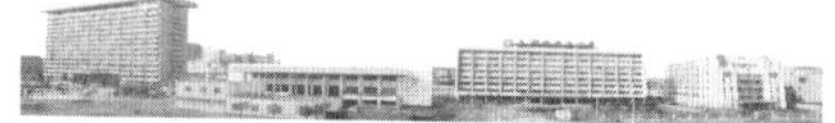

动，用力不宜过猛。患部活动的幅度应当随着病痛的减轻而逐渐加大，直至疼痛完全消失，肢体活动恢复正常或疼痛明显减轻为止。如疼痛无明显变化时，应嘱其暂时停止活动，休息片刻后再调整针刺穴位，重新如法施治，多能当即获效。如急性腰扭伤，可针刺患侧昆仑，一边捻转运针，一边令患者做前俯、后仰、左右侧弯等动作；如颈项强痛，可针刺患侧养老或阳辅，同时嘱患者活动颈部。

（二）局部取穴——“阻力针法”

即令患者活动患处，哪种动作能导致疼痛发作就坚持做那种动作。令患者维持使患处最痛的姿势和体位，再找出最痛处，此处称为“动痛点”。“动痛点”与阿是穴是有区别的，因为这种痛点的出现与体位和肢体活动有关，改变体位和姿势以后，痛点就会立即消失，而且这个痛点不一定有压痛，但患者处于疼痛体位时能较准确地指出痛处，这个痛点就是运动针刺法的有效刺激点，针治时，必须在患者处于最疼痛姿势的体位进针，向同一方向捻转360°，行雀啄法，一边针刺一边令患者缓缓活动患部。如针治腰痛，就要求患者在针刺时做俯仰、侧弯等动作活动腰部，注意这种针法针刺较浅，仅5分至1寸深，若深刺易造成软组织损伤或血肿、弯针、滞针、折针、晕针等意外。并且，患者活动肢体时要注意动作轻柔徐缓。

（三）取穴原则

1. 取穴处与病变部位的距离跨关节数越少越好

针感过关节的感传称为“通关过节”，针感传过关节会相应减弱。《灵枢·九针十二原》：“刺之要，气至而有效。”说明针刺的得气是取得疗效的关键。因此，尽量少过关节，使针感直达病所。如治疗颈部挛痛，韩教授取养老穴较多，而后溪穴较少。

2. 尽量在肌肉、结缔组织丰厚处取穴

首先肌肉丰厚处穴位，行针时针感相对皮肉薄处温和而稳定，患者容易接受；其次，“针感”是针刺穴位所产生的局部组织的酸、麻、胀、重的复合针感。穴位针感点深度测量结果表明，产生针感点基本上分布在深部组织。组织学研究结果表明，产生“针感”的神经结构基础，包括小神经束和游离神经末梢、神经干支、血管壁上的传入神经和某些包囊感受器。因此选择肌肉丰厚处，产生针感才能获得更稳定的镇痛效应。

临证经验

一、老年痴呆治疗经验

老年痴呆总属本虚标实之证。随着人体衰老，脏腑气化功能日趋低下，无论上、中、下三焦中的任一个脏（腑）气化功能出现异常，都可最终导致三焦整体气化失常，气血津液升降出入的通道不畅，从而内生风、火、湿诸邪和痰、瘀、浊毒等病理产物。而正是脏腑功能低下及其导致的这些病理产物引起老年期痴呆，因此韩景献教授提出三焦气化失常是本病的根本病机，并制定了“益气调血，扶本培元”的治疗原则，创立了“三焦针法”和中药方剂“黄地散”。

（一）三焦针法

主穴及操作方法：见前“三焦针法”部分。

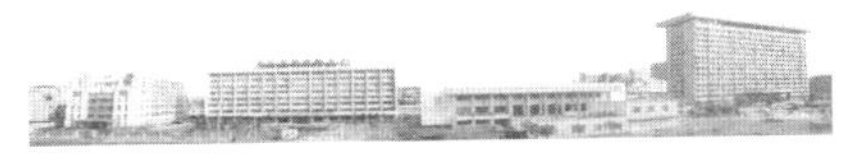

配穴：肝肾亏虚加复溜、中封（补法），肝阳上亢加太冲、阳辅（泻法），脾胃虚弱加阴陵泉、梁门（补法），痰浊壅盛加丰隆（泻法）、阳陵泉（补法），心火炽盛加神门、腕骨（平补平泻），失眠多梦加百会、四神聪（平补平泻）。

（二）黄地散

黄地散：生地、黄精、佩兰、砂仁、当归、首乌。

1. 上焦突出证

症状：除表情呆钝，智力衰退，喃喃自语，举止失常，遇事善忘外，以心肺系症状为主，或心中烦怒，夜寐不安，甚则狂躁谵语，哭笑无常，打人毁物，面赤口渴，溲黄便干，舌尖红绛，脉数有力，或心悸咳喘，气短乏力，动则尤甚，胸闷，痰液清稀，身重困倦，面色㿠白，头晕神疲，自汗声怯，舌淡苔白或腻，脉沉弱或沉滑。

方药：黄地散加减。如为心火炽盛，痰闭清窍，加黄连 10g，莲子心 10g，黄芩 10g，栀子 10g，青礞石 15g，沉香 5g，大黄 10g；如为心肺气虚，心神失养，加柏子仁 10g，酸枣仁 30g，茯神 15g，龙眼肉 10g，菖蒲 10g，郁金 10g，远志 10g。

2. 中焦突出证

症状：除表情呆钝，智力衰退，遇事善忘外，以中焦脾胃系症状为主，或脘腹痞闷胀满，食后尤甚，便溏，泛恶欲吐，默默不欲饮食，呆若木鸡，口淡不渴，头身困重，舌淡苔白，脉弱，或面色㿠白，畏寒肢冷，腰膝或下腹冷痛，久泻久痢，或下利清谷，或小便不利，面浮肢肿，舌淡胖，苔白滑，脉沉细。

方药：黄地散加减。如为脾虚湿盛，胃失和降，加茯苓 15g，山药 10g，厚朴 10g，荷梗 10g，荷叶 10g，白术 10g；如为脾肾阳虚，气血虚弱，加附子 5g，肉桂 5g，淫羊藿 10g，山萸肉 15g，巴戟天 15g，肉苁蓉 15g。

3. 下焦突出证

症状：除表情呆钝，智力衰退，遇事善忘外，以下焦肝肾系症状为主，或头晕目眩，耳鸣健忘，失眠多梦，咽干口燥，腰膝酸软，五心烦热，颧红盗汗，舌红少苔，脉细数，或胸胁、少腹胀闷窜痛，兼见痞块刺痛拒按，善太息，情志抑郁或急躁易怒，舌质紫暗或有紫斑，脉弦涩。

方药：黄地散加减。如属肝肾亏虚，脑络失养，加山茱萸 15g，巴戟天 15g，肉苁蓉 15g，杜仲 15g，核桃仁 15g，知母 15g；如属肝气郁结，气滞血瘀，加柴胡 10g，厚朴 10g，枳壳 10g，川楝子 10g，川芎 10g，赤芍 10g。

二、小脑相关疾患治疗经验

小脑损害的病变，以眩晕、共济失调等为主要表现，如脑血管病、脊髓小脑萎缩、多发性硬化、多系统萎缩等神经变性疾病，属于中医的眩晕。韩景献教授运用其独创的枕三经排刺法，辅以“三焦针法”进行治疗，效果显著。

操作：患者坐位，用 28 号 1.5 寸毫针，选用双侧胆经的风池、完骨，膀胱经的天柱，督脉的风府，进针 1 寸，得气后施捻转补法 1 分钟。以上述 7 个穴位为起点，分别沿着胆经、膀胱经、督脉 3 条经脉 7 条线路向上，以双侧耳枕线与这 7 条经脉线路的交点为终点，将此 7 段经脉 3 等分，选择 3 个进针点，向下沿皮刺入 13～25mm，以局部酸胀为度，再施捻转补法 1 分钟。

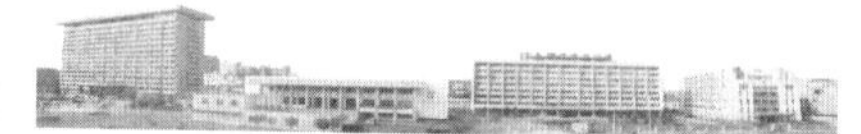

现代中医认为，“脑为元神之府”，主元神，神能驭气，散动觉之气于筋而达百节，令之运动，故脑主四肢运动功能。然中医的“脑”并无大小脑功能之分，小脑位于后颅凹，督脉、膀胱经、胆经均在脑后循行并由此入络于脑，而阳跻脉入于风池，与阴跻脉、手足太阳经等交会，以维系四肢运动的矫健，故选择此三经在颅后的循行经脉段及相关穴位（尤其是交会穴）治疗。

三、中风后舌体运动障碍治疗经验

舌体运动障碍为中风的常见症状之一，舌体运动功能的恢复较肢体要困难得多，而且会导致不同程度的构音障碍和吞咽困难。韩景献教授针刺其发现的新穴位“内大迎”治疗中风后舌体运动障碍，临床疗效明显优于传统针刺法。该穴位于下颌骨内侧缘，下颌角前下1寸凹陷处，因其与大迎穴相对应，故称其为“内大迎”。操作时取双侧穴位，向舌根方向直刺1.5~2.0寸，施以雀啄手法，施术1~3分钟，留针30分钟。针感以舌根部胀、麻，向舌尖放射，咽喉部有痒感为主。治疗结果以舌体伸出长度及上抬角度的改善最明显，同时本法可通过改善舌体运动功能来促进构音、吞咽功能的恢复。构音障碍中以舌尖后音、舌根音的改善较明显，吞咽功能以口腔准备期及口腔期的改善较明显。

中医认为舌体通过经筋而发挥其正常生理功能。《黄帝内经灵枢集注》曰：“阳明主润宗筋，宗筋主束骨而利机关也。”可见经筋主要依靠脏腑经络气血的濡润和滋养，其中以足阳明胃经最为重要。中风患者都有脏腑功能失调或气血素虚的病理基础，由此考虑中风后舌体运动障碍的原因之一为足阳明胃经及其经筋病变。《灵枢·卫气失常》曰“筋病无阴无阳，无左无右，候病所在”，意为病在筋者，在其发病局部取穴即可，即“以痛为腧”。“足阳明之筋，其直者……至缺盆而结，上颈，上夹口。”因内大迎穴位于足阳明经筋在颈部的循行范围之内，故根据“以痛为腧”的原则，以针刺内大迎穴来通经络、利机关。

医案选介

一、“三焦针法”治疗阿尔茨海默病

孙某，男性，56岁，工人，天津市人，2011年10月27日初诊。

主诉及病史：进行性记忆力下降2年。2年前患者无诱因开始出现记忆力下降，就诊于天津某医院，未接受系统治疗，现症状有所加重，曾走失一次，为求系统治疗，故来我院诊治。患者神情呆滞，反应迟钝，交流困难（偶有少量语言，仅以眼球运动表示听见旁人说话），时间地点定向力差，失算，日常生活能力严重下降。肢体活动无障碍，食少纳呆，腰膝酸软，纳寐安，二便调。

查体：BP 120/90mmHg，HR 76次/分，律齐，心肺听诊（-），腹部平坦，无压痛、反跳痛，生理反射存在，病理反射未引出。舌体胖大，舌质淡白，苔白，脉细弱。

辅助检查：天津市某医院MRI（2009年10月25日）示：大脑颞顶叶部位萎缩，海马约Ⅲ度萎缩。简易智能量表（MMSE）5分，日常生活能力量表（ADL）55分。

西医诊断：阿尔茨海默病。

中医诊断：呆证。

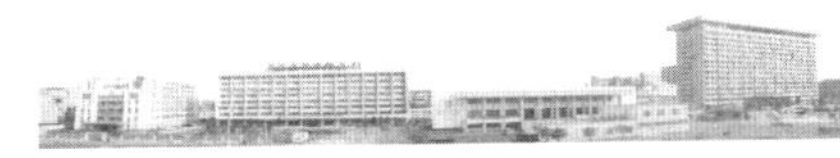

辨证：脾肾两虚。

治法：补肾健脾，疏调三焦。

针刺治疗以三焦针法为主，每次留针 30 分钟，每周治疗 4 次，3 个月为一疗程。

处方及操作：三焦针法取穴及操作同前，合谷（双）、太冲（双）捻转泻法，百会、四神聪捻转补法，梁门、中封捻转补法。

治疗 3 个月后，2012 年 1 月 30 日测得 MMSE 8 分；ADL 42 分。针刺过程中发现患者精神好转，眼神灵活，可与人沟通。记忆力、日常生活能力有所好转，定向力较前有所改善，能在居住地附近活动后自己回家。治疗 6 个月后，2012 年 5 月 10 日测得 MMSE 7 分，ADL 40 分。患者精神好转，情绪乐观，喜与人沟通。日常生活能力有所好转，基本可以自己独立穿衣。治疗 9 个月后，2012 年 8 月 9 日测得 MMSE 7 分，ADL 41 分，症状较前无明显变化。患者家属对疗效较满意。现继续在门诊综合治疗，病情无明显变化。

【按】患者脾肾两虚而致三焦整体气化失司，运用三焦针法切中本病基本病机，此外，配合百会、四神聪以醒脑窍，升阳气，梁门、中封以滋补脾肾，故能取效。

二、“三焦针法”治疗血管性痴呆（VD）

苏某，男，55 岁，职员，天津人，初中学历。2011 年 2 月 28 日初诊。

主诉及病史：记忆力减退半月余。患者 2 个月前无明显诱因开始出现双眼睑上抬费力、睁眼困难、嗜睡、语言困难等症，于外院就诊，诊断为脑梗死。经住院治疗后（具体用药不详）眼部及嗜睡症状好转，腰膝酸软无力，生活不能自理，吃饭、室内走动等日常生活均需要家人照料。为求进一步治疗，遂来我院就诊。患者神清，精神萎靡，面色无华，语言不利，情绪急躁易怒，认字困难，记忆力、计算力、定向力差。纳可，寐安，二便调。

既往体健。其母患脑梗死。

查体：心肺（-），肝脾未及，深浅感觉未见异常，双下肢肌力 4 级 +，肌张力正常，生理反射存在，双下肢巴宾斯基征（±）。舌质黯红，苔黄腻，脉沉细。

辅助检查：颅脑 MRI 示双侧基底节区及左侧半卵圆中心区、右侧小脑半球腔隙性梗死。颞、顶、枕叶广泛性脑梗死，脱髓鞘改变。

MMSE 13 分，HIS 9 分，ADL 61 分，CDT 0 分。

西医诊断：脑梗塞后遗症，血管性痴呆。

中医诊断：中风后遗症，呆证。

辨证：肝肾不足，气滞血瘀，痰湿中阻。

治法：通调三焦，益气调血，扶本培元。

针刺治疗以三焦针法为主，辅以风池、完骨、天柱、百会、四神聪、上星、太冲、合谷，每次留针 30 分钟，方药以黄地散加减为主。每周治疗 4 次，3 个月为一疗程。

经治疗 3 个月后患者精神好转，能回答医生问题，语言流利，记忆力、定向力明显好转，注意力有所提高。针刺治疗 6 个月后测得 MMSE 27 分，ADL 22 分，CDT 4 分。患者精神好转，情绪乐观，健谈。家属代述：患者反应能力较前敏捷，能够自理，偶有做错事现象，但错后自知，并能自行改正，能主动承担较轻家务劳动，能在居住地附近活动，能够单独购物和管理钱财。患者家属对疗效满意。随访 2 年，患者 MMSE、ADL、CDT 均处于正常水平，生活自理如常人。

【按】患者三焦气化失司则气、血、津液、精的升降出入受阻，清阳不升则无以滋养脑窍，浊阴不降则清窍瘀阻，导致痴呆发生。针药皆调节三焦气化功能，从而达到改善患者认知功能的目的。

三、"三焦针法"治疗 Meige 综合征

师某，男，58 岁，干部，2013 年 3 月 12 日初诊。

主诉及病史：进展性双眼睑不自主闭合 5 年余。患者于 2007 年 7 月双眼巩膜被其外孙用芦叶划伤，即刻就诊当地医院处理（诊治过程具体不详），1 周后未有任何后遗症状。1 月后患者出现偶发双眼睑不自主闭合，发作时持续 1 分钟左右即可缓解，未出现双上眼睑抬起困难和肢体活动困难。半年后该症状发作次数增加，持续时间延长，引起患者重视，就诊于天津某医院，诊断为"眼部慢性炎症?"，予以抗炎治疗（具体不详），疗效不佳。而后症状加重，每隔数十秒发作一次，活动尤甚，以致无法长时间睁眼视物，但无视物模糊及视力下降。患者于 2012 年 12 月就诊于天津某医院，诊断为"Meige 综合征"，予以丁苯酞静滴 1 周，未见明显疗效，而来我院国医堂就诊。现患者神清，精神可，双眼睑不自主闭合，活动加重，纳可，寐安，大小便尚可。

查体：双瞳孔等大等圆，直径 3.5mm，对光反射灵敏，双眼球各方向运动到位，无眼震。双眼睑频发不自主闭合，无表情肌、舌肌、下颌部肌肉不自主运动。余神经系统查体无异常。舌质偏红，苔薄白，脉沉细。

西医诊断：Meige 综合征。

中医诊断：目瞤。

辨证：肝血不足。

治法：滋阴疏肝，益气调血。

针刺处方及操作：三焦针法为基础，同时结合补中封、泻阳辅。三焦针法取穴与操作同前。中封（双侧）直刺 0.3～0.5 寸，得气后，当患者吸气时施捻转补法；阳辅（双侧）直刺 0.5～0.8 寸，得气后，当患者呼气时行捻转泻法，该穴操作时患者能自觉双睑有清凉感则疗效更好。每次留针 30 分钟，每周二、五各治疗 1 次。

方药：一贯煎加减。

处方：当归 10g，生地 20g，北沙参 10g，枸杞 10g，麦冬 10g，川楝子 10g，百合 20g，菖蒲 10g，远志 10g，甘草 10g。

水煎 2 次，300mL，早晚分 2 次服，日 1 剂。其后在此方基础上根据患者病情变化适当加减。

患者治疗 2 周，共计 3 次。二诊时诉症状大为减轻，发作次数减少，持续时间缩短，活动时无加重，可以较长时间睁眼视物，遂治疗如初。三诊时患者自觉已无双眼睑不自主闭合症状。

【按】本病中医归属于胞轮振跳，又称目瞤。阳气不升，浊阴不降，三焦调运失和，故而肝血不足，不能养目，且胆经虚热。治当选取"三焦针法"，配合"补中封，泻阳辅"。中封和阳辅是互为表里的肝胆经之经穴，从五输穴的五行属性来看，中封属金，阳辅属火。根据"虚则补其母，实则泻其子"的原则，补中封以滋水涵木补肝血，泻阳辅

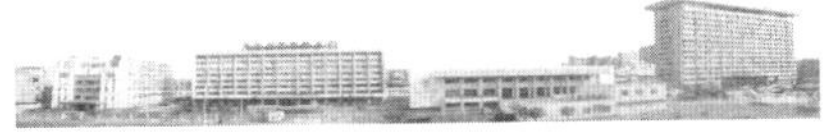

以泻子火，去肝之虚阳。此外，“三焦针法”益气调血，扶本培元。两组穴位共用可补肝之血虚，使虚风不再上犯头面；益气调血，气血运行恢复正常则患者症状很快消失，疗效显著。

四、“三焦针法”治疗痛性眼肌麻痹

刘某，女，60岁，2013年3月4日初诊。

主诉及病史：复视伴右侧眼眶胀痛1周。患者1周前因受凉后出现复视，伴右侧眼眶胀痛，当晚非喷射样呕吐胃内容物1次。次日就诊于天津某医院，诊断为“TolosaHunt综合征”，予七叶洋地黄双苷滴眼治疗。患者自觉眼眶胀痛略缓解，仍有复视，而来我院国医堂就诊。现患者神清，精神可，复视，右侧眼眶胀痛，纳可，寐差，大小便尚可。

查体：右侧上眼睑下垂，右眼内收、上视及下视困难，无头面部感觉障碍及肢体活动、感觉障碍。舌红，苔薄白，脉沉。

西医诊断：TolosaHunt综合征。

中医诊断：风牵偏视。

辨证：气虚血亏，风邪中络。

治法：祛风通络，益气调血。

针刺处方及操作：以“三焦针法”为基础，结合眼眶局部选穴。三焦针法取穴及操作同前，睛明（右）、球后（右）刺入0.8～1寸，刺入后只小幅高频捻转，禁提插，平补平泻，以轻度酸胀感为宜。每次留针30分钟，每周二、五各治疗1次。

患者连续治疗1周，共计3次。2013年3月7日二诊：患者诉右眼眶痛缓解，仍有复视，但程度较前减轻。2013年3月11日三诊：患者诉复视已除，眼眶痛亦未再发。

【按】韩教授认为本病是海绵窦非特异性炎症所致的痛性眼肌麻痹。局部选用的睛明、球后二穴位于眶内，解剖位置毗邻蝶窦、海绵窦，针刺此处可以看作从局部的角度对THS进行抗炎治疗，减轻海绵窦非特异性炎性肉芽肿。结合“三焦针法”益气调血，扶本培元的功效，可以看作从整体角度对THS进行抗炎治疗。整体结合局部，针对发病的关键因素，靶点明确，疗效显著。

五、“三焦针法”治疗慢性格兰－巴雷综合征

凌某，男性，19岁，新疆人，2010年9月24日初诊。

主诉及病史：双下肢行走不利，进行性加重4年。患者无明显诱因突然出现双下肢行走不利，进行性加重，曾就诊于新疆某医院，肌电图示双下肢腓总神经损伤，诊断为“慢性炎症性脱髓鞘性多发性神经病”“双下肢腓总神经损伤”。予泼尼松、神经营养药及中药康复治疗，疗效不明显，为求进一步治疗，故来我院诊治。现患者神清，精神弱，面色暗淡，体胖，双手大小鱼际及骨间肌萎缩，双下肢腓肠肌、胫骨前肌萎缩，皮肤松弛，双足下垂，行走缓慢欠稳，易疲劳，不能久行，易汗出，纳差，寐可，二便调。

查体：心肺（－），肝脾未及，查双下肢肌力5级，双足背伸趾屈肌力2级，无感觉异常和感觉减退，双下肢肌张力减低，小腿最饱满处周径：左侧为30.4cm，右侧为30.5cm。双侧跟、膝腱反射减弱，病理反射未引出，舌淡红少苔，脉沉细微数。

西医诊断：格兰－巴雷综合征。

中医诊断：痿证。

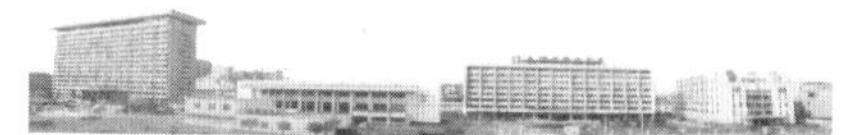

辨证：脾胃虚弱，气血不足。

治法：益气调血，扶本培元，通调三焦，重调脾胃，辅以温补肝肾。

针刺治疗：主穴：膻中、中脘、气海、足三里、血海、外关；配穴：合谷、梁丘、阳陵泉、太冲、昆仑、解溪。双下肢足阳明胃经、足太阴脾经、足少阳胆经排刺，留针 30 分钟，每周 4 次，3 个月为一疗程。

1 个月后，患者自述走路较前有力，下肢有绷紧感。1 疗程后患者面色荣润，可较久站立，行走较前平稳，双手大小鱼际部肌肉较前饱满，下肢肌张力适中，小腿周径左侧为 30. 8cm，右侧为 30. 9cm，双足背伸肌力 4 级，自汗症状已无。两疗程后患者自觉步行速度较前明显增快，双下肢肌容量较前明显增大，小腿周径左侧为 31. 6cm，右侧为 31. 8cm。患者及家属对疗效非常满意。

【按】本案中患者虽为青壮年，但前期治疗大量应用激素类药物，导致中焦脾胃受损，又久病伤及肝肾，下焦气化不利而致三焦整体气化失司，气血亏虚，“不能润养宗筋，故弛纵，宗筋纵则带脉不能收引，故足萎不用”。本案从整体上调理三焦，具有气血同治、先后天兼顾的特点，使其气化复常，故能取效。

六、枕三经排刺治疗小脑萎缩

杨某，女性，34 岁，职员，天津市人，2010 年 11 月 9 日初诊。

主诉及病史：双下肢无力、行走不稳 3 年余，近 1 年加重。患者 3 年前无明显诱因逐渐发现走路不稳，遂就诊于天津某医院，查头颅 MR 示橄榄脑桥小脑萎缩，予胞磷胆碱钠胶囊（思考林），每次 0. 2g，每天 3 次，口服。自觉服药后症状无缓解，故自行停药。为求进一步治疗，来我院诊治。现患者神清，精神可，活动时头晕，头部及上身易汗出，双下肢无力、畏凉无汗，走路不稳，步态蹒跚，左足略外斜拖地，纳可，寐安，大便 2 日一行，小便可，舌质淡暗，苔薄白，脉沉细。

既往体健。否认家族史。

查体：心肺（-），肝脾未及，深浅感觉未见异常，四肢肌力、肌张力正常，闭目难立征（+），双侧指鼻试验（+），双侧跟膝胫试验（+），轮替试验（+），生理反射存在，病理反射未引出。

西医诊断：橄榄脑桥小脑萎缩。

中医诊断：痿证。

辨证：肝肾亏虚。

治法：益气调血，扶本培元，提升阳气，补益脑髓。

针刺治疗以枕三经排刺（具体操作见前）与三焦针法为主，每次留针 30 分钟，每周二、五各治疗 1 次。

方药：地黄饮子加减。

处方：生地 15g，山萸肉 15g，巴戟天 15g，肉苁蓉 15g，杜仲 15g，牛膝 15g，菖蒲 10g，远志 10g，肉桂 5g，附子 5g，佩兰 10g，荷叶 10g，砂仁 10g，厚朴 10g。

水煎 2 次，300mL，早晚分 2 次服，日 1 剂。其后在此方基础上根据患者病情变化适当加减。

经治疗 2 周后，患者自诉行走时较前稍稳，病情逐渐好转。治疗 1 个月后患者左足拖

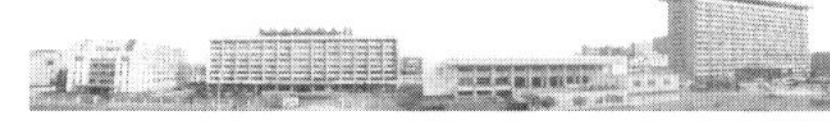

地较前好转，行走时头晕减轻，指鼻试验欠稳。治疗3个月患者行走基本平稳，步态较前明显稳健，双下肢无力较前明显改善，左足拖地已基本消失，现维持治疗至今。

【按】韩教授认为本病多为肝肾亏损，病位在肌肉、筋脉，病证与肝、肾、肺、脾、胃多脏相关，涉及上、中、下三焦。“阳气者，精则养神，柔则养筋”，阳气不足，则易发本病。枕三经排刺，穴取督脉、足太阳膀胱经、足少阳胆经，重在提升阳气；足少阳胆经属木，主升发阳气；三焦针刺取穴，通调三焦，使“清阳出上窍”，与枕三经排刺结合，同时配合口服中药汤剂，旨在标本同治，故能取效。

另外，本病病位在小脑，枕三经位于小脑投射区，从现代医学角度来看，针感是生物电效应的表现，局部取穴，使针感直达病所，作用于病变部位，从而改善局部微循环障碍，增加小脑血循环量，促进脑组织的修复。

七、皮部排刺治疗带状疱疹后遗神经痛

刘某，男性，56岁，职员，天津市人，2011年9月1日初诊。

主诉及病史：左上肢皮肤疼痛2月余。患者2个月前患带状疱疹，病损部位由左侧颈部至左上肢尺侧后缘，经治疗疱疹消失，仍遗留病损处疼痛，呈针刺样，拒绝触摸。2月来曾服中药汤剂治疗，未见明显效果，严重时自服布洛芬胶囊，稍能缓解。为求进一步治疗，遂就诊于我院。现患者神清，精神可，自颈部至左上肢尺侧后缘针刺样疼痛，触摸时痛甚，舌暗，苔薄白，纳可，寐欠安（因疼痛致入睡困难），二便调。

西医诊断：带状疱疹后遗神经痛。

中医诊断：皮痹。

辨证：气滞血瘀。

治法：疏肝理气、活血化瘀。

治以皮部浅排刺（手太阳小肠经颈部至左上肢段循行部位），每次留针30分钟，每周治疗4次。

经治疗1周后，患者自述疼痛稍缓解，不服用布洛芬疼痛可忍受。治疗1个月后，疼痛部位明显减少，仅三角肌尺侧及前臂疼痛。治疗3个月后患者痊愈，随访未复发。

【按】带状疱疹后遗神经痛是以病损皮肤疼痛为主要表现，疼痛性质多为针刺样、刀割样、放电样，是疼痛科及皮肤科的疑难病。皮部排刺可直达病所，调理气血，通则不痛。

八、运动针法治疗急性腰扭伤

张某，男性，35岁，香港人，2010年5月17日初诊。

主诉及病史：腰部剧痛1天。患者于2010年5月16日搬抬重物时，突觉腰部疼痛不适，休息片刻后疼痛减轻，并继续工作。至夜，腰痛加剧，彻夜未眠。来诊时强迫体位，患者卧床，腰部疼痛拒按，动则尤甚。

查体：患者腰部肌肉紧张，L3、L4、L5、S1左侧压痛，直腿抬高试验左40°，右60°，舌质紫暗，脉涩。

辅助检查：X线检查未见明显异常。

西医诊断：急性腰扭伤。

中医诊断：痹证。

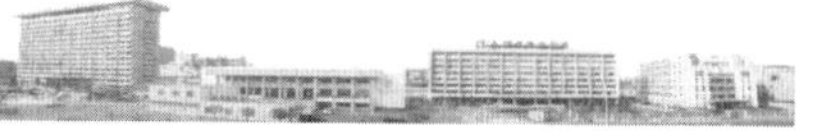

辨证：气滞血瘀。

治法：活血化瘀，舒筋通络。

治疗采用运动针法加阻力针法，具体操作如下：

为患者准备一齐膝高度的凳子，上置软垫，以备放置右侧膝盖。选用华佗牌一次性无菌针灸针，规格 0.30×40mm，各穴位处皮肤均常规消毒。患者左下肢直立，右膝跪于凳子上。①运动针法：左侧昆仑穴，直刺进针 0.5～0.8 寸，施高频大幅捻转泻法，嘱患者做前俯、后仰、左右侧弯等动作，行针时间以患者自觉患处疼痛明显减轻、活动幅度增加为度，不留针。②阻力针法：按压寻找腰背部最痛点即动痛点，垂直进针 0.5～1.0 寸，进针后旋转针柄 360°，使肌纤维缠绕针身，手下出现滞针感后施雀啄泻法，并嘱患者做俯仰、侧弯等动作活动腰部（约 2～3 分钟），后回旋针柄 360°起针，不留针。全程治疗约 10 分钟。

嘱患者注意卧床休息，腰部保暖。步行离开。继续针灸 2 次后，痊愈。

【按】急性腰部扭伤患者多出现腰部疼痛，放射至大腿后侧，甚至越过腘窝，放射至小腿后侧，明显为膀胱经所生病。《灵枢·经脉》言膀胱经经脉“挟脊抵腰中，入循膂”，主“脊痛，腰似折，髀不可以曲，腘如结，腨如裂，是为踝厥”。“项、背、尻、腘、踹、脚皆痛。”选昆仑穴属上病下取，《针灸大成》载：昆仑“主腰尻脚气……腘如结……腰脊内隐痛”。此穴亦为膀胱经的经穴，《内经》云所行为经，能疏通膀胱经之经气，调和气血，使经络通畅，以达通则不痛的目的。同时嘱患者做主动运动，从局部所激发的经气与下肢针刺感传之气相合，使“气至病所”，并导邪气渐去，使痉挛紧张的筋肉得到松弛，增加迟缓肌肉的张力，遂取得满意疗效。

九、运动针法治疗扭转痉挛

李某，女性，30 岁，职员，天津市人，2009 年 05 月 12 日初诊。

主诉及病史：上半身弯曲，俯向前，渐进性加重 1 年。患者于 2008 年 5 月妊娠期内突发上半身渐弯曲，俯向前，右上肢不自主向内旋位，渐进性加重，无法直立行走，遂终止妊娠。于他院就诊，查 CT、MRI 均示脑部无异常，诊断为扭转痉挛，予氯硝西泮等药物治疗，未见明显好转，后予肉毒素注射治疗，局部肌张力仍高，故来我院诊治。现患者神清，精神可，头颈部颤动后仰位，上半身弯曲，俯向前，伴胸腰部轻度水平扭转，不能自行站立行走，由轮椅推入我院门诊，右上肢不自主内旋内收位，生活不能自理，纳可，寐安，二便调。

查体：深浅感觉未见异常，四肢肌力正常，右侧肩胛周围肌肉群轻度萎缩，腰背及上肢肌张力（+++），生理反射存在，病理反射未引出。舌淡红，苔薄白，脉细数。

西医诊断：扭转痉挛。

中医诊断：痉病。

辨证：阴血亏虚，肝风内动。

治法：益气养血，平肝息风止痉。

针刺处方及操作：以运动针法结合传统针刺法为主。①运动针法：患者跪于椅上，患侧昆仑直刺 0.5 寸，施高频捻转补法，同时嘱患者做前后仰俯运动，不留针；然后坐于椅上，双下肢自然水平伸直，置于椅上，取患侧公孙、申脉，直刺 0.5 寸，施高频捻转补

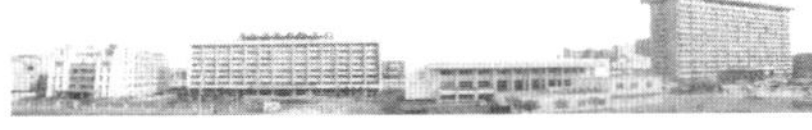

法，同时嘱患者做双臂运动（双上肢平展伸直后摆动至正前方及正上方合掌），不留针。内关、血海、阳陵泉、解溪、丰隆、太冲、足临泣均采用常规针刺法。②传统针刺法：头皮针前额震颤区，震颤捻转平补平泻1分钟。风池、完骨、天柱直刺，捻转平补平泻。颈夹脊穴，华佗夹脊盘龙刺法，右肩背萎缩局部予浅刺。每次留针30分钟，前15次每日治疗1次，之后1月减至每2日1次，后又减至每周2次，如法治疗16个月。

15次后，患者症状明显好转，上身弯曲程度明显减轻，可勉强直立行走。治疗16个月后，病情渐趋好转，自然放松状态下腰背微曲，完全脱离轮椅，直立行走，可平卧睡眠，颈项可保持直立位，后背及四肢肌张力恢复正常，上肢可环转上举合掌及前后拍手合掌，日常家务生活可自理。随访半年未加重。

【按】本案中运动针法选穴精炼，上病下治，特定穴与上下配穴运用极妙。昆仑为韩教授在急性腰扭伤、落枕等急性肌肉痉挛性疾病中常取之验穴，马丹阳天星十二穴治杂病歌载本穴擅治"转筋腰尻痛"，遂常取此经穴；内关、公孙为上下配穴，旨在纠正胸腰部屈曲扭转；阳陵泉为八会穴之筋会，痉证病位在经筋，旨在恢复筋脉刚柔相兼之性。针刺血海、阳陵泉、解溪时只针刺而无运动，旨在激发脾经、胃经、肝经经气，静待其气。

传统针刺法中所取风池、完骨、天柱3穴为醒脑开窍针法中常用配穴，导气上充于脑髓，以调养心神。"舞蹈震颤控制区"为对症取穴。督脉"盘龙刺"可替代背俞穴，起到调节脏腑气血、平衡阴阳的作用，从而达到调整胸背侧阴阳缓急、增加竖脊肌向背侧后伸的力量。

论　　著

一、论文

［1］Yu Jianchun，Lu Mingxia，Han Jingxian（通讯作者）. Differential Expression of Agerelated Genes in the Cerebrum of SenescenceAccelerated MouseP10 and Analysis of Acupuncture Interference by DDRTPCR Technique. Acupuncture & ElectroTherapeutics Research，2002，27（34）：183－189.

［2］Yu Jianchun，Liu Cunzhi，Han Jianxian（通讯作者）. Acupuncture improved cognitive impairment caused by multiinfarct dementia in rats. Physiology & Behavior，2005，86（4）：434－441.

［3］Yu Jianchun，Yu Tao，Han Jingxian（通讯作者）. Aging－related Changes in the Transcriptional Profile of Cerebrum in Senescenceaccelerated Mouse（SAMP10）is Remarkably Retarded by Acupuncture. Acupuncture & ElectroTherapeutics Research，2005，30（12）：27－42.

［4］Yu Jianchun，Zhang Xuezhu，Han Jingxian（通讯作者）. Effect of Acupuncture Treatment on Vascular Dementia. Neurological research，2006，28（7）：97－103.

［5］Ding Xiaorong，Yu Jianchun，Han Jingxian（通讯作者）. Acupuncture regulates the Agingrelated Changes in Gene Profile Expression of the Hippocampus in Senescenceaccelerated Mouse（SAMP 10）. Neurosci Lett，2006，399（1－2）：11－16.

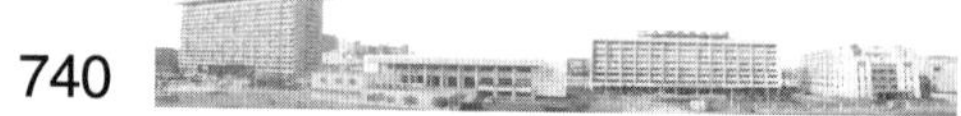

[6] Liu Cunzhi, Yu Jianchun, Han Jingxian（通讯作者）. Acupuncture prevents cognitive deficits and oxidative stress in cerebral multiinfarction rats. Neurosci Lett, 2006, 393 (1): 45 -50.

[7] Cheng Haiyan, Yu Jianchun, Han Jingxian（通讯作者）. Acupuncture improves cognitive deficits and regulates the brain cell proliferation of SAMP8 mice. Neurosci Lett, 2008, 432 (2): 111 - 116.

[8] Kun Nie, Jianchun Yu, Jingxian Han（通讯作者）. Agerelated decrease in constructive activation of Akt/PKB in SAMP10 hippocampus. Biochemical and Biophysical Research Communications, 2009, 378 (12): 103 -107.

[9] Xuezhu Zhang, Yingmei Peng, Jingxian Han（通讯作者）. Changes in histomorphometric and mechanical properties of femurs induced by acupuncture at shenshu point in the SAMP6 mouse model of senile osteoporosis. Gerontology, 2009, 55 (3): 322 -332.

[10] Wang, T, Liu CZ, Han JX（通讯作者）. Acupuncture protected cerebral multiinfarction rats from memory impairment by regulating, the expression of apoptosis related genes Bcl -2 and Bax in hippocampus. Physiology & Behavior, 2009, 96 (1): 155 -161.

[11] Zhu L, Yu J, Han J（通讯作者）. Strain and Agerelated Alteration of Proteins in the Brain of SAMP8 and SAMR1 Mice. J Alzheimers Dis, 2011, 23 (4): 641 -654.

[12] Lan Zhao, Peng Shen, Jingxian Han（通讯作者）. Effects of Acupuncture on Glycometabolic Enzymes in Multiinfarct Dementia Rats. Neurochem Res, 2011, 36 (5): 693 - 700.

[13] Guomin Li, Xuezhu Zhang, Jingxian Han（通讯作者）. Acupuncture improves cognitive deficits and increases neuron density of the hippocampus in middleaged SAMP8 mice. Acupunct Med, 2012, 30 (4): 339 -345.

[14] Guomin Li, Haiyan Cheng, Jingxian Han. Hippocampal neuron loss is correlated with cognitive deficits in SAMP8 mice. Neurol Sci, 2013, 34 (6): 963 -969.

[15] 于涛，于建春，韩景献. 针刺对快速老化小鼠 SAMP10 氧化应激相关基因表达的影响. 天津中医药，2004，21 (4)：281 -284.

[16] 于建春，韩景献. 快速老化痴呆模型小白鼠 SAMP8 和 SAMP10 老化特征及其相关研究进展. 实验动物科学与管理，2004，21 (3)：51 -55.

[17] 丁晓蓉，于建春，韩景献. "益气调血，扶本培元"针法从气论治老年性痴呆解辨. 中医药学刊，2005，23 (2)：282 -284.

[18] 张月峰，于建春，韩景献. "益气调血，扶本培元"针法对快速老化小鼠 SAMP8 海马和颞叶皮质神经元数量及形态的影响. 上海针灸杂志，2005，24 (9)：40 -43.

[19] 刘存志，于建春，韩景献. "益气调血，扶本培元"针法对多发梗死性痴呆模型大鼠联合型学习能力的影响. 天津中医学院学报，2005，22 (2)：67 -69.

[20] 远慧茹，刘存志，韩景献. 针刺对多发梗死性痴呆（MID）大鼠空间参考记忆能力的影响. 天津中医药，2005，22 (3)：229 -232.

[21] 刘存志，于建春，韩景献. 针刺对多发梗塞性痴呆大鼠海马 nNOSmRNA 及蛋白

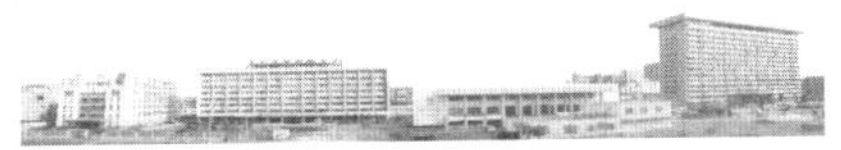

表达的影响．针刺研究，2005，30（4）：199－202.

［22］于建春，刘存志，韩景献．针刺调理三焦对多发梗塞性痴呆大鼠内皮素含量的影响．浙江中医杂志，2005，40（7）：297－298.

［23］丁晓蓉，于建春，韩景献．利用基因芯片研究针刺对快速老化小鼠海马基因表达的影响．天津中医药，2005，22（5）：394－397.

［24］褚芹，于建春，韩景献．针刺对快速老化模型鼠SAMP8认知功能的改善作用．中国行为医学科学，2005.14（11）：964－965，994.

［25］付于，于建春，韩景献．SAMP10鼠脑衰老相关基因HSP86、HSP84的表达及针刺影响的研究．中国针灸，2006，26（4）：283－286.

［26］丁晓蓉，于建春，韩景献．针刺对快速老化小鼠SAMP10皮质衰老相关基因表达谱的影响．上海针灸杂志，2006，25（1）：39－42.

［27］刘存志，于建春，韩景献．针刺对多发梗死性痴呆大鼠一氧化氮/一氧化氮合酶的影响．中医杂志，2006，47（7）：502－504.

［28］于建春，彭永康，韩景献．双向电泳分析快速老化痴呆鼠脑蛋白质的异常表达及针刺的影响．针刺研究，2006，31（2）：73－76.

［29］于涛，韩景献．针刺治疗无痴呆血管性认知障碍31例．陕西中医，2007，28（6）：726－728.

［30］Han Jingxian. Acupuncture Principle of Tonifying，Qi and Regulating，Blood，Supporting，the Root and Fostering，the Source on Aging，and Senile Diseases. Chin J Integr Med，2007，13（3）：166－167.

［31］刘涛，于建春，韩景献．快速老化痴呆小鼠海马、皮层P130表达的增龄变化及针刺的影响．针刺研究，2008，33（4）：223－228，244.

［32］韩景献．“三焦气化失常－衰老”相关论．中医杂志，2008，49（3）：200－202.

［33］陈付艳，聂坤，韩景献．“益气调血，扶本培元”针法对SAMP10鼠痴呆状况和大脑总胆固醇的影响．中医杂志，2008，49（8）：715－717.

［34］于建春，于涛，韩景献．“益气调血，扶本培元”针法治疗老年期痴呆的临床应用和作用机制．天津科技，2009，285（2）：15－16.

［35］余亚娜，于建春，韩景献．论三焦气化说．中医杂志，2009，5（50）：389－392.

［36］胡起超，孙兆元，韩景献．益气调血、扶本培元针法治疗老年性痴呆40例．陕西中医，2010.31（3）：343－344.

［37］韩景献，于建春，于涛．血管性痴呆证候、“益气调血，扶本培元”针效及对葡萄糖代谢影响研究．天津中医药，2010，27（4）：353.

［38］李国民，成海燕，韩景献．“三焦气化失司衰老”学说与“肾虚衰老学说”关系初探．江苏中医药，2010，42（8）：5－6.

［39］贾玉洁，成海燕，韩景献．试论三焦气化失司与老年痴呆精神情志异常．中医杂志，2010，51（9）：778－780，782.

［40］胡起超，于涛，韩景献．老年性痴呆中医证候及病因病机探析．陕西中医，

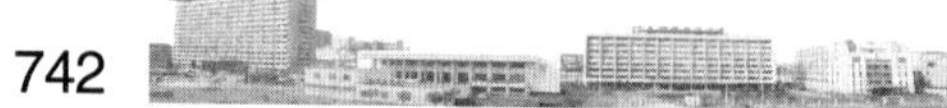

2010，31（5）：576－577.

［41］陈艳霞，戴东，韩景献．“益气调血，扶本培元”针刺法对血管性痴呆患者脑葡萄糖代谢的影响．中医杂志，2011，52（13）：1124－1127.

［42］杨宏波，张雪竹，韩景献．针刺对多发性梗塞痴呆大鼠脑葡萄糖转运蛋白1表达的影响．中医杂志，2011，52（6）：506－510.

［43］朱广旗，吴帮启，韩景献．针刺对多发梗死性痴呆模型大鼠脑血流量的影响．中医杂志，2011，52（20）：1775－1777.

二、论著

［1］韓景献．刺針テクニック．東京都：谷口書店，1992.

［2］韩景献．神经系统疾病针灸医师诊疗备要．北京：人民卫生出版社，2008.

［3］孙怡，杨任民，韩景献．实用中西医结合神经病学．第2版．北京：人民卫生出版社，2011.

［4］韩景献．中西医结合痴呆诊疗备要．天津：天津科技翻译出版社，2013.

【整理者】

贾玉洁　女，1981年生，毕业于天津中医药大学，医学硕士。现在天津中医药大学第一附属医院针灸研究所工作。

刘云鹤　女，1986年生，毕业于天津中医药大学，医学硕士。现在天津中医药大学第一附属医院肿瘤科工作。